神经科康复治疗学

（上）

郑新杰等◎主编

吉林科学技术出版社

图书在版编目（CIP）数据

　　神经科康复治疗学/ 郑新杰等主编. -- 长春 : 吉
林科学技术出版社，2016.4
　　ISBN 978-7-5578-0458-9

　　Ⅰ．①神… Ⅱ．①郑… Ⅲ．①神经系统疾病—康复医
学Ⅳ．① R741.09

　　中国版本图书馆CIP数据核字(2016) 第069618 号

神经科康复治疗学
SHENJINGKE KANGFU ZHILIAOXUE

主　　编　郑新杰等
出 版 人　李　梁
责任编辑　张　凌　张　卓
封面设计　长春创意广告图文制作有限责任公司
制　　版　长春创意广告图文制作有限责任公司
开　　本　787mm×1092mm　1/16
字　　数　1005千字
印　　张　40
版　　次　2016年4月第1版
印　　次　2017年6月第1版第2次印刷

出　　版　吉林科学技术出版社
发　　行　吉林科学技术出版社
地　　址　长春市人民大街4646号
邮　　编　130021
发行部电话/传真　0431-85635177　85651759　85651628
　　　　　　　　　　85652585　85635176
储运部电话　0431-86059116
编辑部电话　0431-86037565
网　　址　www.jlstp.net
印　　刷　虎彩印艺股份有限公司

书　　号　ISBN 978-7-5578-0458-9
定　　价　160.00元
如有印装质量问题　可寄出版社调换
因本书作者较多，联系未果，如作者看到此声明，请尽快来电或来函与编辑
部联系，以便商洽相应稿酬支付事宜。
版权所有　翻印必究　举报电话：0431-86037565

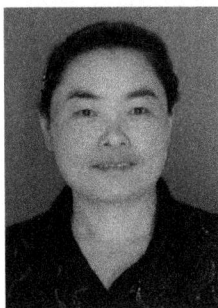

郑新杰

　　1969年出生，郑州大学附属医院（南阳医院）南阳市中心医院主治医师。河南中医学院中医系毕业，从事中医医疗及针灸工作20年，积累了丰富的针灸治疗失眠症、抑郁状态、焦虑症、强迫症、神经衰弱、缺血性脑血管疾病、胃肠及心脏神经官能症、脊髓脊神经损伤病变的诊治经验，尤其擅长针灸与认知行为疗法相结合治疗失眠症、焦虑症、抑郁状态、缺血性脑血管疾病、胃肠及心脏神经官能症的诊断与治疗。发表论文25篇，专著4部，获南阳市科技成果二等奖2项。研究方向：针灸与认知行为疗法相结合治疗身心性疾病。

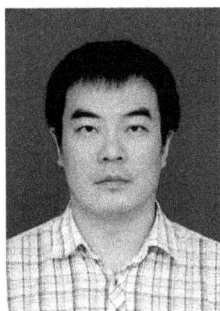

周　辉

　　1971年出生，副教授、副主任医师，郑州大学第一附属医院神经外科副主任。河南神经外科专业委员会委员。1994年毕业于河南医科大学临床医学系，1997年起在郑州大学第一附属医院神经外科专业工作至今，积累了丰富的临床经验，擅长神经外科专业常见病、多发病及各种疑难杂症的诊断及治疗。获得省级科研成果2项，发表专业论文数10篇。

编 委 会

前　言

　　神经系统与人体其他各系统、器官之间的关系十分密切。神经系统起着调节和保持机体内环境相对稳定的作用。进入 21 世纪以后，随着神经科学和神经康复学的飞速发展，新的成就层出不穷，使得许多神经系统疾病在诊疗上的一些难点和盲点已逐步攻克和改善，各种神经系统疾病的检查、诊断和治疗也更加科学、有效、规范化。其他各系统、器官对神经系统也有影响，均可直接或间接引起神经系统的影响。编者根据多年丰富的临床经验，并融汇中外最新神经科学术研究，著以此书，以求与广大同仁学习，为社会民生提供更高水平的医疗服务。

　　我们希望本书能鼓励神经内外科医师培养与加强其全面的医学观，进一步探索神经病学与全身性疾病间的复杂关系，认识全身性疾病合并神经疾病的特殊性与复杂性，增强对系统性疾病并发神经表现的理解，提高神经科康复治疗的诊断水平，从而开拓新的治疗模式，提高疗效，造福患者。

　　本书编委均是高学历、高年资、精干的专业医务工作者，对各位同道的辛勤笔耕和认真校对深表感谢！鉴于本书涉及诸多专业，编写人员多，在各章内容的深度与广度上可能不太一致，且由于时间有限，书中可能存在不妥之处，望读者不吝指正，以便再版时修正。

编　者

2016 年 4 月

目 录

第一篇　神经科常见疾病

第二篇　神经科康复治疗

第三篇　神经科中医治疗及护理

神经科常见疾病

第一章　神经系统疾病的诊断原则

临床医师通过周详的病史采集、细致的全身和神经系统检查以及有关的辅助检查后，根据收集来的资料，进行全面的综合分析，方可对疾病做出初步诊断。神经系统疾病的诊断过程应当包括：确定诊断方向（定向诊断），明确病变部位（定位诊断），弄清病变性质和原因（定性诊断）。只有完成了这一过程，才能制订出全面、妥善的治疗措施。

第一节　定向诊断

确定某种疾病是否为神经系统疾病或病变是否主要累及神经系统是神经科医师首先需要解决的问题。及时进行定向诊断，有利于患者尽快得到恰当的处理。因为许多神经系统症状是由其他系统疾病所引起，例如，头痛可能为眼科或耳鼻喉科疾病所诱发，短暂的意识障碍可能为肝性脑病的表现，脑梗死可能为心房纤颤的首发症状等等。另外，神经系统的疾病也可能以其他系统或器官的症状作为主诉，如格林－巴利综合征常以四肢乏力到内科就诊，重症肌无力的复视常到眼科就诊等。实际上，心血管、呼吸、内分泌等内、外、妇、儿科疾病常并发有神经系统损害，还有些疾病，例如骨、关节、周围血管结缔组织等疾病，其症状也可类似神经系统疾病。因此，临床医师确定神经系统疾病诊断时，要强调整体观念，避免只重视局部而忽视整体的片面观点，要全面了解病情和病损可能累及的器官和系统，确定诊断方向，这样才能做出正确的诊断，才能够抓住主要矛盾，进行及时处理。

（雷　军）

第二节　定位诊断

根据临床上所表现的神经症状和体征，结合神经解剖、生理和病理等方面的知识，常可确定神经病变所在的部位。神经系统的病变部位根据其病损范围可分为局灶性、多灶性、弥漫性及系统性病变四类。局灶性病变指只累及神经系统的一个局限部位，如面神经炎、尺神经麻痹、脊髓肿瘤、脑梗死等。多灶性（播散性）病变系指神经损害分布在两个或两个以上的部位或系统，如多发性硬化常在视神经、脊髓、脑部等部位有多发病灶，急性播散性脑脊髓炎可在脑及脊髓出现多处分散的病灶。弥漫性病变常比较弥漫或对称性分布，其临床表现多种多样，受侵部位的次序也无规律，因此诊断时可根据较广泛的症状和体征，做出弥漫性病变的定位，如病毒性脑炎、中毒性脑病、脑动脉硬化症等。系统性病变是指某些传导束或神经功能系统（锥体束、后索、脊髓丘脑束等）的细胞或纤维的变性，如肌萎缩性侧索硬化，其病变有选择性地累及脊髓前角细胞、脑神经的运动神经核及锥体束等。

在分析病变的分布和范围之后，还需进一步明确其具体部位，如病变是在中枢（脑、脊髓）还是在周围神经？病变在脑部或脊髓哪一个节段上？对于颅内病变，应分析病灶在脑膜，还是脑实质？在脑内还应进一步判断在哪一个部位？对于椎管内的病变，在定位诊断时应力求确定病灶的上界、下界、髓内、髓外、硬膜内、硬膜外。如为脑神经损伤，应确定是核上病变、核性病变抑或核下病变？周围神经病变则应判明是根性病变、神经丛病变还是神经干病变等。现将大脑、脑干、小脑、脊髓以及周围神经病变的主要特点分述于下。

一、大脑病变

临床主要表现有意识和精神活动障碍、失语症、失认症、偏瘫、癫痫发作、偏身感觉障碍、偏盲等。各脑叶病变亦有各自不同的特点，如额叶损害主要表现为随意运动障碍、局限性癫痫、运动性失语、智能障碍等症状；顶叶损害主要为皮质型感觉障碍；颞叶损害主要表现为精神症状、精神运动性癫痫、感觉性失语等；枕叶损害主要表现为视野缺损及皮质盲。此外，还可出现各种锥体外系症状。

二、脑干病变

一侧脑干病变多表现有交叉性瘫痪或交叉性感觉障碍，其病变的具体部位是根据受损脑神经平面来判断的。脑干两侧或弥漫性损害时常引起双侧多数脑神经和双侧长束症状。

三、小脑病变

小脑蚓部损害主要引起躯干的共济失调，小脑半球损害则引起同侧肢体的共济失调。

四、脊髓病变

一般以横贯性损害较多见，表现为双侧运动障碍（截瘫或四肢瘫）、传导束型感觉障碍和自主神经症状（二便障碍）。

五、周围神经病变

由于脊神经是混合神经，受损时在其支配区有运动、感觉和自主神经障碍的症状和体征。运动障碍为下运动神经元性瘫痪。

六、肌肉病变

病变损害肌肉（如进行性肌营养不良症）或神经－肌肉连接点时，可出现运动障碍，表现为下运动神经元瘫痪，无感觉障碍。

（雷　军）

第三节　定性诊断

定性诊断是建立在定位诊断的基础上，将年龄、性别、病史特点、体检所见以及各种辅助检查结合在一起，进行分析。病史中特别要重视起病情况和病程特点这两方面的资料。一般而言，当急性发病，迅速达到疾病的高峰，应考虑血管病变、急性炎症、外伤及中毒等。当发病缓慢，逐渐恶化，病程中无明显缓解现象，则多为肿瘤或变性疾病；呈间歇发作性发病形式，则多为癫痫、偏头痛或周期性麻痹等。当病程中出现缓解与复发交替发病，常为多发性硬化的表现。现将神经系统几类主要疾病的临床特点列述于下：

一、脑血管病

起病急骤，症状可在几秒、几分、几小时或几天内达到高峰。多见于中老年人，既往常有高血压病、动脉粥样硬化、心脏病、糖尿病及高脂血症等病史。神经症状中以偏瘫较多见。如年轻患者突然头痛、出现脑膜刺激症状者，多为脑动脉瘤或血管畸形破裂引起的蛛网膜下腔出血。

二、感染性疾病

起病呈急性或亚急性，病情多于数日、少数于数周内达高峰。神经系统症状较广泛弥散，多伴有全身感染中毒的症状。有针对性地进行微生物学、血清学，寄生虫学及脑脊液等有关检查可进一步明确感染的性质和原因。

三、外伤

多有明显外伤史，呈急性起病。但也有外伤较轻，经过一段时间以后发病，如慢性硬膜下血肿。要详细询问外伤经过，以区别其是否先发病而后受伤，如癫痫发作后或脑卒中后的头部外伤。X线及CT检查有助于诊断。

四、肿瘤

起病缓慢，病情呈进行性加重。但某些恶性肿瘤或转移瘤发展迅速，病程较短。颅内肿瘤除常有的局部定位症状外，尚有颅内压增高的征象。脊髓肿瘤时，可出现逐渐进展的脊髓压迫症状和脑脊液蛋白增高。X线、同位素扫描、B型超声波检查有助于发现转移瘤原发病灶。

五、变性

起病及病程经过缓慢，呈进行性加重，有好发的年龄段，其病理改变有系统性，如肌萎缩性侧索硬化、遗传性共济失调等。过去曾将多种原因不明的慢性进行性神经系统疾病归为变性病，由于检测手段的进展，已将其中的一些疾病逐渐确定与代谢障碍、遗传、慢性病毒感染以及免疫异常等有关。

六、其他

有中毒、代谢和营养障碍、遗传性疾病等。神经系统中毒性疾患可呈急性或慢性发病，其原因有化学品、毒气、生物毒素、食物及药物中毒等，诊断中毒时必须结合病史调查及必要的化验检查方能确定。代谢和营养障碍发病缓慢，病程较长，在全身症状的基础上出现神经症状。某些代谢和营养障碍常引起较固定的神经症状，如维生素 B_1 缺乏常发生多发性神经炎、Wernicke 脑病，维生素 B_{12} 缺乏发生亚急性联合变性，糖尿病引起多发性神经病等。神经系统遗传病多于儿童及青年期发病，家族中可有同样疾病，其症状和体征繁多，部分具有特征性症状，如先天性肌强直症出现的肌强直、肝豆状核变性出现的角膜色素环等，为这些疾病的诊断提供了重要依据。

（雷　军）

第四节　临床思维方法

神经科领域是整个医学领域的重要组成部分，其本身也必然符合医学科学发展的一般规律，同时神经科又有其发展的特殊性而使之有别于其他医学学科，因此，建立符合神经科本身特点的临床思维方法对神经科疾病的诊断治疗至关重要，所以神经科医生应有意识地锻炼自己的临床思维过程，使之科学合理，更加符合神经科的内在规律。

具体来讲，神经科医生宜按如下几个步骤进行临床思维的培养锻炼：①进行详细的问诊、查体以及实验室检查，获取可靠的翔实的临床资料，为进一步临床工作打下基础。②利用所学的神经科基础知识，明确患者的症状与体征，例如"三偏征"、"脑膜刺激征"、"失语"等等，首先进行症状诊断的临床思维。③将上述症候汇总分析，利用神经解剖学、生理学的基础知识，尽可能合理地解释出病变的部位，例如："三偏征"常定位于内囊病变，"脑膜刺激征"常定位于脑膜病变，"失语"常定位于皮层语言中枢病变等等，进行定位诊断的临床思维。④根据病变的部位、临床的病史与体征以及相关的实验室检查结果，最终分析判断疾病的病因，即为定性诊断的思维过程。⑤明确疾病性质后，可根据疾病的性质、部位、患者的综合状态等等因素进而评估疾病对患者本身生理功能、心理状况、社会适应能力等方面的影响，评定患者的预后，这一过程就是功能诊断的思维过程。

上述培养神经科临床思维的过程绝不是一成不变的教条，要始终把握"具体问题具体分析"的总原则。

在临床中，神经科医生要善于抓住疾病的主要矛盾，透过现象抓住其本质特征，这也是一个需要长期锻炼的过程。有些神经系统症候群是由于本系统疾病造成，而有时相同的症候群则可能由于系统以外的疾病因素造成。例如，昏迷的患者，查 MRI 有时仅见底节区的个别腔隙梗塞，再加上一侧锥体束征，即不加思索地按血管病处理，这种做法是不可取的。而有的医生善于使用矛盾分析的方法，抓住主要矛盾。对昏迷患者的神经影像学检查是完全必要的，但必须要客观判定检查结果：个别的腔隙性梗塞灶能否成为昏迷的病因？一侧锥体束征是否可用腔隙性梗塞解释？昏迷是否还有别的原因？因此，这位医生在分析病情之后，急查血糖、渗透压、胸片等，发现患者高渗，血糖增高，即按糖尿病高渗昏迷处理，患者很快痊愈。从本质上讲，临床思维的过程就是认识矛盾的过程，也是抓主要矛盾的过程，总的来说就是矛盾分析。

对疾病的认识还是一个实践过程，同时疾病也是一个不断发展变化的过程，医生的检查技巧、患者的状态、疾病所处的不同时期等因素均影响着医生对病情的判定，所以，一次或几次体格检查、实验室检查的结果不是一成不变的，因此临床医生对疾病的掌握应通过"实践 - 认识 - 再实践 - 再认识"的过程获得。有效的治疗依赖于正确的诊断，而正确的诊断来自于对症候的识别和分析。例如，真性眩晕和假性眩晕；部分性癫痫持续状态的异常运动与锥体外系疾病的运动异常；Horner's 征与动眼神经不全麻痹等，任何两者间的混淆均可导致完全不同的诊疗结果。因此，仔细观察病情变化，反复查体以明确疾病症候是十分必要的。有人甚至说：再次查体是对神经系统疑难病症的一种最可靠的实验室检查。

作为自然科学领域中生物应用的科学，医学的任务是防病治病，保障人类健康。在科技日新月异的今天，神经科学已经成为医学和生命科学的前沿学科，时代要求培养一支基础扎实、临床能力强、技术水平高、科研能力强的高素质技术队伍，为此加强神经科医师自我素质及临床思维的锻炼十分重要。

神经科医师的自我素质锻炼是一个长期的、不断学习的过程。首先，要熟练掌握临床基本技能，尤其要掌握神经系统检查和精神检查的方法，才能发现患者的主要症状和体征，然后依据神经系统的解剖、生理、病理等基础知识，经过综合分析，得出受损部位。一个出色的神经科医师只有熟练做到这一切，才能对临床患者做出正确诊断和正确治疗。然而，在医疗工作中，由于病史采集不够详尽，检查欠仔细或方法不当，导致诊断和治疗上的偏差，无论过去或现在，都有不少的深刻教训，神经科医生应引以为戒。其次，要求神经科医师具备一定的自我素质，常言道"健康所系，性命相托"，所以，一个称职的神经科医师应该具备的素质是：高尚的医疗服务质量，尽职尽责的工作态度，严谨的工作作风。

医学是一门实践性很强的科学，青年医师只有在经常的医疗工作中不断实践，才能真正掌握各种临床检查技术，为日后的提高打下坚实的基础。青年医师还要善于学习，不断总结。医学知识的更新速度日益加快，文献资料浩如烟海，来自书本的系统知识远远不能满足临床的需要，所以必须紧密结合临床实践，勤奋学习，尽快掌握新的理论和知识。只有扎实的基础理论，才能不断提高自己的医疗水平。另外，青年医师还要向自己的同事，尤其是向老一辈的专家学习，学习他们在长期实践中积累的丰富经验、检查技巧、灵活的思维以及分析解决问题的方法等，这一切都有助于临床能力和自我素质的提高。同时在平常的临床工作中，要勤于思考，注重观察，不断总结经验教训，增强自己处理疑难问题的能力，努力探索，不断培养和增强临床科研意识和能力。神经科医师在自我素质得到提高的同时，还应提高自己的临床思维能力。著名医生希波克拉底就主张"医学家必须同时为哲学家"。现今随着医学的迅速发展，特别是马克思主义哲学思想的深入，很多科学家都深切地认识到辩证唯物主义是科学工作者的望远镜和显微镜，是指引探索未知领域的向导，是启迪思维的金钥匙，这说明对临床思维重要性的认识，越来越得到临床工作者的赞同。临床诊断思维方法常用的有从症状、疾病、系统入手等几种方法，在应用时要遵循一定的原则进行，这样最终可取得一个正确的诊断过程。所以，要加强神经科医师临床思维的锻炼，首先要提高其对临床思维重要性的认识，深入学习哲学、马克思主义辩证唯物论，掌握常用的思维诊断方法，这样才能使临床思维能力得到提高。

（雷　军）

第二章 神经电生理检查

第一节 脑电图、定量脑电图、动态脑电图与视频脑电图

脑电图记录的是由大脑皮层锥体细胞产生的突触前和突触后动作电位，并由丘脑中线部位的非特异性神经核起调节作用。脑电图检查常规用于某些脑部疾病的诊断，如癫痫、炎症、昏迷、脑死亡及颅内占位性病变等，对一些代谢异常所导致的昏迷，如肝性脑病、肾功能衰竭等疾病做出判断，同时用于正常及异常睡眠过程的评价。

根据诊断需要，选用不同的脑电图检查记录方式。脑电图检查可分为常规脑电图、动态脑电图、视频脑电图，所有脑电图记录分析方法都是以常规脑电图为基础，只是在记录环境和时间上有所不同。

一、常规脑电图

脑电图记录通常采用国际脑电图学会建议使用的 10～20 系统标准电极放置法。电极的排列与头颅大小及形状成比例，电极名称与脑解剖分区相符。

正常成人在清醒、安静、闭眼、血糖及血压正常情况下脑电图相同。通常分析脑电图的频率、波幅、调节与调幅、位相及波形。

（一）频率

脑波周期是指从波峰至下一个波峰的时间，其单位为毫秒。频率是 1 秒内包括的周期数，即周期/秒，其单位为 Hz，根据频率不同将脑波分为 4 个频段：

（1）α 频段：位于枕叶、颞叶和顶叶后部的 8～13Hz 节律性活动，波幅在 $20\mu V$ 以上，通常在 $50\mu V$ 左右，睁眼时消失，闭眼后再现，称之为 α 节律。如果在额部出现 8～13Hz 的电活动则不能称为 α 节律，只能称为频率性电活动。α 节律除每个波呈正弦波外，同时每组波幅由小到大，再由大到小的纺锤形式反复出现，称为调幅。α 节律除了睁眼注视时可消失外，任何外界刺激，如声音、触觉、思维活动等都可使它消失，但重复刺激几次后 α 节律就不再消失了。对成年人而言，在同样条件下，只有一种频率，一般两侧对称，若频率相差 1Hz 以上时，通常慢的一侧可能有异常，在右侧者左侧大脑半球波幅可低于右侧，如果两侧相差超过 2/3 时则为异常。

（2）β 频段：为 13～30Hz 出现在两半球前部，波幅 5～$20\mu V$ 的快波，正常情况下在两枕部也存在，但常与 α 波重叠而被掩盖，当 α 节律受到抑制时才显现出来。但由于其波幅较低，即使 α 节律受到抑制时也不太明显。

（3）θ 频段：正常成人在两半球前部可见到少量 4～7Hz 的电活动，称为 e 波，在瞌睡时 α 节律可突然减少或消失，θ 波增多。

（4）δ 频段：其频率为 4Hz 以下，正常人在清醒状态下并不存在，多出现在入睡时，并

随着睡眠由浅入深而逐渐增多，时程延长，两侧出现的δ活动应对称，否则为异常。

（5）仅节律变异：α节律变异属特殊节律状态。在清醒状态时，两半球后部出现持续性3.5~6Hz的θ活动，或与少量α节律间隔出现，频率为，α节律的一半，反应性又和α节律一样时就称为慢α节律。慢α节律比较少见，属于正常范围。相反，若在后部见到α节律频率倍数，反应性和α节律相同，则称为快α节律。

（二）波幅

脑电图波幅代表脑电位的强度，以微伏（μV）表示。正常成人脑电图波幅范围一般为10~100μV。调节是指脑波基本节律的规律性和稳定性，调幅是指具有基本频率脑波波幅有规律地由低逐渐增大以后又逐渐变小过程，持续的时间可达数秒。

（三）位相

位相或称为时相，是指两侧大脑半球对称部位或一侧半球不同部位用同一速度记录的脑波在某一瞬间出现的早晚、极性和周期的关系。

（四）波形

由位相、波幅、频率组成，可分为正弦波、类正弦波、半弧状波、锯齿状波、复合波或多形波、双相或多相波，不同波形具有不同生理或病理意义。

（五）睡眠脑电图

睡眠时的脑电图与正常清醒时有所不同，正常成人睡眠脑电图记录结合眼球运动和肌电图等多种参数，将睡眠过程分为非快速眼动期（nREM）和快速眼球运动期（REM），两者反复交替周期性出现。

1. 非快速眼动期睡眠　一般分为4期。

第1期：瞌睡期。脑电图表现α节律突然消失，出现2~7Hz慢波。部分正常人在α节律消失后有中等波幅慢波活动。随着瞌睡加深，慢波波幅可增加至中等幅度，并呈现不规则发放形式，同时出现双侧对称的高幅负相波，称之为ν波，常不规则反复出现。在1期睡眠末期，可出现正尖波，在枕部出现单相三角形波，一般每隔1秒发生1次，有时可在1秒内出现4~6次，应与局灶性尖波区别。

第2期：浅睡眠期。脑电图出现睡眠纺锤波及K综合波。纺锤波为11~15Hz，持续约半秒钟，可在两半球同步出现，在中央区最明显。

第3期：深睡眠期。出现中等量的高幅慢波，并伴有K综合波，睡眠纺锤波可不出现。

第4期：睡眠波比3期更慢，多为波幅在75μV以上，频率在2Hz以下的慢波。可见有与慢波混合的K综合波。

2. 快速眼动期睡眠　表现为低电压、去同步、快波型脑电活动，眼球运动速度加快，肌电活动减少，此期脑电及眼球活动加快、部分躯体抽动、血压和心率升高等变化似乎表现为浅睡眠，但对听觉刺激引起的觉醒反应阈值提高，表明睡眠较深，因此，称为"反常睡眠"或"异相睡眠"。正常人入睡后从1期逐渐加深到4期，并开始进入快速眼动相睡眠，最终进入慢波相。每晚睡眠中出现5~7个周期，每个周期约80~100分钟。

（六）脑电图诱发试验

采用一些特殊诱发方式，使异常脑电活动反映出来的方法，称为诱发试验。临床经常采用的诱发试验如下。

1. 过度换气　过度换气是临床脑电图记录过程中常规应用的诱发方式，一般在描记过程中，让患者以 20～25 次/分钟的速度进行深呼吸，持续 3 分钟，必要时可延长至 4～5 分钟。在一些大脑半球占位性病变者，可诱发出局灶性 δ 波，或使不明显的局灶性病变更明显。癫痫患者可诱发出痫性放电，尤其是典型失神发作可诱发出 3Hz/s 的棘-慢波发放，但深呼吸停止后并不持续。

2. 睡眠诱发　癫痫患者在睡眠过程中常有痫样放电，特别是颞叶癫痫极易出现。检查前给患者服用作用较快的安眠药物，如水合氯醛、司可巴比妥等，让患者进入睡眠状态。

3. 剥夺睡眠　让患者在 24 小时内不睡觉，然后进行脑电图记录，可使痫样放电阳性率提高。

4. 闪光刺激　在脑电图记录过程中，采用节律性闪光刺激，可使一些正常人枕部产生与闪光频率相同的电活动，称为节律性同化作用。在大脑半球后部病变时，节律性同步化作用可表现为部位对称，病变一侧不出现或出现慢波。部分癫痫患者可诱发出痫性放电，尤其是失神发作和光敏性癫痫。其他类型癫痫发作对闪光刺激并不敏感。

5. 药物诱发　静脉注射戊四氮或贝美格可诱发部分癫痫患者异常放电。在少数正常人也可出现类似反应。因此，目前大多在癫痫病灶切除手术前，采用药物诱发来确定局部痫样放电病灶，而对其他类型的癫痫发作诊断应慎重采用。

（七）癫痫脑电图

约 50% 癫痫患者在临床发作间歇期可见到异常电活动，称之为痫样放电。其特点为在基本背景活动基础上，突然出现高波幅的电活动，容易与正常基本电活动相鉴别。

1. 痫样放电的类型

（1）棘波：从开始到结束时程为 20～70ms 的放电活动，可为单相、双相或三相，以双相波为多见，主波为负相。

（2）尖波：时程为 70～300ms 的异常放电，也以双相波为多见，负相为主，上升相陡直，下降相较缓慢。

（3）棘-慢波或尖-慢波：在棘波或尖波之后紧随一个慢波，成为棘波和慢波或尖波和慢波的综合波，称为棘-慢波或尖-慢波。

（4）3Hz 棘-慢波：以每秒 3 次重复出现的棘-慢波，一般两侧同步对称，可在各个部位同时突然发放，持续 3～20 秒后突然全部消失。频率开始时稍快，临近消失时频率减慢。常见于癫痫失神发作，深呼吸易诱发出现。

（5）2.5Hz 以下的尖-慢波：其尖波或慢棘波波宽约 100～200ms，多见于非典型小发作，患者常有智能障碍。

（6）多棘波及多棘-慢波。连续出现两个以上的棘波称为多棘波。如多棘波后紧跟一个慢波称之为多棘-慢波。

（7）高峰节律紊乱：在脑电活动为慢波基础上，时程和部位不断改变的高幅棘波和慢波，有时呈局灶性或弥漫性，并持续存在，觉醒和睡眠几乎一致，称之为高峰节律紊乱或高峰失律。

（8）其他：除上述几种常见痫性放电形式，任何频率的突发高幅放电均可能为痫性放电。

2. 癫痫发作脑电图

（1）局灶性发作：在发作间歇期可见到局限性痫样放电，以棘波、尖波、棘－慢波或尖－慢波为主。若以 δ 波为主，应考虑是否有占位性病变或其他破坏性病灶。

（2）复杂部分性发作：以颞叶前部棘波、尖波及其与慢波复合波多见。

（3）失神小发作：发作时脑电图表现为 3Hz 棘－慢波，有时发作时间仅持续 2～3 秒，若超过 5 秒，一般常有临床失神发作。

（4）全身强直－阵挛性发作：为 4～5Hz/s 棘－慢或尖－慢复合波，在临床发作期可见由低幅高频逐渐变为高幅低频发放。在发作间歇期为阵发性双侧同步的棘波、尖波、棘－慢波或尖－慢波。

（5）儿童良性局灶性癫痫：为一种预后良好的儿童期发生的癫痫，为局灶性发作，但可发展为全身性发作。脑电图可在一侧中央区或中央区－颞部出现尖波、棘波，尖波后常为正相慢波。有时两侧半球均出现，但往往不同步。

（八）颅脑损伤的脑电图

1. 轻度颅脑损伤 只有数秒钟至几分钟意识不清的脑震荡，大部分患者在 24 小时内记录的脑电图正常，只有少数有弥漫性 θ 波或 δ 波，但很快消失。

2. 重度颅脑损伤 少数患者在受伤短时间内，甚至在昏迷状态下，脑电图记录基本节律仍为正常，但 α 频域的节律分布在额部最明显。如果完全和持久的电活动减少，则预后不佳。少数患者在受伤后很快出现持续 12～15Hz 的电活动，一般预后较差。在中度颅脑损伤患者，脑电图基本节律为 7～8Hz，数天后恢复到正常。重度颅脑损伤时，脑电图基本节律可以慢至 4～6Hz。慢节律出现的早晚对预后判断具有临床意义，如在 48 小时内出现，临床预后较差。出现较晚，则预后较好。脑电图频率变化最初较快，然后逐渐减慢，一般需要数周至 3 个月，有时则需要数年才能恢复正常。通常弥漫性变化要比局灶性变化消失快。早期临床症状与脑电图改善基本平行。3 个月后，50% 患者的脑电图已恢复正常，但临床症状仍可存在。

3. 颅脑损伤后并发症的脑电图 颅脑损伤后若有颅内血肿或硬膜下血肿及开放性损伤引起脑脓肿时，脑电图变化相似于颅内占位性病变，主要表现为 δ 波在一侧或局部占位性活动。

（九）脑血管疾病的脑电图

在脑血管不同性质病变时，其脑电图变化有所不同。

1. 弥漫性脑出血 急性期脑电图变化主要为两侧弥漫性 δ 波，受损侧半球有多形性 δ 波，在颞叶和中央区最明显，很少伴有棘波和尖波。随着病情好转，弥漫性异常逐渐减轻，局灶性改变显得突出，但在数周或数月后可完全消失，而临床仍可遗有偏瘫。

2. 脑内血肿 当在颅内出现血肿时，血肿侧的 α 节律明显减少，与占位性病变相似，有局灶性 δ 波出现。若血肿引起颅内压增高，则双侧额部间歇性单形性（节律性）δ 波将逐渐出现。血肿在基底部或近中线结构，则双侧投射性额－颞部 δ 波较明显，一侧性改变可能不明显。

3. 蛛网膜下腔出血 其脑电图变化视病情轻重而定。可以为正常或弥漫性异常，后者随着病情和意识好转而改善。如果出现局灶性异常，则可提示有血肿及脑出血部位或出血后继发性动脉痉挛等情况。

4. 颈内动脉血栓形成　颈内动脉部分阻塞而无症状或体征时，脑电图往往正常。当有一过性症状出现时，患侧半球基本节律波幅降低，在颞部和顶 – 颞部出现低波幅多形性 δ 波。短程节律性 δ 波可能出现于一侧或双侧额部。脑电图改变随临床变化而异。

5. 大脑半球梗死性中风　若起病缓慢，意识障碍较轻，则可有局灶性 δ 波或 θ 波。δ 波往往在发作后几小时内产生。当梗死加重时，脑电图变化可出现在临床症状加重之前。在发病初期，由于梗死病灶水肿，局灶性异常电活动波幅可能增加，而后逐渐降低。如果以血管痉挛为主，则局灶性慢波很快减少，若有脑梗死所导致的组织坏死，则局灶性慢波消失较慢，可持续数周、数月或数年。与皮质下梗死相比，皮质梗死所引起的慢波灶较为显著持久。散在的皮质下血管损害，如腔隙性梗死，通常没有脑电图改变。约有 50% 脑梗死患者的脑电图基本正常，而临床神经系统损害症状仍可持续存在。

6. 脑干血管性病变　根据病变程度不同，脑电图呈现各异的弥漫性慢波变化。慢波的多少，在一定程度上与昏迷程度相关。

（十）脑部感染性疾病的脑电图

细菌或病毒性脑炎、脑膜炎及脑膜脑炎的脑电图变化以弥漫性异常为主，可有不同程度的 α 节律变慢甚至消失，出现 δ 波或 θ 波。弥漫性慢波改变程度与意识状态相关，随临床症状改善，脑电图节律逐渐加快。在单纯疱疹病毒性脑炎，早期脑电图为弥漫性慢活动，并局限于一侧或局部，尤其常见于病变侧的颞叶，并在发病后 2 ~ 15 天，以一侧或双侧颞部为主，间隔 1 ~ 4 秒出现周期性尖波或尖 – 慢复合波，以后周期性复合波逐渐消失，代之局灶性慢波。慢病毒引起的亚急性硬化性全脑炎和亚急性海绵状脑病，其脑电图表现为具有特征性的周期性复合波。在亚急性硬化性全脑炎，脑电图显示约每隔 4 ~ 14 秒周期性出现时程长达 3 秒的慢波复合波，在亚急性海绵状脑病患者的脑电图，则出现时程为 0.5 秒的简短三相复合慢波，以 1 秒左右的间歇性发放，这种周期性发放一般出现在病程中期。

（十一）其他疾病的脑电图改变

垂体功能减退时，基本节律可变慢，严重者出现规则的 4 ~ 6Hz θ 波，在半球后部波幅较高，可有些低幅 δ 波，较轻患者其 θ 波较不规则或基本正常。

肢端肥大症早期 β 波较多，当垂体窝增大或有视野变化时可有不规则 θ 波和 δ 波。肾上腺病变与垂体损害相似。肾上腺皮质功能减退可看到 5 ~ 6Hz 的 θ 波，α 节律受抑制，偶有 δ 波。肾上腺皮质功能亢进有低幅 β 波，但不如肢端肥大症多见。甲状腺功能亢进时 α 节律有增快趋势，但不超出正常范围。黏液水肿时基本节律变慢，或有 7Hz θ 波。

甲状腺功能低下时，脑电图可有明显异常，α 节律减少，出现 θ 波和 δ 波、棘波、发作性棘波与慢波。

高血糖时脑电图频率可有轻度增加，但高渗性非酮症高血糖可有弥漫性双侧同步慢波，弥漫性痫样放电亦常见。低血糖时则慢波增多，偶呈发作性，有时甚至可为高度弥漫性 δ 波，当给予口服或静脉注射葡萄糖后，脑电图可转变为正常。

维生素缺乏可导致脑电图异常。亚急性联合变性和恶性贫血时，60% 脑电图为异常，θ 波和 δ 波增多，在治疗后大多可转为正常。Wernick 脑病可有 α 节律减少，弥漫性同步或不同步。苯酮酸尿症常有不同程度异常，可为局灶性改变、阵发性慢波、棘波甚至高峰节律紊乱的表现。

血卟啉病急性发作伴惊厥时，脑电图呈现弥漫性慢波、θ波及δ波，临床症状好转时，脑电图逐渐恢复正常。但如果反复多次发作后，脑电图可永久异常。

肝性脑病由于肝脏代谢异常所导致昏迷时，轻者出现 $4 \sim 7Hz$ θ波，昏迷程度加深时，可出现双侧弥漫性同步三相波，一般额叶明显，当深昏迷时，三相波消失而变为不同步的δ波，给予静脉滴注谷氨酸后三相波可减少或消失。

严重心、肺疾病导致的脑缺氧可见轻度弥漫性θ波，严重者出现双侧δ波发放。出现弥漫性异常提示弥漫性脑功能障碍，一般慢活动分为三种状态，背景性慢活动、间断性慢活动和一般性慢活动。

（1）背景性慢活动：颅脑后部的背景活动与年龄相关，通常在 8 岁时脑电图为正常低限 8Hz，在 1、3、5、8 岁时，分别为 5、6、7、8Hz。

（2）间断性慢活动：包括无规律的慢波爆发，通常为多形性δ波，间断性θ频率爆发比较少见，而多形性θ节律发放偶见。当额部出现节律性δ活动时，为对外部刺激的反应，如睡眠或瞌睡时的周期性变化。出现间歇性δ活动，通常是由大脑深部神经核与大脑皮层之间的神经传导障碍所导致。脑电图除了提示病变的部位，同时也显示脑功能受损的状态。额叶与枕叶的间歇性慢波在诊断上没有特别差异，但额部间歇性慢波常见于深部灰质的功能障碍。而枕叶的间歇性发作常见于儿童癫痫的失神发作，也可见于大脑中线的肿瘤、代谢性脑病、变性性疾病及一些感染性疾病。额叶间歇性慢波与多形性δ活动的区别在于后者与刺激密切相关，并持续出现。在枕部出现慢活动一般为正常。

（3）连续性慢活动：正常背景活动通常消失，多形性δ活动超过 80%。

三种脑电图慢活动，反映了弥漫性脑病的不同程度，即轻度、中度及重度。一般反映非特异性病变，比较多见于代谢及中毒性脑病，也可见于脑部结构弥漫性损害和变性过程。在一些慢性进行性神经变性疾病（如 Alzheimer's 痴呆等），脑电图可能仍为正常。这些脑电图变化的严重程度对于病因学并没有特异性，但反映了弥漫性脑病的严重程度。镇静剂也可以导致或加重脑电图弥漫性异常，因此，应尽量排除药物影响因素。

周期性发放包括爆发抑制状态，多见于缺氧所导致的脑功能障碍，也可由巴比妥类、异丙酚等镇静剂过多应用所致。在临床实际工作中爆发抑制状态可作为癫痫持续状态下应用麻醉剂治疗的判断方法。在一定程度上，周期性节律活动提示或支持亚急性海绵状脑病（Creutzfeldt – Jakob，CJD）和亚急性硬化性全脑炎（SSEP）的诊断。这种周期性活动在 CJD 大约持续 $1 \sim 2$ 秒，而对于 SSEP 大约为 $4 \sim 10$ 秒。

成人脑电图亚临床节律性发放（SREDA）主要出现在 50 岁以上老年人休息及瞌睡时，在正常年轻人并不出现，如果出现则提示异常。SREDA 与异常脑电图发放很相像，形态为高尖的 θ 节律，一般典型频率为 $5 \sim 6Hz$，广泛存在于中央顶及后枕部，与临床没有明确相关性。而典型脑电图的异常发放表现为突然开始及终止，持续时程从 20 秒到几分钟（平均 $40 \sim 80$ 秒），有助于鉴别诊断。出现这种节律，常提示患脑血管病的危险因素增加。

中线 θ 节律可见于清醒或瞌睡时，频率为 $4 \sim 7Hz$，形态为节律性光滑的正弦波及尖波。这些正常的变异需与癫痫波发放相鉴别（棘波、尖波及棘 – 慢复合波），通常病理状态下的痫性发放为高波幅，发放后波幅降低或抑制。三相波常见于额部，标准的三相波以低幅负相尖波起始，后随一个高波幅正相尖波，以小低幅负相波结束，波幅通常大于 70mV，第一个负相波的波幅较最后一个负相波高。为双侧同步 1～3Hz 的重复爆发。三相波是一种具有特征性但无特异性的脑电图波形，因为最早见于肝昏迷患者，因此在某种意义上，脑电图的三相波又成了肝性脑病的同义词。

近来发现，三相波除见于肝性脑病以外，也见于中毒、代谢及结构异常的脑部疾病。三相波与意识损害密切相关，出现在不同疾病所导致的昏迷，但在肝性脑病昏迷时所出现的三相波，其背景活动较其他原因所导致昏迷而出现的三相波背景为慢。三相波产生的原因，一般认为是结构性改变或代谢所致丘脑皮质中介神经元功能障碍。谷氨酸代谢异常是产生三相波的主要机制，大约 25% 肝性脑病患者可记录到三相波，而超过 10% 中毒性脑病也可记录到三相波。

三相波的出现与预后与致病因素密切相关，缺氧性损害及锂中毒患者预后较差，生存者神经功能恢复较差。

三相波可见于 1 个月至 85 岁，60 岁以上比较多见，30 岁以下年轻人较少见，无性别差异。在肝功能障碍时出现三相波，同时可伴有其他症状或慢性智能障碍。在肾功能衰竭患者，出现三相波与患者失代偿有关。在缺氧性昏迷后最初几天也可以出现三相波，但常伴有肌阵挛。部分 α 昏迷也可出现三相波。代谢异常（如高钠血症、低钠血症及低血糖）、甲状腺疾病（甲状腺功能亢进或低下）、脑炎、中风、Creutzfeldt – Jakob 病（CJD）、Alzheimer病、癫痫发作后、脑脓肿、造影剂中毒、消炎镇痛类药物过量、头部外伤、硬膜下血肿、脑脂质沉积、脑膜癌病、糖尿病等，都可出现三相波。

二、脑电图定量分析

随着计算机技术的普及应用，采用实时的模拟 – 数字信号转换分析技术，考虑和权衡各种数据和因素，使分析得到的结果比传统的目测分析方法增加了可信性，极大地提高了神经电生理检查的阳性率。但由于对一些灵敏数据不能很好控制，因此对于脑电图的定量分析在临床上应有选择性的应用，并不能完全取代传统的分析方法。

（一）尖波的确定

对于常规脑电图的记录的读图一般是每张记录、每个片段的分析阅读。而对于长程监测脑电图则不可能采用常规脑电图的分析方法。因此，需要选用更快、更方便的分析方法用于超过一天以上的记录结果。在这种情况下，可应用分析软件确定发作间歇期和尖波的分离发放。

（二）脑电图功率谱分析

脑电图功率显示了具有临床意义的各导联脑电图活动的频带，如 δ，θ，α，σ（或 β_1）和 β（或 β_2），有时又称为脑电图频率分析。

1. 正常脑电功率谱　正常年轻人脑电图的 α 节律为 10.32Hz，平均年龄为 75 岁的正常老年人则为 9.39Hz。有 24% 老年人的脑电图有不同程度异常，通常频率降低超过正常参照值的 54%，80 岁以上老年人，脑电图快活动逐渐减少，主要与脑血流和脑代谢降低有关。

2. 认知功能障碍的脑电功率谱　脑电功率谱分析对诊断认知功能障碍有一定的意义。脑电图 δ 活动与智力减退密切相关，老年认知功能障碍患者脑电功率谱表现 δ 和 θ 频段增加，α 和 β 频段平行性降低。对怀疑老年认知功能障碍者记录其睁眼与闭眼时的脑电功率谱，对照两者之间差异，发现患有认知功能障碍者的脑电功率谱可以分为三种类型：

A 型功率谱：特征为主频 6.5~12Hz 带宽的单个频率或多频率，主要反映了皮层丘脑和皮层下的机能状态。当皮层丘脑或皮层下的机能降低时，脑电功率谱变慢。所有血管性认知功能障碍者的脑电功率谱为 A 型，而老年性认知功能障碍者仅有 44% 脑电功率谱为 A 型。

B 型功率谱：这一类型特点为主频 6.5~12Hz 带宽的频率消失，相应 6.5~12Hz 以下的频率增多。B 型功率谱主要见于老年性认知功能障碍，在血管性认知功能障碍比较少见。但与疾病严重程度并没有相关性。

C 型功率谱：表现为所有频率的能量均降低，仅有少数老年性认知功能障碍表现为 C 型脑电功率谱。在老年性认知功能障碍者，B 型脑电功率谱为 1~6.5Hz 和 23~28.5Hz 的能量平均分布主要位于大脑后部和前部。老年性认知功能障碍者脑电功率谱不同，主要取决于两个方面，一是患病前的脑电图形态特征，如在正常情况下，大脑在没有疾病驱使慢频率增加时，表现为 A 型功率谱的脑电图为低平或低幅的 α 节律。另一方面是，老年性认知功能障碍的脑部病理变化并不相同，病因机制各异，因此，α 频带主频率消失与智能衰退并无相关性，而与神经病理变化的类型有一定关系。

3. 中风后的脑电图功率谱　临床采用 Barthel 评分（脑中风患者的功能评分）分析中风患者 6 个月后，评分大于 60 时，定量脑电图在半球损害后第 3 和第 6 个月 δ 频带明显减少，而 θ 和 α 频带明显增加，病后第 3 个月与第 6 个月之间没有明显差异，健侧半球的脑电功率谱并不发生变化。当 Barthel 评分小于 60 时（日常生活能力受到严重损害），在病后第 3 个月，受损侧 δ 频带活动平均降低 19%，6 个月后减少 21%；而相应 θ 频带活动分别增加 48% 和 53%；α 频带分别增加 60% 和 69%，中风后患者脑电图慢活动降低和 α 频带增加主要在中风后的前 3 个月。

三、动态脑电图

传统的常规脑电图记录过程中，由于患者的活动基于控制条件下，即使在轻度睡眠中也不能满意地描记电生理的异常发作。动态脑电图是不同于常规脑电图的记录，尤其适用于无先兆的癫痫大发作患者的临床观察，特别是具有电生理上的发作而无任何临床表现的癫痫患者。并可检测出亚临床发作，对抗癫痫药物的选用具有指导作用。

近年来，随着计算机技术的发展，动态脑电图的记录分析能力有了很大的加强，但对记录结果的回放分析，仍然依靠视觉判断分析。这是由于动态脑电图比常规脑电图检查产生更多的伪差，主要是患者在记录过程中的运动及无法避免的各种干扰源所产生的伪差，如当患者在记录过程中习惯性地在手中旋转笔时，可以在枕部产生周期性节律性慢波。

动态脑电图记录电极安放通常根据检查需要设计排列，电极用火棉胶粘贴固定。脑电图记录一般为 8 个通道，如果需要可以增加通道记录其他生理功能的信号监测。早期的动态脑电图应用磁带记录，目前采用的为闪光卡或硬盘，一般记录 24 小时，对个别患者如果记录过程中没有异常发作，可以重新更换电池、电极及闪光卡继续进行记录。

当对记录结果进行分析时，可以采用记录速度的 20~60 倍进行回放，对可疑的地方应用正常速度进行回放分析，特别在有发作标志的前后部位尤其予以关注。

动态脑电图的伪差较多，因此数字化分析对动态脑电图帮助不大，视觉分析仍然是动态脑电图的基本分析方法。

四、视频脑电图

视频脑电图又称为遥感脑电图监测系统，与动态脑电图不同的是避免了各种环境因素的影响，减少了各种伪差，是一种高质量的长程脑电图记录方法。

采用视频监控脑电图技术可定时进行超长时间的脑电图记录。检查时，将患者安置在检查室或一特定的房间内，同时记录患者的行为和相应的脑电图变化，并进行同步性结果分析。

（黄　毅）

第二节　诱发电位

脑诱发电位是根据检查需要，设计和应用各类刺激作用于神经系统，经平均、叠加后记录的诱发电位波，是同一神经动作电位在容积传导中由上肢向躯干的电流发放。脑诱发电位与刺激脉冲具有锁时关系。临床常规的诱发电位检查根据采用刺激方式不同，分为躯体感觉诱发电位、脑干听觉诱发电位及视觉诱发电位。

一、躯体感觉诱发电位

躯体感觉诱发电位是神经系统对电刺激的特殊反应。与常规记录感觉和运动神经传导速度相似，可以在周围和中枢神经多个部位记录，通过刺激较大的混合神经及肌皮神经，应用平均叠加技术，记录波幅为 $1\sim50\mu V$ 的周围神经、神经丛、脊髓和皮层诱发电位，并可重复记录。

（一）上肢躯体感觉诱发电位

在刺激正中神经时，它反映的是 $C_6\sim T_1$ 节段的脊髓功能状态，当刺激尺神经时，记录的 N_{11} 电位反映的为 C_8 获得的神经反应电位。在颈部最常用的方法是在 C_5 或 C_7 安放记录电极来记录脊髓和脑干动作电位。一般可以记录到三个负相波 N_{11}、N_{13} 和 N_{14}。N_{11} 是产生于神经后根进入脊髓后角的突触前电位。刺激上肢正中神经及尺神经后，可以在肘部、Erb's 点、颈部、颅顶记录到神经动作电位。应用双极电极在肘部记录的为 N_5 波，可作为测定周围混合神经传导速度。在 Erb's 点（锁骨中点上 2cm）记录的 N_9 波，是顺向传导的感觉纤维和逆向传导的运动纤维经过臂丛的电活动，而在颈 5 记录的 N_{13} 电位反映相应节段感觉上行纤维在脊髓后角的突触电位。当电极位于兴奋点后方时，记录的波形为负相，记录点在兴奋点前方时，记录的波形为正相。病理状态下 N_{13} 波幅可能降低，但由于在颈段的信号放大效应，仍可记录到正常的脑干和皮层电位。N_{14} 电位是在颈延连接部位内侧纵束或楔束核记录的动作电位。从颈前记录，可以使 N_{13} 和 N_{14} 清晰分开，在颅顶采用非头皮参考电极记录远场电位时，波形反转为 P_{13} 和 P_{14}。颅顶记录的远场电位 N_{19}/P_{25} 是产生于皮质躯体感觉神经元与传入丘脑–皮质束的同步突触后电位，分别产生于皮层的顶叶和额叶。当怀疑皮层病变时，采用非头皮参考电极，在 C_3'、C_4' 记录，在额叶可以记录到一个阳性波 P_{22}，随后是一个大的负相波 N_{30}。

（二）下肢躯体感觉诱发电位

刺激胫神经后，在腘窝、L_1 脊椎、头皮分别记录到体感诱发电位 N_8、N_{18}、N_{22}、P_{31}、

N_{34} 及 P_{37} 波。N_8 是产生于周围神经的动作电位，N_{18} 是通过在腰骶部马尾和后柱的传导反应波；另一个重要的波形成分是 N_{22}，为脊髓后角的突触电活动，类似于颈段的 N_{13}；在颈段记录的 N_{33} 电位则反映了脊髓小脑通路和薄束核的电活动。正常情况下，由于后柱上行性传导冲动的分散和肌肉伪差，记录 P_{31} 比较困难。下肢体感诱发电位的皮层投射点位于大脑内侧裂深部感觉皮层区，采用 $Cz-Fz$ 连接首先记录到 N_{34}，随后是 P_{37}。在踝部刺激腓神经后，可以记录到类似于腰髓的短潜伏期电位 N_{11}、脊髓 N_{19} 电位及皮层 P_{37} 电位。

（三）诱发电位的临床应用

随着电子计算机技术发展，诱发电位技术得到了广泛普及和应用。

（1）用于周围及中枢神经系统疾病或损伤的鉴别诊断，如脱髓鞘疾病、脊髓或颅内占位性疾病、外伤导致神经损伤的部位。

（2）对一些先天性及退行性疾病进行神经功能评价及预后判断。

（3）常能力的客观评价，如听力、视力及躯体感觉，也用于功能性与器质性病变的鉴别诊断。

（4）用于神经外科、骨科、心脏外科及麻醉深度的术中监护。

（5）用于术后及危重患者的监护及脑死亡的判定。

（6）特殊诱发电位检查：事件相关电位，用于高级心理功能的研究。

体感诱发电位的波幅因个体差异变化较大，临床主要根据潜伏期变化来分析检查结果。

根据国际脑电图协会制定的诱发电位波形分析标准，上肢体感诱发电位必须记录 N_9、N_{13}、P_{14}、N_{18} 和 N_{20} 波，测量 N_9-N_{20}，N_9-P_{14} 及 $P_{14}-N_{20}$ 波间潜伏期。N_9-P_{14} 波间潜伏期反映了从臂丛到下脑干的神经传导功能，$P_{14}-N_{20}$ 反映了从下脑干至皮层主要感觉区的神经传导功能，N_9-N_{20} 反映的是从臂丛到皮层主要感觉区传导功能，N_{13} 波反映的是颈髓下段的活动状态。与波间潜伏期比较，由于 N_9 潜伏期受到手臂长度影响，绝对潜伏期缺少实际应用的价值。对于刺激胫后神经记录体感诱发电位，国际脑电图协会规定至少应记录腰部固有电位和皮层主要感觉区的波形成分 P_{37}，测量各波潜伏期和腰部固有波到 P_{37} 的波间潜伏期。后者接近于腰髓至皮层主要感觉区的传导时间。因此，应测量 P_{31} 和腰固有波至 P_{31} 及 $P_{31}-P_{37}$ 波间潜伏期，分别评价从腰髓至脑干及从脑干至皮层主要感觉区的传导时间。对于下肢体感诱发电位的周围和脊髓传入通路因个体高度不同而各异，有些实验室依据身体高度来调节腰部记录的体感诱发电位结果分析正常值。患者身高与 P_{37} 绝对潜伏期的相关性意义，要远远大于与 $SLP-P_{37}$ 波间潜伏期的相关性。判断体感诱发电位异常的主要指标是波形成分的消失和波间潜伏期延长。通常限定波间潜伏期大于2SD。上肢体感诱发电位 N_9-N_{13} 波间潜伏期延长，提示神经根或颈髓损害。当 $N_{13}-N_{20}$ 波间潜伏期延长时，提示损害在颈髓与大脑皮层之间。N_{13} 波幅降低或消失，则提示病变部位在颈髓。下肢体感诱发电位记录时，如果 N_8 正常，而腰部电位消失，提示病变的部位在腰部脊髓或马尾。$N_{22}-P_{37}$ 或 $N_{22}-P_{31}$ 波间潜伏期延长，提示病变在腰髓或胸腰髓。体感诱发电位是一种客观的神经功能评定方法，反应的仅是本体感觉神经传导通路的生理功能状态。当体感诱发电位异常时，应注意强调提示病变的部位。由于病变的性质并没有特异性，报告描述应避免采用病理性判断用语。

（四）神经系统疾病的体感诱发电位改变

1. 周围神经病变 周围神经病变时，在周围和中枢记录的体感诱发电位波幅均降低，绝对潜伏期延长，而波间潜伏期正常。在脊髓小脑变性、脑白质营养不良、感染性神经病、维生素 B_{12} 缺乏所导致的亚急性联合变性，周围感觉神经动作电位消失。此时，体感诱发电位由于中枢放大作用，可见残余电位，利用其来测定周围感觉神经传导速度，帮助明确诊断。在一些遗传性神经病时，用体感诱发电位测定周围神经近端节段传导速度，有助于疾病的诊断。另外，在周围神经外伤后，体感诱发电位可以先于感觉神经动作电位出现来判断神经轴索的再生。

2. 臂丛神经损伤　体感诱发电位与常规肌电图、神经传导速度的测定，可以确定臂丛损伤的部位和判断预后。体感诱发电位的异常包括 N_9 波幅降低或消失，肘部、鹰嘴的所有反应波减低，$N_9 - N_{13}$ 波间潜伏期的延长。皮层体感诱发电位波形的存在，并见有异常的感觉神经传导速度，提示在周围和中枢神经系统之间有部分联系。相反，感觉神经传导速度和体感诱发电位的 Erb's 点电位正常，而颈部和头皮电位消失，提示神经根完全撕脱。由于外伤后，同时伴有神经丛节前和节后几个节段的损伤，所以很难做出精确的定位判断。当仅有一或两个神经根损伤时，进入到脊髓的混合神经是经过多个神经根传入，因此刺激正中神经或尺神经记录的诱发电位可以正常。虽然通过单个节段刺激可以解决上述问题，但必须与对侧记录的结果相对照，同时正常人有时记录 N_9 和 N_{13} 电位也比较困难。

3. 神经根病变　在诊断颈神经根病变方面，刺激正中神经、尺神经、桡神经记录体感诱发电位的灵敏性低于肌电图检查。采用指端刺激记录体感诱发电位具有高灵敏性、低特异性。在患有脊椎病所导致的颈神经根病及脊髓病变者，80% ~90% 刺激胫神经和尺神经记录体感诱发电位异常。表现为刺激胫神经记录的 N_{22}、P_{38} 波幅降低，波间潜伏期延长；刺激尺神经记录的 N_{13} 消失，N_{20} 波幅降低及 $N_9 - N_{13}$、$N_9 - N_{20}$ 波间潜伏期延长。在患有胸腔出口综合征的患者，临床检查、肌电图和神经传导速度测定可以是正常的，体感诱发电位检查有异常发现。一般表现为低波幅的 N_9 电位，伴有 $N_9 - N_{13}$ 波间潜伏期延长；也可以是 N_9 波幅正常，N_{13} 波幅降低，同时 $N_9 - N_{13}$ 波间潜伏期延长。刺激尺神经时记录的异常结果多于正中神经。由于体感诱发电位是由多个混合神经所产生的，采用肌皮神经刺激记录的脊髓和皮层诱发电位对诊断神经根病变较肌电图更为灵敏。

4. 中枢神经系统疾病　许多中枢神经系统的疾病可以导致体感诱发电位异常。脊髓病变时，表现为潜伏期的异常变化；轴索损害时，首先表现为中枢波幅的变化。由于神经重叠支配，体感诱发电位的结果并不能明确提示病理状态，具有一定局限性。但在各种外科手术中，仍可作为监测脊髓、脑干及大脑皮层功能状态的方法手段。

5. 脱髓鞘疾病　体感诱发电位可以帮助确定临床怀疑而无症状的多发性硬化。大约 2/3 多发性硬化患者刺激正中神经记录的体感诱发电位为异常，而这些患者的一半临床无症状或感觉受累的体征。在下肢白质传导通路较长，体感诱发电位对多发性硬化的诊断灵敏性高于上肢，对患有脑白质不良患者，体感诱发电位异常主要表现为中枢传导时间延长。

6. 压迫性病变　由于脊椎病变导致的颈段脊髓压迫，采用刺激尺神经和胫神经记录体感诱发电位较刺激正中神经敏感。在临床检查缺少客观体征时，体感诱发电位表现异常，通常 N_{13} 波幅降低或消失。而在枕大孔病变（Arnold - Chiari 畸形或肿瘤）时，体感诱发电位 N_{13} 存在，$N_{13} - N_{20}$ 波间潜伏期延长。在脊髓外伤早期，诱发电位的变化可以帮助判断临床预后。

7. 脊髓内病变　在脊髓内缓慢生长的肿瘤不影响到感觉神经传导通路，体感诱发电位可以正常。在动静脉畸形时，体感诱发电位可以帮助确定重要的侧支循环来选择栓塞和手术切入点。在脊髓空洞症患者，胫神经体感诱发电位常为异常。

二、视觉诱发电位

视觉诱发电位是由视觉刺激后在枕部记录的诱发反应电位。视觉诱发电位可有闪光刺激、半视野图形翻转及全视野图形翻转。闪光刺激用于患者不能配合固定注视全视野图形翻转刺激者。由于闪光刺激的潜伏期变异较大，因此，仅作为视觉传导通路的评价。由于全视野刺激是采用单眼分开刺激，适用于前视路病变检测，半视野刺激适用于视交叉旁病变的定位诊断。

闪光刺激应用常规脑电图的光刺激器放置在患者前面，让患者闭上眼睛，使强光通过眼睑作用于视网膜。完整闪光刺激记录的视觉诱发电位反映了从视网膜到外侧膝状体的神经传导通路。如果采用图形翻转可重复记录到视觉诱发电位，并不采用闪光刺激。图形翻转刺激是让患者坐在黑白翻转的中等大小的棋盘格刺激器前，在枕部记录诱发电位。但诱发电位反应受到下列因素影响：棋盘格大小影响视觉诱发电位潜伏期；刺激视野大小影响诱发反应灵敏度；棋盘格翻转的频率影响诱发电位主波潜伏期；刺激器的亮度降低可导致诱发电位波幅降低；刺激器的对比度过低将导致 P100 波幅降低，潜伏期延长；患者视点固定不好，也可导致波幅降低。

（一）正常视觉诱发电位波形

正常视觉诱发电位检查一般显示 3 个稳定波形，N75、P100、N145。临床常规分析大约在 100ms 左右出现的正相波，而 N75、N140 并不作为常规分析指标。

（二）波形变异

在视觉诱发电位有两种常见波形变异，即波形分裂和波形翻转。两种变异产生的原因，都是由于视觉皮层及视放射的解剖变异，如果波形分裂较窄，而潜伏期正常，则视觉诱发电位为正常。视觉诱发电位主要用于评价视觉通路前部的功能状态，当单眼视觉诱发电位的 P100 潜伏期延长时，一般提示为视交叉前病变。如果双侧 P100 潜伏期均延长，则提示病变可为视神经或视交叉及广泛性视交叉后病变，采用半视野刺激，可以对这些不同部位的病变进行鉴别。当 P100 绝对潜伏期超过 117ms 时，则考虑 P100 潜伏期延长。两眼间的潜伏期差对临床诊断的意义比绝对潜伏期更大。如果两眼之间的差值超过 13ms，尽管绝对潜伏期值正常，仍考虑为异常。

（三）视觉诱发电位异常的临床意义

1. 视神经炎　视神经炎的视觉诱发电位典型异常变化是 P100 潜伏期延长，单侧视神经炎仅表现为单眼 P100 潜伏期延长，如果在无症状的眼睛记录到 P100 潜伏期延长，提示存在亚临床视神经炎。视神经炎急性期后视觉诱发电位转为正常的较少。

2. 多发性硬化　大约有 15% 视神经炎患者最终出现其他多发性硬化的症状。对患有视神经炎患者，进行体感诱发电位检查，可以发现亚临床病灶。当临床出现中枢神经系统其他部位损害，提示多发性硬化诊断时，应进行视觉诱发电位的检查，以检测出亚临床性损害病灶。约 40% 多发性硬化患者视觉诱发电位 P100 潜伏期延长，但并没有视神经炎的病史。事实上所有患视神经炎的患者，其患侧的 P100 潜伏期均延长，即使绝对潜伏期正常，两侧波间潜伏期差也是异常的。

3. 肿瘤 影响到视觉通路的肿瘤通常是由于对视神经和视交叉的压迫。视野障碍在各眼之间可以不同，但视觉诱发电位始终是异常的，视敏度与视觉诱发电位之间没有相关性。视觉诱发电位的异常可以是绝对潜伏期或相对潜伏期延长，也可以表现为波形或波幅变化。潜伏期的变化较波形和波幅的变化更可靠。肿瘤影响到后视路时，很少出现视觉诱发电位异常。在患有偏盲的患者，全视野棋盘格翻转刺激通常是正常的。

4. 假性脑瘤 假性脑瘤患者可出现颅内压增高，但脑结构并没受到损害。如肿块或阻塞性脑积水，如果高颅压没有得到及时有效治疗，可造成视神经损害，如果治疗有效，视觉缺失症状可以得到改善，如果颅内压持续增高，可导致视神经持续性损害。大多数患有假性脑瘤患者的视觉诱发电位正常，少数在视觉损害早期出现诱发电位异常。但诱发电位并不作为颅内压的监测手段。

5. 功能性疾病 在怀疑功能性视觉缺失时，可以用视觉诱发电位做出评价。正常视觉诱发电位可以反映视觉通路的完整性，闪光刺激的正常视觉诱发电位仅提示到外侧膝状体的视觉传导通路正常，但并不能排除皮质盲，应采用半视野刺激来确定功能性视觉障碍。

6. 眼球和视网膜病变 许多眼球和视网膜病变可以导致视觉诱发电位异常，但不作为这些疾病的诊断手段。在青光眼患者，视觉诱发电位可出现潜伏期延长及波幅降低，但视觉诱发电位正常并不表明眼压正常。

7. 皮层性失明 在一些优势半球病变导致的皮层盲，视觉诱发电位检查可以为正常。采用小棋盘格刺激，可检测出异常的视觉诱发电位，但并不作为临床常规应用。

三、脑干听觉诱发电位

脑干听觉诱发电位是由脑和听神经对声音刺激后产生的复合性电位，波形主要成分起始于脑干。脑干听觉诱发电位主要用于评价患者患有听力降低或怀疑脑干病变时，尤其对听神经瘤检测，是一种灵敏和经济的检查方法。

（一）脑干听觉诱发电位临床应用

在听觉诱发电位，主要分析Ⅰ~Ⅴ波的波形及潜伏期、波间期。因此，应首先确定Ⅰ波和Ⅴ波。Ⅰ波是由听神经远端部分所产生，一般在刺激后2ms左右出现，Ⅲ波是由上橄榄核至外侧膝状体的投射纤维所产生。Ⅴ波是产生于桥脑至中脑的投射纤维，一般出现在刺激后6ms左右，随着刺激强度降低，Ⅴ波最后消失。各波潜伏期较波幅更为重要，主要测量Ⅰ波、Ⅲ波、Ⅴ波潜伏期及Ⅰ~Ⅲ波和Ⅲ~Ⅴ波的波间潜伏期。Ⅰ波潜伏期延长多见于听神经远端损害，但并不多见于听神经瘤。Ⅲ波潜伏期延长提示听神经近端至桥脑内侧受累，病变可能为听神经或脑干病变，但常见于听神经瘤。Ⅲ~Ⅴ波间潜伏期延长，提示病变位于桥脑至中脑之间。

Ⅰ~Ⅲ波和Ⅲ~Ⅴ波间潜伏期延长，提示病变影响到双侧脑干、桥脑末端以上或桥脑末端及听神经，多见于桥脑病变。

Ⅰ波消失，Ⅲ波、Ⅴ波正常，提示周围听力损害，不作为桥脑末端听力传导损害的评价。Ⅰ波消失，伴有Ⅲ波、Ⅴ波潜伏期延长或波形消失，提示病变部位在听神经至桥脑末端的传导性损害，但是由于缺少Ⅰ~Ⅲ波间潜伏期，对客观听力评价比较困难。

如果Ⅲ波消失，Ⅰ波、Ⅴ波正常，Ⅰ~Ⅴ波间潜伏期延长，损害可存在于从听神经至中脑的任何部位。

Ⅴ波消失，Ⅰ波、Ⅲ波正常的情况并不常见，但如果出现，则提示病变位于桥脑以上的听觉传导通路，同时应伴有Ⅲ~Ⅴ波间潜伏期延长。

（二）特殊疾病的听觉诱发电位的改变

1. 听神经瘤　脑干听觉诱发电位对大多数听神经瘤诊断是非常敏感的。在早期，听觉诱发电位可以正常，当肿瘤较大时，Ⅰ波后的各波形可完全消失。

2. 脑干肿瘤和中风　大多数脑干内肿瘤患者的脑干听觉诱发电位均为异常，特别是当桥脑受累时，通常为Ⅲ波、Ⅴ波消失和Ⅰ~Ⅴ和Ⅲ~Ⅴ波间潜伏期延长。

在脑干梗死时，大多脑干听觉诱发电位异常，少数病例的脑干听觉诱发电位可正常，但诱发电位波幅降低。50%影响到后循环的短暂性脑缺血，脑干听觉诱发电位潜伏期可以正常，约50%脑干血供恢复后，听觉诱发电位可恢复正常。

3. 多发性硬化　对临床怀疑患有多发性硬化的患者，脑干听觉诱发电位没有视觉诱发电位和体感诱发电位敏感，脑干听觉诱发电位的异常表现为Ⅴ波波幅降低及Ⅲ~Ⅴ波间潜伏期延长。大多异常为单侧。脑干听觉诱发电位不能区别脱髓鞘疾病与肿瘤及脑梗死。

4. 昏迷和脑死亡　如果脑干听觉诱发电位Ⅰ波后的波形完全消失，则可判断为脑死亡。大约10%脑死亡患者可记录到完整的Ⅱ波，因为Ⅱ波是由听神经颅内段所产生，当Ⅱ波存在时，评价脑死亡应结合临床其他体征及脑干诱发电位其他波形的变化。

5. 其他各种疾病　在患有脑膜炎、维生素 B_{12} 缺乏、癫痫、酒精中毒及糖尿病时，脑干听觉诱发电位可以出现各自不同的异常改变。

（黄　毅）

第三节　肌电图

肌电图是记录运动单位电位的一种方法。根据记录结果，可以鉴别疾病时不同失神经支配状态，用于区别神经性疾病与肌源性疾病及肌病的分型。肌电图检查常用的电极有表面电极和针电极。针电极又包括单极针电极、同芯针电极和单纤维针电极等。

单极针电极除针尖裸露外，均全部绝缘隔离。绝缘物质通常采用聚合塑料，针电极的尾端与多股导线连接到信号放大器。单极针电极记录时需要一个参考电极，因此，要将一个盘状或金属电极安放在所记录肌肉的皮肤表面。同时在记录电极的上端安置接地电极。

同芯针电极是由一根细线芯与一个套管组成的皮下针电极。线芯被完全绝缘，与套管壁完全分离。在记录针电极斜面暴露出的针芯由环氧树脂固定，针芯和套管分别与导线连接，套管作为记录电极的参考电极。检查时需要安放患者接地电极。

肌电图信号通常由视觉和听觉观察来分析。临床检查时，必须实时观察屏幕上显示的肌电图信号，并通过扬声器监测声音信号。有经验的临床医生常常在观察到信号以前首先听到异常信号。信号音量对于记录电位电压频率变化是非常好的提示。

肌电图记录分析包括下列参数指标：

（1）插入电活动。

（2）静息电位。

（3）单个运动单位电位。

（4）大力收缩时运动单位募集状态。

在患者完全放松状态下记录插入电位和静息电位。记录单个运动单位电位时，让患者做轻度自主收缩，检查者的手应放置在患者主动肌对侧，判断患者用力方式和程度，并防止针电极移动。最大用力收缩时观察运动单位募集状态，应将患者肢体固定，避免由于移动产生伪差。

一、正常肌电图

（一）插入电位

正常插入电位活动是由多个肌纤维的动作电位发放所组成。持续时间一般少于500ms，爆发后立即终止。

有时出现类似于纤颤和正相波的电位活动，多为单个肌纤维的活动电位，通常随着电极移动停止而消失，并不是异常电位发放。

（二）静息电位

正常肌肉在放松时并不出现自发电位。持续性的运动单位活动有时会被误作为自发电位活动。在确定为异常自发电位活动之前应观察患者是否完全放松，有时肌肉的静息状态会被拮抗肌收缩所激化。

（三）运动单位电位

让患者做轻微收缩，激活少量运动单位，每次记录一个运动单位电位。运动单位电位的波幅高低，与运动神经轴突所支配的肌纤维数量和记录电极与肌纤维的距离有直接关系。正常单个运动单位电位的波幅应在200mV以上。大多数运动单位电位为双相或三相，如果多相电位超过15%，则可考虑异常。运动单位电位时限一般少于10ms，个别肌肉稍长，但不超过15ms。

（四）募集状态

当随意肌收缩增加，收缩力加大，运动单位快速发放，所有运动单位被激活，扫描基线消失，此时的状态称之为完全募集。

二、异常肌电图

（一）插入电位

（1）插入电位活动增加：当针电极移动停止后，电位发放持续存在。提示电位过度发放，同时常伴有时限延长。

（2）插入电位活动消失：针电极插入移动时，所有电活动减少，常见于肌纤维的功能丧失。在周期性瘫痪患者，由于肌纤维兴奋性降低，可以出现插入电位减弱，但更多见的是由于记录电极的性能不佳所造成。

（二）自发电位活动

1. 纤颤电位　纤颤电位是因单个肌纤维膜电位不稳定而去极化所产生的肌纤维动作电位，电位发放频率具有随机性。

2. 正相波　正相波是不同于纤颤电位的单个肌纤维动作电位，电位起始点首先是一个正相波，然后回返至基线。有时在正相波之后跟随一个较小负相波，但主波是正相波。与纤颤电位一样，发放频率具有随机性。正相电位与纤颤电位相同，同为肌病时出现的失神经电位活动。对于产生机理，认为与记录电极的位置有关。双相纤颤电位的产生，是由于肌纤维动作电位通过细胞外的负相成分增加所致。

3. 束颤电位　束颤电位是单个运动单位的自发性电活动。束颤电位的发放频率是各异的，可见于正常人和慢性失神经支配，更多见于运动神经元疾病。如果没有其他慢性失神经电位表现，束颤电位并不作为异常诊断指标。病理性束颤通常表现为多相和不规则发放，一般发放频率间隔为3.5秒，而非病理性发放，其间隔为0.8秒。

4. 肌强直发放　肌强直发放是单个运动单位不自主重复高频发放，通常发放频率为30~40Hz/s。检查时，可见皮下肌肉颤抖和高低起伏。肌强直电位可见于多种失神经病变，但常见于多发性硬化、脑干胶质瘤、放射性神经丛病变、Guillain Barré综合征、多发性神经病。

5. 肌强直样发放　肌强直样发放是肌纤维的重复性发放。可由针电极移动、膜结构异常和联合去极化所触发。发放频率的衰减变化声音类似于轰炸机俯冲"投弹"声。肌强直性发放产生的机制，可能是由于氯离子传导异常。氯离子主要存在于细胞外液，在动作电位结束时，钾通道开放和钠通道的关闭使膜电位复极化。钾外流是对动作电位短暂性超极化的反应，当钾恢复到基线时，膜电位为正常去极化。正常情况下，氯离子浓度维持膜电位正常阈值。当氯离子浓度降低时，去极化导致钾通道失活，再一次产生动作电位。

肌强直性发放常见于强直性肌营养不良、先天性肌强直、先天性副肌强直及高钾型周期性瘫痪。在患有炎性肌病或代谢性酸中毒患者，尽管临床没有肌强直症状，但肌电图检查可以见到肌强直样发放。

（三）异常运动单位电位

1. 神经性病变的运动单位电位　见于急性失神经支配、神经再生前及运动单位减少。残存的运动单位具有基本正常功能。因此，除非是完全性失神经支配，否则运动单位电位常表现为正常。通常失神经支配的肌纤维由临近残存的神经轴突芽来支配，由于残存的运动单位轴突支配的肌纤维数量增加，记录的运动单位电位较常规记录的电位波幅要大。代偿支配的肌纤维与原始支配的肌纤维并没有激活同步，所以运动单位电位表现为多相电位和时限的增加。高波幅、长时限、多相电位增加是慢性失神经支配的主要特点。

2. 肌病性运动单位电位　在患有肌肉疾病时，肌细胞膜电位不稳定，导致运动单位电位变化。一些肌纤维发生不可逆性去极化及神经肌肉传导活性减少，导致运动单位电位波幅降低。同时，由于在肌肉病变时，肌纤维数量减少和残存受损肌纤维同步活动产生了运动单位的短时限多相电位，为肌肉疾病时常见的病理性运动单位电位。肌病性运动单位电位有时称之为短棘波、低波幅群多相电位。相似的运动单位表现有时也出现于一些失神经支配的患者，特别在早期神经末梢传导的不同步。

（四）异常募集状态

募集状态减少提示功能单位的降低。单个运动单位的快速发放构成了运动单位募集状态，募集状态减少多见于轴突和脱髓鞘性神经病变所导致的运动轴突传导降低。

（五）病理干扰相

病理干扰相是由众多低水平运动单位收缩所产生，见于典型肌肉病变时。这些单位产生的募集状态虽然是低波幅，但仍无法分辨基线。

（六）神经传导速度测定

神经传导速度是指冲动在单位时间内通过神经的距离，以 m/s 表示。

神经传导时间，又称之为潜伏期，是指从刺激开始到动作电位出现的起始时间，它包括神经－肌肉接头传递耽搁时间及肌膜冲动传导时间。由于冲动经过神经全长时，在近中枢端的神经纤维较粗，传导速度较快，在神经远端纤维变细，传导速度较慢。因此，其传导速度不同。

在神经干近端和远端两点刺激，去神经－肌肉接头传递延搁影响，可以精确测定运动神经传导速度。常规神经传导速度测定，是应用各种不同方波脉冲刺激神经后记录神经传导速度。采用标准的方波脉冲，时限为 0.1～0.2ms。有时也应用长时限宽脉冲或短时限脉冲。长时限宽脉冲刺激可能产生过强电流强度，激活作用电极附近几毫米范围的神经轴突，因而导致对正常反应波的辨认缺少精确性。所以长时限宽脉冲仅在当大刺激后，记录不到最大反应时才考虑采用，但对所得到的结果应做出谨慎判断。刺激最大输出电压因仪器不同而各异，通常为 250V。短暂的直流电脉冲并不损伤神经组织和皮肤。

（七）经传导速度测定

记录电极放置在被检查神经所支配肌肉的中点，参考电极放置在远端。

刺激神经后，在肌肉记录到一个复合性肌肉动作电位（CMAP），它是多个肌纤维的总合电位，有时称之为 M 反应。如果记录电极放置的位置不正确，记录的复合性动作电位主负相波倾斜之前产生一个正相电位，使潜伏期的测量比较困难。刺激电极同样是由作用和参考电极组成，一般放置在所检查神经的表面皮肤，在负极下面的去极化最大，通常朝向远端的记录电极。患者接地放置在同侧肢体刺激与记录电极之间。电极安放好后，开始进行重复刺激，采用 1Hz 脉冲；刺激强度从 0 开始，逐渐增加刺激强度，直到 CMAP 波幅不再增加时，再增加刺激强度 25%，获得最大 CMAP 波幅。

（八）潜伏期测量

起始点或从刺激到 M 波的波峰，并测量 M 波的峰值电压。然后将刺激电极上移到神经近端，不需要逐渐增加刺激强度，一般刺激 1～2 次，记录结果与远端刺激记录的波形相同。如果记录的波形发生衰减或波形变化，应增加刺激的强度，以确信波形变化并不是由于刺激激活的不完全。测量近端 M 波反应的潜伏期与波幅，并测量远端刺激点与近端刺激点之间距离，根据下列公式计算出神经传导速度。

$$神经传导速度（CV）= \frac{距离（D）}{远端潜伏期（PL）-近端潜伏期（DL）}$$

（九）经传导速度测定

感觉神经传导速度较运动神经传导速度的测定更为方便。由于感觉神经并不像运动神经存在神经传递的突触耽搁，因此，只需要一个刺激点。采用指环电极刺激正中神经和尺神经，刺激和记录电极都放置在感觉神经部分，在手指分布的是这两个神经的纯感觉分支。

感觉神经传导速度可以采用顺向性传导测定，也可采用逆向性传导测定。两种方法记录的感觉神经传导速度，由于容积传导在几何上的不同而略有差异。一般建议采用顺向性传导记录，因为只需刺激兴奋少量神经纤维，所产生的刺激伪差小。在顺向性刺激记录不到的情况下，才考虑应用逆向性刺激记录。

感觉神经传导速度测定，由于记录的复合神经动作电位（CNAP）波幅低，并且不规则，必须采用平均技术将其从背景噪声电活动中分离出来。尤其是老年患者和患有周围神经病变时，如果没有平均叠加技术，无法确定感觉神经电位。刺激时逐渐增加刺激电压强度，直到感觉神经电位（CNAP）出现。当刺激强度逐渐增加，而波幅不再变化时，锁定并测量电位潜伏期和波幅，同时测量由刺激点与记录点之间距离，依据下列公式计算出传导速度：

神经传导速度（CV）＝距离（D）/潜伏期（L）

感觉神经电位的起始潜伏期和峰潜伏期均可作为计算传导速度的参数，对快纤维传导的测定，采用起始潜伏期更为精确，因此作为首选方法。

在近端神经根损害性疾病，感觉神经传导速度有时可以是正常的，特别在撕脱伤时，由于神经纤维损伤是在神经根节和脊髓之间，而神经节与周围神经之间的连接是完好的，周围神经的感觉传导速度并不受影响。

（十）神经传导速度异常

1. 传导速度减慢　无论运动或感觉神经传导速度低于正常值的 3SD，则提示传导速度异常，多见于周围神经的髓鞘病变。轴突性神经病变也可以导致神经传导速度减慢，但一般不超过正常低限 5m/s。多发性神经病可出现神经传导速度减慢，特别是在神经远端，单个神经病变出现神经传导速度减慢仅见于单神经的个别节段。传导阻滞是选择性神经节段传导速度减慢。多节段神经传导阻滞可见于 Guillain – Barré 综合征，慢性炎性脱髓鞘多发性神经病及多灶性运动神经病。

2. 远端潜伏期延长　远端潜伏期延长多见于脱髓鞘性神经病、神经肌肉传递障碍及肌纤维的膜功能丧失。实际上最多见的是脱髓鞘病变和神经远端压迫性损害。

3. 电位波幅降低　CMAP 降低，提示功能性肌纤维数量减少，运动单位数量减少或肌纤维兴奋性受到损害。常见于运动神经病、轴突变性和肌病。感觉神经电位波幅降低则提示感觉神经轴突减少。在正常人感觉神经电位波幅有很大差异。因此，感觉神经反应电位的波幅变化并不单独作为疾病诊断指标。如果病变明显影响到波幅，通常感觉神经传导速度也减慢。

4. 波形离散　波形离散常见于神经脱髓鞘病变。在患有脱髓鞘病变时，并不是所有神经轴突传导速度都减慢，但神经冲动发放同步减少可产生波形离散。轴突变性时，由于继发性脱髓鞘而导致波形离散。

5. 脊神经刺激　直接刺激脊神经用于评价神经近端周围神经节段传导功能。

采用针电极直接刺激不仅可以测定 C_8 节段脊神经传导速度，也可以刺激其他神经根及马尾神经来测定周围神经传导功能。应用电刺激器或磁刺激器在神经根表面进行刺激，更多的是采用针电极直接刺激神经根，避免患者对高压电刺激的不舒服感，同时与磁刺激相比较，对深部神经刺激得到的结果更可靠。

刺激 C_8 神经根后，可在其所支配的任何一块肌肉记录到 CMAP 动作电位。

常规选择由下臂丛及尺神经组成部分所支配的小指展肌记录，对诊断近端嵌压综合征非常有意义。当刺激脊神经记录的反应异常时，应对所有神经节段进行检测，以确定确切病变损害部位。

（十一）F-波

F-波是测定由刺激点到近端运动轴突传导功能的一种方法。常规刺激运动神经时，产生的动作电位不仅顺向传导到肌肉，同时也逆向传导至运动神经元。逆向传导的电位抵达躯体使树突去极化，并传回到轴丘，使其去极化。由此，一个新动作电位产生并返回至肌肉，动作电位激活运动终板，产生肌纤维动作电位，这个反应波，即为F-波。记录F-波的电极位置与记录运动神经传导速度相同，刺激电极的位置可以放在神经远端或近端，但刺激电极的负向应朝向脊髓。主要分析F-波潜伏期和确定反应波的存在与消失。

F-波潜伏期是神经冲动传导到脊髓和反馈到肌肉的传导时间总和，因此，近端神经传导速度可以通过下列公式计算得出：

神经传导速度 $= 2 \times$ 距离/F潜伏期 $-$ M潜伏期

疑有周围神经病变时，应用F-波检查，对照近端和远端传导状态，尤其是近端的神经病变，如Guillain-Barré综合征、慢性感染性多发性脱髓鞘神经病等周围神经脱髓鞘病变时，远端和近端F-波潜伏期均延长。在Guillain-Barré综合征早期，F-波的异常最为明显。在神经轴索、神经根和神经丛病变时，F-波潜伏期大多正常。严重轴索病变时，由于继发性脱髓鞘病变，可以导致F-波潜伏期延长。在脱髓鞘性神经病变时，由于传入和传出动作电位离散，F-波可消失。

（十二）H-反射

H-反射是牵张反射的电生理表现方式。当牵张肌肉叩打肌腱时，肌梭被激活，并传递冲动到脊髓，H-反射部分是由脊髓的单突触连接所产生，而大部分是由相应节段和高节段的多突触传导通路所产生。

H-反射通常在下肢腘窝刺激神经，由腓肠肌记录。当逐渐增加刺激强度，大约在30ms首先出现一个反应波，即H波。随着刺激强度增加，H波潜伏期逐渐缩短，同时M波出现，并逐渐增高。进一步增加刺激强度，H-反射则消失。正常H-反射潜伏期不应超过35ms，两侧相差不大于1.4ms。H-反射潜伏期延长或消失，多见于脱髓鞘和神经轴突病变，也可用于S_1神经根病变的诊断。

（黄　毅）

第四节　脑磁图

脑磁图（Magnetoencephalography，MEG）是集低温超导、生物工程、电子工程、医学工程等21世纪尖端科学技术于一体，直接探测大脑神经功能活动的最新技术。脑磁图技术使人类研究大脑的复杂功能、治疗脑部疾病的能力达到了新的境界。

一、MEG的发展历史

脑磁信号测量是一个相当新兴的科学前沿，直到20世纪60年代后期，随着超导物理学和低温技术的发展，对脑磁信号的测量才成为可能。David Cohen博士于1968年在美国麻省理工学院 Francis Bitter 磁场研究所，采用 2 万圈的普通线圈作为磁场探测器，以特殊的平均法，首次对脑磁信号进行了直接测量，检测出大脑 α 节律磁活动。1972 年，超导量子干涉仪（superconducting quantum interfererlce device，SQUID）在 MEG 探测器中的使用极大促进了生物磁学的发展。初期的 MEG 传感器装置只有单一信道，在探测脑功能信号时须不断移动传感器探头，其检测过程费力耗时，检测结果重复性差，以致无法进行精深的脑功能研究或推广到临床应用中。随着计算机技术的飞速发展和各种应用软件的开发，医学影像学的信息采集和处理也得到迅速发展。MEG 的设计发生了从单通道到多通道，从局部到整头的质的变化。20 世纪 80 年代 MEG 由单信道发展成 37 信道传感器装置，并始用于癫痫诊断和一些脑功能方面的研究。而 1992 年发展的头盔式 122 导脑磁测量系统，使检测过程只需要经过一次测量就可采集到全头的脑磁场信号，是 MEG 发展中的又一个里程碑。目前，传感器阵列的信道总数已达到 306 个，且具备抗外磁场干扰系统，可同时高速采集整个大脑的瞬态数据。MEG 已从实验室阶段走向系统化、仪器化和临床应用。

二、MEG 的基本原理

人体磁场可分为由生物磁性物质产生的感应磁场、生物电流产生的磁场以及侵入人体内的强磁性物质产生的剩余磁场。其中第二种即为产生脑磁场的磁源，脑内神经细胞活动时细胞内外的带电离子流动即形成内源性电流，其周围就会产生相应生物磁场信号。MEG 只能测量出平行于头皮表面的电流产生的磁场。MEG 磁场主要来源于大脑皮层锥状细胞树突产生的兴奋性突触后电位。单个神经元所产生的磁场非常小，但只要数个细胞同步活动即可产生集合电流形成与电流方向正切的脑磁场。该磁场可穿透脑组织而到达头部之外形成脑磁信号。如在整个头部外表面设置一组紧密排列的脑磁传感器，利用 SQUID 即可检测到脑磁信号，经过计算机的数据分析与处理，将获得信号转换成脑磁曲线图，并与 MRI、CT 等解剖影像信息叠加整合，即可确定脑内信号源的精确位置和强度，形成脑功能解剖学定位，准确反映出脑功能瞬时变化状态。

三、MEG 设备组成及检测方法

MEG 设备的基本构成包括浸在液氦中的多通道 SQUID 探头，用于滤波的电子器件，屏蔽外界磁场的屏蔽室以及完成磁源定位及可视化的工作站。

四、脑磁场测量装置

现代化的传感器设计，将金属铌制成的超导量子干涉仪（superconducting quantum interference device，SQUID）与梯度计（Gradiometer）和磁场强度计（Magnetometer）耦合在一起，成为一个能把磁场变为电流，电流变为电压信号的低噪声、高增益转换器。这些元件排列安装在充满液态氦的头盔样的杜瓦（Dewar）容器里，其底部有检测磁束的接收线圈与 SQUID 相连，在低达 −270℃ 的温度下工作，在超导状态下线圈的电阻完全消失。这样的组合系统能检测远小于一个磁通量子的磁场变化，足以测量出大脑皮质中枢神经活动所产生的磁场。被检测者头部伸入杜瓦桶底部，以测量脑磁场的变化。

五、外界磁场屏蔽装置

由于脑神经细胞产生的磁场极其微弱，最大的神经磁信号如癫痫棘波只有数 pT（$1pT = 10^{-12}T$，Tesla 为磁场强度单位，简称 T）。地球磁场和环境噪音比癫痫棘波强 $10^6 \sim 10^8$ 倍。因此为排除周围环境的电磁干扰，使 MEG 系统达到稳定的最佳工作状态，必须安装由多层金属铝和 mu－金属（铁镍合金）板叠合在一起的高导电、高导磁材料制成的磁屏蔽室，分别排除低高频干扰。检查时屏蔽室完全封闭，声、光、电等刺激均由刺激器在室外产生后，由室壁上的小孔送入屏蔽室内。为监测患者，室内装有经特殊消磁处理的照明和摄像设备。

六、信息综合处理系统

工作站通过运行不同的采集程序控制检测过程，并将测量结果储存。数据后期处理阶段通过计算机专用软件对获得的信号进行分析、计算，并结合其他解剖影像数据实现磁源定位显示。刺激系统在采集工作站的控制下对患者进行体感、听觉、视觉等刺激，以适应不同检测的需要。其主要处理过程涉及磁源性影像（magnetic source imaging，MSI）技术。现代最先进医学影像技术，如计算机断层扫描（CT）、磁共振成像（MRI）、正电子发射断层扫描（PET）、功能性磁共振成像（fMRI）、单光子发射计算机断层扫描（SPECT）等，可以提供清晰的大脑神经解剖结构或功能图像，但时间分辨率都很低，只是静止的图像。而 MSI 技术即是将这些先进影像技术所显示的解剖功能影像与 MEG 融合在一起的成像技术。在做以上检查时，只需将 3 个定位线圈固定在两耳和鼻根处作为标记，把 MEG 高时空分辨率的偶极子三维定位图，重合 3 个标记，叠加在 CT、MRI、PET、fMRI、SPECT 的图像上，能实时合成在解剖结构中活动的功能图像。

七、MEG 研究的内容

分析 MEG 数据的目的是为了确定神经活动源的时间和空间位置。通常，产生神经兴奋的跨膜电流处被近似为三维空间的一个无限小等效电流偶极子。在计算过程中，由已知电流源来推算球面各处的磁场强度分布，称为正向问题。相反，已知头皮（相当于球面）各处的磁场强度分布（MEG 数据），再反推电流源的空间位置，则称为反向问题。早在 1853 年，Hehnhotz 就证明了利用导体外的磁场数据无法唯一确定导体内的电流分布。所以从本质上讲，脑磁反向问题是不确定的，其解具有非唯一性，必须在满足条件的解集中通过施加一定的限制条件来得出合理的解，这是脑磁反向问题研究中的重要工作。

八、MEG 的检测内容

（1）对自发异常波的检测：MEG 可以检测病理状态下大脑神经元细胞群的异常放电。对发作性异常波（如癫痫发作间期的棘波）的阳性率要较脑电图高许多，并可对异常波的发生源进行精确定位。

（2）体感诱发磁场（SEFs）：检测原理与体感诱发电位类似，但可对所得诱发磁场的发生源位置，即对躯体感觉中枢进行定位。常用刺激部位上肢为正中神经、尺神经；下肢为股神经、胫神经。刺激强度一般为 10mA 左右，刺激电流的磁场会对测量产生干扰，故一般将刺激装置安装在屏蔽室外，使用特殊的屏蔽导线将刺激电流引入屏蔽室内。刺激正中神经可记录到 M20、M35 和 M60，其发生源在初级体感中枢"手区"。

（3）听觉诱发磁场（AEFs）：AEFs 是由听觉刺激诱发产生的脑磁场，其刺激装置也安装在屏蔽室外，通过管道将声音传入室内，一般使用纯音或纯短音，刺激时程约数毫秒。AEFs 可根据潜伏期长短分为短潜伏期（＜12ms）、中潜伏期（12～50ms）、长潜伏期（＞50ms）。其中，短潜伏期 AEFs 起源于脑干水平，信号较弱；中潜伏期 AEFs 有 M30、M50 两个成分，起源于初级听觉皮层；长潜伏期 AEFs 包含 M100 和 M200，大部分成分起源于初级听觉中枢，即双侧颞横回。

（4）视觉诱发磁场（VEFs）：视觉刺激装置也是安放在屏蔽室外，利用投影仪、屏幕或光导纤维传送图像，常用闪光或翻转黑白格刺激模式，其磁场发生源通常定位在双侧距状裂的外侧底部。VEFs 随黑白格增大而波幅增大，潜伏期缩短。

（5）事件相关磁场（ERF）：对 M300 研究的比较多，近年的研究表明，M300 的发生源位置与所处理的任务或作业有关，不同的作业，发生源的位置不同。

九、MEG 的优势

（1）极高的灵敏度：脑磁图可准确捕捉到来自大脑极其微弱的电磁场信号，并进行相应的处理分析。

（2）极高的时间分辨率：是目前所有神经科学仪器中最高的时间分辨率技术，可以准确地测定神经生理活动的次序性，分辨原发病灶、继发病灶。

（3）极高的空间分辨率：将 MEG 信号重合到 CT 或 MRI 图像上，重合精度达 2mm 以下，由此得到如癫痫病灶等特定区域的准确定位。

（4）完全无侵袭性，测量系统本身不会释放任何对人体有害的射线、能量或噪声，MEG 测量装置不需固定在患者头部，测量前对患者无须作特殊准备，所以准备时间短，检测过程安全、简便，对人体无任何副作用。

（5）相对于 EEG 不受大脑外层的组织（如颅骨和头皮）影响。

（6）相对于 PET 和 fMRI 不需进行条件不同的测量数据的相减。

十、MEG 的缺点

（1）反向问题的非唯一性阻碍了数据的解释，即相同的脑磁场表现可有不同的原因。

（2）要求被测对象的头部在记录过程中保持不动，这样对于不能配合的患者就受到限制；而不能在癫痫患者发作时进行测量，特别对于发作次数较少的患者，有价值的信息被大大压缩。

（3）测量必须在一个磁屏蔽环境中进行。

（4）MEG 系统成本高，购入及安装约需 250 万～300 万美元，而且日常维护费用高昂，仅每年的液氦消耗就需要约合 30 万人民币，每次检查的收费也很高，既影响了医院购买设备的积极性，也很大程度上限制了患者进行此项检查的比例和使用的范围。

十一、MEG 的应用

MEG 以及基于 MEG 的 MSI 技术是对解剖和功能检测的互补和结合，能为临床和科研提供精确实时的三维神经功能定位解剖图，可以动态观察和追踪大脑神经活动起源和传导通路，从而在多个领域有着广阔的应用前景。

1. 在神经系统疾病中的临床应用　脑血管病、轻度脑外伤、偏头痛、癫痫、酒精中毒、突发性耳聋、耳鸣、痴呆、帕金森病、抑郁症等患者，MEG 可检测到病变处有低于 6Hz 脑磁活动，称为异常低频磁活动（abnormal low frequency neurornagnetic activity，ALFMA）。检查时，嘱患者保持清醒闭目状态，发现波形频率低于 6Hz 及幅度在 200～400fT，可判定为 ALFMA。其定位不如癫痫的尖波、棘波和诱发磁场那样准确，常提示病变区有广泛持久的功能异常。

2. 癫痫诊断及手术前定位　随着癫痫外科的发展，越来越多的药物难治性癫痫可以接受手术治疗。癫痫手术前诊断的主要目的，是确定可经手术切除的大脑皮层致痫病灶，达到从根本上消除癫痫发作，而同时又可避免留下严重后遗症。以往主要是依据患者的临床表现、神经电生理以及影像学检查来进行致痫灶定位，需综合调用无侵入性头皮脑电图（EEG）、皮质脑电图（EcoG）、MRI 和功能性 MRI（fMRI）等技术，定位困难、检查程序繁琐且价格昂贵。脑和头皮的不均匀性严重影响无侵入性脑电图的检测记录，而 MRI 仅可对 20% 左右的癫痫患者定位致痫灶，即使是作为临床癫痫灶定位"金标准"的术前侵入性硬膜下皮层电极 EEG 以及术中皮层电极或深部电极 EEG 检查，虽然准确性较高，但检查花费高和损伤、感染可能性大，有时得到的结果也模棱两可。其他脑功能成像技术，如 fMRI、PET 和 SPECT 等，因时间分辨率低而无法测量高速变化的大脑神经活动如癫痫放电。因此有相当数量的难治性癫痫因无法定位致痫灶而得不到适当的手术治疗。相比之下，MSI 极高的时间分辨率足以采获与大脑神经活动相关的高频信息。而由于脑磁场在穿透脑和颅骨时不受任何影响，所以在头皮外记录到的磁场信息可用来对脑内活动做出精确的定位和定性。MEG 可以探测到皮层直径小于 3mm 的癫痫灶活动，分辨时相可达 1 毫秒，是目前最灵敏的无创性癫痫定位方法，且可区分癫痫病灶与其镜像源。癫痫发作时，在脑内与病灶的对称位置处可出现一个镜像源，该源比病灶的发放在时间起点上落后 17 毫秒，峰值延迟 20 毫秒左右。在手术时只需损毁病灶，镜像源即随之消失，所以 MEG 定位对病灶与镜像源的区分具有重要价值。此外，有时癫痫发作启动区域可远离影像学病灶，单纯切除影像学病灶往往疗效欠佳，而 MEG 则有利于定位癫痫发作的启动区域，为该类癫痫患者的治疗提供定位依据。

综上所述，MEG 对癫痫灶定位精确，是癫痫灶手术治疗前定位的重要手段。有研究表明，MEG 对颞叶、顶叶、枕叶的病灶诊断价值较大，而对于前颞深部中央病灶如海马萎缩则需利用蝶骨电极触发 MEG 信号以提高诊断准确性。

3. 脑梗死的超早期诊断　在脑梗死的超早期，CT、MRI 尚未出现影像学变化以前，MEG 检查病灶部位即可表现为 ALFMA，提示为可逆性的脑功能受损，其发生源为影像学上的缺血半暗带，且范围随缺血半暗带的变化而变化。ALFMA 可作为脑缺血早期的一个预警信号，用于脑梗死的超早期诊断。如及时治疗，尽早地给予溶栓药物使动脉再通，则可以恢复，预后良好；如 M20、M35 诱发反应波明显降低或消失，则提示为不可逆的脑功能受损，预后不良，对应于影像学的缺血灶。

4. 脑梗死的神经功能缺损程度判定　MRI 和 CT 可提供组织损伤的部位，但不能提供受累组织的功能状况。PET 及 SPECT 测定的是损伤区的血流状况及血糖、血氧的变化，而间接反映其功能，只有 MEG 可直接反映脑组织功能状态，确定脑缺血造成的组织功能损伤的范围和程度。脑梗死患者往往伴有运动、感觉或语言功能障碍，可通过脑诱发磁场波幅和潜伏期的变化，估算出功能受损程度。而治疗前后对比可以得出疗效和治疗方法的优劣。

5. 大脑功能性损伤的测定　轻度的创伤性颅脑损伤如脑震荡 CT、MRI 检查常无阳性发现，但患者常有明显的神经生理障碍，表现为头痛、头昏、恶心、认知下降、个性改变等症状。MEG 可在受损区探查到 ALFMA，患者的 ALFMA 也会随症状的改善而减少或消失，是脑功能可逆性损伤的一种标志，为临床治疗方案的选择和恢复程度的评估、疗效的观察提供了一个客观的指标。MEG 也可在其他影像检查常无阳性表现的 TIA 患者中发现明显的 ALF-MA。

6. 用于帕金森病（Parkinson's Disease）　目前 MEG 在帕金森病的应用较少，一项对 11 例帕金森患者的 MEG 研究发现，N100m 和 P50m 峰顶潜伏期左耳侧明显延长，认为可能是由于纹状体的单侧损害所致。另有研究表明帕金森病患者 MEG 半球间 AEFs 的 M50 和 M100 潜伏期差值明显延长。

7. 用于多发性硬化　Kassubek 等用 MEG 对 8 例多发性硬化患者进行电磁活动的定位检查，结果在病灶附近发现局灶性异常活动，而正常对照组则无此 MEG 改变。

8. MEG 在神经精神疾病中的应用　随着 MEG 在脑功能区定位的发展及研究，MEG 已成为神经精神疾病早期诊断和指导治疗的一种重要手段，其主要应用于以下几个方面。

（1）通过 MEG 的变化早期诊断某些引起痴呆症状的神经精神疾病：有研究发现在 Alzheimer 病的早期 MEG 所有的波段信号较正常对照降低。MEG 对 Alzheimer 病的早期局部皮质活动分析发现，相对于对照组的额中央区最大值，Alzheimer 病患者绝对低频磁频率明显增高，而高频率值在枕颞区明显下降。另有一项联合 MRI 和 MEG 的研究表明了 Alzheimer 病与海马萎缩有关。

（2）监测胎儿的神经发育状况：X 线和 B 超测不出胎儿的神经功能状态，CT、PET、SPECT 的放射线的计量以及 MRI 的超强磁场对于成人是安全的，对胎儿却有潜在的危险。而 MEG 可以完全无创性检查胎儿神经系统的各种功能，以明确胎儿在出生前是否有脑瘫、先天性失明、先天性聋哑以及智力发育障碍等疾病，从而提高生育质量。胎儿脑磁信号比成人信号要微弱，混有胎儿和孕妇心磁信号的干扰，胎儿的头部有时在运动，因此测量有一定的难度。胎儿 MEG 测量一般在怀孕 22 周时就可进行产前诊断。

（3）小儿精神疾病：MEG 适用于小儿精神疾病的诊断及鉴别诊断，如视听功能障碍、学习障碍、朗读障碍、注意力障碍、智力障碍、孤独症等，有利于早期预防及实现这些病症的早期治疗和症状的长期改善。

（4）成人精神疾患：精神病患者很难发现大脑解剖结构异常，可作为精神病疾患的客观神经生理学指标也很缺乏，医生常苦于没有客观灵敏的用于检测精神病的方法。近期研究表明，MEG 可用于精神病的早期诊断分型、预后和治疗的客观评估。如 MEG 对精神分裂症的研究发现，用听觉诱发磁场和 MSI 与正常人群比较，M50、M100 的双侧半球的非对称性消失，甚至颠倒，并有性别差异，男性精神病患者主要是左侧大脑功能异常，女性患者则相反。另外，MEG 发现孤独症患者存在癫痫样放电、频谱异常以及 ALFMA，根据 MEG 的定位可能是小脑和海马功能异常。

（5）动态指导治疗：神经精神疾病的治疗方案比较个性化，需要多次调整才能达到最佳疗效，通过 MEG 在治疗中的动态观察，可以尽早确定最佳治疗方案。

9. 脑功能区定位　由于个体间脑解剖结构存在着差异，以及肿瘤性病变等病灶与重要功能区关系密切或侵犯重要功能区时，常造成脑重要功能区的识别困难，所以在神经外科手术中常面临损伤这些区域的危险。因此需对病灶周围重要功能区进行准确定位，以便指导神经外科医师在保留脑重要功能区的基础上最大范围地切除病变组织，提高患者术后生活质量。传统术前确定功能区是以影像上的解剖标记如脑沟等来推断，但当功能区附近或本身肿瘤、脑软化瘢痕等引起该区皮质变形移位时则难以完成。术中皮质刺激进行皮质功能区定位是获得脑电生理学资料最直接的方法，但其不足之处为：不能术前评估，延长手术时间，容易引起感染。因此术前非创伤性脑功能区准确定位是比较理想的方法。已有用 fMRI 确定中央沟的报道，但测定的是脑血流血氧动力学变化，肿瘤性病变后异常血管会影响定位的准确性。而通过联合 MEG 脑诱发磁场技术以及 MSI 可获得脑功能区的准确定位，可应用于初级体感皮质、初级听觉皮质、运动皮质、语言皮质以及视觉皮质的定位，并且可评估所定位区域的脑功能是否正常，分辨病变区与皮质功能区的关系，以及动态观察手术前后的脑功能区变化。世界上一些著名的医疗中心已开始利用 MEG 做术前功能定位图（pre – surgical functional mapping，PSFM），以帮助神经外科医生正确制定手术方案，选择手术入路、术中切除范围以避免损伤重要功能区。对于有些不适合做手术的患者，MEG 的功能解剖定位还可用于伽马刀等放射治疗。

10. MEG 与导航技术的结合在神经外科的应用 MEG 结合新型导航技术在微创神经外科有广阔的应用前景。在神经外科显微导航系统中，MEG 和 MRI 的功能图像信息叠加成 MSI 的 3D 合成图像资料作为虚拟数据，手术显微镜视野下患者脑图像作为真实数据，根据骨及皮肤上的标志计算机将二者重叠对齐。虚拟图像上有病变区和周围重要功能区的定位标志以及事先制定好的手术路径标志。该导航系统能帮助外科医生按事先编排的手术程序省时省力地完成高精度微创手术，同时将功能区定位图像结合在其中，也提高了手术安全性。

11. MEG 在基础科研中的应用 MEG 是神经科学领域的新工具，可用于各种基础研究。对大脑的各种功能进行无创性解剖学定位，对人脑的特殊功能进行研究。如各种味觉、嗅觉的诱发磁场的研究，酸痛麻胀感觉的中枢神经变化，对丘脑、小脑及深部脑组织功能的深入研究以及神经重建和适应性的研究。还可进行神经精神高级活动的研究。如情感变化，喜怒哀乐的机理，睡眠和梦境的功能，认知、记忆、判断、注意、语言、学习及信息处理功能等高级大脑活动。另外还可用于新特药开发及药理和药效的研究。

（黄　毅）

第三章　神经系统超声检查

第一节　概述

颈动脉超声是近 20 年来发展起来的一项检测评价颈动脉病变的无创性技术手段。在 20 世纪 90 年代初期 Craven（1990）和 Salonen（1991）先后发表了应用 CDFI 对颈动脉缺血性病变的检测文献，从此 CDFI 技术得到临床的重视，特别是近十年来随着专业技术水平的不断提高，彩色多普勒超声仪器功能的不断更新，影像分辨率的提高以及人工智能化图像处理系统的完善，使颈动脉病变的检出率呈上升趋势，对于颈动脉缺血性脑血管病的早期诊断、早期治疗成为可能。

颈动脉超声检测的血管包括双侧颈总动脉、颈内动脉、颈外动脉、锁骨下动脉、椎动脉（颈段、椎间隙段和枕段）。通过对检测血管（包括管径和血管内膜、中膜及外壁）的解剖结构及局部血流动力学的评价对颈动脉病变做出判断。常见颈动脉病变检测包括颈动脉硬化早期病理改变—内膜增厚、颈动脉硬化斑块的形成、血管狭窄或闭塞以及颈动脉周围病变导致的形态学和血流动力学的改变。

经颅多普勒超声是 20 世纪 80 年代初开展的无创性检测颅底动脉环（Willis 环）血流动力学的技术。经颅多普勒超声与脑血管造影、CT、核磁共振成像技术不同，它可以提供这些影像学检查所不能得到的重要血流动力学资料。它们之间不能互相取代，而是互补结合以达到病变检测的更高的准确性。近年来，TCD 技术已广泛应用于神经外科、神经内科、手术室麻醉科、重症监护室、心血管外科等等，其应用的范围主要包括：①动脉病变的诊断。脑血管的狭窄、闭塞；脑血管畸形；脑血管痉挛；锁骨下动脉盗血；颅内高压和脑死亡。②脑动脉机能评价。评价 Willis 环侧支循环功能及脑血管的舒缩反应能力，对实施脑血管搭桥术的患者、为脑血管造影、手术时机的选择提供术前有关的脑血流动力学异常的客观依据。③危重患者和手术患者的脑血流监测。对原发性或继发性蛛网膜下腔出血的患者进行长时间的监测，观察脑血管痉挛的发生、发展过程，颅内压升高，脑血流供应的异常及脑循环停止和脑死亡的判断。在脑、颈部血管手术、心脏手术、心脏及颈动脉介入性检查和治疗过程中监测，以发现脑血流的低灌注或过度灌注现象，检测出空气或动脉硬化斑块脱落的栓子等。④病理生理的研究。观察和研究不同生理条件下的脑血流的变化，了解氧分压、二氧化碳分压、血压、神经兴奋性等生理性改变对脑血流的影响观察各种脑血管、心血管病变、血液流体的异常对脑血流动力学的影响及各种脑血管药物的疗效，同时利用 TCD 技术进行脑血管病的流行病学调查，作为脑血管患者长期随访的无创性检测手段。

TCD 技术的发展国际上已近 20 年时间，国内有 10 余年，且在国内外医学界已经引起广泛的重视，从事 TCD 技术工作的医务人员不断增加，TCD 仪器也有了进一步的发展。从 80 年代初期到现在已更新多种计算机版本，从单通道发展到双通道从单深度发展到多深度同步监测系统，频谱图像清晰而实用。为临床医生提供了非常方便的操作方法。

（李　珂）

第二节　成人颅脑超声

一、解剖概要

颅脑由两个大脑半球、间脑、小脑、脑干等部分组成。外由坚硬的颅骨包围。颅骨与脑实质之间由外向内分为硬脑膜、蛛网膜和软脑膜等。大脑半球分顶叶、额叶、颞叶和枕叶四个部分。硬脑膜在大脑不同部位折叠深入到大脑的各间隙中，形成大脑镰、小脑镰及小脑幕等。脑内存在四个腔隙，称为脑室，即一对侧脑室，第三、四脑室。大脑半球的四个叶之间为侧脑室前角、后角、下角和中央部。侧脑室借室间孔与第三脑室相通。第三脑室是两间脑之间的狭窄裂隙，向下经中脑导水管通入第四脑室。第四脑室位于脑桥、延髓和小脑之间，借正中孔和外侧孔与蛛网膜下腔相通，并向下续于脊髓中央管。

颅脑动脉来源于颈内动脉及椎动脉：包括两侧大脑前、中、后动脉，椎 - 基底动脉及Willis 环（由两侧大脑前动脉起始段、两侧颈内动脉末端、两侧大脑后动脉及前后交通动脉组成）。颈内动脉供应大脑半球的前 2/3 及部分间脑椎动脉供应大脑半球的后 1/3 及部分间脑、脑干和小脑（图 3 - 1，图 3 - 2）。

大脑静脉，不与大脑动脉伴行。分内外两组。外组由大脑上静脉、大脑中浅静脉、大脑中深静脉、大脑下静脉、基底静脉组成，主要收集大脑半球外侧面和内侧面静脉血；内组由大脑内静脉及大脑大静脉组成，主要收集大脑半球深部的髓质、基底核、间脑、脉络丛等处的静脉血。

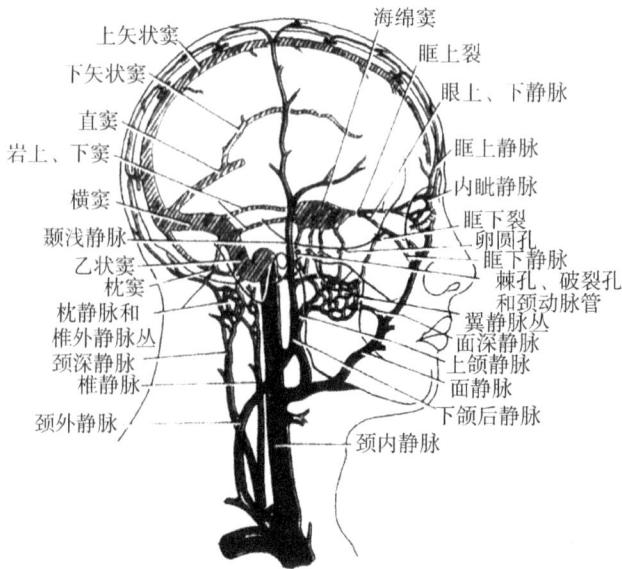

图 3 - 1　正常颅脑静脉解剖图

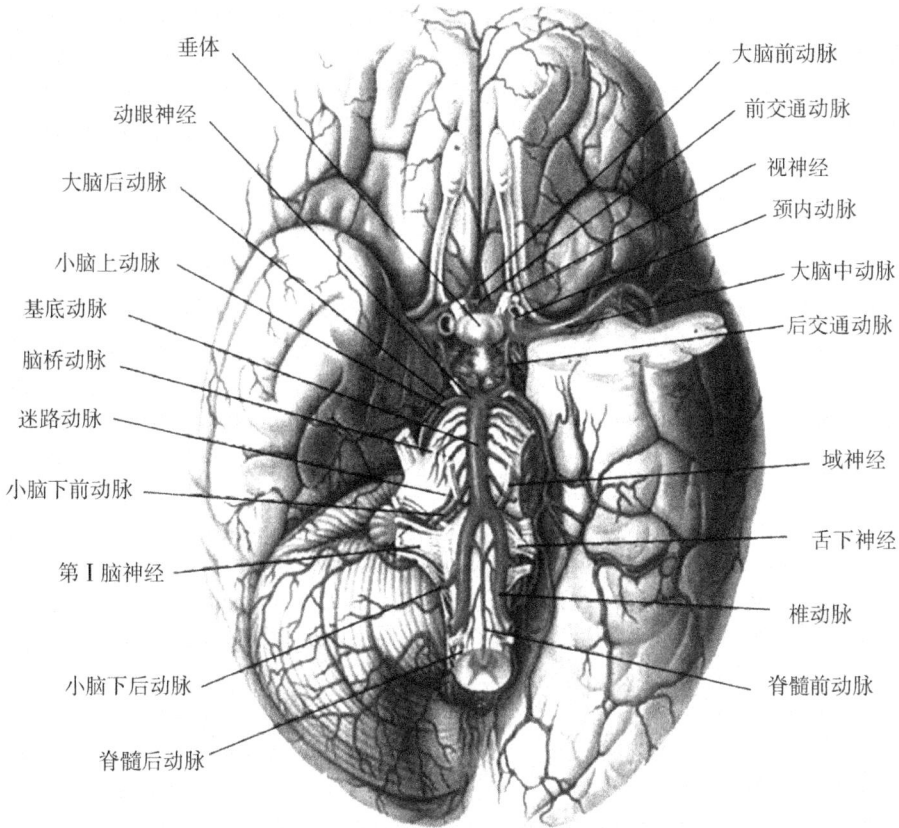

垂体
动眼神经
大脑后动脉
小脑上动脉
基底动脉
脑桥动脉
迷路动脉
小脑下前动脉
第Ⅰ脑神经
小脑下后动脉
脊髓后动脉

大脑前动脉
前交通动脉
视神经
颈内动脉
大脑中动脉
后交通动脉
域神经
舌下神经
椎动脉
脊髓前动脉

图 3 - 2　正常颅脑动脉解剖图

二、检查仪器及要求

（一）仪器

一般使用彩色多普勒超声诊断仪，超声模式有二维、彩色多普勒、能量多普勒、频谱多普勒显像技术或超声造影等。探头频率一般为 2.0 ~ 3.5MHz。术中超声因已打开骨瓣，可使用高频探头，如 3.5 ~ 10MHz。也可采用经颅多普勒扫描仪，探头频率 2MHz。

（二）检查要求

（1）操作者熟悉大脑正常结构、动脉血流动力学特点及变异。
（2）操作者需掌握熟练的操作手法与仪器调节技巧，手法要轻揉灵活。
（3）要仔细了解询问病史，查阅相关检查。
（4）受检者安静、无躁动。

三、检查方法及报告内容

（一）检查声窗及检查的断面

成年人因颅骨骨化，声窗受限，经颅二维超声图像显示不佳，超声主要用于颅内血管检测。常用的经颅声窗有颞窗、眼窗及枕窗等；术中声窗是去骨瓣所在部位，主要有顶窗、颞窗、枕窗、顶颞窗、顶枕窗等。

1. 颞窗　是成人经颅检测常用的声窗。患者取侧卧位，探头置于眼眶外缘与耳屏前上方连线之间，声束指向颅底前床突水平，呈横断面扫查。颞窗可分为前、中、后三个检测窗，前窗位于颧骨前突的后方，近颧骨顶部；后窗位于耳屏前方；中窗位于前、后窗之间。可显示颈内动脉颅内段、大脑前动脉（ACA）、大脑中动脉（MCA）、后交通动脉、大脑后动脉（PCA）；大脑深中静脉、基底静脉、横窦、直窦等。

2. 枕窗　经枕骨大孔途径检测颅内血管的常用声窗。患者取俯卧位或坐位，尽量使下颌贴近胸部，探头置于枕骨粗隆下 3cm 左右，声束指向前上方，呈斜冠状面扫查。可显示基底动脉（BA）、双侧椎动脉（VA）颅内段、小脑后下动脉、大脑后动脉，基底静脉、直窦等。

3. 眼窗　经眼眶途径检测，应用较少。患者取仰卧位，探头置于眼睑上方，声束指向眶上裂，呈横断面扫查。主要显示颈内动脉虹吸段、眼动静脉等。

（二）报告内容

（1）二维灰阶超声显示颅内病变的位置、大小、形态、内部回声、毗邻关系；颅内正常结构有无受压，脑室有无增宽或变窄。

（2）彩色多普勒超声显示颅内动脉走行是否正常，血流信号有无异常或中断。占位性病变的内部及周边血流特点及有无挤压或包绕正常脑动脉等。

（3）频谱多普勒测量不同动脉血流的最大流速、平均流速、阻力指数（R_I）、搏动指数（PI）及 S/D 等参数。收缩期频谱 S_1、S_2 波峰特点。

四、正常颅脑超声及脑血流正常值

（一）经颅超声

1. 颞窗　成人颞窗二维灰阶超声可较清晰显示呈强回声的蝶骨小翼和前床突、带状强回声的大脑镰、两侧呈稍低回声的丘脑等结构；适当调整彩色增益及壁滤波，在颞窗彩色多普勒超声可显示颅底 Willis 环，前床突部位显示由颈内动脉分出的大脑中动脉 M_1 段，其走向与声束平行，向皮层方弯曲走行，延续为水平走行的 M_2 段，彩色多普勒显示为朝向探头的红色血流信号，多普勒频谱位于基线上方（图 3 - 3）。大脑中动脉 M_1 段向下、向前连续为大脑前动脉，显示为背离探头的蓝色血流信号，多普勒频谱位于基线下方。大脑后动脉 P_1 段彩色多普勒显示为朝向探头的红色血流信号，多普勒频谱位于基线上方，大脑后动脉 P_2 段彩色多普勒显示为背离探头的蓝色血流信号，多普勒频谱位于基线下方（图 3 - 4）。

2. 枕窗　彩色多普勒显示"Y"形两侧颅内椎动脉及基底动脉，均为背离探头的蓝色血流信号（图 3 - 5），多普勒频谱位于基线下方。正常频谱多普勒特点，收缩期有 S_1、S_2峰，$S_1 > S_2$。

（二）术中超声

主要显示颞叶、丘脑、蝶鞍区、侧脑室等部位占位性病变以及 Willis 环血流动力学改变。

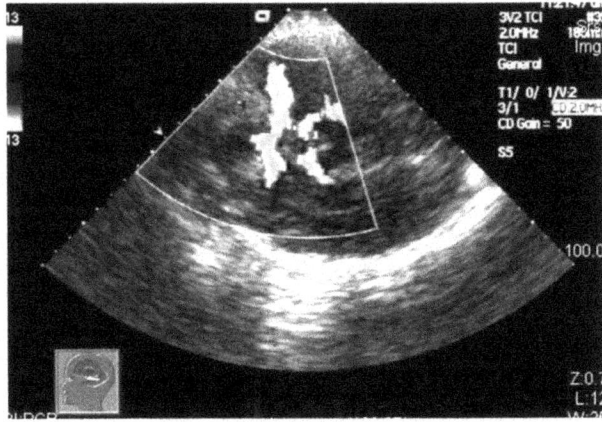

图 3 - 3　MCA 彩色血流显像

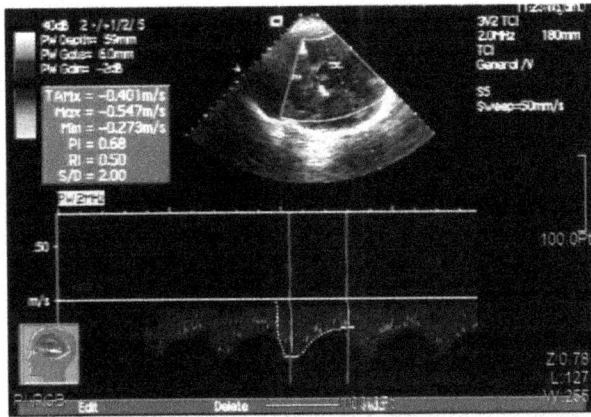

图 3 - 4　PCA 血流频谱

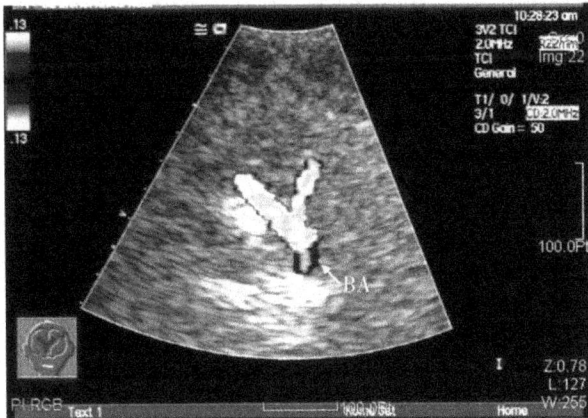

图 3 - 5　椎 - 基底动脉彩色血流显像

五、脑血管疾病的经颅超声检查

（一）脑动脉硬化症

脑动脉硬化症是指在全身性动脉硬化基础上，因脑部血管弥漫性硬化、管腔狭窄及小血管闭塞，供应脑实质的血流减少、神经细胞变性等引起的一系列神经与精神症状。

1. 病理与临床表现 脑动脉硬化症是脑动脉血管的一种退行性病变。包括脑动脉粥样硬化及脑动脉玻璃样变性。脑动脉粥样硬化以 Willis 环及大脑中动脉最为显著，多见于管径在 0.5mm 以上的脑表面或脑外较大动脉，以血管分叉及转弯处较为多见，病变分布常不均匀，可引起脑萎缩及脑软化等。而脑动脉玻璃样变性则与长期高血压密切相关。多见于管径在 0.5mm 以下的脑内动脉或小动脉。其病理改变为胆固醇和脂肪沉着于动脉内膜深处，使动脉内膜不均匀增厚，胶原纤维增生，管壁增厚，管腔狭窄，血管弹性降低，使脑血供减少。病变进一步发展，管壁上形成粥样斑块突向管腔，可引起脑动脉管腔节段性狭窄及闭塞，加重脑组织血液供应障碍。长期的动脉硬化可广泛涉及到各个脑内小动脉，使脑内侧支循环障碍，可使脑供血明显不足，从而引起各种神经细胞、神经组织的变性。

脑动脉硬化症早期，主要表现为头痛、头昏、眼花、记忆力减退等；随着病情进一步发展，则出现相应血管供血区域由于狭窄或闭塞引起脑组织缺血的临床症状和体征。

2. 超声表现

（1）二维灰阶超声：声窗较好时，偶可显示部分脑动脉壁呈等号样回声，但无法观察管壁内改变以及测量其内径。

（2）彩色多普勒超声：当脑动脉狭窄时，狭窄段呈五彩色湍流血流信号或彩色血流信号混叠（aliasing）。为使脑动脉血流易于显示，经颅彩色多普勒检测常设置了与所检测血管相匹配的速度标尺和低通滤波，因此正常脑动脉彩色血流显像亦存在混叠血流信号，在检查中，当疑有脑动脉节段性狭窄时，需逐渐调高速度标尺，方可寻找狭窄节段的异常湍流血流信号。另外，由于"血流溢出"，利用彩色血流束测量血管内径时，常出现高估，因此不能利用彩色血流束测量血管内径（图 3 - 6）。

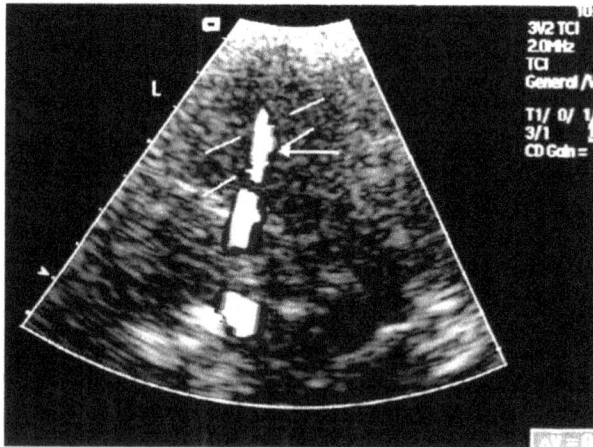

图 3 - 6　MCA 狭窄处五彩色血流

当脑动脉闭塞时，病变血管无血流信号。但无血流信号时应注意声窗、检测技术和操作手法因素的影响，还应注意对侧血管及相邻血管血流显示相比较，如对侧血管及相邻血管血流显示良好，而受累血管无血流显示，则表明非声窗及检测技术原因所致。

（3）频谱多普勒超声：脑动脉硬化是老年人血管的退行性变，由于血管弹力下降，频谱多普勒检测可显示收缩期波峰 $S_2 > S_1$，或 S_2 与 S_1 融合成圆钝波峰；RI、PI 及 S/D 均明显增高，舒张期流速降低。

当脑动脉狭窄时，狭窄节段血管血流速度（收缩期及舒张期流速）增高，且流速增高与狭窄程度成正比，但严重狭窄时，血流速度可减慢（图3-7）。

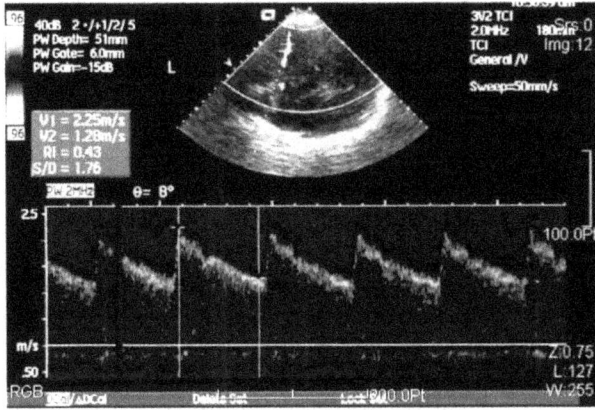

图3-7　MCA狭窄处血流速度

脑动脉闭塞时，病变血管频谱多普勒血流信号消失，可检测到侧支血流信号。频谱多普勒检测时同样应注意声窗、检测技术和操作手法的因素的影响。另外侧支血流变化对诊断有重要的提示价值，如检测不到侧支血流变化时，诊断应慎重。

3. 诊断要点

（1）脑动脉硬化时，频谱多普勒收缩期波峰 $S_2 > S_1$，或 S_2 与 S_1 融合成圆钝波峰；RI、PI 及 S/D 均明显增高，舒张期流速降低。

（2）脑动脉狭窄时，狭窄段呈五彩色湍流血流信号，局部血流速度增高。

（3）脑动脉闭塞时，病变血管血流信号消失。

4. 鉴别诊断

（1）脑血管痉挛：多发生于蛛网膜下腔出血、偏头痛患者，表现为血管全节段流速增高，无节段血流异常，极少显示湍流血流信号，血流频谱有动态改变。

（2）动静脉畸形：为动静脉之间短路，供血动脉呈高速低阻性改变，表现为全节段血管的血流动力学变化，并可见局部异常的血管团及粗大的导出静脉。

（3）颅外颈动脉狭窄或闭塞：颅外颈动脉狭窄或闭塞时，可出现患侧血流速度减低，而检测血流速度代偿性增高的两侧大脑半球血流不对称改变，代偿性增高的血流为全节段流速改变，无节段性血流异常。

5. 临床评估　超声不能诊断脑动脉硬化症，但可根据血流动力学检测提示脑动脉硬化及由动脉硬化所致的脑动脉狭窄或闭塞，为临床提供诊断脑动脉硬化症的客观依据，协助临床判断病情和指导临床治疗，筛选亚临床期的患者，早期发现脑动脉狭窄，为早期干预提供帮助。但是对于老年人，由于受颅骨骨化的影响，声窗较差，经颅超声检查仅能检测颅内较大的动脉，而对中小动脉或一些较小的穿支动脉检测较困难或难以检测，使得判断脑动脉闭塞时，易出现假阳性，所以确诊脑动脉狭窄或闭塞仍需动脉造影。目前经颅超声结合超声造影技术，可改善颅脑血管检查的显示率，显示常规超声不能显示的中小血管，对脑动脉狭窄大有帮助。随着超声造影剂和造影技术的发展，经颅超声在脑动脉狭窄或闭塞中的应用将越来越广泛。

（二）椎-基底动脉缺血性病变

椎-基底动脉缺血性病变是指椎-基底动脉系统血液供应障碍，引起脑干、小脑、大脑半球后部等灌流区缺血，产生一系列综合性脑缺血性临床症状和体征。是中老年人的常见病、多发病。颈椎病，椎动脉迂曲、变异、走行异常及动脉硬化所致的管腔狭窄或闭塞，头臂动脉硬化性狭窄或闭塞引起的盗血，是造成血流动力学改变导致椎-基底动脉缺血的常见原因。另外，先天性椎动脉发育不良、全身性疾病，如贫血、高血压、红细胞增多症等，也可造成椎-基底动脉缺血。临床上最常见的椎-基底动脉缺血性病变是椎-基底动脉供血不足（vertibro-basilar artery insufficiency，VBI）和椎-基底动脉及小脑下动脉血栓形成。

1. 病理与临床表现　动脉硬化所致椎-基底动脉缺血的病理机制同脑动脉硬化症；颈椎病所致椎-基底动脉缺血则由于颈椎退行性改变或骨质增生，造成椎间隙狭窄，机械性压迫椎骨段椎动脉，使椎动脉血流受阻，血供减少；头臂动脉硬化性狭窄或闭塞时，可致患侧椎动脉血供障碍，并且由于虹吸作用，使健侧椎动脉血流逆向进入患侧椎动脉、锁骨下动脉，导致椎-基底动脉缺血。椎-基底动脉细长，血流速度慢，易发生缺血，当各种病因使椎-基底动脉系统的血流量减少，侧支循环血管扩张不能代偿时，即出现相应的脑缺血症状。如供应内耳、脑干、小脑等部位的血流，其分支内听动脉供应耳蜗及迷路血流，如果内耳供血障碍，则会影响人体平衡，出现眩晕。前庭神经核位于由基底动脉二级血管供血的延髓外侧区，是最大的颅神经核团，跨越桥脑和延髓结合部，其血供丰富，对缺血非常敏感，当脑干供血障碍时，易引起前庭中枢受损产生中枢性眩晕。所以临床上椎-基底动脉供血不足主要症状为眩晕，其次伴有视力障碍、共济失调、头痛，甚至意识障碍等。

2. 超声表现

（1）二维灰阶超声：颅外段椎动脉异常、扭曲，内膜增厚，管腔狭窄变细，内径<2.0mm；颅内椎-基底动脉常不能显示。

（2）彩色多普勒超声：彩色多普勒超声显示椎-基底动脉血流暗淡、稀疏，充盈不佳；如椎-基底动脉某段存在局限性狭窄时，狭窄段呈五彩色湍流血流信号。闭塞时，病变节段管腔内无血流信号。锁骨下动脉盗血时患侧颅内段椎动脉出现反向红色血流信号。

（3）频谱多普勒超声：血流速度减低，椎动脉收缩期峰值（Vs）<35cm/s，RI、PI增高。若广泛的动脉硬化或双侧颈椎病变程度相同时，则显示双侧椎动脉和基底动脉血流速度减低；若双侧颈椎病变程度不同或先天性椎动脉发育不良时，则患侧椎动脉血流速度减低；椎-基底动脉局限性狭窄时，狭窄处血流速度增高，狭窄远端血流速度减低；若锁骨下动脉盗血时患侧颅内段椎动脉出现正向血流频谱，随着锁骨下动脉狭窄程度的加重，收缩期频谱可由峰值流速减低或微弱反向到双向，直至闭塞时完全反向，健侧血流速度可代偿性稍增高，基底动脉血流速度可正常。除血流速度的变化外，频谱形态也有改变，如动脉硬化时舒张期血流速度减低，PI增高或正常；局限性狭窄时，则出现湍流频谱等。颈椎病所致的椎-基底动脉供血不足，频谱形态可正常。

3. 诊断要点

（1）椎动脉内径狭窄，血流速度减低。

（2）狭窄段呈五彩色湍流血流信号，局部血流速度增高；闭塞时，病变血管血流信号消失。

（3）锁骨下动脉盗血时，患侧颅内段椎动脉出现反向血流频谱。

4. 鉴别诊断　颈椎病与先天性椎动脉发育不良或动脉硬化所致的椎－基底动脉供血不足鉴别困难，可采用旋颈试验，若试验前后基底动脉流速降低 20% ~ 30%，可视为颈椎病引起的椎－基底动脉供血不足。临床出现眩晕时需与梅尼埃病及神经官能症相鉴别，这些病变均无椎－基底动脉供血不足超声表现。

5. 临床评估　椎－基底动脉供血不足临床症状多、体征少、诊断缺乏客观依据，因此寻求其客观诊断依据十分重要。经颅彩色多普勒超声检查是一种无创性诊断方法，它综合了二维超声、脉冲多普勒及彩色显像的优点，不仅可检测颅内血管的血流信息，还可结合颅外椎动脉的解剖形态及血流信息，为椎－基底动脉供血不足提供了一个无创伤性、简便且又准确的诊断方法，具有较高诊断价值，并可推断发病原因，同时也可对临床眩晕症患者做出病因学的鉴别诊断，从而指导临床准确治疗及疗效评价。

（三）脑动脉痉挛（cerebral arterial spasm）

脑血管痉挛是指脑动脉在一段时间内的异常收缩，导致受累血管远端区域的灌注减少。本病是动脉瘤破裂后发生蛛网膜下腔出血的常见并发症，其发生率为 30% ~ 70%。在蛛网膜下腔出血后 24 小时内即可发生，高峰期 7 ~ 12 天，2 ~ 3 周后逐渐恢复，但较重者可持续 3 ~ 4 周。严重血管痉挛可引起脑缺血死亡，是加重病情和导致死亡的原因之一。

1. 病理与临床表现　近来研究多认为氧合血红蛋白是导致脑血管痉挛的重要原因。蛛网膜下腔出血后，血液流入蛛网膜下腔，刺激脑膜及血管，血细胞破坏后释放出自由基或脂质过氧化物（lipid eroxide，LPO）等各种血管活性物质，使平滑肌长期收缩引起血管痉挛。其中 LPO 不仅能引起或加重脑动脉痉挛，也能造成脑动脉血管内皮细胞和平滑肌细胞功能与结构的损伤，加重迟发性脑血管痉挛。另外，直接的机械性刺激，在持续的高血压、局部损伤或微粒子的刺激下也可引起脑动脉痉挛。

急性脑血管痉挛时，可出现严重头痛、呕吐、颈项僵硬、脑膜刺激征阳性等。

2. 超声表现　彩色多普勒超声可见受累动脉（MCA 最常见，其次是 ACA）血流束变细，呈花色血流信号，频谱多普勒显示血流速度明显加快，高于正常值（图 3 - 8）。国外报道对脑血管痉挛的评价标准：以大脑中动脉为检测对象，轻度，平均流速 >120cm/s；中度，平均流速 150 ~ 200cm/s；重度，平均流速 >200cm/s。检查诊断脑动脉痉挛最好在头痛发作期进行。头痛减轻间期部分脑动脉痉挛缓解，检查可出现假阴性。

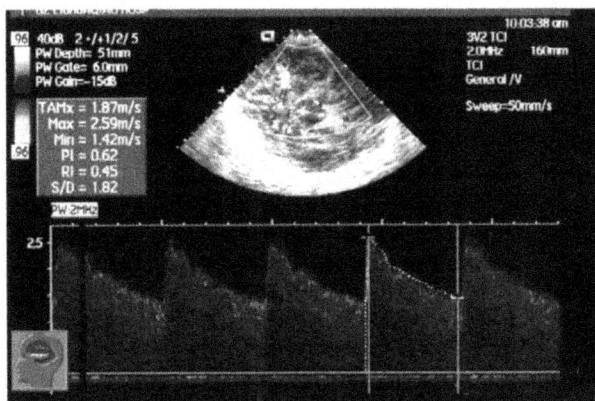

图 3 - 8　脑动脉痉挛血流频谱

3. 诊断要点 脑动脉痉挛的特征性表现为脑动脉血流速度明显增高。

4. 鉴别诊断

（1）脑动脉狭窄：脑动脉狭窄也表现为血流速度加快，但病因多呈节段性改变，表现为某一支血管的某一深度出现血流速度加快；脑动脉痉挛是一支或数支脑动脉缺血性痉挛所致，其血流速度加快出现在整支或数支脑血管，其升高血流速度可恢复正常。

（2）偏头痛：多起病于青春期，常有家族史，发作以偏侧头痛、呕吐等自主神经症状为主，较少出现局灶性神经功能丧失，发作时间也较长。

5. 临床评估 对于蛛网膜下腔出血及脑外伤的患者，脑动脉痉挛可导致缺血性神经功能障碍，是导致缺血性致残率和死亡率增加的重要原因，早期诊断脑动脉痉挛，动态观察脑动脉痉挛的发展过程，有利于临床尽早采取有效治疗措施，预防脑缺血，改善临床预后。数字减影动脉造影图 DSA 被认为是诊断脑动脉痉挛的金标准，但价格昂贵并有一定的创伤，而且术中有造成动脉瘤再次破裂出血的危险，同时也难以对脑血管痉挛的程度进行动态观察。这些因素限制了 DSA 的应用。而经颅彩色多普勒超声具有无创、可重复、可在床边检查等优点，作为诊断脑动脉痉挛的重要检查方法，近年来得到国内外医学领域的广泛关注。超声可早期诊断脑血管痉挛，指导临床及时预防和治疗；动态监测脑血管痉挛的发生、发展过程；帮助确定脑血管痉挛的范围和程度及评价药物治疗效果等，对脑血管痉挛的诊断与治疗有重要意义。

（四）脑动脉瘤（brain neoplasms）

脑动脉瘤是因脑动脉管壁局部的先天性缺陷和后天获得性病变所引起的异常膨出。是严重危害人们健康的一种疾患，发病率为人群的 5% ~6%，其中 20% ~30% 为多发，致残率、死亡率较高，该病总死亡率为 40% ~50%。根据动脉瘤大小分为微小动脉瘤（<5mm）、小动脉瘤（5~12mm）、大动脉瘤（12~25mm）、巨大动脉瘤（>25mm）。

1. 病理与临床表现 脑动脉瘤主要与脑动脉管壁中层缺陷、脑动脉粥样硬化、血管炎，以及脑血流的异常冲击和血压增高有关。脑动脉瘤多见于动脉分叉之处。按其发病部位，4/5 位于脑底动脉环前半部，以颈内动脉、后交通动脉、前交通动脉者多见，常见于大脑中动脉或大脑前动脉的分支。巨型动脉瘤（直径 >25mm）的分布以大脑中动脉为最多。

脑动脉瘤分症状性、无症状性和偶发性。脑动脉瘤可突然破裂引起颅内蛛网膜下腔出血，出现临床症状，导致严重并发症。主要表现为突发剧烈的头痛、呕吐、意识障碍、眼痛及眼睑下垂、瞳孔散大、颈项强直，以及偏瘫等神经功能障碍，可伴有意识障碍和相应部位的神经定位症状。未发生破裂时无任何症状和临床表现。

2. 超声表现

（1）二维灰阶超声：动脉瘤直径 <10mm 时二维超声难以显示，动脉瘤较大且声窗较好时，偶可见轮廓不清圆形或椭圆形无回声或低回声区。

（2）彩色多普勒超声：彩色多普勒超声显示膨大瘤体内可见涡流信号，脉冲多普勒于其内可测得典型双向湍流频谱（图3-9）；脑动脉瘤近端动脉血流束增宽，有时可隐约见管壁切迹；脉冲多普勒可见脑动脉瘤近端血流速度增加，远端流速降低，但动脉瘤较小时，血流变化不明显。

3. 诊断要点 彩色多普勒超声显示圆形或椭圆形涡流血流信号，脉冲多普勒呈双向湍流频谱。

4. 鉴别诊断 需与动静脉畸形、颈内动脉海绵窦瘘、静脉栓塞鉴别。

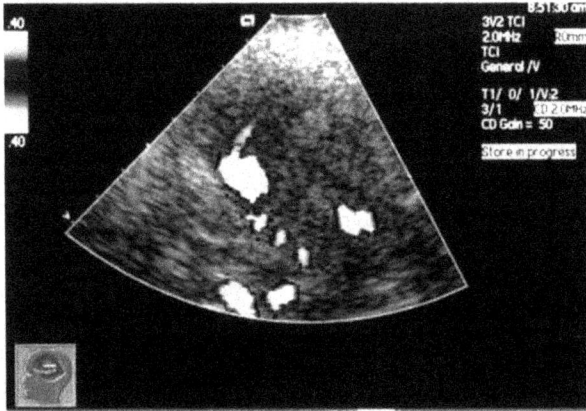

图 3 - 9 脑动脉瘤血流图

5. 临床评估 脑动脉瘤发病率居脑血管意外患者中的第三位，占蛛网膜下腔出血的70%。DSA 被认为是诊断脑动脉瘤的金标准，但有创伤性，有时可诱发颅内出血，而且脑动脉瘤破裂出血引起血管痉挛时，也有一定的局限性；而超声对脑血管痉挛的敏感性较 DSA 高，且超声因无创、安全、经济、快捷，易被临床所接受。目前，彩色多普勒超声逐步应用于脑动脉瘤的检测；术中超声可对瘤体进行准确定位，并对脑动脉瘤的夹闭治疗实时监测，评价治疗效果。超声可检测的最小动脉瘤为 8mm，较小的动脉瘤超声显示难度较大，有时会产生假阴性和假阳性，且受操作者熟练程度的影响。有文献报道，三维对比增强超声显像可提高检出率。由于受检测声窗限制，超声对位于枕后部、前额部的动脉瘤不易显示。

（五）脑动静脉畸形（cerebral arteriovenous malformation，AVM）

脑动静脉畸形是一种先天性局部脑血管发育异常的血管团，是最常见的脑血管畸形，可引起一系列脑血流动力学紊乱，造成局部或全脑功能障碍，致残和致死率高。发病率为 0.02% ~0.05%，好发于 20~40 岁青壮年，常为青壮年自发性颅内脑实质出血和蛛网膜下腔出血的原因之一。

1. 病理与临床表现 脑 AVM 可发生在颅内任何部位，70% ~93% AVM 位于幕上，好发于皮质和白质交界处。最常见于大脑中动脉分布区，大多数脑 AVM 接受 2 支或多支脑动脉供血，多为大脑前、中、后动脉的分支或脑膜动脉供血，少数有脑内外动脉或幕上幕下椎 - 基底动脉供血。病理特点是脑动静脉之间缺乏正常的毛细血管网，使二者直接相通。依据病理分为曲张型、树枝型、动静脉瘤型和混合型四种类型；按病变的直径大小分为三种类型：2.5cm 以下为小型，2.5~5cm 为中型，5cm 以上为大型。

畸形血管由动脉与静脉构成，有的包含动脉瘤与静脉瘤，脑动静脉畸形有供血动脉与引流静脉，其大小与形态多种多样。供血动脉有较多的血液流入静脉而逐渐扩大、增粗、伸长；导出静脉亦因引流过多的血液而扩张、屈曲，形成由管腔粗细不等，管壁厚薄不一的、动静脉组成的、错综复杂扭曲的畸形血管团。病变血管动脉壁变薄，内膜增生，肌层、弹力层消失，引流静脉常有纤维性变或玻璃样变而增厚，异常扩张。这些血管极易形成血栓和钙化，易破裂出血。血管间混杂脑组织大量胶样变，邻近脑组织发育不良伴病变周围胶质增生，常伴不同程度脱髓鞘改变，动静脉间盗血导致正常脑组织低灌注、灌注不足以及高静脉压，引起局限性脑萎缩和脑软化。

临床表现无特异性，主要为出血和癫痫，神经功能障碍依病变部位而异。

2. 超声表现

（1）二维灰阶超声：二维超声显示较困难，偶可见边界不清，稍高回声光团，其内结构难以辨认。

（2）形色多普勒超声：病变区内显示五彩镶嵌血流信号充填，呈团块状，不规则形，周边可见一条或多条粗大的血管，走行各异，为与之相连的供血动脉及导出静脉。

（3）频谱多普勒超声：供血动脉显示高速、低阻血流；导出静脉显示静脉频谱动脉化改变（图3-10）。

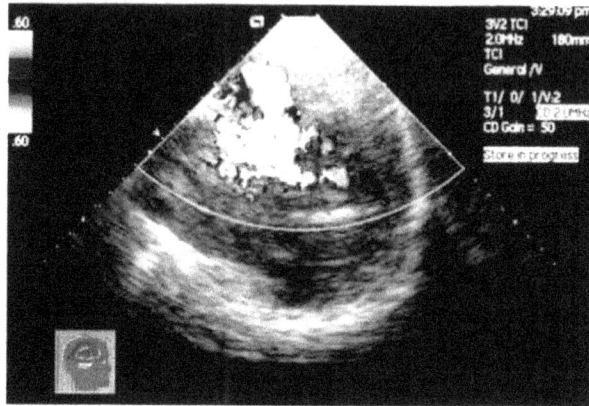

图3-10A　脑动静脉畸形

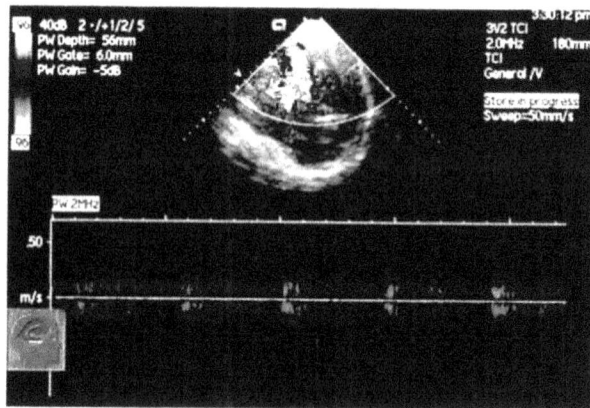

图3-10B　脑动静脉畸形

3. 诊断要点　颅内显示团块状，不规则形异常五彩镶嵌血流信号区，呈高速低阻型血流频谱。

4. 鉴别诊断　脑动静脉畸形需与脑动脉瘤、静脉性脑血管畸形等鉴别，这些血管病变均无畸形血管团。

5. 临床评估　DSA目前仍是诊断脑动静脉畸形最可靠、最重要的方法，不仅能明确诊断，并能明确其位置、深度、范围、大小、供血动脉与主干的关系和引流静脉的数目与分布情况。脑动静脉畸形的彩色多普勒超声特征明显，而且无创、方便快捷，可作为临床筛查手段，对于大多数病例均可做出诊断，检出率达82.2%。术中超声运用对脑动静脉畸形的血流动力学评价，可避免术中由于血流动力学变化引起的危险并发症，如正常灌注压突破综合征等；能帮助确定血流方向和动静脉畸形血管结构类型，区分动静脉畸形的流入和流出血管，进行深部动静脉畸形的定位，并可进行术后疗效评价。

但是，由于颅骨透声差、探测声窗有限、存在检测盲区，部分病例以及较小的病灶常规彩色多普勒超声不能显示。超声造影技术，可改善脑动静脉畸形的显示率。

（六）颈内动脉 – 海绵窦瘘（carotid cavernous sinus fistula，CCSF）

颈内动脉 – 海绵窦瘘是颈内动脉海绵窦段及其分支与海绵窦之间形成异常的动静脉交通，所致的一种临床综合征。根据病因可分为两大类：外伤性颈动脉海面窦瘘，约占 3/4，多见于颅底骨折，男性多见；自发性颈动脉海面窦瘘，约占 1/4，女性多见，与颈内动脉的先天薄弱，高血压、动脉瘤、炎症和内分泌等因素有关。按供血动脉的解剖来源可分为 4 型 A 型：颈内动脉和海绵窦之间的直接交通；B 型：颈内动脉的脑膜支与海绵窦之间的异常交通；C 型：颈外动脉的脑膜支与海绵窦之间的异常交通；D 型：颈内动脉和颈外动脉的脑膜分支共同参与海绵窦瘘的供血。

1. 病理与临床表现 解剖学上，海绵窦是一个由管径大小不同的静脉组成的静脉丛，眼上静脉、眼下静脉、蝶顶窦静脉、外侧裂静脉和基底静脉汇入，主要引流至岩上窦和岩下窦，颈内动脉从中穿过，因此，只要颈内动脉壁破裂即形成动、静脉瘘。汇入静脉窦内的静脉均无瓣膜，当发生颈动脉海绵窦瘘时，静脉窦压力增高，逆流入眼上静脉，使眼上静脉逆向充盈，明显增粗、扩张，回流受阻，引起眼眶内容物肿胀、眼肌肥厚、眶内组织水肿，导致搏动性眼球突出、血管杂音、眼球表面血管扩张等特异性体征。

搏动性眼球突出和血管杂音是本病特征。

2. 超声表现

（1）二维灰阶超声：经眼窗显示位于球后高回声的脂肪组织内的眼上静脉管状无回声，内径增宽（正常 2.68mm ± 0.09mm），且有与心跳同步的搏动，压迫眼球，无回声区可有压缩性；同时眼外肌增粗。

（2）彩色多普勒超声：眼窗探查在扩张的眼上静脉内显示红色或五彩色血流信号（图 3 – 11），颞窗在颅内前床突后下方可见明显不规则团块状五彩色血流，压迫颈总动脉后该处血流减少、消失。

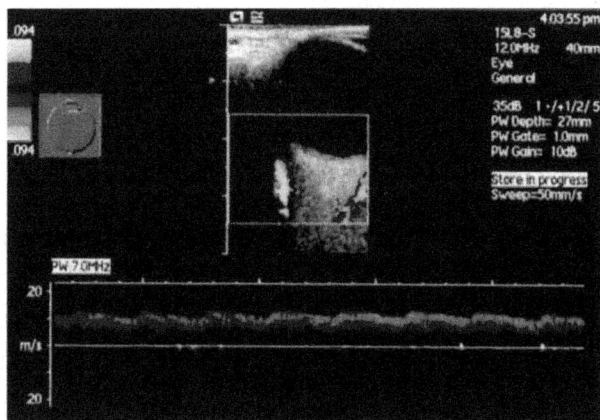

图 3 – 11 颈内动脉 – 海绵窦瘘

（3）频谱多普勒超声：脉冲多普勒显示眼上静脉频谱动脉化，属高速低阻的动脉血流，有时也可为低速低阻；瘘口近端颈内动脉阻力指数减低，颅内病灶显示紊乱的湍流血流频谱；患侧大脑中动脉、大脑前动脉及眼动脉流速降低，对侧大脑中动脉、大脑前动脉及基底动脉流速均代偿性增高。

3. 诊断要点

（1）眼上静脉扩张和海绵窦膨大。

（2）眼上静脉反向血流信号，颅内前床突后下方不规则团块状五彩色血流信号。

（3）眼上静脉频谱动脉化，病灶内呈湍流血流频谱。

4. 鉴别诊断　颈内动脉海绵窦瘘需与眼眶动静脉畸形、特发性炎性假瘤、颈内动脉虹吸段动脉瘤、甲状腺相关性眼病、海绵窦栓塞性静脉炎等疾病鉴别。

5. 临床评估　经颅彩色多普勒超声检查 CCSF 具有特征性表现，诊断并不难。目前 CCSF 最具诊断价值的检查方法是 DSA 全脑血管造影，它可以明确瘘口位置、大小及侧支循环情况，提供治疗方案，但由于其具有创伤性、危险性而受到局限。CT 平扫与增强可以显示扩张的眼静脉全程，引流侧海绵窦扩大，眼外肌和视神经的充血水肿；MRI 能良好地显示眼静脉扩张，海绵窦扩大及血栓形成，但价格昂贵。虽然超声观察供血动脉的来源及海绵窦内瘘口的情况不如 DSA 准确，但超声可根据频谱多谱勒所显示的血流量变化估测瘘口大小、位置及引流方向，不仅能够提供球囊栓塞前后客观的脑血流变化情况，而且能够监测介入治疗后 CCSF 是否完全栓塞，为术后是否需要 DSA 复查或再次手术治疗提供有价值的资料，因此超声作为一种无创可靠的诊断、随访介入治疗 CCSF 疗效的手段，值得临床推广应用。

（徐新美）

第三节　正常颈动脉与颈动脉病变的超声检测

颈动脉超声是近年来发展起来的检测颈动脉缺血性脑血管病的一项无创性技术手段。颈动脉超声检测包括二维、彩色血流、脉冲波多普勒频谱和能量多普勒血流影像等综合分析功能。通常选择使用 5.0～10.0MHz 线阵式超宽频探头。对于体形肥胖，颈部较短的患者，单纯线阵式超宽频探头不能获得满意的血管影像时，可以采用 3.5～5.5MHz 的超宽频凸阵式探头，能够获得较好的血管影像，检测到准确的血流动力学指数。

一、正常颈动脉超声检测方法

正常颈动脉超声检测包括血管壁结构（内膜层、中膜平滑肌层和外膜纤维结缔组织层）、血管内径和血流动力学指数。检测的动脉有双侧 CCA、ICA、ECA、VA 和 SA。通过二维灰阶图像、彩色多普勒和能量多普勒血流影像和多普勒频谱分析方法达到完整的颈动脉检测目的。

二维灰阶图像是评价动脉结构的第一步。在二维灰阶图像上获得动脉的管径、内膜厚度通常内膜厚度是指内膜和中膜的总厚度称之为内 - 中膜厚度（Intima - Media thickness, IMT）。正常颈动脉内膜的超声特征为细线状连续的中等水平回声的亮带结构，中层平滑肌为低回声暗带，外膜层为回声水平高于内膜层的亮带结构。彩色多普勒和能量多普勒血流影像用于观察血管腔内血流分布的状态。多普勒频谱分析检测出血管腔内血细胞运动的速度——血流速度。

（一）颈总动脉的检测

正常 CCA 的检测包括 IMT 和血管内径。测量的位置通常位于颈总动脉远端颈内外动脉分叉水平下方 1.0 ~ 1.5cm 范围内。内膜厚度是指动脉后壁内 - 中之间的厚度，管腔内径是动脉前壁内膜下缘与动脉后壁内膜上缘之间的垂直距离，双侧 CCA 管径应基本对称，正常为 0.6 ~ 0.8cm，随年龄增加相对增宽，但不应超过 1.1cm。若管径 > 1.1cm 时，双侧管径不对称相差 3.0mm 以上，应视为动脉扩张。CCA 内膜厚度是评价颈动脉硬化早期改变的重要指标，正常 CCA 的内膜厚度 < 1.0mm。

（二）颈内动脉的检测

在颈总动脉扫查的基础上沿 CCA 末端向上观察到颈内、外动脉呈"Y"字分叉特征，将探头稍向后外侧倾斜扫查，可显示 ICA 近端局部管腔相对扩张的血管腔，即为 ICA 球部。并将探头进一步向上移动，探测方向尽量朝向后外上方，可以观察到 ICA 管腔结构。通常 ICA 颅外段检测范围应达到 4.0 ~ 6.0cm。测量包括球部管径和 1MT，颈内、外分叉上方 1.0 ~ 1.5cm 范围内相对平直的 ICA 管径和 IMT。正常 ICA 管径为 0.45 ~ 0.65cm。IMT < 1.0mm。

（三）颈外动脉

正常 ECA 从 CCA 分支后在颈部向前内侧上行向颜面部组织供血，与颅内的血流动力学关系不大，只有在 ICA 病变时，ECA 作为侧支开放的供血动脉，ECA 的血管结构和血流动力学的变化才具有临床意义。

（四）椎动脉

双侧椎动脉的检测，是颈动脉超声检测的重要组成部分。正常椎动脉检测应包括椎动脉的颈段、椎间隙段和枕段。正常椎动脉的解剖内径为 0.3 ~ 0.35cm。双侧椎动脉管径并非完全对称。正常人群有 43% 为管径不对称型，双侧椎动脉血流量也不对称。因此观察椎动脉是否存在病理性血管狭窄，不能单纯观察椎间隙段管径或流速，应以椎动脉颅外段全程（颈段、椎间隙段、枕段）观察结果综合判断。当一侧椎动脉全程管径和流速均匀性低于对侧椎动脉，血管壁回声正常，无内膜增厚，应视为双侧椎动脉发育不对称型，并非病理性血管狭窄。椎动脉是颅内供血动脉，具有低阻力血流特征，血流频谱与 ICA 接近，但流速明显低于 ICA。

（五）锁骨下动脉

双侧锁骨下动脉既是上肢动脉也是双侧椎动脉的供血动脉。锁骨下动脉病变不仅引起上肢血流异常，同时可导致椎 - 基底动脉供血障碍，诱发缺血性脑血管病的发生。正常锁骨下动脉血流频谱为外周血管型，由于外周血管阻力的影响，可表现为窄带型，频谱内部无充填的三相波形或四相波形。当流速升高、频谱充填、波形改变时，意味着锁骨下动脉病变的存在。

二、颈动脉病变超声检测特征

颈动脉超声检测的常见病变包括：动脉粥样硬化引起的内膜增厚、斑块形成、动脉狭窄或闭塞，先天性颈内动脉肌纤维发育不良，非特异性动脉内膜炎，颈动脉周围病变，颈动脉夹层等等。

（一）颈动脉内膜增厚

近年来有许多文献报道 IMT 增加，是评价动脉粥样硬化内膜损害的重要标志。当 IMT > 1.0mm，说明存在内膜增厚动脉硬化的早期改变。IMT 厚度不同，病变范围不同，声波特征不同。

（1）早期内膜损害：表现为动脉内膜回声不均，线形回声基本存在，或出现阶段性内膜增厚和阶段性回声异常。

（2）弥漫性内膜增厚：颈动脉 IMT 广泛增加，内－中膜融合，正常中层平滑肌的暗带回声消失。但是增厚的 IMT < 1.5mm，向管腔凸出不明显。

（二）动脉硬化斑块形成

由于颈动脉血液流动力学所产生的切应力对血管壁的作用，在内膜损害的基础上，形成动脉硬化斑块。根据颈动脉解剖结构和血流动力学的特征，在分叉处动脉内侧壁由于血流速度较快，形成高切应力，脂质和血细胞不易沉积；而外侧壁由于血管扩张，局部血流相对缓慢，易形成涡流区域，切应力明显下降，因此外侧壁低切应力低流速的血流动力学特征是形成斑块的重要因素。因此，颈动脉球部是动脉硬化斑块的好发部位。斑块的结构、形态与缺血性脑血管病的发生、发展密切相关。

动脉硬化斑块形成的判断标准是：动脉内膜局限性增厚≥1.5mm，并突出于管腔，内膜表面不光滑，与周围的内膜连续性中断。

通过动物模型和手术切除的动脉硬化斑块的病理学研究证实，斑块表面有致密的纤维帽与平滑肌细胞连接，其核心部分为脂质和碎片状坏死组织。斑块内细胞的主要成分是单核细胞、巨噬细胞、平滑肌细胞和 T 淋巴细胞。细胞的类型与组织结构连接决定了斑块的稳定性和病变发展的过程。动脉硬化斑块与内膜增厚的概念不同，但斑块是在 IMT 的基础上发展的病理改变。

临床研究表明症状型和非症状型颈动脉硬化斑块的病理结构是不同的。症状性斑块表面的纤维帽较薄，容易破裂。Sitzer 等人（1995）研究表明，斑块组织结构与 TCD 在大脑中动脉检测到异常栓子信号的频率密切相关，指出纤维帽不完整的斑块容易破裂出血，形成溃疡并且形成新鲜的血栓脱落后进入颅内，因此，大脑中动脉微栓子信号的检出率明显增加，从而说明斑块破裂是缺血性脑卒中发生的重要病理基础。

（三）颈动脉斑块的形态学和声学特征

1. 斑块的形态学分类　根据斑块表面纤维帽的完整性、表面光滑性等形态学特征将硬化斑块区分为规则型、不规则型和溃疡型。①规则型：以扁平型多见，表面光滑呈弧线形突出于管腔。表面纤维帽呈细线状中等水平回声。②不规则型：斑块形态不规则，表面不光滑，纤维帽不完整，表面内膜回声不连续。③溃疡型：斑块表面纤维帽破裂，局部组织缺损，出现"火山口"样，彩色血流影像表现为血流向斑块内灌注的特征。

2. 斑块的声学特征分类　根据斑块对声波吸收和反射所表现出的声学特征进行分类。①均质回声型：斑块内部回声均匀，表现为均匀的低回声、中等水平回声或强回声。其中低回声斑块，内部脂质成分较多，为不稳定性斑块。②不均质回声型：斑块内部是不同水平回声相间，或称混合性回声斑块。此类斑块的不稳定性突出。当出现不规则性不均回声斑块造成血管严重狭窄时，斑块表面受血流切应力的作用，容易脱落形成微栓子造成颅内动脉的栓塞。

四、颈动脉狭窄或闭塞

颈动脉狭窄和闭塞是颈动脉硬化病变发展的严重阶段。对狭窄阶段的颈动脉病变，单纯药物治疗不一定得到满意的治疗效果。世界上发达的国家早在 20 世纪 50 年代初就开展了外科颈动脉内膜剥脱术（Carotid endarterectomy，CEA）治疗颈动脉狭窄，美国近年来大约每年有 10 万人次接受 CEA 的治疗。

1. 颈动脉狭窄的超声特征　颈动脉狭窄包括 CCA、ICA 和 ECA。CCA 或 ICA 狭窄 > 50% 将有可能造成颅内血流动力学的变化，若狭窄 >70% 将发生颅内动脉缺血性病变。因此狭窄程度不同超声检测特征不同：①当血管狭窄小于 50%，灰阶图像显示局部斑块形成，管径相对减小，血流速度无明显变化。②中度狭窄（狭窄率 50% ~69%）时管腔内径明显减小，通过彩色或能量多普勒影像，可以观察到狭窄处残余管腔，狭窄段血流出现加速度，狭窄段病理性涡流形成。③重度狭窄（狭窄率 70% ~99%）时，通常残余管径 < 1.5mm，狭窄段流速进一步升高，狭窄近段流速相对减低，狭窄远段出现涡流和湍流混杂的血流信号，狭窄后末段动脉血流速度明显减低，并呈低搏动性多普勒频谱特征改变。ECA 管腔扩张，流速代偿性升高。若狭窄病变位于颈内、颈外动脉分支下方的 CCA，则 CCA 狭窄处出现血流加速度，但 ICA、ECA 血流速度均明显减低，并出现低阻力型多普勒血流动力学特征。血管狭窄的程度，可通过超声波显示的血管长、短轴切面采用残余管径和残余面积法进行计算，同时结合血流加速度测量，综合判断出准确的血管狭窄率。

2. 颈动脉闭塞的超声特征　当颈动脉狭窄进一步加重造成血流信号消失，患侧颈动脉向颅内动脉供血阻断时，即形成颈动脉闭塞。根据病变的部位不同，产生的声像图和血流动力学改变也不同。

（1）颈总动脉闭塞：颈总动脉管腔内充填血栓或动脉硬化斑块，彩色或能量多普勒影像显示血流信号消失。若 CCA 闭塞是由近心端向远端缓慢形成，ICA 和 ECA 管腔尚通畅，可出现血流从颅内向颅外逆流的特征。若病变累及 ECA 和 ICA，则病变侧 CCA、ICA 和 ECA 血流信号均消失管腔内可探测到均质或不均质回声的斑块。

（2）颈内动脉闭塞：各种原因造成颈内动脉管腔内无血流通过，即为颈内动脉闭塞。超声特征表现有：①颈内动脉管腔内斑块或血栓充填：灰阶图像显示颈内动脉，从球部水平向上至少观察到 1.0cm 范围的管腔内充填均质或不均质回声斑块或血栓，但血管壁、管腔结构显示清晰。②彩色和能量多普勒影像异常：无论纵断或横断切面，颈内动脉管腔内无血流信号，颈总动脉远端出现血流信号折返现象。③多普勒频谱异常：颈内动脉管腔内无多普勒频谱，而颈总动脉远端或球部可探测到高阻力型收缩与舒张期血流信号不连续的单向单峰频谱特征。④颈外动脉扩张代偿特征：这是由于颈内、颈外动脉侧支开放后的继发性血流动力学改变产生的颈外动脉管腔结构的变化，同时颈外动脉血流速度相对升高。⑤椎动脉管径和流速的变化：由于颈内动脉的闭塞，颅内动脉侧支开放（后交通支开放）的需要，促使椎动脉扩张、血流速度升高。

五、颈内动脉肌纤维发育不良

1. **颈内动脉病变** 肌纤维发育不良也可造成脑供血异常,本病以青壮年多发。颈内动脉肌纤维发育不良是动脉肌性结构发育不良的一种不明原因的非炎症性病变。多见于青少年或 30～40 岁年龄组。男女均可发生,有报道称女性多见。病理检测发现动脉中层肌纤维结构异常,中膜层增厚与变薄病理改变交替存在。增厚处,中膜纤维和平滑肌细胞增生肥大,突向管腔造成血管狭窄。变薄处,中膜纤维减少,局部内弹力板结构不完整或消失,管壁受血流切应力作用向外扩张膨出,形成微动脉瘤或小的囊性动脉瘤。血管造影显示动脉管腔呈串珠样改变。

2. **颈动脉超声检测特征** ①一侧或双侧的颈内动脉管径不均匀性缩窄,动脉内膜－中膜结构显示不清,无正常中膜平滑肌特有的低回声暗带。②彩色血流显示无正常动脉血流之中心层流所形成的亮带特征。虽然血管狭窄,但是由于动脉中层弹力纤维结构异常,因此无典型节段性血流加速度改变,多表现为低流速高阻力血流频谱特征。③采用低频率凸阵探头选择能量多普勒影像功能,显示出病变侧颈内动脉颅外段全程管腔内血流充盈不均,呈"串珠样"改变,远段血流信号低弱。

六、颈动脉瘤

颈动脉瘤是动脉血管壁局部薄弱和结构破坏后所形成的永久性异常扩张或膨出,根据动脉瘤形成的病理基础及结构特征可分为:

1. **真性动脉瘤** 动脉瘤是由局部管腔扩张形成,动脉瘤壁结构完整。局部管腔内径＞1.6cm。

2. **假性动脉瘤** 动脉瘤是由于动脉壁内膜、中膜或内－中膜或外膜均损伤后血液进入中膜下或周围组织形成。瘤壁由动脉血管外膜或周围结缔组织构成,超声显示瘤体有相对清晰的边界,但无血管壁回声特征。瘤体内可见低回声或不均回声的血栓,瘤腔与供血动脉之间可观察到异常通道,其内血流信号为高流速改变。瘤体内由新鲜的凝血也可能存在混合性血栓。瘤腔与供血动脉相通。

3. **夹层动脉瘤** 各种原因引起动脉内膜或中膜撕裂后,血流冲击使内膜与中膜层分离,血液注入形成积血。内膜远端出现破裂口时,血液可通过夹层假腔返回到真正的动脉管腔内。超声可见双腔结构,管腔内可见膜状回声将管腔分隔为真腔(狭窄性)与假腔(低回声或不均回声充填)。

七、大动脉炎

大动脉炎又称无脉症、动脉炎综合征或缩窄性主动脉炎等,是一种好发于青年女性的动脉非特异性炎性病变,主要累及主动脉及其分支。根据病变累及的部位,临床上将大动脉炎分为4型。Ⅰ型:头臂动脉型(上肢无脉型)。病变累及主动脉及其分支。由于颈动脉或锁骨下动脉受累,患者出现脑缺血或上肢动脉缺血的症状。Ⅱ型:胸腹主动脉型(下肢无脉型)。病变发生在胸主动脉或腹主动脉,导致胸、腹主动脉缩窄或闭塞。临床表现为上下肢血压的明显异常,上肢高血压,下肢缺血改变,肢体皮肤温度下降,患者经常感到搏动型头痛,血压升高不能用药物控制。严重者可引起脑出血。Ⅲ型:肾动脉型。病变多位于肾动脉主干开口处或波及肾内小动脉,促发肾性高血压。Ⅳ型:混合型,上述三种类型的不同组合。

无论何种类型的大动脉炎，病理改变是相同的。主要表现为动脉内膜相对均匀性增厚（与动脉硬化内膜增厚不同），表面粗糙有大小不一的灰白色斑块，常伴有内膜下钙化。中层弹力纤维断裂崩解，平滑肌细胞增生，病变发展到晚期，动脉壁全层纤维增生，外膜也出现纤维化，管壁僵硬。同时，动脉炎病变也可并发动脉硬化改变，脂质沉积将进一步加快血管腔狭窄的进程。

颈动脉超声检测可以发现颈动脉大动脉炎性病变的存在。颈动脉内膜相对均匀性增厚，呈"被褥状"样改变，血管壁明显增厚，动脉内－中膜结构融合，外膜回声也明显增强，动脉内径均匀性缩小，血流速度异常可以表现为加速度型或缓慢型，取决于病变造成管腔狭窄的程度。

八、颈内动脉周围病变

颈内动脉周围病变的压迫可引起颈内动脉管腔受压，血流受阻，影响颅内动脉供血。常见的原因有颈动脉体瘤、颈部肿瘤等。其中颈动脉体瘤是发生于颈内外动脉分叉处，血管夹壁之间的软组织肿瘤，以海绵状血管瘤、神经血管瘤多见。彩色多普勒超声可以观察到颈内外动脉分叉距离加大，血管外壁之间可检测到实性肿物，伴有丰富的网状血流影像，边界清楚。颈动脉体瘤性病变在颈动脉超声检测中不多见，当发现颈内外动脉分叉增宽，应注意观察有无颈内动脉周围病变——颈动脉体瘤的可能，但并非颈内外动脉分叉增宽就一定有病变的出现。另外颈部肿瘤或肿大淋巴结的压迫可能造成血管腔受压，出现血管狭窄的表现，应注意应用颈部软组织的超声检测加以区别。

九、锁骨下动脉盗血

锁骨下动脉盗血导致脑缺血的发作，在临床上并非罕见。其病理生理学特征是由于动脉硬化或动脉炎性病变引起锁骨下动脉或无名动脉近端狭窄或闭塞，导致病变远端肢体供血障碍，血流径患侧椎动脉逆流向上肢供血的异常血流动力学变化，从而产生了锁骨下动脉盗血的超声检测特征。

1. 锁骨下动脉狭窄 通过灰阶或彩色血流影像可以观察到患侧锁骨下动脉起始段管腔狭窄或充填（斑块）。前者表现为局部流速异常升高，后者为近段血流信号中断，远段可探测到从椎动脉逆流的低阻力型血流信号。

2. 患侧椎动脉血流方向异常 患侧椎动脉血流颜色与同侧的颈总动脉相反。正常椎动脉与颈总动脉的血流方向一致、颜色相同。当锁骨下动脉狭窄或闭塞时，患侧的椎动脉血流来自对侧的椎动脉，因此，血流方向发生改变，颜色与颈总动脉不一致，即 CCA 为蓝色，椎动脉为红色血流影像——典型的锁骨下动脉盗血的超声特征。

3. 患侧上肢动脉血流检测异常 由于锁骨下动脉病变，患侧上肢的血液来自颅内椎动脉，因而通过对桡动脉的检测可以发现双侧桡动脉血流速度和多普勒频谱形态的不同，患侧桡动脉呈现低流速低搏动性颅内动脉血流特征。

综上所述颈动脉超声和经颅多普勒超声可以检测颅内、颅外动脉的正常或异常的血流动力学变化，特别是颈动脉超声能够对动脉结构、动脉硬化斑块的形态学和声学特征进行综合评价，结合经颅多普勒超声这一技术手段，对于缺血性脑血管病变的检测筛选具有重要的临床意义。

（胡　梅）

第四章　神经内科疾病常见症状与体征

第一节　意识障碍

一、意识障碍的概念

意识是中枢神经系统对内外环境中的刺激所做出的有意义的应答能力。它通过人的语言、躯体运动和行为表达出来。使人体能正确而清晰地认识自我和周围环境。对各种刺激能做出迅速、正确的反应。当这种应答能力减退或消失时就导致不同程度的意识障碍。

完整的意识由两个方面组成，即意识的内容和觉醒系统。意识的内容是大脑对来自自身和周围环境的多重感觉输入的高水平的整合，是高级的皮质活动，包括定向力、感知觉、注意、记忆、思维、情感、行为等，使人体和外界环境保持完整的联系。意识的觉醒系统是各种传入神经冲动激活大脑皮质，使其维持一定水平的兴奋性，使机体处于觉醒状态，临床上常说的昏迷、昏睡、嗜睡、警觉即视为不同的觉醒状态。

意识的改变从概念上分为两类，一类累及觉醒，即意识的"开关"，出现一系列从觉醒到昏迷的连续行为状态。临床上区别为清醒、嗜睡、昏睡及昏迷，这些状态是动态的，可随时间改变而改变，前后两者之间无截然的界限，其中昏睡和昏迷是严重的意识障碍；另一类累及意识的内容，即大脑的高级功能，涉及认知与情感，此类意识改变涉及谵妄、精神错乱、酩酊状态、痴呆和癔症等。

二、意识障碍的诊断

对意识障碍患者的评价首先要明确意识障碍的特点（如急性意识错乱状态、昏迷、痴呆、遗忘综合征等），其次就是明确病因。现将诊断步骤概括如下。

（一）病史采集

尤其对昏迷患者的病因判断极为重要，应尽可能地向患者的朋友、家属、目击者、救护人员询问患者发病当时的情况，既往病史以及患者的社会背景、生活环境。

1. 现病史　注意了解患者昏迷起病的缓急。急性起病，昏迷为首发症状，历时持久常为脑卒中、脑创伤、急性药物中毒、急性脑缺氧等。急性昏迷、历时短暂，提示痫性发作、脑震荡、高血压脑病、阿—斯综合征等。慢性昏迷或在某些疾病基础上逐渐发展变化而来，提示脑膜脑炎、脑肿瘤、慢性硬膜下血肿、感染中毒性脑病、慢性代谢性脑病（如尿毒症、肝性脑病、肺性脑病）等。

注意了解昏迷前出现的症状：昏迷前有突然剧烈头痛的，可能为蛛网膜下隙出血。昏迷前有突然眩晕、恶心、呕吐的，可能为脑干或小脑卒中。昏迷前伴有偏瘫的，可能为脑卒中、脑脓肿、脑肿瘤或某些病毒性脑炎、脱髓鞘脑病等。昏迷前伴有发热的，可能为脑膜脑炎、某些感染中毒性脑病、中暑、甲状腺危象、癌肿恶病质等。昏迷前伴有抽搐，可能为脑卒中、脑动静脉畸形、脑肿瘤、中枢神经系统感染、高血压性脑病、癫痫、妊娠子痫、脑缺氧、尿毒症、药物或乙醇戒断。昏迷前伴有精神症状，可能为肝性脑病、尿毒症、肺性脑病、血电解质紊乱、某些内分泌性脑病（肾上腺危象和甲状腺功能减退）或 Wernicke 脑病、脑炎、药物戒断。昏迷前伴有黑便的常见于上消化道出血，肝硬化患者常可诱发肝性脑病。昏迷前有恶心呕吐的，应考虑有无中毒的可能。

2. 既往史　更能提供意识障碍的病因线索。应尽可能地向家属，有时是通过既往的经治医生来询问。

（1）心血管系统：卒中、高血压、血管炎或心脏病或许能提示意识错乱状态和多发梗死性痴呆的血管性原因。

（2）糖尿病史：糖尿病患者认知紊乱常由高渗性酮症状态或胰岛素诱发低血糖所致。

（3）癫痫发作：癫痫病史对持续痫性发作、发作后意识模糊状态或意识障碍伴有脑外伤患者可能提供病因诊断。

（4）脑外伤史：近期脑外伤常致颅内出血，时间久些的脑外伤可产生遗忘综合征或慢性硬膜下血肿伴痴呆。

（5）乙醇史：对乙醇依赖的患者更易出现急性意识错乱状态，原因有乙醇中毒、戒断、醉酒后、醉酒后脑外伤、肝性脑病及 Wernicke 脑病。酗酒患者慢性记忆障碍可能为 Korsakoff 综合征。

（6）药物史：急性意识错乱状态也常常由药物所致。如胰岛素、镇静催眠剂、鸦片、抗抑郁药、抗精神病药、致幻觉剂或镇静药物的戒断。老年人对某些药物认知损害的不良反应更为敏感。而年轻人往往有很好的耐受性。

（7）精神疾病史：有精神障碍病史的患者出现的意识障碍常常是由于治疗精神病药物过量。如苯二氮䓬类药、抗抑郁药、抗精神病药。

（8）其他：对于性乱者、静脉注射药物者、输入被感染的血液及凝血因子血制品者及上述这些人的性伴侣、感染母亲的婴儿都有感染 AIDS 的危险。

发病时的周围环境和现场特点也应在病史中问及：①冬季，如北方冬天屋内生活取暖易导致 CO 中毒。②晨起发现昏迷的患者，应想到心脑血管病、CO 中毒、服毒、低血糖昏迷。③注意可能发生头部外伤的病史和现场。④注意患者周围的药瓶、未服完的药片、应收集呕吐物并准备化验。⑤周围温度环境，如高温作业、中暑等。

（二）一般体格检查

目的在于寻找昏迷的可能病因。

（1）生命体征：注意血压、脉搏、体温和呼吸变化。

（2）皮肤及黏膜。

（3）头部及颈部。

（4）口部及口味异常。

（5）胸、腹、心脏及肢体。

（三）神经系统检查

仔细查体，搜寻定位体征，以确定病变的部位。

（四）观察患者

观察患者是否处于一种自然、合适的体位，如果和自然的睡眠一样，意识障碍的程度可能不深。哈欠、喷嚏也有助于判断意识障碍的深浅。张口及下颌脱落常提示患者的意识障碍可能较重。

意识状态有以下几种情况。

（1）意识模糊：是一种常见的轻度意识障碍。有觉醒和内容两方面的变化，表现为淡漠、嗜睡、注意力不集中，思维欠清晰，伴有定向障碍。常见的病因为中毒、代谢紊乱，也有部分患者可以表现大脑皮质局灶损害的特征，尤其当右侧额叶损害较重时。

（2）谵妄：是一种最常见的精神错乱状态，表现为意识内容清晰度降低。特点为急性起病，病程波动的注意力异常，睡眠觉醒周期紊乱，语无伦次、情绪不稳，常有错觉和幻觉。临床上，谵妄必须与痴呆、感觉性失语及精神病相鉴别。

（3）嗜睡：觉醒的减退，是意识障碍的早期表现。对言语刺激有反应，能被唤醒，醒后能勉强配合检查，简单地回答问题，刺激停止后又入睡。

（4）昏睡：较重的痛觉或大声的语言刺激方可唤醒，并能做简短、含糊而不完全的答话，当刺激停止时，患者立即又进入昏睡。

（5）浅昏迷：仍有较少的无意识自发动作，对疼痛刺激有躲避反应及痛苦表情，但不能回答问题或执行简单的命令。各种反射存在，生命体征无明显改变。

（6）深昏迷：自发性动作完全消失，肌肉松弛，对外界刺激均无任何反应，各种反射均消失，病理征继续存在或消失，生命体征常有改变。

三、昏迷的鉴别诊断

（一）判断是否为昏迷

通过病史询问和体格检查，判断患者是否有昏迷。一般不会很困难，但一些精神病理状态和闭锁综合征，也可对刺激无反应，貌似昏迷，需加以鉴别。

（1）醒状昏迷：患者表现为双目睁开，眼睑开闭自如，眼球可以无目的的活动，似乎意识清醒，但其知觉、思维、语言、记忆、情感、意识等活动均完全丧失。呼之不应，而觉醒－睡眠周期保存。临床上包括：①去皮质综合征。多见于缺氧性脑病和脑外伤等，在疾病的恢复过程中皮质下中枢及脑干因受损较轻而先恢复，皮质广泛损害重仍处于抑制状态。②无动性缄默症。病变位于脑干上部和丘脑的网状激活系统，大脑半球及其传出通路则无病变。

（2）持久植物状态：是指大脑损害后仅保存间脑和脑干功能的意识障碍，多见于脑外伤患者，经去大脑皮质状态而得以长期生存。

（3）假性昏迷：意识并非真正消失，但不能表达和反应的一种精神状态，维持正常意识的神经结构并无受损，心理活动和觉醒状态保存。临床上貌似昏迷。

（4）心因性不反应状态：见于癔症和强烈的精神创伤之后，患者看似无反应，生理上觉醒状态保存，神经系统和其他检查正常。在检查者试图令患者睁开双眼时，会有主动的抵抗，脑电图检查正常。

（5）木僵状态：常见于精神分裂症，患者不言、不动、不食，甚至对强烈的刺激亦无反应。常伴有蜡样弯曲、违拗症等，并伴有发绀、流涎、体温过低、尿潴留等自主神经功能紊乱，缓解后患者可清晰回忆起发病时的情况。

（6）意志缺乏症：是一种严重的淡漠，行为上表现不讲话，无自主运动，严重的病例类似无动性缄默症，但患者能保持警觉并意识到自己的环境。

（7）癫痫伴发的精神障碍：可出现在癫痫发作前、发作时和发作后，也可以单独发生，表现有精神错乱、意识模糊、定向障碍、反应迟钝、幻觉等。

（8）闭锁综合征：见于脑桥基底部病变，患者四肢及脑桥以下脑神经均瘫痪，仅能以眼球运动示意。因大脑半球及脑干背盖部网状激活系统无损，故意识保持清醒，因患者不动不语而易被误诊为昏迷。

（二）判断病变部位

根据昏迷患者有无神经系统损害表现、颅内压增高和其他系统的表现，可推测导致昏迷的病因是在颅内还是颅外，颅内病变又可根据其范围和性质分为幕上、幕下，局灶性病变还是弥漫性病变。

四、昏迷的病因

昏迷是最严重的意识障碍，并不都是原发于中枢神经系统的损害，也多见于其他各科疾病中。了解昏迷可能的病因对于临床医生工作中配合抢救、处理昏迷患者具有指导意义。

五、昏迷的实验室检查

（一）常规检查

有助于昏迷病因的定性和鉴别诊断。包括血、尿、便分析，尿素氮和肌酐的测定，快速血糖、血钙、血钠检测及血气分析、肝功能、酶学、渗透压、心电图和胸片等。

（二）毒物的筛查

可对患者的尿、胃肠内容物进行毒物的检测。包括鸦片、巴比妥盐、镇静剂、抗抑郁药、可卡因和乙醇等。

（三）特殊检查

1. 头颅X线片　因价廉、操作简便、快速而不失为基层医院常用的检查手段，对脑外伤具有重要的诊断价值。能发现颅骨骨折，有无颅内异物和颅内积气。如果见到脑回压迹、颅缝分离、蝶鞍吸收和扩大、颅骨普遍性吸收萎缩、蛛网膜粒压迹增大等常提示有颅内压增高。

2. 脑电图　疑似脑炎、癫痫发作后昏迷状态的患者，可行脑电图检查。此外还有助于昏迷与闭锁综合征、癔症、紧张症的鉴别及脑死亡的判定。

3. 腰椎穿刺　高热伴脑膜刺激征者或暂时原因不明的昏迷患者应做腰椎穿刺以明确诊断。颅内压增高行腰椎穿刺后脑疝的发生率为1%～12%，如怀疑患者脑疝形成，应先行头颅CT检查，各好静脉注射甘露醇及抢救措施，以防发生脑疝。颅内压显著增高者，留取2～3ml脑脊液供生化、常规、涂片、培养用。对有出血倾向患者，穿刺可诱发脊髓硬膜外血肿。

4. 头颅CT检查　能迅速显示颅内结构，特别适用于颅脑外伤的急诊检查。在脑卒中的鉴别诊断中更有意义，虽然在脑梗死早期（24h 以内）可能难以完全显示梗死的部位，但对有无出血、出血的范围、中线结构有无移位、是否破入脑室等信息的提供有高度的准确性。不足之处对幕下结构显示不佳，对早期脑梗死、脑炎及等密度硬膜下出血等易漏诊。

5. 磁共振成像（MRI）　对后颅凹病变、脑肿瘤及脱髓鞘病灶比 CT 具有更高的灵敏度和准确度，尤其对脑肿瘤的诊断要优于 CT。对急性脑出血不如 CT，检查时间较长，因躁动或呼吸困难常使头位改变而影响图像质量。

6. 数字减影脑血管造影（DSA）　适用于疑似蛛网膜下隙出血的患者，可发现有无颅内动脉瘤或动静脉畸形。DSA 为有创性检查，并有一定的风险性。

（雷　军）

第二节　失语症、失用症、失认症

大脑器质性病变引起高级神经活动障碍如失语症、失用症和失认症。这些症状单独或相伴出现，如 Broca 失语可伴面 – 口失用。

一、失语症

（一）失语症的理解

1. 语言交流的基本形式　听、说（口语理解及表达）、读、写（文字理解及表达）。口语表达包括自发谈话、复述和命名。

2. 失语症的概念　意识清晰，受损或丧失了后天获得性的对各种语言符号（口语、文字、手语等）的表达及认识能力，即脑损害导致语言交流能力障碍。

患者无精神障碍或严重智能障碍，视觉及听觉正常。无发音器官肌肉瘫痪，共济运动正常，不能听懂别人或自己的讲话，不能说出要表达的意思，不理解亦写不出病前会读、会写的字句等。

3. 构音障碍

（1）构音障碍：因发音器官神经肌肉病变引起发音器官肌无力及运动不协调导致发声困难、发音不清、声音、音调及语速异常等。但能正常理解言语，保留文字理解（阅读）和表达（书写）能力，通过文字能进行交流。

构音障碍是纯言语障碍，不属于失语症，患者具有语言形成及接受的能力，仅在言语形成阶段不能形成清晰的言语。

（2）常见疾病：如肌营养不良症、重症肌无力等；延髓性麻痹和面、舌瘫，小脑病变及帕金森病。

（二）失语症的分类

参照 Benson 近代失语症分类法，依据失语症的临床特点及病灶部位，结合我国的实际情况，制订国内常用的失语症分类。

（1）外侧裂周围失语综合征：病灶在外侧裂周围区，共同特点是均有复述障碍，包括：①Broca 失语（BA）。②Wernicke 失语（WA）。③传导性失语（CA）。

（2）经皮质性失语：又称分水岭区失语综合征，病灶在分水岭区，共同特点是复述相对保留，包括：①经皮质运动性失语（TCMA）。②经皮质感觉性失语（TCSA）。③经皮质混合性失语（MTA）。

（3）完全性失语（GA）。

（4）命名性失语（AA）。

（5）皮层下失语综合征：包括：①丘脑性失语（TA）。②底节性失语（BGA）。

（三）失语症的临床特点

大脑病变引起的失语症有6个方面的障碍：听理解、自发谈话、阅读、书写、复述、命名。因病因及病变部位不同，失语症类型多以一种语言障碍为主，伴有不同程度的其他语言功能障碍，或表现为全部语言功能受损，可伴有失用、失认或肢瘫等。

1. Broca 失语（运动性失语）　临床特征：口语表达障碍非常严重。

（1）相对较好的理解口语。

（2）特征性的电报式语言：语量少，仅限于实质词且缺乏语法结构。

（3）非流利型口语：即讲话费力，发音、语调障碍，找词困难。

（4）复述、命名、阅读及书写的不同程度障碍。

（5）较难理解有语法词及秩序词的句子：如分不清"猫比狗大和狗比猫大"。

（6）病位：优势半球 Broca 区（额下回后部），还可累及相应皮层下白质及脑室周围白质甚至顶叶及岛叶。

2. Wernicke 失语（感觉性失语）　临床特征：口语理解障碍十分明显。

（1）口语理解障碍：不能理解别人和自己讲的话或仅理解个别词。

（2）答非所问。

（3）错语：患者不断地说，但因错语较多，不易被人理解。

（4）流利型口语：发音清晰，语法结构缺乏实质词，语量多，讲话不费力，正常语调。

（5）命名、朗读及文字理解障碍。

（6）复述及听写障碍：与理解障碍同时出现。

（7）病位：优势半球 Wernicke 区（颞上回后部）。

3. 传导性失语　临床特征：明显的复述不成比例受损。

（1）听理解正常。

（2）伴不同程度的书写障碍。

（3）自发讲出正常的句子：患者口语清晰，语法结构、语义完整。

（4）错语复述：多为语音错语（如将"铅笔"说成"先北"）。

（5）病位：优势半球缘上回皮质或深部白质内的弓状纤维。

4. 经皮质性失语　临床特征：复述较其他语言功能好。根据病变部位和临床表现分为经皮质运动性失语、经皮质感觉性失语、经皮质混合性失语。

5. 命名性失语　临床特征：不能命名的失语。

（1）选择性命名障碍：口语找词困难、缺实质词，多以描述物品功能代替说不出的词，表现出赘语和空话较多，在所给的供选择名称中能选出正确的名词。

（2）理解及复述正常或近于正常：与 Wernicke 失语不同。

（3）病位：多在优势半球颞中回后部的颞枕交界区。

6. 完全性失语（混合性失语） 临床特征：所有语言功能均有明显障碍。

（1）刻板性语言：口语表达障碍明显，只能发出"吗"、"吧"、"哒"等声音。

（2）理解、复述、命名、阅读和书写均严重障碍：预后差。

（3）通过学会非语言形式交流：如结合语境、表情、手势、姿势、语调变化等进行。

（4）病位：较大范围的优势侧大脑半球病变，如大脑中动脉分布区的大片病灶。

7. 皮质下失语（尚存争议） 皮质下结构参与语言的过程，其病变影响了皮质语言中枢的血供及代谢从而产生失语。

CT 和 MRI 证实，局限于优势侧皮质下结构（如丘脑及基底节）病变引起的失语，但较皮质病变少见，症状不典型。

（1）基底节性失语：自发性言语受限，且音量小，语调低。

（2）丘脑性失语：音量小、语调低、表情淡漠、不主动讲话，且有找词困难，可伴错语。

二、失用症

（一）失用症的理解

1. 概念 指脑部疾患时，患者无意识及智能障碍，无运动麻痹、共济失调、肌张力障碍和感觉障碍，但在企图做出有目的或细巧的动作时不能准确执行其所了解的随意性动作。

患者不能正确地使用肢体功能完成已经形成习惯的动作，如不能按要求做洗脸、伸舌、吞咽、划火柴等简单动作，但在不经意的情况下却能自发地完成此类动作。

2. 左侧缘上回 是运用功能的皮质代表区，该处发出的纤维至同侧中央前回，再经胼胝体到达右侧中央前回。因此左侧顶叶缘上回病变产生双侧失用症，从左侧缘上回至同侧中央前回间的病变引起右侧肢体失用，胼胝体前部或右侧皮质下白质受损时引起左侧肢体失用。

在运动的意念指导下，一个复杂的随意运动，通过上、下运动神经元和锥体外系及小脑系统的整合而完成。

（二）临床类型及表现

1. 观念运动性失用症

（1）日常生活不受影响：最常见的失用症，可自动地、反射地做有关运动。

（2）复杂的随意动作或模仿动作：不能按照指令完成。患者知道和说出如何做，但不能按指令做伸舌、刷牙等动作；进食时，可无意地自动伸舌舔留在唇边的米粒。

（3）病位：多在左侧缘上回或运动区及运动前区病变，可能与动作观念的形成区（缘上回）和执行动作的中枢间的纤维通路中断相关。

2. 观念性失用症

（1）弄错动作的前后程序：失去做复杂精巧动作的正确观念，只能做复杂动作中的单一行为或一些分解动作，日常活动显得不正常。

（2）无模仿动作障碍：与其他失用症可同时发生。

（3）综合感觉缺失。

（4）病因：多为脑部弥漫性病变，如中毒、动脉硬化性脑病、帕金森综合征或神经症。

（5）病位：左侧顶叶后部、缘上回及胼胝体病损，或双侧病变所致。

3. 结构性失用症

（1）空间关系的结构性运用障碍：患者能认识和理解建筑、排列和绘画的各个构成部分及位置关系，但构成整体的空间分析和综合能力出现障碍。

（2）与视觉性失认症可能有关。

（3）病位：非优势半球枕叶与角回间联合纤维中断所致。

4. 肢体运动性失用症

（1）表现：多限于上肢远端，简单动作笨拙；失去执行精巧、熟练动作的能力，患者被动执行口令，模仿及主动自发动作障碍，如不能书写、扣衣和弹琴等。

（2）病位：双侧或对侧运动区（4区及6区）及该区发出的神经纤维或胼胝体前部病变所致。

5. 面－口失用症

（1）表现：不能按指令或模仿检查者完成面部动作，如眨眼、舔唇、伸舌、吹灭火柴等；但不经意时能自发地完成上述动作，运用实物的功能较好。

（2）病位：局限于左运动皮层的面部区域，则失用仅限于面部肌肉，可伴言语失用或Broca失语；位于左缘上回底面或左联合运动皮层区，可伴有肢体失用。

6. 穿衣失用症

（1）表现：不能正确的穿脱衣裤，可并发结构性失用、偏侧忽视或失语等。

（2）病位：多由右侧顶叶病变产生，与视觉性空间定向障碍有关。

三、失认症

（一）失认症的概念

指脑损害时，患者在无视觉、触觉、听觉、智能及意识障碍等情况下，不能通过感觉辨认熟悉的物体，但能通过其他感觉通道认识该物。如看到手表，虽不知为何物，经过触摸表的外形或听到表走动的声音，而知其为手表。

（二）临床类型及表现

1. 视觉失认

（1）表现：初级视觉无丧失，但对视觉对象本身与其概念间的联系中断，不能正确认识、描述和命名眼前看到的熟悉物品；包括物品失认、面孔失认、颜色失认、纯失读、同时性失认。

（2）病位：后枕叶、纹状体周围区和角回病变。

2. 听觉失认

（1）表现：听力正常，不能辨别原来熟悉的声音。

（2）病位：双侧听觉联络皮质（如精神聋）、双侧颞上回中部皮质、左侧颞叶皮质下白质（如纯词聋）。

3. 触觉性失认

（1）表现：患者触觉、本体感觉和温度觉正常，但不能单纯通过用手触摸来认识手中感觉到的熟悉的物体。

（2）病位：双侧顶叶角回、缘上回。

4. 体象障碍

（1）表现：视觉、痛温觉和本体性感觉完好，但不能认识躯体各个部位的存在、空间位置及各组成部分之间的关系。表现为自体部位失认、偏侧肢体忽视、病觉缺失、幻肢症及半侧肢体失存症等。

（2）病位：非优势半球（右侧）顶叶病变。

5. Gerstmann 综合征

（1）表现：双侧手指失认、肢体左右失定向、失写和失算。

（2）病位：优势半球顶叶角回病变。

（雷　军）

第三节　头痛

头痛是神经系统临床常见的最常见症状之一，引起头痛的病因较多。

一、病史

（一）头痛部位

全头痛提示高血压、脑肿瘤、颅内感染及肌紧张性头痛；一侧头痛提示偏头痛、耳源性头痛、牙源性头痛、颞动脉炎等；前头痛多提示鼻窦炎、痛性眼肌麻痹。

（二）头痛性质及程度

波动性头痛常见于偏头痛；剧烈头痛见于蛛网膜下腔出血、偏头痛及急性颅高压；中度头痛见于慢性炎症、肿瘤；轻度头痛多为紧张性头痛。

（三）病程

头痛时间越长，症状波动，功能性头痛可能性大；头痛时间短，症状持续并有加重趋势，器质病可能性大。

（四）起病速度

急性起病多为偏头痛，脑出血、蛛网膜下腔出血；慢性起病为肿瘤、慢性炎症。

（五）伴随症状

头痛伴恶心、呕吐可为偏头痛、脑出血、蛛网膜下腔出血；伴头晕多为颅后窝病变；伴动眼神经麻痹多为动脉瘤。

（六）诱发、加重和缓解因素

咳嗽后加重多为高颅压；坐起头痛加重多为低颅压；紧张、睡眠不足可诱发紧张性头痛；压迫颞动脉可缓解偏头痛。

二、症状体征

头痛无神经系统体征多是功能性头痛；伴脑膜刺激征见脑膜炎、蛛网膜下腔出血；眼球突出、眼外肌麻痹、球结膜充血见于痛性眼肌麻痹；伴 Brun 征多为第四脑室活瓣性病变；

一侧头痛伴对侧肢体运动障碍脑出血可能性大；慢性头痛伴癫痫发作提示脑囊虫病、脑肿瘤等。

（雷　军）

第四节　眩晕

眩晕这种症状是机体对空间关系的感觉障碍或平衡感觉障碍。临床上可将其分为 2 种：①前庭系统性眩晕（亦称真性眩晕），是由前庭神经系统病变（包括前庭末梢器、前庭神经及其中枢）所引起，表现为有运动幻觉的眩晕，例如有旋转、摇晃、移动感。②非前庭性眩晕（亦称一般性眩晕），常由心血管疾病或全身性疾病所引起，表现为头昏、头胀、头重脚轻、眼花等，无外环境或自身旋转的运动觉。

前庭系统性眩晕中，通常又将内耳前庭至前庭神经脑外段之间病变所引起的眩晕，称周围性眩晕。前庭神经脑内段、前庭神经核及其联系纤维、小脑、大脑等的病变所引起的眩晕，称为中枢性眩晕。

周围性眩晕表现特征为眩晕呈旋转性或向上、下、左、右晃动的感觉，典型的真性眩晕为感到周围景物向一定方向旋转，即他动性旋转性眩晕，眩晕一般持续数分钟或数日，很少超过数周。眩晕程度多较重，以至于不能超身或睁眼。眼球震颤明显，呈水平性或旋转性，有快、慢相，常伴有耳鸣、听力减退和迷走神经激惹的症状，如恶心、呕吐、脸色苍白、出冷汗、血压下降，躯体多向眼震慢相侧倾倒。前庭功能检查呈无反应或反应减弱。前庭周围性眩晕常见疾病有：内耳眩晕症，良性发作性位置性眩晕，中耳炎所致的迷路炎，前庭神经元炎等。

中枢性眩晕临床表现特征为眩晕呈旋转性或摇摆感、倾斜感、地动感，眩晕持续时间较长，可在数月以上。眩晕程度较轻，眼震呈水平、旋转、垂直或混合性，可无快慢相，眼震可持续数月至数年。眩晕程度与眼震不一致，可伴轻度耳鸣及听力减退，迷走神经激惹症状亦较轻，躯体发生倾倒方向不定。前庭功能检查多呈正常反应，前庭功能各项检查之间表现为反应分离。中枢性眩晕常见于脑干炎症、脑血管病、多发性硬化及颅内肿瘤等。

一、内耳眩晕症

内耳眩晕症又称梅尼尔综合征，为内耳迷路的膜迷路积水所引起。其发病原因可能为血循环障碍、自主神经功能紊乱、代谢障碍、变态反应、病毒感染等。大多数患者初次发病都在 50 岁以前，以发生于青壮年为多，男性多于女性。发病率占眩晕患者的 9.7% ~ 30%。本病临床特征为发作性眩晕，波动性、渐进性、感音性听力减退、耳鸣，耳聋，发作时常伴头痛、恶心、呕吐、腹泻、面色苍白、脉搏慢而弱及血压降低等。眩晕发作时患者往往卧床，不敢睁眼、翻身和转头，每次眩晕发作历时 1 ~ 2d，即逐渐减轻而自行缓解。发作间歇长短不一，间歇期内一般无症状。

内耳眩晕症的原因至今未明确。治疗方法分为内科治疗与手术治疗 2 大类。

（一）内科治疗

1. 一般治疗　卧床休息，饮食以半流质为宜，酌情给予静脉输液以维持营养，尽可能避开外界环境的各种刺激。

2. 镇静剂及安定剂　应用目的在于清除患者焦虑不安情绪，抑制前庭敏感度，以减轻眩晕，另外尚有止吐作用。常用药物有巴比妥 0.03g，每日 3 次；地西泮 2.5mg，每日 3 次；异丙嗪 25mg，氯丙嗪 12.5~25mg 或奋乃静 2mg，每日 2~3 次。

3. 影响内淋巴电解质平衡

（1）限制水和盐分摄入：部分患者可以有效地控制发作或减轻发作强度，24h 液体摄入不超过 1500ml，禁止吃含盐较多的食物，有人建议每日盐限制在 0.8~1.0g。

（2）利尿剂：是利尿脱水的一种有效方法。研究表明：耳蜗血管及蜗旋韧带和内淋巴管的细胞与肾小管的细胞结构相似，利尿剂可同时影响耳蜗与肾脏的离子交换。常用氢氯噻嗪 25mg，每日 3 次，螺内酯 20mg，每日 3 次，或呋塞米 20mg，每日 1~2 次。乙酰唑胺为碳酸酐酶抑制剂，致使钠钾及重碳酸盐类易于排出，故有减低内淋巴渗透压及利尿作用。于治疗前 3d 控制患者饮水及氯化钠摄入量，首剂为空腹一次服 500mg，以后每次 250mg，每日 3~4 次，10d 为一个疗程。服药后第 8d，可渐增加食物内的氯化钠含量。除口服法外，亦可用乙酰唑胺 500mg 溶于 10% 葡萄糖液 250ml 中做静脉滴注，每 6h 1 次，根据病情可连续应用 3~4 次，然后改用口服法。Jackson 等认为对内耳有毒性作用的利尿药如呋塞米、依他尼酸等不宜应用，眩晕急性发作期间可用肾上腺皮质激素地塞米松 10mg 静脉滴注，每日 1 次，可迅速缓解症状。

4. 影响耳蜗血管壁的渗透性　根据交感神经兴奋性过高导致耳蜗血管纹毛细血管收缩缺氧，继而渗透性增高的学说，可采用血管扩张药，以改善耳蜗血循环，降低毛细血管渗透性。常用地巴唑、罂粟碱、烟酸、倍他司汀、山莨菪碱以及中药毛冬青、葛根等。

5. 钙离子通道拮抗剂　它具有选择性阻断病变细胞膜的钙离子通道，且有改善内耳循环的作用。常用：盐酸氟桂利嗪 5mg，每晚 1 次，口服或尼莫地平等静脉滴注。

6. 影响终末感觉器官和中枢神经系统活动性

（1）抗胆碱能药物：作用于自主神经系统，对控制前庭症状效果较明显。东莨菪碱 0.3mg，溴丙胺太林（普鲁本辛）15mg，阿托品 0.5mg，口服，每日 3 次；山莨菪碱 5~10mg，肌内注射，每日 1 次。其中以东莨菪碱抗眩晕作用最强，不良反应小，可列为首选药。

（2）抗组胺药物：控制前庭症状最好。其抗眩晕机制可能系通过对中枢和周围神经系统乙酰胆碱的拮抗作用。常用药物有：苯海拉明每次 25~50mg，异丙嗪每次 12.5mg，茶苯海明片，本品含氨茶碱苯海拉明 50mg/片，每次 1~2 片，每日 3 次，小儿酌减。盐酸氯苯丁嗪（安其敏）每次 25~50mg，每日 2~3 次，作用时间长而持久，具有镇吐作用。除以上常用药物外，曾有人试用桂利嗪和地芬尼多，桂利嗪对前庭功能有显著抑制作用，对外周性病因引起的眩晕效果好，每次 15~30mg，每日 3 次，尚具有镇静作用；地芬尼多抑制前庭神经核的兴奋性，每次 25~50mg，每日 3 次。硫乙拉嗪止吐作用强，口服成人每次 10mg，服用 3~4d 后可完全控制恶心、头晕等症状。

（3）麻醉类药物：利多卡因对控制自主神经症状、眩晕耳鸣效果明显。急性期应用可明显缓解症状，用法为 1mg/kg 配成 0.5%~1% 溶液，缓慢静推（注入 5~6mg/min），或 40~80mg 溶于 5% 葡萄糖液 500ml 中静脉滴注。

7. 中医治疗　中医学论述眩晕病因以肝风、痰湿、虚损三者为主，治疗方面概括于下：

（1）由于脏腑失和，痰火上扰，治宜和胆清火，除痰止眩，方剂为温胆汤加减。

（2）由于脾失健运，水浊中阻，治宜运脾引水，化湿除病，方剂为半夏天麻白术汤加减。

（3）肝炎应以泻肝胆，清热为治，如龙胆泻肝汤。

（4）肾阴不足应滋肾壮水，用六味地黄丸。

8. 间歇期治疗　应注意休息，避免过度疲劳和情绪激动，低盐饮食，对发作频繁者，应继续应用上述药物治疗，以巩固疗效、减少发作次数。

（二）手术治疗

对反复发作的眩晕，或无间歇期已长期不能工作者，或听力丧失至少在30dB以上，语言辨别率＜50%，用药物等保守治疗半年以上无效者，应采用手术治疗。治疗原则为破坏迷路的前庭部分，尽可能保留听力。Fish把内耳眩晕症的手术治疗归纳为3种：

（1）保守性：内淋巴囊分流、减压与切开。

（2）半破坏性：前庭神经和前庭神经节切断术。该法可防止眩晕进一步发作而不影响其尚存的听力，用于两侧病变或一侧病变而希望保留其听力者。

（3）破坏性：迷路切除术和耳蜗前庭神经切除术，该法能持久地缓解眩晕症状，但因可导致手术侧耳聋，仅适用于单侧病变，且听力已严重而持久地受损者，双侧病变则不宜采用。

二、良性发作性位置性眩晕

在一个特定头位或头位变换时产生的眩晕称之为位置性眩晕，可分为2类，一类由中枢神经系统疾患引起，另一类由前庭外周性病变引起，称为良性发作性位置性眩晕。

良性发作性位置性眩晕常发生于50～60岁，女性多于男性。在眩晕患者中占18%，在睁眼作体位试验所见到的位置性眼球震颤中，有80%是本病。眩晕具有周围性、位置性的特点，让患者采取能诱发出眩晕的体位，一般在3～6s后即出现眼球震颤，为旋转性或水平旋转性和易疲劳性。有些患者体位试验或在某种头位时可出现短暂的眩晕。本病呈良性、自限性病程，一般为数周或数月，但可复发。治疗原则：

（1）一般药物治疗：如扩张血管剂盐镇静药物，如地西泮、茶苯海拉明等。

（2）眩晕体操：定时做转头或卧于致晕侧，反复、逐渐进行，可以减轻症状。

（3）手术治疗：如眩晕发作较重，影响工作和生活，可以考虑做患侧半规管前神经切断术。

三、前庭神经元炎

该病为前庭神经元病毒感染所致，发病部位在前庭神经节或其上方前庭径路的向心部分，多发于青壮年，发病年龄一般较内耳眩晕症患者为早。43%患者在发生眩晕之前有上呼吸道感染史，有时两者可同时发生。临床症状表现为眩晕、恶心、呕吐，患者不敢睁眼，闭目卧床，动则症状加重。检查可见持续性眼球震颤，前庭功能变温试验不正常，以病侧前庭功能减低明显。治疗要针对眩晕及感染因素。眩晕的治疗可用镇静剂。若有病毒或细菌感染，可用抗病毒及抗生素治疗，可给予血管扩张剂及激素治疗，预后良好，症状多在3～4周内缓解。

四、药物中毒性眩晕

由全身或耳局部应用耳毒性药物引起的眩晕，与药物直接损害前庭束稍感觉细胞有关，耳蜗也可同时受累。常见药物有：降低心输出量药物，降血压药尤其是交感神经节阻滞剂，造成视物或听声失真而引起幻觉的药物，镇静剂中有吩噻嗪、三环类和苯二氮䓬类，催眠类药物以及含乙醇饮料等，均可影响前庭神经系统及运动协调功能。

然而，多数引起眩晕的药物，其诱发眩晕的机制均系其对迷路的毒性作用。常见的有氨基糖苷类抗生素（链霉素、庆大霉素和卡那霉素、新霉素）、利尿剂、水杨酸类和奎宁等。

（雷　军）

第五节　晕厥

晕厥是一组由于一过性大脑半球及脑干血液供应减少，导致的伴有姿势张力消失的短暂发作性意识丧失综合征，是临床较常见的症状之一。

一、病因及分类

临床上根据晕厥的病因及发病机制不同分为 4 类（表 4 - 1）。

表 4 - 1　晕厥的病因及分类

分类	常见引起晕厥的病因及疾病	
反射性晕厥	1. 血管迷走性晕厥（单纯性晕厥） 2. 直立性低血压性晕厥 3. 特发性直立性低血压性晕厥 　（Shy - Drager 综合征） 4. 颈动脉窦性晕厥	5. 排尿性晕厥 6. 吞咽性晕厥 7. 咳嗽性晕厥 8. 舌咽神经痛性晕厥
心源性晕厥	1. 心律失常 2. 心瓣膜病 3. 心绞痛与心肌梗死 4. 原发性心肌病	5. 先天性心脏病 6. 左房黏液瘤及巨大血栓形成 7. 心包填塞 8. 肺动脉高压
脑源性晕厥	1. 各种严重脑血管闭塞性疾病 2. 主动脉弓综合征 3. 短暂性脑缺血发作	4. 高血压性脑病 5. 基底动脉性偏头痛 6. 脑干病变
其他晕厥	1. 哭泣性晕厥 2. 过度换气综合征	3. 低血糖性晕厥 4. 严重贫血性晕厥

二、临床特点

（一）典型晕厥的临床特点

晕厥发作的临床表现及程度不尽相同，这主要取决于发病机制及发作时的背景情况，晕厥一般具有突然发病、持续短暂、自发且不需任何特殊治疗即可完全恢复的特点。典型晕厥可分为 3 期。

1. 发作前期　可出现短暂而明显的自主神经症状和脑功能低下症状，如头晕、眩晕、面色苍白、出汗、恶心、神志恍惚、视物模糊、耳鸣、全身无力、打哈欠、上腹部不适等。此先兆持续数秒至数十秒。此时如患者取头低位躺卧姿势可防止发作。

2. 发作期　患者感觉眼前发黑、站立不稳，出现短暂的意识丧失而倒地。意识丧失数秒至数十秒，超过 15 ~ 20s 可发生阵挛动作，而后迅速恢复。发作时可伴有血压下降、脉缓而细弱、瞳孔散大、肌张力减低等，可有流涎、尿失禁等，但神经系统检查无阳性体征。此期一般持续 1~2min。

3. **恢复期** 患者意识转清，可仍有面色苍白、恶心、出汗、周身无力等，甚至头痛、呕吐及括约肌失禁等。此期持续时间取决于晕厥发作的程度，轻者仅延续数秒钟，重者可长达数十分钟。晕厥发作后不遗留任何后遗症。

(二) 常见晕厥的临床表现

1. **血管迷走性晕厥** 是各类晕厥中最常见的类型，较多见于年轻体弱的女性。常有明显的诱因，如情绪紧张、恐惧、疼痛、注射、看到流血、闷热、疲劳、站立过久等。可有长短不一的前驱症状，继之出现意识丧失、跌倒，血压迅速下降，脉弱缓，患者很快恢复意识，如在 10~30min 内试图让患者坐起或站立，可导致晕厥再次发生。

2. **心源性晕厥** 此类晕厥是由于心脏停搏、严重心律失常、心肌缺血、心脏排出受阻等原因引起血流动力学紊乱，导致一过性脑血供减少。患者多无前驱症状，发生特别迅速，与直立体位无关，有相应的心脏疾病症状和体征。

(三) 晕厥与痫性发作的鉴别

晕厥与痫性发作的临床表现存在一定的相似之处，有时容易混淆，但两者有着完全不同的病因及发病机制，相应的治疗差别很大，因此对它们的鉴别尤为重要。晕厥与痫性发作的鉴别要点见表4-2。

表4-2 晕厥与痫性发作临床特点比较

临床特征	晕厥	痫性发作
先兆症状	较长，可数十秒	短，数秒
发作与体位关系	多站立时发作	无关
发作时间	白天较多	白天黑夜均可，睡眠时较多
发作时皮肤颜色	苍白	青紫或正常
抽搐	少见	常见
尿失禁	少见	常见
舌咬伤	几乎无	常见
发作后意识模糊	少见	常见，可历时较长
发作后头痛	无	常见
神经系统定位体征	无	可有
心血管异常	常有	无
发作间期脑电图异常	罕见	常有

（雷 军）

第六节 耳鸣

一、概述

耳鸣是神经科和耳科临床上常见的症状之一，是指外界并无任何音响刺激而患者却有持续音响感觉而言。造成耳鸣的病因很多，发病机制尚不清楚，耳鸣多属主观症状，客观检查较为困难。耳鸣与幻听不同，幻听虽在早期也有以耳鸣为首发症状的，但经历一定时间后就可以有具体的声响出现，如谈话声、流水声、钟表声等。在听觉传导通路上任何部位的刺激性病变均可出现耳鸣。耳鸣可分为低音性和高音性两类。低音性耳鸣表现为嗡嗡之声，与神经系统疾患关系不大，多为外耳道、中耳部病变所致；而高音性耳鸣表现为吹口哨音或蝉鸣，多见于神经系统疾病的早期。神经系统疾病中以小脑脑桥角病变最为常见，如肿瘤（特别是听神经瘤）、蛛网膜炎等。当颅内压增高时，尤其是颅后窝病变，常有耳鸣，多为双侧性，严重程度与颅内压增高的症状平行，当颅内压缓解时，耳鸣也可消失。在面神经麻痹的恢复期，由于镫骨肌发生异常收缩，也可出现耳鸣，为低音调。此外，神经症和精神病也常有耳鸣症状。耳部疾患，特别是内耳眩晕症、耵聍栓塞、中耳炎、鼓膜凹陷等常可伴耳鸣症状，同时常伴耳聋。奎宁、水杨酸和链霉素等药物中毒时所致的耳鸣多为双侧性，高音调，常伴耳聋，且进行性加重。颈部疾病，如颈动脉瘤、颈动脉受压或狭窄、颈静脉球体瘤、颈椎病等所致的耳鸣称为颈性耳鸣，常位于同侧，多为低音调，可与心脏搏动一致，又称搏动性耳鸣，有时在颈部可听到血管性杂音，这种杂音可由于压迫颈动脉而暂时消失。椎基底动脉供血不足，特别是影响到内听动脉时常可引起耳鸣，常伴有眩晕、耳聋等。此外，噪声也是耳鸣的常见诱因。

二、治疗

（一）手术治疗

对颅后窝占位性病变，特别是小脑脑桥角肿瘤所致的耳鸣，进行手术治疗，切除肿瘤。对颈部的动脉瘤或静脉瘤所致的搏动性耳鸣，也应手术治疗，对用药物治疗无效的严重的内耳眩晕症所致的顽固性耳鸣、眩晕也可采用内淋巴囊减压术或前庭神经切断术等予以治疗。

（二）药物治疗

1. 双氯麦角碱　又称海特琴。日本报道用双氯麦角碱治疗各种原因所致的内耳性耳鸣获得良好效果。双氯麦角碱能改善或增加内耳血流而使症状改善，每次给予双氯麦角碱 2mg，每日 3 次，饭后服用，连用 2～8 周，无明显不良反应。

2. 利多卡因　能改善内耳的微循环而使症状缓解或消失。1～3mg/kg 稀释于 25% 葡萄糖 20～40ml，以每分钟 ≤20mg 的速度静脉注射。注完后卧床，每日 1 次，5d 为一个疗程，2 个疗程之间隔 2d。Schmidt 报道用利多卡因 4mg/kg 静脉点滴，每日 1 次，连用 5d，共治疗 108 例耳鸣患者，其中持续耳鸣超过 3 个月的慢性耳鸣 78 例，急性耳鸣 30 例，结果 84 例耳鸣减轻，痛苦感严重的耳鸣患者从 60 例减少到 32 例。

3. 乙酰胆碱　除具有扩张末梢血管外，尚有抑制内耳毛细胞的作用，从橄榄核发出的橄榄耳蜗束的大部分末梢终止于毛细胞，毛细胞能分辨最微细的声波频率差异，因此它对耳鸣很敏感。乙酰胆碱能抑制由橄榄核传出的异常冲动，故用于治疗耳鸣。剂量为 1～2ml，皮下注射，每日 1 次。

4. 卡马西平　该药对中枢神经和周围神经均有阻滞作用，可用来降低中枢神经系统兴奋性因而能治疗耳鸣。余增福报道用卡马西平治疗耳鸣 50 例（其中链霉素中毒 4 例、庆大霉素中毒 6 例）。剂量为每次 100mg，每日 2 次。用于 60 岁以下的患者；或者每次 100mg，每日 1 次，用于 60 岁以上的患者。若耳鸣较重，可于当晚睡前加服 50mg，1 个月为一个疗程。总有效率为80%。在治疗过程中可出现轻微的头晕、恶心、呕吐、上腹部不适、手麻、白细胞减少、嗜睡等不良反应。1~2d可消失，若3~5d后仍不消失，即应减量或停药。

5. 弥可保　该药为维生素 B_{12} 的一种新制剂，含有甲基 B_{12}，日本左藤报道用弥可保治疗25例耳鸣患者，发现与精神安定剂并用疗效较好。

6. 胞磷胆碱（CDP－胆碱）　所谓神经性耳聋包括老年性耳聋、暴发性耳聋、听神经损伤、头部外伤后耳聋、药物中毒以及内耳眩晕症等所致的耳聋。神经性耳聋常伴有耳鸣、眩晕等症状。Makishima 等报道用CDP－胆碱治疗41例神经性耳聋患者，剂量为CDP－胆碱300mg加入25%葡萄糖20ml，静脉注射，每日1次，连用12d为一疗程。总有效率达67.6%，好转率耳聋占27%，耳鸣占71.7%，眩晕占100%。可见CDP－胆碱对耳鸣和眩晕的效果更好些。

7. 其他药物　据文献报道用来治疗耳鸣的药物还有血管扩张剂，如尼莫地平每次30mg，每日3次；盐酸倍他啶每次4~8mg，每日3次；桂利嗪每次25mg，每日3次；镇静剂，如丙氯拉嗪每次5~10mg，每日3次；地西泮每次2.5~5mg，每日3次；止吐剂可用甲氧氯普胺每次10mg，每日3次；也可用三环抗抑郁剂，如阿米替林每次25mg，每日3次或盐酸丙米嗪每次25mg，每日3次。

（雷　军）

第七节　瘫痪

瘫痪是神经系统障碍的主要症状，是神经科临床最常见的器质性疾病的早期症状。它表现为随意动的障碍，是由上、下运动神经元损害引起的。表现为肢体力弱的瘫痪称为轻瘫或不完全性瘫痪，随意运动完全丧失称为完全性瘫痪。

瘫痪的程度按肌力来分类，临床上常用的是五度六级分类法。其判定方法是：让患者尽力去活动其肢体，观察患者各关节伸屈等动作时肌肉收缩情况及关节的活动和克服阻力的情况。

各种刺激所造成的反射性活动，不能作为判断肌力的标准。各度肌力的表现为如下。

0度——完全性瘫痪，无任何动作。

Ⅰ——可见或仅在触摸中感到肌肉轻微的收缩，但不能牵动关节产生肢体运动。

Ⅱ度——肢体仅能在床上移动，不能抬离床面，即只能克服摩擦力，不能克服地心引力。

Ⅲ度——肢体能够抬离床面做主动运动，但不能克服阻力，即只能克服重力。

Ⅳ度——肢体能够克服一定的阻力进行活动，但较正常时差。

Ⅴ度——正常肌力，可因人而异，体力劳动者肌力较强，妇女、老人。

肌力相应较差，所以判定有无肌力减退应与平时情况对照，应与健侧肢体对照。

上、下运动神经元病变均可引起其支配区的肌肉瘫痪，但临床特点却截然不同，二者的鉴别在临床上具有重要的意义，应特别提及的是，在上运动神经元损害时，如为急性病变，常有"神经休克"现象存在。此时表现为类似下运动神经元瘫痪的症状，如肌张力减退、腱反射减弱或消失，病理征不能引出。这些表现一般经2~4周逐渐形成上动神经元瘫痪的特点。此现象临床很常见，所以在表现为瘫痪症状的急性患者，应结合运动系统的受累部位及其他系统症状综合判断，才能做出比较准确的定位。比如遇到急性两下肢瘫痪的患者，尽管肌张力低、腱反射消失及无病理反射，也应首先想到脊髓的横贯性损害累及双侧锥体束所致，因为下运动神经无疾病同时累及双侧时的情况较少见，再加上查到了脊髓的感觉平面以膀胱症状为主的自主神经障碍，则定位可以明确。

瘫痪要与疼痛或骨关节病变而引起的肢体活动受限相区别，与锥体外系引起的肢体活动不灵相区别。紧张症的精神患者呈不食、不动的木僵状态，癔症患者的随意运动丧失等均不是真正的瘫痪，应予鉴别。

一、偏瘫

（一）临床表现

偏瘫是由大脑运动区皮质、皮质下白质及内囊损害引起的，包括同侧头面部瘫痪在内的一侧上、下肢瘫。它是临床上最常见的一种偏瘫，在头面部出现病灶对侧的中枢性面瘫和中枢性舌瘫，在躯干和肢体出现病灶对侧的上运动神经元性的上、下肢瘫。

常表现为肌张力增高，腱反射亢进，病理征阳性，常以肢体远端瘫痪更重。由于其邻近结构的损害，常伴有同部位的感觉障碍，如痛、温觉的减退或丧失，深感觉障碍及皮层觉的障碍；有侧视麻痹，表现为双眼偏向病灶侧；主侧半球病变时可伴有运动性或感觉性语言障碍。

临床上一些瘫痪很轻，一般检查方法不易确定时，可采用轻瘫试验来证实。上肢检查时，嘱患者双上肢平伸，掌心向下，短时间持续后可见偏瘫侧小指轻度外展，或者见偏瘫侧肢体轻度下落。下肢检查时，让患者仰卧于检查台上，双髋、膝关节屈曲，下肢悬空可见瘫痪侧肢体轻度下垂。对昏迷患者可观察其体位，偏瘫侧的足有外旋；做坠落试验时，可见偏瘫侧肢体呈自由落体运动，即同时放开抬起的两侧肢体，正常侧肢体下落有一个似放下的过程，而偏瘫侧则无阻力的落下。另外，痛刺激时也可根据肢体反应情况来判断偏瘫侧。

（二）症状鉴别

（1）交叉瘫由脑干病变引起，表现为一侧肢体的偏瘫，同时出现另一侧头面部运动障碍，所以称为交叉瘫，此症状另题讨论。

（2）脊髓半侧病变又称为脊髓半切征或布朗－塞卡（Brown－Sequard）综合征。由于脊髓一侧的各种传导束损害，临床表现为损害平面以下同侧的上运动神经元性瘫痪，同侧的深感觉障碍及对侧的痛、温觉缺失。颈髓的病变可出现病灶同侧的上下肢偏瘫；胸髓以下病变出现病灶同侧的下肢瘫。该症状与截瘫同为脊髓病变的症状，所以把它与截瘫一起讨论。

（三）定位诊断

1. 内囊 该处神经纤维集中，除锥体束的下行纤维外，还有感觉系统的上行纤维、视觉传导纤维通过，所以病变时出现典型的"三偏综合征"，即病灶对侧的偏瘫、对侧的偏身感觉障碍和两侧对侧偏盲。有意识障碍的患者偏盲和偏身感觉障碍不能被发现时，仅表现为偏瘫。内囊区比较小的病灶，如腔隙性脑梗死、多发性硬化也可仅累及运动纤维造成单纯的偏瘫，可不伴感觉和视野障碍。

2. 皮质及皮质下白质 在额叶后部中央前回的运动中枢占有从大脑内侧面旁中央小叶至大脑背外侧部外侧裂处的一个很长的区域，因此病变时常不能同时受损，临床上表现为头面部、上肢、下肢的瘫痪程度不一致，或表现为某一肢体为主的瘫痪，也称为单瘫。皮质及皮质下病变导致的瘫痪常伴有瘫痪区域的感觉障碍。

（四）定性诊断

1. 急性偏瘫

（1）脑出血：系指非外伤性脑实质内出血。内囊是最常见的出血部位，所以大多数患者都表现为偏瘫。该病发病年龄在 50～70 岁，多有高血压史，寒冷季节发病较多。起病常突然而无预感，多在体力活动或精神激动时发病，大多数在数分钟或数小时内发展至高峰。急性期以颅内压增高而致的头痛、呕吐、头晕、意识障碍等全脑症状为主，常伴有血压明显增高，脑膜刺激征阳性，甚至有脑疝形成。局灶症状与出血部位相关。CT 可见高密度出血影。

（2）脑血栓形成：是急性脑血管病中最常见的类型。常以偏瘫为主要表现。它是在颅内外血管壁病变的基础上形成血栓，阻塞血流而致。本病多见于 50～60 岁以上患有动脉粥样硬化者，多伴有高血脂、冠心病或糖尿病。常于睡眠中或安静休息时发病，多数病例在 1～3d 内达到高峰，患者通常意识清晰，头痛、呕吐不明显，由于梗死血管不同，症状各异。

脑血栓形成根据其病程和累及范围又分以下几类。①完全性脑卒中：系指起病 6h 内病情即达高峰，病情一般较重，可有昏迷。②进展性脑卒中：指局限性脑缺血逐渐进展，数天内呈阶梯式加重。③缓慢进展型脑卒中：在起病 2 周以后症状仍逐渐进展，常与全身或局部因素所致的脑灌流减少侧支循环代偿欠佳及血栓向心性逐渐扩展等有关。④可逆性缺血性神经功能缺失型脑卒中：患者症状体征持续超过 24h，但在 2～3 周内完全恢复，不留后遗症。⑤大块梗死型脑卒中：由于较大动脉或广泛性脑梗死引起，往往伴有明显的脑水肿，颅内压增高，可发生出血性梗死。患者意识丧失，病情严重，常难与脑出血鉴别。⑥腔隙性梗死：是由直径为 100～400pm 的深穿支血管闭塞而产生的微梗死，而致脑部形成小的囊腔，一般腔隙的直径多在 10mm 以下。多发性的腔隙则称为腔隙状态。因其损害部位较小，临床症状比较单一，一般较轻，甚至无临床症状。脑部 CT 对本病的确诊有帮助。

（3）脑栓塞：指栓子经血液循环进入脑血管而致动脉阻塞引起的脑功能障碍。栓子来源主要为心源性的，如风湿性心脏病、细菌性心内膜炎、心心房颤动动等，所以患者常伴心衰、心律不齐等心脏症状。另外动脉粥样硬化的斑块、脓栓、脂肪栓、气栓、癌性栓子等均可致病。

其临床表现同脑血栓形成，但突然起病是其主要特征，在数秒或数分内症状发展到高峰，另外可见原发病的相应症状。

2. 急性一过性偏瘫　常见于短暂性脑缺血发作（TIA），是指某一区域脑组织因血液供应不足导致其功能发生短暂的障碍，表现为突然发作的局灶性症状和体征，大多持续数分钟至数小时，在 24h 内完全恢复，可反复发作。如累及的是颈内动脉系统，常见的症状为单瘫或不完全性偏瘫，感觉障碍多为感觉异常或减退，也可表现为失语、偏盲。椎基底动脉系统症状常为眩晕，视力、视野症状常为双侧性，可出现复视、共济失调、平衡障碍、口吃、吞咽困难等，也可出现交叉性的运动和感觉障碍。

3. 亚急性伴有发热症状　颅内感染的各类脑炎、脑脓肿都可累及一侧半球，出现偏瘫体征，常为几天时间的急性起病，有感染史或发热，有头痛、呕吐、意识障碍等全脑症状，由于病灶常较弥散，各类症状都可出现，如癫痫发作、感觉障碍、失语、颅神经麻痹、共济失调、精神症状等。脑脊液常表现为压力不同程度的增高、蛋白细胞增高，如为细菌性感染还有糖和氯化物的降低。CT 可协助诊断。

4. 逐渐加重的偏瘫　常见于颅内占位性病变，包括脑肿瘤、囊肿、肉芽肿、硬膜下或硬膜外血肿等占位性病，它们如累及了一侧半球的中央前回或其纤维，即可导致偏瘫，临床常有头痛、呕吐、头晕、视力障碍等颅内压高的症状，血肿常伴有外伤史，而炎性肉芽肿常有感染病史。头颅 CT 是确诊的依据。

二、交叉瘫

（一）临床表现

交叉瘫是由一侧脑干病变引起，既累及本侧该平面的颅神经运动核，又累及尚未交叉至对侧的皮质脊髓束及皮质延髓束，出现交叉性瘫，表现为病变平面的同侧下运动神经元颅神经瘫痪及对侧身体的上运动神经元瘫痪。如脑桥病变时，它累及同侧的面神经核及纤维形成同侧周围性面瘫，又引起对侧舌瘫及上下肢的上运动神经元瘫痪。

（二）症状鉴别

在延髓下段由于锥体交叉处的病变引起上下肢的交叉性瘫，均为上运动神经元瘫痪。它由于延髓下段一侧病变时损坏了交叉后支配上肢的纤维及未交叉的支配下肢的纤维，所以出现同侧上肢中枢性瘫和对侧下肢中枢性瘫。

（三）定位诊断

根据脑干不同颅神经的损害可判断脑干病变的位置，颅神经核、脑干内纤维及相邻结构的损害可构成许多综合征。

1. 中脑

（1）中脑腹侧部综合征（Weber 综合征）：位于大脑脚底的内侧，表现为同侧动眼神经麻痹和对侧中枢性面瘫、舌瘫和上下肢瘫。

（2）中脑背侧部综合征（Claude 综合征）：病变位于红核，表现为同侧动眼神经麻痹和对侧的肢体共济失调。

（3）中脑顶盖综合征（Parinaud 综合征）：病变位于四叠体，早期症状主要为两眼不能协同向上仰视或伴两眼会聚麻痹。

2. 脑桥

（1）脑桥外侧部综合征（Millard - Gubler 综合征）：病变位于脑桥的腹外侧部，表现为同侧的外展神经麻痹和周围性面瘫、对侧的中枢性舌瘫和上下肢体瘫痪。

（2）脑桥内部综合征（Foville 综合征）：病变位于一侧脑桥近中线处，表现为同侧外展神经麻痹和对侧上下肢中枢性瘫。

（3）脑桥背盖部综合征（Raymonod - Cestan 综合征）：病变位于脑桥背盖部的背侧部。邻近第四脑室底部，表现为同侧外展神经麻痹、周围性面瘫；病变稍高时出现同侧小脑性共济失调，还表现为对侧肢体本体感觉障碍，也可因损害内侧纵束而产生双眼水平协同运动麻痹。

3. 延髓

（1）延髓背外侧综合征（Wallenberg 综合征）：是延髓中最常见的一种综合征，病变位于延髓背外侧部。主要临床表现为眩晕、呕吐、眼球震颤、饮水呛咳、吞咽困难、声音嘶哑、同侧咽反射消失、同侧共济失调、交叉性感觉障碍及同侧霍纳征。

（2）延髓前部综合征：病变位于延髓前部橄榄体内侧，表现为同侧的周围性舌瘫和对侧上下肢的偏瘫。

（3）延髓后部综合征：病变位于延髓后部一侧近中线处，近第四脑室底部，此处为后组颅神经核所在区，可发生部分颅神经麻痹，病变扩展至脊丘束时，可伴对侧半身痛、温觉障碍。

（4）延髓半侧损害综合征（Babinski Nageotte 综合征）：为延髓半侧比较广泛的损害。表现为病灶对侧偏瘫与分离性偏身感觉障碍、血管运动障碍，病灶的同侧有面部感觉障碍，小脑性共济失调，霍纳征，软腭、咽及舌肌麻痹。

4. 脑干内外损害的鉴别

（1）由脑干内病变所引起的交叉性瘫，一般其颅神经与肢体瘫痪的发生先后及程度往往差别不远，而脑干外病变，颅神经损害症状往往发生早且较明显，对侧偏瘫往往发生较迟而程度较轻。

（2）脑干内病变的颅神经损害多呈核性损害症状，而脑干外病变呈核下性症状。

（3）脑干内病变常有脑干内结构损害表现，如内侧纵束损害引起的核间性眼肌麻痹，交感神经损害引起的霍纳征等。脑干外病变一般无此类症状。

（4）根据颅神经在脑干内外不同的组合来鉴别，比如第 5、第 7、第 8 颅神经核在脑干内分布比较散，不易同时受累，而在脑桥小脑角处却比较集中，可同时受损。

（四）定性诊断

1. 急性症状

（1）闭塞性脑血管病：以延髓多见，中脑的侧支循环较丰富，所以闭塞性血管病少见。小脑后下动脉血栓形成延髓背外侧综合征，为脑血栓形成的一个类型，多数系由椎动脉闭塞引起，部分由椎动脉和小脑后下动脉的并发闭塞所致，少数由小脑后下动脉的单独闭塞引起。其临床表现常为晨起时发现的眩晕、站立不稳、饮水呛咳及吞咽困难、声音嘶哑，检查可发现比较典型的延髓背外侧综合征的症状，临床常见。

（2）脑桥出血：脑干的出血以脑桥最多见，是脑出血的一个类型，常于动态下突然起病。轻症者早期检查时可发现单侧脑桥损害的特征，如出血侧的面和展神经麻痹及对侧肢体弛缓性偏瘫，头和双眼凝视瘫痪侧，出血量常在 5ml 以下，预后较好。重症脑桥出血多很快波及对侧，患者迅速进入昏迷，四肢瘫痪，大多呈弛缓性，少数呈去大脑强直，双侧病理征阳性，双侧瞳孔极度缩小呈"针尖样"，持续高热，明显呼吸障碍，病情迅速恶化，多数在 24～48h 内死亡。

（3）脑桥中央髓鞘溶解症：病变为脑桥基底部有一个大而对称的脱髓鞘病灶，而轴突、神经细胞和血管相对较完整。因主要损害锥体束，故临床表现为迅速进行的假性延髓麻痹及四肢弛缓性瘫痪，其病因不明，一般认为由乙醇中毒及营养不良所引起。

2. 亚急性症状　常见于脑干炎症即脑干炎，与大脑的炎症同时存在即称脑干脑炎。大多数起病较急，可有发热或上呼吸道感染等前驱症状。病变易侵犯脑干背侧位的旁正中区，发生动眼神经及外展神经麻痹，也可引起背外侧区的前庭核损害，腹外侧区的三叉神经感觉及运动核损害，以及面神经和迷走神经的运动核损害。常同时或相继损害 2 个或 2 个以上的颅神经核，病变常局限于一侧脑干或两侧均受损。颅神经损害常为脑干炎的主要表现，传导束也可受累，但较颅神经损害轻，其中以锥体束及前庭小脑束受损而发生偏瘫和共济失调较多见。本病常见于青壮年，起病为急性或亚急性，多个症状同时加重，达一定程度后开始好转，常在数周或数月内恢复，早期脑脊液可有白细胞和蛋白的轻度增加。

3. 慢性症状

（1）常见于脑干肿瘤：小儿多见，病情呈进行性发展，脑桥部位较多，其次为中脑及延髓。起病时可局限于一侧，常表现为单一的颅神经麻痹，因脑干肿瘤多呈浸润性生长的神经胶质细胞瘤，随着肿瘤生长更多的症状相继出现，它们提示了肿瘤生长的速度和方向。症状可累及双侧，而且可以侵犯脑干的任何部位，病情比较严重时常表现为双侧外展神经麻痹、侧视麻痹和双侧锥体束征。大部分病例无视盘水肿，少数至晚期才出现视盘水肿。CT对确诊有帮助。

（2）神经系统变性病：较其他系统多见，以往曾将多种不明原因的神经系统慢性进等有关。其特点为起病及进展均缓慢，有好发年龄，常选择性地侵犯神经组织某一系统如运动神经元病，它只侵犯上、下运动神经元，而与之相邻的结构毫不受损。①运动神经元病：它的延髓麻痹型表现为第9、第10、第12颅神经受损，患者表现为言语障碍及吞咽困难，包括讲话不清、带鼻音或声音嘶哑、饮水呛咳不能进食。检查可见舌肌麻痹、萎缩及肌束颤动，软腭声带麻痹，咽反射迟钝或消失。延髓以上双侧锥体束病变时可出现假性延髓性麻痹，也可累及眼外肌与面肌。②延髓空洞症：为脊髓空洞症侵入脑干的病变引起，是一种慢性进行性的变性病，病因未明。延髓病变常损害疑核、舌下神经核及三叉神经脊束核，因此常有一侧或双侧的舌肌麻痹和萎缩，软腭、咽喉及声带麻痹。面部的感觉障碍常自近颈段的节段开始，而鼻尖及口唇部最后才受损。由于前庭核受损，常出现眼球震颤。

三、截瘫

（一）临床表现

从广义上看四肢瘫或两下肢瘫都叫截瘫，一般所谓截瘫多指两下肢瘫。截瘫按病变部位分为脑性截瘫、脊髓性截瘫、周围神经性截瘫。此处重点讨论脊髓性截瘫。脊髓横贯性损害时累及各传导束，表现为典型的截瘫，即损害平面以下双侧上运动神经元性瘫，肌张力增高，腱反射亢进，病理征阳性。如为急性损害可表现为"脊髓休克"。脊髓横贯性损害还表现为损害平面以下的各种感觉减退或丧失，伴以膀胱功能障碍为主的自主神经障碍。病损还会累及一段灰质，所以前角受损时表现为截瘫平面的上端有一段下运动神经元瘫痪的症状，表现为肌束颤动、肌肉萎缩和无力。慢性脊髓病变致痉挛性截瘫，除表现为上运动神经元性瘫外，还出现行走时两腿交叉，即剪刀步态。典型的脊髓半侧损害表现为一侧的肢体瘫痪。但临床上典型症状很少，多为双侧肢体受累，症状与截瘫类似，因为都是脊髓病，所以在此一起讨论。脊髓半侧损害也称脊髓半切征或称为布朗－塞卡（Brown－Seguard）综合征。它表现为病灶损害平面以下同侧肢体的上运动神经元瘫和深感觉障碍，对侧的痛、温觉障碍，在损害平面的上端同侧可有节段性的根性疼痛及感觉过敏带。不典型的病例虽为双侧症状，但常有两侧肢体受累的先后不同、受累的程度不同等特点，与脊髓横贯性损害有一定的区别。

（二）症状鉴别

1. 脑性截瘫　由双侧大脑半球病变引起。旁中央小叶病变双侧旁中央小叶相距极近。容易同时受累，表现为双下肢远端的瘫痪、感觉障碍、排尿障碍，与脊髓截瘫相似，但其病变的上界一般不明显，尤其是感觉障碍无明确平面，再加伴有脑部的其他症状，如头痛、头晕等，可以鉴别。常见病因有大脑镰的肿瘤、大脑前动脉闭塞、上矢状窦血栓等。CT常可帮助明确诊断。

2. 周围神经性截瘫　由双侧对称的脊神经损害引起。

（1）马尾病变：它为椎管内脊神经根的病变，症状也表现为两下肢瘫痪，但为下运动神经元性瘫，与圆锥病变相似，但它起病常从单侧下肢开始，有神经根的刺激性症状，如发作性的会阴部、股部或小腿部的疼痛，排便障碍常不明显。主要病因为椎管内的肿瘤、囊肿和脊蛛网膜粘连。

（2）周围神经病变：如格林－巴利综合征、多神经炎、糖尿病性神经炎等，它们也可表现为两下肢或四肢弛缓型瘫，但无传导束型感觉障碍，而是末梢型或神经干型的感觉障碍，一般无排便障碍。

3. 肌肉疾病　各种肌肉疾病常累及的是四肢，但多以下肢近端的肌肉为主，在疾病早期最被注重的往往是下肢无力，所以也类似截瘫，但不伴感觉障碍和自主神经障碍，应仔细检查鉴别。

（三）定位诊断

1. 脊髓各节段损害症状

（1）高颈髓（颈$_{1～4}$）：出现损害平面以下各种感觉缺失，四肢呈上运动神经元性瘫痪，括约肌障碍，四肢和躯干多无汗。常伴有枕部疼痛及头部活动受限。颈$_{3～5}$节段受损，将出现膈肌瘫痪，腹式呼吸减弱或消失。此外，如三叉神经脊束核受损则出现同侧面部外侧痛、温觉障碍，如副神经核受累，可见同侧胸锁乳突肌及斜方肌无力和萎缩。病变如向上累及延髓及小脑时，可出现吞咽困难、饮水呛咳、共济失调、眼球震颤，甚至呼吸循环衰竭而死亡。

（2）颈膨大（颈$_5$～胸$_2$）：双上肢呈下运动神经元性瘫痪，双下肢呈上运动神经元性瘫痪，损害平面以下各种感觉缺失及括约肌障碍。可伴有双肩部及双上肢的神经根性疼痛。颈$_8$、胸$_1$受损时常出现霍纳征。上肢腱反射的改变有助于受损节段的定位。

（3）胸髓（胸$_{3～12}$）：胸$_{4～5}$水平是血供较差最易发病的部位。损害时，平面以下各种感觉缺失，双下肢呈上运动神经元性瘫痪，有括约肌障碍；受损节段常伴有束带感。

（4）腰膨大（腰$_1$～骶$_2$）：受损时出现双下肢下运动神经元性瘫痪，双下肢及会阴部各种感觉缺失，括约肌障碍；如损害平面在腰$_{2～4}$则膝反射往往消失；在腰$_3$～骶$_1$则跟腱反射消失；如骶$_{1～3}$受损则出现阳痿。

（5）脊髓圆锥（骶$_{3～5}$和尾节）：损害时出现会阴部及肛门周围感觉缺失，髓内病变可出现分离性感觉障碍，肛门反射消失和性功能障碍。脊髓圆锥为括约肌功能的副交感中枢，该处病变可出现充盈性尿失禁，还可出现阳痿。

2. 脊髓的横位定位

（1）髓内病变：神经根刺激性症状相对少见，症状多为双侧。感觉障碍通常呈下行性进展，常出现分离性感觉障碍，受压节段支配的肌肉萎缩明显，括约肌功能障碍较早出现且程度严重。腰穿时椎管梗阻程度较轻，脑脊液蛋白含量增高不明显。

（2）髓外硬脊膜内病变：神经根刺激或压迫症状发生率高，可能在较长的时间内是唯一的症状。脊髓损害常自一侧开始，早期多表现为脊髓半侧损害症状。感觉障碍呈上行性进展，受压节段肌肉萎缩相对不明显，括约肌功能障碍出现较晚，椎管梗阻程度较重，脑脊液蛋白含量增高明显，一般病程进展较慢。

（3）硬脊膜外病变：可有神经根刺激征，但更多伴随局部脊膜刺激症状。脊髓损害的症状较晚发生，常出现在椎管已有明显或完全梗阻之后，感觉障碍亦呈上行发展，受压节段肌肉萎缩不明显，括约肌功能障碍出现较晚，脑脊液蛋白含量增高不显著。

（四）定性诊断

1. 急性起病

（1）脊髓炎性疾病：

a. 急性脊髓炎：是脊髓的非特异性炎症，以急性横贯性脊髓损害为特征。病前常有感染史，起病较急，于几小时至几天达高峰。病灶常位于胸段，表现为两下肢瘫，也可为颈段，出现四肢瘫并累及呼吸，也见于腰骶段。早期的截瘫常表现为脊髓休克状态，有明确的传导束型深浅感觉障碍，在损害平面有束带感。损害平面以下有自主神经损害症状，膀胱功能障碍较明显，早期常表现为尿潴留，随着脊髓休克的度过，逐渐形成尿失禁，椎管内一般无梗阻，蛋白和白细胞可以正常或轻度增高。经几个月时间大部分患者可基本痊愈，少部分会留有严重的后遗症。

b. 急性硬膜外脓肿：由于其他部位的化脓性病灶通过血行而引起硬膜外脓肿。起病较急，伴高热和全身中毒症状，病灶相应部位的脊柱剧烈疼痛，且有明显压痛和叩击痛。神经系统早期症状常为剧烈的根性疼痛，继而出现截瘫。脑脊液蛋白含量增高，椎管梗阻明显。

c. 急性化脓性脊髓炎：为脊髓化脓性炎症，容易形成脊髓脓肿。多继发于附近组织的化脓性感染、血源性感染和淋巴系统感染。病变多位于胸段，发病时先出现高热、寒战等全身感染中毒症状，继而出现脊髓的横贯性症状，早期为脊髓休克表现。脑脊液呈化脓样改变。

（2）脊髓前动脉闭塞：为急性起病，也可在数小时或数天内逐渐起病。其症状与急性脊髓炎类似，表现为截瘫，偶为单侧性，括约肌功能障碍，痛、温觉障碍常较轻。由于脊髓后索是脊髓后动脉血，所以深感觉保留，这种分离性感觉障碍是该病的特征。

（3）椎管内出血：根据出血的部位，椎管内出血可分为硬膜外、硬膜下、蛛网膜下隙及脊髓内出血。其原因为血管畸形、外伤、出血性疾病、抗凝血治疗的并发症等。硬膜外及硬膜下出血以外伤多见，临床表现为急、慢性的脊髓压迫症表现。脊髓蛛网膜下隙出血表现为突然的剧烈背痛，可有撕裂样神经根痛及暂时的轻瘫，脑脊液呈血性。脊髓内出血起病突然，发生剧烈的背痛，随之数分钟或数小时内出现病变水平以下的瘫痪、感觉丧失及大小便障碍，早期呈现脊髓休克，脑脊液呈血性。

2. 慢性起病

（1）脊髓压迫症：脊髓本身或周围组织的病变压迫脊髓所致脊髓横贯性损害者，称为脊髓压迫症。其临床表现的主要特点是进行性脊髓横贯性损害和椎管梗阻。引起脊髓压迫症的常见病因为脊椎病变，其中以脊柱结核最多见，其次是脊椎肿瘤，大多属转移性，其他为脊柱外伤，如脊椎骨折、脱位或椎间盘脱出；脊髓肿瘤系指椎管内的各种肿瘤。

（2）脊髓蛛网膜粘连：也称脊蛛网膜炎，因各种感染和理化刺激所引起。多为慢性病程，病变多累及脊髓数个节段或全长的蛛网膜。其囊肿型构成脊髓压迫症。粘连型累及神经根，出现下运动神经元瘫和多节段性感觉障碍。脑脊液常有梗阻现象和蛋白的明显增高，椎管造影可明确诊断。

（3）多发性硬化：是一个神经白质脱髓鞘性的自身免疫疾病，起病常在成年早期，具有一种迁延的、不规则的、有时是每况愈下的病程，常为缓解复发的病史。起病形式可急可缓，表现为多个神经部位的症状。视神经和脊髓联合病变在国内最常见，构成了视神经脊髓炎，临床表现为视力障碍，视神经萎缩和急性脊髓炎的表现。其诊断主要依据临床的多病灶和缓解复发的病史。

（4）运动神经元病：它是一组主要侵犯上、下两级运动神经元的慢性变性病，感觉系统不受侵犯。该病多于中年后起病，男多于女，主要临床表现为肌萎缩、肌力弱和锥体束征的不同组合而出现的不同的临床类型。肌萎缩性侧索硬化为最常见的一个类型，首发症状常在上肢远端，逐渐向近端发展，表现为上肢的肌肉萎缩和无力，但肌张力虽低，腱反射往往增高，并可引出霍夫曼征。在肌肉萎缩区可出现粗大的肌束颤动，患者自述为肉跳。双下肢常为上运动神经元损害征。可出现延髓麻痹。

（5）脊髓亚急性联合变性：它是由维生素 B_{12} 缺乏而引起的神经系统变性，主要病变在脊髓的后索、侧索，临床表现以深感觉缺失、感觉性共济失调及痉挛性截瘫为主，常伴有周围性感觉障碍。

（6）遗传性痉挛性截瘫：多呈常染色体显性遗传，大多在儿童期起病，主要表现为逐渐进展的下肢痉挛性瘫痪，呈剪刀步态，多数有弓形足，无感觉障碍。该疾病缓慢进展，晚期上肢和延髓也会受累。

3. 其他脊髓病

（1）放射性脊髓病：是由于应用放射线治疗恶性肿瘤时引起的脊髓病变，它常有一段潜伏期（1 个月 ~ 6 年），起病可急可缓，常先表现为肢体的疼痛和麻木，症状持续进展，则出现受累平面以下的痛、温觉障碍和截瘫，深感觉常无改变。受累的脊髓节段可有前角受累的症状，表现为肌肉萎缩、反射减弱、肌束震颤等。放射治疗后出现脊髓受累的症状体征，为该病诊断的主要依据。

（2）肝性脊髓病：指肝硬化患者继门腔静脉吻合、脾肾静脉吻合术后或自然吻合后出现的脊髓病。多见于 30 ~ 50 岁男性，首先表现为肝硬化的症状和体征，而后表现为反复发作的一过性意识障碍和精神症状（肝性脑病），最后出现脊髓受累。脊髓病变主要表现为锥体束障碍的症状和体征，即下肢出现不同程度的上运动神经元瘫痪。一般无感觉障碍和括约肌障碍。

（3）枕大孔区畸形：它为先天畸形病，常于成年起病，表现为双侧锥体束征、肢体感觉障碍、小脑性共济失调及后组颅神经症状。

四、四肢瘫

（一）临床表现

四肢瘫表现为两侧肢体的瘫，但两侧或上、下肢瘫痪程度可不一致。可由脑部的双侧病变、高颈髓的病变致四肢瘫，而多发性周围神经病和肌肉肌病也可致肢瘫，此处主要讨论后两类的四肢瘫。多发性周围神经病导致的瘫痪多为两侧对称，表现为下运动神经元损害、肌张力减低、腱反射减弱或消失和肌肉萎缩，尤其在慢性周围神经病变时肌萎缩特别明显。它常伴末梢型感觉障碍，表现为手套、袜子样的痛觉减退；还伴有自主神经损害，表现为皮肤、毛发和泌汗的障碍。肌肉疾病所累及的四肢瘫常以近端为主，往往伴有明显的躯干肌肉无力，如颈肌不能支撑头部。它也表现为肌张力的减低，也可因肌无力表现为腱反射减弱，肌肉可出现萎缩，也可表现为假性肥大。它不伴客观的感觉障碍和自主神经障碍，可以有肌肉压痛。

（二）症状鉴别

1. 双侧脑部病变　由双侧大脑半球或脑干病变引起，实际上是双侧偏瘫或双侧的交叉瘫，所以四肢都受累，表现为上运动神经元性瘫痪，但临床常表现为两侧病变起病先后不同，症状轻重不同，伴有假性延髓性麻痹症状，患者还常有意识障碍、精神障碍或痴呆等脑的症状。一般认为由各种脑部的血管病、炎症、变性病或肿瘤引起。

2. 颈髓病变　它可累及四肢，两侧症状常为对称。脊髓病变常有明确的感觉平面和以膀胱功能障碍为主的自主神经功能障碍，已在截瘫中论述，这是与其他部位病变造成四肢瘫痪的主要区别。

（三）定位诊断

1. 末梢型神经损伤　表现为四肢远端对称性的运动、感觉和自主神经障碍，以手套、袜子样的痛、温觉障碍为其特点，伴有深感觉障碍、下运动神经元性的瘫痪及皮肤、泌汗改变。

2. 脊神经根型　为两侧不对称性下运动神经元瘫痪，常伴有根性痛，拉塞克征阳性，感觉障碍呈节段型的或末梢型的，常伴自主神经障碍，大小便障碍较少。

3. 肌肉病变　表现为弛缓性瘫痪，腱反射常减弱，无病理反射，无感觉障碍和自主神经障碍。瘫痪常以四肢近端及躯干为主，可以有肌肉萎缩，假性肥大是肌营养不良的特征性表现。

（四）定性诊断

1. 急性起病

（1）急性感染性脱髓鞘性多发性神经根神经病（AIDP）：也称格林-巴利综合征。它是由免疫异常引起的周围神经脱髓鞘性疾病。该病在青年和儿童多见，四季都可发生，以夏、秋两季较多。病前常有感染史，呈急性起病，1~2周内达高峰，其突出表现为四肢对称性下运动神经元性瘫痪，常由下肢开始，起病后可很快累及呼吸肌而危及生命。感觉障碍常较轻，以手套、袜子样的痛觉减退和神经根的刺激性症状为主。半数以上病例出现颅神经障碍，多为双侧，各颅神经均可受累，以面神经和舌咽迷走神经最多见，导致面瘫和吞咽障碍，自主神经可受累，出现多汗或少汗，皮肤营养障碍，偶有大小便障碍。它可影响心脏，引起心动过速。脑脊液有蛋白细胞分离现象。

（2）周期性瘫痪：也称为低钾性麻痹，它主要由于血清钾的降低而引起骨骼肌麻痹。本病呈反复发作，每次可持续几小时至几天，主要表现为四肢近端为主的瘫痪，一般不累及头面部肌肉，无感觉障碍，发作时血清钾的明显降低为本病特征。该病可由遗传引起，也可为甲亢、醛固酮增多症、肾小管酸中毒、利尿等引起。

2. 亚急性起病

（1）多发性神经炎：也称末梢神经炎。表现为肢体远端的运动、感觉和自主神经障碍。其病因很多，如感染、代谢、中毒、变态反应、肿瘤等均可引起。

（2）脊髓灰质炎：也称小儿麻痹它为脊髓前角细胞病毒感染所致的下运动神经元性瘫痪，有时表现为四肢瘫，但常为单瘫或不对称性的瘫痪。

3. 亚急性起病伴反复发作　重症肌无力，它是神经肌肉传递障碍的获得性自身免疫性疾病。其临床特征为横纹肌的病态疲劳，表现为晨轻晚重，劳累后加重，休息后减轻。眼外肌受累是最常见的一个类型，表现为单侧或双侧眼睑下垂、眼球活动障碍，咽肌、咀嚼肌也可受累，全身型表现为四肢无力，重症者可出现呼吸肌麻痹。临床诊断除典型表现外，可经疲劳试验或药物试验确诊。注射新斯的明或依酚氯铵症状可明显缓解，肌电图的衰减改变为客观指标。

4. 慢性起病

（1）脊髓性脊肌萎缩症：它为运动神经元病的一个类型，表现为肢体对称性的下运动神经元性瘫痪，有典型的肌束震颤为该病的特征。

（2）多发性肌炎：本病是以骨骼肌的间质性炎症和肌纤维的变性为特征的疾病。一部分伴有皮肤病变，即称为皮肌炎。本病可能与自身免疫有关，也可由肿瘤和结缔组织病引起。该病女性多见，起病隐袭，常伴有低热和关节痛。表现为以肢体近端和躯干肌肉瘫痪为主的症状，肌肉压痛明显，肌肉萎缩出现较晚。急性期可见血清肌酸磷酸激酶和免疫球蛋白增高，尿中肌蛋白出现，肌酸增加。肌电图和肌肉活检有助于诊断。

（3）肌营养不良症：是一组由遗传因素所致的肌肉变性病，表现为不同分布、程度和进行速度的骨骼肌无力和萎缩，也可涉及心肌。分多个型：①假肥大型（Duchenne 型），为儿童中最常见的一类肌病，属性连锁隐性遗传，均影响男孩，常于 3～4 岁起病，表现为缓慢进展的下肢无力，行走缓慢，不能奔跑，易绊倒，行走时呈"鸭步"。②肢带型，呈常染色体隐性遗传，各年龄均可发病，但以 10～30 岁多见，临床主要表现为骨盆带和肩胛带肌肉萎缩和无力，进展较慢，通常至中年时才出现运动的严重障碍。③面肩肱型，性别无差异，为成年人中最常见的肌营养不良症，通常在青春期起病，首先影响面部和肩胛带肌肉，呈现特殊的"肌病面容"。④眼肌型，表现为持续性、缓慢进展的眼外肌麻痹。

五、单瘫、多肢瘫

（一）临床表现

一个肢体的瘫痪称为单瘫。单瘫可由大脑皮质病变引起，也可由脊髓半侧损害所致，更多的为脊髓的前角、周围神经病所引起的下运动神经元性瘫痪。后者为此处重点讨论的内容。由于周围神经为混合性神经，所以常伴有相应区域的感觉障碍。多个不对称的肢体瘫痪称为多肢瘫，它常由几个单瘫的肢体组合而成。一般均为下运动神经元性瘫痪。

（二）症状鉴别

1. 皮质性单瘫　支配上、下肢及头面部的运动中枢在中央前回的皮质有个较广泛的区域，因此各种病变常累及其一段，表现为上运动神经元性单瘫，比如中央前回中段的病变表现为对侧上肢的运动障碍。其临床症状往往是以某一肢体为主的偏瘫，早期常有局灶性癫痫的症状，常伴瘫痪部位的感觉障碍，它的界限不明确，甚至累及整个半身。皮质性单瘫可由大脑半球的血管病、肿瘤、炎症、外伤等引起。

2. 脊髓半侧损害　胸段的脊髓半侧损害可出现同侧下肢的上运动神经元性损害，常伴同侧的深感觉障碍和对侧下肢的痛、温觉障碍，即布郎－塞卡征。临床症状一般不典型，常为不对称性的两下肢症状，其病因为脊髓的各种原因病变，可参阅截瘫内容。

3. 骨、关节病变　如肩周炎、髋关节结核、膝关节病变等，均可影响肢体的运动。但它们并不表现为肌肉的无力，而是由于疼痛、关节活动障碍所致的运动障碍，应给予鉴别。

（三）定位诊断

1. 脊髓前角　表现为下运动神经元性瘫痪，可累及单个肢体或多个肢体，慢性病变可出现肌束震颤，表现为肌肉中少数肌纤维的非节律性不自主收缩，患者感觉该处有肌肉跳动感。前角病变一般不伴根性痛，无感觉障碍。

2. 前根　呈节段性分布，偶有肌束颤动。前根损害的病因大多继发于脊髓被膜或脊椎骨质的病变，因此后根也常同时受损，出现根性疼痛或节段性感觉障碍。

3. 神经丛　神经丛是运动和感觉的混合神经，因此损害后瘫痪与相应的神经丛相关，常为单肢瘫，表现为肌张力低、腱反射减弱及肌肉萎缩，伴相同区域的感觉障碍。臂丛损害出现上肢的瘫痪，腰丛主要支配股肌和大腿肌群，而骶丛支配小腿肌群和臀部肌群。

4. 神经干　为混合神经，损伤后常表现为肌群的瘫痪，如桡神经支配腕伸肌群，损伤后出现腕关节下垂，同时伴有该神经支配的皮肤感觉障碍。神经干损伤多为外伤性，本身病变以神经炎为多。

（四）定性诊断

1. 急性起病

（1）脊髓灰质炎：为脊髓前角的病毒感染性疾病。患者多为儿童，故又称小儿麻痹。临床表现为早期出现一般感染症状，表现为发热、头痛等，经 1～3d 病毒侵入神经系统后再度出现感染症状和脊髓前角细胞受累症状。肢体呈弛缓性瘫，多发生在下肢；在一侧时，各肌组受累的程度不一致；双侧时，可能不对称。若累及三肢、四肢，程度也不完全一致，感觉和排便正常。早期脑脊液表现为蛋白细胞的轻度增高。

（2）臂丛神经麻痹：外伤是其主要病因，炎症也可累及，表现为肩关节下垂、上臂呈内收内旋、前臂伸而旋前的姿势，伴上肢桡侧皮肤感觉减退。

（3）周围神经麻痹：指上、下肢单发的周围神经瘫痪，最常见的原因是外伤和血液循环障碍，有的原因不明。表现为与该神经相关的肌群瘫痪和斑片样的感觉障碍。其神经的定位可根据损伤的肌群与神经的关系及皮肤感觉障碍区与神经的关系判断为某神经的损伤。

2. 亚急性或慢性起病

（1）脊柱疾病颈椎病：腰椎间盘突出、脊柱裂和脊椎骨质增生、脊柱的肿瘤与结核均可压迫神经根，出现单个肢体瘫痪。

（2）前斜角肌和颈肋综合征：也称胸出口综合征，由臂丛下干和锁骨下动脉被前或中斜角肌、颈肋等压迫所致的症状，主要表现为由肩胛向下放射到手的尺侧和上肢的疼痛，手肌萎缩。也因锁骨下动脉和静脉的压迫出现脉搏的改变、远端发绀、水肿、苍白、静脉怒张等症状。

（3）其他椎管内病变：①脊髓蛛网膜炎：也称脊髓蛛网膜粘连，可累及神经根造成根性的瘫痪节段感觉障碍。②脊髓空洞症：最常累及的是后角，造成节段性感觉障碍，也可累及前角细胞，出现下运动神经元瘫痪。

（4）运动神经元病：常为四肢瘫，但其早期也可为单肢开始，表现为单瘫的症状。

瘫痪的治疗主要靠病因治疗和自然恢复，另外可加康复治疗促进恢复。

（雷　军）

第八节　躯体感觉障碍

躯体感觉指作用于躯体感受器的各种刺激在人脑中的反映。一般躯体感觉包括浅感觉，深感觉和复合感觉。感觉障碍可以分为抑制性症状和刺激性症状两大类。

一、抑制性症状

感觉径路破坏时功能受到抑制，出现感觉（痛觉、温度觉、触觉和深感觉）减退或缺失。一个部位各种感觉缺失，称完全性感觉缺失。在意识清醒的情况下，某部位出现某种感觉障碍而该部位其他感觉保存者称分离性感觉障碍。患者深浅感觉正常，但无视觉参加的情况下，对刺激部位、物体形状、重量等不能辨别者，称皮质感觉缺失。当一神经分布区有自发痛，同时又存在痛觉减退者，称痛性痛觉减退或痛性麻痹。

二、刺激性或激惹性症状

感觉传导径路受到刺激或兴奋性增高时出现刺激性症状，可分为以下几种。

（一）感觉过敏

感觉过敏指一般情况下对正常人不会引起不适感觉或只能引起轻微感觉的刺激，患者却感觉非常强烈，甚至难以忍受。常见于浅感觉障碍。

（二）感觉过度

感觉过度一般发生在感觉障碍的基础上，具有以下特点。

（1）潜伏期长：刺激开始后不能立即感知，必须经历一段时间才出现。

（2）感受性降低，兴奋阈增高。刺激必须达到一定的强度才能感觉到。

（3）不愉快的感觉：患者所感到的刺激具有暴发性，呈现一种剧烈的、定位不明确的、难以形容的不愉快感。

（4）扩散性：刺激有扩散的趋势，单点的刺激患者可感到是多点刺激并向四周扩散。

（5）延时性：当刺激停止后在一定时间内患者仍有刺激存在的感觉，即出现"后作用"，一般为强烈难受的感觉，常见于烧灼性神经痛、带状疱疹疼痛、丘脑的血管性病变。

（三）感觉倒错

感觉倒错指对刺激产生的错误感觉，如冷的刺激产生热的感觉，触觉刺激或其他刺激误认为痛觉等。常见于顶叶病变或癔症。

（四）感觉异常

感觉异常指在没有任何外界刺激的情况下，患者感到某些部位有蚁行感、麻木、瘙痒、重压、针刺、冷热、肿胀，而客观检查无感觉障碍。常见于周围神经或自主神经病变。

（五）疼痛

是感觉纤维受刺激时的躯体感受，是机体的防御机制。临床上常见的疼痛可有以下几种。

1. 局部疼痛　是局部病变的局限性疼痛，如三叉神经痛引起的局部疼痛。

2. 放射性疼痛　中枢神经、神经根或神经干刺激病变时，疼痛不仅发生在局部，而且扩散到受累神经的支配区。如神经根受到肿瘤或椎间盘的压迫，脊髓空洞症的痛性麻痹。

3. 扩散性疼痛　是刺激由一个神经分支扩散到另一个神经分支而产生的疼痛，如牙疼时，疼痛扩散到其他三叉神经的分支区域。

4. 牵涉性疼痛　内脏病变时出现在相应体表区的疼痛，如心绞痛可引起左胸及左上肢内侧痛，胆囊病变可引起右肩痛。

5. 幻肢痛　是截肢后，感到被切断的肢体仍然存在，且出现疼痛，这种现象称幻肢痛，与下行抑制系统的脱失有关。

6. 灼烧性神经痛　剧烈的烧灼样疼痛，多见于正中神经或坐骨神经损伤后，可能是由于沿损伤轴突表面产生的异位性冲动，或损伤部位的无髓鞘轴突之间发生了神经纤维间接触。

（雷　军）

第九节　不自主运动

一、概念

意识清醒的状态下，出现不能自行控制的骨骼肌异常运动称不自主运动。睡眠时停止，情绪激动时增强。

二、病变部位

在锥体外系。锥体系以外与协调运动相关的结构和下行通路，包括基底节、小脑及脑干中诸多核团均为锥体外系。

三、解剖与生理

（一）联系环路

基底节调节运动功能的主要结构基础是纹状体与运动皮质之间的联系环路。包括：

（1）皮质 - 新纹状体 - 苍白球（内）- 丘脑 - 皮质回路。

（2）皮质 - 新纹状体 - 苍白球（内）- 丘脑底核 - 苍白球（内）- 丘脑 - 皮质回路。

（3）皮质 - 新纹状体 - 黑质 - 丘脑 - 皮质回路。

（二）神经递质

各种神经递质如谷氨酸、多巴胺和 γ - 氨基丁酸等实现其间的联系与功能平衡。

四、临床症状

（一）静止性震颤

1. 概念　指静止时主动肌与拮抗肌交替收缩引起的节律性颤动，多见于帕金森病。

2. 颤动频率　4~6 次/s。

3. 特征性体征　静止时出现，紧张时加重，随意运动时减轻，睡眠时消失，手指震颤如搓丸状；部位：手指、四肢、下颌、唇、颈部等。

（二）肌强直

或称强直性肌张力增高。帕金森患者的伸肌和屈肌张力均增高，出现铅管样强直，即向各方向被动运动遇到的阻力相同；齿轮样强直震颤时，被动运动遇到的阻力断续相间。

（三）舞蹈症

1. 概念　肢体及头面部迅速、无节律、不规则、粗大的不能随意控制的动作称为舞蹈症。

2. 临床表现　转颈、耸肩、挤牛奶样抓握（手指间断性屈伸）、摆手和伸臂等舞蹈样动作。可有扮鬼脸动作，上肢较重；肢体张力低，步态不稳且不规则。重者舞蹈样步态即从一侧向另一侧快速粗大的跳动。

3. 加重或缓解因素　随意运动或情绪激动时加重，安静时减轻，睡眠时消失。

4. 常见疾病　小舞蹈病、Huntington 舞蹈病、药物诱发的舞蹈症如神经安定剂（酚噻嗪类、氟哌啶醇）。偏侧舞蹈症是局限于身体一侧的舞蹈症，脑卒中、肿瘤等常见。

（四）手足徐动症

1. 概念　指肢体远端游走性的肌张力增高或减低的手足徐动动作。

2. 临床表现　手足缓慢如蚯蚓爬行的扭转样蠕动，手指缓慢逐个相继屈曲；伴有肢体远端过度伸张如腕过屈、手指过伸，奇怪的姿势和动作；可伴有异常舌运动的怪相、发音不清等。

3. 常见疾病　神经系统变性疾病最常见，如 Huntington 舞蹈病、Wilson 病、苍白球 - 黑质色素变性（Hallervorden - Spatz）病等，慢性中毒如酚噻嗪类、氟哌啶醇及肝性脑病等；偏侧手足徐动症多见于脑卒中疾病。

（五）偏身投掷运动

1. 临床特征　粗大的无规律的跨越和投掷样运动。

2. 病变部位　对侧丘脑底核及与其联系的苍白球外侧部急性损害，如梗死或小量出血。

（六）肌张力障碍

1. 概念　由于异常肌收缩引起缓慢扭转样不自主运动或姿势异常。

2. 常见疾病　Huntington 舞蹈病、Wilson 病、帕金森综合征、苍白球 - 黑质色素变性（Hallervorden - Spatz）病、酚噻嗪等药物中毒。

（七）扭转痉挛又称扭转性肌张力障碍

1. 概念 因身体同时收缩某一部位主动肌和拮抗肌，产生姿势固定，特点为躯干和肢体近端扭曲。

2. 临床表现 手过伸或过屈、头侧屈或后伸、足内翻、躯干屈曲扭转、眼睛紧闭及固定的怪异表情，依靠支撑站立和行走。

3. 常见疾病 原发性遗传性疾病如早期 Huntington 舞蹈病、Wilson 病、Hallervorden - Spatz 病等，或继发于产伤、脑炎、核黄疸等。

（八）遗传性变形性肌张力障碍

少见的最严重的一种类型。

（九）痉挛性斜颈

或称局限性肌张力障碍，是扭转性肌张力障碍变异型。由于颈部肌肉痉挛性收缩，头部不自主的缓慢转动和弯曲。

（十）抽动秽语综合征

1. 发病年龄 儿童多见。

2. 临床表现 初起多以面部肌肉突发性快速无目的重复性抽动，逐渐耸肩、扭颈等。伴有不自主发声（发音肌抽搐），或伴有秽语，频繁者一日十几次至数百次抽动，症状的程度呈波动性变化。

（雷　军）

第十节　共济失调

一、概念

因小脑、本体感觉和前庭功能障碍引起的运动不协调和笨拙称共济失调。

特点：患者肌力正常，但四肢、躯干及咽喉肌运动不协调，引起姿势、步态和语言障碍。

共济运动：依靠小脑、深感觉、前庭和锥体外系统的参与完成。损害小脑、深感觉、前庭和锥体外系可出现共济失调。

小脑主要参与完成精巧动作。当大脑皮质每发出一次随意运动的指令时，小脑同时发出制动性冲动，协调大脑完成准确的运动或动作。临床上共济失调分为小脑性、深感觉性、大脑性和前庭性。

二、共济失调的分类和表现

（一）小脑性共济失调

1. 小脑的发生、结构联系及功能定位 小脑是皮质下重要的运动调节中枢。与大脑皮质、前庭、脊髓联系密切，古小脑（绒球小结→前庭神经核→前庭小脑）维持躯体平衡及眼球运动；旧小脑（蚓部→脊髓→脊髓小脑）维持躯体平衡；新小脑（半球→大脑皮质→

皮质小脑）维持肢体协调运动。小脑不能直接产生运动性冲动，起到调节下行运动系统的作用。

2. 小脑性共济失调　随意运动的不规则（协调运动障碍）如速度、节律、幅度和力量，伴有肌张力减低、言语障碍及眼球运动障碍。

3. 临床表现

（1）姿势和步态的异常：①躯干性共济失调（姿势性共济失调）：小脑蚓部病变。即站立不稳、步态蹒跚、两足远离叉开、左右摇晃不定，并举起上肢以维持平衡。②病位：损害上蚓部易向前倾倒，损害下蚓部易向后倾倒，损害小脑半球时行走向患侧倾斜。严重躯干共济失调者难以坐稳。

（2）协调运动障碍：①临床特征：随意运动的协调性障碍，上肢较下肢重，远端比近端重，完成精细动作较粗大动作困难。在动作的初始和终止时明显表现出运动的速度、节律、幅度和力量不平稳。②辨距不良：两点间的距离辨别不清。③意向性震颤：手或手指运动指向目标时震颤明显。④协同不能：不能协调地完成复杂的精细动作。⑤轮替运动：异常。⑥书写障碍：笔画不匀，字愈写愈大。以上运动异常组成典型的小脑笨拙综合征。

（3）言语障碍：①临床特征：因发音器官的唇、舌、喉肌共济失调所致。②吟诗样语言：说话缓慢，含糊不清，声音断续、顿挫。③爆发性语言：声音呈爆发性。

（4）眼运动障碍：①临床特征：眼球运动肌的共济运动失调引起粗大的共济失调性眼球震颤。损害与前庭的联系时，可产生双眼来回摆动。②下跳性眼震：偶见。③反弹性眼震：偶见。

（5）肌张力减低：①临床特征：不能维持姿势或体位，较小的力量可使肢体移动，运动幅度增大，行走时上肢摆动的幅度增大，腱反射呈钟摆样。②常见疾病：急性小脑病变。③回弹现象：患者前臂在抵抗外力收缩时，如果外力突然撤去，患者前臂不能立即放松，出现不能控制的打击动作。

（二）大脑性共济失调

额桥束和颞枕桥束联系大脑的额、颞、枕叶和小脑半球，损害时出现共济失调，但大脑性共济失调不如小脑性共济失调症状明显，较少出现眼球震颤。

1. 额叶性共济失调

（1）病变部位：额叶或额桥小脑束。

（2）临床表现：同小脑性共济失调，如步态不稳、向后或向一侧倾倒、体位性平衡障碍；对侧肢体共济失调，腱反射亢进、肌张力增高、病理反射阳性，或额叶损害的精神症状、强握反射和强直性跖反射等。

2. 顶叶性共济失调

（1）病变部位：顶叶。

（2）临床表现：对侧患肢共济失调，闭眼时症状明显，深感觉障碍呈一过性或不严重；损害两侧旁中央小叶后部时双下肢感觉性共济失调及大小便障碍。

3. 颞叶性共济失调　较轻，早期不易发现，可一过性平衡障碍。

（三）感觉性共济失调

1. 临床特征　脊髓后索损害引起深感觉障碍，不能辨别肢体的位置及运动方向，重要的反射冲动丧失。

2. 临床表现

（1）站立不稳。

（2）迈步不知远近，落脚不知深浅：常目视地面，黑暗处步行更加不稳。

（3）特点：通过视觉辅助症状可减轻，睁眼时共济失调不明显，闭眼时明显。闭目难立征阳性，当闭眼时身体立即向前后左右各方向摇晃，幅度较大，甚至倾倒；检查音叉震动觉及关节位置觉缺失。

（四）前庭性共济失调

1. 病变部位　损害前庭引起身体空间定向功能丧失所致。

2. 临床表现

（1）平衡障碍为主，当站立或步行时躯体易向病侧倾斜，摇晃不稳，沿直线行走时更为明显，头位改变则加重症状。

（2）四肢共济运动。多正常。

（3）特点：眩晕、呕吐、眼球震颤明显，双上肢自发性指误。

（4）前庭功能检查：内耳变温（冷热水）试验或旋转试验反应减退或消失。

（5）病变越接近内耳迷路，共济失调症状越明显。

（雷　军）

第十一节　尿便障碍

尿便障碍包括排尿障碍和排便障碍，主要由自主神经功能紊乱所致，病变部位在皮质、下丘脑、脑干和脊髓。

一、排尿障碍

排尿障碍是自主神经系统病变的常见症状之一，主要表现为排尿困难、尿频、尿潴留、尿失禁及自动性排尿等，由排尿中枢或周围神经病变所致，也可由膀胱或尿路病变引起。由神经系统病变导致的排尿障碍可称为神经源性膀胱，主要有以下类型。

（一）无张力性膀胱

1. 感觉障碍性膀胱　是由脊髓排尿反射弧的传入神经病变引起，病变多位于骶髓后索或后根。此时膀胱感觉丧失，毫无尿意。早期表现为排尿困难，膀胱不能完全排空；晚期表现为尿潴留或充盈性尿失禁，即尿液充盈至一定程度出现尿失禁或尿滴沥，有大量的残余尿。多见于脊髓休克期、多发性硬化、亚急性联合变性及脊髓痨等。

2. 运动障碍性膀胱　是由脊髓排尿反射弧的传出神经病变引起，病变多位于骶髓前角或前根。此时膀胱感觉正常，尿意存在。早期表现为排尿困难，膀胱不能完全排空，伴膨胀感，膨胀严重时有疼痛感；晚期表现为尿潴留或充盈性尿失禁。多见于急性脊髓灰质炎、格林—巴利综合征等。

（二）自主性膀胱

又称为"失神经性膀胱"。是由排尿反射弧中断引起，为脊髓排尿反射中枢、马尾或盆腔内脏神经损害所致。早期表现为不能排尿、膀胱膨胀，晚期为充盈性尿失禁。如不及时处理，膀胱可进行性萎缩。患者常诉马鞍区麻木，查体发现感觉消失。多见于腰骶段的损伤、肿瘤或感染。

（三）反射性膀胱

又称为"自动膀胱"，为骶段以上脊髓横贯性损害所致，排尿完全由脊髓反射控制。由于从排尿高级中枢发出至骶部的传出纤维紧靠锥体束，故当两侧锥体束损害时，不仅丧失了控制外括约肌的能力，而且引起排尿动作所需的牵张反射亢进，导致尿频、尿急以及间歇性尿失禁。多见于横贯性脊髓炎、脊髓高位完全性损伤或肿瘤。

（四）无抑制性膀胱

为脊髓以上的较高级排尿中枢受损所致，病变部位可能位于旁中央小叶、内囊、脑干或弥漫性病变。由于高级排尿中枢对排尿反射的抑制作用减弱，在未达到正常膀胱容量的时候即排尿，表现为尿频尿急，常不能抑制，每次尿量少，膀胱膨胀感存在。多见于脑肿瘤特别是旁中央小叶附近的中线肿瘤、脑血管病、多发性硬化、颅脑手术后及脊髓高位损伤恢复期。

二、排便障碍

排便障碍也是自主神经系统障碍的常见症状之一，主要表现为便秘和大便失禁，排便急迫和自动性排便有时也可见到。可以由神经系统病变引起，也可为消化系统或全身性疾病所致。本节主要叙述由神经系统病变引起的排便障碍。

（一）便秘

便秘是指粪便干结、排便困难或排便不尽感和排便次数减少。主要由于大脑皮质对排便反射的抑制增强所致，多见于脑血管病、颅脑损伤、脑肿瘤等；$S_2 \sim S_4$ 以上的脊髓病变也可出现，多见于脊髓横贯性脊髓炎、多发性硬化、多系统变性等。此外，正常人也可出现便秘，其中精神因素及心理障碍是其高危因子；而老年人由于肠蠕动缓慢、肛肠肌肉过度收缩、精神体质欠佳、饮食因素、运动减少等原因，也易出现便秘。

（二）大便失禁

大便失禁是指粪便在直肠肛门时，肛门内、外括约肌处于弛缓状态，大便不能自控，粪便不时地流出。常见于深昏迷或癫痫发作时。此外，老年性痴呆、脑外伤、马尾神经损伤、肛门直肠及会阴部神经损伤等也可出现。部分老年人由于括约肌功能减弱，也可出现大便失禁现象。

（三）自动性排便

$S_2 \sim S_4$ 以上的脊髓病变中断了高级中枢对脊髓排便反射的抑制，使脊髓排便反射增强，而引起的不受意识控制的排便。患者表现每日自动排便 $4 \sim 5$ 次，较自动排尿少见。主要见于各种脊髓病变，如脊髓外伤、横贯性脊髓炎等。

（四）排便急迫

多由躯体疾病引起。神经系统病变出现排便急迫极罕见，有时可见于腰骶部神经刺激性病变如炎症、肿瘤等，此时常伴有鞍区痛觉过敏。

（雷　军）

第五章 脑血管疾病

第一节 短暂性脑缺血发作

短暂性脑缺血发作（transient ischemi attack，TIA）指急性发作的短暂性、局灶性的神经功能障碍或缺损，病因是由于供应该处脑组织（或视网膜）的血流暂时中断所致。TIA 预示患者处于发生脑梗死、心肌梗死和其他致死性血管性疾病的高度危险中。TIA 症状持续时间越长，24h 内完全恢复的概率就越低，脑梗死的发生率随之升高。大于 1～2h 的 TIA 比多次为时短暂的发作更为有害。所以 TIA 的早期诊断以及尽早、及时的治疗是很重要的。TIA 是脑血管疾病中最有治疗价值的病种。随着医学的进步，对于 TIA 的认识得到了很大提高。

一、历史背景

1951 年美国神经病学家 Fisher 首次提出命名，1958 年提出 "TIA 可能持续几分钟到几小时，最常见是几秒钟到 5 或 10min"；同年美国国立卫生研究所委员会（NIH）定义 TIA 为一种脑缺血发作，局限性神经功能障碍持续时间 <1h；1964 年 Acheson 和 Hutchinson 提出 1h 作为 TIA 和中风的时间界限；1975 年 NIH 委员会将持续时间确定为 <24h。目前随着对 TIA 认识的深入，为强调 TIA 的严重性和紧迫状态，有人建议改用 "小中风"、"暂时性中风"、"暂时性脑发作" 和 "先兆性中风" 命名 TIA。最近更提出先兆脑梗死（threatening infarct of the brain，TIB）、迫近中风综合征（impending stroke syndrome）、紧急中风前综合征（emergency prestroke syndrome）等喻意准确和预示病情严重、紧急的名称。2002 年 Albers 提出 "TIA 是由局部脑或视网膜缺血所引起的短暂的神经功能缺失发作，典型的临床症状持续不到 1h，且没有急性梗死的证据。相反，持续存在的临床症状或影像上有肯定的异常梗死就是卒中"。

二、定义

TIA 是由颅内血管病变引起的一过性或短暂性、局灶性脑或视网膜功能障碍；临床症状一般持续 10～15min，多在 1h 内，不超过 24h；不遗留神经功能缺损症状和体征；结构性（CT、MRI）检查无责任病灶。需要强调 TIA 指局部脑缺血，与全脑缺血所致的晕厥在病理生理上是完全不同的，症状学上也有一定的区别。

对于 24h 这个时间限定，目前越来越受到质疑。动物实验发现脑组织缺血 3h，局部的缺血损伤不可逆，出现选择性神经元坏死；大脑中动脉阻断缺血 30min，DWI 发现有异常，但病变是可逆的，2.5h 后即不可逆。临床研究证实 70% TIA 在 10min 内消失，绝大多数 TIA <1h，典型的症状持续数秒到 10～15min。TIA >1～3h 神经功能缺损恢复的概率非常低。近年研究发现前循环 TIA 平均发作 14min，后循环平均 8min。影像学研究表明超过 1h 的 TIA 发作多发现有新的实质性脑病损，同样说明有脑梗死病理改变的 TIA 患者临床上可表现为暂时性的体征。所以有人提出若遇发作超过 1h 的患者，应按急性脑梗死处理。因此，有人提出急性缺血性脑血管综合征（Acute Ischemic Cerebrovascular Syndrome）的概念来描述基于脑缺血这个病理生理基础上的一组临床症状。

三、病因

1. 动脉粥样硬化　老年人 TIA 的病因主要是动脉粥样硬化。
2. 动脉 - 动脉栓子　常由大动脉的溃疡型粥样硬化释放出的栓子阻塞远端动脉所致。
3. 源性栓子　最多见的原因为：①心房纤颤。②瓣膜疾病。③左心室血栓形成。
4. 病因
（1）血液成分的异常（如真性红细胞增多症、血小板减少症、抗心磷脂抗体综合征等）。
（2）血管炎或者 Moyamoya 病是青少年和儿童 TIA 的常见病因。
（3）夹层动脉瘤。
（4）血流动力学的改变：如任何原因的低血压、心律不齐、锁骨下盗血综合征和药物的不良反应。

四、发病机制

不同年龄组，发病机制有所不同。
（1）源于心脏、颈内动脉系统和颅内某些狭窄动脉的微栓塞和血栓形成学说：以颈内动脉系统颅外段的动脉粥样硬化性病变最常见，也是导致脑血流量减少的主要原因之一。微栓子的产生与颈动脉颅外段管腔狭窄的程度无关，而决定于斑块易脱落的程度。多发斑块为主要的影响因素；微栓子物质常为血凝块和动脉粥样硬化斑块。老年人 TIA 要多考虑动脉硬化。
（2）低灌注学说：必须有动脉硬化的基础或有血管相当程度的狭窄前提下发生；血管无法进行自动调节来保持脑血流恒定；或者低灌注时狭窄的血管更缺血而产生 TIA 的临床表现。
一般而言，颈内动脉系统多见微栓塞，椎基底动脉系统多见低灌注。

五、临床表现

大部分患者就诊往往在发病间歇期，没有任何阳性体征，诊断通常是依靠病史的回顾。TIA 的症状是多种多样的，取决于受累血管的分布。

（一）视网膜 TIA（retinal transient ischemic attack，RTIA）

RTIA 也称为发作性黑矇或短暂性单眼盲。短暂的单眼失明是颈内动脉分支眼动脉缺血的特征性症状，但是少见。患者主诉为短暂性视物模糊、眼前灰暗感或眼前云雾状。RTIA 的发作时间极短暂，一般 <15min，大部分为 1~5min，罕有超过 30min 的。阳性视觉现象如闪光、闪烁发光或城堡样闪光暗点一般为先兆性偏头痛的症状，但颈动脉狭窄超过 75% 的 RTIA 患者也可见此类阳性现象。短暂单眼失明发作时无其他神经功能缺损。患者就医前

RTIA 发作的次数和时间变化很大，从几天到 1 年，从几次到 100 次不等。RTIA 的预后较好，发作后出现偏瘫性中风和网膜性中风的危险性每年为 2% ~ 4%，较偏瘫性 TIA 的危险率低（12% ~ 13%）；当存在有轻度颈动脉狭窄时危险率为 2.3%；而存有严重颈动脉狭窄时前两年的危险率可高达 16.6%。

（二）颈动脉系统 TIA

亦称为短暂偏瘫发作（transient hemispheric attacks，THAs），最常见的症状群为偏侧肢体发作性瘫痪和感觉异常或单肢的发作性瘫痪，以面部和上肢受累严重；其次为对侧纯运动偏瘫、偏身纯感觉障碍，肢体远端受累较重，有时可是唯一表现。主侧颈动脉缺血可表现为失语，伴或不伴对侧偏瘫。偏盲也常发生于颈动脉缺血；认知功能障碍和行为障碍有时也可是其表现。THAs 的罕见形式是肢体摇摆（shaking），表现为反复发作的对侧上肢或腿的不自主和不规律的摇摆、颤抖、战栗、抽搐、拍打、摆动。这型 TIA 和癫痫发作难以鉴别。某些脑症状如"异己手综合征"，岛叶缺血的面部情感表情的丧失，顶叶的假性手足徐动症等，患者难以叙述，一般医生认识不足，多被忽略。

（三）椎 – 基底动脉系统 TIA（vertebral basel transient ischemic attacks，VBTIAs）

孤立的眩晕、头晕和恶心多不是 TIA 所造成，VBTIAs 可造成发作性眩晕，但同时或其他时间多伴有其他椎基底动脉的症状和体征发作：包括前庭小脑症状，眼运动异常（如复视），单侧或双侧或交叉的运动和感觉症状、共济失调等。大脑后动脉缺血可表现为皮质性盲和视野缺损。另外，还可以出现猝倒症，常在迅速转头时突然出现双下肢无力而倒地，意识清楚，常在极短时间内自行起立，此发作可能是双侧脑干内网状结构缺血导致机体肌张力突然降低而发生。

六、影像学与 TIA

1. 头颅 MRI TIA 发作后的 DWMRI 可以提示与临床症状相符脑区的高信号；症状持续时间越长，阳性率越高。

2. 经颅多普勒超声（TCD） 可以评价脑血管功能；可以发现颅外脑血管的狭窄或斑块。同时还可以根据血流检测过程中的异常信号血流，检测和监测有否栓子脱落及栓子的数量。对于颅内脑血管，多普勒超声检查仅仅可以间接反映颅内大血管的流速和流量，无法了解血管的狭窄，必须结合 MRA 或脑血管造影检查。

3. SPECT TIA 发作间期由于神经元处于慢性低灌注状态，部分神经元的功能尚未完全恢复正常，SPECT 检查可以显示相应大脑区域放射性稀疏和/或缺损。

4. 脑血管造影 MRA 和 CTA 可以发现颅内或颅外血管的狭窄。选择性动脉血管造影是评估颅内外血管病最准确的方法，可以鉴别颅内血管炎、颈或椎动脉内膜分层等疾病。

七、诊断和鉴别诊断

TIA 发作的特征为：①好发于 60 岁以上的老年人，男性多于女性。②突然发病，发作持续时间 <1h。③多有反复发作的病史。④神经功能缺损不呈进展性和扩展性（march of symptoms）。见表 5 – 1。

表 5 - 1　TIAs 的特征

持续时间（数分钟到数小时）
发作性（突然/逐渐进展/顿挫）
局灶性症状（正性症状/负性症状）
全脑症状（意识障碍）
单一症状，多发症状
刻板的，多变的
血管支配区域
伴随症状

若身体不同部分按顺序先后受累时，应考虑为偏头痛和癫痫发作。

鉴别诊断："类 TIA"的病因：①颅内出血：小的脑实质血肿或硬膜下血肿。②蛛网膜下腔出血（SAH）：预兆性发作，可能是由于小的，所谓"前哨"警兆渗漏（sentinel warning leaks）所致，如动脉瘤扩展，压迫附近的神经、脑组织或动脉内栓子脱离至动脉。③代谢异常：特别是高血糖和低血糖，药物效应。④脑微出血。⑤先兆性偏头痛。⑥部分性癫痫发作并发 Todd's 瘫痪。⑦躯体病样精神障碍。⑧其他：前庭病变、晕厥、周围神经病或神经根病变、眼球病变、周围血管病、动脉炎、中枢神经系统肿瘤等。

八、治疗

TIA 是卒中的高危因素，需对其积极进行治疗，整个治疗应尽可能个体化。治疗的目的是推迟或预防梗死（包括脑梗死和心肌梗死）的发生，治疗脑缺血和保护缺血后的细胞功能。

主要治疗措施：①控制危险因素。②药物治疗：抗血小板聚集、抗凝、降纤。③外科治疗，同时改善脑血流和保护脑细胞。

（一）危险因素的处理

寻找病因和相关的危险因子，同时进行积极治疗。其危险因素与脑卒中相同。

AHA 提出的 TIA 后危险因素干预方案：

并发糖尿病，血压 < 130/85mmHg；LDL < 100mg/dl；fBG < 126；戒烟和酒；控制高血压；治疗心脏病；适量体育运动，每周至少 3 ~ 4 次，每次 30 ~ 60min。鉴于流行病和实验研究资料关于绝经后雌激素对于血管性疾病影响的矛盾性，AHA 不建议有 TIA 发作的绝经期妇女终止雌激素替代治疗。

（二）药物治疗

抗血小板聚集药物治疗：已证实对有卒中危险因素的患者行抗血小板治疗能有效预防中风。对 TIA 尤其是反复发生 TIA 的患者应首先考虑选用抗血小板药物。

《中国脑血管病防治指南》建议：

（1）大多数 TIA 患者首选阿司匹林治疗，推荐剂量为 50 ~ 150mg/d。

（2）有条件时，也可选用阿司匹林 25mg 和潘生丁缓释剂 200mg 的复合制剂，每天 2 次，或氯吡格雷 75mg/d。

（3）如使用噻氯匹定，在治疗过程中应注意检测血常规。

（4）频繁发作 TIA 时，可选用静脉滴注抗血小板聚集药物。

AHA Stroke Council's Ad Hoc Committee 推荐：

（1）阿司匹林是一线药物，推荐剂量 50～325mg/d。

（2）氯吡格雷、阿司匹林 25mg 和潘生丁缓释剂 200mg 的复合制剂以及噻氯匹定也是可接受的一线治疗。

与 Ticlid（噻氯匹定）相比，更推荐 Plavix（氯吡格雷），因为不良反应少，Aggrenox（小剂量阿司匹林＋潘生丁缓释剂）比 Plavix 效果更好，两者不良反应发生率相似。

（3）重申心房颤动患者 TIA 后抗凝预防心源性栓塞的重要性和有效性，建议 INR 在 2.5。

（4）非心源性栓塞卒中的预防，抗凝和抗血小板之间无法肯定：

最近发表的 WARSS 结果表明，华法林（INR 1.4～2.8）与 Aspirin（325mg/d）预防卒中再发和降低死亡上效果无统计学差异，但是因为不良反应轻、方便、经济，所以 Aspirin 在以后的治疗指南中似乎有更好的趋势。

（三）抗凝治疗

目前尚无有力的临床试验证据来支持抗凝治疗作为 TIA 的常规治疗。但临床上对心房颤动、频繁发作 TIA 或椎－基底动脉 TIA 患者可考虑选用抗凝治疗。

《中国脑血管病防治指南》建议：

（1）抗凝治疗不作为常规治疗。

（2）对于伴发心房颤动和冠心病的 TIA 患者，推荐使用抗凝治疗（感染性心内膜炎除外）。

（3）TIA 患者经抗血小板治疗，症状仍频繁发作，可考虑选用抗凝治疗。

（4）降纤治疗。

《中国脑血管病防治指南》建议 TIA 患者有时存在血液成分的改变，如纤维蛋白原含量明显增高，或频繁发作患者可考虑选用巴曲酶或降纤酶治疗。

（四）TIA（特别是频发 TIA）后立即发生的急性中风的处理

溶栓是首选（NIH 标准）：

（1）适用范围：①发病 <1h。②脑 CT 示无出血或清晰的梗死。③实验室检查示血球容积、血小板、PT/PTT 均正常。

（2）操作：①静脉给予 tPA 0.9mg/kg，10% 于 1min 内给予，其余量于 60min 内给予；同时应用神经保护剂，以减少血管再通－再灌注损伤造成近一步的脑损伤。②每小时神经系统检查 1 次，共 6 次，以后每 2h 检查 1 次，共 12 次（24h）。③第二天复查 CT 和血液检查。

（3）注意事项：区别 TIA 发作和早期急性梗死的时间界线是 1～2h。

（五）外科治疗

1. 颈动脉内膜剥脱术（carotid endarterectomy，CEA）　1951 年美国的 Spence 率先开展了颈动脉内膜切除术。1991 年北美有症状颈动脉内膜切除实验协作组（NASCET）和欧洲颈动脉外科实验协作组（ECST）等多中心大规模地随机试验结果公布以后，使得动脉内膜切除术对颈动脉粥样硬化性狭窄的治疗作用得到了肯定。

（1）适应证：①规范内科治疗无效。②反复发作（在 4 个月内）TIA。③颈动脉狭窄程度 >70% 者。④双侧颈动脉狭窄者。⑤有症状的一侧先手术。⑥症状严重的一侧伴发明显血流动力学改变先手术。

（2）禁忌证：①＜50%症状性狭窄。②＜60%无症状性狭窄。③不稳定的内科和神经科状态（不稳定的心绞痛、新近的心梗、未控制的充血性心衰、高血压或糖尿病）。④最近大的脑梗死、出血性梗死、进行性中风。⑤意识障碍。⑥外科不能达到的狭窄。

（3）CEA的危险或并发症：CEA的并发症降低至≤3%，才能保证CEA优于内科治疗。

CEA的并发症包括围手术期和术后两部分并发症。围手术期并发症有脑卒中、心肌梗死和死亡；术后并发症有颅神经损伤、伤口血肿、高血压、低血压、高灌注综合征（hyper-perfusion syndrome）、脑出血、癫痫发作和再狭窄。①颅神经损伤：舌下神经、迷走神经、面神经、副神经。②颈动脉内膜剥脱术后高灌注综合征（postendarterectomy hyperperfusion syndrome）：在高度狭窄和长期低灌注的患者，狭窄远端的低灌注区的脑血管自我调节功能严重受损或麻痹，此处的小血管处于极度扩张状态，以保证适当的血流供应。当正常灌注压或高灌注压再建后，由于血管自我调节的麻痹，自我血管收缩以保护毛血管床的功能丧失，可造成脑水肿和出血。脑血流的突然增加最常见的临床表现是严重的单侧头痛，特征是直立位时头痛改善。这些头痛患者的脑血流从术前的平均 43 ± 16ml/100g·min 到术后的 83 ± 39ml/100g·min。③脑实质内出血：是继发于高灌注的最坏的情况，术后 2 周发生率为 0.6%。出血量大，后果严重，死亡率高（60%）和预后不良（25%）。④癫痫发作：发生率为 3%，高灌注综合征造成的脑水肿是重要的原因，或为高血压脑病造成。

根据 NASCFT 结果，ICA 狭窄 ≥70% 手术可以长久获益；ICA 狭窄 50% ~69% 有症状的患者可从手术获益，但是益处较少。NASCET 和其他研究还发现男性患者、中风过的患者，症状为半球的患者分别与女性患者、TIA 患者和视网膜缺血的患者相比，手术获益大，内科治疗中风的危险大；同时提出糖尿病患者、血压偏高的患者、对侧血管有闭塞或者影像学已有明确病灶的患者手术期间发生中风的危险大。因此 AHA Stroke Council's Ad Hoc Committee 推荐如果考虑给存在 ICA 中度狭窄并发生过 TIA 或卒中的患者手术，需要认真评估患者的所有危险因子，比较一般内科治疗 2 ~ 3 年和手术后 2 ~ 3 年的中风危险性。

（4）血管介入治疗：相对于外科手术治疗而言，血管介入在缺血性脑血管病的应用历史较短。自 1974 年问世以来，经皮血管成形术（percutaneous transluminal angioplasty，PTA）成为一种比较成熟的血管再通技术被广泛应用于冠状动脉、肾动脉以及髂动脉等全身血管狭窄性病变。PTA 成功运用于颈动脉狭窄的最早报道见于 1980 年。1986 年作为 PTA 技术的进一步发展的经皮血管内支架成形术（percutaneous transluminal angioplasty and stenting，PTAS）正式运用于临床，脑血管病的血管介入治疗开始了迅速的发展。

颅内段颈内动脉以及分支的狭窄，手术困难，药物疗效差，介入治疗可能是较好的选择。但是由于颅内血管细小迂曲，分支较多，且血管壁的弹力层和肌层较薄，周围又缺乏软组织，固而手术操作困难，风险大，相关报道少。

大多数学者认为颅外段颈动脉狭窄患者符合下列条件可考虑实施 PTA 或 PTAS：①狭窄 ≥70%。②病变表面光滑，无溃疡、血栓或明显钙化。③狭窄较局限成环行。④无肿瘤、疤痕等血管外狭窄因素。⑤无严重动脉迂曲。⑥手术难以抵达部位（如颈总动脉近端、颈内动脉颅内段）的狭窄。⑦非动脉粥样硬化性狭窄（如动脉肌纤维发育不良、动脉炎或放射性损伤）。⑧复发性颈动脉狭窄。⑨年迈体弱，不能承受或拒绝手术。

禁忌证：①病变严重钙化或有血栓形成。②颈动脉迂曲。③狭窄严重，进入导丝或球囊困难，或进入过程中脑电图监测改变明显。④狭窄 ＜70%。

椎动脉系统 TIA，应慎重选择适应证。

其他还有颈外 - 颈内动脉搭桥治疗初步研究患者可以获益，但仍需更多的随机临床研究证实，同时评价其远期疗效。

九、预防及预后

TIA 后第一个月内发生脑梗死者 4% ~8%；3 月内为 10% ~20%；50% 的脑梗死发生于 TIA 后 24 ~48h。1 年内约 12% ~13%，较一般人群高 13 ~16 倍，5 年内增至 24% ~29%。故应予积极处理，以减少发生脑梗死的概率。频发性 TIA 更需要急诊处理。积极寻找病因，控制相关危险因素。使用抗血小板聚集药物治疗，必要时抗凝治疗。见表 5 - 2。

表 5 - 2 TIA 预后

高危险因素	低危险因素
CA 狭窄 >70% ~99%	CA 狭窄 <50%
同侧有溃疡样斑块	同侧无溃疡样斑块
高危心源性栓子	无或低心源性栓子来源
半球 TIA	TMB，非半球 TIA
年龄 >65 岁	年龄 <65 岁
男性	女性
上一次 TIA 发作时间 <24h	上一次 TIA 发作时间 >6 个月
其他的危险因子	少或无危险因子

CA：颈内动脉；TMB：短暂的单眼失明

（陈华先）

第二节 脑梗死

一、脑血栓形成概述

脑血栓形成（CI）又称缺血性卒中（CIS），是指在脑动脉本身病变基础上，继发血液有形成分凝集于血管腔内，造成管腔狭窄或闭塞，在无足够侧支循环供血的情况下，该动脉所供应的脑组织发生缺血变性坏死，出现相应的神经系统受损表现或影像学上显示出软化灶，称为脑血栓形成。90% 的脑血栓形成是在脑动脉粥样硬化的基础上发生的。脑梗死约占全部脑卒中的 80%。

脑梗死包括：

1. 大面积脑梗死 通常是颈内动脉主干、大脑中动脉主干或皮质支的完全性卒中，患者表现为病灶对侧完全性偏瘫、偏身感觉障碍及向病灶对侧的凝视麻痹，可有头痛和意识障碍，并呈进行性加重。

2. 分水岭性脑梗死（CWSI） 是指相邻血管供血区之间分水岭区或边缘带的局部缺血。多由于血流动力学障碍所致。结合 CT 可分为皮质前型，为大脑前与大脑中动脉供血区的分水岭脑梗死；皮质后型，为大脑中动脉与大脑后动脉，或大脑前、中、后动脉皮质支间的分水岭区；皮质下型，为大脑前、中、后动脉皮质支与深穿支间或大脑前动脉回返支与大脑中动脉的豆纹动脉间的分水岭区梗死。

3. 出血性脑梗死　是由于脑梗死供血区内动脉坏死后血液漏出继发出血，常见于大面积脑梗死后。

4. 多发性脑梗死　是指两个或两个以上不同的供血系统脑管闭塞引起的梗死，多为反复发生脑梗死的后果。

（一）临床表现

本病好发于中年以后，60 岁以后动脉硬化性脑梗死发病率增高。男性较女性为多。起病前多有前驱症状，表现为头痛、眩晕、短暂性肢体麻木、无力，约 25% 的患者有短暂性脑缺血发作史。起病较缓慢。患者多在安静和睡眠中起病。

动脉硬化性脑梗死发病后意识常清醒，如果大脑半球较大面积梗死、缺血、水肿可影响间脑和脑干的功能，起病后不久出现意识障碍。如果发病后即有意识不清，要考虑椎 – 基底动脉系统梗死。动脉硬化性脑梗死可发生于脑动脉的任何一分支，不同的分支可有不同的临床特征，常见的有如下几种。

（1）颈内动脉闭塞：临床主要表现病灶侧单眼失明（一过性黑矇，偶可为永久性视力障碍），或病灶侧 Horner 征，对侧肢体运动或感觉障碍及对侧同向偏盲，主侧半球受累可有运动性失语。颈内动脉闭塞也可不出现局灶症状，这取决于前、后交通动脉，眼动脉、脑浅表动脉等侧支循环的代偿功能。

（2）大脑中动脉闭塞：大脑中动脉是颈内动脉的延续，是最容易发生闭塞的血管。①主干闭塞时引起对侧偏瘫、偏身感觉障碍和偏盲，主侧半球主干闭塞可有失语、失写、失读症状；②大脑中动脉深支或豆纹动脉闭塞可引起对侧偏瘫，一般无感觉障碍或同向偏盲；③大脑中动脉各皮质支闭塞可分别引起运动性失语，感觉性失语、失读、失写、失用，偏瘫以面部及上肢为重。

（3）大脑前动脉闭塞：①皮质支闭塞时产生对侧下肢的感觉及运动障碍，伴有尿潴留；②深穿支闭塞可致对侧中枢性面瘫、舌瘫及上肢瘫痪，亦可发生情感淡漠、欣快等精神障碍及强握反射。

（4）大脑后动脉闭塞：大脑后动脉大多由基底动脉的终末支分出，但有 5% ~ 30% 的人，其中一侧起源于颈内动脉。①皮质支闭塞：主要为视觉通路缺血引起的视觉障碍，对侧同向偏盲或上象限盲；②深穿支闭塞，出现典型的丘脑综合征，对侧半身感觉减退伴丘脑性疼痛，对侧肢体舞蹈样徐动症等。

（5）基底动脉闭塞：该动脉发生闭塞的临床症状较复杂，亦较少见。常见症状为眩晕、眼球震颤、复视、交叉性瘫痪或交叉性感觉障碍，肢体共济失调，若主干闭塞则出现四肢瘫痪、眼肌麻痹、瞳孔缩小，常伴有面神经、展神经、三叉神经、迷走神经及舌下神经的麻痹及小脑症状等，严重者可迅速昏迷，发热达 41℃ ~ 42℃，以至死亡。基底动脉因部分阻塞引起脑桥腹侧广泛软化，则临床上可产生闭锁综合征，患者四肢瘫痪，不能讲话，但神志清楚，面无表情，缄默无声，仅能以眼球垂直活动示意。

在椎 – 基底动脉系统血栓形成中，小脑后下动脉血栓形成是最常见的，称延髓外侧部综合征（Wallen – berg 综合征），表现为眩晕、恶心、呕吐、眼震、同侧面部感觉缺失、同侧霍纳综合征、吞咽困难、声音嘶哑、同侧肢体共济失调及对侧面部以下痛、温觉缺失。

小脑后下动脉的变异性较大，故小脑后下动脉闭塞所引起的临床症状较为复杂和多变，但必须具备两条基本症状即一侧后组脑神经麻痹，对侧痛、温觉消失或减退，才可诊断。

根据缺血性卒中病程分为：①进展型。指缺血发作 6h 后，病情仍在进行性加重。此类患者约占 40% 以上，造成进展的原因很多，如血栓的扩展，其他血管或侧支血管阻塞、脑水肿、高血糖、高温、感染、心肺功能不全，多数是由于前两种原因引起的。据报道，进展型颈内动脉系统占 28%，椎 - 基底动脉系统占 54%。②稳定型。发病后病情无明显变化者，倾向于稳定型卒中，一般认为颈内动脉系统缺血发作 24h 以上，椎 - 基底动脉系统缺血发作 72h 以上者，病情稳定，可考虑稳定型卒中。此类型卒中，CT 所见与临床表现相符的梗死灶机会多，提示脑组织已经有了不可逆的病损。③完全性卒中。指发病后神经功能缺失症状较重较完全，常于数小时内（＜6h）达到高峰。④可逆性缺血性神经功能缺损（RIND）。指缺血性局灶性神经障碍在 3 周之内完全恢复者。

（二）辅助检查

1. CT 扫描　发病 24～48h 后可见相应部位的低密度灶，边界欠清晰，并有一定的占位效应。早期 CT 扫描阴性不能排除本病。

2. MRI　可较早期发现脑梗死，特别是脑干和小脑的病灶。T_1 和 T_2 弛豫时间延长，加权图像上 T_1 在病灶区呈低信号强度，T_2 呈高信号强度，也可发现脑移位受压。与 CT 相比，MRI 显示病灶早，能早期发现大面积脑梗死，清晰显示小病灶及颅后窝的梗死灶，病灶检出率达 95%，功能性 MRI 如弥散加权 MRI 可于缺血早期发现病变，发病半小时即可显示长 T_1、长 T_2 梗死灶。

3. 血管造影　DSA 或 MRA 可发现血管狭窄和闭塞的部位，可显示动脉炎、Moyamoya 病、动脉瘤和血管畸形等。

4. 脑脊液检查　通常脑脊液压力、常规及生化检查正常，大面积脑梗死者脑脊液压力可增高，出血性脑梗死脑脊液中可见红细胞。

5. 其他　彩色多普勒超声检查（TCD）可发现颈动脉及颈内动脉的狭窄、动脉粥样硬化斑或血栓形成。超声心动图检查有助于发现心脏附壁血栓、心房黏液瘤和二尖瓣脱垂。PET 能显示脑梗死灶的局部脑血流、氧代谢及葡萄糖代谢，并监测缺血半暗带及对远隔部位代谢的影响。

（三）诊断与鉴别诊断

1. 脑血栓形成的诊断　主要有以下几点：

（1）多发生于中老年人。

（2）静态下发病多见，不少患者在睡眠中发病。

（3）病后几小时或几天内病情达高峰。

（4）出现面、舌及肢体瘫痪，共济失调，感觉障碍等定位症状和体征。

（5）脑 CT 提示症状相应的部位有低密度影或脑 MRI 显示长 T_1 和长 T_2 异常信号。

（6）多数患者腰椎穿刺检查提示颅内压、脑脊液常规和生化检查正常。

（7）有高血压、糖尿病、高血脂、心脏病及脑卒中史。

（8）病前有过短暂性脑缺血发作者。

2. 鉴别诊断　脑血栓形成应注意与下列疾病相鉴别：

（1）脑出血：有 10%～20% 脑出血患者由于出血量不多，在发病时意识清楚及脑脊液正常，不易与脑血栓形成区别。必须行脑 CT 扫描才能鉴别。

（2）脑肿瘤：有部分脑血栓形成患者由于发展至高峰的时间较慢，单从临床表现方面不易与脑肿瘤区别。脑肿瘤患者腰椎穿刺发现颅内压高，脑脊液中蛋白增高。脑 CT 或 MRI 提示脑肿瘤周围水肿显著，瘤体有增强效应，严重者有明显的占位效应。但是，有时做了脑 CT 和 MRI 也仍无法鉴别。此时，可做脑活检或按脑血栓进行治疗，定期复查 CT 或 MRI 以便区别。

（3）颅内硬膜下血肿：可以表现为进行性肢体偏瘫、感觉障碍、失语等，而没有明确的外伤史。主要鉴别依靠脑 CT 扫描发现颅骨旁有月牙状的高、低或等密度影，伴占位效应如脑室受压和中线移位，增强扫描后可见硬脑膜强化影。

（4）炎性占位性病变：细菌性脑脓肿、阿米巴性脑脓肿等炎性占位性病变可表现在短时间内逐渐出现肢体瘫痪、感觉障碍、失语、意识障碍等临床表现，尤其在无明显的炎症性表现时，难与脑血栓形成区别。但是，腰椎穿刺检查、脑 CT 和 MRI 检查有助于鉴别。

（5）癔症：对于以单个症状出现的脑血栓形成如突然失语、单肢瘫痪、意识障碍等，需要与癔症相鉴别。癔症可询问出明显的诱因，检查无定位体征及脑影像学检查正常。

（6）脑栓塞：临床表现与脑血栓形成相类似，但脑栓塞在动态下突然发病，有明确的栓子来源。

（7）偏侧性帕金森病：有的帕金森病患者表现为单侧肢体肌张力增高，而无震颤时，往往被误认为脑血栓形成。通过体格检查可发现该侧肢体有明显的强直性肌张力增高，无锥体束征及影像学上的异常，即可区别。

（8）颅脑外伤：临床表现可与脑血栓形成相似，但通过询问出外伤史，则可鉴别。但部分外伤患者可并发或并发脑血栓形成。

（9）高血压脑病：椎－基底动脉系统的血栓形成表现为眩晕、恶心、呕吐，甚至意识障碍时，在原有高血压的基础上，血压又急剧升高，此时应注意与高血压脑病鉴别。高血压脑病可以表现为突然头痛、眩晕、恶心、呕吐，严重者意识障碍。后者的舒张压均在 16kPa（120mmHg）以上，脑 CT 或 MRI 检查呈阴性时，则不易区别。有效鉴别方法是先进行降血压治疗，如血压下降后病情迅速好转者为高血压脑病，如无明显改善者，则为椎－基动脉血栓形成。复查 CT 或 MRI 有助于两者的鉴别。脑血栓形成的治疗原则是尽量解除血栓及增加侧支循环，改善缺血梗死区的血液循环；积极消除脑水肿，减轻脑组织损伤；尽早进行神经功能锻炼，促进康复，防止复发。

（四）治疗

治疗脑血栓形成的药物和方法有上百种，各家医院的用法大同小异。脑血栓形成的恢复程度取决于梗死的部位及大小、侧支循环代偿能力和神经功能障碍的康复效果。一般来讲，在进行性卒中即脑血栓形成在不断地加重时，应尽早进行抗凝治疗；在脑血栓形成的早期，有条件时，应尽早进行溶栓治疗；如果丧失上述机会或病情不允许，则进行一般性治疗。在药物治疗中，如果病情已经稳定，应尽早进行早期康复治疗。不论是完全恢复正常或留有后遗症者，应长期进行综合性预防，以防止脑血栓的复发。

急性期的治疗原则：①超早期治疗。提高全民的急救意识，为获得最佳疗效力争超早期溶栓治疗。②针对脑梗死后的缺血瀑布及再灌注损伤进行综合保护治疗。③采取个性化治疗原则。④整体化观念：脑部病变是整体的一部分，要考虑脑与心脏及其他器官功能的相互影响，如脑心综合征、多脏器功能衰竭，积极预防并发症，采取对症支持疗法，并进行早期康复治疗。⑤对卒中的危险因素及时给予预防性干预措施。最终达到挽救生命、降低病残及预防复发的目的。

1. 超早期溶栓治疗

（1）溶栓治疗急性脑梗死的目的：在缺血脑组织出现坏死之前，溶解血栓、再通闭塞的脑血管，及时恢复供血，从而挽救缺血脑组织，避免缺血脑组织发生坏死。在缺血脑组织出现坏死之前进行溶栓治疗，这是溶栓治疗的前提。只有在缺血脑组织出现坏死之前进行溶栓治疗，溶栓治疗才有意义。

（2）溶栓治疗时间窗：脑组织对缺血耐受性特别差。脑供血一旦发生障碍，很快就会出现神经功能异常；缺血达一定程度后，脑细胞就不可避免地发生缺血坏死。脑组织对局部缺血较全脑缺血的耐受时间要长。实际上，局部脑缺血中心缺血区很快发生坏死，只是缺血周边半暗带区对缺血的耐受时间较长。溶栓治疗的主要目的是挽救那些尚没有坏死的缺血周边半暗带脑组织。缺血性脑卒中可进行有效治疗的时间称为治疗时间窗。不同个体的溶栓治疗时间窗存在较大的个体差异。根据现有的研究资料，总的来看，急性脑梗死发病 3h 内绝大多数患者采用溶栓治疗是有效的；发病 3~6h 大部分溶栓治疗可能有效；发病 6~12h 小部分溶栓治疗可能有效，但急性脑梗死溶栓治疗时间窗的最后确定有待于目前正在进行的大规模、多中心、随机、双盲、安慰剂对照临床试验结果。

（3）影响溶栓治疗时间窗的因素：①种属：不同种属存在较大的差异。如小鼠局部脑梗死的治疗时间窗 <2~3h，而猴和人一般认为至少为 6h。②临床病情：当脑梗死患者出现昏睡、昏迷等严重意识障碍，眼球凝视麻痹，肢体近端和远端均完全瘫痪，以及脑 CT 已显示低密度改变时，均表明有较短的治疗时间窗，临床上几乎无机会可溶栓。而肢体瘫痪等临床病情较轻时，一般溶栓治疗的治疗时间窗较长。③脑梗死类型：房颤所致的心源性脑栓塞患者，栓子常较大，多堵塞颈内动脉和大脑中动脉主干，迅速造成严重的脑缺血，若此时患者上下肢体瘫痪均较完全，治疗时间窗通常在 3~4h 之内。而对于血管闭塞不全的脑血栓形成患者，由于局部脑缺血相对较轻，溶栓治疗时间窗常较长。④侧支循环状态：如大脑中动脉深穿支堵塞，因为是终末动脉，故发生缺血时侧支循环很差，其供血区脑组织的治疗时间窗常在 3h 之内；而大脑中动脉 M_2 或 M_3 段堵塞时，由于大脑皮质有较好的侧支循环，因而不少患者的治疗时间窗可以超过 6h。⑤体温和脑组织的代谢率：低温和降低脑组织的代谢可提高脑组织对缺血的耐受性，可延长治疗时间窗，而高温可增加脑组织的代谢，治疗时间窗缩短。⑥神经保护药应用：许多神经保护药可以明显地延长试验动物缺血治疗的时间窗，并可减少短暂性局部缺血造成的脑梗死体积。因而，溶栓治疗联合神经保护药治疗有广阔的应用前景，但目前缺少有效的神经保护药。⑦脑细胞内外环境：脑细胞内外环境状态与脑组织对缺血的耐受性密切相关，当患者有水、电解质及酸碱代谢紊乱等表现时，治疗时间窗明显缩短。

（4）临床上常用的溶栓药物：尿激酶（UK）、链激酶（SK）、重组的组织型纤溶酶原激活药（rt-PA）。尿激酶在我国应用最多，常用量 25 万~100 万 U，加入 5% 葡萄糖溶液或生理盐水中静脉滴注，30min~2h 滴完，剂量应根据患者的具体情况来确定，也可采用

DSA 监测下选择性介入动脉溶栓；rt - PA 是选择纤维蛋白溶解药，与血栓中纤维蛋白形成复合体后增强了与纤溶酶原的亲和力，使纤溶作用局限于血栓形成的部位，每次用量为 0.9mg/kg 体重，总量 <90mg；有较高的安全性和有效性，rt - PA 溶栓治疗宜在发病后 3h 进行。

（5）适应证：凡年龄 <70 岁；无意识障碍；发病在 6h 内，进展性卒中可延迟到 12h；治疗前收缩压 < 26.7kPa（200mmHg）或舒张压 < 16kPa（120mmHg）；CT 排除颅内出血；排除 TIA；无出血性疾病及出血素质；患者或家属同意，都可进行溶栓治疗。

（6）溶栓方法：上述溶栓药的给药途径有 2 种。①静脉滴注。应用静脉滴注 UK 和 SK 治疗诊断非常明确的早期或超早期的缺血性脑血管病，也获得一定的疗效。②选择性动脉注射。属血管介入性治疗，用于治疗缺血性脑血管病，并获得较好的疗效。选择性动脉注射有 2 种途径：a. 选择性脑动脉注射法，即经股动脉或肘动脉穿刺后，先进行脑血管造影，明确血栓所在的部位，再将导管插至颈动脉或椎 - 基底动脉的分支，直接将溶栓药注入血栓所在的动脉或直接注入血栓处，达到较准确的选择性溶栓作用。且在注入溶栓药后，还可立即再进行血管造影了解溶栓的效果。b. 颈动脉注射法，适用于治疗颈动脉系统的血栓形成。用常规注射器穿刺后，将溶栓药物注入发生血栓侧的颈动脉，达到溶栓作用。但是，动脉内溶栓有一定的出血并发症，因此，动脉内溶栓的条件是：明确为较大的动脉闭塞；脑 CT 扫描呈阴性，无出血的证据；允许有小范围的轻度脑沟回改变，但无明显的大片低密度梗死灶；血管造影证实有与症状和体征相一致的动脉闭塞改变；收缩压在 24kPa（180mmHg）以下，舒张压在 14.6kPa（110mmHg）以下；无意识障碍，提示病情尚未发展至高峰者。值得注意的是，在进行动脉溶栓之前一定要明确是椎 - 基底动脉系统还是颈动脉系统的血栓形成，否则，误做溶栓，延误治疗。

局部动脉灌注溶栓剂较全身静脉用药剂量小，血栓局部药物浓度高，并可根据 DSA 观察血栓溶解情况以决定是否继续用药。但 DSA 及选择性插管，治疗时间将延迟 45min ~ 3h。目前文献报道的局部动脉内溶栓治疗脑梗死血管再通率为 58% ~ 100%，临床好转率为 53% ~94%，均高于静脉内用药（36% ~89%，26% ~85%）。但因患者入选标准、溶栓剂种类、剂量、观察时间不一，比较缺乏可比性，故哪种用药途径疗效较好仍不清楚。故有人建议，先尽早静脉应用溶栓剂，短期无效者再进行局部动脉内溶栓。

应用溶栓药物治疗目前尚无统一标准，由于个体差异，剂量波动范围也大。不同的溶栓药物和不同的给药途径，用药的剂量也不同。①尿激酶：静脉注射的剂量分为 2 种：a. 大剂量，100 万 ~200 万 U 溶于生理盐水 500 ~1000ml 中，静脉滴注，仅用 1 次。b. 小剂量，20 万 ~50 万 U 溶于生理盐水 500ml 中，静脉滴注，1 次/d，可连用 3 ~5 次。动脉内注射的剂量为 10 万 ~ 30 万 U。②rt - PA：美国国立卫生院的试验结果认为，rt - PA 治疗剂量 40.85mg/kg 体重、总剂量 <90mg 是安全的。其中 10% 可静脉推注，剩余 90% 的剂量在 24h 内静脉滴注。

（7）溶栓并发症：脑梗死病灶继发出血，致命的再灌流损伤及脑组织水肿是溶栓治疗的潜在危险；再闭塞率可达 10% ~20% 。

所有溶栓药在临床应用中均有可能产生颅内出血的并发症，包括脑内和脑外出血。影响溶栓药物疗效与安全性的主要并发症是脑内出血。脑内出血分脑出血及梗死性出血。前者指 CT 检查显示在非梗死区出现高密度的血肿，多数伴有相应的临床症状和体征，少数可以没有任何临床表现：后者指梗死区的脑血管在阻塞后再通，血液外渗所致，CT扫描显示出梗死灶周围有单独或融合的斑片状出血，一般不形成血肿。出血并发症可导致病情加重，但有的可能没有任何表现。溶栓后的脑内出血在尸检的发现率为17%～65%，远低于临床上的表现率。溶栓导致脑内出血的原因可能系：①缺血后血管壁受损，易破裂；②继发性纤溶及凝血障碍；③动脉再通后灌注压增高；④软化脑组织对血管的支持作用减弱。脑外出血主要见于胃肠道及泌尿系。

迄今为止，仍无大宗随机双盲对比性的临床应用研究结果，大多为个案病例或开放性临床应用研究，尤其是对选择病例方面，有较多的差别，因此，溶栓治疗的确切效果各家报道不一样，差别较大。但较为肯定的是溶栓后的出血并发症较高。Grond等、Chiu等、Trouil-las等及Tanne等分别对60、30、100及75例动脉血栓形成的患者行rt－PA静脉溶栓治疗，症状性脑出血的发生率为6.6%、7%、7%和7%。rt－PA静脉溶栓会增加脑出血的危险和脑出血死亡的机会。如果其他条件确实完全相同，治疗组的病死率只可能高于对照组。目前，溶栓治疗还只能作为研究课题，不能常规应用。因此，溶栓治疗的有效性和安全性必须依靠临床对照试验来进行回答。

2. 抗凝治疗

（1）抗凝治疗的目的：目的在于防止血栓扩展和新血栓形成。高凝状态是缺血性脑血管病发生和发展的重要环节，主要与凝血因子，尤其是第Ⅷ因子和纤维蛋白原增多及其活性增高有关。所以，抗凝治疗主要通过抗凝血，阻止血栓发展和防止血栓形成，达到治疗或预防脑血栓形成的目的。

（2）常用药物有肝素、低分子肝素及华法林等：低分子肝素与内皮细胞和血浆蛋白的亲和力低，其经肾排泄时更多的是不饱和机制起作用，所以，低分子肝素的清除与剂量无关，而其半衰期比普通肝素长2～4倍。用药时不必行试验室监测，低分子肝素对患者的血小板减少和肝素诱导的抗血小板抗体发生率下降。硫酸鱼精蛋白可100%中和低分子肝素的抗凝血因子活性，可以中和60%～70%的抗凝血因子活性。急性缺血性脑卒中的治疗，可用低分子肝素钙4100U（单位）皮下注射，2次/d，共10d。口服抗凝药物：①双香豆素及其衍生物：能阻碍血液中凝血酶原的形成，使其含量降低，其抗凝作用显效较慢（用药后24～48h，甚至72h），持续时间长，单独应用仅适用于发展较缓慢的患者或用于心房颤动患者脑卒中的预防。口服抗凝剂中，华法林和新抗凝片的开始剂量分别为4～6mg和1～2mg，开始治疗的10d内测定凝血酶原时间和活动度应每日1次，以后每周3次，待凝血酶原活动度稳定于治疗所需的指标时，则7～10d测定1次，同时应检测国际规格化比值（INF）。②藻酸双酯钠：又称多糖硫酸酯（多糖硫酸盐，PSS）。系从海洋生长的褐藻中提取的一种类肝素药物。但作用强度是肝素的1/3，而抗凝时间与肝素相同。主要作用是抗凝血、降低血液黏稠度、降低血脂及改善脑微循环。用法：按2～4mg/kg体重加入5%葡萄糖溶液500ml，静脉滴注，30滴/min，1次/d，10d为1个疗程。或口服，每次0.1g，1次/d，可长期使用。个别患者可能出现皮疹、头痛、恶心、皮下出血点。

（3）抗凝治疗的适应证：①短暂性脑缺血发作；②进行性缺血性脑卒中；③椎－基底动脉系统血栓形成；④反复发作的脑栓塞；⑤应用于心房颤动患者的卒中预防。

（4）抗凝治疗的禁忌证：①有消化道溃疡病史者；②有出血倾向者、血液病患者；③高血压［血压24/13.3kPa（180/100mmHg）以上］；④有严重肝、肾疾病者；⑤临床不能除外颅内出血者。

（5）抗凝治疗的注意事项：①抗凝治疗前应进行脑部 CT 检查，以除外脑出血病变，高龄、较重的脑动脉硬化和高血压患者采用抗凝治疗应慎重；②抗凝治疗对凝血酶原活动度应维持在 15% ~25%，部分凝血活酶时间应维持在 1.5 倍之内；③肝素抗凝治疗维持在 7 ~10d，口服抗凝剂维持 2 ~6 个月，也可维持在 1 年以上；④口服抗凝药的用量较国外文献所报道的剂量为小，其 1/3 ~1/2 的剂量就可以达到有效的凝血酶原活动度的指标；⑤抗凝治疗过程中应经常注意皮肤、黏膜是否有出血点，小便检查是否有红细胞，大便潜血试验是否阳性，若发现异常应及时停用抗凝药物；⑥抗凝治疗过程中应避免针灸、外科小手术等，以免引起出血。

3. 降纤治疗　可以降解血栓蛋白质、增加纤溶系统活性、抑制血栓形成或促进血栓溶解。此类药物亦应早期应用（发病 6h 以内），特别适用于并发高纤维蛋白原血症者。降纤酶、东菱克栓酶、安克洛酶和蚓激酶均属这一类药物。但降纤至何种程度，如何减少出血并发症等问题尚待解决。有报道，发病后 3h 给予 Ancrod 可改善患者的预后。

4. 扩容治疗　主要是通过增加血容量，降低血液黏稠度，起到改善脑微循环作用。

（1）右旋糖酐 -40：主要作用为阻止红细胞和血小板聚集，降低血液黏稠度，以改善循环。用法：10% 右旋糖酐 - 40，500ml，静脉滴注，1 次/d，10d 为 1 个疗程。可在间隔10 ~20d 后，再重复使用 1 个疗程。有过敏体质者，应做过敏皮试阴性后方可使用。心功能不全者应使用半量，并慢滴。患有糖尿病者，应同时加用相应胰岛素治疗。高血压患者慎用。有意识障碍或提示脑水肿明显者禁用。无论有无高血压，均需要观察血压情况。

（2）706 代血浆（6% 羟乙基淀粉）：作用和用法与右旋糖酐 - 40 相同，只是不需要做过敏试验。

5. 扩血管治疗　血管扩张药过去曾被广泛应用，此法在脑梗死急性期不宜使用。原因为缺血区的血管因缺血、缺氧及组织中的乳酸聚集已造成病理性的血管扩张，此时应用血管扩张药，则造成脑内正常血管扩张，也波及全身血管，以至于使病变区的血管局部血流下降，加重脑水肿，即所谓"盗血"现象。如有出血性梗死时可能会加重出血，因此，只在病变轻、无水肿的小梗死灶或脑梗死发病 3 周后无脑水肿者可酌情使用，且应注意有无低血压。

（1）罂粟碱：具有非特异性血管平滑肌的松弛作用，直接扩张脑血管，降低脑血管阻力，增加脑局部血流量。用法：60mg 加入 5% 葡萄糖液 500ml 中，静脉滴注，1 次/d，可连用 3 ~5d；或 20 ~30mg，肌肉注射，1 次/d，可连用 5 ~7d；或每次 30 ~60mg 口服，3 次/d，连用 7 ~10d。注意本药每日用量不应超过 300mg，不宜长期使用，以免成瘾。在用药时可能因血管明显扩张导致明显头痛。

（2）己酮可可碱：直接抑制血管平滑肌的磷酸二酯酶，达到扩张血管的作用；还能抑制血小板和红细胞的聚集。用法：100 ~200mg 加入 5% 葡萄糖液 500ml 中，静脉滴注，1 次/d，连用 7 ~10d。或口服每次 100 ~300mg，3 次/d，连用 7 ~10d。本药禁用于刚患心肌梗死、严重冠状动脉硬化、高血压者及孕妇。输液过快者可出现呕吐及腹泻。

（3）环扁桃酯：又名三甲基环己扁桃酸或抗栓丸。能持续性松弛血管平滑肌，增加脑血流量，但作用较罂粟碱弱。用法：每次 0.2 ~0.4g 口服，3 次/d，连用 10 ~15d。也可长期应用。

（4）氢化麦角碱：又称喜得镇或海得琴，系麦角碱的衍生物。其直接激活多巴胺和 5 - HT 受体，也阻断去甲肾上腺素对血管受体的作用，使脑血管扩张，改善脑微循环，增加脑血流量。用法：每次口服 1 ~ 2mg，3 次/d，1 ~ 3 个月为 1 个疗程，或长期使用。本药易引起直立性低血压，因此，低血压患者禁用。

6. 钙离子拮抗药　其通过阻断钙离子的跨膜内流而起作用，从而缓解平滑肌的收缩、保护脑细胞、抗动脉粥样硬化、维持红细胞变形能力及抑制血小板聚集。

（1）尼莫地平：又称硝苯甲氧乙基异丙啶。为选择性地作用于脑血管平滑肌的钙离子拮抗药，对脑以外的血管作用较小，因此，不起降血压作用。主要缓解血管痉挛，抑制肾上腺素能介导的血管收缩，增加脑组织葡萄糖利用率，重新分布缺血区血流量。用法：每次口服 20 ~ 40mg，3 次/d，可经常使用。

（2）尼莫通：为尼莫地平的同类药物，只是水溶性较高。每次口服 30 ~ 60mg，3 次/d，可经常使用。

（3）尼卡地平：又称硝苯苄胺啶。系作用较强的钙离子通道拮抗药。选择性作用于脑动脉、冠状动脉及外周血管，增加心脑血流量和改善循环，同时有明显的降血压作用。用法：每次口服 20 ~ 40mg，3 次/d，可经常使用。

（4）桂利嗪（脑益嗪、肉桂苯哌嗪、桂益嗪）：为哌嗪类钙离子拮抗药，扩张血管平滑肌，能改善心脑循环。还有防止血管脆化作用。用法：每次口服 25 ~ 50mg，3 次/d，可经常使用。

（5）盐酸氟桂利嗪：与脑益嗪为同一类药物。用法：每次口服 5 ~ 10mg，1 次/d，连用 10 ~ 15d。因本药可增加脑脊液，故颅内压增高者不用。

7. 抗血小板药　主要通过失活脂肪酸环化酶，阻止血小板合成 TXA_2，并抑制血小板释放 ADP、5 - HT、肾上腺素、组胺等活性物质，以抑制血小板聚集，达到改善微循环及抗凝作用。

（1）阿司匹林（阿斯匹林）：阿司匹林也称乙酰水杨酸，有抑制环氧化酶，使血小板膜蛋白乙酰化，并能抑制血小板膜上的胶原糖基转移酶的作用。由于环氧化酶受到抑制，使血小板膜上的花生四烯酸不能被合成内过氧化物 PGG_2 和 TXA_2，因而能阻止血小板的聚集和释放反应。在体外，阿司匹林可抑制肾上腺素、胶原、抗原 - 抗体复合物、低浓度凝血酶所引起的血小板释放反应。具有较强而持久的抗血小板聚集作用。成人口服 0.1 ~ 0.3g 即可抑制 TXA_2 的形成，其作用可持续 7 ~ 10d 之久，这一作用在阻止血栓形成，特别在防治心脑血管血栓性疾病中具有重要意义。

由于血管壁的内皮细胞存在前列环素合成酶，能促进前列环素（PGI_2）的合成，PGI_2 为一种强大的抗血小板聚集物质。试验证明，不同剂量的阿司匹林对血小板 TXA_2 与血管壁内皮细胞 PGI_2 形成有不同的影响。小剂量（2mg/kg 体重）即可完全抑制人的血小板 TXA_2 的合成，但不抑制血管壁内皮细胞 PGI_2 的合成，产生较强的抗血小板聚集作用，但大剂量（100 ~ 200mg/kg 体重）时血小板 TXA_2 和血管壁内皮细胞 PGI_2 的合成均被抑制，故抗血小板聚集作用减弱，有促进血栓形成的可能性。但大剂量长期服用阿司匹林的临床试验表明无血栓形成的增加。小剂量（3 ~ 6mg/kg 体重）或大剂量（25 ~ 80mg/kg 体重）都能延长出血时间，说明阿司匹林对血小板环氧化酶的作用较对血管壁内皮细胞前列环素合成酶作用占优势。因此，一般认为小剂量（160 ~ 325mg/d）对多数人有抗血栓作用，中剂量（500 ~

1500mg/d）对某些人有效，大剂量（1500mg/d 以上）才可促进血栓形成。1994 年抗血小板治疗协作组统计了 145 个研究中心 20 000 例症状性动脉硬化病变的高危人群，服用阿司匹林后的预防效果，与安慰剂比较，阿司匹林可降低非致命或致命血管事件发生率 27%，降低心血管病死率 18%。不同剂量的阿司匹林预防作用相同。国际卒中试验（1997 年）在 36 个国家 467 所医院的 19 435 例急性缺血性卒中患者中应用或不应用阿司匹林和皮下注射肝素的随机对照研究，患者入组后给予治疗持续 14d 或直到出院，统计 2 周病死率、6 个月病死率及生活自理情况。研究结果表明，急性缺血性卒中采用肝素治疗未显示任何临床疗效，而应用阿司匹林，病死率及非致命性卒中复发率明显降低。认为如无明确的禁忌证，急性缺血性卒中后应立即给予阿司匹林，初始剂量为 300mg/d，小剂量长期应用有助于改善预后，1998 年 5 月在英国爱丁堡举行的第七届欧洲卒中年会认为，阿司匹林在缺血性卒中的急性期使用和二级预防疗效肯定，只要无禁忌证在卒中发生后尽快使用。急性发病者可首次口服 300mg，而后每日 1 次口服 100mg；1 周后，改为每日晚饭后口服 50mg 或每次 25mg，1 次/d，可以达到长期预防脑血栓复发的效果。至今认为本药是较好的预防性药物，且较经济、安全、方便。阿司匹林的应用剂量一直是阿司匹林疗法的争论点之一，山东大学齐鲁医院神经内科通过观察不同剂量（25～100mg/d）对血小板积聚率、TXA_2 和血管内皮细胞 PGI_2 合成的影响，认为 50mg/d 为国人最佳剂量，并在多中心长期随访研究中证实了它的疗效。但长期使用即使小剂量阿司匹林也有一定的不良反应，长期服用对消化道有刺激性，发生食欲缺乏、恶心，严重时可致消化道出血。据统计，大约 17.5% 的患者有恶心等消化道反应，2.6% 的患者有消化道出血，3.4% 的患者有变态反应，因此，对有溃疡病者应注意慎用。

（2）噻氯匹定：噻氯匹定商品名 Ticnd，也称力抗栓，能抑制纤维蛋白原与血小板受体之间的附着，致使纤维蛋白原在血小板相互集中中不能发挥桥联作用；刺激血小板腺苷酸环化酶，使血小板内 cAMP 增高，抑制血小板聚集；减少 TXA_2 的合成；稳定血小板膜，抑制 ADP、胶原诱导的血小板聚集。因此，噻氯匹定药理作用是对血小板聚集的各个阶段都有抑制作用，即减少血小板的黏附，抑制血小板的聚集，增强血小板的解聚作用，以上特性表现为出血时间延长，对凝血试验无影响。服药后 24～48h 才开始起抗血小板作用，3～5d 后作用达高峰，停药后其作用仍可维持 3d。口服每次 125～250mg，每日 1 或 2 次，进餐时服用。可随患者具体情况而调整剂量。噻氯匹定对椎 - 基底动脉系统缺血性卒中的预防作用优于颈内动脉系统，并且效果优于阿司匹林，它同样可以预防卒中的复发。

噻氯匹定的不良反应有粒细胞减少，发生率约为 0.8%，常发生在服药后最初 3 周，其他尚有腹泻、皮疹（约 2%）等，停药后不良反应一般可消失。极个别患者有胆汁淤积性黄疸和（或）转氨酶升高。不宜与阿司匹林、非类固醇抗炎药和口服抗凝药合用。由于可产生粒细胞减少，服药后前 3 个月内每 2 周做白细胞数监测。由于延长出血时间，对有出血倾向的器质性病变如活动性溃疡或急性出血性卒中、白细胞减少症、血小板减少症等患者禁用。

（3）氯吡格雷：氯吡格雷的化学结构与噻氯匹定相近。活性高于噻氯匹定。氯吡格雷通过选择性不可逆地和血小板 ADP 受体结合，抑制血小板聚集防止血栓形成和减轻动脉粥样硬化。氯吡格雷 75mg/d 与噻氯匹定 250mg 2 次/d 抑制效率相同。不良反应有皮疹、腹泻、消化不良，消化道出血等。

（4）双嘧达莫：又名潘生丁、双嘧哌胺醇。通过抑制血小板中磷酸二酯酶的活性，也有可能刺激腺苷酸环化酶，使血小板内环磷酸腺苷（cAMP）增高。从而抑制 ADP 所诱导的初发和次发血小板聚集反应。在高浓度下可抑制血小板对胶原、肾上腺素和凝血酶的释放反应。双嘧达莫可能还有增强动脉壁合成前列环素、抑制血小板生成 TXA_2 的作用。口服每次 50~100mg，3 次/d，可长期服用。合用阿司匹林更有效。不良反应有恶心、头痛、眩晕、面部潮红等。

8. 防治脑水肿　一旦发生脑血栓形成，很快出现缺血性脑水肿，其包括细胞毒性水肿和血管源性水肿。脑水肿进一步加剧神经细胞的坏死，严重大块梗死者，还可引起颅内压增高，发生脑疝致死。所以，缺血性脑水肿不仅加重脑梗死的病理生理过程，影响神经功能障碍的恢复，还可导致死亡。因此，脑血栓形成后，尤其梗死面积大、病情重或进展型卒中、意识障碍的患者应及时积极治疗脑水肿。防治脑水肿的方法包括使用高渗脱水药、利尿药和白蛋白，控制入水量等。

（1）高渗性脱水治疗：通过提高血浆渗透压，造成血液与脑之间的渗透压梯度加大，脑组织内水分向血液移动，达到脑组织脱水作用；高渗性血液通过反射机制抑制脉络丛分泌脑脊液，使脑脊液生成减少；由于高渗性脱水最终通过增加排尿量的同时，也加速排泄梗死区代谢产物。最后减轻梗死区及半暗带水肿，挽救神经细胞，防止脑疝发生危及生命。

缺血性脑水肿的发生和发展尽管是一个严重的并发症，但也是一个自然过程。在脑血栓形成后的 10d 以内脑水肿最重，只要在此期间在药物的协助下，加强脱水，经过一段时间后，缺血性脑水肿会自然消退。

甘露醇：是一种己六醇。至今仍为最好、最强的脱水药。其主要有以下作用：快速注入静脉后，因它不易从毛细血管外渗入组织，而迅速提高血浆渗透压，使组织间液水分向血管内转移，产生脱水作用；同时增加尿量及尿 Na^+、K^+ 的排出；还有清除各种自由基、减轻组织损害的作用。静脉应用后在 10min 开始发生作用，2~3h 达高峰。用法：根据脑梗死的大小和心。肾功能状态决定用量和次数。一般认为最佳有效量是每次 0.5~1g/kg 体重，即每次 20% 甘露醇 125~250ml 静脉快速滴注，每日 2~4 次，直至脑水肿减轻。但是，小灶梗死者，可每日 1 次；或心功能不全者，每次 125ml，每日 2 或 3 次。肾功能不好者尽量减少用量，并配合其他利尿药治疗。

甘油：甘油为丙三醇，其相对分子质量为 92，有人认为甘油优于甘露醇，由于甘油可提供热量，仅 10%~20% 无变化地从尿中排出，可减少导致水、电解质紊乱与反跳现象，可溶于水和乙醇中，为正常人的代谢产物，大部分在肝脏内代谢，转变为葡萄糖、糖原和其他糖类，小部分构成其他酯类。甘油无毒性，是目前最常用的口服脱水药。其治疗脑水肿的机制可能是通过提高血浆渗透压，使组织水分（尤其是含水多的组织）转移到血浆内，因而引起脑组织脱水。最初曾用于静脉注射以降低颅压。现认为口服同样有效。用药后 30~60min 起作用，治疗作用时间较甘露醇稍晚，维持时间短，疗效不如前者。因此，有时插在上述脱水药 2 次用药之间给予，以防止"反跳现象"。口服甘油无毒，在体内能产生比等量葡萄糖稍高的热量，因此，尚有补充热量的作用，且无"反跳现象"。Contoce 认为，甘油比其他高渗药更为理想，其优点有：迅速而显著地降低颅内压；长期重复用药无反跳现象；无毒性。甘油的不良反应轻微，可有头痛、头晕、咽部不适、口渴、恶心、呕吐、上腹部不适及血压轻度下降等。由于甘油可引起高血糖和糖尿，故糖尿病患者不宜使用。甘油过大剂

量应用或浓度 >10% 时，可产生注射部位的静脉炎，或引起溶血、血红蛋白尿，甚至急性肾衰竭等不良反应。甘油自胃肠道吸收，临床上多口服，昏迷患者则用鼻饲，配制时将甘油溶于生理盐水内稀释成 50% 溶液，剂量每次 0.5 ~ 2g/kg 体重，每日总量可达 5g/kg 体重以上。一般开始剂量 1.5g/kg 体重，以后每 3h 0.5 ~ 0.7g/kg 体重，一连数天。静脉注射为 10% 甘油溶液 500ml，成人每日 10% 甘油 500ml，共使用 5 ~ 6 次。

（2）利尿药：主要通过增加肾小球滤过，减少肾小管再吸收和抑制。肾小管的分泌，增加尿量，造成机体脱水，最后使脑组织脱水。同时还可控制钠离子进入脑组织减轻水肿，控制钠离子进入脑脊液，以降低脑脊液生成率的 50% 左右。但是，上述作用必须以肾功能正常为前提。

呋塞米：又称利尿磺酸、呋喃苯胺酸、呋塞米灵、利尿灵等。是作用快、时间短和最强的利尿药，主要通过抑制髓襻升支 Cl⁻ 的主动再吸收而起作用。注射后 5min 起效，1h 达高峰，并维持达 3h。对并发有高血压、心功能不全者疗效更佳。如患者有肾功能障碍或用较大剂量甘露醇治疗后效果仍不佳时，可单独或与甘露醇交替应用本药。用法：每次 20 ~ 80mg，肌内注射或静脉推注，4 次/d。口服者每次 20 ~ 80mg，每日 2 或 3 次。其不良反应为电解质紊乱、过度脱水、血压下降、血小板减少、粒细胞减少、贫血、皮疹等。

依他尼酸：又称利尿酸、Edecrin。作用类似于呋塞米。应用指征同呋塞米。用法：每次 25 ~ 50mg 加入 5% 葡萄糖溶液或生理盐水 100ml 中，缓慢滴注。3 ~ 5d 为 1 个疗程。所配溶液在 24h 内用完。可出现血栓性静脉炎、电解质紊乱、过度脱水、神经性耳聋、高尿酸血症、高血糖、出血倾向、肝肾功能损害等不良反应。

白蛋白：对于严重的大面积脑梗死引起的脑水肿，加用白蛋白，有明显的脱水效果。用法：每次 10 ~ 15g，静脉滴注，每日或隔日 1 次，连用 5 ~ 7d。本药价格较贵，个别患者有变态反应，或造成医源性肝炎。

9. 神经细胞活化药　至今有不少这类药物试验报道有一定的营养神经细胞和促进神经细胞活化的作用，主要对于不完全受损的细胞起作用，个别报道甚至认为有极佳效果。但是，在临床实践中，并没有明显效果，而且价格较贵。

（1）脑活素：主要成分为动物脑（猪脑）水解后精制的必需和非必需氨基酸、单胺类神经介质、肽类激素和酶前体。据认为该药能通过血脑屏障，直接进入神经细胞，影响细胞呼吸链，调节细胞神经递质，激活腺苷酸环化酶，参与细胞内蛋白质合成等。用法：20 ~ 50ml 加入生理盐水 500ml 中，静脉滴注，1 次/d，10 ~ 15d 为 1 个疗程。

（2）胞磷胆碱：在生物学上，胞磷胆碱是合成磷脂胆碱的前体，胆碱在磷脂酰胆碱的生物合成中具有重要作用，而磷脂酰胆碱是神经细胞膜的重要组成部分。胞磷胆碱还参与细胞核酸、蛋白质和糖的代谢，促使葡萄糖合成乙酰胆碱，防止脑水肿。用法：500 ~ 1000mg 加入 5% 葡萄糖液 500ml 中，静脉滴注，1 次/d，10 ~ 15d 为 1 个疗程。250mg，肌肉注射，1 次/d，每个疗程为 2 ~ 4 周。少数患者用药后出现兴奋性症状，诱发癫痫或精神症状。

（3）丁咯地尔（活脑灵）：主要成分为 Buflomedil hydrochloride。主要作用：①阻断 α - 肾上腺素能受体；②抑制血小板聚集；③提高及改善红细胞变形能力；④有较弱的非特异性钙拮抗作用。用法：200mg 加入生理盐水或 5% 葡萄糖液 500ml 中，静脉缓慢滴注，1 次/d，10d 为 1 个疗程。也可肌肉注射，每次 50ml，2 次/d，10d 为 1 个疗程。但是，产妇和正在发生出血性疾病的患者禁用。少数患者可有肠胃不适、头痛、眩晕及肢体烧灼痛感。

10. 血塞通软胶囊治疗脑梗死患者脑卒中的临床效果观察　血塞通软胶囊的主要成分是从中药三七中提取的三七总皂苷，实验以及临床研究表明该药有众多的心脑血管药理作用，可直接扩张脑血管，增加脑血流量，改善脑部血液循环，减轻脑水肿，提高脑细胞能量代谢，降低缺血脑组织含钙量，对脑缺血后海马区 CAI 的迟发性神经元损伤有明显的保护作用。该药可抑制细胞及血小板聚集，降低血液黏度，改善血液循环，提高缺血部位血氧供应，促进神经细胞功能恢复，多个环节对抗脑缺血及其继发损伤，以达到治疗脑梗死目的。银杏叶内主要药用成分为黄酮类和内酯类，银杏酮酯能有效清除氧自由基，抑制脂质过氧化，保护细胞膜，防止脑细胞和脑功能受到损害，银杏内有一种天然血小板活化因子（PAF）受体拮抗剂，可以抑制血小板聚集而防止血栓形成，银杏叶胶囊促进血液循环，改善脑缺血，治疗脑梗死。

（1）一般资料：选取河北联合大学附属医院 2010 年 1～9 月就诊于神经内科门诊的缺血性脑卒中患者 112 例，男 62 例，女 50 例；年龄 39～76 岁，平均 64.5 岁，病程 2～24 周。采用随机双盲方法分为试验组 84 例和对照组 28 例。均符合 1995 年中华医学会第四次全国脑血管病学术会议修订的《各类脑血管病诊断要点》西医诊断标准及《中药新药临床研究指导原则》中医诊断标准。纳入标准：①符合中风病中经络恢复期瘀血阻滞证辩证标准。②符合动脉粥样硬化血栓性脑梗死诊断标准。③病程属恢复期（2～24 周），神经功能缺损程度积分 >6 分且 <23 分的轻、中型患者。④年龄 18～75 岁，男女均可。⑤本研究经医院伦理委员会通过，患者或家属均知情同意并签署知情同意书。排除标准：①短暂性脑缺血发作或脑出血者、腔隙性脑梗死、脑栓塞者。②并发造血系统等严重原发性疾病，精神病患者。③有出血倾向且凝血指标异常者。④严重肝肾功能不全者（ALT 或 AST≥正常值上限的 2 倍，或尿素氮（BUN）≥正常值上限 1.5 倍，或肌酐（Cr）异常）。⑤妊娠或哺乳期妇女；过敏体质者，或对多种药物过敏者。⑥近 4 周内使用过已知对主要脏器有损害的药物者。⑦近 1 个月内参加过或正在参加其他药物临床试验者。

（2）治疗方法：采用随机双盲、双模拟的方法，试验组口服血塞通软胶囊（昆明制药集团股份有限公司生产，100mg/粒，批号：081209－01）每次 2 粒，3 次/d；同时口服银杏叶胶囊模拟剂（昆明制药集团股份有限公司生产，0.2g/粒，批号：20090204）每次 2 粒，3 次/d。对照组口服银杏叶胶囊（杭州康恩贝制药有限公司生产，0.2g/粒，批号：20081102）每次 2 粒，3 次/d，同时口服血塞通软胶囊模拟剂（昆明制药集团股份有限公司生产，100mg/粒，批号：20090115）每次 2 粒，3 次/d，两组服药疗程均为 28d。以符合方案数据集（PPS）和全数据分析集（FAS）分析和比较两组患者治疗 0、14、28d 时 NIHSS 脑卒中量表总分实测值历时性变化以及治疗前后的差值变化。

（3）观察指标：美国国立卫生研究院脑卒中评定量表（NIHSS）脑卒中量表总分实测值变化。在用药前、用药第 14d、28d 各观察记录 1 次。

（4）神经功能缺损程度评分评定标准：临床神经功能缺损程度评分标准：参照人民卫生出版社 2008 年出版《神经康复学》翻译的美国国立卫生研究院脑卒中评定量表（NIHSS）。

（5）统计学分析：以 Excle 2007 建立数据表，采用 SPSS13.5 软件包进行统计分析。计量资料采用 $x\pm s$ 进行统计描述，两组间比较采用 t 检验，不同治疗时间点的疗效比较采用方差分析方法。计数资料的统计分析采用 X2 检验。$P<0.05$ 为差异有统计学意义。

（6）结论：在治疗前，脑卒中评定量表基线得分（量表总体得分、总体生活能力得分、日常生活自理能力得分）比较差异均无统计学意义（P > 0.05），提示基线均衡，具有可比性。试验组和对照组在治疗的各个时间段随着治疗时间的延长，NIHSS 脑卒中量表评分均有不同程度下降，疗效增加比较明显，NIHSS 脑卒中量表总分实测值组间比较，差异均无统计学意义（P 均 > 0.05），说明血塞通软胶囊临床疗效肯定；而重复测量数据的方差分析结果表明：组内的 NIHSS 脑卒中量表总分实测变化值随着治疗时间的延长，评分显著下降，总体变化明显，差异均有统计学意义（P < 0.05）。这与祁素英研究结论一致。

在临床试验中，FAS 方法虽然比较保守，但其分析结果更接近药物上市后的疗效。而应用 PPS 则可以显示试验药物按规定的方案使用的效果，但可能较以后实践中的疗效偏大。本研究通过两种分析方法来比较血塞通软胶囊和银杏叶胶囊的疗效，能更加全面地验证血塞通软胶囊治疗脑梗死的临床疗效，实验结果中 PPS 分析和 FAS 分析结论一致，说明血塞通软胶囊在改善脑梗死患者总体生活能力方面疗效确切。

本实验通过以银杏叶胶囊为对照药来验证血塞通软胶囊治疗脑梗死患者的临床疗效，为临床用药提供理论依据。实验证实，血塞通软胶囊能使患者运动能力和生活自理能力明显提高，疗效确切，可用于脑梗死的治疗，值得临床和社区推广使用。

11. 其他内科治疗　由于脑血栓形成的主要原因系高血压、高血脂、糖尿病、心脏病等内科疾病，或发生脑血栓形成时，大多并发许多内科疾病。但是，并发严重的内科疾病多见于脑干梗死和较大范围的大脑半球梗死。有时，患者由于严重的内科并发症如心功能衰竭、肺水肿及感染、肾衰竭等致死。因此，除针对性治疗脑血栓形成外，还应治疗并发的内科疾病。

（1）调整血压：急性脑梗死患者一过性血压增高常见，因此，降血压药应慎用。国外平均血压［MBP，（收缩压 + 舒张压 × 2）÷ 3］ > 17.3kPa（130mmHg）或收缩压（SBP） > 29.3kPa（220mmHg），可谨慎应用降压药。一般不主张使用降压药以免减少脑血流灌注，加重脑梗死。如血压低，应查明原因是否为血容量减少，补液纠正血容量，必要时应用升压药。对分水岭梗死，则应对其病因进行治疗，如纠正低血压、治疗休克、补充血容量、对心脏病进行治疗等。

（2）控制血糖：临床和实验病理研究证实，高血糖加重急性脑梗死及局灶性缺血再灌注损伤，故急性缺血性脑血管病在发病 24h 内不宜输入高糖，以免加重酸中毒。有高血糖者要纠正，低血糖亦要注意，一旦出现要控制。

（3）心脏疾病的预防：积极治疗原发心脏疾病。但严重的脑血栓形成可并发心肌缺血或心律失常，严重者出现心力衰竭者，除了积极治疗外，补液应限制速度和量，甘露醇应半量应用，加用利尿药。

（4）保证营养与防治水、电解质及酸碱平衡紊乱：出现球麻痹或意识障碍的患者主要靠静脉输液和胃管鼻饲或经皮胃管补充营养。应该保证每日的水、电解质和能量的补给。在应用葡萄糖的问题上，尽管国内外的动物试验研究认为高血糖和低血糖对脑梗死有加重作用，但是，也应保证每日的需要量，如有糖尿病或反应性高血糖者，在应用相应剂量的胰岛素下补给葡萄糖。对于不能进食和长期大量使用脱水药者，每天检测血生化，如有异常，及时纠正。

（5）防治感染：对于严重瘫痪、球麻痹、意识障碍者，容易并发肺部感染，可常规使用青霉素 320 万 U 加入生理盐水 100ml 中，静脉滴注，2 次/d。如果效果不理想，应根据痰培养结果及时改换抗生素。对于严重的球麻痹和意识障碍者，由于自己不能咳嗽排痰，应尽早做气管切开，以利于吸痰，这是防治肺部感染的最好办法。

（6）加强护理：由于脑血栓形成患者在急性期大多数不能自理生活，应每2h翻身1次，加拍背部协助排痰，防止褥疮和肺部感染的发生。

12. 外科治疗　颈内动脉和大脑中动脉血栓形成者，可出现大片脑梗死，且在发病后3～7d期间，可因缺血性脑水肿，导致脑室受压、中线移位及脑疝发生，危及生命。此时，应积极进行颞下减压和清除梗死组织，以挽救生命。

13. 康复治疗　主张早期进行康复治疗，即使在急性期也应注意到瘫痪肢体的位置。病情稳定者，可以尽早开始肢体功能锻炼和语言训练。这既可明显地降低脑血栓形成患者的致残率，也可减少并发症和后遗症如肩周炎、肢体挛缩、失用性肌萎缩、痴呆等的发生。

二、脑栓塞概述

脑栓塞是指脑动脉被异常的栓子（血液中异常的固体、液体、气体）阻塞，使其远端脑组织发生缺血性坏死，出现相应的神经功能障碍。栓子以血液栓子为主，占所有栓子的90%；其次还有脂肪、空气、癌栓、医源物体等。脑栓塞发生率占急性脑血管病的15%～20%，占全身动脉栓塞的50%。

（一）临床表现

1. 发病年龄　本病起病年龄不一，若因风湿性心脏病所致，患者以中青年为主；若因冠心病、心肌梗死、心律失常所致者，患者以中老年人居多。

2. 起病急骤　大多数患者无任何前驱症状，多在活动中起病，局限性神经缺损症状常于数秒或数分钟发展到高峰，是发展最急的脑卒中，且多表现为完全性卒中，少数患者在数日内呈阶梯样或进行性恶化。50%～60%的患者起病时有意识障碍，但持续时间短暂。

3. 局灶神经症状　栓塞引起的神经功能障碍取决于栓子的数目、栓塞范围和部位。栓塞发生在颈内动脉系统特别是大脑中动脉最常见，临床表现突起的偏瘫、偏身感觉障碍和偏盲，在主侧半球可有失语，也可出现单瘫、运动性或感觉性失语等。9%～18%的患者出现局灶性癫痫发作。本病约10%的栓子达椎-基底动脉系统，临床表现为眩晕、呕吐、复视、眼震、共济失调、交叉性瘫痪、构音障碍及吞咽困难等。若累及网状结构则出现昏迷与高热，若阻塞了基底动脉主干可突然出现昏迷和四肢瘫痪，预后极差。

4. 其他症状　本病以心源性脑栓塞最常见，故有风湿性心脏病或冠心病、严重心律失常的症状和体征；部分患者有心脏手术、长骨骨折、血管内治疗史；部分患者有脑外多处栓塞证据，如皮肤、球结膜、肺、肾、脾和肠系膜等栓塞和相应的临床症状和体征。

（二）辅助检查

目的：明确脑栓塞的部位和病因（如心源性、血管源性及其他栓子来源的检查）。

1. 心电图或24h动态心电图观察　可了解有无心律失常、心肌梗死等。

2. 超声心动图检查　有助于显示瓣膜疾患、二尖瓣脱垂、心内膜病变等。

3. 颈动脉超声检查　可显示颈动脉及颈内外动脉分叉处的血管情况，有无管壁粥样硬化斑及管腔狭窄等。

4. 腰椎穿刺脑脊液检查　可以正常，若红细胞增多可考虑出血性梗死，若白细胞增多考虑有感染性栓塞的可能，有大血管阻塞、有广泛性脑水肿者脑脊液压力增高。

5. 脑血管造影　颅外颈动脉造影可显示动脉壁病变，数字减影血管造影（DSA）能提高血管病变诊断的准确性，有否血管腔狭窄、动脉粥样硬化溃疡、血管内膜粗糙等情况。新一代的 MRA 能显示血管及血流情况，且为无创伤性检查。

6. 头颅 CT 扫描　发病后 24～48h 后可见低密度梗死灶，若为出血性梗死则在低密度灶内可见高密度影。

7. MRI　能更早发现梗死灶，对脑干及小脑扫描明显优于 CT。

（三）诊断及鉴别诊断

1. 诊断

（1）起病急骤，起病后常于数秒内病情达高峰。

（2）主要表现为偏瘫、偏身感觉障碍和偏盲，在主侧半球则有运动性失语或感觉性失语。少数患者为眩晕、呕吐、眼震及共济失调。

（3）多数患者为心源性脑栓塞，故有风心病或冠心病、心律失常的症状和体征。

（4）头颅 CT 或 MRI 检查可明确诊断。

2. 鉴别诊断　在无前驱症状下，动态中突然发病并迅速达高峰，有明确的定位症状和体征；如询查出心脏病、动脉粥样硬化、骨折、心脏手术、大血管穿刺术等原因可确诊。头颅 CT 和 MRI 能协助明确脑栓塞的部位和大小。腰椎穿刺检查有助于了解颅内压、炎性栓塞及出血性梗死。脑栓塞应注意与其他类型的急性脑血管病区别。尤其是出血性脑血管病，主要靠头颅 CT 和 MRI 检查加以区别。

（四）治疗

积极改善侧支循环、减轻脑水肿、防治出血和治疗原发病。

1. 脑栓塞治疗　其治疗原则与脑血栓形成相同。但应注意：

（1）由于容易并发出血性梗死或出现大片缺血性水肿，所以，在急性期不主张应用较强的抗凝和溶栓药物如肝素、双香豆素类药、尿激酶；t－PA、噻氯匹定等。

（2）发生在颈内动脉末端或大脑中动脉主干的大面积脑栓塞，以及小脑梗死可发生严重的脑水肿，继发脑疝，应积极进行脱水、降颅压治疗，必要时需要进行颅骨骨瓣切除减压，以挽救生命。由心源性所致者，有些伴有心功能不全。在用脱水药时应酌情减量，甘露醇与呋塞米交替使用。

（3）其他原因引起的脑栓塞，要有相应的治疗。如空气栓塞者，可应用高压氧治疗。脂肪栓塞者，加用 5% 碳酸氢钠 250ml，静脉滴注，每日 2 次；也可用小剂量肝素 10～50mg，每 6h 1 次；或 10% 乙醇溶液 500ml，静脉滴注，以求溶解脂肪。

（4）部分心源性脑栓塞患者发病后 2～3h 内，用较强的血管扩张药如罂粟碱静脉滴注，可收到意想不到的满意疗效。

2. 原发病治疗　针对性治疗原发病有利于脑栓塞的恢复和防止复发。如先天性心脏病或风湿性心脏病患者，有手术适应证者，应积极手术治疗；有亚急性细菌性心内膜炎者，应彻底治疗；有心律失常者，努力纠正；骨折患者，减少活动，稳定骨折部位。急性期过后，针对血栓栓塞容易复发，可长期使用小剂量的阿司匹林、双香豆素类药物或噻氯匹定；也可经常检查心脏超声，监测血栓块大小，以调整抗血小板药物或抗凝药物。

（五）预后与防治

脑栓塞的病死率为20%，主要是由于大块梗死和出血性梗死引起大片脑水肿、高颅压而致死；或脑干梗死直接致死；也可因并发严重心功能不全、肺部感染、多部位栓塞等导致死亡。多数患者有不同程度的神经功能障碍。有20%的患者可再次复发。近年内国外有报道通过介入的办法在心耳置入保护器（过滤器）可以减少心源性栓塞的发生。

三、分水岭脑梗死

分水岭脑梗死（CWSI）是指脑内相邻血管供血区之间分水岭区或边缘带的局部缺血。一般认为，CWSI多由于血流动力学障碍所致；典型者发生于颈内动脉严重狭窄或闭塞伴全身血压降低时，亦可由心源性或动脉源性栓塞引起。约占脑梗死的10%。临床常呈卒中样发病，多无意识障碍，症状较轻，恢复较快。根据梗死部位的不同，重要的分水岭区包括：①大脑前动脉和大脑中动脉皮质支的边缘区，梗死位于大脑凸面旁矢状带，称为前分水岭区梗死；②大脑中动脉和大脑后动脉皮质支的边缘区，梗死位于侧脑室体后端的扇形区，称为后上分水岭梗死；③大脑前、中、后动脉共同供血的顶、颞、枕叶三角区，梗死位于侧脑室三角部外缘，称为后下分水岭梗死；④大脑中动脉皮质支与深穿支交界的弯曲地带，称为皮质下分水岭脑梗死；⑤大脑主要动脉末端的边缘区，称为幕下性分水岭梗死。这种分型准确地表达了CWSI在脑部的空间位置。

（一）临床表现

分水岭梗死临床表现较复杂，因其梗死部位不同而各异，最终确诊仍需要影像学证实。根据临床和CT表现，各型临床特征如下。

1. 皮质前型　该病变主要位于大脑前、中动脉交界处，相当于额中回前部，相当于Brodmann 8、9、10、45、46区，向上向后累及4区上部。主要表现为以上肢为主的中枢性肢体瘫痪，舌面瘫少见，半数伴有感觉异常。病变在优势半球者伴皮质运动性失语。可有情感障碍、强握反射和局灶性癫痫；双侧病变出现四肢瘫、智能减退。

2. 皮质后型　病变位于大脑中、后动脉交界处，即顶枕颞交界区。此部位梗死常表现为偏盲，多以下象限盲为主，伴黄斑回避现象，此外，常见皮质性感觉障碍，偏瘫较轻或无，约1/2的患者有情感淡漠，可有记忆力减退和Gerstmann综合征（角回受损），优势半球受累表现为皮质型感觉性失语，偶见失用症，非主侧偶见体象障碍。

3. 皮质下型　病变位于大脑中动脉皮质支与穿通支的分水岭区。梗死位于侧脑室旁及基底节区的白质，基底节区的纤维走行较集中，此处梗死常出现偏瘫和偏身感觉障碍。

除前型有对侧轻瘫，或有类帕金森综合征外，其余各型之间在临床症状及体征上无明显特征性，诊断需要依靠影像学检查。

分水岭梗死以老年人多见，其特点为呈多灶型者多，常见单侧多灶或双侧梗死。并发其他缺血病变者多，如腔隙梗死、皮质或深部梗死、皮质下动脉硬化性脑病等，并发痴呆多见，复发性脑血管病多见，发病时血压偏低者多见。

（二）辅助检查

1. CT扫描　脑分水岭梗死的CT征象与一般脑梗死相同，位于大脑主要动脉的边缘交界区，呈楔形，宽边向外、尖角向内的低密度灶。

2. MRI 表现　对病灶显示较 CT 清晰，新一代 MRI 可显示血管及血液流动情况，可部分代替脑血管造影。病灶区呈长 T_1 与长 T_2。

（三）诊断与鉴别诊断

诊断主要依靠临床表现及影像学检查。头颅 CT 或 MRI 可发现典型的梗死病灶。

（四）治疗

（1）病因治疗：对可能引起脑血栓形成病因的处理，积极治疗颈动脉疾病和心脏病，注意医源性低血压的纠正，注意水与电解质紊乱的调整等。

（2）CWSI 的治疗与脑血栓形成相同：可应用扩血管、改善脑微循环、抗血小板凝聚的药物和钙拮抗药。对于严重颈动脉狭窄、闭塞的患者可考虑做颈动脉内膜切除术或颈动脉成形术。

（3）注意防止医源性的分水岭脑梗死，如过度的降压治疗、脱水治疗等。尤其是卒中的患者，急性期血压的管理特别重要。现在有很多卒中以后血压管理的指南。尽管这些指南各异，但是基本的观点是相同的，主要的内容有：①卒中后血压的增高常常是一种脑血管供血调节性的，是一种保护性的调节，不可盲目地进行干预；②除非收缩压 > 29.3 ~ 30.1kPa（220 ~ 230mmHg），或舒张压 > 16 ~ 17.3kPa（120 ~ 130mmHg），或者患者的平均动脉压 > 17.3kPa（130mmHg），才考虑降压治疗，降压治疗通常不选用长效的、快速的降压制剂；③降压治疗过程中要密切观测患者神经系统的症状及体征变化。

四、腔隙性脑梗死

腔隙性脑梗死占所有卒中病例的 15% ~ 20%，是指发生在大脑半球深部白质及脑干的缺血性脑梗死，多因动脉的深穿支闭塞致脑组织缺血、坏死、液化并由吞噬细胞移走而形成腔隙，其形状与大小不等，直径多在 0.05 ~ 1.5cm。腔隙主要位于基底节，特别是壳核、丘脑、内囊及脑桥，偶尔也可位于脑回的白质。病灶极少见于脑表面灰质、胼胝体、视辐射、大脑半球的半卵圆中心、延髓、小脑及脊髓。大多数腔隙梗死发生在大脑前、中动脉的豆纹动脉分支、大脑后动脉的丘脑穿通动脉及基底动脉的旁正中分支的支配区。是最常见的一种高血压性脑血管病变。病变血管可见透明变性、玻璃样脂肪变、玻璃样小动脉坏死、血管壁坏死和小动脉硬化。

（一）临床表现

本病起病突然，也可渐进性亚急性起病，出现偏身感觉或运动障碍等局限症状，多数无意识障碍，症状在 12h ~ 3d 发展至高峰，少数临床无局灶体征或仅表现有头痛、头晕、呃逆、不自主运动或心情不稳定。1/5 ~ 1/3 的患者病前有 TIA 表现，说明本病与 TIA 有一定关系，临床表现呈多种多样，但总的来说，相对的单一性和不累及大脑的高级功能例如语言、行为，非优势半球控制的动作、记忆和视觉。症状轻而局限，预后也佳。

1. 腔隙综合征　腔隙性脑梗死的临床表现取决于腔隙的独特位置，Fisher 等将它分为 21 种综合征。①纯运动性轻偏瘫（PMH）；②纯感觉卒中或 TIA；③共济失调性轻偏瘫；④构音障碍手笨拙综合征；⑤伴运动性失语的 PMH；⑥无面瘫型 PMH；⑦中脑丘脑综合征；⑧丘脑性痴呆；⑨伴水平凝视麻痹的 PMH；⑩伴动眼神经瘫的交叉 PMH；⑪伴展神经麻痹的 PMH；⑫伴精神紊乱的 PMH；⑬伴动眼神经麻痹的交叉小脑共济失调；⑭感觉运动性卒中；⑮半身投掷症；⑯基底动脉下部分支综合征；⑰延髓外侧综合征；⑱脑桥外侧综合征；⑲记忆丧失综合征；⑳闭锁综合征（双侧 PMH）；㉑其他包括下肢无力易于跌倒、纯构音障碍、急性丘脑肌张力障碍。临床上以 1～（5、10）较多，占腔隙性梗死的 80%。

其中较常见的有以下几种。

（1）纯运动性轻偏瘫（PMH）：病变损伤皮质脊髓束脑中任何一处，即病灶可位于放射冠、内囊、脑桥或延髓。本型最常见，约占 61%。其主要表现为轻偏瘫，对侧面、上下肢同等程度的轻偏瘫，有的则表现为脸、臂无力，有的仅有小腿乏力。可有主观感觉异常，但无客观感觉障碍。

（2）纯感觉卒中或 TIA：病变多位于丘脑腹后外侧核，感觉障碍严格按正中线分开两半。主要表现是仅有偏身感觉障碍，如对侧面部及肢体有麻木、发热、烧灼、针刺与沉重等感觉，检查时多为主观感觉体验，极少客观感觉缺失，无运动、偏盲或失语等症状。一般可数周内恢复，但有些症状可持续存在。

（3）共济失调性轻偏瘫：病变在脑桥基底部上、中 1/3 交界处与内囊。主要表现为对侧肢体共济失调与偏轻瘫，下肢重于上肢。

（4）构音障碍手笨拙综合征：脑桥基底部上、中 1/3 交界处与内囊膝部病灶均可引起本征。表现为严重的构音障碍，可伴吞咽困难、对侧偏身共济失调，上肢重于下肢，无力与笨拙，可伴中枢性面瘫与舌瘫与锥体束征。

（5）运动性失语的 PMH：系豆纹动脉血栓形成而引起。病灶位于内囊膝部和前肢及邻近的放射冠白质。表现对侧偏轻瘫伴运动性失语。

（6）感觉运动性卒中：病变在丘脑腹后外侧核与内囊后肢。主要临床表现对侧肢体感觉障碍及偏轻瘫，无意识障碍、记忆力障碍、失语、失用及失认。除以上所述之外，近年来有学者发现 11%～70% 属于无症状脑梗死，因病灶位于脑部的"静区"或病灶极小，因而症状不明显。CT 或 MRI 发现多是腔隙性梗死。MRI 扫描：MRI 对腔隙梗死检出率优于 CT，特别是早期，脑干、小脑部位的腔隙，早期 CT 显示不清的病灶 MRI 可分辨出长 T_1 与 T_2 的腔隙灶，T_2 加权像尤为敏感。

2. 腔隙状态　多发性腔隙脑梗死可广泛损害中枢神经，累及双侧锥体束，出现严重的精神障碍、痴呆、假性球麻痹、双侧锥体束征、类帕金森综合征和尿、便失禁等，病情呈阶梯状恶化，最终表现如下结果：

（1）多发梗死性痴呆。

（2）假性球麻痹。

（3）不自主舞蹈样动作。

（4）步态异常。

（5）腔隙预警综合征，即多次反复发作的 TIA 是发生腔隙性梗死的警号。

（二）辅助检查

1. CT 扫描　CT 诊断阳性率介于 49%～92%。CT 扫描诊断腔隙的最佳时期是在发病后的 1～2 周内。CT 扫描腔隙灶多为低密度，边界清晰，形态为圆形、椭圆形或楔形，直径平均 3～13mm。由于体积小，脑干部位不易检出。卒中后首次 CT 扫描的阳性率为 39%，复查 CT 有助于提高阳性率。绝大多数病灶位于内囊后肢和放射冠区。纯运动、感觉运动综合征病灶大于共济失调轻偏瘫、构音障碍－手笨拙综合征及纯感觉性腔隙性梗死。对于纯运动性卒中，病灶在内囊的越低下部分则瘫痪越重，与病灶大小无关。增强 CT 对提高阳性率似乎作用不大。

2. MRI 扫描　对新、旧梗死的鉴别有意义。增强后能提高阳性率。MRI 对腔隙梗死检出率优于 CT，特别是早期，脑干、小脑部位的腔隙，早期 CT 显示不清的病灶 MRI 可分辨出长 T_1 与 T_2 的腔隙灶，T_2 加权像尤为敏感。

3. 血管造影　因为引起腔梗的血管分支口径极小，普通造影意义不大，有可能检出一些血管畸形或动脉瘤。

4. EEG　腔梗对大脑功能的影响小，故 EEG 异常的发生率低，资料表明 CT 阳性的患者 EEG 无明显异常，对诊断或判断预后无价值。

5. 诱发电位　取决于梗死的部位，一般情况下只有 CT 显示梗死灶较大伴有运动障碍时才可能有异常。

6. 血液流变学　多为高凝状态

（三）治疗

20% 的腔隙性梗死患者发病前出现短暂性脑缺血发作，30% 起病后病情缓慢进展。对于小的深部梗死的坏死组织无特殊治疗。主要还应从病因及危险因素着手。动脉粥样硬化是最主要的病因。目前治疗的方向为纠正脑血管病的危险因素，如高血压、糖尿病和吸烟。抗血小板药如阿司匹林、噻氯匹定可以应用，但尚未证实有效，抗凝治疗也未被证实有效。颅外颈动脉狭窄只能被认为是无症状性的，除非它是唯一病因。

高血压的处理同其他类型的脑梗死，在急性期的头几天，收缩压 > 25.3~26.6kPa（190~200mmHg），舒张压 > 14.6~15.3kPa（110~115mmHg）才需要处理，急性期过后血压须很好控制。心脏疾病（缺血性心脏病、房颤、瓣膜病）和糖尿病作为危险因素必须得到诊断和治疗。当动脉炎是腔隙性脑梗死病因时，不同的动脉炎分别用青霉素、吡喹酮、抗结核药、糖皮质激素治疗。不同症状的腔梗有其特殊的治疗方法，有运动损害的所有患者，用低分子肝素预防深静脉血栓是其原则。运动康复尽可能愈早愈好。感觉性卒中出现痛觉过敏时，可用阿米替林、卡马西平、氯硝西泮治疗。有偏侧舞蹈征或肌张力不全时予氟哌啶醇 1~5mg，3 次/d，可以减轻症状，但不是都有效。总之，重在预防。

（四）预后

该病预后良好，病死率及致残率较低，但易复发。

五、无症状脑梗死

无症状脑梗死是脑梗死的一种特殊类型，一般认为高龄患者既往无脑卒中病史，临床上无自觉症状，无神经系统局灶体征，通过 CT、MRI 检查发现了梗死灶，称无症状脑梗死。

（一）发生率

无症状脑梗死的发生率与检测设置种类及敏感度明显相关，确切发生率不详，文献报道在 11%~70%，公认的发生率为 10%~21%。

（二）病因及发病机制

无症状脑梗死确有脑血管病发病的危险因素如高血压、糖尿病、高脂血症、房颤、

TIA、颈动脉狭窄、吸烟等。可以说大部分无症状脑梗死都可找到卒中的危险因素。无症状脑梗死的发病机制与动脉硬化性脑梗死相同。之所以无症状，是因为梗死灶位于脑的静区或非优势半球，梗死造成的损伤缓慢发展，而产生了侧支循环代偿机制。此外，症状可能在患者睡眠时发生，而在患者清醒后又缓解或梗死灶小，为腔隙性梗死。

（三）辅助检查

CT 发现率为 10%～38%，MRI 发现率可高达 47%。无症状脑梗死首次 CT 或 MRI 检查发现有腔隙性梗死或脑室周围白质病变。主要病变部位在皮质下，而且在基底节附近，一般范围较小，在 0.5～1.5cm，大多数无症状脑梗死是单个病灶（80%）。

电生理方面揭示了无症状脑梗死患者事件相关电位 P300，潜伏期延长。

（四）鉴别诊断

1. 血管周围腔隙与无症状脑梗死在 MRI 上的脑鉴别

（1）大小：前者一般直径在 1mm 左右，≤3mm。

（2）形态：前者为圆形或者线形，后者多为条状、片状或不规则形。

（3）小灶性脑梗死在 T_1 加权为低信号；T_2 加权为高信号，而血管周围腔隙在 T_1 加权常无变化，T_2 加权为高信号。

（4）部位：血管周围腔隙多分布于大脑凸面及侧脑室后角周围，小灶死以基底节、丘脑、半卵圆为中心等。

2. 多发性硬化　多发生于中壮年，病程中缓解与复发交替进行，CT 扫描在脑的白质、视神经、脑干、小脑及脑室周围可见多处低密度斑，除急性期外，增强时无强化。而无症状梗死多见于老年人，有高血压病史，CT 发现脑血管的深穿支分布区的小梗死，增强时有强化反应。

（五）防治

无症状脑梗死是有症状卒中的先兆，需要引起重视，治疗的重点是预防。

1. 针对危险因素进行干预

（1）高血压患者，积极控制血压，治疗动脉硬化。

（2）常规进行心脏方面的检查并予以纠正。

（3）积极治疗糖尿病。

（4）尽量戒酒、烟。

（5）高黏滞血症者，应定期输入右旋糖酐 - 40。

2. 药物预防　阿司匹林 50mg 每晚服用。如并发溃疡病，则可服用噻氯匹定每日 250mg。

六、出血性脑梗死

在脑梗死特别是脑栓塞引起的缺血区内常伴有自发性出血性改变（HT），表现为出血性梗死（HI）或脑实质内血肿（PH），PH 进一步又可分为梗死区内的 PH 和远离梗死区的 PH。临床上 CT 检出 HI 的频率为 7.5%～43%，MRI 的检出率为 69%。尸检中证实的为 71%，多为脑栓塞，尤其是心源性栓塞。近年来，由于抗凝与溶栓治疗的广泛应用，HI 引起了临床上的重视。

出血性梗死与缺血性梗死相比，在坏死组织中可发现许多红细胞。在一些病例中，红细胞浓度足够高，以至于在 CT 或 MRI 扫描上出现与出血相一致的高密度表现。同时，尸检标本显示出血灶的范围从散布于梗死之中的淤斑到几乎与血肿有相同表现的一个由许多淤斑融合而成片的大的病灶。出血性梗死发生的时间变化很大，早至动脉闭塞后几小时，迟至 2 周或更晚。

出血性梗死的解释长期以来被认为是由于闭塞缓解后梗死血管床再灌注所致。例如可能发生于栓子破碎或向远处移行后或在已经形成的大面积梗死的背景下闭塞大血管早期再通所致。这可能是动脉血进入毛细血管重新形成的血压导致红细胞从缺氧的血管壁渗出。再灌注越强烈，毛细血管壁损伤越严重，出血性梗死融合得越多。假设缺血性梗死反映了可恢复的未闭腔隙，那么它可能是栓塞性闭塞后自发性或机化所致的结果，而血栓形成所造成的闭塞很难缓解。在心源性栓塞所致的梗死中有很小的出血发生率支持这个假说。

最近，这个关于出血性梗死的解释受到第三代 CT 和 MRI 扫描所见的挑战。这些研究发现出血性梗死常常在位于动脉床处的持续梗死的远端发展，这些动脉床只暴露于逆行的侧支循环处。出血性病灶的严重程度由于所观察到的大动脉再通所造成的血肿扩展的大小而不同。在那些以前的病例，淤斑及散在性的出血性梗死的发生可能与动脉血压的急剧上升和梗死的突发程度、严重程度及大小有关。推测血肿最初可能围绕在大的梗死周围并压迫软膜血管，当血肿消退时，逆流的血液通过软膜的侧支循环再灌注并导致淤斑性出血性梗死。

（一）临床表现

1. 按 HI 的发生时间分为

（1）早发型：即缺血性卒中后 3d 内发生的。缺血性卒中后早期发生 HI 常与栓子迁移有关，早发型 HI 常有临床症状突然加重而持续不缓解，甚至出现意识障碍、瞳孔改变。多为重型。CT 以血肿型多，预后差，病死率高。

（2）晚发型：多在缺血性卒中 8d 后发生，此型发病常与梗死区侧支循环的建立有关，晚发型的 HI 临床症状加重不明显，甚至好转。多为轻、中型。预后好，CT 多为非血肿型。在临床上易被忽视漏诊。

2. 根据临床症状演变将 HI 分 3 型

（1）轻型：HI 发病时间晚，多在卒中多于 1 周后发生，甚至在神经症状好转时发生，发病后原有症状、体征不加重，预后好。

（2）中型：HI 发病时间多在卒中 4～7d，发病后原有的神经症状、体征不缓解或加重，表现为头痛、肢瘫加重，但无瞳孔改变及意识障碍，预后较好。

（3）重型：HI 发病多在卒中少于 3d 内，表现原有神经症状、体征突然加重，有瞳孔改变及意识障碍，预后差。

脑梗死的患者在病情稳定或好转中，突然出现新的症状和体征，要考虑到有 HI 的可能。HI 有诊断价值的临床表现有头痛、呕吐、意识障碍、脑膜刺激征、偏瘫、失语、瞳孔改变、眼底视盘水肿等。有条件者尽快做 CT 扫描以确诊。

（二）辅助检查

1. 腰椎穿刺及脑脊液检查　脑脊液压力常增高，镜检可查到红细胞，蛋白含量也升高。

2. 脑血管造影检查　可发现原闭塞血管重新开通及造影剂外渗现象。

3. 头颅 CT 扫描

（1）平扫：在原有低密度梗死灶内出现点状、斑片状、环状、条索状混杂密度影或团块状的高密度影。出血量大时，在低密度区内有高密度血肿图像，且常有占位效应，病灶周围呈明显水肿。此时若无出血前的 CT 对比，有时很难与原发性脑出血鉴别。HI 的急性期及亚急性期 CT 呈高密度影，慢性期则呈等密度或低密度影，且可被增强 CT 扫描发现。因脑梗死患者临床上多不行强化 CT 扫描，故易被漏诊。

（2）增强扫描：在低密度区内有脑回状或斑片状或团块状强化影。有人统计，86% 的继发性出血有强化反应。

4. MRI 检查

（1）急性期：T_1 加权像为高信号与正常信号相间；T_2 加权像为轻微低信号改变。

（2）亚急性期：T_1 及 T_2 加权像均为高信号改变。

（3）慢性期：T_2 加权像为低信号改变。

（三）诊断

（1）具有典型的临床特点：①有脑梗死，特别是心源性、大面积脑梗死的可靠依据；②神经功能障碍一般较重，或呈进行性加重；或在病情稳定、好转后突然恶化；③在应用抗凝剂、溶栓药或进行扩容、扩血管治疗期间，出现症状严重恶化及神经功能障碍加重。

（2）腰椎穿刺及脑脊液检测，有颅内压升高；脑脊液中有红细胞发现。

（3）影像学检查提示为典型的出血性梗死图像。

（4）排除了原发性脑出血、脑瘤性出血及其他颅内出血性疾病。

诊断主要依靠临床表现和影像学检查。HI 多发生在梗死后 1～2 周，如患者症状明显加重，出现意识障碍、颅高压症状等，尤其是在溶栓、抗凝治疗后加重者，应及时复查 CT，避免延误诊治。

（四）治疗和预后

发生 HI 后应按脑出血的治疗原则进行治疗，停溶栓、抗凝、扩容等治疗，给予脱水、降颅压治疗。对于 HI 则应视具体病情做不同处理。本病不良预后与梗死面积、实质内出血面积有关。不同类型的 HI 有着不同的临床预后，HT 一般对预后无影响，而大面积脑梗死、颅内大血肿、出现脑疝形成征象、高血糖等与预后不良有关。

七、大面积脑梗死

尚无明确定义，有称梗死面积直径 >4.0cm，或梗死面波及两个脑叶以上者，也有称梗死范围大于同侧大脑半球 1/2 或 2/3 的面积。CT 或 MRI 检查显示梗死灶以大脑中动脉供血区为多见，其他还有 MCA（大脑中动脉）＋ ACA（大脑前动脉），MCA + PCA（大脑后动脉）等。大面积脑梗死是脑梗死中较严重的一类，由于脑梗死的面积大，往往引起脑水肿、颅内高压，患者出现意识障碍，病情凶险，与脑出血难以区别。此病约占脑梗死的 10%。

（一）诊断及鉴别诊断

依靠临床表现及影像学检查。头颅 CT 或 MRI 检查能早期明确诊断。CT 扫描可提供某些大梗死的早期征象：脑实质密度减低、脑回消失、脑沟模糊、脑室受压，MRI 较 CT 优越，常规 MRI 最早可在发病后 5～6h 显示异常改变，弥散加权 MRI（DWI）在起病后 1～2h

即可显示出缺血病灶。因其病情严重，易误诊为脑出血，必要时应及时复查头颅 CT 或 MRI。

（二）治疗

1. 积极控制脑水肿，降低颅内压　大面积脑梗死后最重要的病理机制是不同程度的脑水肿，早期死亡的原因主要是继发于脑水肿的脑疝形成。发病 12h CT 有 ICA（颈内动脉）远端或 MCA 近端闭塞所致大片脑梗死征象时，24～72h 将发生严重半球水肿，最早在发病后 20h 即可出现脑疝，故大面积脑梗死时应积极控制脑水肿，降低颅内压。除常规应用脱水降颅压药物以外，如果以提高存活率为治疗目的，应早期考虑外科手术减压，尤其对身体健康的年轻患者。关于手术的最佳时机，一直是悬而未决的问题。以往的减压手术多是在那些被认为不进行手术治疗可能近期将会死亡的患者中进行，现在认为对于药物难以控制的颅高压者应立即手术，尤其是对 50 岁以下的患者。早期的减压手术对控制梗死灶的扩大、防止继发性脑疝、争取较好的预后至关重要。老年患者由于存在脑萎缩，增加了对脑梗死后脑水肿的代偿，临床上脑疝症状不明显或中线移位不明显，则也可先给予药物降颅压。

2. 溶栓与抗凝　Bollaert 应用尿激酶早期局部动脉内溶栓治疗严重大脑中动脉卒中显示有积极的治疗效果，如能部分或完全再通或出现侧支循环则梗死体积明显缩小，预后较好，未再通或无侧支循环者均出现大块梗死灶，预后较差。但 CT 扫描呈现大面积脑梗死的早期征象时则不宜进行溶栓治疗。有报道认为，尼莫地平和肝素联合治疗大面积脑梗死具有良好的协同作用，较单用尼莫地平更有更加显著的临床效果。

3. 防治并发症　大面积脑梗死急性期并发症多，对神经功能缺损和预后将产生不利影响。因此，早期发现和处理并发症是急性期处理的重要环节。主要有：

（1）癫痫：大面积脑梗死后易发生癫痫，其中，脑栓塞要比脑血栓形成发生率高。发作类型以单纯部分性发作居多，其次为全身性强直－阵挛发作、强直性发作、癫痫持续状态等。对此类患者应尽可能及早控制癫痫发作，对首次发作者应给予抗癫痫治疗 1 个月，频繁抽搐或抽搐时间较长者应按癫痫长期用药。但无论接受抗癫痫治疗与否，仍有可能出现迟发性癫痫发作，故有人提出对首次发作者暂不予抗癫痫治疗，如发作频繁或呈持续状态者才给予抗癫痫治疗。

（2）心脏并发症：可以引起心肌缺血、心律失常、心力衰竭等。心律失常有房颤、心动过速或过缓、Q－T 间期延长等，常为一过性，随着颅内病变的好转和经过抗心律失常治疗后可在短期内消失。

（3）肺部感染：是常见的并发症之一。大面积脑梗死后由于昏迷、卧床、误吸、全身抵抗力低下等综合原因，易并发肺部感染。呼吸道管理是预防肺部感染的关键，如发生感染宜早期、联合、大剂量应用抗生素，根据痰培养调整抗生素种类。

（4）上消化道出血：是卒中严重并发症之一。呕血、黑便是上消化道出血的重要征象，应尽早检查大便隐血或抽取胃液做隐血试验以早期诊断和处理。急性期可给予预防性用药，一旦发生出血应积极予 H_2 受体拮抗药、止血药、输血治疗等。

大面积脑梗死后颅内出血转化多见，尤其是心源性栓塞者，溶栓和抗凝治疗增加继发出血的危险性，出血多发生于脑梗死后 1～2 周内，常使临床症状加重，脑 CT 检查是最常用和可靠的检查手段，病情恶化时应及时复查。治疗上按脑出血处理。

八、复发性脑梗死的危险因素及临床特点

目前，脑梗死的死亡率随着现代医学技术的发展而明显降低，而复发率却呈逐年上升的迅猛趋势。其脑梗死复发所导致的致残率和死亡率则显著增加。随之而产生的巨额医疗费用以及沉重的家庭负担和社会负担也给患者及其家属带来了困扰，并迅速引起了医学界和众多心脑血管患者的高度重视和广泛关注。因此，如何有效分析复发性脑梗死的危险因素和临床特点已成为进一步减少复发性脑梗死的发生的关键。

引起复发性脑梗死的危险素较多，其中不良嗜好和伴发病以及家族史则已成为重中之重。酗酒作为一种不良嗜好和不健康的生活习性是造成高血显著的危险因素，而高血压则是最重要的脑血管病的危险因素。从而在一定程度上间接的导致了复发性脑梗死的发生。伴发病中的糖尿病已被列为脑血管病的危险因素，糖尿病患者的血液黏稠度增加红细胞积聚速度加快，血小板在血管壁上的粘着功能和相互间的凝集功能增强，血液凝血因子Ⅰ、Ⅴ、Ⅶ、Ⅷ增加，纤维蛋白原增高等，这些都容易引起脑梗死。房颤作为伴发病也是临床上引起脑梗死的致命杀手，房颤可使心房无规则颤动而失去收缩能力，导致左心房内血流不畅而淤滞，在凝血子的活化下红细胞易于聚集，并与血浆中的纤维蛋白相结合易形成血栓。脱落的栓子可进入体循环动脉，随血液到处流窜，如堵塞脑部部血管或外周血管则引起栓塞性疾病。现代医学研究表明，血栓栓塞是房颤的严重并发症，房颤是缺血性脑中风的独立危险因素，尤其是风心病等有心脏瓣膜病者，因房颤导致栓子脱落更易诱发脑梗死。临床上许多人即使具备上述脑血管病危险因素却没有发生脑血管病，而另外一些不具备上述脑血管病危险因素的人却患了脑血管病，说明脑血管病的发生还与其他因素有关尤其是遗传因素有关。脑血管病家族史可能是脑血管病的危险因素。

九、急性脑梗死后并发情感障碍的相关因素

急性脑梗死后并发的情感障碍可明显影响患者的神经功能恢复及生活质量，因此越来越为神经内科医师所重视。

躯体因素：由于不同疾病受累的脏器不同，所涉及的临床表现、症状、体征和预后不同，以及病变的阶段不同，患者的心理状况也不一样。神经内科大部分患者存在有躯体功能方面的异常，表现为肢体活动受限、语言障碍、吞咽困难、饮水呛咳等，因为不同程度的神经功能障碍，给生活和心理带来很大的影响。

日常生活活动能力：大多数研究表明日常生活活动能力低下，脑卒中后情感障碍的发生率高，相反脑卒中后情感障碍发生率降低。多数研究认为肢体功能差会增加脑卒中后情感障碍的发生率，然而亦有少数研究认为肢体功能与脑卒中后情感障碍的发生率无显著关系者。

神经功能缺损：大多数认为神经功能缺损严重与脑卒中后情感障碍的发生率增高明显相关。

通过研究可见神经内科住院患者心理状态的变化与躯体、社会及人格因素有关，在从事临床实践中，除了对患者的躯体障碍进行诊治外，还应对其进行心理测试，使其在疾病的不同时期从不同的角度得到相应的干预，心身互动，促其尽快得到整体康复。

（于 兰）

第三节　脑栓塞

一、概述

脑栓塞是指血液中的各种栓子进入脑动脉，阻塞脑血流，当侧支循环不能及时代偿时，该动脉供血区脑组织缺血性坏死，从而出现相应的脑功能障碍，占脑卒中的 15% ~ 20%。栓子多来源于心脏疾病，主要病因是风湿性心瓣膜病、心内膜炎、先天性心脏病、心肌梗死、心律失常等；此外，还有心脏手术、动脉内介入治疗、长骨骨折等。

二、临床表现

1. 起病情况　以青壮年多见，可在安静或体力活动时发生，起病急骤，数秒至数分钟内达最高峰，是各种类型脑卒中起病最快的类型，且多无前驱症状。

2. 主要临床表现　颈内动脉系统栓塞多于椎 – 基底动脉系统栓塞，神经功能障碍取决于栓子的数目、范围和部位，可引起偏瘫、偏身感觉障碍、视野缺损、失语等症状。少数患者有头痛、呕吐和癫痫发作。可有短时意识障碍，但椎 – 基底动脉或大血管栓塞时可迅速昏迷，并有广泛性脑水肿及明显颅内高压表现。

3. 可能发现的临床表现　内脏或下肢动脉栓塞的表现，如呼吸困难、腹痛、便血、下肢动脉搏动消失等。

4. 感染性脑栓塞　可伴有发热、头痛、乏力等全身表现。

三、辅助检查

1. 影像学检查　头颅 CT 或 MRI 检查能明确病变部位，有时可发现梗死灶呈多发，绝大多数位于双侧大脑中动脉供血区，易并发出血性梗死等。如早期进行血管造影，10 日左右再复查，能发现一些患者的脑动脉闭塞征已消失，这种闭塞征消失现象，可作为血管造影诊断脑栓塞的指标之一。此外，如血管造影发现脑动脉结构正常、无动脉粥样硬化征象，也有助于诊断脑栓塞。

2. 心脏和颈动脉超声检查　可发现心源性栓子的部位，以及评价颈动脉狭窄和动脉斑块情况。

3. 腰穿　血性脑脊液或脑脊液中白细胞明显增多，有助于出血性脑梗死或感染性栓塞的诊断。

四、诊断及鉴别诊断

（一）诊断

1995 年第四届全国脑血管病会议组制定的脑栓塞诊断标准如下：①多为急骤发病。②多数无前驱症状。③一般意识清楚或有短暂性意识障碍。④有颈动脉系统和/或椎 – 基底动脉系统的症状和体征。⑤腰穿脑脊液一般不含血，若有红细胞可考虑出血性脑梗死。⑥栓子的来源可为心源性或非心源性，也可同时伴有其他脏器、皮肤、黏膜等栓塞症状。

（二）鉴别诊断

主要应与动脉血栓性脑梗死和脑出血相鉴别，脑栓塞头痛、呕吐、意识障碍等全脑症状较轻，且起病急骤，多可发现有栓子来源的证据可供鉴别。

五、治疗

1. 脑栓塞治疗　治疗原则、计划和方案与动脉血栓性脑梗死的治疗基本相同，但应注意：①对大脑中动脉主干栓塞的患者，应争取在时间窗内实施静脉溶栓治疗，但由于出血性梗死多见，溶栓适应证应更严格掌握。②感染性栓塞禁用溶栓或抗凝治疗，以免感染在颅内扩散，应加强抗感染治疗。③心腔内有附壁血栓或瓣膜赘生物，或脑栓塞有复发可能者，或心房颤动患者应长期抗凝治疗，以防栓塞复发；有抗凝禁忌证者，有时可选用抗血小板聚集治疗。④脂肪栓塞可用 5% 碳酸氢钠溶液或 10% 乙醇 250ml 静脉滴注，每日 2 次，有利于脂肪颗粒溶解。⑤气栓应取头低、左侧卧位，如为减压病应尽快用高压氧治疗，如有癫痫发作应予抗癫痫治疗。⑥补液、脱水治疗过程中注意保护心功能。

2. 原发疾病治疗　控制心律失常，手术治疗先天性心脏病和风湿性心瓣膜病，积极对感染性心内膜炎行抗感染治疗，可根除栓子来源，预防栓塞复发。

（陈华先）

第四节　自发性脑出血

自发性脑出血（spontaneous intracerebral haemorrhage，ICH）是指非外伤情况下各种原因引起的脑大、小动脉，静脉和毛细血管自发性破裂引起的脑内出血。

一、流行病学

在欧美国家，脑出血患者占全部卒中患者的 10% ~ 20%，病死率和致残率都很高，有资料显示病死率达 23% ~ 52%。在我国，根据 2005 年中国脑血管病防治指南，脑出血发病率为 60 ~ 80/10 万人口/年，占全部卒中病例的 30% 左右，急性期病死率约为 30% ~ 40%。大脑半球出血约占 80%，脑干和小脑出血约占 20%。至于复发性脑出血的发生率，根据国外资料，亚洲国家为 1.8% ~ 11%，欧洲国家为 6% ~ 24%，拉丁美洲为 6% ~ 30%。

二、病因和发病机制

（一）病因

脑出血是一种多因素疾病，受环境和遗传因素共同作用。自发性脑出血的最常见原因是高血压，另一些多见的病因为淀粉样变性血管病、先天性血管瘤、动静脉畸形、凝血障碍和各种原因的占位。其他还有 moyamoya 病、结节性多动脉炎、抗凝剂和抗血小板聚集剂的应用和某些药物的使用等。

（二）发病机制

高血压病导致的脑出血多发生在脑内大动脉直接分出的穿通小动脉，如大脑中动脉的豆纹动脉、丘脑穿通动脉等。这些小动脉是管壁薄弱的终末支，承受较多的血流和较大的压力。长期的血压增高和动脉粥样硬化使血管壁血脂沉积，结缔组织透明变性，弹力纤维断裂，纤维蛋白坏死，脆性增加，血管壁变薄，还会使血管壁上形成一些微小动脉瘤，这些因素都易引起出血。高血压性脑出血通常位于基底节区、桥脑和小脑。

先天性血管瘤和动静脉畸形在破裂前许多患者是无症状的，当血管壁的变性达到一定程度破裂时，可引起脑出血或蛛网膜下腔出血。有时动脉瘤一次性完全破裂而血管造影可为阴性。

脑淀粉样血管病（cerebral amyloid angiopathy，CAA）引起的脑出血占5%～10%，随着年龄增大而发生率增加，在80岁时。约40%的人脑血管有淀粉样变性，其引起的脑出血多发生于脑叶，以额叶、顶叶为最多见，为多灶出血，易反复发作，而患者无高血压病。载脂蛋白E基因多态性是其重要的危险因素，e4和e2是与脑叶出血密切相关的基因型。淀粉样物质沉积在脑血管内，特别是皮质和脑膜中小动脉。淀粉样变性严重的血管呈动脉瘤样扩张，中、外膜几乎完全被淀粉样蛋白取代，弹力膜和中膜平滑肌变性消失，这是产生微血管瘤出血的原因。CAA的确诊依靠活检或尸检的病理检查。

结节性多动脉炎和一些细菌性、病毒性和立克次体病导致血管壁的炎性改变和坏死，引起脑出血。

占位性病变引起脑出血的主要是脑瘤或脑转移瘤，主要是因为新生的肿瘤血管的破裂。药物因素有抗血小板聚集的阿司匹林和抗凝剂华法林，联合应用时出血危险性增大。

（三）危险因素

目前已肯定的与脑出血相关的危险因素有高血压病、年龄、人种、吸烟、酗酒及华法林治疗。

三、临床表现

自发性脑出血通常发生于50～75岁，男性略多于女性，多在活动中急性发病，突然出现局灶性神经功能缺损症状，如偏瘫、偏身麻木，常伴头痛、呕吐、意识障碍，绝大多数患者脑出血时血压升高。有的患者有先兆症状，如头痛、失忆、思维混乱、短暂的肢体乏力或麻木，一般持续数小时。按出血部位的不同，脑出血一般分为壳核、丘脑、尾状核、皮质下（脑叶）、小脑和脑干出血等。

（一）大脑半球深部出血

（1）丘脑出血：是一种严重的脑出血，约占20%。最初表现为对侧偏身深浅感觉障碍，如果累及内囊，出现对侧偏瘫，下肢重于上肢。出血向中线扩散时，可破入脑室系统，血块阻塞中脑导水管时，引起阻塞性脑积水。出血量大时，患者出现昏迷。出血如果向前侵入，可累及下丘脑和中脑背侧，出现瞳孔缩小、光反应迟钝、眼球上视障碍。主侧丘脑出血时，出现丘脑性失语，表现为言语缓慢不清、发音困难、重复语言、复述差而朗读正常。预后与出血量密切相关，直径大于3cm的出血通常是致命的。

（2）壳核出血：是最常见的脑出血，约占50%～60%，同时影响相邻的内囊，临床表现重。头痛、呕吐的同时，出现对侧偏瘫、偏身感觉障碍、偏盲、双眼向病灶侧凝视。优势半球出血常致失语。尚可出现失用、记忆力和计算力障碍等。出血量大时有昏迷。

（3）尾状核出血：尾状核头部出血占自发性脑出血的5%。出血扩展到周围脑组织时，出现对侧偏瘫、偏身感觉障碍、凝视障碍和认知异常。该部位出血的原因除了高血压外，动脉瘤和动静脉畸形也有可能，应常规做脑血管造影。该型预后良好。

（二）脑干出血

（1）中脑出血：比较少见。表现为病灶侧动眼神经麻痹，对侧偏瘫，即 Weber 综合征。如果出血量大，则出现双侧体征，严重者很快出现昏迷，去大脑强直。

（2）桥脑出血：突然出现头痛、呕吐、眩晕、复视、交叉性瘫痪、偏瘫或四肢瘫等。通常出血从桥脑中段的被盖开始，出血量大的患者很快陷入昏迷，有双侧的锥体束征和去大脑强直，表现为四联征：发热、四肢瘫痪、针尖样瞳孔和呼吸不规则，重症患者可在数小时内死亡。出血量小的患者有脑干的交叉体征，即一侧的面瘫或其他颅神经麻痹，对侧肢体偏瘫和眼球凝视障碍。与大脑半球的出血不同，桥脑出血的凝视障碍常是永久性的。

（3）延髓出血：非常罕见。轻者表现为头痛、眩晕、口齿不清和吞咽困难，重者突发意识障碍，呼吸不规则，血压下降，继而死亡。

（4）小脑出血：占自发性脑出血的10%左右，50～80岁的人群易发。大多数小脑出血的原因是高血压，其他还有占位性病变、血管畸形、凝血障碍和淀粉样变性。临床表现为后枕部头痛、眩晕、反复呕吐、行走不稳，体检有眼震，肢体或躯干共济失调，但无偏瘫，可出现同侧凝视障碍和面神经麻痹。小脑出血常破入第四脑室和后颅窝，引起颈项强直。如果水肿严重，可压迫脑干，甚至导致小脑扁桃体疝而死亡。大于10ml 的小脑出血是神经外科手术的指征。

（5）脑叶出血：约占5%～10%。高血压常常不是主要原因。主要的病因为脑淀粉样血管病变，动静脉畸形和凝血障碍。患者有时有癫痫发作，与其他部位的脑出血相比较，预后较好。

a. 额叶出血：表现为前额部疼痛和对侧偏瘫，偏瘫程度不等，与血肿的大小和部位有关。优势半球出血时有运动性失语。常见局灶性癫痫发作。体检时可见额叶释放征，如吸吮和强握发射。

b. 顶叶出血：同侧颞顶部疼痛，对侧肢体感觉障碍和轻偏瘫。优势半球顶叶出血时，出现 Gerstmann 综合征，表现为手指认识不能、计算不能、身体左右辨别不能和书写不能。非优势半球出血时，有偏侧忽视、失用等表现。

c. 颞叶出血：表现为对侧中枢性面舌瘫和以上肢为主的瘫痪，常伴性格和情绪改变，主侧受损时有感觉性失语。因为出血可侵及视放射，可有偏盲或象限盲。

d. 枕叶出血：同侧后枕部疼痛，对侧同向偏盲或象限盲，并有黄斑回避现象，可有视物变形。一般无肢体瘫痪和锥体束征。

（6）脑室出血：约占脑出血的3%。常见的病因有血管畸形、动脉瘤、占位病变和高血压病。临床表现为急性头痛、呕吐伴昏迷；常出现丘脑下部受损的症状，如上消化道出血、中枢性高热、尿崩症等；体检示双侧瞳孔缩小，四肢肌张力增高，病理反射阳性，脑膜刺激征阳性。轻者仅有头痛和呕吐，而无其他表现，轻症患者预后良好。

四、实验室检查及特殊检查

头颅 CT 是脑出血首选的检查，出血后 CT 能立即显示病灶，怀疑为脑出血的患者应尽早进行 CT 检查。出血灶在 CT 上显示为高密度灶，边界清楚，CT 值为 75～80Hu，数小时后周边出现低密度的水肿带。高血压性脑出血常见于壳核、丘脑、桥脑或小脑。淀粉样变性和血管畸形引起的出血大多位于脑叶。脑出血急性期，头颅 CT 优于 MRI，但 MRI 检查能更准确地显示血肿演变过程，对某些脑出血患者的病因探讨会有帮助，如能较好地发现脑瘤卒中，动脉瘤和动静脉畸形等。在脑出血后的 3~10d，大的出血灶的占位效应明显，幕上病灶引起中线向健侧偏移，水肿带增宽。随着出血的吸收，病灶的密度和信号降低。当出血完全吸收时，CT 上留下低密度的软化灶。对于怀疑为动脉瘤和动静脉畸形的患者，应行脑血管造影检查。

五、诊断和鉴别诊断

脑出血一般在活动中，情绪激动时发病，有局灶性神经功能受损的体征，结合典型的头颅 CT 表现，诊断不难。高血压性脑出血一般发生于 50 岁以上，有高血压病史，发病时血压很高，常见的出血部位是壳核、丘脑、桥脑和小脑。动静脉畸形引起的出血多在 40 岁以下，出血常见于脑叶，影像学检查可有血管异常表现。年龄较大，又无高血压病的多发性脑叶出血的患者常为淀粉样血管病，这种出血可反复发作。脑瘤卒中的患者发病前常常已有神经科局灶症状，头颅 CT 上血肿周围早期出现明显的水肿带。溶栓和抗凝治疗引起的脑出血多见于脑叶或原发病灶附近。

脑出血需与蛛网膜下腔出血、脑梗死、高血压脑病鉴别，有时亦需与脑膜炎等感染性疾病鉴别。头颅 CT 和 MRI 能提供可靠的结果。

六、治疗

（一）急性期治疗

自发性脑出血的治疗还没有国际统一的标准。目前普遍认同的观点是，脑出血急性期治疗的基本原则为控制颅内压增高，减轻脑水肿，调整血压，防止再出血，减少并发症，减轻血肿造成的继发性损害，促进神经功能恢复。

（1）基础护理和支持治疗：很重要。保持患者平静，卧床休息，头部少动，确保呼吸道通畅，昏迷患者应将头偏向一侧，以利于分泌物及呕吐物流出，并可防止舌根后坠阻塞呼吸道。吸氧，必要时气管插管或切开，予以机械通气。严密观察患者的生命体征，重症患者用心电监护仪。不能进食的患者予以胃管鼻饲，防止和治疗感染、褥疮和其他并发症，如上消化道出血，高血糖等。

（2）降低颅内压，减轻脑水肿：渗透性脱水剂是治疗的首选。常用的药物为 20% 甘露醇、甘油果糖和呋塞米，根据出血量、部位和患者的临床表现，决定用药的剂量和频率。甘露醇应用最广泛，其渗透压约为血浆的 4 倍，用药后血浆渗透压明显升高，使脑组织脱水，其降颅压作用确定可靠，可用 20% 甘露醇 125~250ml 快速静脉滴注，6~8h1 次，一般用 5~7d 为宜，但应注意患者肾功能。肾功能不全的患者，可用甘油果糖代替甘露醇，其起作用的时间较慢，脱水作用温和，但持续时间长，可维持 6~12h，用法为 250~500ml 静脉滴注，每日 1~2 次。呋塞米主要辅助高渗性脱水剂的降颅压作用，在心功能或肾功能不全的患者中应用可减轻心脏负荷，促进体液排泄，一般建议与甘露醇交替使用。有条件的患者，可酌情使用白蛋白，白蛋白提高血浆胶体渗透压，使红细胞压积明显降低，产生血液稀释效应，从而减轻脑水肿。对皮质类固醇激素的使用尚有争议。

（3）调控血压：治疗高血压会降低颅内压，并减低再出血的危险性，但应缓慢平稳降压。如血压大于 200/110mmHg 时，在降颅压的同时给予降血压治疗，使血压稳定在略高于病前水平或 180/105mmHg 左右；收缩压在 170~200mmHg 或舒张压在 100~110mmHg，先脱水降颅压，必要时再用降压药；收缩压小于 165mmHg 或舒张压小于 95mmHg，不需降血压治疗。

（4）止血药的应用：对于稳定的脑内出血，周围的脑组织通过提高组织内压，压迫出血区域而止血，止血药无明确疗效。但少数患者出血早期（24h 内）有可能继续出血或患者有凝血功能障碍时，可用止血药，时间不超过 1 周。

（5）并发症的治疗：脑出血患者也可有深静脉血栓形成和肺栓塞，这时抗凝剂的应用应该权衡利弊，根据具体情况而定。上消化道出血可用质子泵抑制剂和 H_2 受体拮抗剂。出现肺部和泌尿系统感染应选用敏感的抗生素。血糖的一过性升高可能是脑出血的应激反应，可适当应用胰岛素。

（6）外科手术的指征和禁忌症：手术的目的是尽可能迅速和彻底地清除血肿，最大限度地减少脑损伤，挽救患者生命，降低神经功能缺失的程度。应遵循个体化的治疗原则，权衡出血量和出血部位及患者的整体情况来决定是否手术。大脑半球出血大于 30ml，小脑出血大于 10ml 需要考虑手术。手术禁忌症为深昏迷或去大脑强直；生命体征不稳定；脑干出血；基底节或丘脑出血影响到脑干；病情发展急骤，数小时即深昏迷者。

（二）恢复期治疗

在脑出血恢复期，患者除了药物治疗外，还应该接受肢体功能、语言和心理方面的康复治疗和健康教育，康复治疗应尽早进行，最大可能地降低神经功能损伤，减少并发症，改善生活质量，提高患者及家属对脑出血的危险因素、预防和疗效的认识，理解脑出血后的康复治疗是一个长期持续的过程。在有条件的医院，应将患者收入康复卒中单元。也可进行社区康复，提高患者运动功能和日常生活能力。

七、预防

目前没有一种药物对脑出血明确有效，因此预防尤其重要，防治高血压是降低脑出血发病率、致残率和死亡率的最有效措施。

（1）一级预防：相当重要，强化健康教育，使居民提高对高血压病危害性的认识。用药物治疗和控制高血压是预防脑出血最主要的方法，使血压低于 140/90mmHg。同时，中老年人应有健康的生活方式，避免过度劳累、过重的体力工作和情绪激动，多食蔬菜、水果和低脂类食品，增加及保持适当的体力活动，适当减肥，戒烟限酒，保持乐观的生活态度。

（2）二级预防：脑出血后遗症患者除了积极控制高血压外，应适当进行体育锻炼，加强肢体的功能训练。

八、预后

脑出血的预后由出血部位和出血量决定。一般来说，脑干、丘脑、内囊出血和脑出血破入脑室的患者预后较差，出血量越大死亡率越高，存活的也有严重的后遗症，首次哥拉斯哥昏迷量表（GCS）评分越低，预后越差。少量的、位于脑功能静区的脑出血预后可以相当好，可完全恢复。脑出血可复发，如高血压性和淀粉样变性的患者，出血灶可在相同或不同部位。根据两次出血部位的关系可分为脑叶－脑叶型、基底节－基底节型、脑叶－基底节型、基底节－脑叶型和幕上－幕下型等，以前两型为多见。脑出血以后发生脑梗死也很常见。

（于　兰）

第五节　蛛网膜下腔出血

一、临床表现、病因及其临床特点

（一）概述

是指脑表面血管破裂后大量血液直接流入蛛网膜下腔，又称原发性蛛网膜下腔出血。不同于脑实质出血破入蛛网膜下腔引起的继发性蛛网膜下腔出血。蛛网膜下腔出血均有急性起病，剧烈头痛，呕吐、颈强、克氏征阳性等脑膜刺激征，血性脑脊液等共同的较典型的临床特点。部分患者可出现意识障碍、精神症状、偏瘫、失语、感觉障碍等。

（二）病因及临床特点

原发性蛛网膜下腔出血的原因很多，其中除动脉瘤、高血压动脉硬化、动静脉畸形三个主要原因外，还可由血液病、颅内肿瘤、动脉炎、静脉血栓等多种原因引起，此外，尚有15%～20%原因不明者。确定蛛网膜下腔出血的病因对治疗有重大意义。

1. 颅内动脉瘤　占蛛网膜下腔出血的50%～70%。虽可发生于任何年龄，但80%发病年龄在30～60岁最多见。可有动脉瘤的局灶症状，如动眼神经麻痹、眼球突出、视野缺损、三叉神经痛等，出血量一般较其他病因的为多，脑血管痉挛亦较多见，脑血管造影即可明确诊断。但在少数情况下脑血管造影亦可显示不出动脉瘤，这是由于瘤颈部有痉挛或瘤颈过于狭小或血块阻塞瘤腔，使造影剂充盈困难所致。

2. 高血压脑动脉粥样硬化　占 SAH 的5%～24%。老年人多见，意识障碍多见，而脑膜刺激征轻，多有高血压史，伴发糖尿病、冠心病者较多。

3. 脑血管畸形　占 SAH 的5%～10%。属先天性畸形，包括动静脉畸形、海绵状血管瘤、毛细血管扩张症和静脉血管瘤，以动静脉畸形（或动静脉瘤）最常见，好发于青年，93%位于幕上、7%位于幕下，以大脑前和大脑中动脉供血区多见。常并发偏瘫等局灶体征和癫痫发作。确诊靠血管造影。

4. 颅底异常血管网症（Moyamoya 病、烟雾病）　是由多种原因引起的颅底动脉慢性进行性加重的狭窄闭塞，伴有脑底双侧异常血管网形成特点的脑血管病。SAH 是其常见症状之一，可单独发生，亦可与偏瘫（出血或梗死）、癫痫并发。需靠脑血管造影确诊。

5. 其他原因　占 SAH 的5%～10%。①出血性疾病如血友病（Ⅷ因子缺乏）、Ⅷ因子缺乏、血小板减少症、抗凝治疗不当等。②白血病和再生障碍性贫血。③各种动脉炎。④静脉血栓形成等。均可通过病史、病前原发病表现与相应实验室检查确诊。

6. 原因不明　占 SAH 的15%～20%。系指通过临床和脑血管造影找不到原因的一组SAH，有人将其称为"非动脉瘤性蛛网膜下腔出血"，并认为其在急性期几乎不发生再出血和脑血管痉挛，呈良性经过，预后较好，CT 仅在中脑环池有少量积血，有时亦可波及脚间池或四叠体池，而其他脑池无积血。

（三）老年人蛛网膜下腔出血的特点

（1）老年人蛛网膜下腔出血发病率高。

（2）意识障碍发生率高（40%～80%）。因老年人脑细胞功能脆弱，对缺血缺氧较敏感，易发生障碍。

（3）头痛、呕吐发生率低，程度较轻。因为老年人痛觉阈值高；意识障碍多，易将头痛掩盖；有不同程度脑萎缩，颅腔缓冲余地较大；出血速度常较慢且量较少。

（4）脑膜刺激征出现率低、程度轻，出现时间晚。这是因为老年人生理功能衰退、反应迟钝、脑萎缩，出血慢且量较少。

（5）发病时血压高较明显。因老年人基础血压较高，加上蛛网膜下腔出血后颅压增高，故血压更高。

（6）并发症多、死亡率高。老年人各脏器功能较差，并发肺部感染、心脏病、糖尿病、消化道出血、肾功能不全、水电解质紊乱者多，死亡率亦较高。

（7）发病原因高血压、动脉粥样硬化占多数（90%左右）。

（8）发病无明显诱因者多（55%～60%），症状不典型误诊率高（40%～50%）。并发脑血管痉挛较少。

二、并发症

蛛网膜下腔出血常见的并发症有：再出血、脑血管痉挛、脑积水、脑室积血、颅内血肿、脑梗死、癫痫和丘脑下部损害等。

1. 再出血　再出血可发生于第一次出血后的任何时间，再出血的原因多为动脉瘤、动静脉畸形、大脑基底异常血管网症的患者。精神紧张、情绪波动、用力排便、剧烈咳嗽、坐起活动、血压过高为常见诱发因素。其临床表现特点为：首次出血后病情稳定或好转情况下，突然再次出现剧烈头痛、呕吐、抽搐发作、昏迷，甚至脑脊液再次呈新鲜红色，脑脊液再次出现大量新鲜红细胞伴中性粒细胞。

2. 脑血管痉挛　发生率为16%～66%。按发生时间分为早发与晚发性，早发性发生于出血后数十分钟至数小时内，晚发性发生于病程4～16d，7～10d达高峰，平均持续2周。按累及血管范围分为局限性和弥散性多节段性，常涉及大脑前动脉，大脑中动脉、颈内动脉，也可发生于椎-基底动脉系统，病灶侧多于病灶对侧。早发性CVS多发生于破裂动脉瘤所在动脉，多为单侧局限性CVS，故有载瘤动脉定位意义；而晚发性CVS多为弥散性多节段性，可为单侧或双侧，对破裂动脉瘤载瘤动脉无定位价值。

3. 脑积水　SAH引起的脑积水分近期与远期脑积水，以远期并发的正常颅压脑积水较多见，但近期并发的急性脑积水也是不可忽视的并发症。SAH后急性脑积水是指发病后1周内发生的脑积水，发生率为9%～27%，无特异性临床症状和体征，通常表现为剧烈头痛、呕吐、脑膜刺激征，并可有意识障碍。而正常颅压脑积水则为SAH的远期并发症，系脑池蛛网膜粘连致脑脊液循环受阻及蛛网膜颗粒回收脑脊液减少所致，发生率为35%左右，临床表现为进行性智能衰退，步态不稳，锥体束征或锥体外系症状，尿急甚至尿失禁。

4. 丘脑下部损害　SAH后继发脑水肿、脑血管痉挛、再出血、脑室积血等均可引起丘脑下部不同程度的损害，导致自主神经、内脏功能及代谢紊乱，临床上出现呕吐、呕血、黑便、急性肺水肿、中枢性神经障碍（潮式呼吸）、心电图改变、心律失常、血压变化、高热或大汗、高血糖、尿崩症等，使临床症状更复杂化，病情更加重。

5. 脑梗死　SAH 并发脑梗死见于 SAH 后迟发性 CVS 时，CVS 程度重引起局部血流量小于 18～20ml/100g 脑组织，且持续时间过长时可导致脑梗死，个别尚可并发出血性梗死。故对 SAH 患者伴有偏瘫等病灶体征或意识障碍者，应及早做 CT 检查。

6. 癫痫　SAH 并发癫痫发生率 10%～20%，大发作多见，少数不局限性或精神运动性发作。其发生原因与 SAH 后弥散性脑血管痉挛、脑血流降低、脑缺氧、脑血肿及病变血管的直接刺激等有关。癫痫发作可作为 SAH 首发症状，应引起注意。

三、辅助检查

蛛网膜下腔出血（SAH）时，电子计算机断层扫描（CT）、数字减影脑血管造影（DSA）、磁共振成像（MRI）、磁共振血管造影（MRA）、经颅多普勒超声（TCD）、局部脑血流测定（Regionalcerebral bloodr－CBF）、正电子发射断层扫描（PET）、单光子核素断层显像（SPECT）及腰穿刺脑脊液检查等，从各自不同角度对 SAH 及其并发症的诊断有帮助。

1. CT　是诊断 SAH 快速、安全和阳性率较高的检测方法，目前已成为诊断 SAH 的首选辅助检查。SAH 时 CT 可显示脑池、脑裂、脑沟局部或广泛性高密度。出血量大则在脑池形成高密度铸型。对 SAH 并发脑内血肿、脑室积血、脑积水、硬膜下血肿等并发症均能清晰显示，此外，CT 增强扫描有可能显示大的动脉瘤和脑血管畸形。

2. MRI　目前已成为诊断 SAH 的重要检测方法。与 CT 相比，其优缺点是：①MRI（MRA）可直接显示动脉瘤影像，尤其对于造影剂难以充盈的血栓性动脉瘤。②对脑血管畸形在显示血管结构方面亦优于 CT。③在显示脑血管造影不能发现的隐匿性脑血管畸形方面，明显优于 CT。但在显示并发的颅内血肿方面，CT 优于 MRI。此外在价格方面 MRI 明显高于 CT。

3. 脑血管造影、DSA 与 MRA　脑血管造影特别是全脑血管造影是显示颅内动脉瘤、脑血管畸形最好的方法。它可将动脉瘤的大小、数量、形态、痉挛及出血等情况都显示出来；对血管畸形亦能清晰显示，但由于脑血管畸形血循环快，常规的脑血管造影方法有时捕捉不到良好的摄片，不如 DSA 图像清楚。但 DSA 对颅内动脉瘤由于受颅骨的干扰及血管口径细小，其分辨力不如通常脑血管造影灵敏，然而对术后的动脉瘤和血管畸形检查血管分布情况、通畅情况及手术是否彻底等有独特的优点。MRA 是直接显示脑血管的一种无创性检测方法，对直径 0.3～1.5cm 动脉瘤的检出率可达 84%～100%。但目前 MRA 尚不能取代脑血管造影，其主要原因是空间分辨率较差。

4. 腰椎穿刺　长期以来腰椎穿刺是诊断 SAH 的主要手段，但此法容易造成误伤的混淆和偶发脑疝的危险。如今已逐渐被 CT 取代，但尚不能完全取代，因为尚有小部分 SAH 患者，CT 及 MRI 在发病后可无阳性所见，对 CT 阴性的可疑病例，腰椎穿刺仍是重要的补充检查手段；50% 的 SAH 在发病 1 周后 CT 亦可无阳性所见，而 MRI 价格昂贵且不普及，对发病 1 周后的 SAH，腰椎穿刺仍是诊断的重要手段。

5. 局部脑血流测定（Re－gionalcerebral bloodr－CBF）　可做手术后预后判定指标；SAH 时 r－CBF 大多下降，如降低明显，则手术宜延期。

6. 正电子发射断层扫描（PET）、单光子核素断层显像（SPECT）及脑血管多普勒超声（TCD）可用于 SAH 并发血管痉挛的诊断和预后判断。

四、诊断、鉴别诊断要点

1. 诊断要点　不论何种年龄，突然出现剧烈头痛、呕吐和脑膜刺激征，应高度拟诊蛛网膜下腔出血。腰穿脑脊液呈均匀一致血性、CT 扫描发现蛛网膜下腔有出血高密度影，则可确诊。对于老年人症状不典型时，应及时进行 CT 扫描和腰穿检查，及早确诊。

2. 临床上需要鉴别的疾病有

（1）脑出血：往往也可出现头痛、呕吐，但神经系统局灶征更为明显，脑膜刺激征则较轻。

（2）偏头痛：也可出现剧烈头痛、呕吐，甚至可有轻偏瘫，但一般情况较好，病情很快恢复。

（3）颅内感染：各种类型的脑炎和脑膜炎，可出现类似蛛网膜下腔出血的症状、体征，如头痛和脑膜刺激征等，但有引起感染的病史和体征。

五、治疗

急性期的治疗原则是积极防止继续出血，降低颅内压，防止继发性脑血管痉挛，减少并发症，寻找出血原因，治疗原发病，防止复发。

1. 一般处理　绝对卧床休息至少四周，避免搬动和过早离床。避免用力大小便，必要时可给以通便剂或留置导尿，防止剧烈咳嗽。头痛、兴奋或情绪激动时给予镇静止痛剂。维持血压稳定，有癫痫发作者应给予抗癫痫药物。长期卧床者，应预防褥疮和深静脉血栓的发生。

2. 脱水治疗　常用甘露醇、呋塞米等，详见脑出血一节。

3. 止血及防止再出血　常用药物：①氨甲苯酸。能直接抑制纤维蛋白溶酶。每次 100 ~ 200mg 加入 5% 葡萄糖液或生理盐水中静滴，每日 2 ~ 3 次，依病情决定用药时程。②6 - 氨基己酸（EACA）。4 ~ 6g 溶于 100ml 生理盐水或 5% ~ 10% 葡萄糖液中静滴，15 ~ 30min 滴完，维持量为每小时 1g，1 日量不超过 20g，可连续用 3 ~ 4d。③酚磺乙胺：能增加血小板数量，促使其释放凝血活性物质。每次 250 ~ 500mg 加入 5% 葡萄糖液或生理盐水中静滴，也可肌肉注射，每日 1 ~ 3 次依病情决定用药时程。④巴曲酶。具有凝血酶及类凝血酶作用。急性出血时，可静脉注射，每次 2 克氏单位（KU），5 ~ 10min 生效，持续 24h。非急性出血或防止出血时，可肌肉或皮下注射，一次 1 ~ 2KU，20 ~ 30min 生效，持续 48h。用药次数视情况而定，1 日总量不超过 8KU。⑤卡巴克洛。能增加毛细血管对损伤的抵抗力，降低毛细血管的通透性。每次 5 ~ 10mg，肌注或静脉注射，每日 2 ~ 4 次。依病情决定用药时程。

4. 防止脑动脉痉挛　早期应用钙离子拮抗剂尼莫地平 20 ~ 40 mg，每日 3 次，连用 3 周以上。

5. 治疗脑积水　发生急性阻塞性脑积水者，应积极进行脑室穿刺引流和冲洗，清除凝血块。同时应用脱水剂。

6. 病因治疗　是防止再出血的有效措施。蛛网膜下腔出血病因明确后，应进行针对性处理。动脉瘤或脑血管畸形者，可视具体情况行介入或手术治疗。

（于　兰）

第六节　高血压脑病

高血压脑病是一种暂时性急性脑功能障碍综合征。各种原因所致的动脉性高血压，均可引起高血压脑病。目前仍公认高血压脑病是急性脑血管病的一个类型。近年来由于对高血压的诊断越来越重视和抗高血压药物的不断发展，这一综合征已日益少见。

一、概述

高血压脑病常见于原发性恶性高血压、急性或慢性肾小球肾炎、妊娠高血压综合征，也可见于嗜铬细胞瘤、库兴综合征、长期服用降血压药突然停药后、长期服用单胺氧化酶抑制剂（抗抑郁剂）同时服用酪胺（奶油和各种乳酪）等引起的血压增高。发病前有过度劳累、神经紧张或情绪激动的诱发因素。

高血压脑病的发病机制尚未完全清楚。可以肯定的是与动脉血压增高有关，当血压急剧升高时，脑的小动脉发生痉挛、造成血液循环障碍，组织缺血缺氧。而后通过自动调节机制，使脑的血液供应在一定范围内得到纠正。当血压继续恶性升高时，自动调节机制破坏，脑血管完全扩张，血流量增加，造成过度灌注，血管内液体外渗，迅速出现脑水肿和颅内压增高，毛细血管壁变性坏死，点状出血及微梗死，而产生脑功能全面障碍的症状。

二、病理

高血压脑病脑实质最具特征性的变化是表面或切面可见淤点样或裂隙状出血及微梗死灶。脑血管特征性改变是脑内细小动脉节段性、局限性纤维性样坏死；非特征性的改变有脑内细小动脉透明样变性、中层肥厚，大中动脉粥样硬化等，还可见小动脉及毛细血管内微血栓形成。高血压脑病时，脑组织水分增加，冠状切面上见有水肿表现，白质常为淡黄色。显微镜下可见神经组织水肿明显，并有大片脱髓鞘改变。可见神经胶质瘢痕形成。

三、临床表现

临床多见于既往有血高压病史者，可有如下症状和体征：①发病年龄较宽，小儿到老年均可罹患本病。根据年龄的不同而见于不同的原发病，小儿多有急性肾炎，青年孕妇多有子痫，恶性高血压多见于 30～50 岁壮年。②急性起病，病情在 12～48h 达高峰，发病时常有血压急剧升高。以往血压相对正常者，血压突升至 180/120mmHg 时即可发病。慢性高血压者，可能在 230～250/120～150mmHg 以上才会发病。③全脑症状以剧烈头痛、抽搐和意识障碍三联征为主要表现，常伴有恶心、呕吐、烦躁不安或意识模糊、定向障碍、反应迟钝等症状。局灶症状可有短暂视力障碍、偏瘫、偏身感觉障碍和失语等。严重者可死亡。④可有原发病症状，肾炎者常有水肿、血尿、少尿和无尿，子痫者常伴有水肿和高血压等。⑤眼底检查可见视盘水肿，视网膜上有焰状出血及渗出，动脉痉挛变细等。

四、辅助检查

1. 腰穿 可见脑脊液压力升高或正常，蛋白轻度增高，偶有白细胞增多或有少量红细胞。

2. TCD 检查 可因血管痉挛而检测到血流速度改变。

3. CT 检查 可见脑水肿，双侧半球的密度减低，脑室变小，其他结构和位置正常。

4. MRI 可见半球有 T_2 高信号。CT 和 MRI 的改变于几周内完全恢复正常，可与脑梗死和脱髓鞘鉴别。

五、诊断

中青年患者，有高血压或能引起血压增高的其他疾病病史，血压急剧增高以舒张压增高为主，突发剧烈头痛、抽搐和意识障碍，心率慢及心绞痛、心力衰竭。并能通过 CT 或 MRI 除外其他脑血管病，应考虑本病。

六、鉴别诊断

本病需与脑出血、脑梗死及蛛网膜下腔出血鉴别。高血压脑病患者若及时降低血压，症状和体征很快恢复正常。而脑出血、脑梗死及蛛网膜下腔出血除症状不能很快恢复外，还有其特异的影像学或腰穿的改变。此外，既往有肾性高血压患者应与尿毒症脑病鉴别，有糖尿的患者应与糖尿病昏迷或低血糖（及胰岛素后）昏迷鉴别。

七、治疗

本病发病急、变化快，易发生脑疝、颅内出血或持续抽搐而死亡，需尽快采取以下治疗措施。

（一）迅速控制血压

应使血压尽快降至 160/100mmHg 左右或接近患者平时血压水平。但血压不宜降的太低，以免脑、心供血障碍而发生梗死。

1. 硝普钠 直接松弛周围血管，降低外周阻力。常用 50mg 加入 5% 葡萄糖 500ml 中静滴，初速在 $50\mu g/min$，逐步加量致血压降至需要水平，最大量为 $400\mu g/min$。此药作用快，维持时间短暂，须在监护下缓慢静脉滴注，根据血压情况调整用量。

2. 利血平 1~2mg 肌内注射，每日 1~3 次。注射后 1.5~3h 才显示降压效果。重症患者不应作为首选。

3. 硫酸镁 常用 25% 硫酸镁 10ml 深部肌内注射，6~12h 可重复肌内注射 1 次。重症患者不应作为首选。

4. 压宁定 将 12.5~25mg 注射剂加入 10ml 生理盐水或葡萄糖溶液中静脉注射，观察血压变化，15min 后如必要可重复注射 12.5mg。为了维持疗效或缓慢降压的需要，可将本药注射剂溶解在生理盐水或葡萄糖溶液中静点，滴速一般为 100~400μg/min。

当血压下降至需要水平后，可口服降压药物控制血压，以免血压再度升高。

（二）减轻脑水肿、降低颅内压

可用 20% 甘露醇 250ml 快速静滴，每 6~8h 一次，也可用 10% 甘油 500ml 静滴或肌注呋塞米等。

（三）制止抽搐

抽搐严重者首选安定 10ml 静脉缓慢注射。亦可使用苯巴比妥钠、副醛、苯妥英钠等。

（四）治疗原发病

对有心肾病变应者应予相应治疗。妊娠高血压综合征应及早终止妊娠。

（于　兰）

第七节　脑动脉炎

一、钩端螺旋体脑动脉炎

钩端螺旋体（以下简称钩体）脑动脉炎（leptospiral cerebralarteritis）为钩体病感染最多见的一种严重后发脑血管疾病。钩体感染导致神经系统受累的发生率为 0.86% ~ 20%，而钩体脑动脉炎占其中 10% 左右，可无明显、典型急性钩体感染病史，常于钩体病流行数月后发病。

（一）病因及病理生理

钩体脑动脉炎的病因无疑与钩体感染直接相关。其发病机制有钩体直接损害（动脉壁发现钩体及其 L 型）及免疫机制两种学说，或称二者共存。主要侵犯颈内动脉末端，大脑前、中、后动脉的起始端，椎 – 基底动脉颅内段及其分支的近心端。受累动脉内膜呈同心圆样增厚，外膜、中膜有少量炎细胞浸润，管壁尚可发现钩体及其 L 型，病变呈节段性损害，致管壁粗细不均、管腔狭窄不匀，甚而造成闭塞而导致脑缺血、脑梗死、脑软化、脑萎缩；病变附近毛细血管可代偿增生成异网状。

（二）诊断

1. 症状

（1）多见于儿童及青少年患者，发病数占 80% ~ 85%。患者来自钩体病疫区或有疫源接触史。

（2）急性起病：常呈卒中样起病或呈进行性加重（2 天至 2 周）后达高峰，部分患者可呈 TIA 样发作，左右反复交替。

（3）约 1/3 患者有前驱症状：头晕、头痛、乏力、低热、嗜睡、迟钝、性格改变、抽搐、发作性瘫痪等。

（4）常见症状：与病损部位、程度、性质及侧支循环密切相关。主要有：

1）瘫痪：可有单瘫、偏瘫、双偏瘫、双上肢或双下肢瘫，但以偏瘫及双偏瘫为多见，少数患者有假性前臂肌肉周围性瘫痪。

2）失语：可出现运动性、感觉性及混合性失语，以运动性失语为多见。

3）癫痫发作：1/3 患者呈现有多类型癫痫发作，如全身性、部分性发作及持续癫痫发作，部分患者呈间脑发作、肌强直性发作。

4）多动症：10% 患者有一侧或双侧肢体呈舞蹈样或扭转指画样动作。

5）精神症状：早期兴奋，烦躁不安，个别出现幻觉、妄想等类精神分裂症表现；晚期出现反应迟钝、情感淡漠、幼稚、人格改变。

6）意识障碍：多数患者意识清楚，部分患者病程中可有嗜睡、昏睡、意识蒙眬，少数患者晚期呈去大脑皮质状态或昏迷。

7）智能障碍：多为晚期表现，如记忆力、计算力、理解、判断、定向力等障碍。

8）颅高压症状：头痛、呕吐、视物模糊等。

9）椎 – 基底动脉病损症状：眩晕、眼震、吞咽困难、言语讷吃、构音不良、行动不稳、呛咳、反窜等症状。

2. 体征

（1）脑神经受损征：有眼球运动障碍。核间性或核上性眼肌麻痹、中枢或周围性面、舌瘫，真性或假性延髓麻痹征及偏盲、失明。

（2）运动障碍：可呈现偏瘫、单瘫、双偏瘫、交叉瘫征或假性周同性瘫痪征，共济失调、协同不能、多动或少动等锥体、锥体外系、小脑受损病征。

（3）感觉障碍：可出现偏身感觉障碍、交叉感觉障碍等。

（4）其他：颅高压征常见有眼底视盘水肿。脑出血型可现脑膜刺激征。

（三）实验室检查

1. 血液　可有中性粒细胞或嗜酸粒细胞增高，血沉呈轻度增快，血黏度及血小板聚集力增加，血清钩体免疫试验（补体结合、显凝试验）阳性，钩体 L 型培养可呈阳性。

2. 脑脊液　颅高压型有压力增高，1/3 患者白细胞轻度增高，出血型可含红细胞，糖、氯化物多正常。钩体免疫试验呈阳性，免疫球蛋白增高（IgM），钩体 L 型培养亦可呈阳性。

（四）特殊检查

1. TCD　提示病区血流量降低及血管狭窄、闭塞性异常血流。

2. SPECT、PET　可发现病损区脑血流、脑代谢密度改变。

3. 脑血管造影　可见脑底大动脉（C1、C2、C3，M1、M2，A1、A2、P1、P2）及椎动脉、基底动脉颅内段与其分支起始部呈炎性改变，管腔狭窄，内膜粗糙，甚而闭塞不通，末梢不显影，附近可见异网血管呈烟雾状。

4. CT 及 MRI　可见有脑梗死灶、脑萎缩或蛛网膜下腔出血改变。

（五）鉴别诊断

1. 脑炎　常伴发热及意识障碍。流行性乙型脑炎有一定的季节性及特有的流行规律。病毒性脑炎以青壮年为多，发病前多有感染史，且精神症状、意识障碍明显，病情无起伏性，体征不符合血管病规律，脑血管造影无脑动脉炎改变，血清学特异性抗体检查可有助于鉴别。

2. 感染性脑动脉炎（结核、化脓菌、梅毒、真菌）　临床可查获相应的疾病特征，如结核、梅毒、化脓感染的病史及症候，且多伴相应脑膜及脑实质炎性改变，特异性血清免疫反应有助诊断。

（六）治疗

1. 病因治疗

（1）青霉素治疗

1）常规用量为 40 万 ~ 80 万 U，肌内注射，2 次/日，成人总量为 2400 万 ~ 3000 万 U，儿童为 1500 万 ~ 2000 万 U。从小剂量开始，以防赫氏反应发生，对青霉素过敏者可选用庆大霉素、金霉素或氯霉素。

2）大剂量治疗：青霉素对 L 型钩体治疗无效，小剂量尚可诱导原型钩体成 L 型钩体而致病，如早期大剂量应用青霉素，并联合应用广谱作用于细胞质的抗生素，则可防止诱导成 L 型钩体。

（2）庆大霉素：0.2 万 ~ 0.5 万 U/kg，静脉滴注，1 次/日，共 10 ~ 20 天。

（3）铋剂（次水杨酸铋）：2ml，肌内注射，每 5 天 1 次，共 5 次。

（4）碘剂（10% 碘化钾）：5 ~ 10ml，3 次/日，共 1 个月。尚可用 12.5% 碘离子透入。

（5）甲硝唑：15 ~ 20mg，/kg，静脉滴注，1 次/日，共 10 ~ 12 天；再 7.5 ~ 12.5mg/（k·d）分次口服，共 10 天。本药可透过血 – 脑屏障，且对 L 型钩体亦有效。

2. 激素治疗

（1）氢化可的松：100 ~ 200mg，置 5% ~ 10% 葡萄糖溶液中，静脉滴注，1 次/日。

（2）地塞米松：5 ~ 10mg，静脉滴注，1 欠/日，共 20 天。

（3）泼尼松：10 ~ 20mg，3 次/日。

3. 扩血管药、抗血小板药、改善微循环药及脑代谢复活剂

4. 中医药治疗　中医药治疗依辨证论治给药，初期肝阳亢盛宜用天麻钩藤饮加减；风痰阻滞宜用涤痰汤加减。恢复期多为气虚血瘀，宜用补阳还五汤或十全大补丸。中医药治法甚多，但均以活血化瘀、通络为主。

5. 对症治疗　脱水、止痛、抗抽搐、制动及抗精神症状疗法应依据病情选用。出血型按出血性脑血管病治疗。

6. 其他　针灸、电针、头针、头部超声波、推拿、按摩、理疗、医疗体育、量子血、高压氧等治疗方法可酌情单独或联合选用。良好的护理及支持基础治疗甚为重要。

二、颞动脉炎

颞动脉炎（temporal arteritis）是一种亚急性炎症性血管病，为全身性全层性动脉炎症，好发于颅部动脉，故又称颅动脉炎。按解剖学分类而命名，因以表浅的颞动脉常见，故名颞动脉炎。其受累血管各层有肉芽肿及巨细胞反应，又称为 Horton 巨细胞性动脉炎。预后一般良好。

（一）病因及病理生理

病因尚不十分清楚，目前一般认为属结缔组织疾病，与自身免疫反应有关，好侵犯颞动脉，并常波及视网膜中心动脉、面动脉，动脉壁三层均受损；内膜损害较重，早期见淋巴细胞浸润，以后浆细胞、多核巨细胞浸润，内弹力层断裂，中膜被结缔组织替代，外膜有炎细胞浸润、神经纤维受损，致其受损动脉壁变硬、增粗，管腔狭窄或闭塞，脑动脉受累亦可发生脑梗死。并可伴多系统受损。

（二）诊断

1. 临床表现

（1）症状

1）好发于中老年人：绝大多数患者发生于 55 岁以上，65 岁以上更为常见，女性多于男性。

2）起病：呈亚急性或急性发病。

3）常见症状

①全身症状：低热、寒战、多汗、厌食、无力、贫血、恶心、呕吐、体重减轻、精神不佳等。②系统症状：全身疼痛，呈胀痛、跳痛或烧灼样痛，头痛多位于颞额头皮，多发性肌肉及关节疼痛，以肩、颈、髋部为重，且夜间重，晨起发僵。③眼症状：多因缺血性眼动脉炎及视网膜中心动脉炎所致，常表现为疼痛、畏光、复视、视物模糊，甚而呈一过性或持久性黑矇。④神经症状：因患脑动脉炎所致，可表现为颈动脉系受侵犯的偏瘫、偏身感觉障碍，或椎–基底动脉系的眩晕、复视、共济失调、行动不稳。

（2）体征

1）低热：体温常在38℃左右。

2）颞动脉变粗变硬，局部肿胀，血管迂曲，搏动减弱且有压痛。

3）受累肌肉、关节有压痛及叩痛。

4）眼、脑动脉受累可发现眼底及视力改变，偏瘫征、脑神经受损等缺血性脑梗死征。

5）少数患者可伴有心、肾、肺等内脏受损征。

（三）实验室检查

1. 血常规　贫血，少数患者中性粒细胞增高。

2. 血生化检查　CRP 增高，γ 及 α 球蛋白升高，类风湿因子、抗核抗体呈阳性，碱性磷酸酶、AST 增高，肝功能异常。

3. 血沉增快　>50mm/h，常 >75mm/h，CRP 升高较血沉更为敏感，尤其是当血沉正常或轻度增高时。

4. 脑脊液　蛋白、细胞轻度增加。

（四）特殊检查

1. 脑 CT、MRI 及 TCD 检查　有助于发现颅内缺血性脑血管病变。

2. 浅表闭塞血管活检　可获确诊。

（五）鉴别诊断

1. 偏头痛　偏头痛多见青年女性，头痛为发作性，历时数小时到 1 天，间歇期正常，多有家族史，无颞动脉局部征象及全身多处疼痛征。

2. 三叉神经痛　三叉神经痛中老年女性多见，但疼痛剧烈，发作历时短暂，呈刀割样、闪电样疼痛，进食、饮水、说话可诱发，并有扳机点可发现，疼痛与三叉神经分布相符合，并无颞动脉局部损征。

3. 结节性多动脉炎　本病呈慢性进行性发展，受累血管以小动脉之肌层为主，内为白细胞浸润而非巨细胞浸润，可伴多脏器多发性微血管栓塞或微血管瘤病变。

4. 闭塞性血栓性脉管炎　本病多见于下肢，常伴血栓形成，静脉亦可受累，以青壮年男性好发，具四肢远端动脉缺血性症状、体征，如肢端麻木、疼痛、苍白、青紫、脉搏搏动变小或无脉。

（六）治疗

1. 肾上腺皮质激素治疗　本病为自限性疾病，一般预后良好，对皮质激素有良好反应，一般使用激素治疗 1～2 天后头痛出现改善，血沉、CRP 亦随之下降，如治疗反应不明显，需考虑其他疾病。常用：①地塞米松，10～20mg，置生理盐水 250～500ml 中，静脉滴注，1 次/日，共用 3～4 周，逐渐减至口服，维持 3～6 个月，视病情减量及停药。②泼尼松，10～20mg，3 次/日，如视力障碍明显，可按 40～50mg，/（kg·d）用药，逐减至维持量，可持续用至 1～1.5 年。

2. 手术治疗

（1）手术切除病变动脉。

（2）血管周围交感神经封闭、切除术。

3. 对症处理—止痛疗法

（1）一般止痛剂：①颅痛定（罗通定，rotundine）30～60mg，3 次/日。②吲哚美辛（indomethacain）25mg，3 次/日。③强痛定（布桂嗪，AP－237）60rag，3 次/日；50mg，皮下注射。④布洛芬（ibprofen）0.2g，3 次/日。

（2）局部麻醉止痛剂：①普鲁卡因（procaine）用 0.5%～2.0%溶液，5～10ml，局部注射。②利多卡因（lidocaine）0.5%～1%溶液局部浸润。

4. 理疗　可选用一定能量和频谱的电磁波、超声波、激光，可达到抗炎、止痛作用。

5. 中医中药、针灸　可按辨证施治或活血化瘀、疏通经络进行治疗。针灸可选用太阳、阳白、合谷、外关等穴。

三、结节性多动脉炎

结节性多动脉炎（polyartertis nodosa，PAN）是一种累及多脏器的炎性血管病，主要侵犯中小动脉，多发生于 20～40 岁，男女之比为（2～4）：1。内脏、肌肉、神经内营养血管最易受损，其次为皮肤。

（一）病因及病理生理

本病病因目前认为可能为病毒感染激发的自身免疫性疾病；或为一些药物及异体蛋白致使机体发生过敏反应、血液循环中免疫复合物沉积于血管壁中引起的一种血管炎。病理上为类纤维索性坏死性全层血管炎，内膜增生变厚，管腔变窄，中层玻璃样变；外层纤维组织结节状增生，并可形成微小血栓或微小动脉瘤，从而可导致脑梗死或脑、蛛网膜下腔出血。

（二）诊断

1. 症状

（1）各年龄均可发病，高峰期为 30～40 岁，男性多于女性。

（2）起病：常呈急性、亚急性或慢性起病，但均呈进行性发展。

（3）全身症状：发热、头晕、头痛、无力、出汗、消瘦、心悸、关节肌肉疼痛、水肿、精神不振。

（4）内脏损害症状：①肾脏，如腰痛、血尿。②呼吸系统，如哮喘、咯血。③消化系统，如恶心、呕吐、腹泻、呕血。④心血管系统，如高血压、心绞痛。

（5）神经系统症状

1）中枢神经症状

①脑部症状：有两种表现。弥散脑症状：为脑、脑膜血管广泛受累所致，常表现为头

痛、视物模糊、癫痫发作、意识障碍等。局灶脑症状：为脑部部分血管受损，表现为偏瘫、失语、局限性癫痫等。此外，尚可出现精神症状。②脊髓症状：可表现为双下肢或四肢感觉、运动障碍及大小便功能失控。

2）周围神经症状：可呈单一或多发性周围神经病损症状，主要表现为四肢远端感觉、运动障碍。脑神经较少受累。

（6）其他：眼部症状常有视物模糊、复视、失明。

2. 体征

（1）全身一般体征：贫血貌、精神委靡、体温增高等。

（2）皮肤体征：可有紫癜、红斑、皮下结节、网状青斑、溃疡、坏疽等。

（3）关节肌肉：关节肌肉压痛，活动时加重，晚期可有肌肉萎缩。

（4）神经系统体征：可有偏瘫、截瘫、四肢瘫、单瘫征，颅内压增高征、脑膜刺激征及大小便障碍、周围神经受损征。

（5）眼部体征：视网膜血管受损表现为渗出、出血、中心动脉阻塞、视神经萎缩；脉络膜、虹膜炎以及因脑动脉受损所致的眼内外肌麻痹；视神经受损等所致的视力、视野、瞳孔舒缩异常。

（6）其他：内脏受损，如心、肺、肝、肾等受累的相应体征。

（三）实验室检查

1. 血液　贫血，白细胞增多，血小板数增高；血浆免疫球蛋白如 IgG 增高，部分患者血 HBsAg 呈阳性；肝、肾功能异常、血沉增快。

2. 尿　因肾受损而表现血尿、蛋白尿及管型尿。

3. 脑脊液　因病损性质而有脑压升高，蛋白升高，白细胞、红细胞增多。

（四）特殊检查

1. 电生理检查　视病情选行肌电图、脑电图、脑地形图、诱发电位、心电图等检查，可见相应阳性结果。

2. 血管造影、血流动力学检查　可查获脑、眼、肾等受累血管的形态及功能异常。

3. 影像学检查（X 线、CT、MRI）　可发现肺部病损征及脑部出血或梗死灶。

4. 活体组织检查　可选择病损组织，如皮下结节、肌肉、神经、肾、肝、脑等活检可以确诊。

（五）鉴别诊断

1. 结缔组织疾病　常有明显的风湿样结节、血清类风湿因子滴度增高及其临床特点可以区别。

2. 系统性红斑狼疮　活动期有血清免疫球蛋白增高或混合性冷凝球蛋白增高。此外，尚有抗糖脂抗体、抗心脂素抗体阳性。伴发肾病活动期，血清补体下降。

3. 巨细胞动脉炎　本病不出现肾小球炎、周围神经受损及皮肤结节。

4. 药物过敏性血管炎　有药物过敏史，常影响肺，少见胃肠症状，沿血管无结节。

（六）治疗

1. 肾上腺皮质激素治疗　本病为自限性疾病，一般预后良好，对皮质激素有良好反应，一般使用激素治疗 1～2 天后头痛出现改善，血沉、CRP 亦随之下降，如治疗反应不明显，需考虑其他疾病。常用：①地塞米松，10～20mg，置生理盐水250～500ml中，静脉滴注，1次/日，共用3～4周，逐渐减至口服，维持3～6个月，视病情减量及停药。②泼尼松，10～20mg，3次/日，如视力障碍明显，可按40～50mg/（kg·d）用药，逐减至维持量，可持续用至1～1.5年。

2. 手术治疗

（1）手术切除病变动脉。

（2）血管周围交感神经封闭、切除术。

3. 对症处理—止痛疗法

（1）一般止痛剂：①颅痛定（罗通定，rotundine）30～60mg，3次/日。②吲哚美辛（indomethacain）25mg，3次/日。③强痛定（布桂嗪，AP－237）60mg，3次/日；50mg，皮下注射。④布洛芬（ibprofen）0.2g，3次/日。

（2）局部麻醉止痛剂：①普鲁卡因（procaine）用0.5%～2.0%溶液，5～10ml，局部注射。②利多卡因（lidocaine）0.5%～1%溶液局部浸润。

4. 理疗 可选用一定能量和频谱的电磁波、超声波、激光，可达到抗炎、止痛作用。

5. 中医中药、针灸 可按辨证施治或活血化瘀、疏通经络进行治疗。针灸可选用太阳、阳白、合谷、外关等穴。

（何文龙）

第八节 颅内动脉瘤

颅内动脉瘤是引起自发性蛛网膜腔出血最常见的原因。

一、临床表现

（一）发病年龄

多在40～60岁，女多于男，约为3：2。

（二）症状

1. 动脉瘤破裂出血 主要表现为蛛网膜下隙出血，但少数出血可发生于脑内或积存于硬脑膜下，分别形成脑内血肿或硬膜下血肿，引起颅内压增高和局灶性脑损害的症状。颅内动脉瘤一旦出血以后将会反复出血，每出一次血，病情也加重一些，死亡率也相应增加。

2. 疼痛 常伴有不同程度的眶周疼痛，成为颅内动脉瘤最常见的首发症状；部分患者表现为三叉神经痛，偏头痛并不多见。

3. 抽搐 比较少见。

4. 下丘脑症状 如尿崩症、体温调节障碍及脂肪代谢紊乱。

（三）体征

1. 动眼神经麻痹 是颅内动脉瘤所引起的最常见的症状。可以是不完全的，以眼睑下垂的表现最为突出。

2. 三叉神经的部分麻痹 较常见于海绵窦后部及颈内动脉管内的动脉瘤。

3. 眼球突出　常见于海绵窦部位的颈内动脉瘤。

4. 视野缺损　是由于动脉瘤压迫视觉通路的结果。

5. 颅内血管杂音　不多见，一般都限于动脉瘤的同侧，声音很微弱，为收缩期吹风样杂音。

二、辅助检查

（一）腰穿

腰穿用于检查有潜在出血的患者，或临床怀疑出血而 CT 蛛网膜下隙未见高密度影患者。

（二）影像学检查

1. 头颅 CT　在急性患者，CT 平扫可诊断 90% 以上的出血，并可发现颅内血肿、水肿，脑积水。

2. 头颅 MRI 和 MRA　可提供动脉瘤更多的资料。可作为脑血管造影前的无创伤筛选方法。

（三）脑血管造影

脑血管造影在诊断动脉瘤上占据绝对优势，可明确动脉瘤的部位和形状，评价对侧循环情况，发现先天性异常以及诊断和治疗血管痉挛有重要价值。

三、诊断

既往无明确高血压病史，突然出现自发性蛛网膜下隙出血症状时，均应首先怀疑有颅内动脉瘤的可能，如患者还有下列情况时，则更应考虑颅内动脉瘤可能。

（1）有一侧动眼神经麻痹症状。

（2）有一侧海绵窦或眶上裂综合征（即有一侧Ⅲ、Ⅳ、Ⅵ等颅神经麻痹症状），并有反复大量鼻出血。

（3）有明显视野缺损，但又不属于垂体腺瘤中所见的典型的双颞侧偏盲，且蝶鞍的改变不明显者，应考虑颅内动脉瘤的可能，应积极行血管造影检查，以明确诊断。

四、鉴别诊断

（一）颅内动脉瘤与脑动静脉畸形的鉴别（表 5－3）

表 5－3　颅内动脉瘤与脑动静脉畸形的鉴别

	颅内动脉瘤	脑动静脉畸形
年龄	较大，20 岁以下，70 岁以上少见，发病高峰为 40～60 岁	较小，50 岁以上少见，发病高峰 20～30 岁
性别	女多于男，约 3：2	男多于女 2：1
出血症状	蛛网膜下隙出血为主，出血量多，症状较重，昏迷深、持续久，病死率高	蛛网膜下隙出血及脑内出血均较多，脑脊液含血量相对较少，症状稍轻，昏迷较浅而短，病死率稍低
癫痫发作	少见	多见
动眼神经麻痹	多见	少见或无

续 表

	颅内动脉瘤	脑动静脉畸形
神经功能障碍	偏瘫、失语较少	偏瘫、失语较多
再出血	相对较多，间隔时间短	较少，间隔时间长
颅内杂音	少见	相对较多
CT扫描	增强前后阴性者较多，只有在适当层面可见动脉瘤影	未增强时多数可见不规则低密度区，增强后可见不规则高密度区，伴粗大的引流静脉及供血动脉

（二）有动眼神经麻痹的颅内动脉瘤

应与糖尿病、重症肌无力、鼻咽癌、蝶窦炎或蝶窦囊肿、眼肌麻痹性偏头痛、蝶骨嵴内侧或鞍结节脑膜瘤及 Tolosa – Hunt 综合征鉴别。

（三）有视觉及视野缺损的颅内动脉瘤

应与垂体腺瘤、颅咽管瘤、鞍结节脑膜瘤和视神经胶质瘤鉴别。

（四）后循环上的颅内动脉瘤

应与桥、小脑角的肿瘤，小脑肿瘤及脑干肿瘤作鉴别。

五、治疗

（一）手术治疗

首选手术治疗，由于外科手术技术的不断进步，特别是显微神经外科的发展，及各种动脉瘤夹的不断完善，使其手术效果大为提高，手术的病残率与死亡率都降至比其自然病残率及死亡率远为低的程度。因此，只要手术能达到，都可较安全的采用不同的手术治疗。

（二）非手术治疗

颅内动脉瘤的非手术治疗适用于急性蛛网膜下隙出血早期，病情的趋向尚未能明确时；病情严重不允许作开颅手术，或手术需要延迟进行者；动脉瘤位于手术不能达到的部位；拒绝手术治疗或等待手术治疗的病例。

1. 一般治疗 卧床应持续4周。
2. 脱水药物 主要选择甘露醇、呋塞米等。
3. 降压治疗 药物降压须谨慎使用。
4. 抗纤溶治疗 可选择6 – 氨基己酸（EACA），但对于卧床患者应注意深静脉栓塞的发生。

（于 兰）

第九节 脑动静脉畸形

脑动静脉畸形系指一种先天性脑血管发育异常。脑内血管呈集团状的迂回走行，动静脉之间直接沟通或吻合短路，两者之间正常的毛细血管联络结构缺如，又称脑动静脉瘘。

一、病因病理及发病机制

病因为胚胎发育异常的先天性畸形。在胚胎期脑血管胚芽演化过程中即在不同阶段发生病变。由于动脉压力大而静脉压力低，短路血流通畅，其通路日益扩大，畸形血管团的体积范围亦日增，有几条灌注动脉和引流静脉可增粗如索。畸形区的静脉压增高，远端静脉因血液回流不畅而怒张，病变区血管壁菲薄，极易破裂出血。瘘口大小不一，大型者血管畸形成团，通常有核桃大小，甚至拳头大小，可涉及 1～2 个脑叶，呈楔形或三角形。小型者肉眼难见，通常不超过 20～30mm，如米粒大小。绝大部分病变区位于幕上半球浅部，而于中线及深部较少。供血动脉以大脑中动脉为多，而颈外动脉的脑膜支及头皮动脉供血较少。

二、临床表现

1. 头痛　约60%的患者表现为长期慢性头痛或突发性加重，常呈搏动性，可伴有颅内杂音，低头时更明显。周期性头痛者可能与血管痉挛有关。

2. 癫痫　约30%的患者表现为癫痫大发作或颞叶性精神运动性发作形成。

3. 定位征　天幕上病变可进行性出现精神异常、偏瘫、失语、失读、失计算等局灶症状；天幕下病变可见眩晕、复视、眼球震颤、步态不稳及构音障碍等症状。

4. 脑水肿　约25%的患者出现视视神经盘水肿，多继发于出血后导致的脑水肿。

5. 颅内出血　40%～60%的患者为蛛网膜下腔出血，以 10～40 岁多发，其中约65%的患者发病于 20 岁以前。后颅凹动静脉畸形以蛛网膜下腔出血为首发症状者占80%以上。

6. 血管杂音　当病灶伸展于大脑表面时，相应头颅骨或眼眶部、颈部听诊可闻及血管杂音，压迫颈总动脉可使杂音减低或消失。

7. 单侧突眼　单侧突眼常是由于静脉压力增高，眼静脉回流不畅所致。

8. 并发症　常见的并发症有颅内动脉瘤、多囊肾、先天性心脏病、肝脏海绵样血管瘤等。

三、辅助检查

1. 头颅 X 线平片　头颅 X 线平片显示颅骨板障血管影明显，或颅骨内板局限被侵蚀而显示模糊影或骨质菲薄，脑膜中动脉沟迂曲变宽，少数病灶伴有病理性环形钙化影。

2. 脑脊液　血管未破裂前脑脊液正常，出血时脑脊液呈均匀血性。

3. 脑血管造影　依靠脑血管造影可发现畸形血管，扩张迂曲而成簇团，如有血肿则常见血管移位，有时显示来自颈外的供血动脉。

4. 脑电图　脑电图异常率占61%。

5. CT 脑扫描　CT 脑扫描可显示大脑局限性或半球部位低密度影，必要时增强扫描。凡脑血管造影阴性而被 CT 扫描证实者，则称为隐匿性脑血管畸形。

四、诊断及鉴别诊断

（一）诊断

诊断主要依据：①青年人多发，有蛛网膜下腔出血和（或）脑出血史。②有癫痫发作史，特别是局限性癫痫，或偏头痛发作史。③有局限性神经定位征，头顶部血管杂音，单侧突眼等。④依靠脑血管造影或 CT 证实。

（二）鉴别诊断

本病主要应与偏头痛及其他病因所致的癫痫相鉴别。

五、治疗

（一）控制癫痫

选用镇静剂控制或减轻癫痫发作程度及次数，苯妥英钠 0.1g，3 次/d，或苯巴比妥 0.03g，3 次/d。

（二）出血期

出血期按急性出血性脑血管病内科治疗。

（三）病因治疗

病因治疗主要是手术治疗或血管内栓塞治疗。凡出血形成血肿者，应及时行血肿清除术，并争取同时将畸形血管切除。若仅为蛛网膜下腔出血，经内科治疗待病情稳定后，选择适当时机再施行畸形血管切除术，目的在于防止出血，控制癫痫，改善脑功能。脑动静脉畸形是由动脉与静脉构成，有的包含动脉瘤与静脉瘤，脑动静脉畸形有供血动脉与引流静脉，其大小与形态多种多样。一般部位的脑动静脉畸形，可采用手术切除病灶或微导管血管内栓塞治疗。位于重要功能区、位置特别深的脑内或巨大病灶，可采取在数字减影下动脉内栓塞的方法，以减少畸形血管病灶的血液供应，使病变减小或有利于进一步的手术切除或 γ 刀放射治疗。手术方法是先找到供应动脉，于靠近病变处夹闭切断。切勿远离病变以防阻断供应邻近脑组织的分支，然后分离畸形血管，完全分离后再夹闭引流静脉，将病变切除。对大的高血流病变应分期手术，先行人工栓塞或手术阻断供应动脉，使病变血流减低，改善周围脑血循环，1~2 周后再作病变切除。

（陈华先）

第十节　颅内静脉窦及静脉血栓形成

一、定义及解剖学基础

颅内静脉系统包括脑静脉和静脉窦。

（1）脑部主要的静脉分深、浅两组：以大脑外侧沟为界，大脑浅静脉分为上、中、下三组。外侧沟以上的静脉属大脑上静脉，外侧沟部位的静脉为大脑中浅静脉，外侧沟以下的静脉属大脑下静脉。浅静脉主要收集大脑半球皮质和皮质下髓质的静脉血，分别注入颅顶部上矢状窦和颅底部海绵窦、横窦、岩上窦和岩下窦等。大脑中浅静脉是最大的浅静脉，它借大交通静脉（Trolard vein）与大脑上静脉吻合，通入上矢状窦；借枕交通静脉（Labbe vein）与横窦衔接。

大脑深静脉包括大脑内静脉、基底静脉等，主要收集大脑半球深部髓质、基底核、内囊、间脑、脑室脉络丛的静脉血，汇合成大脑大静脉（Galen's vein）。大脑大静脉位于胼胝体压部之下，血流注入直窦。

（2）大脑静脉窦为硬脑膜在某些部位两层分开形成的腔隙，是颅内静脉血的血流管道，又称硬脑膜窦：可分为甲、乙两组。甲组包括上矢状窦、下矢状窦、直窦、横窦、乙状窦。乙组包括海绵窦、岩上窦、岩下窦、基底静脉丛等。两组均引流入颈内静脉。颅内大的静脉窦主要如下：

上矢状窦位于大脑镰的上缘，前始自额骨的鸡冠，向后在枕骨内粗隆处与窦汇相沟通，再分流入左、右横窦。上矢状窦接受大脑上静脉分支来源的静脉血流，也与颅骨板障静脉以及属于颈外静脉系统的颅骨静脉相沟通。

下矢状窦位于大脑镰下缘的后半部，走向与上矢状窦相似，但比上矢状窦小而短，在小脑幕处直接与直窦相连。

直窦位于大脑镰与小脑幕连接处，接受来自下矢状窦、大脑大静脉的血液，向后与上矢状窦的后端融合称窦汇。

横窦是最大的静脉窦，位于枕骨内粗隆两侧，至小脑幕附着于颞骨岩部处即弯向下方。围绕颞骨乳突段呈乙字形，称乙状窦。它与颈内静脉沟通，向下通过两侧颈静脉孔出颅。乙状窦与乳突小房仅隔薄层骨板，因而在乳突炎症时可以波及乙状窦而引起血栓形成。

海绵窦位于颅中窝蝶鞍两侧，内部为小梁样结缔组织组成，形似海绵。海绵窦静脉交通广泛，它接受眼静脉、蝶顶窦、大脑中静脉和下静脉的血液，并通过岩上、下窦，与横窦、乙状窦相接，将血液导入颈内静脉。两侧海绵窦围绕垂体以环状海绵间窦相连。海绵窦外侧壁与颞叶相邻，外侧壁自上而下有动眼神经、滑车神经、眼神经和上颌神经通过。海绵窦内有颈内动脉与外展神经通过。海绵窦外下壁与三叉神经节和下颌神经相邻。面部静脉和眼静脉相交通，所以面部感染如疖可蔓延至海绵窦，引起海绵窦炎症和血栓形成，导致上述神经受压。

图 5 - 1 显示硬脑膜窦内静脉血流的方向：

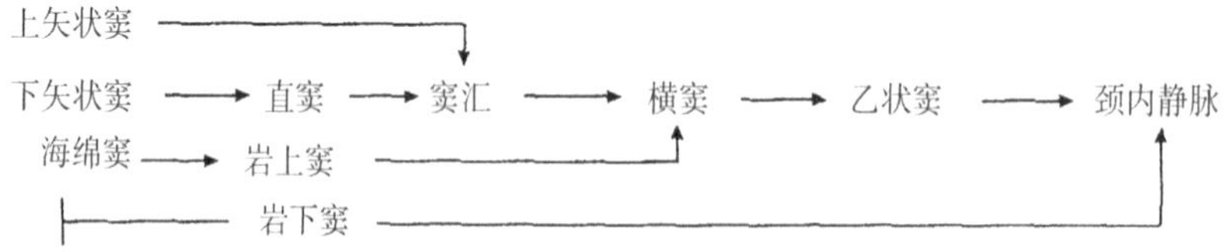

图5-1　硬脑膜窦内静脉血流的方向

颅内静脉窦及静脉血栓形成是由多种病因所导致的以脑静脉回流受阻、脑脊液吸收障碍为特征的一组特殊类型脑血管病。依病变的性质可分为感染性和非感染性，感染性静脉血栓形成又称为化脓性静脉血栓形成或血栓性静脉炎和静脉窦炎。根据血栓部位可区分为皮质静脉血栓形成、深静脉血栓形成和静脉窦血栓形成。

颅内静脉不与动脉伴行，但深浅静脉间存在广泛的吻合；局限性的或小静脉血栓形成，由于有丰富的侧支循环，临床体征可不明显，或仅有颅内压增高的表现。颅内静脉管壁薄、无弹性，静脉注入硬脑膜窦之间没有防止血液倒流的静脉瓣装置，仅在脑静脉开口于硬脑膜窦处有瓣膜起改变血流方向的作用。故当血栓使静脉窦堵塞，或影响大量侧支静脉，病因不能及时去除，病灶易于扩散，可导致一个至数个大静脉窦完全堵塞，并伴有大量侧支静脉堵塞。由于脑静脉血流回流受阻，导致脑组织瘀血、脑水肿、脑皮质和皮质下出现多发性点片状出血灶，还可出现静脉性脑梗死。

二、流行病学

既往认为颅内静脉窦及静脉血栓形成是极为罕见的重症疾病，死亡率极高。随着神经影像学的发展，尤其是 CT、MRI 和 MRV 的临床应用，为及时正确诊断提供了无创且可靠的检查手段，可早期诊断该病，现在的发病率较以前有所提高。由于颅内静脉窦及静脉血栓形成的临床表现差异很大，容易漏诊、误诊，真正的发病率还没有明确的流行病学资料。有学者估计该病约占所有脑血管病的 1% ~ 2%。颅内静脉窦及静脉血栓形成可影响所有年龄段，婴幼儿、老年人、产妇、慢性病体弱患者易发。由于存在口服避孕药、妊娠等危险因素，20 ~ 35 岁的女性患者多见。在静脉窦血栓形成中上矢状窦、乙状窦常见，其次为海绵窦和直窦。岩上窦、岩下窦、皮层静脉以及单独的小脑静脉受累极为少见。需要注意的是：同一患者常有多个静脉窦和静脉的累及。

三、病因和发病机制

颅内静脉窦及静脉血栓形成依病变的性质可分为感染性和非感染性两大类。由于解剖结构的原因，头面部、眶部、鼻窦感染多累及海绵窦，乳突部感染多累及乙状窦。其他各种因素所致凝血机制异常、血液高凝状态或局部静脉血流郁积均可导致非炎性血栓形成。需要注意的是：许多患者具有不止一个的危险因素，即使已发现一个危险因素，还需进一步检查是否存在其他病因，特别是遗传性或获得性的凝血机制障碍。虽然目前已发现许多病因和危险因素，还有高达 20% ~ 30% 的患者未能明确病因，归为特发性血栓形成。表 5 - 4 详列可致颅内静脉窦及静脉血栓形成的具体疾病及危险因素。

表 5 - 4 颅内静脉及静脉窦血栓形成的病因以及危险因素

一、炎性因素

1. 局灶性

直接的化脓性外伤；颅内感染：脑脓肿，硬膜下积脓，脑膜炎；中耳炎，扁桃体炎，鼻窦炎，口腔感染，局部皮肤感染

2. 全身性

细菌性：败血症，心内膜炎，伤寒，结核

病毒性：麻疹，肝炎病毒，脑炎（疱疹，HIV 病毒），巨细胞病毒

寄生虫性：疟疾，旋毛虫

真菌性：曲霉菌

二、非炎性因素

1. 局灶性

颅脑损伤（开放型或闭合型，伴有或不伴骨折）；神经外科手术；脑梗死和脑出血；肿瘤（脑膜瘤，转移瘤）；

蛛网膜囊肿；硬膜下

动静脉畸形；颈内静脉置管

2. 全身性

任何原因所致的严重脱水（腹泻、高热、任何癌症所致恶液质等）或休克

外科：任何手术伴有或不伴深静脉血栓形成

妇产科：妊娠和产后，口服避孕药（雌激素，孕激素）

心内科：先天性心脏病，心功能不全，安装起搏器

消化科：肝硬化，Crohn 病，溃疡性结肠炎

　　血液科：淋巴瘤，白血病，红细胞增多症，失血性贫血，镰状细胞贫血，阵发性晚间血红蛋白尿，缺铁性贫血，

　　凝血机制障碍：抗凝血酶Ⅲ、蛋白C、蛋白S缺乏，活化的蛋白C抵抗，弥散性血管内凝血，血浆纤溶酶原缺乏，Ⅴ因子 Leiden 突变，凝血酶原 20210G to A 突变，血小板增多症（原发性或继发性）

　　风湿科：系统性红斑狼疮，颞动脉炎，Wegener 肉芽肿，Behcet 病，Evan 综合征，结节病

　　肾病科：肾病综合征

　　其他：新生儿窒息，雄激素治疗，L－天冬氨酸治疗

四、临床表现

　　由于颅内静脉窦及静脉血栓形成起病形式快慢不一，病变部位不一，病变程度不一，因此临床表现复杂多样，病程及转归各不相同，除海绵窦血栓形成，临床表现均缺乏特征性。病程小于 2 天的急性起病者约占 30%，多见于感染、妊娠或产后；病程 1 月以内亚急性起病最常见，约占 40%～50%；慢性起病，病程大于 1 个月，多为炎性因素、凝血机制障碍所致。颅内静脉窦及静脉血栓形成起病的快慢与病因以及静脉侧支循环的建立有关，临床表现主要与血栓形成的部位、血栓形成的速度以及年龄、基础疾病有关。主要的、基本的临床表现可以分为以下四类。

　　1. 局灶性神经功能缺失和/或部分性癫痫　局灶性神经功能缺失包括颅神经麻痹和意识障碍，任何脑部病变的表现如失语、偏瘫、偏盲、记忆障碍均可出现。颈内静脉血栓形成可致第九、第十对颅神经麻痹。约有 40%～50% 的患者会有癫痫发作，初次发作多为局灶性癫痫，可伴有 Todd 瘫痪。

　　2. 颅内压增高症　颅内压增高症表现为头痛、视视神经盘水肿、外展神经麻痹，可类似于良性颅内压增高症的表现。其中头痛是最早出现、最常见的症状，多表现为急性发作的严重、类似蛛网膜下腔出血的疼痛，也可类似偏头痛的表现，头痛同时可完全没有局灶性神经系统体征。约有半数患者可出现视视神经盘水肿。

　　3. 亚急性脑病　亚急性脑病指不同程度的意识障碍，不伴有局灶性或特征性的症状。脑深静脉血栓形成，累及基底节、部分胼胝体、枕叶，患者意识障碍迅速加重，出现昏迷伴传导束征，可不伴有视视神经盘水肿和癫痫。

　　4. 痛性眼肌麻痹　尽管海绵窦血栓形成大多为急性起病，一些慢性起病的患者可表现为动眼神经、外展神经的痛性麻痹。

　　虽然该病有上述主要的、基本的临床表现，但部分患者症状很轻，甚至可以完全没有症状。而且由于血栓形成的部位不同，病因不同，其临床表现错综复杂，对上述症状进行鉴别诊断时要考虑本病的可能性，需仔细鉴别，避免误诊。以下分述各主要静脉窦血栓形成的表现。

　　（1）海绵窦血栓形成：常有副鼻窦炎或鼻窦旁皮肤严重感染，及眼眶周围、面部"危险三角"区的化脓性感染引起。海绵窦血栓形成的临床表现有其特异性，常有高热、眼部疼痛、剧烈头痛、呕吐和意识障碍。由于眶内静脉回流受阻，眼眶内软组织、眼睑、眼结膜、额部头皮往往水肿，眼球突出。由于海绵窦内有动眼神经、滑车神经、外展神经以及三叉神经眼支通过，在血栓形成时上述神经均可受累，出现海绵窦综合征，表现为眼睑下垂、病侧的眼球向各方向活动均受限制，严重时眼球正中位固定，瞳孔散大，对光反射消失，三叉神经第一支分布区感觉障碍，角膜反射消失。部分患者可出现视视神经盘水肿，眼底静脉

瘀血，甚至可有出血，引起视力减退，甚至失明。由于两侧海绵窦相连，单侧海绵窦血栓形成常在数日内扩展到对侧海绵窦而表现出双侧眼球突出、充血、活动受限。

（2）上矢状窦血栓形成：以非炎性多见。多见于分娩1~3周的产妇、妊娠期、口服避孕药、严重脱水、全身衰竭、恶液质等情况下。偶可由于头皮或邻近部位感染、颅脑外伤所致。起病多为亚急性，以颅内压增高症状为主。可出现头痛、呕吐等颅内压增高症，严重时出现嗜睡、精神异常或昏迷。婴儿中可表现为喷射性呕吐、颅缝分离、囟门隆起。在成人患者中视视神经盘水肿可能是唯一的症状。在老年患者中，症状可能较轻微，无特异性表现，诊断困难。上矢状窦血栓扩展到脑皮层静脉，脑皮层水肿，可出现出血性梗死，出现相应的症状，如局灶性或全身性癫痫、偏瘫、失语等。

（3）横窦、乙状窦血栓形成：横窦和乙状窦解剖上紧密相连，血栓形成时多同时累及。其主要为化脓性乳突炎并发症，一侧血栓形成时可无明显的症状。在化脓性乳突炎或中耳炎患者中发生败血症就需考虑乙状窦血栓形成的可能。其主要症状为颅内压增高症候群，出现头痛、呕吐、视视神经盘水肿、不同程度的意识障碍。如上、下岩窦受到影响，出现患侧三叉神经眼支、外展神经麻痹症状；血栓扩展至颈静脉，出现舌咽神经、迷走神经、副神经同时受累；极为罕见可出现血栓经窦汇或颞交通静脉扩张到上矢状窦后出现偏瘫、癫痫发作。

（4）脑静脉血栓形成：单独的皮层静脉受累罕见。多数由静脉窦血栓扩展而来。可发生在高热或严重传染病患者中。常突然起病，出现头痛、呕吐，局灶性癫痫、肢体瘫痪、感觉障碍。由于脑静脉血栓形成常为多发性，分布于脑的不同部位，临床表现错综复杂，主要表现为局灶性功能缺失，可不伴颅内压增高症。深静脉如大脑大静脉血栓形成，可导致双侧丘脑对称性梗死，可表现为淡漠、痴呆的症状，病情严重时出现高热、痫样发作、昏迷、去大脑强直，即使患者存活，多遗留有不同程度的并发症。

五、实验室检查及特殊检查

除进行生化常规检查外，对怀疑颅内静脉窦及静脉血栓形成的患者特别要进行血常规检查，了解有无外周血白细胞增高，以明确有无感染因素；血电解质测定，了解有无高钠血症；凝血功能检查，了解有无凝血机制障碍；必要时可进行蛋白S、蛋白C、抗凝血酶Ⅲ、Ⅷ因子、抗心磷脂抗体，以及Ⅴ因子G1691A基因突变，凝血酶原G20210A基因突变检测。在急性发病疑似静脉血栓形成的患者还可检测血D_2聚体浓度，如在急性期浓度>500ng/ml，有可疑病史，需高度怀疑该病的可能，必须予以影像学检查。

腰穿检查可明确患者是否存在颅内感染，排除脑膜炎。在颅内压增高的患者中进行腰穿可测定颅内压、适量放出脑脊液后将降低颅内压力，起到治疗的作用。但腰穿易诱发脑疝，在严重颅高压时，需充分评估检查的危险性。

脑影像学检查是目前诊断颅内静脉窦及静脉血栓形成最常用的方法，也是明确诊断首选的方法，主要包括头颅CT、MRI、MRV和DSA，分述如下。

头颅CT是急诊室最常用的检查，通常为诊断本病最早采用的影像学方法。颅内静脉窦及静脉血栓形成的患者可出现具有诊断意义的"束带征"、"高密度三角征"和"空delta征"，但阳性率不高。"束带征"是指在CT平扫上，可见致密血栓形成后显示出增粗的血管条索状影，如显示出静脉窦影称"高密度三角征"。"空delta征"是指发病1个月内的CT增强中，由于血栓形成可显示出造影剂的充盈缺损，多见于上矢状窦血栓形成。上述特异性直接征象仅见于约 1/3 的患者，其他一些非特异性的间接征象较为常见，包括不同程度的脑水肿、多灶性常伴出血的静脉性梗死、小脑室、大脑镰和幕强化。由于头颅 CT 特异性征象出现率低，没有经验的医生难以识别，约 30% 的患者 CT 检查可以完全正常，通常不能用以确诊静脉窦血栓形成。

头颅磁共振（MRI）与磁共振静脉成像（MRV）结合是目前公认诊断和随访颅内静脉窦及静脉血栓形成的首选影像学方法，除非进行磁共振检查有禁忌证。它可以显示血栓形成后继发的脑组织病理改变及其程度，MRV 还可直接显示静脉窦和血栓本身，又能反映血栓的病理基础及演变过程，尚可用于观察治疗效果。静脉窦血栓的 MRI 表现演变可分为四期：急性期（1~5d），T_2WI 低信号，T_1WI 等信号；亚急性期（5~20d），T_1WI、T_2WI 均呈高信号；慢性期为患者出现症状 3 周后，血栓信号于所有序列均下降且信号不均；第四期（后期）特征性表现为血管再通或血栓的长期存留。其中亚急性期的高信号是较为典型的表现，而其他时期则不典型。MRV 检查可见血栓形成的直接征象和间接征象。直接征象指病变初期可见有病变的静脉窦高信号影缺失，而静脉窦血流再通时则表现为边缘欠清晰且不规则的稍低的血流信号。间接征象为梗阻远端侧支循环血管建立或其他引流静脉异常扩张、颈内静脉压升高等。

由于脑静脉解剖变异比动脉更大，判读 MRV 时必须注意如下几点，避免出现误读、误判。正常 MRV 上矢状窦、直窦、大脑大静脉、横窦、乙状窦、颈内静脉均可 100% 显示，其他小静脉或静脉窦不能完全显示，在诊断较小静脉窦血栓时要注意；横窦以右侧优势为多见，左右等势的仅占 16%，在诊断横窦血栓形成时要注意；上矢状窦横断面呈三角形，前端逐渐变细、消失，由皮层静脉代替，这需要与血栓形成相鉴别；血流间隙易与血栓形成和肿瘤侵蚀相混淆，优势侧横窦、上矢状窦、直窦和 Galen 静脉很少发现流动间隙。当在这些部位发现流动间隙时，应高度怀疑是由于病理状态引起的。

DSA 可显示静脉窦血栓形成的部位、范围，以及静脉异常回流和代偿循环的情况，具有目前 CT 和 MRI 甚至 MRA 所不能替代的作用。对 MRV 显示较少的下矢状窦、大脑大静脉及大脑内静脉等较小静脉窦及静脉血栓的诊断还是存在一定的优势。但是 DSA 不能显示血栓本身，亦不能显示静脉窦血栓形成继发的脑组织的病理改变及程度。操作具有创伤性并可能加重患者的颅内高压的危险性影响了其应用。多用于不能进行磁共振检查的患者，或准备进行血管内溶栓时。

六、诊断和鉴别诊断

颅内静脉窦及静脉血栓形成中除海绵窦血栓形成的临床表现比较特殊，可依据临床表现、原发病灶的存在而明确诊断。其他部位的血栓形成如影响多支静脉和静脉窦诊断易，单独的小静脉受累诊断困难，不能仅从临床表现诊断，必须结合神经影像学检查，明确诊断。

急性起病伴局灶神经系统症状的需与动脉系统卒中鉴别，慢性者需与脓肿或肿瘤鉴别。

急性突发头痛为主要表现时需要与特发性颅内压增高症、蛛网膜下腔出血鉴别。

意识改变为主要表现者需与脑炎、代谢性疾病鉴别。

海绵窦血栓形成需与导致一侧眼球突出和眼球运动受限的一些其他情况相鉴别。如眼眶内球后蜂窝组织炎、骨膜下脓肿、球后占位性病变、视神经孔处胶质瘤。双侧眼球突出需与甲状腺功能亢进鉴别。

七、治疗

颅内静脉窦及静脉血栓形成是多种病因引起的，临床表现不同的疾病。因其少见，大宗病例临床治疗研究报道不多，治疗时需坚持个体化的综合治疗原则。

1. 病因治疗

（1）感染性血栓形成：应积极控制感染及处理原发病灶，如面部疖肿、乳突炎、副鼻窦炎，抗生素的应用应遵循尽早、合理、足量、长疗程原则。抗生素的选择可依据细菌培养、血培养、脑脊液检查的结果，如病原菌不清，可选用广谱抗生素或两药联用。在抗生素应用的基础上，应彻底清除原发病灶，如疖肿切开排脓、乳突根治术等。

（2）非感染性血栓形成：也应在针对原发疾患治疗的基础上，尽力纠正脱水，增加血容量，降低血黏度，改善脑循环。

2. 对症治疗

（1）脑水肿颅内高压者应积极行脱水降颅压治疗，使用甘露醇降低颅内压；颅内压较高的患者应在大剂量抗生素使用的同时短期加用激素；使用乙酰唑胺抑制脑脊液分泌；可行腰椎穿刺适当放出脑脊液，颅高压危及生命时可行颞肌下减压术。

（2）癫痫发作者采用抗痫治疗，高热者物理降温，意识障碍者加强基础护理、支持治疗、预防并发症。

3. 抗凝治疗　目前尚没有标准化治疗方案。国内外倾向肝素抗凝治疗是安全、有效的，可列为脑静脉系统血栓形成的一线治疗方法。肝素可限制血栓发展，促进其溶解。及时给予抗凝治疗，可解除静脉闭塞，恢复血流再通，为获取最佳疗效、改善预后的最有效措施。静脉给予普通肝素与皮下注射低分子肝素最为常用，至今尚缺乏两者疗效比较的大规模临床试验研究资料。既往由于担心肝素使用可能导致继发性出血，其使用受到限制，近期的研究显示肝素治疗不良反应较少，相对安全，即使发生出血性梗死，也可谨慎应用。急性期后，如患者存在凝血障碍，尚需口服抗凝药物 3～6 个月，或更长，保持 INR 在 2～3 之间。

4. 局部溶栓　目前不主张全身性溶栓，主要采用导管经股静脉、颈静脉到达血栓形成处释放溶栓剂，同时通过机械力破坏血栓。t-PA 溶解纤维蛋白性血栓以及促进血管再通的效果均优于尿激酶，局部药物溶栓一般用于起病即为昏迷的患者，或使用足量抗凝药物病情仍在进展的患者。不良反应包括肺栓塞、再栓塞，目前尚没有大规模的临床试验结果和明确的治疗规范。

八、预防及预后

颅内静脉窦及静脉血栓形成死亡率在 5.5%～30%。大面积出血性梗死、难治性癫痫、败血症、肺动脉栓塞、恶液质是主要致死的原因。感染性血栓形成的死亡率较非感染性高。妊娠和产后患者如能早期诊断治疗，预后较好。颅内静脉窦及静脉血栓形成后遗症如肢体乏力、感觉障碍、精神异常、视觉丧失等约占 15%～25%；约 50% 左右的患者可没有明显的后遗症。由于其预后个体差别很大，有人称其为"全或无"的疾病。年龄（过大或过小）；昏迷；严重颅高压；小脑静脉、深静脉受累；病因为严重感染或恶性疾病；难控制癫痫；肺动脉栓塞；CT 显示出血性梗死的患者预后不良。长期随访显示癫痫为最常见的并发症。颅内静脉窦及静脉血栓形成复发率 12%；出现颅内静脉窦及静脉血栓形成的产妇可以再次妊娠，除自然流产外，少见其他并发症。

（陈华先）

第十一节　颅内高压危象

颅内高压危象是指颅内压增高达到一定程度，危及患者生命的一系列临床综合征，包括颅内压增高和脑疝。在临床上较为常见，且需要紧急处理。

一、颅内压增高

颅内压增高（increased intracranial pressure）是神经外科常见临床病理综合征。颅脑损伤、脑肿瘤、脑出血、脑积水和颅内炎症等疾病使颅腔内容物体积增加，导致颅内压持续在 2.0kPa（200mmH$_2$O）以上，从而引起的一种临床综合征，称为颅内压增高。颅内压增高可引发脑疝危象，导致患者呼吸循环衰竭而死亡，及时诊断和正确处理颅内压增高十分重要。

（一）原因

1. 颅腔内容物的体积增大　如脑组织体积增大（脑水肿）、脑脊液增多（脑积水）、颅内静脉回流受阻或过度灌注，脑血流量增加，使颅内血容量增多。

2. 颅内占位性病变使颅内空间相对变小　如颅内血肿、脑肿瘤、脑脓肿等。

3. 先天性畸形使颅腔的容积变小　如狭颅症、颅底凹陷症等。

（二）类型

1. 按病因分类

（1）弥漫性颅内压增高：由于颅腔狭小或脑实质的体积增大而引起，其特点是颅腔内各部位及各分腔之间压力均匀升高，不存在明显压力差，脑组织无明显移位。临床所见的弥漫性脑膜脑炎、弥漫性脑水肿、交通性脑积水等所引起的颅内压增高均属于这一类型。

（2）局灶性颅内压增高：因颅内有局限的扩张性病变，病变部位压力首先增高，使附近的脑组织受到挤压而发生移位，并把压力传向远处，造成颅内各腔隙的压力差，导致脑室、脑干及中线结构移位。由于脑局部受压时间较长，可发生脑实质内出血性水肿

2. 按病变发展的快慢分类

（1）颅内压增高：见于急性颅脑损伤引起的颅内血肿、高血压脑出血等。其病情发展快，颅内压增高所引起的症状和体征严重，生命体征变化剧烈。

（2）亚急性颅内压增高：病情发展较快，颅内压增高的反应较轻或不明显。亚急性颅内压增高多见于发展较快的颅内恶性肿瘤、转移瘤及各种颅内炎症等。

（3）慢性颅内压增高：疾病发展较慢，可长期无颅内压增高的症状和体征，病情易反复。多见于生长缓慢的颅内良性肿瘤、慢性硬脑膜下血肿等。

急性或慢性颅内压增高均可导致脑疝发生。脑疝发生后，移位脑组织被挤进小脑幕裂孔、硬脑膜裂隙或枕骨大孔中，压迫脑干，产生一系列危急症状。脑疝发生又可加重脑脊液和血液循环障碍，使颅内压力进一步增高，从而使脑疝更加严重。

二、脑疝

脑疝（brain hemiation）指颅内压力不平衡，某一部分脑组织受到推挤而向临近相对低

压的空间移动，压迫脑的重要结构所引起的颅内危急状态。脑疝的发生是由于颅内压增高，尤其是颅腔内各部位或腔隔压力不均衡的增高，使比较容易移位的某些脑组织受到压力的推压或排挤，移向邻近压力相对较低的空间，其结果不仅使疝入的脑组织本身发生瘀血、水肿甚至出血坏死，而且随着颅内压的不断增高，使受脑疝挤压的邻近组织也发生系列的神经机能障碍。同时，脑疝阻塞脑脊液的循环通路，引起异常的脑脊液积蓄，使颅内压进一步增高。因此，脑疝可造成进行性颅内压增高的恶性循环，终致生命中枢机能的衰竭。

（一）分类

颅内可以发生疝的部位较多，但具有临床意义的脑疝为四大类（图5-9）。

1. 颞叶钩回疝（小脑幕切迹疝，transtentorial herniation） 即颞叶下内份的钩回，经小脑幕切迹缘疝入同侧小脑幕裂孔下。根据疝的部位及被填塞的脑池不同又分为四个亚型。

（1）前疝（海马钩疝）：海马钩经小脑幕切迹前份向内下疝，填塞同侧脚间池，常致动眼神经受压，较早出现同侧眼部体征。

（2）后疝（海马回疝）：海马回经小脑幕切迹后份向内下疝，填塞患侧环池及大脑大静脉池，常致中脑受压。

（3）全疝（海马钩回疝）：一侧的海马钩及海马回，甚至包括一部分舌回及齿状回，均疝向小脑幕切迹下，填塞同侧的脚间池、环池及大脑大静脉池。

（4）环疝（双侧海马钩回疝）：双侧的海马钩、海马回、舌回及齿状回均发生疝，填塞双侧脚间池、环池及大脑大静脉池。环疝虽不多见，但却是一种临床上极为严重的脑疝。

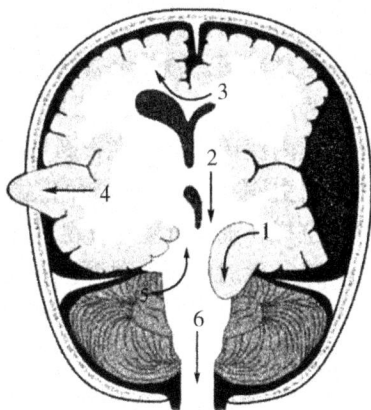

图5-9 脑疝的分类

1. 颞叶钩回疝；2. 下行性小脑幕疝；3. 扣带回疝；4. 颅外疝；5. 小脑蚓疝；6. 小脑扁桃体疝

2. 小脑扁桃体疝（枕骨大孔疝，Herniation offoramen magnum） 小脑扁桃体向枕骨大孔移位，疝至枕骨大孔以下至颈椎管上端，填塞小脑延髓池。

3. 扣带回疝（大脑镰下疝，Subfalcial Herniation） 扣带回从大脑镰前三分之二的部分经镰下孔疝向对侧，填塞胼胝体池，严重时可嵌闭同侧大脑前动脉。

4. 小脑蚓疝（小脑幕裂孔上疝或小脑幕逆行疝） 小脑上蚓部逆行经小脑幕裂孔突向幕上，填塞大脑大静脉池。少见，一般多为幕下占位病变，常因不恰当的施行侧脑室手术骤然减压而引起。

（二）临床表现

脑疝是颅内压增高发展到一定程度时出现的临床症状，并非颅内某一疾病所特有的征象。因此，对颅内病变的诊断，不能单纯依靠或等待脑疝的临床表现，而应在脑疝发生之前作出诊断。从诊断和治疗的角度看，当脑疝已经形成时，颅内病变常常已属晚期，失去早期抢救的时机。但是，有时颅内某些疾病的早期缺乏显著的临床征象，特别是当定位体征缺乏时，却能从脑疝的特点和演变过程作出定位诊断，甚至定性诊断，故早期认识脑疝具有重要意义。

1. 颞叶钩回疝

（1）头痛、呕吐加剧：头痛、呕吐是颅内压增高的主要症状。颅内压增高的患者若突然病情加重，出现剧烈头痛、频繁呕吐、出汗及躁动等情况时，常暗示有潜在脑疝的可能。颅内压急剧增高，可使痛觉比较敏感的脑膜和脑底部血管受到更大的牵张和脑疝的挤压，引起头剧疼及呕吐。

（2）意识变化：如果发现患者的意识进行性恶化，常是发生脑疝的重要征象。

（3）生命体征变化：①脑疝初期（前驱阶段）由于颅内压进行性增高，引起脑血液循环的普遍减缓，脑血流量减少而致脑组织缺氧、二氧化碳积蓄。通过机体的调节作用，二氧化碳刺激延髓中枢，使呼吸加深加快，血压升高，脉搏加快，以补偿脑的需氧量。同时，因脑组织缺氧代谢率增高，体温也随之上升。②脑疝中期（代偿阶段）颅内压继续增高，脑组织缺氧更为严重，出现代偿性血压升高，收缩压升高明显，脉压往往加大。脑血管亦代偿性扩张，以降低脑血流灌注压力，使舒张压下降。迷走中枢也反射性使脉搏减缓，以减少脑血流量。主动脉弓和颈动脉窦压力感受器亦反射性的作用于延髓中枢抑制呼吸，使之减慢。临床上常常把脑疝发生过程中出现的血压升高、脉压变大、呼吸、脉搏变缓称为库欣（Cushing）反应。③脑疝末期（衰竭阶段）因颅内压进行性增高进入恶性循环，颅内病理生理改变不断加剧，脑干遭到严重继发性损害，终致呼吸中枢与心血管中枢相继失去固有的代偿机能而逐渐趋于衰竭。患者血压开始下降，脉搏快弱节律不齐，呼吸呈抽泣样（如 Biot 型）或出现呼吸暂停（Cheyoe – Stokes 型）甚至呼吸停止，但心跳一般尚能维持一段时间，这种呼吸循环的解离现象，系心脏自律搏动失去中枢控制所致。

（4）眼部症状：动眼神经麻痹出现较早。初起时，患侧上睑下垂、瞳孔缩小，随后瞳孔逐渐散大，眼球向外侧偏斜。若病情继续加重则对侧动眼神经亦相继发生麻痹。当双侧瞳孔均散大固定时，说明脑干中多数支配眼肌的中枢（滑车、外展神经核）业已受累，则双眼球固定在正视位置，不再向外侧偏斜。

（5）肢体瘫痪：颞叶钩回疝对侧肢体表现为进行性紧张性偏瘫，是一重要体征。常与脑疝的其他症状相应出现。部分患者因脑干显著移位，使对侧大脑脚直接嵌压在小脑幕切迹或岩骨尖，可以发生同侧肢体偏瘫的体征。

（6）肌张力改变：当脑干受压较重时，特别是在红核与前庭核之间，即中脑下份至桥脑上部受压时，可引起颈强直、四肢肌张力增高，间隙性或持续性去大脑强直，即四肢呈伸性强直反射。

（7）视野偏盲：脑疝发生时，因患者大都有不同程度的意识障碍，故临床上很难获得证据。但对个别神志尚清醒的早期患者，若能及时进行视野检查，亦有一定参考价值。

2. 小脑扁桃体疝

（1）小脑扁桃体疝因直接压迫延髓，早期可出现延髓受压症状，如颈项强直、角弓反张、去大脑强直发作、颈背部疼痛、上肢感觉异常、呃逆以及迷走神经、副神经受压等症状。个别患者偶有出现阵发性肌张力减低，可能是因为脑病进展迅速、延髓骤然受压所产生的一种类脊髓休克的反应，往往伴随呼吸突然停止。

（2）生命体征变化：其特点与颞叶钩回疝相似，但呼吸机能的影响出现较早。常见变化为：①呼吸先变深变慢，继而突然转为不规则，甚至骤然停止。②呼吸先变浅变促，继而转为不规则，呈 Biot 型或 Cheyne – Stokes 型呼吸，终致呼吸衰竭。血压常随着呼吸的改变呈波动性上升，呼吸停止后，血压和脉搏尚能维持一短暂时期，但最后因循环衰竭而死亡。

（3）神志变化：小脑扁桃体疝患者的意识障碍，一般出现较晚。患者常能自述症状，甚至有时呼吸已明显抑制，但意识仍清楚。一旦意识发生改变，则病情急剧恶化，呼吸随即停止。

（4）显性与隐性小脑扁桃体疝：①显性小脑扁桃体疝发病急促，迅速恶化，头疼剧烈，频繁呕吐，常伴颈强直与强迫头位，甚至出现角弓反张或去大脑强直发作。若不及时给予适当处理，呼吸常很快受到抑制，意识陷入昏迷，呼吸突然停止。②隐性小脑扁桃体疝发病缓慢，初期除颅内高压外，可无任何脑疝症状，偶或有颈僵、强迫头位、呃逆。个别患者出现阵发性角弓反张或去大脑强直，但其发作较轻，严重者可有呼吸减慢，而多数患者无意识改变。

（三）辅助检查

1. CT　是诊断颅内出血、颅脑损伤、颅内占位性病变的首选方法。不仅能对绝大多数颅内病变作出定位诊断，而且还有助于定性诊断。

2. MRI　MRI 不宜作为脑疝患者的首选检查，只是在 CT 不能确诊的情况下，脑疝又得到基本控制以后，可进一步行 MRI 检查，以利于明确脑疝的原因。

3. 脑血管造影　不宜作为脑疝患者的首选检查，主要用于疑有脑血管畸形或动脉瘤等疾病的病例，而且要在脑疝完全控制以后实施。数字减影血管造影（DSA），不仅使脑血管造影术的安全性大大提高，且图像清晰，使疾病的检出率提高。

4. X 线摄片　可以间接提示颅内高压的程度和原因，对于诊断颅骨骨折，垂体瘤所致蝶鞍扩大以及听神经瘤引起内听道孔扩大，具有重要价值。单独作为诊断颅内占位性病变的辅助检查手段现已少用。

5. 腰椎穿刺　腰穿测压对颅内高压和颅内占位性病变患者有一定的危险性，有加重脑疝的危险，对脑疝患者不宜进行腰穿。

（四）诊断

脑疝是由于急剧颅内压增高导致的一种临床综合征。根据上述临床表现和辅助检查，一般都能作出诊断。如脑外伤后逐渐出现意识障碍，应考虑有颅内血肿的可能；小儿反复呕吐及头围迅速增大，成人进行性剧烈头痛、癫痫发作，进行性瘫痪及各种年龄患者的视力进行性减退等，都应考虑到有颅内占位性病变的可能。应及时进行必要的辅助检查，似尽早明确脑疝的原因。

（五）治疗

1. 脑疝的紧急处理

（1）颞叶钩回疝：①保证呼吸道通畅，给氧，必要时气管切开。②快速静脉滴注或推注脱水剂（常用20%甘露醇250毫升，必要时成人可达3.0~4.0g/kg）。③静脉滴注地塞米松10~20mg或氢化可的松100~200mg。④紧急手术，一般在脑疝的前驱阶段和代偿阶段，若能及时手术切除脑疝的原发病变，常可获得缓解。在脑疝末期，不但需要清除颅内原发病变，而且还需要采取直接解除脑疝的手术措施，但预后较差。

一般通常有三种针对脑疝的手术方法：a. 颞肌下减压术：将颞肌附着区的颞骨鳞部咬除大约8cm×8cm平方面积，硬脑膜呈星状切开，让颞叶前部及其外侧份经减压骨窗膨出以达到减压目的，使脑疝获得缓解。b. 小脑幕切开术：经颞部开颅，暴露颅中凹外侧份，小心抬起颞叶底部和内侧份，直接回复脑疝，并排出基底部脑池的脑脊液，认清小脑幕切迹缘，沿岩骨脊方向避开岩上窦，向后外切开小脑幕约1.5~2cm，使小脑幕裂孔扩大，以解除脑疝对脑干的压迫，并重建脑脊液循环通道。c. 内减压术：某些病例在采取上述措施之后，若仍不能有效缓解颅压时，可将颞尖和颞中回以下的部分脑组织，包括颞叶内侧的钩回予以切除减压，并在残腔中放置引流管，用作术后持续引流脑脊液，以缩减颅内容量。

（2）小脑扁桃体疝：①保证气道通畅，给氧。②迅速经眶穿刺脑室或经额快速钻孔穿刺脑室额角，引流脑脊液减压。手术方法：a. 经眶侧室前角穿刺术一般选择右眼眶顶进行穿刺。先用75%乙醇将上睑消毒2~3次，注意勿使乙醇流入眼内，然后用骨髓穿刺针，经上睑皮肤眶上缘中点，以45°角指向眶顶，钻穿眶板，再改用腰穿针循此孔方向刺入，约5~6cm，即可进入侧室额角。b. 快速钻孔侧脑室前角穿刺术：一般在右额发际内冠状缝之前旁中线3cm处，用碘酒、酒精消毒后，以手摇快速颅钻或手柄三棱颅钻，调节至2cm左右，刺破头皮（必要时可用尖刀先刺孔），并进行钻孔，沿矢状面方向指向假想的双外耳道连线，冠状面方向指向右眼内眦。钻穿颅骨与硬膜时有突然失去阻力之感，随即拔出颅钻，然后插入腰穿针或带有金属芯的塑料管，退出金属芯，连接引流管即可。③快速静脉滴注或推注脱水剂。④静脉滴注激素。⑤对呼吸停止的患者若经上述各项处理后，特别是脑室穿刺有效减压而病情仍无好转时，可采用腰大池蛛网膜下腔加压注液法回复小脑扁桃体。⑥紧急手术：一般小脑扁桃体疝尚未发展到衰竭期时，只要迅速经侧脑室穿刺减压，大都可获缓解。若呼吸机能曾经发生衰竭情况，无论是经脑室排液减压后恢复呼吸或是辅以蛛网膜下腔加压注液后呼吸恢复者，均须继续采取有效的处理，如去除病因、枕下减压术、小脑扁桃体或部分小脑切除减压，以防止继发性脑水肿和脑肿胀，再次引起脑疝。方法如下：a. 枕下减压术：经后凹中线开颅，咬除枕部肌肉附着下的枕骨鳞部，其范围两侧达枕乳缝内侧缘，上界达横窦，枕大孔后缘应剪开2.5cm，环椎后弓咬除约1.5~2.0cm，必要时尚需切除枢椎椎板，然后敞开硬膜，充分止血、冲洗创口，密切缝合肌肉，皮下及皮肤，不放引流，但如有必要可在小脑延髓池放置引流管，经刺孔引出，以便术后可以继续引流脑脊液。b. 小脑扁桃体或部分小脑切除减压：通常在枕下减压已充分的情况下，无需再切除小脑扁桃体及（或）部分小脑，但有时枕下减压不能达到充分减压的要求时，可将小脑扁桃体切除。方法是电烙后，切开小脑扁桃之后侧软膜，用吸引器自切口作软膜下的吸除，注意切勿损及小脑后下动脉，必要时亦可附加部分小脑切除，即小脑外后分1/3。

2. 脑疝的继续处理 脑疝经过紧急的治疗之后，病情可逐渐好转并趋于稳定。但是，临床上不能中断或终止继续治疗，否则有再次发生脑疝之虞。①继续缓慢脱水，防止脱水后发生的"反跳现象"。②在患者情况相对稳定后，应迅速采用有效措施确定原发病变情况，采取手术治疗，去除病因。③继续激素治疗。④必要时降温、降压。降温和冬眠等药物可有效地控制体温和降低代谢率，缩小颅腔内脑组织的体积，减少单位时间内的脑血液总容量。⑤必要时可采用过度通气措施，充分给氧，维持 $PaCO_2 < 35mmHg$。⑥为防止或减轻脑缺氧所造成的组织代谢紊乱，促进脑细胞机能恢复，可以根据病情的需要选用氨乙基异硫脲（AET）、细胞色素 C、三磷酸腺苷（ATP）、辅酶 A、γ - 酪氨酸、胞二磷胆碱等。⑦及时纠正水电解质平衡紊乱，保证营养与热能的供给，防治并发症。

（陈华先）

第十二节 重症肌无力危象

重症肌无力（myasthenia gravis，MG）是神经 - 肌肉接头（NMJ）处传递障碍的获得性自身免疫性疾病。特征性病变为部分或全身骨骼肌易疲劳，具有活动后加重、休息后减轻和晨轻暮重等特点。若在病程中急骤发生延髓肌和呼吸肌严重无力，以致不能维持换气功能时则称为重症肌无力危象。

一、病因及发病机制

重症肌无力的病因尚不明确，目前认为它是一种获得性自身免疫疾病，可能与以下因素有关。

（一）自身免疫

重症肌无力是一种体液介导、细胞调节和补体参与的自身免疫病。近年来根据超微结构的研究发现，本病主要是突触后膜乙酰胆碱受体（AchR）发生病变，导致神经 - 肌肉传递障碍，引起骨骼肌无力，其原因可能是自身抗体与 AchR 的结合或补体激活破坏所致。

（二）胸腺异常

MG 患者中约有 75% ~ 85% 有胸腺的异常，大部分为胸腺增生，少量为胸腺瘤或其他。可能与胸腺肌样上皮细胞表面存在 AchR 有关，当发生自身免疫反应时可损伤到胸腺。

（三）遗传因素

研究发现，MG 与人类白细胞相关抗原中的 A_1、A_8、B_8、B_{12}、DW_3、DR_2、DR_4 等有关，提示遗传因素可能也参与 MG 的发病。

二、临床表现

任何年龄均可发病，以 15 ~ 40 岁最常见，女性略多于男性。晚年男性较多，常伴有胸腺瘤。患者大多数隐匿起病，偶有急性发作。

主要临床表现为骨骼肌的无力和病态易疲劳性。症状呈波动性，晨轻暮重，活动后加重，休息后缓解，到后期症状逐渐加重，休息后也不能缓解。首发症状常是睑下垂、复视、眼球活动障碍等，其后可逐渐累及咀嚼肌、咽喉肌、面肌、四肢肌肉、呼吸肌等。部分患者有神经系统受累症状，如精神症状等。MG 严重时可出现以下几种危象：

（一）肌无力危象

肌无力危象即新斯的明不足危象，常因感染、创伤、减量引起。表现为呼吸肌及咽喉肌无力，患者呼吸困难、浅快、端坐呼吸、咳痰吞咽无力而危及生命。静脉注射依酚氯铵（腾喜龙）或肌内注射新斯的明可缓解。

（二）胆碱能危象

胆碱能危象即新斯的明过量危象。除上述肌无力危象外，尚有乙酰胆碱蓄积过多症状。

1. 毒蕈碱样中毒　恶心、呕吐、腹泻、腹痛、瞳孔小、多汗、流涎、气管分泌物多、心率慢。

2. 烟碱样中毒症状　肌肉震颤、痉挛、紧缩感。

3. 中枢神经症状　焦虑、失眠、精神错乱、抽搐等。

以上症状经过注射阿托品后可缓解，停止使用抗胆碱酯酶药物（ChEI）后临床症状好转。

（三）反拗危象

反拗危象即无反应性危象。是由于感染、创伤、分娩等因素导致突触后膜大量 AchR 受损所致。此种危象临床表现与胆碱能危象相似，但应用或停用 ChEI 均无效。

三、辅助检查

（一）疲劳试验

使受累肌肉在短时间内做重复收缩活动，如肌无力明显加重，经休息后恢复，则为阳性。

（二）抗胆碱酯酶药物试验

1. 氯化腾喜龙试验　10mg 腾喜龙先静脉注射 2mg，如无不良反应，再注射剩余的 8mg（30s）内，如肌无力症状于注射后 1 分钟内好转，则为阳性。

2. 新斯的明试验　若腾喜龙试验可疑，可做本试验。肌内注射新斯的明 0.5 ~ 2mg（起效较慢，10 ~ 30min 达高峰，作用持续 2h），若 20min 后肌无力症状好转，则为阳性。

（三）电生理检查

常用感应电重复刺激。动作电位幅度很快降低 10% 以上为阳性。

（四）其他

血清中抗 AChRab 测定约 80% 患者增高。胸部 X 线摄片或胸腺 CT 检查。胸腺增生或伴有胸腺肿瘤。也有辅助诊断价值。

四、诊断及鉴别诊断

（一）诊断

根据典型的临床表现及辅助检查结果，诊断一般比较明确。

（二）鉴别诊断

Lambert - Eaton 综合征，又称肌无力综合征，它与 MG 的主要区别是较少侵犯脑神经支配肌肉；下肢往往重于上肢；活动后肌肉易疲劳，但短暂用力后，肌力反而增强，持续收缩后肌无力又加重；AchRab 水平不高；神经低频重复刺激时波幅变化不大，但高频刺激时波幅增高可达 200% 以上。

另外还需与急性感染性多发性神经根神经病、周期性瘫痪、脑干或脑神经病变相鉴别。

在发生 MG 危象时，需注意肌无力危象、胆碱能危象、反拗性危象三种情况并非固定不变，而是可能发生转变。三种危象可用以下方法鉴别：①腾喜龙试验。②阿托品试验。③肌电图检查。

五、治疗

重症肌无力危象是其致死的主要原因，在处理时关键要注意保持呼吸道的畅通，改善通气，去除诱因，对症支持治疗，并加强护理。

（一）危象的处理

1. 肌无力危象　增加抗胆碱酯酶药物的剂量，静脉注射腾喜龙 10mg 或肌内注射新斯的明 0.5～1mg，或新斯的明 2mg 加入 500ml 液体中静脉滴注好转后改为口服。

2. 胆碱能危象　立即停用抗胆碱酯酶药。阿托品 0.5～2mg 肌注或静脉注射，30min～1h 可重复，至阿托品化。症状改善后再用其他治疗方案。

3. 反拗危象　停用一切抗胆碱酯酶药至少 3 天后根据病情重新确定治疗方案，主要是维持生命体征、积极对症处理。

（二）抗胆碱酯酶药物

可使肌力一过性改善，但治标不治本，长期使用可损害突触，晚期重症患者因 AchR 破坏常出现耐药性。

新斯的明：15～30mg，3～4 次 1d，口服，作用维持时间 3～4h。

吡斯的明：30～120mg，3～4 次 1d，口服，作用维持时间 6～8h。

美斯的明：5～10mg，3～4 次 1d，口服，作用维持时间 4～6h。

常见副作用有毒蕈碱样和烟碱样，重时可有中枢神经系统症状。

（三）肾上腺皮质激素

1. 大剂量冲击疗法　适用于重症患者，尤其是使用辅助呼吸治疗的患者。甲泼尼龙 1000mg/d 静脉滴注，3 天后减量为 500mg/d 或地塞米松 10～20mg/d 静脉滴注，1 周后改为口服泼尼松 100mg/d，以后逐渐减量至维持量，隔日口服 40mg，维持 1 年以上。

2. 小剂量递增疗法　口服泼尼松 30mg/d，逐渐增加至 100mg/d，症状好转后逐渐减量至维持量后持续 1 年左右。

（四）免疫抑制剂

适用于不能用肾上腺皮质激素或对肾上腺皮质激素反应差者，也可与其合用。常用环磷酰胺、环孢素 A、硫唑嘌呤等。

（五）其他

胸腺切除、放射疗法、血浆置换、免疫球蛋白等可根据患者病情酌情使用。

（陈华先）

第十三节　缺血性脑血管疾病的介入治疗

一、脑缺血的基础与临床表现

脑卒中是常见疾病，每年发病率为 100～300/10 万，死亡率 50～100/10 万。缺血性脑血管病是脑卒中的主要原因。动脉粥样硬化是脑动脉狭窄的常见病因，动脉硬化的过程是隐匿的，其危险因素包括年龄、性别、种族、高血压、高血脂、糖尿病、吸烟、高同型半胱氨酸血症等。颈内动脉狭窄（≥80%）的 3 年卒中率为 26.5%。在美国，10% 的缺血性卒中是由于颅内动脉狭窄所致，颅内段颈内动脉狭窄的年卒中的风险为 8%。

（一）病因

与许多因素有关，其病因可以是单一的，也可以由多种因素联合所致。常见的病因包括：

1. 脑动脉狭窄或闭塞　双侧颈内动脉及双侧椎动脉参与脑供血，颈内动脉参与 80%～90% 的血供，椎动脉参与 10%～20% 的血供。轻度狭窄不会影响脑血流量（cerebral blood flow，CBF），一般认为管腔面积减少超过 80% 以上可以使血流量减少。多支动脉狭窄对血流量影响更大。动脉硬化是引起脑动脉狭窄或闭塞的主要原因。常见的狭窄部位包括：颈动脉分叉部的颈内动脉、大脑中动脉、椎动脉起始部、椎基底动脉汇合部、颈内动脉虹吸部。

2. 脑动脉栓塞　动脉粥样硬化斑块除了可以造成动脉狭窄外，斑块表面的血栓及胆固醇碎片可以随着血流栓塞远端动脉，造成脑栓塞（动脉 - 动脉性栓塞）。心源性栓子也可以造成脑栓塞。

3. 血流动力学变化　低血压可以导致脑灌注压降低，导致脑缺血。如果存在严重的脑动脉狭窄或闭塞，轻度的血压降低也可以引发脑缺血。

4. 血液性因素　如高凝状态，红细胞增多症等引起血液黏稠度增高的疾病等均可以发生脑缺血等。

（二）病理生理

脑只占全身体重的 2%，血流量却占心输出量的 15%。脑组织耗氧量占全身耗氧量的 20%～30%。在静息状态下 CBF 为 50～55ml/（100g·min）。CBF 降到 30～35ml/（100g·min）时，细胞外 H^+ 增加，发生脑内酸中毒。脑的能量来源主要依赖于糖的有氧代谢，几乎无能量储备，因此对缺血、缺氧十分敏感。CBF 降到 20ml/（100g·min）以下时脑组织就会发生缺氧。CBF 越低，持续时间越长，就越容易发生脑梗死。在缺血的中心区域，血流量很少，如果不迅速恢复供血，则很快就会发生脑梗死。在梗死灶的边缘，由于邻近侧支循环的灌注，因此存在一个无神经功能但神经细胞仍然存活的缺血区，称为缺血半暗带（ischemic penumbra），如果在一定时间内提高缺血区域的 CBF，就有可能使神经功能恢复。正常情况下 CBF 具有自身调节功能，在缺血或缺氧的病理状态下，脑血管的调节机制紊乱，会出现缺血区域内充血和过度灌注或脑内盗血现象。

（三）临床表现

1. 短暂行脑缺血发作（transient ischemic attack，TIA）　为缺血引起的短暂行神经功能缺失，在 24 小时内完全恢复。一般是突然发作，持续时间不到 10～15 分钟，有的可持续数小时，主要原因为动脉狭窄或微栓塞。

TIA 可分为大动脉狭窄性、栓塞性、腔隙性 TIA 三类。大动脉性 TIA 通常由于存在较大的脑动脉狭窄，同时出现血压下降所导致，具有反复发作性、刻板性和短暂性的特点；大动脉狭窄的患者多发生分水岭梗死。心源性栓塞、动脉. 动脉性栓塞和原因不明性栓塞是栓塞性 TIA 的病因。小的深穿支动脉狭窄可以导致腔隙性 TIA。对于心源性栓塞的患者应当给予抗凝治疗；对于动脉. 动脉性栓塞的患者如果有动脉狭窄率 > 50% 或存在较大的溃疡斑块或，可行支架成形术；对于动脉狭窄率 < 50% 的患者以内科治疗为主；对于腔隙性 TIA 的患者建议给予抗血小板、抗高血压治疗。

TIA 是发生完全性卒中的征兆，正确处理 TIA 患者可以使很多患者避免发生完全性卒中，降低死亡率及致残率。颈动脉系统 TIA 表现为一侧肢体无力，感觉障碍，可伴有失语及偏盲，持续 3 ~ 5 分钟。椎 - 基动脉系统 TIA 的最常见症状是眩晕，还可出现复视、同向偏盲、皮质性失语、构音困难、共济失调、偏瘫、感觉障碍等症状。

2. 可逆性缺血性神经功能缺失　是一种局限性神经功能缺失，持续时间超过 24 小时，3 周内完全恢复，脑内可发现小的梗死病灶。神经系统检查可发现阳性局灶性神经缺失体征。

3. 进行性卒中　缺血症状逐渐加重，超过 6 小时才达到高峰，有的在 1 ~ 2 天内才完成其发展过程，脑内有梗死灶存在。

4. 完全性卒中　发展迅速，在发病后数分钟至 1 小时内达到高峰，最迟不超过 6 小时。

部分颈动脉狭窄及锁骨下动脉狭窄可闻及血管杂音。锁骨下动脉狭窄还可以导致上肢缺血，患侧上肢血压较对侧低。

超声检查，CTA 或 MRA 是无创的检查方法，可以发现狭窄部位、狭窄程度、狭窄长度。脑血管造影是有创的检查方法，是了解脑血管情况的金标准，不仅可以动态、全面的了解血流情况，还可以了解侧支代偿及 Willis 环的情况，准确计算狭窄程度，同时还可以了解介入治疗的入路情况。对于有严重出血倾向、碘过敏、严重心肺功能不全、肾功能不全的患者不宜行脑血管造影。

（四）治疗方法

1. 危险因素的干预　对于大动脉性 TIA 的患者，血压应比正常血压略高，以保证足够的脑灌注压。戒烟、戒酒、控制血糖及血脂，适当体育锻炼。对于高同型半胱氨酸血症的患者口服维生素 B_6、维生素 B_{12} 和叶酸治疗。

2. 药物治疗　口服阿司匹林（50 ~ 325mg/d）可以预防卒中的发生；阿司匹林的主要风险为胃肠道反应及出血。对于阿司匹林不能耐受的患者可以口服氯吡格雷（75mg/d），氯吡格雷的主要副作用为腹泻及皮疹。对于心源性栓塞的患者可以口服华法林抗凝治疗，要注意监测凝血功能，使 INR 达到 2 ~ 3。

3. 外科手术治疗　对于颅外颈动脉狭窄可进行颈动脉内膜剥脱术（CEA）进行治疗，颈动脉内膜剥脱术可以使颈动脉狭窄患者年卒中率降低；但是对于并发对侧颈动脉闭塞，并发锁骨下动脉或椎动脉严重狭窄，并发串行狭窄，严重高血压、糖尿病、冠心病、肾衰竭，外科内膜剥脱术后再狭窄的患者行 CEA 风险大。CEA 手术较复杂，对术者的要求较高，要求术者有丰富的经验。颈部手术或放疗后狭窄锁骨下动脉，无名动脉，椎动脉狭窄可进行搭桥手术，但是手术难度大，并发症率高，椎动脉搭桥手术的并发症高达 34%，因此临床上很少应用。

4. 血管内治疗　脑动脉成形术创伤小，疗效满意。对于颅外段颈动脉狭窄，颈动脉支架成形术取得了与 CEA 同样的疗效。对于并发对侧颈动脉闭塞，并发锁骨下动脉或椎动脉严重狭窄，并发串行狭窄，严重高血压、糖尿病、冠心病、肾衰竭，外科内膜剥脱术后再狭窄的患者更适宜选择颈动脉支架成形术进行治疗。颅内动脉支架成形术可以降低脑缺血的风险，但再狭窄率较高，围术期并发症率较高，远期疗效还有待于进一步研究。

二、器材

(一) 一般器材

1. 导管　包括造影导管、导引导管、微导管。在导丝导引下导管到达目标血管，导管应当具有良好的 X 线下可见性，在 X 线下可清晰地看到导管；导管还应具备一定的硬度、柔软度，扭力和形状记忆力及操控性好。造影时应用造影导管，不同的造影导管其头端形状不同。导引导管内可通过微导管，同时可应用生理盐水冲洗导管或经过导引导管进行造影；导引导管不宜弯曲，可以为微导管提供良好的支撑。微导管比普通导管更加纤细，直径分为 0.008 英寸、0.010 英寸、0.014 英寸、0.018 英寸等不同系列，与相应微导丝配合使用。与普通导管相比，微导管更加柔软，可以到达远端血管。可以应用蒸汽将微导管头端塑成不同的形状，以利于微导管的超选择插管（图 5 - 2，3）。

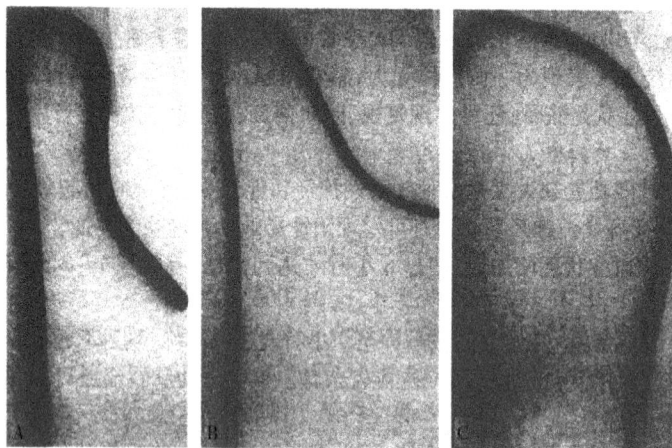

图 5 - 2　不同形状的造影导管

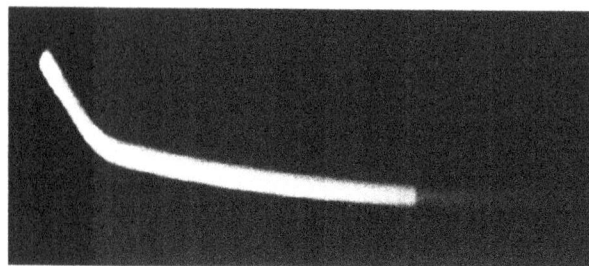

图 5 - 3　导引导管

2. 导丝　其头端柔软，导管可以通过导丝的导引到达目标血管。导丝分为普通导丝及微导丝。普通导丝可以导引造影导管或导引导管到达目标血管。微导丝可以导引微导管到达目标血管。

3. **球囊**　球囊的用途包括：扩张狭窄血管；辅助栓塞宽颈动脉瘤，防止弹簧圈突入载瘤动脉。操作时要选择适当直径及长度的球囊，如果直径过大，充盈球囊时会导致血管损伤（图5-4）。

4. **支架**　分为球囊扩张支架及自膨式支架（图5-5）。支架可以开通狭窄或闭塞的血管。对于宽颈动脉瘤，可应用支架结合弹簧圈技术栓塞动脉瘤，以防止弹簧圈突入载瘤动脉。

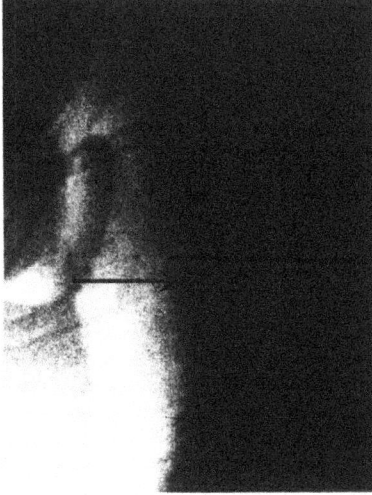

图5-4　球囊

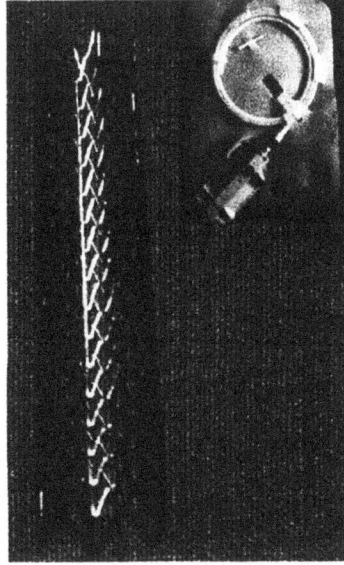

图5-5　颈动脉支架

（二）特殊器材

保护装置包括保护伞（图5-6）及球囊保护装置。对于颈段颈内动脉狭窄支架成形，术中应当应用保护伞置或球囊保护装置，脑保护装置可以降低操作过程中血栓栓塞的风险。但任何一种脑保护装置都不可能完全避免血栓栓塞。

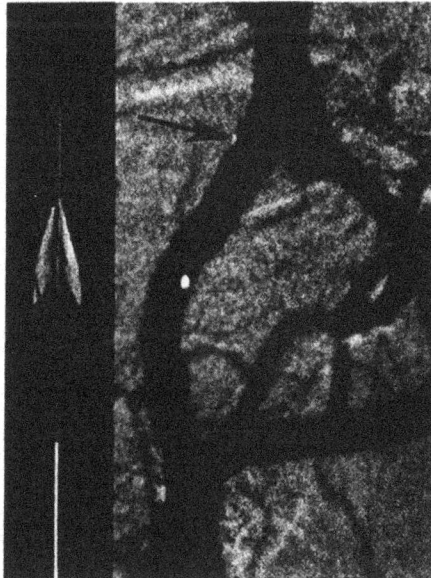

图5-6　保护伞

三、脑动脉狭窄的动脉成形术

（一）适应证与禁忌证

1. 颈段颈内动脉支架成形术

（1）适应证：①症状性颈动脉狭窄，管腔狭窄（直径）大于70%，伴有溃疡和（或）不稳定斑块者可放宽至50%；②无症状性颈动脉狭窄，管腔狭窄率（直径）大于80%；③无症状双侧颈动脉狭窄，狭窄直径均大于70%；④无症状双侧颈动脉狭窄，狭窄直径50%~70%，在需要全麻的重要手术如冠脉搭桥手术之前，至少行单侧（优势侧）支架成形术。

（2）禁忌证：①严重的神经系统疾患，如病变侧脑功能完全丧失、瘫痪等；②颈动脉闭塞性病变，伴有影像学证实的腔内血栓；③并发有出血风险的同侧颅内动静脉畸形或动脉瘤，又不能提前或同时给予治疗者；④3个月内发生过颅内出血或4周内发生过大面积脑梗死者；⑤严重心、肝、肾功能障碍、对比剂过敏等血管造影禁忌者。

2. 颅外段椎动脉狭窄支架成形术

（1）适应证：①症状性椎动脉狭窄≥50%，并发对侧椎动脉闭塞。②症状性优势侧椎动脉狭窄≥70%。③症状性双侧椎动脉狭窄≥50%。④症状性非优势侧椎动脉狭窄，该椎动脉直接与小脑后下动脉延续，患者症状与同侧小脑后下动脉缺血有关。⑤无症状性椎动脉狭窄，但术后有助于改善侧支血供，比如并发颈动脉闭塞，该椎动脉参与颈动脉闭塞侧大脑半球供血。

（2）禁忌证：同颈动脉支架成形术。

3. 颅内动脉支架成形术

（1）适应证：①症状性狭窄，狭窄程度＞50%。②无症状或轻微症状狭窄，狭窄程度＞70%，相应的供血区域内有小腔隙性梗死灶。③影像检查（如MRI/PET等）证实局部相关脑组织缺血。④侧支循环代偿不佳。

（2）禁忌证：①严重的神经功能障碍和严重的全身性疾病。②狭窄段呈锐角。③颅内动脉弥漫性狭窄。④动脉炎早期和Moyamoya病。

4. 锁骨下动脉支架成形术

（1）适应证：①血管狭窄超过50%，有颅内缺血症状。②血管造影或血管超声提示有"偷流"现象。③上肢缺血症状，双上肢血压相差超过30mmHg。④锁骨下动脉完全闭塞。

（2）禁忌证：参考颈动脉植入术。

（二）操作方法

1. 造影　术前掌握患者情况，完善相关检查，复习影像学资料，签署手术知情同意书。双手及穿刺部位消毒，穿刺点处应用利多卡因局麻，一侧股动脉穿刺插管。首先行主动脉弓造影，观察有无发育异常；观察左侧锁骨下动脉、左侧颈总动脉、无名动脉、右侧颈总动脉、右侧锁骨下动脉开口和起始段有无狭窄、闭塞；双侧椎动脉开口有无狭窄，双侧椎动脉是否对称。导管分别进入双侧颈总动脉进行造影，重点了解颈内动脉起始段及颅内动脉有无狭窄，如果颈内动脉起始段无狭窄，导管可以进入颈内动脉颈段造影，了解远段情况；如果颈内动脉起始段狭窄，导管不应当通过狭窄段进入颈内动脉造影，以免造成远段栓塞。再分别进入双侧锁骨下动脉造影，重点了解椎动脉开口处、椎动脉颅内段、基底动脉情况；如果椎动脉开口处无狭窄，导管可以进入椎动脉开口处进行造影，了解远端情况。如果椎动脉开口处狭窄，导管不应当通过狭窄段进入椎动脉，以免造成远端栓塞。术毕拔管，加压包扎，防止穿刺点出血，同时也要注意包扎过紧，导致下肢缺血。

造影时各段脑动脉不可遗漏，注意防止血栓或气栓栓塞。对于病变部位要进行放大造影，多角度投照。了解狭窄部位、狭窄长度、与分支血管的关系，结合患者的症状来分析狭窄血管是否为责任血管（患者症状是否与此处动脉狭窄有关）。

2. 颅外段颈动脉支架成形术　一般采用自膨胀支架。股动脉入路，8F导引导管到达颈总动脉，路径图下小心将保护伞通过狭窄段，保护伞到达颈内动脉岩段，撤出保护伞外鞘，打开保护伞；如果狭窄明显支架植入前使用小球囊预扩张，撤出球囊；沿保护伞的导丝送入支架，释放支架，支架应覆盖狭窄段并覆盖狭窄远端及近端正常血管至少5mm；收回保护伞，拔出导管（图5-7）。

3. 颅内动脉狭窄支架成形术支架植入过程中一般采用全麻，股动脉穿刺插管，送入6F导引导管。准确测量狭窄的程度及长度，在路径图下微导丝小心穿过狭窄段，到达远段动脉。沿导丝送入合适的支架缓慢扩张球囊，释放支架。如果准备应用自膨胀支架，首先要使用合适的球囊预扩张，再植入自膨胀支架。撤回导丝，拔出导管。支架盲径应等于或略小于远端正常血管直径，以防止动脉破裂（图5-8）。

4. 锁骨下动脉支架成形术　股动脉穿刺插管，导引导管到达狭窄近段，导丝通过狭窄段，如果狭窄明显可用球囊预扩张，再植入合适的支架。可采用自膨胀支架或球囊扩张支架。

5. 椎动脉颅外段椎动脉狭窄支架成形术　股动脉穿刺插管，送入6F导引导管。导丝通过狭窄段，植入支架。对于椎动脉开口段狭窄，支架近端应当平椎动脉开口处或突入锁骨下动脉1~2mm。如果通过股动脉入路送入支架困难，可采用肱动脉入路行椎动脉支架成形术。术中肝素化，防止血栓形成及栓塞（图5-9）。

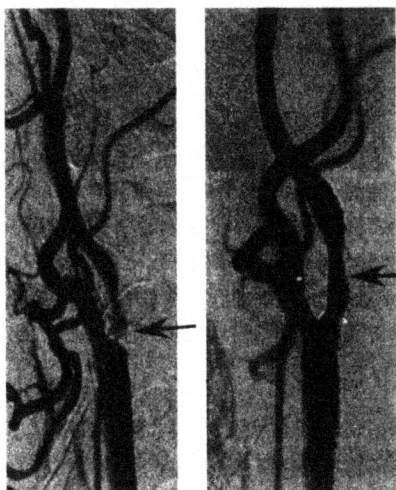

图5-7　颈动脉支架成形　　　　　　图5-8　基底动脉支架成形

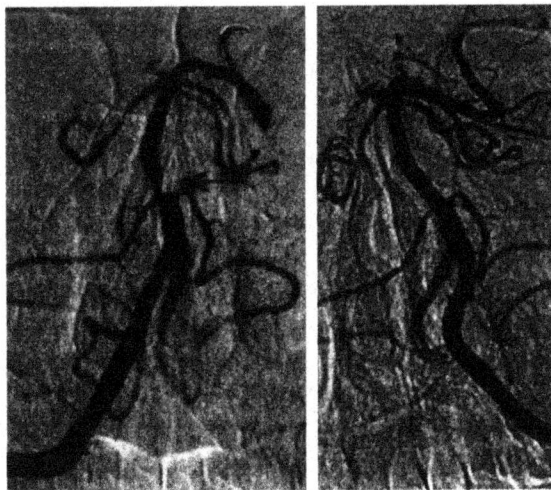

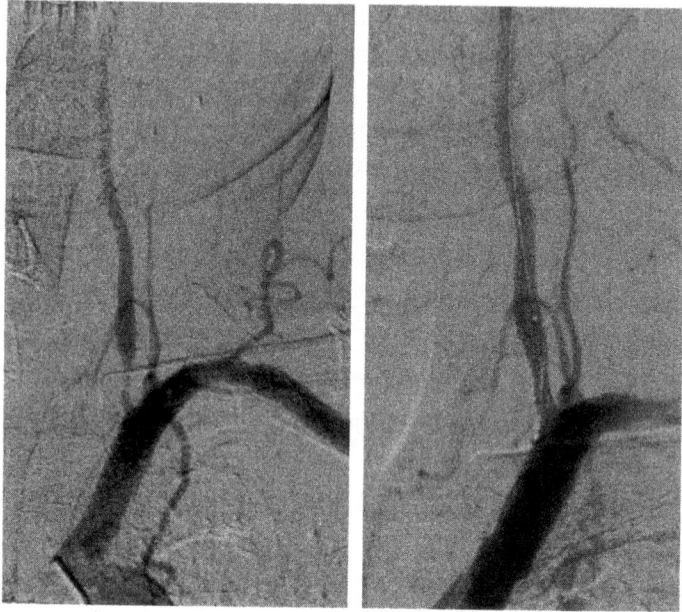

图 5 - 9 椎动脉支架成形

（三）并发症

颈动脉支架成形术的围术期卒中及死亡率为 2.1%，1 年的卒中及死亡率为 10%，1 年的支架再狭窄率为 6.3%。颅外段椎动脉支架成形术的围术期卒中及死亡率为 2%，4% 的患者再次发生脑缺血，6 个月的再狭窄率为 10%。颅内动脉支架成形术再狭窄率较高（1 年的再狭窄率为 15.9%），围术期并发症率较高（约 10%）。

1. 穿刺部位损伤 因术前及术后需要抗凝抗血小板凝集治疗，穿刺点处易出现血肿。应当在术后 2 ~ 4 小时，停止肝素化治疗后再拔管，以防止穿刺点血肿。

2. 心率过缓及血压下降 支架或球囊压迫颈动脉压力感受器可以导致血压及心率下降。颈动脉分叉、颈内动脉起始段支架植入后部分患者出现持续性低血压。因此手术期间及术后应当进行血流动力学监测。如果血压及心率降低明显，可静脉应用阿托品或多巴胺。

3. 动脉夹层 操作过程中血管损伤可引起动脉夹层。如果出现夹层，可植入支架，以保证动脉血流通畅。

4. 过度灌注综合征 由于长期的低灌注，脑的微血循环系统自动调节功能丧失。狭窄开通后，脑灌注、压增加。表现为头痛、恶心、呕吐、意识改变。防止方法包括：仔细监护，精细控制血压。一旦发现出血应立即停用肝素并使用鱼精蛋白中和肝素，停用抗血小板药物，脱水降颅压治疗。

5. 穿支血管闭塞 大脑中动脉及基底动脉支架成形可能会影响穿支动脉的血流，导致脑梗死。选择直径略小的支架，术后注意抗凝抗血小板治疗可以降低穿支动脉闭塞的风险。

6. 急性血栓形成 多为支架处血栓形成。如果出现血栓形成，可局部溶栓治疗。

（四）围术期处理

术前口服阿司匹林及氯吡格雷至少 3 天。术后抗凝 3 天，口服阿司匹林至少 6 个月，口服氯吡格雷 4~6 周，以防止血栓形成及支架再狭窄。术后心电监测，注意控制血压，既要防止血压偏低，又要防止血压过高，防止脑出血。

（五）疗效

颈动脉支架成形术可以降低脑卒中的风险，取得了与颈动脉剥脱术同样的疗效。对于颈动脉内膜剥脱术高危的患者，颈动脉支架成形术更具优势。由于颈动脉支架成形术创伤较小，适应证更加广泛，疗效肯定，将来可能会成为治疗重度颈动脉狭窄的金标准。椎动脉支架成形术可以安全有效地降低后循环缺血的风险。

（六）颈动脉狭窄支架成形术成功的标准

（1）残存狭窄小于 30%，和（或）跨狭窄段压力差 <10mmHg（不作为常规推荐）。

（2）相关临床症状改善或消失。

（3）无严重并发症发生。目前，据大宗病例统计，颈动脉支架成形术的技术成功率达 95%~100%，随访 3~5 年，支架通畅率为 85%~95%。

（七）随诊

建议分别于术后 1、3、6 和 12 个月定期对患者进行神经系统全面复查，并行颈动脉彩色超声检查。当怀疑颈动脉支架后再狭窄时，同时进行 CTA 或直接行血管造影检查。1 年后建议每 6 个月复查 1 次。

四、急性颅内动脉血栓形成的动脉内溶栓治疗

颅内动脉血栓形成会导致局部脑组织血运减少而发生缺血坏死。脑梗死的自然预后较差，颈内动脉系统血栓形成的死亡率为 5%~45%。患者的预后与血管是否再通密切相关。急性颅内动脉血栓形成溶栓治疗的主要目的是要达到梗死区域的血流重建，降低脑缺血的范围，尽可能改善神经功能障碍。对于急性脑动脉血栓形成的治疗除了传统的内科药物治疗外，还可以应用介入技术，经动脉给予溶栓药物，取得了较好的疗效。Zeumer 等在 1983 年首次应用经动脉灌注溶栓药物，治疗急性脑血栓形成。

（一）适应证

（1）年龄小于 80 岁，无严重的心脏、肝脏疾病，肾功能正常。

（2）有明显的神经功能障碍，且逐渐加重持续 1 小时以上。

（3）临床高度怀疑脑梗死，CT 无低密度灶且排除脑出血或其他明显的颅内疾病。

（4）无出血倾向。

（5）颈内动脉系统发病在 6 小时以内，椎-基动脉系统在 12 小时内。

（6）部分因为房颤或其他原因造成的脑栓塞。

（二）绝对禁忌证

（1）纯感觉障碍或共济失调。

（2）临床表现很快出现改善。

（3）活动性颅内出血。

（4）出血素质或出血性疾病。

（5）颅内动脉瘤、动静脉畸形、颅内肿瘤或可疑的蛛网膜下腔出血。

（6）有脑出血史。

（7）2个月内有颅内或脊柱手术外伤史。

（8）治疗前收缩压 >200mmHg，或舒张压 >110mmHg。

（9）血管造影提示近段大血管完全闭塞。

（三）相对禁忌证

（1）年龄大于70岁。

（2）近6个月脑梗死，胃肠或泌尿生殖系统出血。

（3）近3个月患急性心肌梗死、亚急性心内膜炎、急性心包炎及严重心力衰竭。

（4）近6周有外科手术、分娩、器官活检及严重外伤。

（5）严重肾功能不全，糖尿病性出血性视网膜炎。

（6）孕妇。

（7）应用抗凝剂。

（8）治疗前收缩压 >180mmHg，或舒张压 >90mmHg。

（四）操作方法

局麻下股动脉穿刺插管，行全脑血管造影，明确动脉堵塞部位，是否存在狭窄，了解侧支代偿情况；送入导引导管，经导引导管送入微导管，微导管头端尽量接近血栓；若能穿过栓子，可以行超选择血管造影，以明确闭塞远端血管的血流状况及血栓的长度。缓慢注入溶栓药物；根据造影结果及患者症状决定是否停止溶栓。溶栓后如果存在动脉狭窄可以急诊行支架成形术。应用尿激酶的剂量为前循环系统75万U，后循环系统为100万U，溶栓速度1万U/min。

（五）并发症

（1）溶栓后脑出血是最危险的并发症：发病时间越长，应用溶栓药物剂量越大，出血的风险越大。

（2）血管损伤：丝或导管通过血栓时损伤血管。操作时注意轻柔操作，不要强行通过血栓。

（3）脑水肿：流再通后灌注压增高有关，溶栓治疗后应用降颅压药物。

（六）围术期处理

术前对于收缩压高于180mmHg的患者，要给予降压药物，使血压保持在160mmHg左右。给予钙离子通道拮抗剂，以防止因导管或血栓刺激而引起的脑血管痉挛。术后注意抗凝抗血小板治疗，防止再次血栓形成。适当扩容，改善脑灌注。

（七）疗效

临床试验表明与静脉内溶栓相比，动脉内溶栓治疗近期与远期疗效满意，可以提高患者的生存质量。

（周俊英）

第十四节　出血性脑血管疾病的介入治疗

一、特殊器材

1. 微弹簧圈　分为电解可脱弹簧圈（GDC），螺旋解脱弹簧圈（DCS），水解脱弹簧圈等，通过微导管将弹簧圈送入动脉瘤内，栓塞动脉瘤，防止动脉瘤破裂出血。术中选择不同直径、长度、形状的弹簧圈进行栓塞（图5-10）。

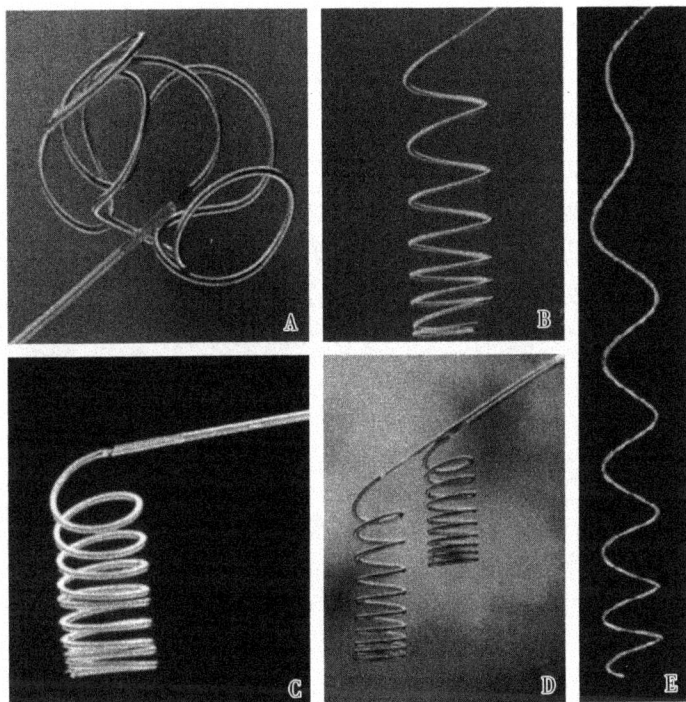

图5-10　不同的弹簧圈
A. 3D弹簧圈；B. 2D弹簧圈；C. 标准弹簧圈；D. 软弹簧圈；E. 超软弹簧圈

2. 支架　对于宽颈动脉瘤，为防止弹簧圈突入载瘤动脉，采用支架辅助栓塞。

3. 封堵球囊　防止弹簧圈突入载瘤动脉，栓塞完毕后撤出球囊。

4. Onyx　是一种生物相容性液体栓塞剂。它由一种乙烯乙烯醇共聚物，溶解在不同浓度的二甲基亚砜（DMSO）中，并混入钽粉，以增加其可视性。当这一混合物接触含水介质时（如血液）二甲基亚砜迅速扩散，聚合物在原地沉淀和凝固，形成一种柔软的弹性栓子，不会黏附血管壁或导管。聚合过程具有时间依赖性而且主要受乙烯在混合物中含量的影响，乙烯越少，聚合物越软。Onyx有数个不同浓度的产品，浓度越高，黏性越大。采用高浓度Onyx可以防止其从导管头端流出太远。由于Onyx接触含水介质会凝固，所以导管要用二甲基亚砜预冲。必须要使用与二甲基亚砜相容的导管，因为二甲基亚砜会降解大多数导管。Onyx本身无黏合性，可以很容易从导管内清除，即使成为聚合体，也能够从导管内清除。可以用来栓塞血管畸形或动脉瘤。

5. NBCA NBCA 或氰丙烯酸丁酯（组织黏合胶）是一种快速有效的栓塞剂，是丙烯酸酯的聚合物。术前需根据经验及相关技术确定胶与碘油混合的浓度，来控制其渗透程度。NBCA 在接触到离子性的液体后会立即发生聚合，所以推注用的导管必须在注射完 NBCA 后迅速回撤，以防导管被胶黏住，无法拔出导管。

6. 可脱球囊 由硅胶制成，安装到特定的导管上，主要用于封堵颈内动脉海绵窦瘘的瘘口。可脱球囊分为不同的规格，根据瘘口的大小进行选择。应用等渗非离子造影剂缓慢充盈球囊，再撤出导管，把球囊留置在瘘口处，封堵瘘口。

二、颅内动脉瘤

（一）概述

颅内动脉瘤根据其病理学特点分为囊性动脉瘤，梭形动脉瘤，夹层动脉瘤。本文主要讨论囊性动脉瘤。动脉瘤是血管壁上局部持久存在的膨出，通常发生在 Willis 环动脉上的分叉部位，仅有外膜和中膜组成的薄壁，动脉瘤内常有血栓。据估计，成人中发病率为 0.2% ~ 9%。颅内动脉瘤多发于 Willis 环或大脑中动脉分叉处，90% 位于前循环。40 ~ 60 岁为好发年龄。动脉瘤破裂后可导致蛛网膜下腔出血，其死亡率高。无症状未破裂动脉瘤的破裂危险每年增加 1% ~ 2%，确诊为动脉瘤后 10 年累计出血率为 20%，15 年为 35%，多发性动脉瘤出血率更高。

（二）临床表现

1. 警兆症状 头痛，头晕，后交通动脉瘤可引起动眼神经麻痹。

2. 蛛网膜下腔出血 动脉瘤破裂可导致蛛网膜下腔出血，表现为突然出现的剧烈头痛，呕吐，烦躁不安，意识障碍，癫痫。

3. 蛛网膜下腔出血的全身症状及并发症 中枢性高热，尿崩症，应激性溃疡，水电解质平衡失调等。

4. 脑血管痉挛 是导致蛛网膜下腔出血致死及致残的主要原因之一。多在出血后第 3 天出现血管痉挛，7 ~ 8 天达到高峰，10 ~ 12 天逐渐缓解。

（三）辅助检查

腰穿是诊断颅内动脉瘤破裂后 SAH 的直接证据。CTA 及 MRA 可以发现颅内动脉瘤，是无创的诊断方法。脑血管造影是显示动脉瘤的最好方法，是金标准，但是有一定创伤及风险。

（四）治疗方法

主要包括外科手术夹闭瘤颈及血管内治疗。Guglielmi 等在 1991 年研制并使用 GDC（电解铂金微弹簧圈）栓塞治疗颅内动脉瘤，此项技术不断发展，取得良好疗效。尽管外科手术夹闭瘤颈是颅内动脉瘤治疗的金标准，但是其创伤大，风险高。随着器材的发展，介入技术的提高，血管内方法治疗颅内动脉瘤逐步得到广泛应用。血管内治疗具有创伤小，并发症率低，适应证广泛的特点。颅内动脉瘤血管内治疗方法包括单纯弹簧圈栓塞术，支架结合弹簧圈栓塞，球囊辅助弹簧圈栓塞，载瘤动脉闭塞术。血管内治疗可以防止动脉瘤破裂出血。

（五）适应证

1. 动脉瘤栓塞术　大多数颅内动脉瘤都适合行动脉瘤栓塞术。对于宽颈动脉瘤可以行球囊辅助弹簧圈栓塞或支架结合弹簧圈栓塞。对于①破裂动脉瘤：如全身状况可耐受麻醉，技术可以达到治疗目的，可以介入治疗，Hunt－Hess 分级Ⅰ~Ⅲ级应积极治疗，Ⅳ~Ⅴ级应酌情处理。②未破裂动脉瘤：患者全身状况可耐受麻醉，技术可以达到治疗目的，可以行介入治疗。

2. 载瘤动脉栓塞术　①对于巨大颅内动脉瘤（直径大于 25mm）手术夹闭及动脉瘤栓塞治疗都很困难，可行载瘤动脉栓塞术。②宽颈或梭形动脉瘤。③创伤后假性动脉瘤或及感染性动脉瘤通常发生于远端动脉，可行载瘤动脉栓塞治疗。

（六）禁忌证

（1）不可纠正的出血性疾病或出血倾向为绝对禁忌证。

（2）血管迂曲严重，或入路动脉管腔过于狭窄，或动脉瘤过小，导管无法进入。

（3）全身状况不能耐受麻醉。

（七）操作方法

1. 脑血管造影　股动脉穿刺插管，导管分别进入 4 支脑供血动脉内（双侧颈内动脉及椎动脉），行脑血管造影，最好进行三维造影。需要注意动脉瘤的大小，形状，瘤颈情况，是否有动脉分支从瘤颈发出，对于破裂动脉瘤要注意是否存在血管痉挛，是否并发其他脑血管疾病（入动脉狭窄、血管畸形等），注意载瘤动脉有无狭窄；还要注意动脉入路是否迂曲，初步判断介入治疗时导管及导丝能否到达动脉瘤内；选择最佳工作角度（可以清楚的显示载瘤动脉，瘤颈，动脉瘤）。对于破裂动脉瘤，如果造影发现多个动脉瘤，要根据动脉瘤的位置，形态，大小，结合 CT 的出血部位判断哪一个为破裂动脉瘤，首先对破裂动脉瘤进行治疗。

2. 动脉瘤栓塞治疗　一般采用全身麻醉，术中肝素化。对于前循环动脉瘤，导引导管应到达颈内动脉。对于后循环动脉瘤，导引导管到达椎动脉的第 2 颈椎水平，这样导引导管可以提供足够的支撑力，使微导管能够顺利到达动脉瘤内。根据动脉瘤的形态、大小及其与载瘤动脉的关系，把导管及导丝塑成一定形状。在工作角度进行栓塞治疗。根据路径图，在导丝导引下把导管送入动脉瘤内，当微导管到达动脉瘤内时，应当稍微后撤导管，消除导管的张力，在透视下缓慢撤出导丝，防止导管头端将动脉瘤戳破。选择合适直径及长度的弹簧圈栓塞动脉瘤。弹簧圈的选择要根据测量动脉瘤的结果，第 1 个弹簧圈的直径应该大于瘤颈，等于或稍大于瘤体最小径，尽可能长一些，使其在瘤内能紧贴瘤壁盘成篮状。对于新近出血的小动脉瘤，应尽可能选择柔软的弹簧圈。弹簧圈的位置放置合适后要进行造影证实，确信无正常血管闭塞再行解脱。然后再选择合适的弹簧圈继续进行栓塞（图 5－11，12）。造影证实动脉瘤完全栓塞或推送弹簧圈阻力较大时应当停止栓塞，拔出导管，结束手术。术中要注意防止弹簧圈突入载瘤动脉，导致脑梗死；操作要轻柔，防止导管、导丝、弹簧圈戳破动脉瘤导致蛛网膜下腔出血，撤出导管时要在透视下缓慢进行，防止导管把弹簧圈带出。

3. 球囊辅助弹簧圈栓塞（Remodeling 技术）　对于宽颈动脉瘤，为避免弹簧圈突入载瘤动脉，可采用球囊辅助弹簧圈栓塞。此项技术由 Moret 在 1994 年首先提出。导管进入动脉瘤后，再送入 1 枚柔软的球囊，充盈球囊，覆盖瘤颈，再通过导管送入弹簧圈，解脱弹簧圈后，松开球囊，球囊闭塞时间不应当超过 2 ~ 4 分钟，长时间闭塞动脉会导致脑梗死；重复以上的步骤，直到动脉瘤完全栓塞（图 5 – 13）。球囊辅助弹簧圈栓塞能够使弹簧圈致密填塞，可以保证载瘤动脉通畅 Remodeling 技术需要在载瘤动脉内反复扩张球囊，操作比较复杂，容易造成血栓形成，因此术中特别要注意充分抗凝。

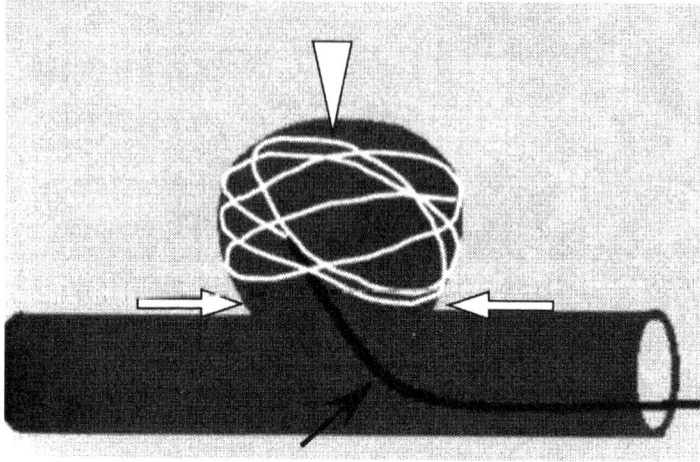

图 5 – 11　弹簧圈栓塞动脉瘤示意图
↻ 瘤颈；→微导管；▷弹簧圈

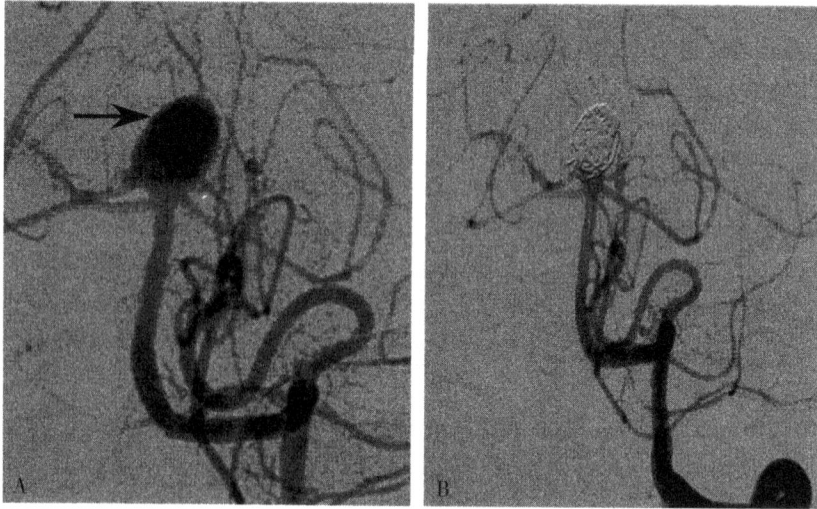

图 5 – 12　基底动脉动脉瘤栓塞
A. 术前；B. 术后

4. 支架结合弹簧圈栓塞　如果动脉瘤瘤颈很宽，即使应用球囊辅助弹簧圈也会突入载瘤动脉，这时就需要采用支架结合弹簧圈进行栓塞。1997 年 Higashita 首先报道内支架结合GDC 治疗动脉瘤，使宽颈

动脉瘤或梭形动脉瘤的血管内治疗成为可能，随着技术的发展，这项技术的应用越来越广泛。首先经导丝释放 1 枚柔软的支架，支架要覆盖动脉瘤的瘤颈。然后在导丝导引下，微

导管通过支架的网眼进入动脉瘤内，送入弹簧圈进行栓塞，这样可以保证弹簧圈不会突入载瘤动脉，使动脉瘤能够得到完全栓塞（图 5-14）。因为血管内支架可以导致急性血栓形成及支架再狭窄，因此支架植入前及植入后需要口服抗血小板药物。

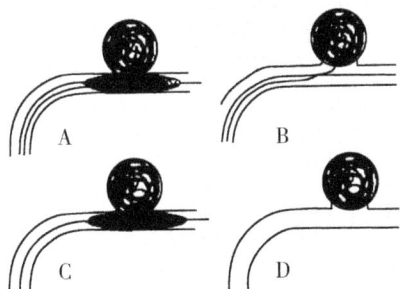

图 5-13　球囊辅助弹簧圈栓塞示意图
A. 打开球囊，进行栓塞；B. 松开球囊；
C. 撤出微导管；D. 撤出球囊

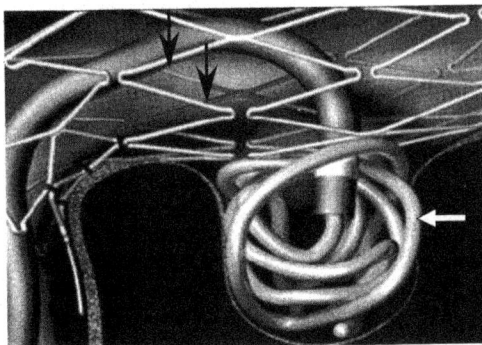

图 5-14　支架结合弹簧圈栓塞示意图
→支架；◊ 弹簧圈

5. 载瘤动脉闭塞术　部分动脉瘤无法行动脉瘤栓塞治疗，需要行载瘤动脉闭塞术。如果需要闭塞一侧颈内动脉，需要行球囊闭塞实验。如果患者不能耐受球囊闭塞实验，需要行旁路移植后再闭塞动脉。

球囊闭塞实验：应当在抗凝情况下进行。应用球囊闭塞一侧颈动脉（最少 30 分钟），观察患者是否耐受；观察侧支代偿是否充分。侧支代偿充分的影像学表现为：患侧颈动脉供血区毛细血管充盈良好；双侧静脉期同时出现。如果患侧静脉充盈时间较健侧延长 1.5 秒，则提示代偿不充分，即使当时临床耐受良好但是如果血压下降时易出现供血不足。

如果球囊闭塞实验耐受良好，可以行载瘤动脉闭塞。一般采用可脱球囊进行闭塞。通常还需要在第一个球囊的近端 1~2cm 处再放置 1 个球囊，也可以用弹簧圈栓塞载瘤动脉。

6. 其他治疗方法　双微导管技术：如果动脉瘤瘤颈较宽，球囊或支架辅助栓塞又比较困难，可以采用双微导管技术进行动脉瘤栓塞。治疗时 2 根微导管同时进入动脉瘤内，同时送入弹簧圈，这样弹簧圈互相交织，可以避免弹簧圈突入载瘤动脉。

覆膜支架植入：覆膜支架又名人工血管，是普通金属支架与人工膜或天然膜相结合的产物。制作支架的材料主要有医用不锈钢、镍钛形状记忆合金、铂合金等。2002 年 Islak 等首次应用裸支架联合覆膜支架成功治疗两例颅内巨大动脉瘤。此后，覆膜支架越来越多地被应用于颅底血管性病变并取得理想效果。植入覆膜支架后，人工膜将动脉瘤瘤颈覆盖，可将动脉瘤与载瘤动脉隔绝。覆膜支架柔顺性较差，难以到达目标血管；另外覆膜支架植入只能用于无重要侧支或穿支发出的动脉节段。

Onyx 栓塞：微导管进入动脉瘤内，应用专用的球囊闭塞瘤颈，经导管缓慢注入 Onyx，使 Onyx 充满动脉瘤内，并防止 Onyx 流入载瘤动脉内。然后回抽球囊，撤出微导管。Onyx 栓塞动脉瘤操作比较复杂，应用的病例较少，远期疗效还有待于研究（图 5-15）。

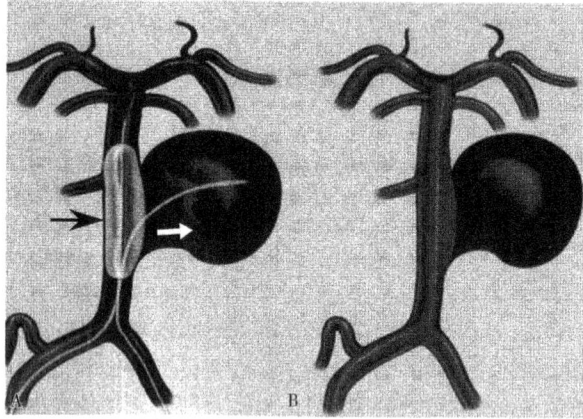

图 5 - 15　Onyx 栓塞动脉瘤示意图

A. 打开球囊，进行栓塞；B. 栓塞完毕，撤出导管及球囊。→球
囊；◊ Onyx 胶

（八）并发症及处理

与外科手术夹闭相比，动脉瘤栓塞治疗的风险较小，但仍可能出现并发症，有时可致死或致残。因此尽量降低并发症率，正确处理并发症就十分重要。

1. 动脉瘤术中破裂　术中导管或导丝可刺破动脉瘤，引起出血。如果出现动脉瘤破裂出血，应迅速中和肝素，降低血压，继续填塞弹簧圈，完全栓塞动脉瘤；如果无法完全栓塞动脉瘤，出血未停止，应急诊行外科手术夹闭。为避免动脉瘤破裂出血，操作时应当注意：导丝及导管进入动脉瘤是应当在路径图下进行，操作时动作轻柔，防止导管或导丝戳破动脉瘤；导管要准确塑形，导管头不要接触动脉瘤壁，插入或回撤导丝时应当在透视下缓慢进行。

2. 血栓栓塞　是弹簧圈栓塞动脉瘤的常见并发症，发生率为 4.6% ~ 10.1%。全身肝素化可降低血栓栓塞的风险，因此术中要特别注意肝素化。如果发生栓塞，可以把微导管插入血栓内进行溶栓治疗，但溶栓时要注意动脉瘤出血。

3. 弹簧圈移位　指弹簧圈从动脉瘤内移位，到达载瘤动脉或到达远端动脉，可导致脑缺血。栓塞时应当选择合适弹簧圈，对于宽颈动脉瘤应当采用球囊辅助弹簧圈栓塞或球囊辅助弹簧圈栓塞，以防止弹簧圈移位。如果发生弹簧圈移位，可应用特殊装置取回移位的弹簧圈。如果无法取出移位的弹簧圈，应当避免弹簧圈堵塞主要血管，术后要注意抗凝治疗。

4. 血管痉挛　蛛网膜下腔出血可以导致血管痉挛，导管及导丝也可以导致血管痉挛。静脉给予钙离子通道拮抗剂可以治疗血管痉挛。

5. 支架植入相关并发症　包括支架移位，再狭窄，急性血栓形成，支架受压变形、塌陷。如果支架直径较小，微导管通过支架网眼进行动脉瘤栓塞时可导致支架移位。术前注意抗血小板治疗，术后注意抗凝抗血小板治疗可以防止急性血栓形成及支架再狭窄。

（九）疗效

在一项多中心合作（ISAT）包括大宗病例的前瞻性研究中，对手术夹闭（1070 例）和血管内介入治疗（1073 例）进行了比较，随诊 7 年，结果表明对于破裂颅内动脉瘤，二者均可有效地防止动脉瘤再出血，但血管内介入治疗的死亡率和致残率小于手术夹闭，再出血的风险低。

（十）围术期处理及随访

术前按照解痉、止血、镇静、通便、止咳的原则处理，注意控制血压。如果动脉瘤完全栓塞，术后以低分子肝素抗凝 3 天。术前表现为占位效应的大型动脉瘤，术后可以短期内给予糖皮质激素，可以在一定程度缓解症状。动脉瘤栓塞治疗可能复发，需要定期进行随访。一般要求术后半年、1 年、2 年进行影像学随访。可进行脑血管造影检查，也可以进行 MRA 检查，文献报道 MRA 的敏感性为 97%，特异性为 100%。如果 MRA 提示动脉瘤复发则需要进行造影检查。对于复发的动脉瘤可以再次进行栓塞治疗。

三、脑动静脉畸形

（一）概述

脑动静脉畸形（AVM）指局部脑血管发育障碍引起的脑血管局部脑血管数量和结构异常，影响正常脑血流，是一种先天性局部脑血管发育异常，由扩张的、存在动静脉之间的杂乱血管积聚构成；是脑血管畸形的最常见类型。一般认为在胚胎 45～60 天时发生。胚胎第 4 周，脑原始血管网开始形成，原脑中出现原始的血液循环；以后原始血管分化出动脉、静脉和毛细血管。这个时期局部脑血管分化发生障碍，使动脉与静脉直接相通，无毛细血管形成，而产生 AVM。男性多于女性，约为 2：1，好发年龄为 20～39 岁。本病可发生于脑的任何部位，90% 位于小脑幕上。外科手术可以切除畸形，但可能加重神经功能障碍。立体定向放射治疗可以减小或消除畸形。血管内栓塞治疗是治疗此种疾病的重要方法。有时要采用上述几种方法联合治疗。

（二）发病机制

AVM 病灶中动静脉之间缺乏毛细血管结构，动脉血直接流入静脉，血流阻力骤然减少，导致局部脑动脉压下降，脑静脉压增高，由此产生一系列血流动力学的紊乱和病理生理过程。

1. 出血的原因　包括动脉迂曲扩张，血管壁受损，局部破裂；AVM 伴发的动脉瘤破裂出血；静脉内压力增高，导致静脉扩张出血；大量血液迅速流入静脉，可以导致病灶周围脑组织灌注减少，出现脑盗血现象，导致小动脉扩张；如果血压上升，这些扩张的小动脉可能破裂出血。小型的 AVM（＜2.5cm）由于畸形血管口径小，动脉压下降幅度小，管壁薄，易发生出血。脑室旁 AVM 供血动脉短，直径小，动脉压高，引流静脉通常为深静脉，而深静脉发生狭窄的机会多，因此也容易发生出血。

2. 脑缺血　畸形团越大，越容易发生脑缺血，可导致癫痫，TIA 或进行性神经功能缺失。如果病灶较小，则脑缺血较轻。

3. 脑过度灌注　脑盗血使邻近的脑组织内的血管扩张，以获得较多的血液，血管长期扩张导致血管的自动调节功能下降；如果脑灌注压增高，易发生脑血流量迅速增高，出现脑过度灌注，表现为局部静脉压增高、脑肿胀、颅压增高、小血管破裂出血。

4. 颅压增高　动脉血直接流入静脉，导致静脉压增高，阻碍周围脑组织的静脉回流而使脑组织长期瘀血和水肿，颅压增高。

（三）临床表现

1. 出血　多发生于青年人。表现为剧烈头痛，伴呕吐，可出现意识障碍。AVM 第 1 次出血的患者 80% ~ 90% 可以生存，随着出血次数增多，病情逐渐加重恶化。未破裂 AVM 每年的出血风险为 2% ~ 4%；而曾经破裂出血的 AVM 第 1 年再破裂出血的风险为 6%。

2. 抽搐　额叶，顶叶，颞叶的 AVM 易发生抽搐，尤其是大型的 AVM 更容易出现抽搐。

3. 头痛　半数以上患者有长期头痛病史，类似偏头痛。

4. 进行性神经功能障碍　主要为运动或感觉性功能障碍，常发生于较大的 AVM，由于大量脑盗血所导致。

（四）辅助检查

1. CT　未出血的 AVM 表现为不规则的低、等或高密度混杂的病灶，边界不清，一般无占位效应，周围无明显的脑水肿征象。增强扫描表现为斑点状或团块状强化，有时可见与血管团相连的迂曲供血动脉或引流静脉。

2. MRI　对 AVM 有特殊的价值。可见流空的血管影。

3. 脑血管造影　是最重要的检查方法，可见 1 只或多只增粗的供血动脉进入团状畸形血管内，可见紊乱的畸形团，同时可显示扩张扭曲的引流静脉。造影时要注意，颈外动脉也可能参与 AVM 的供血，因此不要遗漏颈外动脉。

（五）适应证及禁忌证

适应证：①病变广泛深在，不适宜直接手术。②病变位于重要功能区，外科手术切除将产生严重的并发症或后遗症。③深部颅内动静脉畸形、功能区和巨大的脑动静脉畸形。

禁忌证：①病变为低血流，供血动脉纤细，微导管无法到达血管畸形团内，或不能避开供应正常脑组织的穿支动脉。②病灶为穿支供血，区域性功能闭塞实验产生相应神经功能症状缺失者。③全身衰竭状态，不能耐受治疗或不同意治疗者。

（六）操作方法

目前一般采用 NBCA 或 Onyx 进行栓塞。采用全身麻醉，术中肝素化。股动脉穿刺插管，行脑血管造影，了解病变的供血动脉、畸形团、引流静脉情况，明确是否存在动脉瘤及静脉瘤或动静脉瘘。通过导引导管，在路径图指引下微导管进入畸形血管团的主要供血动脉，造影无正常穿支血管存在。找到最佳工作角度（可显示微导管头端、畸形血管团、供血动脉、引流静脉），缓慢注入 Onyx，注其流动趋势和方向。如果弥散趋势和方向良好，就应当继续注入 Onyx；若发现明显反流或 Onyx 进入引流静脉，立即停止注射。如畸形血管团内有较高流量的动静脉瘘，则应先用弹簧圈封闭瘘口，以减低瘘口血流速度，以利后期 Onyx 的弥散。拔管时机：①注射 Onyx 栓塞畸形血管团达到预期效果；②反流超过 1.5 cm 时；③出现明显的血管痉挛，可能影响拔管；④进一步的反流将导致正常穿支血管栓塞；⑤继续注入 Onyx 不能产生良好的弥散趋势和方向。如果初选供血动脉一次注射未能彻底栓塞畸形血管团或未达到预期栓塞比例时，可同期用微导管超选择其他畸形血管团的主要供血动脉继续栓塞（图 5 - 16）。如果存在血流动力学动脉瘤则需要处理动脉瘤防止其破裂出血。

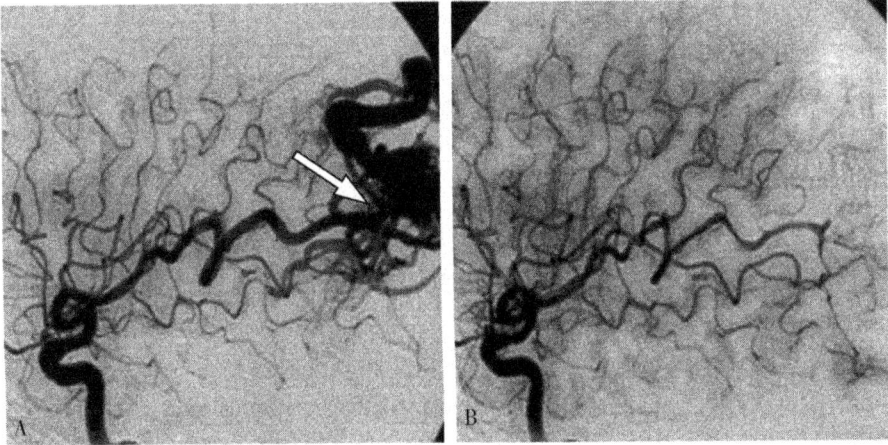

图 5 - 16　脑动静脉畸形栓塞
A. 栓塞前；B. 栓塞后。♢肇事血管

（七）并发症及处理

1. 误栓塞　栓塞正常动脉可以导致脑梗死。栓塞静脉可导致静脉引流障碍，导致脑出血。超选择插管可以避免栓塞正常动脉。微导管到位后，行超选择造影时，应该反复多角度观察，确认被栓塞区域内无正常供血动脉，然后方可栓塞，治疗中注意注入 Onyx 的速度，防止栓塞静脉，导致脑出血。

2. 正常灌注压突破综合征　栓塞畸形团后，原处于低灌注的正常脑组织供血迅速增加，由于脑血管长期处于低灌注状态，其自动调节功能失调，导致严重的脑水肿甚至出血。为防止出现正常灌注压突破综合征，对于较大的 AVM 每次应栓塞病灶的 1/3 或 1/4，术中及术后应控制性降压 24 ~ 48 小时。

3. 留滞导管　如果导管被粘住，强行拔管可导致血管损伤引起脑出血时，应留置微导管，将微导管在体外剪断，剩余部分留在体内，术后抗凝治疗。

（八）疗效

栓塞是治疗 AVM 的重要辅助方法，但不能完全取代外科手术。栓塞治疗可以使窃血引起的神经功能缺失停止发展或有所好转，减轻头痛，减少癫痫发作，降低出血风险。外科手术前栓塞治疗可以减少术中出血，并增加 AVM 的切除率。对于大的 AVM 可以栓塞治疗后再进行放射治疗。使用 Onyx 液态栓塞可以使部分脑动静脉畸形得到治愈。血管内栓塞治疗逐渐转变为脑动静脉畸形治疗的主要手段。

四、硬脑膜动静脉瘘

（一）概述

硬脑膜动静脉瘘（DAVF）指动静脉直接交通在硬脑膜组织的血管性疾病，占颅内血管畸形的 15% 左右。病因不明，部分病例可能与先天性因素有关；部分病例与外伤、炎症、手术有关。硬脑膜血栓性静脉炎可能是导致此种疾病的重要原因。DAVF 的治疗要点是闭塞硬脑膜静脉窦壁上的瘘口。颈外动脉结扎仅有暂时效果，由于瘘口仍然存在，很快会出现新的侧支循环，病情复发。对于简单型 DAVF，可以孤立、电凝、切除 DAVF 累积的硬膜瓣和邻近的静脉窦，切断动脉化的皮质引流静脉的通路。但是外科手术操作难度大，术中止血困难，死亡率及严重致残率高。血管内栓塞是治疗 DAVF 的主要方法，部分病例可以达到解剖治愈。对于主要由颈内动脉分支供血的 DAVF，如果其供血动脉无法栓塞时可压迫颈动脉，少数患者可以治愈。部分病例可以行立体定向放射治疗。

（二）临床表现

大部分 DAVF 没有症状或仅有颅内杂音。头痛是患者常见的主诉。其他有因视力丧失，精神状态改变，神经功能障碍或颅内出血而就诊。静脉回流类型是决定临床表现和预后的主要因素。其他因素包括病变部位，供血动脉，全身情况。常见临床表现为：

1. 颅压增高　各种因素引起静脉窦堵塞，静脉回流受阻，甚至逆流至软脑膜静脉，影响脑脊液吸收，引起颅压增高；也可以因颅内或脑室出血，畸形血管扩张阻塞脑脊液回流通路，引起梗阻性或交通性脑积水。出现头痛、呕吐、视盘水肿，甚至失明。

2. 颅内出血　约有 20% 的患者在病程中出现颅内出血。几乎所有的颅内出血都是由于动脉化软脑膜引流静脉破裂出血导致的。

3. 脑盗血症状　大量动脉血直接回流至静脉窦，脑组织供血减少，造成脑缺血。表现为癫痫和局灶性神经功能障碍症状，与脑内 AVM 引起的盗血症状相似。

4. 其他症状　不同部位的 DAVF，静脉回流不同，出现相应的定位症状。人海绵窦 DAVF 向眼静脉反流，出现突眼，结膜出血等症状。近颅底的 DAVF 可出现颅内杂音。

（三）辅助检查

1. 脑血管造影　是诊断和分型的最重要手段，可以清晰的显示畸形血管自动脉期至静脉期的各阶段表现，是决定治疗方法及方案的设计的主要依据。血管造影应当注意：应当行双侧颈内动脉，椎动脉，颈外动脉造影；既要注意动脉期表现，也不能忽略静脉期的表现。1995 年 Cognard 提出了 DAVF 的分类方法，对于治疗的选择及预后判断具有指导意义。

Ⅰ型：DAVF 位于主要静脉窦内，血流是顺行的；

Ⅱ型：DAVF 位于主要静脉窦内，血流逆行入窦（Ⅱa 型）；血流逆行流入皮层静脉（Ⅱb 型）；或者二者均有（Ⅱa＋b 型）；

Ⅲ型：血液直接由皮层静脉引流，不伴有静脉扩张；

Ⅳ型：直接由皮层静脉引流，伴有静脉扩张；

Ⅴ型：血液有脊髓静脉引流。

分型越高，预后越差。DAVF 的供血动脉较丰富，颅内颅外动脉均可参与供血，包括：枕动脉、脑膜中动脉、咽升动脉、椎动脉的脑膜支、小脑后下动脉及小脑上动脉的脑幕支、颈内动脉的脑幕动脉、耳后动脉等。以上动脉除了向 DAVF 供血外，常在某些重要部位与其他动脉形成危险吻合。危险吻合是颈外动脉与颈内动脉或椎基底动脉之间的异常通道，这些异常通道有时是造影可见的，有时是造影不可见的潜在的，血管栓塞治疗中要特别注意危险吻合，防止出现并发症。

2. MRA 及 MRV　可以无创的显示硬脑膜动静脉的解剖结构，但无法替代脑血管造影，可以作为筛选及随诊的手段。

3. MRI 及 CT　可以作为筛选及鉴别诊断的方法，显示引流静脉的位置以及静脉窦内的血栓。但是不能显示 DAVF 中血流的动态变化。

（四）适应证

该病进一步发展可导致严重并发症，一般均应进行血管内栓塞治疗。特别是有出血史者，难以耐受颅内杂音者，进行性神经功能缺失者，有局部压迫症状者，颅内压增高者。

（五）血管内治疗方法

包括经动脉栓塞，经静脉栓塞，动静脉联合入路栓塞三种方法。经动脉栓塞的材料包括真丝线段、球囊、NBCA 胶、弹簧圈、固体微粒 Onyx 胶；目前主要栓塞材料为 Onyx 胶及 NBCA 胶。经静脉栓塞的主要栓塞材料为弹簧圈，或弹簧圈结合 Onyx 胶。

经动脉栓塞的方法：全麻下操作，股动脉穿刺插管，行脑血管造影，了解动静脉瘘的位置，供血动脉，引流静脉；6F 导引导管入颈外动脉，微导管超选择入供血动脉，尽可能靠近瘘口，栓塞瘘口，达到解剖治愈。

缓慢注入 NBCA 或 Onyx 胶，术中注意防止栓塞物质反流，注意防止栓塞物质经危险吻合导致误栓，防止栓塞物质堵塞引流静脉（图 5－17）。

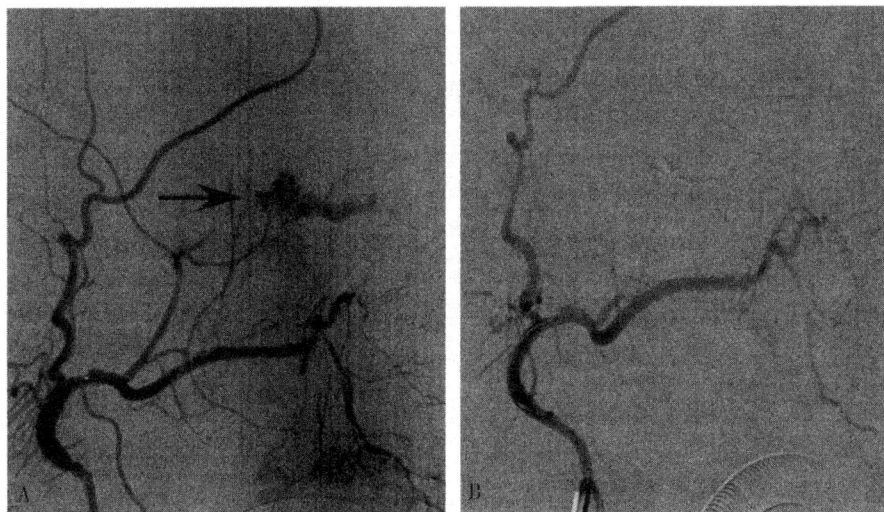

图 5－17　海绵窦区 DAVF，应用 Onyx 完全栓塞
A. 术前；B. 术后

如果微导管难以接近瘘口，或供血动脉比较复杂，无法逐一栓塞供血动脉，瘘口处静脉窦内压力较高，完全失去正常生理功能，可以考虑经静脉途径栓塞。经静脉栓塞方法：股静脉穿刺插管，送入导引导管，微导管到达瘘口处，以弹簧圈或胶闭塞窦壁及瘘口。

DAVF 是比较复杂的颅内血管性疾病，有时难以单靠动脉或静脉入路治愈，因而需要动静脉联合入路进行治疗。

（六）并发症及处理

1. 经危险吻合导致误栓　可导致脑缺血，引起相应的症状。眼动脉栓塞可导致失明。栓塞过程中注意造影复查，多角度造影，要注意胶的流动方向，注意防止胶进入危险吻合。如果出现误栓症状，可给予抗凝，扩血管治疗。

2. 术后　抗凝治疗 5 天，防止静脉闭塞导致脑损害。

3. 颌面部缺血　颈外动脉栓塞可导致颌面部缺血，出现疼痛、张口困难等症状，术后给予糖皮质激素可缓解上述症状。

4. 周围性面神经麻痹　脑膜中动脉颞骨岩部后支参与面神经供血，栓塞此分支可导致周围性面神经麻痹。如果出现上述症状可给予营养神经治疗，术后给予糖皮质激素可缓解症状。

5. 栓塞物质　经动静脉瘘栓塞引流静脉可导致脑梗死或脑出血。术中注意防止栓塞物质进入引流静脉。

（七）疗效

对于DAVF这种比较复杂的颅内血管性疾病，随着技术的提高，新的栓塞材料的出现，血管内治疗取得了比较好的疗效，部分病例可以治愈。文献报道应用Onyx栓塞，61.3%的病例动静脉瘘完全栓塞，症状消失，38.7%的病例动静脉瘘部分栓塞，长期并发症率6.5%。

五、颈动脉海绵窦瘘

（一）概述

颈动脉海绵窦瘘（CCF）是指颈动脉或其分支由于各种原因造成破裂，使动脉、海绵窦间形成窦道而产生的一系列病症。CCF多由于外伤所致，占75%以上；动脉瘤破裂、炎症、医源性损害也可以导致CCF。可脱球囊栓塞瘘口是治疗CCF的首选方法。

（二）海绵窦区的解剖

海绵窦因其中有纤维小梁间隔，很像海绵状而由Winslow命名。海绵窦位于蝶鞍两侧，从眶上裂到岩骨尖，长约2cm，其中含有颈动脉及其分支，还有动眼神经、滑车神经、展神经以及三叉神经的眼支。在海绵窦中颈内动脉或其分支破裂即可形成动静脉之间的交通。海绵窦外侧壁通过的脑神经有动眼神经、滑车神经、展神经和三叉神经的眼支。发生CCF时这些脑神经都有可能发生瘫痪，以展神经瘫痪多见。

（三）临床表现

1. 搏动性突眼　是CCF的典型症状。正常情况下眼上静脉及眼下静脉引流眶部的静脉进入海绵。当发生CCF时，海绵窦内压力明显升高，血流方向逆转，眶内组织的静脉引流不畅，而导致充血、渗出和水肿，导致眼球突出，并可能看到与脉搏同步的搏动。突眼多发生于CCF的同侧，有时症状可发生于双侧，多由于海绵间窦参与引流，导致双侧眼上静脉及眼下静脉扩张。

2. 颅内血管杂音　是首发症状，与脉搏一致。夜间及安静时更加明显，使患者难以入睡。

3. 眼结膜充血及水肿　海绵窦压力增高使眼眶部静脉回流不畅，球结膜充血甚至出血，睑结膜充血加重可导致睑结膜充血外翻，眼睑不能闭合，可导致暴露性角膜炎。

4. 眼球运动障碍　由于Ⅲ、Ⅳ、Ⅵ脑神经受到扩张的海绵窦的压迫而出现眼球运动障碍，伴有复视；其中展神经最易受累，可能与展神经更靠近颈内动脉有关。

5. 进行性视力障碍　约一半的患者视力严重受损。其主要原因是眼球缺血。视网膜和脉络膜由眼动脉供血，眼动脉的供血受眼压的影响，动脉压必须超过眼压才能进入眼内。当高流量的CCF存在时，位于瘘口远端眼动脉灌注不足，同时眼静脉回流受阻，使眼压增高，导致视力受损。

6. 头痛　与血管扩张有关。

7. 颅内出血及鼻出血　大量的鼻出血是由于CCF伴有假性动脉瘤形成突入蝶窦后破裂

造成，可引起出血性休克。大量鼻出血的 CCF 需要急诊进行治疗。CCF 可导致皮层静脉曲张，出现蛛网膜下腔出血或硬膜下出血。

（四）诊断

CT 可显示眼球突出，眼上静脉增粗，眶内肌群弥漫增厚，眼睑肿胀，球结膜水肿，增强 CT 可见海绵窦区明显增强。

脑血管造影是诊断 CCF 的唯一可靠方法。造影时包括双侧颈内动脉、颈外动脉、椎动脉；同时还要注意压迫患侧颈动脉同时做对侧颈内动脉及椎动脉造影。脑血管造影除了可以显示 CCF 外，还可以显示瘘口的数目、部位及大小，大量造影剂突然进入海绵窦，难以分辨出瘘口的位置，这是可以压迫患侧颈动脉同时行椎动脉造影，通过后交通动脉逆行充盈瘘口，可以清楚的显示瘘口。通过造影可以了解脑供血情况，明确是否存在瘘口远侧灌注不良。压迫患侧颈动脉，同时行对侧颈动脉或一侧椎动脉造影，可以了解侧支循环情况；如果代偿良好，才可能在无法闭塞瘘口时闭塞患侧颈内动脉。

（五）适应证

CCF 很少有自愈的机会，如果任其发展，可发生颅内出血或大量鼻出血；可使脑及视网膜缺血而导致脑功能及视力障碍；颅内杂音可使患者难以耐受。因此如果确诊，就应当治疗，介入治疗是治疗 CCF 的首选方法。治疗的目的是保护视力，消除杂音，使突眼回缩，防止脑缺血及脑出血。

（六）治疗原则

闭塞瘘口，保持颈内动脉通畅，改善脑部循环，减轻眼部症状是治疗 CCF 应遵循的基本原则。应当闭塞瘘口而不应当只阻断载瘘动脉或减少瘘口的血流量。如果单纯结扎或闭塞供血动脉，而没有堵住瘘口，将导致侧支血管供应瘘口血流，使症状复发，使下一步治疗非常困难。对于采用闭塞颈动脉的手术应当慎重。如果确实需要闭塞颈动脉，则必须在术前做好脑缺血耐受实验。即使闭塞颈内动脉后短期内没有缺血表现，也会随着年龄的增长，动脉硬化等因素的出现，发生脑缺血的风险高于正常人群。因此要特别注意保持颈动脉通畅。

（七）治疗方法

介入治疗方法包括经动脉可脱球囊栓塞术，经动脉弹簧圈栓塞，经眼上静脉球囊栓塞。

1. 经动脉可脱球囊栓塞术　股动脉穿刺插管，行脑血管造影，了解瘘口位置，大小，供血动脉，引流静脉，侧支循环情况。8F 导引导管到达颈内动脉。根据造影显示的瘘口的大小，选择合适的球囊，将球囊安装到 Magi - BD 导管上。在侧位透视下经 8F 导引导管缓慢送入可脱球囊，如果球囊突然改变方向表明球囊到达瘘口；应用等渗非离子造影剂缓慢充盈球囊，造影证实瘘口闭塞后，再充盈 0.05 ~ 0.1ml 等渗非离子造影剂，轻轻持续牵拉球囊导管，使球囊与导管分离（图 5 - 18）。在解脱球囊的过程中切忌暴力，要在透视下严密观察下进行。如果牵拉导管过程中如果发现球囊移位，应当立即停止牵拉导管，抽空球囊，调整球囊位置，球囊到达瘘口后重新充盈球囊，解脱球囊。如果瘘口较大，需要多枚球囊进行栓塞。球囊解脱后应立即正、侧位摄片，记录球囊大小、位置，作为术后复查的参照标准。

球囊内充盈的等渗非离子造影剂每毫升含碘 180mg，与血浆渗透压相等。等渗造影剂充盈球囊后可保持球囊呈充盈状态 3 周，在此期间内，海绵窦内血栓逐渐形成，瘘口愈合。如果充盈球囊的造影剂浓度过高可导致球囊在短时间内过度膨胀而破裂，使 CCF 复发；如果充盈球囊的造影剂浓度过低，球囊会过早皱缩，导致 CCF 复发或出现假性动脉瘤。

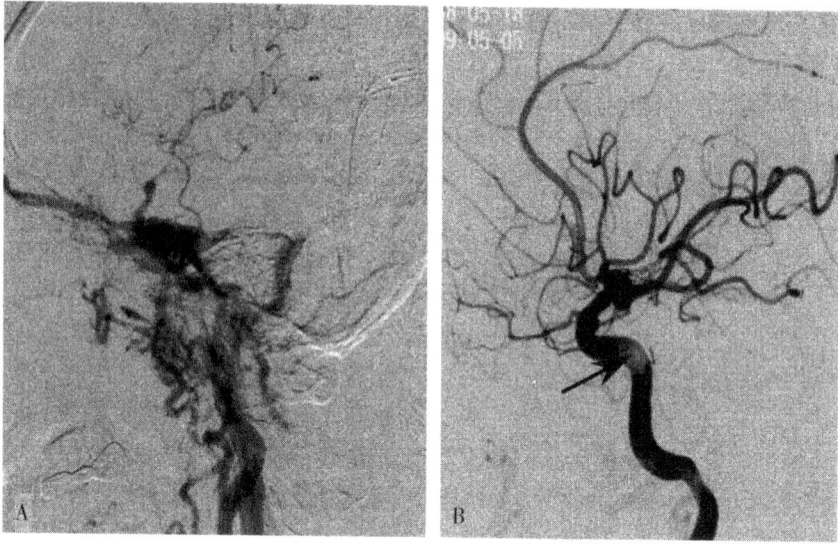

图 5-18　CCF 栓塞术
A. 术前；B. 术后。→球囊

保持颈内动脉通畅是治疗的基本原则之一，但是目前通畅率不能达到 100%。不能保持颈内动脉通畅的原因包括：瘘口过大，球囊闭塞瘘口后突入颈动脉，导致颈内动脉狭窄或闭塞；在解脱球囊时球囊发生移位，导致颈内动脉或其分支闭塞；颈动脉完全断裂，球囊闭塞海绵窦的同时也闭塞了颈内动脉。

如果可脱球囊无法进入瘘口，可进行球囊闭塞实验，如果患者能够耐受，可考虑闭塞患侧颈内动脉，但闭塞颈内动脉要十分谨慎。

2. 经动脉弹簧圈　栓塞 6F 导引导管到达颈内动脉，在微导丝导引下，微导管到达瘘口，应用弹簧圈栓塞瘘口，解脱弹簧圈，再次送入弹簧圈，造影证实瘘口完全栓塞后停止栓塞，撤出导管。对于经动脉可脱球囊栓塞失败的患者可采用此方法，但是此方法费用昂贵，较少应用。

3. 经眼上静脉球囊栓塞　如果经动脉途径栓塞困难或治疗失败，眼上静脉有明显扩张的病例可考虑采用眼上静脉入路进行栓塞。如果选择眼上静脉作为栓塞途径，条件是眼静脉要充分动脉化，一般距病变形成至少 3 个月。眼上静脉起始于眼眶的前内上方，在上斜肌的上方由眶上静脉和内眦静脉汇合而成，向后外方走行于眶内脂肪中，在接近眶尖处与眼下静脉汇合成眼总静脉，经眶上裂进入海绵窦前间隙。眼上静脉的血管壁弹性较大，在病理性眶内静脉高压的影响下，眼上静脉可明显增粗。沿眉弓下缘眶上切迹内 1/3 处画 2cm 的弧形切口线，消毒铺单，分离出眼上静脉，直视下穿刺眼上静脉，沿导丝送入导管鞘，送入可脱球囊或微导管进行栓塞；经股动脉插管，行颈动脉造影，证实 CCF 消失后拔出导管及导管鞘，缝合眼上静脉。术后常规应用止血药物及抗生素。经眼上静脉球囊栓塞操作比较复杂，较少应用。

（八）并发症及处理

1. 球囊早脱　球囊意外脱落可能导致严重并发症。安装球囊是应当按照规范进行，防止早脱。

2. **球囊破裂**　由于骨折片刺破球囊导致。可考虑经动脉弹簧圈栓塞瘘口。

3. **假性动脉瘤**　球囊逐渐泄漏变小时，在海绵窦内形成假性动脉瘤。假性动脉瘤：一般不需要处理。但应积极治疗有症状的假性动脉瘤。

4. **脑神经麻痹**　海绵窦内的栓塞材料可压迫海绵窦内走行的神经，导致神经麻痹，最常见的是动眼神经麻痹，一般都可以恢复。

5. **脑水肿**　发生 CCF 时，动脉血经瘘口直接流入静脉，导致患侧脑内血流量下降。栓塞瘘口后可脑血流量增加，可能会出现脑水肿甚至脑出血。如果出现相关症状应压迫患侧颈动脉或降低血压。

（九）疗效

可脱球囊栓塞术是治疗 CCF 的首选方法。治愈率约 90%，复发率为 10%，颈内动脉通畅率 40%～80%。

（陈华先）

第六章 中枢神经系统感染性疾病

第一节 脑炎

脑炎系指由病毒、细菌及其他生物病原体感染脑实质所引起的弥漫性炎症性疾病，主要临床特点为发热、抽搐、不同程度的意识障碍，重则昏迷或死亡。

按照不同生物病原体所引起的脑部炎症，可将脑炎分为下列各类，表6-1。

表6-1 脑炎分类表

（一）病毒性脑炎

1. 虫媒病毒脑炎：森林脑炎，日本乙型脑炎，马型脑炎，圣路易脑炎等

2. 疱疹病毒脑炎：单纯疱疹病毒脑炎，带状疱疹病毒脑炎，巨细胞病毒脑炎，EB病毒脑炎，单纯疱疹-6病毒脑炎

3. 肠道病毒脑炎：ECHO病毒脑炎，Coxsackies病毒脑炎，灰质炎脑炎

4. 其他病毒脑炎：流行性腮腺病毒脑炎，麻疹病毒脑炎，登革热脑炎，黄热病脑炎

5. 慢病毒脑炎：风疹脑炎，亚急性硬化性全脑炎，进行性多灶性脑白质脑病

6. 艾滋病（AIDS）脑病

7. 边缘叶脑炎及其他自身免疫性脑炎

（二）细菌性脑炎

1. 细菌直接感染的脑炎：化脓性脑炎（脑脓肿），结核性脑炎（结核病），布氏杆菌性脑炎

2. 细菌毒素或代谢产物所引起的脑病性脑病：伤寒，百日咳，细菌性痢疾，鼠疫，霍乱，风湿热，土拉伦斯菌病等

（三）真菌性脑炎：新型隐球菌、曲霉菌、组织胞浆菌、毛霉菌、放线菌、酵母菌、芽生菌、孢子丝菌、球孢子菌、念珠球菌病等

（四）螺旋体性脑炎：神经梅毒，中枢钩端螺旋体病，莱姆病等

（五）寄生虫病性脑炎

1. 原虫病性脑炎：弓形体虫病，恶性疟疾，脑锥虫病，脑阿米巴病，黑热病

2. 蠕虫性脑炎：脑血吸虫病，肺吸虫病，园口线虫病，旋线毛虫病等

一、虫媒病毒脑炎

虫媒病毒脑炎系指通过节肢动物传递的中枢神经病毒感染，最常见的病毒脑炎有森林脑炎和流行性乙型脑炎。

（一）森林脑炎

森林脑炎，又称蜱传染脑炎、春夏脑炎、壁虱脑炎、远东脑炎等，主要分布于俄罗斯的西伯利亚，我国的黑龙江、吉林、新疆等地的森林地区。好发季节为5~7月，以青壮年的森林工作者多见，森林旅游者也有发生。

森林脑炎病毒属被盖病毒科的B组，嗜神经质性，寄生于森林的蜱虫。当森林工作人员或旅游者被感染的蜱虱叮咬后，即可产生病毒血症而不发生临床症状。抵抗力降低者，病

毒可经血脑屏障薄弱部位（如嗅神经）进入中枢神经引起各脑部位的实质性病变而出现脑炎的临床症状。

1. 临床表现 多数感染患者在蜱虫叮咬后 1~4 周后出现上呼吸道样感染症状，多数发病较急，突然高热，体温可达 39~40℃，呈稽留热或弛张热，少数还可出现每日双峰或三峰热，持续 5~10d。患者精神萎靡，可伴出血性皮疹，部分可出现心肌损害和心律不齐，重者可出现血压下降。神经精神症状一般在发病的 2~5 天后出现，半数以上的患者出现不同程度的意识障碍，如嗜睡、谵妄、昏沉乃至昏迷；亦可出现胡言乱语、狂躁不安和惊厥、抽搐发作等。这种神经精神症状，往往随体温下降而逐步减轻。剧烈头痛、恶心、呕吐、颈项强直是多数患者的神经症状和体征。这些症状可与发热同时存在，持续 7~10d。此后可出现肩颈无力，抬头困难，两上肢近端无力和瘫痪。少数病者出现偏瘫和下肢瘫痪。所有瘫痪均属软瘫，肌张力降低，腱反射降低。多数患者出现上述症状和体征后持续 10~20d，此后逐步恢复。部分患者残留颈肌肩胛肌萎缩和垂头现象。极少数患者发病时出现震颤和不自主运动、眼球震颤和构音障碍等。

多数病程转归良好，极少数发展到慢性瘫痪，精神失常，继发癫痫、震颤麻痹等症状，迁延数年。极个别者因过度高热而救治不及，在 1~2d 内死亡。重症患者死亡率在 20% 以上。

实验室检查可见周围血白细胞的增高，可达（10×10^9~20×10^9）/L，以中性粒细胞为主。脑脊液检查，压力升高，白细胞增多，达（50×10^6~500×10^6）/L，以淋巴细胞为主。糖、蛋白质、氯化物含量正常。血清免疫学双份血清前后对照比较，抗体滴度增高 4 倍以上可供诊断参考。

2. 诊断与鉴别诊断 根据发病季节、职业、疫区活动史等流行病学资料，结合发热、头痛、项强、神经精神症状，特别是出现肩颈肌无力、肢体软瘫等临床表现，脑脊液蛋白、糖、氯化物正常和以淋巴细胞为主的白细胞增多等可作诊断。但临床上仍需与流行性乙型脑炎、肠道病毒中枢神经系统感染等相鉴别。

3. 治疗 本病无特殊治疗。急性高热期的物理降温，脑肿胀、脑水肿的积极降颅压以及镇静药的应用均十分必要。急性期后的恢复阶段，应康复治疗。

预防本病的发生是关键。春夏进入森林的工作者应作病毒疫苗的主动免疫接种。

（二）流行性乙型脑炎

流行性乙型脑炎（epidemic encephalitis-B）亦称为日本乙型脑炎（Japanese type B encephalitis），简称乙型脑炎，是由乙型脑炎病毒直接感染所引起的，以蚊子为主要传播的自然疫源性疾病。流行于夏秋季节。主要分布于亚洲日本、中国、东南亚各国、俄罗斯远东地区以及太平洋一些岛屿国家。我国以每年的 7~9 月为主要流行季节，每隔若干年出现一次较大的流行。其流行状况与人群的免疫水平、蚊子密度、季节消长以及牲畜、家禽乙型脑炎病毒血症出现的情况等因素有关。人群感染中，60% 以上见于 10 岁以下的儿童。

1. 病因和病理 乙型脑炎属黄病毒科，是我国流行的主要虫媒病毒，是一种核糖核酸（RNA）病毒，直径为 20~40nm。电镜下见有核心、包膜和表面突起三部分。病毒寄生于蚊子体内，经卵传代，并在蚊子体内过冬。待气温高达 25℃ 以上时，病毒在蚊内繁殖活跃，并开始传染给人及动物。该病毒在 100℃ 环境中 2min、56℃ 30min 可以灭活，但在 4℃ 冰箱中可以存活数年之久。最适宜温度为 25~30℃。

当人体被带病毒的蚊虫叮咬后，病毒即侵入血液循环。多数患者只形成短暂的病毒血症，而不侵入中枢神经系统，称为隐性感染。部分患者由于病毒量多，毒力大，或机体免疫力低下，血－脑屏障功能受损，病毒侵入中枢神经系统，引起广泛性病变，发生脑炎，称为显性感染。流行地区健康人群隐性感染及轻微感染可获中和抗体。一般在感染后 1～2 周出现，可持续数年或终身，但 10 岁以下儿童的抗体滴度极低，故特别易发病，约占全部发生率的 80% 以上，尤以 3～6 岁儿童发病率最高。1 岁以下婴儿极少发病。

病理上，肉眼可见脑膜紧张充血，脑肿胀，脑回扁平，脑切面见皮质和深部灰质散在分布的软化灶，如针尖大小。若病变严重，软化灶可融合而成带状坏死，尤以脑干底部为多见。由于充血、水肿而有颅内压增高，可出现颞叶钩回或小脑扁桃体疝。慢性病例则有许多空隙可见。镜检可见小血管扩张，内皮细胞肿胀，脑膜和血管周围有少量淋巴细胞和单核细胞浸润。神经细胞呈不同程度的变性和坏死，坏死的神经细胞吸引大量单核细胞或小胶质细胞，形成胶质结节和小的软化灶，软化灶融合而成片状坏死，随后可形成钙化或空腔。

2. 临床表现

（1）分期：乙脑病毒侵入人体经 4～21d 潜伏期后出现神经症状。按病程可分为下列四期。

1）初热期：病初 3d 为病毒血症期，起病急，无明显前驱症状。有发热、精神萎靡、纳差或轻度嗜睡。儿童可诉有头痛，婴幼儿可出现腹泻。体温一般在 39℃ 左右，持续不退。此时神经系统症状及体征不明显而误诊为上呼吸道感染。少数患者出现神志淡漠、激惹或颈项轻度抵抗感。

2）极期：病程 3～10d，此期除全身毒血症状之外，常伴严重脑部损害的症状。主要表现为：①高热：体温表可高达 40℃ 以上，并持续不退，直至极期结束。轻者 3～5d，重者 3～4 周以上。发热越高，病程越长，症状越重。②严重的神经系统症状和体征：50%～94% 的患者意识障碍加重，由嗜睡转入昏迷。昏迷出现越早、越深，病情越重。一般患者此期持续 1 周左右，重者可达 1 个月以上。40%～60% 的患者可出现抽搐发作，呈强直－阵挛发作，发作后意识障碍加重，浅反射减弱或消失，腱反射亢进或消失，病理锥体束征阳性。部分患者可有脑膜刺激征阳性。随弥漫性脑损害加重，出现不同程度的脑水肿。随脑水肿加重，抽搐发作可以增多，昏迷加重，严重者出现天幕裂孔疝（颞叶疝），或出现枕大孔疝等极为严重的症状。

重症乙型脑炎患者由于受累水平的不同可以出现不同的神经系统体征，根据受累部位可分为以下几型。①大脑型：病变累及大脑及间脑，不累及脑干，此型患者临床表现为昏睡或昏迷，压眶反应存在，患者眼球运动正常，瞳孔光反射良好，呼吸正常，但可有颞叶的精神症状或枕叶的皮质盲。若累及间脑则可有脸色潮红和血压波动。②脑干型：当病变累及中脑时患者呈深昏迷，四肢肌强直，瞳孔散大、强直，光反应消失。两侧中脑受累常出现去脑僵直，两下肢挺直，两上肢旋后、伸直。鉴于同时伴皮质损害，往往伴发强直－阵挛痫性发作。当病变累及脑桥和延髓时，除出现深昏迷和相应脑神经（第Ⅸ、Ⅻ对脑神经）损害外，突出的表现为吞咽困难，喉部分泌物积贮和严重的呼吸障碍。以脑桥损害为主时出现潮式呼吸，延髓受累时出现鱼嘴状呼吸，叹息样呼吸等。重症乙型脑炎中，发生呼吸障碍者占 30%～40%。凡有脑干损害者往往提示患者预后不佳。

3）恢复期：继极期之体温下降后，意识状况逐步恢复，由呆滞、淡漠而逐步转为清醒。重症患者，一般需 1~6 个月的恢复期。恢复期中亦可出现许多神经和全身症状和体征。例如，持续性中枢性低热不退；多汗、面色潮红、失眠等自主神经症状；反应堆迟钝、精神异常、行为紊乱或痴呆等弥漫性脑损害症状；失语或构音障碍，吞咽困难；癫痫发作以及肢体强直性瘫痪或不自主运动等。上述症状在半年内逐步消失者为恢复期，若在急性期后 6 个月内症状不能消除者为后遗症。

4）后遗症期：在半年恢复期后仍残留神经精神症状的患者，约占总病例的 5%~20%。后遗症的多少和轻重直接与疾病的严重程度有关。主要的后遗症表现有：意识障碍、认知行为障碍（痴呆）、失语、不自主运动和肢体瘫痪等。少数长期意识不能恢复者可因继发全身感染而死亡。多数患者残留不同程度的神经系统体征而终身残废。

（2）分型：根据临床症状严重度，一般又可将乙型脑炎分为下列四种临床类型。

1）轻型：患者意识清醒，或有嗜睡，体温在 38~39℃，可伴脑膜刺激征，脑脊液检查可有白细胞数增加。此型患者一般在 7~10d 后症状消失。除流行季节外，极易误诊为病毒性脑膜炎。往往需作乙型脑炎病毒抗体检测才能诊断。

2）中型：患者嗜睡或昏迷，高热 39~40℃持续 4~5d，可有短暂抽搐，并有明显的脑膜刺激征。可有浅反射消失，脑神经麻痹或肢体运动障碍。多数患者在 2 周内恢复。

3）重型：昏迷，持续高热 40℃以上，伴频繁抽搐。脑膜刺激征明显，病理锥体束征阳性，脑干受累者可出现呼吸障碍，部分患者亦可出现脑疝症状。此型患者病程较长，若能度过脑水肿期，多数患者可在 2~4 周后恢复，但多数在恢复期中出现精神、行为障碍和一定的神经系统体征。

4）极重型：少见，占脑炎的 5% 左右。往往起病骤然，频繁抽搐，体温在 40℃或 41℃以上。患者昏迷，严重脑水肿和脑肿胀，抽搐极难控制，患者往往在发病后 1~2d 内因为呼吸衰竭或因脑疝而死亡。除上述四种典型类型之外，尚有少数表现脑干脑炎、脑膜脑炎或脊髓炎等不典型性临床症状者。

3. 实验室检查　周围血白细胞增多，一般在（10×10^9~20×10^9）/L 间，偶亦可高达 30×10^9/L 之多，以中性白细胞为主。脑脊液检查可见压力升高，白细胞数增多，达（50×10^6~500×10^6）/L，早期以中性粒细胞为主，4~5d 后转为淋巴细胞增多为主。脑脊液蛋白质、糖、氯化物含量正常或有轻度升高。

血清免疫学检测有诊断价值，IgM 型乙脑病毒抗体可于病毒感染后 5~7d 内出现阳性，并速达高峰，对乙脑的早期诊断有一定价值。

4. 诊断和鉴别诊断　根据典型的临床表现：急性起病的发热、头痛、恶心、呕吐、嗜睡、昏迷和抽搐等症状，伴脑神经麻痹和肢体瘫痪等体征，在 7~9 月季节发病及蚊子（特别是库蚊）好发地区发病者，应当首先考虑乙型脑炎之可能。应作脑脊液和血清学抗体检测予以确诊。但同时亦应考虑其他病毒脑炎，特别是单纯疱疹病毒脑炎、肠道病毒脑膜脑炎、恶性疟疾等可能。暑天尚应与中暑相鉴别。

5. 治疗　乙型脑炎患者的治疗可归纳为：降温、止惊、脱水和防止呼吸衰竭四个方面。

（1）降温：凡高热者应尽一切措施，包括化学、物理和药物等综合措施，将体温降至 38℃以下。反复抽搐发作者可考虑亚冬眠疗法，降低体温和降低脑细胞代谢。

（2）止惊：凡抽搐发作者应按癫痫发作治疗，可静脉推注地西泮 10~20mg，每分钟 2mg。若连续发作者可用地西泮 100mg 加于生理盐水 250ml 中静脉滴注。必要时，可加用苯妥英钠 250mg 加生理盐水 10~20ml 作静脉推注。亦可用 10% 水合氯醛 10~30ml 鼻饲或保留灌肠。

（3）脱水：颅内压增高的处理与一般相同，以 20% 甘露醇 250ml 静滴，短期内，每日可用 3~4 个剂量。急性脑肿胀和脑水肿期，在应用甘露醇同时，可加用地塞米松 10~20mg/d，分次静脉滴入。

（4）防止呼吸衰竭：凡有呼吸衰竭者，激素可加大剂量，亦可合用人体清蛋白等其他脱水剂。凡有严重呼吸道感染者除积极应用抗生素药物外，应尽早气管切开，加强引流。凡有呼吸麻痹和呼吸衰竭者应尽早应用人工辅助呼吸，保持呼吸道通畅。

中药大青叶、板蓝根、大蒜和大小青龙汤，以及紫雪丹、安宫牛黄丸等均在脑炎治疗中具有特殊效果，可以酌情使用。

6. 预后　若能度过急性期的病者，多数预后良好。5%~20% 的病者残留不同程度的后遗症，肢体瘫痪、言语障碍和认知障碍为最主要表现。韩国和南亚资料显示，上述残留神经精神症状在发病后十年至数十年仍未完全康复。

二、疱疹病毒脑炎

过去的 50 年中，从各种动物身上分离出疱疹病毒 50 余种，与人类有关的是单纯疱疹病毒、水痘-带状疱疹病毒、巨细胞病毒和 EB 病毒，都属于 DNA 病毒。此组病毒的共同特点是：①通过接触黏膜表面传染，也可通过胎盘屏障或器官移植传播，巨细胞病毒及 EB 病毒亦可通过输血感染；②引起多种临床表现不明显或轻型感染，但严重者可致死；③感染后病毒终身寄生，在机体抵抗力降低、免疫抑制等情况下，寄生病毒可被再次激活，并导致各种疾病；④与肿瘤和脱髓鞘性疾病有一定关系。

（一）单纯疱疹病毒脑炎

自 1941 年从脑炎患者的脑中分离出单纯疱疹病毒以来，确立了本病的致病原。本病呈散发性，见于世界各地，无季节性倾向。可能是非流行性脑炎中最常见的病原。据统计占病毒性脑炎的 2%~19%，散发性坏死性脑炎的 20%~75%，且发病率有逐渐增高趋势。

1. 病因和病理　单纯疱疹病毒脑炎又称急性坏死性脑炎，由 DNA 疱疹病毒感染引起，该病毒可分为两个抗原亚型，即 I 型和 II 型。I 型病毒主要通过嗅神经和三叉神经侵入并寄生于半月神经节，发病时常选择性地损害额叶基底部和颞叶，以成人及少年儿童感染为多。II 型病毒主要见于新生儿，与生殖道的感染有关。

病理改变主要是脑组织水肿、软化、出血性坏死。这种改变呈不对称分布，以颞叶、边缘系统和额叶最明显，亦可累及枕叶。镜下见脑膜和血管周围有大量淋巴细胞形成袖套状，小胶质细胞增生，神经细胞广泛性坏死。神经细胞和胶质细胞核内有嗜酸性包涵体，包涵体内含有疱疹病毒的颗粒和抗原。

2. 临床表现　本病可发生于任何年龄。10 岁以下和 20~30 岁之间有两个发病高峰。本病临床变化很大，常急性起病。前驱期可有呼吸道感染、发热、乏力、头痛、呕吐等非特殊性症状以及轻度行为、精神或性格改变，症状持续 1 到数天，继之，出现神经精神症状。

单纯疱疹病毒脑炎的临床表现轻重差异很大，形式亦有不同。其主要临床表现有：①症状性癫痫，局灶性或全面发作。临床上可见突然跌倒后抽搐发作，继之意识丧失，数次抽搐发作后逐步意识转清，或连续多次发作，持续意识不清，昏迷。重症病者，癫痫发作呈持续状态，并因继发颅内压增高，出现脑疝而致死。癫痫发作频度随病情严重程度和积极治疗而异，一般可持续抽搐，昏迷1至数周，重则可持续1个月至数个月，并残留严重后遗症。②精神症状，表现形式无固定模式，幻觉丰富、如幻嗅、幻视，呼喊别人名字、无目的的对话、大吵大闹、打人、骂人均很常见。多数精神症状丰富的患者不伴肢体瘫痪。③自动症和口周不自主运动，单纯疱疹病毒脑炎患者除丰富的精神症状、癫痫发作外，常可见摸索行为，口周掣动、咀嚼等不自主运动，有的患者还可出现吸吮等幼稚行为。除癫痫发作，精神异常和自动症等神经精神症状外，临床神经体征还可有颈项强直、失语、眼球同向凝视、瞳孔不等、偏盲、偏瘫、肌张力增高、反射亢进和病理征出现。32%的患者出现脑神经功能障碍，如眼球联合运动障碍、展神经麻痹等。部分患者在疾病早期即呈去大脑强直姿势，最后由于脑实质坏死、水肿，脑疝而死亡。有极少数病例经治疗后1~3个月又复发。约半数患者可残留癫痫、精神异常或认知障碍等后遗症。

新生儿单纯疱疹病毒感染，约80%由单纯疱疹Ⅱ型病毒所致。从分娩过程中经产道感染或胎儿期经产道上行性感染。分娩过程中感染的潜伏期为4~21d。常见受损部位是皮肤、肝脏、肺、脑等。神经方面表现为难喂养、激惹、嗜睡、局限性或全身性癫痫发作、囟门隆起、角弓反张、瘫痪、去大脑强直、昏迷。病死率高。胎儿早期的感染常造成畸形，如小头畸形、小眼球、颅内钙化等。Ⅱ型疱疹病毒寄生于骶神经节，主要的临床表现为神经根痛、腰背痛。近年来，有认为与复发性上皮细胞性脑膜炎有关。

3. 实验室检查 周围白细胞数增高，可达 $10 \times 10^9/L$ 以上。早期出现轻度中性粒细胞增多。脑脊液检查可见压力升高，白细胞数正常或增多。一般在 $(10 \times 10^6 \sim 100 \times 10^6)/L$，以淋巴细胞为主，亦可以多形核增多为主者。部分患者可以见到较多的红细胞，$(50 \times 10^6 \sim 500 \times 10^6)/L$。脑脊液糖含量正常。蛋白质正常或轻度升高，一般均低于 $1.0g/L$。脑脊液单纯疱疹病毒抗体检测可以阳性。当脑脊液中单纯疱疹病毒抗体滴度与血清该抗体滴度相近或大于血清抗体滴度时，有诊断意义。

脑电图检查可见 α 波节律消失，额、颞部出现高波幅的周期性棘波和慢波，偶可出现局灶性的三相波。头颅 CT 可见局灶性脑肿胀。头颅 MRI 在 T_1W 可见额叶或颞叶低信号，T_2W 则见高密度异常信号。部分患者头颅 MRI 不能发现异常信号。放射性核素检查，可见颞部受累区核素摄入增加，这种改变较 CT 异常为早。

脑组织活检，可应用抗病毒抗体与活检脑组织标本进行免疫荧光检测脑组织中单纯疱疹病毒抗原，还可用免疫酶点术检测脑组织中的特异抗原，为最终肯定诊断提供依据。

4. 诊断和鉴别诊断 根据急性起病，发热，意识障碍，伴或不伴抽搐，脑电图异常和头颅 CT 或 MRI 见到额、颞叶的炎症性异常信号，可作出临床诊断。脑脊液细胞数增多和抗单纯疱疹病毒抗体阳性，脑脊液细胞单纯疱疹病毒抗体分泌细胞检测阳性（HSV – IgG sereating cells），脑组织活检，单纯疱疹病毒抗原检测阳性为肯定诊断。然而，鉴于肯定病因诊断的检测方法限制，临床上仍为拟似诊断，必须与流行性乙型脑炎、肠道病毒脑炎、其他疱疹病毒脑炎和中枢神经其他炎性疾病相鉴别。

近年来，关于自身免疫性边缘叶脑炎、脑血管炎、炎性假瘤、弓形体虫病及淋巴瘤等的不断报告，特别是在过去诊断为单纯疱疹病毒脑炎患者血清中检测到抗 NMDA 受体、AMPA 受体、GABAα 受体等抗体阳性，这些结果为疱疹病毒脑炎致病的免疫病理机制提供了新思路。

5. 治疗

（1）抗病毒治疗：单纯疱疹病毒脑炎诊断一旦拟定，应立即进行抗病毒治疗。常用的抗病毒药物应用如下。

1）阿昔洛韦：亦称无环鸟苷（aciclovir）。按 5mg/kg 静脉滴注，1h 内滴入，每日 2 次；或 250mg 静脉滴注，每日 3 ~ 4 次，连续 10d 后改为口服，剂量为 0.2g，每日 5 次，5 ~ 10d 后改为 2 ~ 3 次每日。用药时间不少于 4 周。

2）更昔洛韦（ganciclovir）：粉针剂，按 5mg/kg 静脉滴注，每日 2 次，每次滴注 1h，连续应用 2 ~ 3 周。

抗病毒药物有轻度肾功能损害和血小板减少的不良反应。用药中应当随访肝、肾功能和全血改变。

（2）脱水治疗：弥漫性脑肿胀和脑水肿者可应用地塞米松 10 ~ 20mg/d，或甲泼尼龙 1000mg/d 冲击治疗，疗程为 7 ~ 10 天。同时应用 20% 甘露醇 125 ~ 250ml 静脉滴注，每日 3 ~ 4 次。严重者可应用人清蛋白和 IgG 静脉治疗，剂量为 0.4g/kg，每日 1 次，连续 5d 为 1 个疗程。

（3）中医中药：按中医学辨证论治的方法予以清热祛惊治则服用汤药。或服用安宫牛黄丸、紫雪丹等，每日 1 丸，不少患者有效。

6. 预后　单纯疱疹病毒脑炎，急性和暴发型者危险性大，病死率高，但轻型和中等严重者尤其自应用抗病毒药物以来，预后已大大改观，但仍有 1/3 ~ 1/2 患者遗留不同程度的后遗症（癫痫、偏瘫、痴呆等），需长期药物治疗和护理。

（二）带状疱疹病毒脑炎

带状疱疹病毒脑炎属 DNA 疱疹病毒，与水痘病毒一致，又称水痘－带状疱疹病毒。初次感染常见于儿童。病毒感染后以一种潜伏的形式长期存在于脊神经背根神经节或三叉神经节细胞内，当机体免疫功能低下时，如老年人，恶性肿瘤特别是淋巴瘤、白血病患者，较长期接受肾上腺皮质激素、免疫抑制剂治疗的患者，放射治疗的患者，艾滋病患者，潜伏的病毒可被激活并复制，沿感觉神经离心传到相应皮肤引起皮疹，或沿神经上行，进入神经系统引起脑炎或脑膜炎。

1. 临床表现　脑部症状一般在皮疹出现后 3 ~ 5 周出现，此时疱疹已消退，皮肤留有色素斑；少数患者脑损害可先于皮疹或与皮疹同时发生。常突然发生头痛、呕吐、发热、抽搐、偏瘫、失语以及精神异常、意识障碍。少数由烦躁不安、谵妄转为昏睡、昏迷甚至死亡。伴发脑干受累者可有脑神经麻痹、共济失调、病理征等。有报道，在眼部带状疱疹后发生迟发性同侧小脑症状或对侧渐进型偏瘫，CT 扫描提示在带状疱疹同侧的内囊部位有椭圆形、边界清楚的低密度区，大脑中动脉分布区有多灶性密度减低区。颈动脉造影显示大脑中动脉近端呈节段性串珠状狭窄，可能由于眼眶带状疱疹发展至颈内动脉虹吸部动脉炎造成大脑半球梗死所致。带状疱疹脑炎患者一般症状较轻，可以完全恢复，但老年人或三叉神经眼支感染侵犯眼球时可有严重并发症。

2. 实验室检查　脑脊液白细胞轻至中度增高，可达 500×10^6/L，以淋巴细胞为主，蛋白质略升高，糖及氯化物正常。部分患者脑脊液中存在水痘－带状疱疹病毒抗体。

3. 治疗　带状疱疹病毒脑炎的治疗可参考单纯疱疹病毒脑炎的处理。阿昔洛韦（无环鸟苷）、阿糖腺苷以及转移因子和人血白细胞干扰素的应用可使症状减轻，病程缩短。

（三）巨细胞病毒脑炎

巨细胞病毒（CMV）感染普遍存在于世界各地，成人抗体的阳性率为 40% ~ 100% 不等，多数是隐性感染。巨细胞病毒为叶片神经病毒，它对神经系统有直接破坏和间接破坏作用。直接破坏作用系指巨细胞病毒感染后直接进入细胞内，形成包涵体，并利用细胞内物质进行繁殖，直接导致宿主细胞的死亡。间接作用是指巨细胞病毒感染后通过细胞介导的免疫反应而引起神经细胞死亡，如巨细胞病毒的感染，激活 TNF – α 和 IL – 6 分泌，IL – 8 的分泌可以增加巨细胞病毒的复制，并刺激白细胞数的增加。巨细胞病毒的直接感染引起脑内血管内皮细胞，通过血 – 脑屏障并感染星形细胞，因此，感染巨细胞病毒后，颅内血管内皮细胞中常发现包涵体，或伴发血管壁炎性反应和血栓形成，脑实质中有不同程度的胶质细胞增生，特别是在包涵体周边的胶质细胞增生更为明显。巨细胞病毒的间接侵入是由于病毒感染脉络膜上皮细胞后，引起脉络膜的炎性反应，继发地植入到脑室周边和向内扩散，引起脑室周围的脑白质坏死，称为坏死性脑室炎。病理上可见室管膜表面有大量的巨噬细胞，炎性渗出，细胞坏死，偶可伴出血。

临床表现以发热及呼吸道、神经系统及血液系统的症状为主。急性感染者常可累及脑血管而发生闭塞性脑膜血管病。体温可从低热到 40℃，神经症状为嗜睡、昏迷、惊厥、运动障碍、脑性瘫痪，有时有脑积水、智能减退、视网膜脉络膜炎等。

脑脊液检查中单核细胞增多。尿沉渣中找到特征性含核内包涵体的巨细胞有助于诊断。应用荧光抗体可检测组织或脱落细胞中的抗原。由于 IgM 不能通过胎盘，因此新生儿脐带血抗体阳性即可诊断先天性感染。

抗病毒药更昔洛韦对巨细胞病毒效果较好。剂量为 5mg/kg，静脉滴注，2 ~ 3 周为 1 个疗程，急性感染者疗效较好。颅内感染者治疗效果较差，但伴血管炎者效果较好。

（四）Epstein – Barr 病毒脑炎

Epstein – Barr 病毒属疱疹病毒科 γ 疱疹病毒亚科，人们较早认识它是因为它与单核细胞增多症及鼻咽癌的发病有关。近年来，该病毒与神经系统疾病的关系备受人们注意，特别是中枢神经系统脱髓鞘性疾病及脑炎等的关系深感关切。E – B 病毒感染通过软脑膜血管深入感染脑实质或经血管引起血管周围性脱髓鞘的机制不尽清楚。

临床上，急性 EBV 感染可出现癫痫发作、昏迷、人格改变、知觉异常、小脑共济失调和局灶性的脑干及大脑病变。这些并发症常在传染性单核细胞增多症临床起病后 1 ~ 3 周内发生，但也可出现在病程之前或病程中，或者有可能是急性 EBV 感染的唯一症状。发展为脑炎的患者在数天内常有发热和头痛。大多数患者为年轻人和大龄儿童。癫痫、昏迷以及其他弥散性脑部病变的表现可以不出现局部神经系统症状。但多数患者出现不同程度的局灶性神经症状和体征，如局灶性癫痫、轻度偏瘫、单瘫、锥体束征阳性等。E – B 病毒脑炎可累及脑的任何部位，其中小脑最易受累，大多以步态异常起病，严重者亦可因小脑肿胀、颅内压增高和脑疝而致死。多数病者可出现精神症状、视物变形、体像改变和知觉异常；部分患者可有锥体外系的症状和体征，如齿轮状强直、手足徐动和舞蹈症等。E – B 病毒脑炎是儿童和青年急性病偏瘫的常见原因，急性精神症状和短暂性遗忘症亦可能是 E – B 病毒脑炎的唯一神经系统表现。

E – B 病毒的特殊并发症有急性导水管阻塞、抗利尿激素分泌异常综合征、Reye 综合征等。

三、腮腺病毒脑炎

腮腺病毒脑炎系由流行性腮腺病毒感染所引起，该病毒属副黏病毒，主要感染腮腺，亦可感染附睾和中枢神经系统，产生腮腺病毒脑膜炎、脑炎。腮腺病毒的中枢神经感染，以脑膜炎最多见，亦有暴发性致死性脑炎。

腮腺病毒脑炎的发病机制尚不完全清楚。有的认为由病毒直接感染所致，有的认为系由病毒感染诱发脱髓鞘改变所致。

腮腺病毒脑炎多数在腮腺炎表现明显的时间发生，常表现为低热、厌食、乏力、头痛、耳痛和腮腺肿大。头痛和腮腺肿大往往同时出现，伴发脑膜炎者出现项强、恶心、呕吐，严重者意识不清、抽搐。体温可以高达 39 ~ 40℃，持续 3 ~ 4d。头痛、呕吐剧烈，持续 48 ~ 72h。多数患者在体温降低后症状减轻。体温降低后症状不见减轻，又出现嗜睡、意识不清或抽搐，或有局灶性神经体征者，拟为腮腺病毒脑膜炎脑炎。腮腺病毒感染的临床病程约为 7 ~ 14d，伴发中枢神经感染时，病程延长至 3 ~ 4 周。

腮腺病毒脑炎的诊断依赖于有典型的流行性腮腺炎临床表现和头痛、呕吐、昏迷等神经症状，脑脊液细胞增多，有糖、蛋白、氯化物正常的实验室检查特点可予诊断，但应与其他肠道病毒脑炎、脑膜炎等相鉴别。

腮腺病毒脑炎的治疗以对症治疗为主。应用退热药，注意水电解质平衡，多饮水，保证足够的营养为主要治疗措施。中药牛黄解毒制剂可以试用。

腮腺病毒脑炎预后良好，病程自限，不留后遗症。死亡率在 1.5% 以下，罕见永久性后遗症。最多见的后遗症状为抽搐、人格改变、慢性头痛、听力减退，偶有脑神经麻痹、肢体无力、偏瘫等局灶性神经体征。偶有继发性阻塞性脑积水的报道。

四、狂犬病毒脑炎

狂犬病毒脑炎又称恐水病，是狂犬病毒所引起的传染病，因被病犬咬伤而感染。病毒经狂犬的唾液从伤口进入人体，沿脊神经背根进入中枢神经系统。若未经适当处理，经数月至数年的潜伏期后出现典型的狂犬病症状。近年来，国内大中城市中居民家养宠物非常普遍，我国已成为全世界狂犬病患者最多的国家，应引起广大医务人员的重视。

（一）病理

病毒沿周围神经的轴索向心性扩散，到达背根神经节后，即大量繁殖，然后侵入脊髓和整个中枢神经系统。病变最明显的部位是颞叶海马回、延髓、脑桥、小脑和伤口相应的脊髓节段和背根神经节。脑实质充血、水肿及微小出血。镜下可见脑及脊髓弥漫性充血、水肿，炎症细胞浸润和血管周围脱髓鞘变，神经细胞空泡形成、透明变性和染色质分解。80% 的患者神经细胞质中有嗜酸性包涵体。电镜证明包涵体内含有杆状病毒颗粒。

（二）临床表现

本病潜伏期一般在 3 个月之内。半数在 1 ~ 2 个月之间，文献报道最长为数十年。典型发病可分三期。

1. 前驱期　在已愈合的伤口周围出现麻木、刺痛、痒及蚁走感，并有低热、食欲缺乏、头痛、周身不适等症状，持续 2 ~ 3d。

2. 兴奋激动期 高度兴奋、暴躁，出现反射性咽喉痉挛，饮水时明显加重，呼吸困难，极度惊恐，出现恐水、怕风、畏光，在看到水或听到水声、风声亦能引起咽喉痉挛发作。神志清楚，口涎增多，体温升高，脉搏加快，瞳孔散大，持续 1 ~ 2d。

3. 麻痹期 根据病毒侵入的途径，神经麻痹的临床表现可有两种形式。一种表现为肢体上升性瘫痪，酷似上升性运动性麻痹，表现为下肢远端，逐步累及躯干、上肢的肌无力，张力降低，腱反射消失，但感觉存在，病理征阴性，因此，又称为吉兰一巴雷型样上升性瘫痪。然而，肢体肌肉的麻痹仍会上升，累及呼吸肌、延髓肌而引起呼吸困难。另一种为脑干型，此时虽然没有痉挛或很轻痉挛发作，多数患者将出现昏迷、呼吸循环衰竭而死亡。

本病一旦出现神经症状，病程均无逆转可能，并且迅速发展，多数在一周内死亡，偶可达 10d 以上。

（三）实验室检查

血液中白细胞增加，可达（20×10^9 ~ 30×10^9）/L，以中性粒细胞为主。脑脊液细胞数增多，一般不超过 200×10^6/L，主要为淋巴细胞。蛋白质增加，糖和氯化物正常。

（四）诊断

根据有被病犬、病猫咬伤史，明确患者的典型恐水、畏光、流涎等症状，诊断并不困难。

（五）治疗

被狂犬咬伤后应及早接种狂犬病毒疫苗。目前国际上通用的狂犬疫苗有两种，即 Semple 疫苗和鸭胚疫苗（DEV）。目前国内采用 Semple 疫苗，在腹壁或肩胛下缘做皮下注射，严禁肌内或静脉注射。剂量为 1 ~ 6 岁 1ml，6 岁以上 2ml，每日 1 次。连续 14d 为 1 个疗程。伤口在颈部以上或伤势严重者可给 2ml，每日 2 次，7d 后改为每日 1 次。若能联合应用狂犬病毒血清则效果更好，一般剂量为 0.5ml/kg 肌内注射，伤情严重者可用 1 ~ 2ml/kg，此外，应积极处理伤口，做清创术。

五、慢病毒脑炎

慢病毒脑炎（slow viral encephalitis）系指由病毒直接感染后所引起的慢性弥漫性脑病，是中枢神经系统的一组难治性疾病，主要有进行性风疹病毒脑炎、亚急性硬化性全脑炎、进行性多灶性白质脑病等。

（一）进行性风疹病毒脑炎

进行性风疹病毒脑炎是一种非常罕见的缓慢进行性致死性疾病。自 1974—1984 年仅报道 12 例。

1. 病理 病理改变主要表现为脑膜和血管周围间隙的炎症以及脑组织的弥漫性萎缩，小脑萎缩严重。在大脑、小脑的实质内和小血管的壁上有广泛无定形嗜碱性沉积物，有时伴钙化。在脑组织中可发现风疹病毒。因此病理学上可根据无包涵体、有嗜碱性沉积物和严重的小脑萎缩与麻疹病毒引起的亚急性硬化性全脑类（SSPE）相鉴别。

2. 临床表现 隐袭起病，发病年龄在 8 ~ 19 岁，开始报道的 9 例均为男性。出现行为异常，学习成绩下降，智力进行性减退，动作笨拙。步态、躯体和四肢共济失调为本病突出的表现，癫痫发作常见，晚期发生痉挛性四肢瘫。其他有构音障碍、面肌无力和眼球运动障碍，尚可有视神经萎缩。病情进行性加重，经 8~10 年呈完全性痴呆和进行性痉挛状态。

实验室检查可见脑脊液中单核细胞增多，蛋白质增高，IgG 明显升高，有寡克隆 IgG 带，提示中枢神经系统内有抗风疹病毒抗体。血清及脑脊液中抗风疹病毒抗体滴度明显增高。脑电图示背景活动为慢节律，无局灶性表现。CT 检查示脑室扩大，特别是第四脑室，并有小脑皮质萎缩。

3. 诊断　根据母亲怀孕期有风疹病毒接触或感染史，或患者有明确的风疹感染史，以及以上临床表现和实验室检查，可作出诊断。

4. 治疗　主要是对症治疗，和 SSPE 相同。无特殊治疗方法可以中止疾病的进展。

（二）亚急性硬化性全脑炎

亚急性硬化性全脑炎（subacute sclerosing panencephalitis，SSPE）又称亚急性硬化性白质脑炎、亚急性包涵体脑炎。1933 年由 Dawson 首先报道。本病见于世界各地，主要发生在儿童和青年，农村儿童较城市儿童发病率高，50% 以上病例在 2 岁前曾有麻疹感染。虽亦可发生在接种过疫苗的儿童，但其发生率只及自然麻疹感染后的 1/5~1/50。自患者麻疹感染到 SSPE 发病的潜伏期平均 5~8 年。

1. 病因和病理　本病与麻疹病毒的持续感染有关。患者血清和脑脊液中抗麻疹病毒抗体滴定度升高，用荧光抗体技术证明在神经细胞内存在麻疹病毒抗原。偶可从死者脑组织中分离出麻疹病毒。近年来用对麻疹病毒易感的指示细胞进行协同培养，已使病毒分离成功。神经细胞核中有特殊形态的包涵体。电镜检查见脑内包涵体呈管状结构，大小与麻疹病毒的核衣壳相当。用患者脑组织接种于动物，可使动物成功地感染。以上资料支持本病与麻疹病毒感染有关。

关于 SSPE 的发病机制曾有多种学说，但至今仍有不明确之处。有作者认为麻疹病毒初次感染时，病毒在机体内增殖而偶然发生变异株，或认为 SSPE 是由于机体对麻疹病毒发生不正常免疫反应所致。用电镜检查患者的脑组织发现麻疹病毒外，尚存在乳头状瘤病毒，因此提出两种病毒混合感染所致。麻疹病毒可使免疫细胞遭受破坏，影响了 T 细胞依赖性细胞的免疫功能，因而对麻疹病毒发生了细胞免疫的耐受性，致使病毒能够在脑内存活，造成对神经系统的进行性损害。综上多种学说，SSPE 的发病可能与病毒的特点及宿主的免疫状态有关。

病理检查可见亚急性炎症变化，灰质和白质均受累。脑血管周围的淋巴细胞、巨噬细胞和浆细胞浸润，呈袖套状。灰质的炎性改变是非特异性的，神经元有严重丧失，伴明显的反应性胶质增生。在白质有星形细胞增多及神经胶质增生，并伴不同程度的髓鞘脱失。特征性的变化为电镜下可见神经节细胞、星形细胞及少突神经胶质细胞中有核内和胞质内包涵体存在，免疫荧光染色显示存在麻疹病毒抗原。一般认为，较慢性、病程较长的病例，有较多的白质髓鞘脱失，亚急性或病程较短者则包涵体显著。

2. 临床表现　起病年龄为 2~20 岁，平均 7~8 岁，以学龄儿童为最多见。男性略多于女性，为 2.5：1~3.3：1。起病多呈隐袭进行性，偶有暂时缓解期。无全身性或中枢神经系统感染的临床表现。根据病程演变的特点，一般可分为四期。

（1）第一期：行为及精神障碍期，患者有性格和行为改变，情感不稳，记忆力减退，学习成绩下降，淡漠，嗜睡，幻觉。尚可有脉络膜视网膜炎，甚至失明。此期历时约数周至数个月。

（2）第二期：运动障碍期，一般为 1～3 个月。最重要的特征是肌阵挛抽动，每分钟 4～12 次，通常是头、躯干和四肢的突然屈曲运动，接着 1～2s 的缓慢放松期。发生在清醒时，尚可发生舞蹈样和手足徐动样姿态、震颤、半身狂跃运动或肌紧张不全、癫痫发作、共济失调。此外，由于脉络膜视网膜炎、视神经萎缩或皮质盲而致视力障碍。偶尔发生视盘水肿。

（3）第三期：昏迷、角弓反张期，表现为去大脑强直，阵发性角弓反张，伴不规则呼吸及自主神经功能紊乱症状，如体温波动、出汗异常、高热等，最终进入昏迷。

（4）第四期：终末期，大脑皮层功能几乎完全丧失并出现眼球浮动，肌张力低下，肌阵挛消失。

多数患者病情进行性加重，整个病程 9 个月至 3 年，最终因继发性感染、循环衰竭或营养不良、恶病质而死亡。亦有报道在病后 6 周就死亡或病程长达 10 年以上。长期存活者，约 5% 的患者有自发性的症状缓解。

脑脊液检查正常或轻微细胞、蛋白质升高，可见浆细胞和激活的淋巴细胞。大多数病例免疫球蛋白增高，主要是 IgG、IgM 增高，有寡克隆 IgG 带。血清、脑脊液中有高滴度的麻疹抗体。脑电图示特在低平的背景上间隔 4～8s，周期性地出现 2～3Hz 的高幅慢波，持续时间 0.5～2s。双侧对称，以枕顶部最为显著。该波在疾病第二期最显著，至第四期消失。早期脑 CT 及 MRI 正常，随着病情进展，可显示进行性皮质萎缩，脑室扩大和多灶性低密度白质病损。

3. 诊断　根据典型的临床病程，特殊的脑电图改变，脑脊液的细胞学检查，免疫球蛋白增高以及血清和脑脊液中抗病毒抗体的水平异常增高，可作出临床诊断。为进一步确诊可做脑活检，从脑组织中发现典型的包涵体、麻疹病毒抗原或分离出麻疹病毒。

4. 治疗和预防　主要是对症治疗，减轻肌阵挛及癫痫发作，加强护理，防止并发症。对疾病本身尚无特殊的治疗方法。曾用各种抗病毒药物、免疫抑制药或干扰素及转移因子，均不能肯定可影响疾病的自然过程。近年来有报道用肌苷治疗本病，特别对缓慢进展的患者似可延长生命，但确实的疗效尚待进一步研究。

预防本病最有效的方法是接种麻疹疫苗。

（三）进行性多灶性白质脑病

进行性多灶性白质脑病（PML）为一种少见的亚急性脱髓鞘疾病，1958 年首次报道至今已有许多报道，世界各地都有病例发生。

1. 病因和病理　本病为乳头多瘤空泡病毒（JC 病毒）感染引起，常在全身性严重疾病的基础上发生，特别是亚急性淋巴细胞增生性疾病，如慢性淋巴细胞性白血病、霍奇金病、淋巴肉瘤，单核—巨噬细胞系统良性疾病，如结核和结节病，以及癌症等。近来有报道发生于器官移植、长期使用免疫抑制剂者和获得性免疫缺陷综合征病例。电镜检查发现少突胶质细胞中有包涵体，直径为 33～45nm 的二十面体，与乳头多瘤空泡病毒颗粒相似，现已证实属多瘤病毒亚型，称为 JC 病毒。少数病例脑部已分离出此类病毒，并证明病毒直接作用于少突胶质细胞，破坏其所支撑的髓鞘，形成严重的脱髓鞘病变。因而认为本病系由于机体免疫功能低下，中枢神经系统慢病毒感染所致。

病理检查可见脑白质内有广泛性多灶脱髓鞘病变，以大脑半球为主，脑干及小脑亦可累及，轴突相对而言保持完整。病灶区少突胶质细胞及髓鞘脱失。病灶周围少突胶质细胞肥大，可见核内包涵体，系由大量乳头多瘤空泡病毒颗粒组成。

2. 临床表现　多见于成年男性，起病年龄 20 ~ 80 岁，多在 50 岁以上：起病无发热。大多数患者在原发疾病确诊后 2 ~ 4 年出现神经症状，进行性脑损害的症状有精神症状、偏瘫、四肢瘫、偏盲、皮质盲、共济失调、构音障碍、智能减退，最后成为痴呆。少数有癫痫发作、意识模糊，严重者昏迷。一旦出现神经症状后，病程迅速进展，平均 3 ~ 6 个月死亡，个别报道可有缓解。

脑脊液检查多数正常，偶可有轻度蛋白质增高或少量单核细胞。脑电图呈弥散性异常伴局灶性改变。CT 检查示白质内有多灶性低密度区，注射造影剂后无增强现象，无肿块效应：MRI 对特征性白质病损的发现更为敏感。

3. 诊断　根据在原有疾病基础上，经数年后迅速出现神经系统症状，结合实验室检查，可考虑本病诊断，然而只有脑组织活检才能作出肯定的诊断。

4. 治疗　以支持及对症治疗为主。加强护理，预防并发症的发生。

六、其他病毒的中枢神经感染

本节介绍了常见的一些中枢神经病毒感染，还有一些非常重要的或是随国际交流增多而传播或新变异型病毒引起的神经系统疾病，亦应引起重视。

（一）沙粒 RNA 病毒感染

沙粒 RNA 病毒可引起许多神经系统疾病，除众所周知的单疱病毒脑炎、HIV 等外，世界范围还有许多沙粒 RNA 病毒，例如流行于南美洲阿根廷、玻利维亚的流行性阿根廷出血热；在西非洲流行的拉萨热（Lassa fever）病毒每年致 5000 多人的死亡。在美国则以淋巴细胞性脉络膜炎病毒（LCMV）最多见。

LCMV 是人、鼠共感染病毒，传染给人的主要宿主是仓鼠（pet hamster）。在动物中该病毒感染后引起一系列的细胞免疫反应，引起脑、视网膜、肝脏等病变。胚胎感染后则影响神经系统发育，产生一系列先天性发育异常。实验鼠的研究证明，该病毒感染引发的由 T 细胞介导的免疫反应和结构破坏是 LCMV 感染后的主要发病机制。

LCMV 急性感染的早期，特别是成年人的感染，可以没有症状，或出现轻度的一般症状，如头痛、发热、肌痛、咳嗽、项强等，少数儿童可有抽搐。少数可伴咽峡炎、附睾炎等。多数病者病程自限，持续发热数天至数周，脑脊液细胞数增多，超过 1.0×10^9/L，持续 1 个月以上。慢性病者何时发病不清楚。儿童感染，特别是婴儿感染，常影响中枢神经发育，出现一系列发育异常，如小头畸形、脑积水、脑室扩大、脑室周边钙化、囊肿、小脑发育不全、视网膜变性等。临床表现为智能减退、抽搐、惊跳、共济失调、运动障碍和失明等。

LCMV 的诊断依赖于：①发热的病史，有脑膜炎表现；②脑脊液中淋巴细胞数的增多，细胞数在 1.0×10^9/L 以上，并持续大于 1 个月者；③脑脊液寡克隆区带（OB）阳性；④可除外腮腺病毒感染；⑤血清学检查示 LCMV 抗体滴度升高。

本病毒的成人感染预后良好。宫内病毒感染，特别是孕期和新生儿感染往往是神经先天性疾病的主要原因，预后差。

（二）新宿主、新病毒的中枢神经感染

（1）虫媒病毒脑炎：西尼罗病毒近年来在欧洲和美洲流行。该病毒抗体亦在我国脑炎患者中查到阳性结果。此外，切昆贡尼病毒、辛德毕斯病毒、东西方马脑炎病毒，均有在国内报道。Banna 病毒和我国的云南环状病毒等均已分离。有多种不明原因的脑炎，特别是在夏秋季节流行的脑炎均提示我国有多种新的虫媒病毒脑炎的存在与流行。

（2）尼帕病毒脑炎：1998 年和 1999 年在马来西亚和新加坡报道的发生于养猪场及其附近居民中的脑炎，共有 300 多例，死亡率高达 40%。2001—2004 年南亚有一次暴发流行，病死率高达 75%。该组病例表现为发热、意识障碍、偏瘫及抽搐发作，3～4d 后出现肌阵挛、腱反射减退、项强及小脑体征。头颅 MRI 检查可见皮质下和深部白质多发散在病灶，可以增强，皮质、丘脑、小脑亦可异常。脑脊液示无菌性脑膜炎样变。血清抗尼帕病毒 IgM和 IgG 抗体滴度升高。该病毒的天然宿主是狐蝠和果蝠，它们与猪可互相传播，感染的猪可传播给人而致病。

（3）禽流感病毒与蝙蝠狂犬病毒：在欧洲和澳大利亚已报道了由蝙蝠狂犬病毒引起的病例。临床表现为脑干神经症状、共济失调和进行性瘫痪。头颅 MRI 显示脑干和小脑局灶性异常信号。血清狂犬病毒中和抗体阳性。

2010 年和 2011 年，国际神经病学联盟（WFN）发表全球简报，共有 1000 多例感染禽流感病毒的神经并发症者，亦有少数死亡病例，但未有病理报道。

随全球化进展的加速，认识更多中枢神经病毒感染将有利神经病学的发展。

（黄　毅）

第二节　脑膜炎

一、病毒性脑膜炎

病毒性脑膜炎又名无菌性脑膜炎、虚性脑膜炎，系由多种病毒引起的一种脑膜感染，具有急性脑膜感染的临床表现，多无并发症。脑脊液白细胞增多，以淋巴细胞为主。病毒侵犯脑膜常同时侵犯脑实质者为病毒性脑膜脑炎。本病见于世界各地，约有 2/3 的患者已可确认为某种病毒引起。目前所知能引起脑膜炎的病毒包括：肠道病毒，柯萨奇 A、B 组病毒，ECHO 病毒，灰髓炎病毒，腮腺炎病毒，单纯疱疹病毒，水痘–带状疱疹病毒，虫媒病毒，传染性单核细胞增多症（EB）病毒，淋巴细胞脉络膜脑膜炎病毒，脑、心肌炎病毒，肝炎病毒，腺病毒。

以上诸病毒中以柯萨奇和 ECHO 病毒最常见。约 50% 的患者由该两组病毒所引起。

由肠道病毒引起的病毒性脑膜炎，发病高峰主要在夏季和早秋。腮腺炎病毒脑膜炎一般多见于冬、春季节，与腮腺炎同时流行。淋巴细胞脉络膜脑膜炎则以冬季较常见，而单纯疱疹脑膜炎无明显季节性。

（一）临床表现

不论何种病毒所引起的脑膜炎，其临床表现大致相同。通常急骤起病，有剧烈头痛、发热、颈项强直，并有全身不适、咽痛、恶心、呕吐、嗜睡、眩晕、畏光、项背部疼痛、感觉异常、肌痛、腹痛及寒战等。症状的严重程度随患者年龄的增长而加重，体温很少超过40℃，除颈强直等脑膜刺激征外，多无其他阳性体征。某些肠道病毒感染可出现皮疹，大多与发热同时出现，持续 4～10d。柯萨奇和 ECHO 感染，典型的皮肤损害为斑丘疹，皮疹可局限于面部、躯干或涉及四肢，包括手掌和足底部。ECHO 感染的皮疹为斑点状，易与脑膜炎球菌感染混淆。柯萨奇 B 组病毒感染可有流行性肌痛（胸壁肌）和心肌炎。

（二）实验室检查

血液中白细胞数大多正常，部分减少或中度增多。EB 病毒感染者的周围血液中可见大量不典型单核细胞。腮腺炎病毒感染，血清淀粉酶增高。脑脊液检查压力正常或轻度升高，色清，白细胞数增加，（10×10^5 ～ 1000×10^5）/L；早期以中性粒细胞为主，数小时后主要为淋巴细胞；蛋白质含量增高，糖含量一般正常。但在腮腺炎和淋巴细胞脉络膜脑病毒感染时，糖含量可减少。

（三）诊断和鉴别诊断

根据发热、头痛、恶心、呕吐、肌痛、脑膜刺激征、血液和脑脊液的特征性改变，诊断一般并不困难，但病原学的诊断往往需从脑脊液中分离出病毒才可确诊。诊断时应与各种邻近脑膜的化脓性感染引起的脑膜反应，细菌性、结核性、真菌性脑膜炎，钩端螺旋体病脑膜炎，癌性脑膜病，单核细胞增多症等相鉴别。

（四）治疗

主要为对症及支持治疗。发热可用退热镇痛药。有明显颅内压增高者用甘露醇等脱水药。抗病毒药物，可参见本章疱疹性脑炎。中药大蒜注射液、银翘解毒片曾用于临床。急性期患者适当应用激素可能有缓解症状之功效。

本病为自限性疾病，多数预后良好，不留后遗症。若两周不能缓解者，需考虑其他疾病或病毒侵及脑实质之可能，应予以注意。

二、化脓性脑膜炎

化脓性脑膜炎是神经系统最常见的中枢细菌性感染。按照致病菌的种类，临床表现各有不同，其中最常见的致病菌是脑膜炎双球菌、肺炎双球菌及流行性感冒嗜血杆菌 B 型，其次是金黄色葡萄球菌、链球菌、大肠杆菌、变形杆菌、厌氧杆菌、沙门菌、铜绿假单胞菌（绿脓杆菌）等。脑膜炎双球菌最常侵犯儿童，称为流行性脑膜炎，是儿童最常见的脑膜炎，但成人亦可发病。流感杆菌脑膜炎好发于 6 岁以下幼儿。肺炎双球菌脑膜炎好发于老年人及婴幼儿。大肠杆菌是新生儿脑膜炎最常见的致病菌。金黄色葡萄球菌和铜绿假单胞菌脑膜炎往往继发于腰椎穿刺、颅脑外科手术或开放性损伤之后。近年来，由于抗生素的广泛应用，典型的细菌性脑膜炎已经十分少见，治疗不彻底或不典型性化脓性脑膜炎渐为多见，应引起广大临床医师注意。特别应当指出的是，随着医疗技术的进步，抗菌药物的发展，院内医源性感染和混合感染已是细菌性脑膜炎的重要原因。

院内感染所致的细菌性脑膜炎常与开颅手术、导管引流及颅脑损伤有关。经流行病学研究结果显示：①开颅手术发生细菌性脑膜炎者为 0.8%～1.5%。开颅手术后发生细菌感染者1/3 发生于术后一周内，1/3 发生在第三周，仅 1/3 发生于手术 2 周后。②脑室内引流，常用于颅内压增高、交通性脑积水的患者。脑室内引流患者中约有 4%～17% 的患者发生继发性细菌性脑膜炎，多数发生于内引流术后 1 个月之内。③脑室外引流，用于急性颅内压增高的抢救治疗。引流后发生细菌性脑膜炎的发生率约为 8%，引流超过 5d 者感染率将进一步增高，因此脑室外引流的时间应当不超过一周为宜。④腰椎穿刺亦可引起继发性颅内感染，但发生率极低，约为数万分之一。腰椎穿刺留置引流，用于蛛网膜下腔出血的病者，引起继发颅内感染的比例较高，约为 5% 左右，多数发生在 5d 之内，因此建议腰椎穿刺的留置引流最长不要超过 5d。⑤颅脑外伤，特别是伴有颅底骨折的闭合性颅脑损伤者，继发性细菌性脑膜炎约为 1% ～4%。伴有副鼻窦，特别是蝶窦的损伤并发颅内细菌感染的机会更大，可达颅脑损伤的 1/4。开放性颅脑损伤继发细菌感染者约为 2% ～11%。总之，颅脑损伤是继发颅内细菌感染的最重要感染途径。

医源性颅内细菌感染的病原学以葡萄球菌或革兰阴性的厌氧菌为最多见。颅底骨折者由鼻腔而入，以肺炎双球菌感染为多。

（一）病理

各种致病菌引起的急性化脓性脑膜炎的病理变化基本相同。早期软脑膜及大脑浅表血管充血、扩张，炎症沿蛛网膜下腔扩展，大量脓性渗出物覆盖于脑表面，常沉积于脑沟及脑基底部脑池等处，亦可见于脑室内。脓液颜色与致病菌种有关，脑膜炎双球菌及金黄色葡萄球菌脓液为灰或黄色，流感杆菌为灰色，大肠杆菌及变形杆菌呈灰黄色，铜绿假单胞菌（绿脓杆菌）则为草绿色。随着炎症的扩展，浅表软脑膜和室管膜均因纤维蛋白渗出物覆盖而呈颗粒状。病程后期则因脑膜粘连引起脑脊液吸收及循环障碍，导致交通性或非交通性脑积水。儿童病例常出现硬膜下积液、积脓，偶可见静脉窦血栓形成、脑脓肿或因脑动脉内膜炎而致脑梗死、脑软化。

显微镜检下可见脑膜有炎性细胞浸润，早期以中性细胞为主，后期则以淋巴细胞和浆细胞为主。常可发现病原菌。血管充血，有血栓形成，室管膜及脉络膜亦有炎性细胞浸润。脑实质中偶有小脓肿存在。

（二）临床表现

化脓性脑膜炎者大多为暴发性或急性起病。急性期出现全身症状，有畏寒、发热、全身不适及上呼吸道感染症状。头痛为突出的症状，并伴呕吐、颈项强直、项背痛或畏光等；精神症状常见，表现为激动、混乱、谵妄；以后发展为意识模糊、昏睡以至昏迷。然而，不同类型的细菌感染，其临床表现各不相同。

1. 脑膜炎双球菌脑膜炎　多见于儿童，特别是幼儿。其临床表现轻重不一，临床过程可分为 3 种类型，即普通型、暴发型和慢性败血症型。普通型约占全部病例的 90% 左右，但也有不典型病例。

（1）普通型：临床过程可分为上呼吸道感染期、败血症期和脑膜炎期。①上呼吸道感染期，除部分患者有咽喉疼痛、鼻塞、流涕等症状外，多数患者没有任何症状。②败血症期，30% ～50% 的病者没有脑膜炎症状，表现为头痛、发热、寒战、呕吐、全身乏力、肌肉酸痛、食欲不振、神志淡漠等毒血症状。约 70% 的患者在高热不久即出现大小不等的皮肤、黏膜瘀点、瘀斑，1 ～2mm 左右，大的可达到 1cm。瘀点分布于口腔黏膜、胸腹壁皮肤，严重者瘀斑可扩大成大片，皮肤坏死。少数患者在出现皮肤瘀点前出现全身玫瑰色斑丘疹。部分患者还可出现唇周单纯疱疹，伴有严重中毒症状的此期患者可继发脾肿大。多数患者在

1~2d 内出现脑膜刺激症状而进入脑膜炎期。③脑膜炎期，多数患者急性起病，高热，全身或局部出现皮下瘀点，同时出现刺激症状。此期患者头痛剧烈，伴有频繁恶心、呕吐、血压升高、烦躁、重则抽搐、意识到不清。体格检查可见颈项强直，凯尔尼格征阳性，重则角弓反张。严重者昏迷或因颅内压增高出现脑疝而呼吸衰竭。若能有效积极治疗者，本期病者多数可在 2~5d 内逐步开始恢复，体温下降，瘀斑逐步消退，延迟诊断和治疗者，预后严重。

（2）暴发型：见于少数病例，以儿童为多。主要临床特征为突起高热、寒战、头痛、呕吐并迅速出现精神委靡、意识混浊或抽搐。体检可见皮肤瘀点、瘀斑或皮片融合。此种典型症状被称为华－弗综合征（Waterhouse－Friderichsen's syndrome），是急性暴发性脑膜炎双球菌性脑膜炎的极严重综合征，除高热和皮疹外，多数患者无脑膜刺激征。脑脊液检查压力升高，但细胞数正常或轻度增多。血培养可以阳性，瘀点涂片可见革兰阴性双球菌。若不能及时诊断和治疗，此组病例常因并发中毒性休克而死亡

（3）慢性脑膜炎双球菌脑膜炎：表现极不典型。病程可连续数个月，反复发作，表现为间歇性畏寒、发热，每次发作持续 12h 后缓解，间隔 1~4d 后又可再次发作。发作时皮肤可以出现皮疹，以红色斑丘疹为多见，亦可出现瘀斑、脓疱疹、结节红斑样皮疹以及腕、膝等关节酸痛。体温曲线酷似疟疾。发热期血培养可能阳性。少数患者可继发其他细菌的化脓性脑膜炎和心内膜炎。

2. 肺炎球菌性脑膜炎（pneumococcus meningitis） 呈散发性，多见于婴儿及老年患者。50% 以上的患者继发于肺炎球菌性肺炎之后，绝大多数于肺炎后 7~10d 内逐步出现脑膜症状。本病起病急，常有高热、头痛、呕吐和不同程度的意识障碍，胡言乱语，谵妄昏睡或昏迷。半数以上患者可有脑神经受累症状，最常见的依次为展神经，面神经，动眼神经和滑车神经麻痹。有明显的颅内压增高和脑膜刺激症状。婴儿患者常表现为抽搐、嗜睡、烦躁、厌食和呕吐，反应特别敏感，突然尖叫，两眼发呆，重则角弓反张。老年患者则深睡，精神紊乱或抽搐发作。

反复多次发作（数次至数十次）的复发性脑膜炎是本病特征之一，绝大多数由肺炎球菌引起，发作期间为数个月或数年。反复发作的原因为：①脑脊液鼻漏；②先天性缺陷（如先天性筛板裂、先天性皮样窦道、脑膜或脊髓膜膨出）或后天性颅骨损伤；③脑膜旁感染病灶如慢性乳突炎或鼻窦炎的存在；④儿童脾切除术后；⑤宿主免疫功能缺陷（如先天性免疫球蛋白缺乏症），应用免疫抑制剂等；⑥脑脊液极度黏稠，易形成粘连及脓性包裹，影响药物疗效。

由于炎症渗出和渗出物中的纤维蛋白含量升高，慢性患者常可出现脑膜粘连。粘连既可引起多脑神经损害，亦可继发硬脑膜下积液、积脓、阻塞性脑积水，可继发脑血管闭塞、偏瘫、失语乃至共济失调等症状。

3. 葡萄球菌性脑膜炎 以金黄色葡萄球菌性脑膜炎最为多见，偶见表皮葡萄球菌，是严重的化脓性脑的主要原因之一。多见于新生儿和成年糖尿病患者的继发感染。主要临床表现为：急性起病，除有或无局部葡萄球菌感染灶之外，一般均有明显的全身中毒症状，如高热在 39℃ 以上，呈弛张热，伴或不伴畏寒、关节痛，肝、脾肿大，严重者伴感染性休克。神经系统表现为头痛、呕吐、畏光、眩晕、精神异常、激惹不安或精神淡漠、嗜睡，重则昏迷。神经系统体格检查可见项强、凯尔尼格征阳性等。未作积极有效治疗者，常可早期继发颅底粘连，出现多脑神经麻痹和颅内压增高，或继发脑内感染、脑脓肿或脑病而长期意识不

清，重则继发脑疝而死亡。鉴于金黄色葡萄球菌脑膜炎常有全身或局部葡萄球菌感染的征兆，因此，脑膜炎的症状常为继发于全身败血症或脓毒血症之后。此组病者若不及时积极治疗常可继发脓毒症性脑病（septic encephalopathy），残留严重后遗症。

4. 流感杆菌性脑膜炎　多见于3岁以下的儿童，成人极为少见。亦见于免疫力降低的头颅外伤、中耳炎、副鼻窦炎的成年人患者。主要临床表现为，前驱症状较轻，以上呼吸道感染症状为多。成年患者常为突然头痛发热，在7～10d后出现项强、嗜睡或伴恶心呕吐，或伴抽搐。在追问病史和体格检查中可发现中耳炎或副鼻窦炎，或有头颅外伤或颅脑手术史。暴发病例中前驱症状不明显，可迅速出现高热、抽搐和昏迷，在数天内死亡。流感杆菌性脑膜炎患者常留后遗症，50%的患者残留不同程度的并发症，其中30%的患者可并发硬膜下积液、脑积水、脑脓肿等，其中以硬膜下积液占多数。临床过程中有下列情况者应考虑并发硬膜下积液可能：①积极而合理治疗4～7d后，脑脊液中细胞数已经好转而体温不退或退而复升者；②一般临床好转后，患者出现不明原因的呕吐、抽搐等神经症状者；③婴儿患者的脑脊液检查已经正常，但囟门却明显隆起，并有呕吐、厌食者。此型细菌感染的脑膜炎常留较多的神经后遗症，如共济失调、失明，耳聋、智能减退甚至瘫痪。

5. 铜绿假单胞菌性脑膜炎　铜绿假单胞菌是一种条件致病菌，仅当机体免疫功能降低或颅脑、脊柱手术或腰椎穿刺等检查时，污染手术野和创口后才能进入中枢神经系统而致病。近年来，由于免疫抑制剂的广泛应用，抗肿瘤药物以及HIV的感染等因素，条件性致病菌的中枢神经感染亦渐有增多。铜绿假单胞菌、变形杆菌等条件致病菌性脑膜炎尤为多见。主要临床表现与其他脑膜炎的表现没有区别，均以发热、头痛、呕吐和脑膜刺激症状等为表现，但是铜绿假单胞菌常继发于：①耳、乳突、副鼻窦感染的扩散；②头颅外伤，颅脑手术后；③脊柱手术，椎管内手术，腰椎穿刺；④脑室引流；⑤肺部感染，心内膜炎，尿路感染；⑥褥疮等其他部位的铜绿假单胞菌感染。铜绿假单胞菌性脑膜炎患者较少急性发病，常表现缓慢起病，病程迁延，38～39℃高热。晚期病者逐步出现意识丧失或弥漫性脑病。有时起病隐匿，缺乏系统的症状和体征，造成诊断和治疗的延误。铜绿假单胞菌性脑膜炎患者预后差，死亡率在60%以上。

6. 肠杆菌脑膜炎　系指由大肠杆菌、变形杆菌、克雷白杆菌等肠道杆菌引起的脑膜炎。2岁以下的儿童以大肠杆菌最为多见。成年人常发生于基础疾病的晚期；妇女患者常由产前、产时的感染，产生产褥热或大肠杆菌败血症及脑膜炎；中耳炎、胆脂瘤性中耳炎和乳突炎者最易继发大肠杆菌、变形杆菌的继发感染而发生脑膜炎。大肠杆菌脑膜炎早期和轻型的病例，炎症主要表现为脑及脑膜表面的炎性渗出，随病程的发展逐步漫及大脑表面、基底部及脊髓，并累及脑血管和脑神经，引起颅内压增高和多脑神经麻痹。由于大肠杆菌性脑膜炎极易并发脑室炎，引起严重后遗症，因此，脑室穿刺往往是治疗本病的重要手段。凡具下列体征时，可考虑脑室穿刺：①头颅CT或MRI提示脑室扩大；②常规抗菌药物治疗后，临床效果不佳，并有严重脑组织受压证据，如呼吸困难、意识不清；③脑脊液培养阳性；④伴发中枢神经先天畸形。大肠杆菌脑膜炎临床过程虽不凶险，但并发症多，后遗症多，往往预后较差。

细菌性脑膜炎的临床表现虽然随不同病原菌的发病年龄和转归有些差异，但其共同特点为发热、头痛、恶心、呕吐、颈项强直和抽搐。若不能及时治疗均可并发颅底粘连，产生颅内压增高和多脑神经麻痹，继之产生脓毒血症性脑病而长期意识障碍，或残留严重神经精神症状。

（三）实验室检查

周围血检查均可见白细胞总数增高，达（$10 \times 10^8 \sim 20 \times 10^8$）/L。以中性粒细胞增高为主，恢复期的白细胞数可以降低。脑脊液检查可见白细胞增多，数千只至万只均可能。大肠杆菌脑膜炎可见脑脊液混浊，呈米汤样；铜绿假单胞菌性脑膜炎可呈草绿色。脑脊液压力增高，色浑浊或呈脓性，细胞数增多，在（$10 \times 10^6 \sim 100 \times 10^6$）/L，甚至更高，以多形核细胞为主，有时脓细胞聚集呈块状物，此时细胞培养、涂片阳性率高。蛋白质含量增高可达 1.0g/L；糖含量降低，可低至 0.5mmol/L 以下，甚至为"零"。氯化物含量亦下降。50% 的病例可在脑脊液中找到致病菌。脑脊液中 pH 降低，乳酸、乳酸脱氢酶、溶菌酶的含量以及免疫球蛋白 IgG 和 IgM 明显增高。乳酸的增高亦是细菌感染的重要证据之一。

头颅平片检查是寻找化脓性脑膜炎感染原的重要途径，常可见副鼻窦炎、中耳炎等影像学证据。头颅 CT 是早期发现交通性脑积水、脑室扩大以及发现继发性颅内脓肿的重要手段。脑膜炎病者的脑电图检查没有临床意义。

（四）诊断与鉴别诊断

根据发热、头痛、脑膜刺激征，脑脊液中以多形核白细胞增多为主的炎症变化，可予诊断。但需与病毒性、结核性及真菌性脑膜炎、脑炎、脑病、脑肿瘤、蛛网膜下腔出血以及其他疾病引起的昏迷相鉴别。脑脊液中糖含量降低，乳酸、乳酸脱氢酶、溶菌酶的含量增高和 pH 降低，可与病毒性脑膜炎鉴别。细胞数增多，以多形核细胞为主，对鉴别结核性与真菌性脑膜炎有帮助。但在疾病的早期，婴幼儿或老年，以及经过部分治疗的化脓性脑膜炎患者，其脑脊液的改变不典型，往往给诊断带来困难，常需反复多次脑脊液检查以明确诊断。具有下列标准，可作为急性化脓性脑膜炎的诊断：①脑脊液的革兰染色细菌涂片，细菌培养阳性或乳胶颗粒凝集试验检测抗原阳性；②脑脊液细胞数增高，达 1×10^9/L 以上，其中 60% 为多形核白细胞；蛋白质升高在 1200mg/L 以上和糖浓度降低，脑脊液/血液的糖浓度小于 0.3 为异常。大约 70% ~ 80% 的细菌性脑膜炎患者脑脊液中可以查到细菌，细菌培养的阳性率在 80% ~ 90% 之间，但是慢性化脓性脑膜炎者常常培养阴性。近年来，根据血浆中原降钙素（procalcitonin）水平的升高可为细菌性与病毒性脑膜炎提供鉴别诊断。

（五）治疗

化脓性脑膜炎的治疗包括病因治疗和并发症的治疗两大方面。

1. 病因治疗　凡化脓性脑膜炎诊断一旦成立，均应积极地选择有效的抗生素进行病因治疗，治疗的积极性与准确性直接与患者的预后相关。因此，诊断一经确立，按病原菌选用抗生素。如病原菌未明确者，应选用广谱抗生素，并按一般发病规律选用药物。首先经静脉给药，使其血浓度短期内明显升高，脑脊液中相应达到较高的药物浓度。某些抗生素经静脉给药不能通过血 - 脑屏障，可作鞘内注射或脑室内给药，但应注意药物剂量、稀释浓度、注射速度及间隔时间。然而，临床实践中，常常不能立即明确病原菌，因此，治疗中必须分为病原菌明确前和明确后的两种治疗方案。

（1）常规的抗生素选择原则：①新生儿：选用头孢噻肟钠（cefotaxime sodium）、氨苄西林（ampicillin）；②婴儿和儿童：选用第三代头孢菌素；③成人：原来健康和社区获得性感染者，选用第三代头孢菌素，加用氨苄西林；外伤后或颅脑手术后感染者，选用万古霉素

（vancomycin）加用头孢类抗生素或美罗培南（meropenem）；④老年，免疫能力差者，选用氨苄西林加用头孢拉啶；脑膜炎并发短路引流者，选用万古霉素加头孢菌素或美罗培南。

（2）已知病原菌者的药物治疗

1）脑膜炎球菌脑膜炎：鉴于我国所流行的 A 群菌株，大多对磺胺药敏感，仍为首选药物。磺胺嘧啶的脑脊液浓度为血浓度的 40% ~ 80%。首次剂量 50 ~ 100mg/kg，静脉缓慢注入；以后每日 80 ~ 160mg/kg，分 4 次口服或静脉内注入，同时给予等量碳酸氢钠和足够水分。如治疗后 48h 症状无减轻，体温不下降，则需及时改药。国外由于大多为耐磺胺的 B 群及 C 群菌株流行，故以青霉素为首选药物。对暴发型流脑，宜用大剂量青霉素 G（20 万 ~ 30 万 U/kg，儿童 10 万 ~ 25 万 U/kg）或（和）氯霉素联合应用。氯霉素易透过血 - 脑屏障，其脑脊液浓度为血浓度的 30% ~ 50%；成人每日 50mg/kg，分次静脉滴注，应密切注意对骨髓的抑制作用。亦可用氨苄西林，剂量为 150mg/kg，分次静滴。

2）肺炎双球菌脑膜炎：50% 发生在急性大叶性肺炎恢复期。若青霉素敏感者首选青霉素 G，用量为 2000 万 U/d，分次静脉滴注，2 周为 1 个疗程。青霉素耐药（MIC 为 0.1 ~ 1.0μg/ml）者，选用头孢曲松（ceftriaxone），2.0 ~ 4.0g/d，分 2 次静滴；或头孢噻肟钠（cefotaxime）2.0g，每日 2 ~ 3 次；或头孢吡肟 4.0g/d，分 2 次肌内注射。当青霉素 MIC > 1μg/ml 时，选用头孢曲松或头孢噻肟或头孢吡肟加万古霉素或利福平。

3）金黄色葡萄球菌脑膜炎：目前认为 90% 以上的金黄色葡萄球菌对青霉素 G 耐药。甲氧苯青霉素的蛋白质结合率低于其他半合成青霉素，所以较易透入脑脊液，可作为首先药物，剂量为 12g/d，分次肌内注射或静脉滴注，4 周为 1 个疗程。青霉素过敏者可用万古霉素，剂量为 5g/d。杆菌肽对葡萄球菌有高度活性，使用时耐受性好，成人常用量为 5000U，鞘内注射，每周 2 ~ 3 次。

4）流感杆菌脑膜炎：以氨苄西林或氯霉素作为首选药物，剂量同前。近年来，国外建议首选头孢噻肟或头孢曲松，剂量如肺炎球菌。

5）肠道革兰阴性杆菌脑膜炎：该组脑膜炎在成人中占 22%，以大肠杆菌多见，其次为肺炎杆菌、铜绿假单胞菌。治疗方案见表 6 - 2。

表 6 - 2　革兰阴性杆菌脑膜炎抗生素的选择

菌种	常用方案
大肠杆菌	氨苄西林 + 庆大霉素（或卡那霉素）或妥布霉素
肺炎杆菌	头孢噻啶 + 庆大霉素（或卡那霉素、阿米卡星、妥布霉素）
铜绿假单胞菌	羧苄西林 + 庆大霉素（或阿米卡星）、多黏菌素 B
变形杆菌	氨苄（或羧苄）西林 + 卡那（或庆大）霉素
产气杆菌	头孢噻啶 + 庆大霉素
沙门菌属	氨苄西林或氯霉素
沙雷菌	氨苄西林（或氯霉素）+ 庆大霉素（或卡那霉素）
粪产碱杆菌	氯霉素（或多黏菌素 B、E）

2. 对症治疗

（1）肾上腺皮质激素：在应用大剂量抗生素的同时，静脉滴注 5mg/d 的地塞米松，对减少颅内粘连，减少脑积水和脑膜增厚等均有远期效果。

（2）20%甘露醇：400～600ml/d，分次静脉滴注，对急性颅内压增高者有改善症状之作用。

3. 脑室引流　脑膜炎后期，继发交通性脑积水或阻塞性脑积水者，均可选择脑室外引流或脑室体内引流。

（七）预后

化脓性脑膜炎的预后依赖于诊断的早期确定和及时、足量以及合理的抗生素应用。若能早期合理和足量地应用抗生素，多数患者预后良好；抗生素选择不当，疗程不足等易使病程转化为慢性化脓性脑膜炎，并继发脑神经麻痹、交通性脑积水、偏瘫、共济失调、癫痫等后遗症。急性病期未作积极治疗者亦可继发化脓性脑炎和脑脓肿等。

三、结核性脑膜炎

结核性脑膜炎（tuberculous menigitis）是由结核杆菌感染所引起的非化脓性细菌性脑膜炎。近年来，由于广谱抗生素的应用和公共环境及社会竞争激烈等综合因素，结核病包括结核性脑膜炎的发病似有增加趋势。结核性脑膜炎可伴或不伴全身结核如粟粒性肺结核、淋巴结核、骨关节结核等。据 WHO（1990）的统计，全球约有 1/3 的人已经感染了结核菌，每年约有 800 万新结核患者发生，约有 300 万结核患者死亡，2000 年，因结核病死亡至少 350 万人。在发达国家大部分感染人口是老年人，是以前形成的感染，而发展中国家的感染人口以青壮年为多，因此今后的发病将集中在生产能力最强的青壮年。总的来看，结核疫情以非洲最严重，其次是东南亚和西太平洋地区，再次为中南美洲国家和东地中海地区，而欧洲和其他发达国家为最低。

我国的结核疫情不容乐观，1990 年抽样调查，肺结核患病率为 523/10 万，估算全国患者约 600 万人，痰液涂片阳性患病率 134/10 万，全国感染性患者约 150 万，结核死亡率 21/10 万，每年结核患者死亡约 23 万。其中结核性脑膜炎病死率为 20%～30%。

（一）病因和发病机制

结核菌在分类上属于放线菌目、分枝杆菌科、分枝杆菌属。包括人型、牛型、非洲型和鼠型 4 类，过去的鸟型结核菌现划为非典型分枝菌第 3 组。实际上中枢神经系统的结核感染几乎都是由人型结核菌引起的，牛型结核菌很少见，其他分枝杆菌引起的感染也很少见。

结核菌细长而稍弯，约 0.4μm×0.4μm，两端微钝，不能运动，无荚膜、鞭毛或芽孢，属需氧菌，天然寄生于人类。结核菌不易染色，但经品红加热染色后不能被酸性乙醇脱色，故称抗酸杆菌。电镜下结核菌细胞壁厚约 20nm，其表层粗糙，伴有横式排列的绳索状皱褶物。胞壁上有不同的噬菌体受体，据此人型结核菌可分为 4 型。胞质外紧包一层质膜。胞质内分布大小不等的糖原和多磷酸盐等颗粒，大颗粒常位于两端。颗粒的大小及多少依菌株或培养条件而异。胞质中的间质呈膜样结构，由质腹内陷折叠而成，可能与细胞壁合成、核质分裂、细菌呼吸等功能有关，应用卡那霉素后可见撕裂，甚至缺损。细胞核发为高度盘旋的 DNA 纤维，无核膜和核仁。

结核菌的培养生长缓慢，人型结核菌的体外培养至少需 2～4 周才可见菌落。经抗结核药物作用后，细菌活力显著减弱，需 6～8 周，甚至 20 周才能出现菌落。结核菌培养生长缓慢的原因，长期认为是由结核菌胞壁的疏水性使营养物质不能渗入所致，近年研究认为，主要是由于 DNA 合成所依赖的 RNA 聚合酶在结构上的异常所致。此外，结核菌的生长速度还与氧供有关。

结核菌菌体的化学成分十分复杂。首先，它含有大量的类脂质，约占菌体干重的20%～40%，主要分布于结核菌的胞壁中，它具疏水性，对环境有较强的抵抗能力。类脂的成分有磷脂、脂肪酸和蜡质三种，它们都与蛋白或多糖相结合。磷脂能增强菌体的致敏作用，脂肪酸中的结核菌酸有促进结核结节形成，蜡质中分枝菌酸与抗酸性有关。第二，结核菌中含有多种蛋白，约占菌体干重的50%，构成菌体和核质。结核蛋白是变态反应的反应原。结核菌素的主要成分为结核蛋白。第三，除类脂蛋白之外，结核菌中尚存在糖原或多糖体，它们多数与脂质一起缩合存在于胞壁中，构成免疫反应的抗原物质。此外，结核菌中也含其他的矿物质和维生素。

自从用抗结核药物治疗结核菌感染以来，很快即发现有耐药结核菌的存在。目前耐药结核菌可分为三型：①原发性耐药，见于从未接受过抗结核药物的结核患者，结核菌株对一种或多种抗结核药物耐药，由耐药结核菌传播引起，耐药菌来自以往未经合适治疗的结核患者；②获得性耐药见于初始对抗结核药物敏感的结核病，在治疗过程中发展为耐药，多数是治疗不足所致；③继发性耐药指以往经过抗结核药物治疗后出现的耐药，包括既有原发又有获得性耐药的患者。多种利药结核菌指在体外至少耐异烟肼及利福平的结核分枝杆菌菌株。

在全世界范围内，结核杆菌的耐药性已越来越普遍。在美国，肺结核中结核杆菌的耐药性已从 20 世纪 60 年代的 2% 增长到 90 年代的 9%。我国各地差异较大，在 10.4%～53.8% 之间，平均31.9%，且呈上升趋势。

中枢神经系统的结核菌感染与全身其他部位的感染一样，均由呼吸道传入结核杆菌的微粒后，结核杆菌在 2～4 周内播散到全身各大器官，并激活细胞免疫反应，病原体可以被激活的巨噬细胞消灭，形成结核结节。结核结节由大量巨噬细胞、淋巴细胞聚集而成，中心形成干酪样坏死。结核结节的大小和炎症反应的程度与机体的免疫力和遗传因素有关。当机体免疫能力降低时，结节中心形成干酪样坏死，病原体迅速增殖，并导致结核结节破裂，释放结核杆菌及其毒素。当此过程发生于脑膜时，则产生结核性脑膜炎。多数情况下，颅内的结核感染均由血液播散所致；少数颅内结核系由邻近组织，如内耳、乳突或脊柱的感染所继发。中枢神经内结核感染后的症状，依赖于结核感染的部位，感染于脑膜、蛛网膜下腔者为脑膜炎；位于脑实质深部或脊髓膜则可形成结核球或结核性肉芽肿。

（二）病理

结核性脑膜炎病理改变包括脑膜、脑血管、脑实质。最初的病理变化是在蛛网膜下腔产生一层厚的结核性渗出物，有时渗出物靠近破裂的结核结节，在脑底部渗出往往最明显，但并不靠近破裂的结核结节。若渗出物围绕脚间窝，包裹视神经交叉并扩散到脑桥和小脑。渗出物经常进入侧裂，但却很少包绕大脑半球。在侧脑室中，类似的分泌物经常覆盖脉络丛。渗出物为凝胶状且常呈结节样，显微镜下，可见多形核细胞、红细胞、巨噬细胞和纤维组织，随着病程的发展，淋巴细胞较为突出，病程后期出现纤维母细胞和组织连接成分。渗出物可以形成典型的结核结节或大片的干酪样坏死。渗出物中可找到分枝杆菌，数量不一。

闭塞性血管炎系由结核性脑膜炎的渗出物侵犯和累及血管后所引起，表现为血管内膜增厚，血管闭塞，以中等大小到小动脉最易受累。毛细血管和静脉亦可累及。显微镜下，可见血管外膜有大量的结核渗出物附着类上皮细胞、结核结节、干酪样坏死，有时可见结核杆菌群落。血管内层也可受到类似的影响，或发生纤维蛋白样透明变性，反应性内皮下细胞增生可以堵塞管腔。因此，缺血性脑梗死是结核性动脉炎的常见并发症。脑积水是结核性脑膜炎患者非常常见的病理特征，由炎性渗出物沉积于大脑导水管或孟氏孔，引起脑脊液循环的不通畅，继发脑室扩大和阻塞性脑积水。渗出物在颅底引起粘连，除引起脑脊液循环障碍外，还可引起多脑神经的粘连，特别是外展神经、面神经以及后组脑神经的粘连而产生多脑神经麻痹。

渗出物、血管炎和脑积水都会影响脑实质。渗出物附近的组织反应包括脑组织软化、星形细胞、小胶质细胞和弥散的炎症反应。渗出物附近血管血栓形成，脑组织片状出血和梗死。渗出物所引起脑血管的病理改变也可以引起病灶远处的脱髓鞘性改变，或血管源性脑白质病变而致脑病。

（三）临床表现

各年龄段均可发病。往往起病隐匿，轻度到中度发热，主诉头痛、嗜睡或不同程度的意识障碍。继之出现颈强直、克尔尼格征（克氏征）阳性等脑膜刺激症状，此时可出现不同程度的脑神经麻痹和肢体运动功能异常。随着疾病进展，可出现抽搐、昏迷以及严重的神经功能障碍。儿童病者，常以恶心、呕吐和行为异常等症状起病。大样本资料分析结果提示：头痛为主诉起病者占35%。3岁以下的儿童则以便秘、食欲不振为主诉者多见。抽搐亦是儿童结核性脑膜炎的首发症状，整个病程中约有50%的儿童可有癫痫发作，但因癫痫而入院者仅为10%～20%。儿童患者的既往结核病史常不明确，约有一半以上的儿童找不到明确结核病接触史。有人认为结核性脑膜炎的起病与儿童麻疹、百日咳、预防接种、头颅外伤等因素有关，但尚无法证实。儿童患者结核性脑膜炎的发展迅速，一旦起病，病程发展迅速，常在3周内发展到严重的临床症状。

成年人结核性脑膜炎的临床表现很不典型，症状可在感染后数天、数周、数个月甚至数年后才发病，但多数在感染后数周开始出现临床症状。20%的患者既往有结核病史。成人结核性脑膜炎的症状较儿童多而重。50%～70%的患者主诉头痛，但轻重不一，一般不伴恶心、呕吐。常有情感淡漠、意识模糊和行为异常。第三期的结核性脑膜炎患者常可出现局灶性神经症状和体征，30%以上的患者可出现单侧或双侧的脑神经麻痹，以第 VI 对脑神经（展神经）最多见，其次是第 III、IV、VII 对脑神经，偶亦可累及第 II、VIII、IX、XI、XII 对脑神经。由于大脑血管病变的存在，可出现大脑中动脉主干或内侧豆纹动脉、丘脑穿支动脉的闭塞而出现肢体偏瘫、抽搐、偏侧投掷动作、舞动等症状，亦可出现肌阵挛和小脑共济失调等症状。这些症状和脑血管并发症，儿童结核性脑膜炎患者较成年人结核性脑膜炎病者更为多见。第三期脑膜炎患者常可出现颅内压升高，眼底检查可见明显眼底视视神经盘水肿，脉络膜层黄色的结核结节，边缘不清，在粟粒性肺结核患者中多见，其他病例较少见，少于10%。

（四）实验室检查

周围血液的常规检查显示，白细胞数正常或有轻度升高。血液生化检查亦无临床意义。若伴严重恶心、呕吐者可能出现低钠、低氯等电解质失衡改变。

1. 脑脊液检查　脑脊液检查是结核性脑膜炎的主要实验室指标。腰椎穿刺可见脑脊液压力升高，50%以上的成年人或70%的儿童结核性脑膜炎病者均有不同程度的压力升高。

脑脊液常规检查显示无色，清（晚期病者可黄变），细胞数增多，一般为（$10 \times 10^7 \sim 20 \times 10^7$）/L，最高可达（$300 \times 10^7 \sim 400 \times 10^7$）/L，在早期急性发作阶段，中性粒细胞数增高，随着病程 $1 \sim 2$ 周的发展后，中性粒细胞数逐步减少，而淋巴细胞逐步成为主要细胞。

（1）脑脊液的生化检查：生化检查可见糖的含量降低，平均在 2.0mmol/L 左右，严重病者可以降低至 $0.5 \sim 1.0$mmol/L 以下。脑脊液中糖含量的高低与脑膜炎症的活动程度有关，脑脊液中结核杆菌培养阳性的糖含量远比培养阴性者为低。因此，脑脊液中糖含量的变化亦可用作疾病发展过程的重要指标之一。结核性脑膜炎患者脑脊液中的蛋白质含量增高，平均均 $1.5 \sim 20$g/L，早期增高可能不明显，随着疾病发展，特别是第三期结核性脑膜炎病者，蛋白可以进一步升高，甚至可达 $10.0 \sim 20.0$g/L，此时极易引起椎管阻塞和脑膜粘连。脑脊液中结核杆菌培养阳性与否与脑脊液中蛋白含量的高低没有关系。脑脊液的氯化物含量降低，但在诊断与鉴别诊断中的意义较低。脑脊液中氯化物的降低可见于严重水盐代谢紊乱和结核性脑膜炎的晚期，因此氯化物含量的过分降低亦可作为本病预后的重要指标之一。

（2）免疫学检查：免疫学检查包括皮肤结核菌素试验和脑脊液抗结核免疫学检查。

1）皮肤结核菌素试验：取结核菌素蛋白 1 ：10 000 或 1 ：5000 的浓度，于前臂内侧皮内注射形成皮丘，观察 48h，若皮丘周边发红形成大约 1.0cm 直径的红色皮丘为阳性。结核菌素皮内试验阳性者提示有结核感染，但不提示结核性脑膜炎的诊断。近年来，由于病者常常应用皮质固醇类激素，因此，结核菌素皮内试验常为阴性结果。

2）免疫酶联（ELISA）法检测脑脊液中抗结核抗体：应用结核杆菌蛋白或结核菌素为抗原包被，以免疫酶联技术测定血清和脑脊液中的抗结核杆菌的抗体滴度，当脑脊液中的抗体光密度（OD）值大于血清中的光密度值时，具有诊断意义。

3）免疫酶点（Elispot）：系指应用结核菌蛋白或结核菌包膜蛋白为抗原，包被硝酸纤维膜板，取患者脑脊液，分离脑脊液中的淋巴细胞，1000 个/ml 以上，在培养基中加于硝酸纤维膜板上培养 24h，洗去淋巴细胞后按免疫酶联方法操作步骤和显色。若见到棕红色的免疫斑点则为阳性。每个斑点提示一个抗结核的抗体分泌细胞，可为结核性脑膜炎提供特异的诊断依据。其特异性在 90% 以上。值得指出的是所有的免疫学检查均需脑脊液检查才有诊断意义。

（3）聚合酶链反应（PCR）：检测脑脊液中分枝杆菌的 DNA 片段。该方法是灵敏度最高的检测方法。但是，由于灵敏度高、特异性差、污染率高等缺陷，缺乏特异性而没有诊断价值。国内已被叫停。

（4）新检查法：结核病性脑膜炎的新诊断方法很多，包括：①溴化物通过血脑屏障的时间，方法为应用口服或静脉给于溴化胺，$1 \sim 2$d 后，血和脑脊液中浓度相近（γ 分析法），以 $\leqslant 1.6$ 作为结核性脑膜炎的诊断依据，敏感性和特异性约为 90%。假阳性可见于单纯疱疹感染以及其他病毒性脑炎、李司菌脑膜脑炎和中枢神经系统淋巴瘤。另外，神经梅毒也可出现溴化物的血/脑脊液比率降低，因此，该试验不能够区别结脑和神经梅毒。②生物化学法，检测脑脊液中腺苷脱氨酶（ADA）评估结脑患者宿主反应的一种新的生物化学方法。这种酶与人的 T 淋巴细胞相关，在全身感染时，可以引起细胞介导的免疫反应，从而使血中 ADA 浓度升高，如果胸水、腹水或滑膜腔液被感染，其中的 ADA 浓度也可升高。

结核病性脑膜炎的实验室检查方法繁多，其中最肯定的方法仍以脑脊液的结核培养最具特征意义。但是由于该方法的阳性率太低，较好的实验中，阳性率亦仅 25% 左右，而且耗时长，一般需在 $3 \sim 4$ 周后方有结果。如此缓慢的实验室检查缺少临床指导意义。结核性脑膜炎的诊所有诊断方法，包括最新的方法都应密切结合临床。

2. 影像学检查　常用的检查有胸部 X 片及头颅 CT 和头颅 MRI 检查。

（1）胸片：X 胸片有无异常与患者的年龄有关。有 25%～50% 的成人患者可见近期或陈旧性结核病灶。胸片检查不能用于结核性脑膜炎的诊断。

（2）头颅 CT 和 MRI：在病程早期，约 75% 的 CT 扫描有异常发现，可看到脑实质、脑血管和脑膜病变，随着病程的发展，这一比例逐步增高。在不增强状态下，CT 平扫可以发现脑积水造成的脑室扩张和由于室管膜结核渗出物形成的脑室旁软化灶，低密度缺血性脑梗死。CT 增强后可见脑膜炎增强，最常见于蛛网膜下腔基底池、大脑侧裂及脑干周围。钆增强的 MRI 发现结脑患者的异常要比 CT 扫描更敏感。在 MRI 成像中，可出现脑神经增粗，颅底结核渗出物增强，在渗出物覆盖下可出现大范围的脑实质损害。MRI 检查可以发现血管狭窄和受累动脉的血管瘤形成。或动脉梗塞所致的脑内软化灶。

（五）诊断与鉴别诊断

结核性脑膜炎的诊断主要依赖于：①典型的临床表现，如低热、头痛、呕吐、项强、凯尔尼格征阳性等脑膜刺激症状。②特殊的脑脊液检查结果，表现为中度白细胞增高，生化检查提示糖、氯化物降低，蛋白质增高。典型病例诊断不难，但治疗不完全的化脓性脑膜炎、真菌性脑膜炎、癌性脑膜炎等均需予以鉴别。脑脊液的改变常为鉴别诊断的主要依据。

（六）治疗

自从应用链霉素治疗结核性脑膜炎以来，结核性脑膜炎病者的死亡率已有明显降低，虽然最佳的治疗方案尚未统一，用药剂量、疗程和给药途径等仍有各家的独立经验，但在抗痨药物选择等方面，仍然大同小异。

1. 药物的选择

（1）一线药物

1）异烟肼（isoniazld，INH）：自 1952 年，INH 被引入临床后，很快成为治疗各种结核感染的核心药物。它可抑制结核杆菌 DND 合成，破坏菌体内酶活性，干扰分枝菌酸合成，对细胞内外、静止期或生长期的结核菌均有杀菌作用。最低抑菌浓度（MIC）0.025～0.05μg/ml。儿童患者推荐的口服剂量是每日 10mg/kg，成人可以 0.3～0.4g/d 顿服。口服经胃肠道迅速吸收，1～2h 后，血药浓度可达 3～5μg/ml，广泛分布于组织和体液，易透过血脑屏障，在结核性脑膜炎患者，脑脊液浓度可达血药浓度的 90%。INH 杀菌力与细菌活力成正比，对生长繁殖状态的细菌作用最强。INH 既可口服也可胃肠外给药，半减期限为 0.5～1.0h，大部分的乙酰异烟肼在 24h 内由尿排泄。单独应用易产生耐药性。不良反应以肝脏毒性最常见，可以表现为无症状性转氨酶升高到急性肝坏死；在常用剂量下，偶有周围神经炎、精神症状、诱发癫痫甚至昏迷等不良反应。对易发生周围神经炎的患者，如糖尿病、尿毒症、慢性酒精中毒、营养不良等肺结核患者可并用维生素 B_6 100～200mg/d。对妊娠、癫痫患者也可并用维生素 B_6，剂量酌情选择。INH 与苯妥英钠之间存在互相增加药物血浓度的影响。当两药同服时，须监测苯妥英钠血浓度水平，必要时减少用量。

2）利福平（rifampin，RFP）：它与菌体 RNA 聚合酶结合，干扰 DNA 和蛋白质的合成而灭菌。对细胞内外结核菌有同样的杀菌作用，特别对半休眠状态、偶有突发生长的细菌最为有效。利福平口服吸收较好，也可静脉给药，甚至对重症结核性脑膜炎患者可以通过 Om-maya 留置器给药。儿童剂量为 10~20mg/（kg·d），成人剂量为每日 10mg/kg，最大不超过每日 600mg，晨起饭前 1h 空腹顿服，1.5~3h 后血药峰浓度可达 7μg/ml，但个体差异较大，有效浓度维持 8~12h。对中枢神经系统结核患者不需调整剂量。利福平可以广泛分布于组织和体液，部分透过炎症脑膜，脑脊液中的浓度可以超过 0.1mg/ml，但峰浓度很少超过 1μg/ml。随着炎症的消退，脑脊液中的浓度越来越低。半减期为 2.5~3.0h，代谢产物 60% 由粪便排出，18%~30% 有尿液排泄，泪液、汗液及其他体液中也可排出，尿可呈橘红色。单药治疗易在短期内产生耐药性。耐 RFP 菌致病力可有不同程度的下降。利福平的不良反应较少见，可有肝肾功能损害和血液系统毒性，间歇性用药的患者可出现流感综合征和超敏反应。消化道反应较常见，一般不影响继续用药。

3）吡嗪酰胺（pyrazinamide，PZA）：破坏菌体内酶活性，干扰菌体需氧电子运输系统，在酸性环境下对细胞内结核菌具有杀灭作用，特别对半休眠状态的菌群更有效。口服 1.0g PZA 后，血药浓度可达 45μg/ml。目前推荐剂量为每日 25~35mg/kg，分 3 次口服。口服在胃肠道内几乎全部被吸收。2h 后达高峰浓度，迅速分布到各组织与体液中，并可自由透过血脑屏障。半减期 9h，主要自尿液排出。单药治疗极易产生耐药性。肝脏毒性较多见，偶尔引起高尿酸血症和关节疼痛。过敏反应较少见。

4）乙胺丁醇（ethambutal，EMB）：乙胺丁醇是一种结核杆菌抑制剂，它可抑制细菌 RNA 合成，阻碍核酸合成，干扰脂类代谢，与其他抗结核药物合用能防止耐药菌产生。在药物敏感试验中，约有 70% 的结核分枝杆菌可被 1μg/ml 的 EMB 抑制，其余的也可被 5μg/ml 的 EMB 抑制。给药 25mg/kg，峰药血浓度可达 1~8μg/ml，平均为 4μg/ml；给药 15mg/kg，平均血药浓度为 1.8~1.9μg/ml。经胃肠道吸收良好，其口服剂量为每日 15~25mg/kg，成人 750~1000mg/d 顿服或分次服用，4h 达峰血浓度，半减期 4h。24h 内大部分以原形由肾排泄。脑膜炎症时，脑脊液浓度可达同期血药浓度的 10%~50%，大多超过 1μg/ml；脑膜正常时，EMB 难以进入脑脊液。忌与利尿剂配伍，碱性药物能降低药效。单药治疗产生耐药速度缓慢。若剂量偏大，约有 5% 的患者出现球后视神经炎，表现为视物不清、辨色力差，或视野狭窄。常用剂量的球后视神经炎的发生率一般 <1%，在肾功能不全者发生率增高，停药后视神经损害可恢复。过敏反应极少见。

5）链霉素（streptomycin，SM）：尽管链霉素在很大程度上已被更有效、毒性更低的药物取代，但它在结核性脑膜炎的治疗中仍占有一定的地位。它可干扰菌体蛋白质合成和需氧电子运输系统而杀灭或抑制结核菌生长，在碱性的条件下为细胞外杀菌药。链霉素经胃肠道不能吸收，必须胃肠外给药。儿童剂量为每日 20~40mg/kg，成人每日 1.0g，1.5h 达高峰血浓度。有效浓度维持 12h，主要分布在细胞外液，易渗入胸腹膜腔，也可透过胎盘进入胎儿循环，不易渗入干酪病灶和脑脊液。在脑膜炎患者，脑脊液浓度可达血药浓度的 25%。半减期 5h，大部分以原形经肾小球滤过排出。主要毒性反应为第 Ⅷ 对脑神经的不可逆损害，前庭损害比听力下降更多见。总剂量大或血药浓度过高都可引起这些毒性，成人比儿童更常见。肾脏毒性作用在肾功能不全时尤易发生。此外，尚有皮疹、发热、嗜酸细胞增多和关节痛等。在多数抗结核治疗方案中，一般均在治疗的前几周每日给链霉素，以后逐渐减至每周 2~3 次，鞘内应用链霉素亦曾是大多数抗结核治疗方案的一部分，但目前已不再主张。常用抗结核药物透过血脑屏障比较如表 6-3。

表6-3　抗结核药物对血脑屏障的通透性

药物	每日剂量 [mg/ (kg·d)]	峰浓度（μg/ml）		
		血清	CSF（正常脑膜）	CSF（炎性脑膜）
异烟肼	5～10	3.0～5.0	0.6～1.6	2.0～3.2
利福平	10～20	0.4～12.0	0	0.4～1.0
乙胺丁醇	15～25	1.0～7.7	0	0.5～2.5
吡嗪酰胺	25～30	35～50	30	30～50
链霉素	15～40	25～50	一过性	2～9

（2）二线药物：1991年WHO制订抗痨的二线药物为环丝氨酸、乙硫异烟胺、卡那霉素、卷曲霉素、对氨基水杨酸、氨硫脲。二线药物为抑菌药，主要用以防止结核菌耐药性的产生。这些药物对血脑屏障的通透性差异较大。对氨基水杨酸（PAS）曾被广泛用于结核性脑膜炎的治疗，但脑膜没有炎症时不能达到有效的脑脊液浓度；乙硫异烟胺在脑膜正常或有炎症时，其脑脊液浓度都可接近血药浓度；环丝氨酸也有较好的通透性，但由于其严重的神经系统毒性，限制了它在中枢神经系统感染中的应用；卡那霉素（KM）和阿米卡星都具有抗分枝杆菌作用，在脑膜正常时，脑脊液中药物浓度很低，当脑膜有炎症时，脑脊液药物浓度可轻度升高。另外，在喹诺酮类药物中，氧氟沙星最易透过血脑屏障，其脑脊液浓度可达血药浓度的70%，甚至更高。

2. 治疗方案

（1）国外经验：结核性脑膜炎的治疗方案是从其他形式结核的治疗方案演化而来。INH和RFP是治疗方案中的主要药物。INH和RFP联用9个月已可有效治疗非中枢神经系统结核病，但对中枢神经系统感染，大多数医师主张应加用其他抗结核药物。由于PZA的血脑屏障通透性好，所以结核性脑膜炎治疗方案中多含PZA。对儿童结脑患者，可先给予INH、RFP和PZA联用2个月，再继用INH和RFP 4个月，疗效较好。目前，WHO推荐结核性脑膜炎治疗方案为：联合应用INH、RFP、PZA和EMB 2个月后，对成人患者继用INH和RFP 4个月，儿童患者则继用INH和RFP 10个月，在维持治疗的前2个月，可每2～3周加用SM或EMB。

（2）国内方案：我国学者主张联合应用INH、RFP、PZA和SM。①INH：以往应用INH 0.6g/d，但疗效欠佳。由于中国人有80%属INH快代谢型，而快代谢型的血及脑脊液药物浓度仅为慢代谢型的20%～50%，因此为提高脑脊液中的药物浓度需增加INH量至1.2g/d［儿童为20～25mg/ (kg·d)］，在起始的1～3个月内静滴，病情稳定后改口服；3个月后减为0.9g/d，6个月后0.6g/d，1年后0.4g/d，直至治疗满2年后停药。由于用量较大，可分为每日2次给药，并密切随访肝功能。②RFP：0.45g/d晨起饭前1h空腹顿服，应用9～18个月，密切随访肝脏功能。③PZA：1.5g/d，分3次口服，若有关节酸痛等症状时减量或暂停，疗程3～4个月。④SM：0.75/d，肌内注射，1个月后改为隔日肌注，疗程长短依个体差异而定，凡发现眩晕、头晕，快速转动后出现恶心、呕吐时应立即停药。若无以上明显的不良反应，应连续应用，总量达到60～90g为止。

（3）耐药性结核性脑膜炎的治疗：由于抗结核治疗的不规范和数十年结核杆菌的变异，结核性脑膜炎的耐药患者日趋常见。广大临床医师数十年来的经验已经有了一个比较一致的共识。目前，对耐药菌所致的结核性脑膜炎的治疗方案是：联合4种一线的抗结核杀菌药物，包括 INH、RFP、PZA 和 SM。当药物敏感度报告后，可加用 EMB。至少应用两种敏感药物持续治疗18～24个月。在治疗结核性脑膜炎的病程中，常常可发现在刚开始应用抗结核药物时，脑脊液中的生化指标反见恶化，而原来结核杆菌阴性的反而可见阳性，脑脊液蛋白质含量亦可见增高。反之，经积极抗结核治疗，而脑脊液的生化指标没有改变者，往往结核性脑膜炎的诊断值得怀疑。颅内结核瘤的治疗也可见类似的反应，在抗结核治疗过程中，在结核瘤消失之前可有暂时增大的现象。在抗结核治疗过程中，临床症状改善较慢，患者体重增加和一般状况改善常为病情恢复的早期表现，体温降低往往见于持续治疗一个月或更长的时间之后。INH 治疗的结核性脑膜炎患者，脑脊液中糖含量的升高、淋巴细胞数的降低常为最早的治疗反应，蛋白质的降低随其之后。整个治疗过程和恢复，大约需要6个月，甚至更长的时间。

3. 辅助治疗

（1）肾上腺皮质激素：尽管皮质固醇类激素的应用与抗结核治疗的基础理论不符，但长期以来仍然主张应用，但它在抗结核性脑膜炎治疗中的地位仍不清楚，结论亦有有效、无效和更坏的说法，但是多数学者仍主张结核性脑膜炎患者应用皮质固醇类激素。目前主张口服泼尼松 1mg/（kg·d），一个月内逐步减量并停药，不主张鞘内注射。推荐指征如下：①病期：结核性脑膜炎第2、第3期，有或部分椎管阻塞的患者。②剂量：成人，泼尼松 1mg/（kg·d），或地塞米松 10～20mg/d 分次给予；儿童，地塞米松 0.3～0.6mg/（kg·d）。③用药时间：持续3～6周，此后在2～4周内逐步停用。

（2）脱水剂：由于颅内压的增高，常需降压治疗。常用的药物有：①20% 甘露醇 125～250ml 静脉滴注，每日2～3次，应注意肾功能改变。②10% 甘油果糖 250ml 静脉滴注，每日2～3次。③七叶皂苷钠静脉滴注。

（3）抗癫痫药物：结核性脑膜炎患者常可继发癫痫发作。由于抗结核药物的 INH 的大量应用，抽搐发作颇为多见。服用 INH 者应加用大剂量维生素 B_6，并可选用卡马西平 0.1g，每日2～3次；或丙戊酸钠 0.2g，每日3～4次。

4. 手术治疗　结核性脑膜炎第3期病者，常继发颅底粘连和阻塞性或交通性脑积水，此时应作手术治疗。常用的方法有：①脑室引流：适用于急性颅内压增高，而颅内结核病灶没有很好控制之时，可作脑室引流；②脑室－颈静脉或脑室－心房引流：适用于脑内病灶稳定，没有活动性病灶，以 Omaya 手术，作脑脊液分流。

5. 后遗症的治疗　结核性脑膜炎的后遗症主要有两大方面，即广泛性脑功能损害而致的精神、认知功能障碍和继发性神经功能损伤。儿童结核性脑膜炎，特别是2岁之前发生的结核性脑膜炎患者残留后遗症较重，常表现为认知障碍和精神症状。神经损伤主要表现有：①脑神经麻痹，第Ⅵ对脑神经损伤最为多见，治愈以后残留内斜视；②偏瘫，常由结核性脑膜炎累及脑血管后产生的脑梗死所致；③脊蛛网膜炎，由结核性脑膜炎累及脊蛛网膜炎，粘连而引起椎管阻塞，脊髓压迫而产生痉挛性截瘫和排尿功能障碍；④癫痫，50% 的结核性脑膜炎患者可以出现癫痫发作。所有结核性脑膜炎的后遗症状均应作相应的症状治疗。

四、真菌性脑膜炎

真菌性脑膜炎是由真菌侵犯脑膜所引起的炎症，常与脑实质感染同时存在，属于深部真菌病。随着抗生素、激素、免疫抑制剂，特别是器官移植后的大剂量和长期应用，艾滋病的发病增加以及家庭饲养动物的增多等因素的影响，中枢神经系统真菌感染的发病率有增加趋势。引起中枢神经系统真菌感染的有致病性真菌和条件致病菌。前者有新型隐球菌、环孢子菌、皮炎芽生菌、副球孢子菌、申克孢子丝菌、荚膜组织胞浆菌等；后者有念珠菌、曲霉菌、接合菌、毛孢子菌属等。

（一）病因

真菌是本病的病原，不同的真菌类型，临床特征各有差异：①隐球菌（cryptococcus）：有 17 种和 7 个变异种，其中仅新型隐球菌及其变异型具有致病性。该菌存在于土壤及鸽粪中，鸽子是最重要的传染源。鸽粪进入土壤，干燥后引起尘土飞扬，含有新型隐球菌的泥土颗粒及干燥的真菌颗粒（直径约为 1mm 的隐球菌），随呼吸进入肺泡，并在体内迅速形成荚膜。有荚膜的新型隐球菌具有致病性和免疫原性，并与机体发生免疫反应，当存在机体抵抗力降低，免疫功能受抑制或头部外伤等条件时，将发生中枢神经系统感染。②念珠菌（candida）：属小圆酵母菌，以出芽繁殖。它广泛存在于自然界，特别是奶制品、水果、蔬菜中，属人类正常菌群之一。念珠菌中的白色念珠菌是中枢神经系统感染中最常见的菌种，约占念珠菌中枢神经系统感染的 90% 左右。少见的念珠菌还有热带念珠菌、吉利菜念珠菌和星状念珠菌。念珠菌感染仅发生于长期应用广谱抗生素、恶性肿瘤化疗、长期应用皮质固醇类激素、糖尿病、药物依赖或艾滋病等免疫抑制状态的患者，不发生于正常健康人群。③曲霉菌（asporgilllosis）：属曲霉属，它广泛分布于自然界、土壤、植物、空气，正常人的面颊、趾间和外耳道，属条件致病菌。曲霉菌有 200 多种，其中约有 9 种可引起中枢神经系统感染，它们是烟曲霉、白色曲霉、黄曲霉、米曲霉、灰绿曲霉、杂色曲霉、土曲霉、萨氏曲霉等。其中烟曲霉和黄曲霉是引起人类曲霉菌感染的主要病原体。④球孢子菌（coccidioidomyces immitis）：是具有高度传染的双相型真菌，它可以原发感染，亦可继发感染。原发感染以肺部感染为最多见，其次为皮肤。该病症状一般均较轻，病程短，而且自愈。少数病者由于抵抗力降低，或因吸入大量球孢子菌，则出现较重的肺部症状，而且可以播散到脑膜、皮肤及骨骼。脑膜感染约占球孢子菌病的 30% 强。⑤荚膜组织胞浆菌（histoplasma capsulatum）：该菌种分布于全世界，但以北美洲较多，且为该地区的一种流行病。我国于 1955 年首先在广州发现。该菌存在于土壤中，人体由吸入含有该真菌的尘土而致病。因此，原发病变为肺部感染，仅 10%~25% 的患者出现中枢神经系统感染。⑥皮炎芽生菌（blastomyces dermatsdcs）：属双相型真菌，它存在于土壤或腐木之中，经呼吸道吸入肺部或皮肤而致病。主要流行于北美洲、非洲，我国亦有报道。⑦副球孢子菌（paracoccidioides brasiliensis）：属双相型真菌。存在于土壤和植物中。经呼吸道传播。主要流行于南美洲，以巴西和阿根廷为多见。上述所有真菌感染均以免疫功能低下状态下多见，但不同真菌的易感人群亦有所不同。

（二）发病机制

新型隐球菌脑膜炎，致病菌为新型隐球菌及其变异型，极易侵入中枢神经，传染途径为：①呼吸道吸入，导致肺部感染；②消化道途径，经食物摄入，但尚无证据证明；③皮肤感染，系由皮肤性隐球菌病后发生。然而，隐球菌进入人体不一定能发生中枢性隐球菌病。

隐球菌性中枢性感染机制为：干燥的隐球菌颗粒仅为 1μm 大小，土壤及鸽粪中的隐球菌随尘被吸入呼吸道，能直接进入肺泡，在体内后很快形成荚膜，并具有致病性。隐球菌的荚膜（多糖物质）是主要的致病因子，它作为一种特异抗原，引起机体的一系列细胞免疫反应和体液免疫反应。当机体抵抗能力降低，特别是艾滋病或抗肿瘤化疗后的细胞免疫反应能力降低时，抗原的反应能力降低，荚膜性隐球菌即可在体内繁殖和增长，并通过血-脑屏障而进入中枢神经系统，发生脑膜炎、脑膜脑炎。

念珠菌为小圆酵母菌，依赖出芽繁殖。它广泛存在于自然界，但致病机制较为复杂。一般说，可归为三方面因素：①机体免疫功能降低，特别是中性粒细胞减少和 T 细胞（CD_4^+ 阳性）的降低，如 AIDS 病或肿瘤化疗后的患者；②菌体的变化，念珠菌在体外是小圆酵母菌，不易致病，但在体内呈丝状生存，丝状菌体易被吞噬而增加致病性；③医源性条件，例如长期抗肿瘤化疗，大剂量长期抗菌或激素应用，长期置入性导管（静脉导管、脑室引流管等）。在上述三种条件下，念珠菌侵入中枢神经系统，侵犯血管，并累及脑组织，引起中枢神经血管炎、血栓形成和脑膜炎、脑膜脑炎等。

曲霉菌的孢子可由呼吸道吸入引起原发性肺部感染。中枢神经曲霉菌病常为血源感染，经血液循环进入中枢神经系统。在肺曲霉菌中约 13% ~16% 并发曲霉菌病。散发性曲霉菌患者 40% ~60% 累及脑部。曲霉菌侵入中枢神经系统后可引起慢性炎症、实质性脑脓肿、肉芽肿和脑膜炎；侵犯脑血管而产生血管炎和继发性脑梗死。

其他真菌均属少见的真菌神经系统感染。①球孢子菌病具有高度传染性，多数为肺部感染，或由肺部感染基础上继发脑膜炎。在肺外球孢子菌中，1/3 的患者出现真菌性脑膜炎。②荚膜组织胞浆菌病，经肺部感染后约有 10% ~25% 的机会出现中枢神经系统感染。③表皮炎症芽生菌一般为皮肤感染，机体抵抗力降低时也可侵入中枢神经系统，其发生率约 6% ~33%。

（三）临床表现

真菌性中枢神经系统感染属于一种亚急性或慢性的中枢神经系统感染，临床表现以慢性中枢神经系统感染为多见，但亦随真菌感染类型而异。

1. 隐球菌性中枢感染　隐球菌性中枢感染的临床表现可分为脑膜炎、脑膜脑炎、脑脓肿或脑和脑膜肉芽肿等，以脑膜炎表现为最多见。脑膜炎患者起病隐匿，表现为阵发性头痛，此后逐步变为持续性，并日益加重。极少数患者起病不清，表现为突然发作，剧烈头痛，眩晕，呕吐，或抽搐发作。多数病者除头痛、呕吐外，伴有发热，热度不高，在 38℃ 左右，偶可达 40℃，但亦有少数病例不伴发热。体格检查可有颈项强直、凯尔尼格征阳性；眼底检查可见眼底乳头水肿、渗出和出血。晚期患者可因颅底粘连而出现脑神经麻痹（面瘫，眼球运动受限，双侧内斜视）和失明以及交通性脑积水。在脑膜炎基础上，隐球菌感染沿血管进入脑实质后可引起脑内小脓肿，弥漫性脑病而出现意识障碍或癫痫发作。当沿血管发展而出现血管闭塞时可发生脑血栓形成而出现偏瘫的抽搐发作。若隐球菌沿血管进入脑实质，而临床抗真菌治疗比较晚或不彻底则可形成隐球菌性肉芽肿，临床表现为颅内占位病变。其症状依病变所在的解剖部位而出现神经症状，如偏瘫、抽搐、精神症状或共济失调等。

隐球菌性脑膜炎、脑膜脑炎是所有真菌性神经系统感染中最常见的临床类型，若能及时诊断和积极治疗，多数患者可以成活。若不能及时诊断，多数患者可因继发颅底粘连和脑实质感染而致隐球菌性脑炎，导致长期意识障碍或继发脑疝而死亡。

2. 念珠菌性脑膜炎　较少见。见于儿童，免疫功能低下，或长期应用抗菌药物治疗，或长期应用免疫抑制剂而并发。临床表现为低热、头痛、畏光、颈项强直、嗜睡或意识不清。当形成脓肿时，表现为颅内占位病变的症状和体征。当累及血管引起血管炎和脑梗死时产生脑卒中的临床病态和体征。念珠菌的中枢感染者常有颅外多部位的念珠菌感染，如鹅口疮、念珠菌性尿路感染和支气管感染等。严重者可在中枢念珠菌病的同时并发念珠菌性败血症。念珠菌中枢感染者多数预后不良。

3. 中枢神经曲霉菌病 很少见。多数患者均为头面邻近器官曲霉菌病的延续，如耳、鼻、副鼻窦等部位的曲霉菌感染后直接蔓延，亦可见于肺部曲霉菌感染后，经血行播散侵犯颅内。曲霉菌进入颅内后根据累及的部位出现相应临床症状和体征。脑膜炎、脑膜血管病、慢性颅内肉芽肿均有可能，但共同的特点往往是头痛、恶心、呕吐，但发热不明显。累及脑动脉后可能继发脑血管炎、脑梗死，出现神经系统定位的症状和体征。脑曲霉菌患者常并发颅外的曲霉菌感染，如肺曲霉菌病而出现咳嗽、哮喘、胸痛、咯血和呼吸困难等。脑曲霉菌患者90%以上均并发有颅外曲霉菌病的存在。

各种真菌侵入中枢神经系统所产生的临床症状有其共性，亦有其各自的特性。一般说，共同的症状有颈强直等脑膜刺激症状、弥漫性精神症状、癫痫或局灶性症状。

（四）实验室检查

1. 血液检查 中枢神经真菌感染者常规血液检查多数正常，白细胞数正常或有轻度升高。血清学检查特别是隐球菌性脑膜炎患者，血清乳胶试验，其敏感性和特异性均达90%以上。但是，类风湿病、红斑狼疮、肿瘤或其他慢性脑膜炎，血清乳胶试验亦可能出现阳性，应当注意。真菌抗原检测，特别是在机体抵抗力降低或肿瘤化疗或患艾滋病等患者，血液中亦可检测到真菌的存在。

2. 脑脊液检查

（1）生化常规：特别是隐球菌感染时，脑脊液压力明显增高，多数人在200mmH$_2$O以上或达300mmH$_2$O以上。脑脊液外观清，透明或微混，细胞数增多，以单核细胞为主，细胞数（$10 \times 10^7 \sim 15 \times 10^7$）/L。脑脊液蛋白含量轻度增高，为0.5～1.0g/L，晚期伴颅底粘连时可高达或超过1.0g/L。脑脊液的糖含量往往降低，其降低程度较结核性脑膜炎、化脓性脑膜炎、癌性脑膜炎为轻，多数人为2.0～2.5mmol/L，极少降低至1.0mmol/L以下。应当注意的是，在长期应用免疫抑制剂或长期应用激素治疗的患者继发隐球菌感染时，脑脊液的细胞数可能很低或正常。亦有少数隐球菌性脑病患者仅表现为慢性脑膜炎，出现中性粒细胞增多。

（2）脑脊液病原学检测：真菌感染的直接证据是在脑脊液中找到病原菌。常用的方法有：①脑脊液墨汁涂片直接找真菌。该方法简便。取脑脊液3～5ml，离心（1000rpm）后取沉渣1滴加于玻璃片上，即加等量印度墨汁涂色后镜检。此方法可在70%的隐球菌性脑膜炎患者中找到阳性结果，其中90%的患者可在一次中得到阳性结果。但由于技术原因，人工镜检亦可出现误诊。②脑脊液培养，从脑脊液中直接培养出真菌是中枢神经真菌的金标准。取2～3ml脑脊液直接注入培养皿中进行培养，可以提高培养的阳性率。隐球菌性脑膜炎的阳性率为75%左右，若将脑脊液离心后再直接倒入培养基中培养其阳性率可以增加。一般的培养周期为2～10d。③脑或脑膜组织活组织检查。除隐球菌外，念珠菌和曲霉菌等感染，常难在脑膜炎的脑脊液培养中找到病原，因此，脑组织活检和脑膜的活检，从病理切片中找到真菌，或取脑组织、脑膜等组织进行培养予以确诊。

3. 影像学检查 头颅CT或MRI常无明确病灶，仅表现脑实质水肿，脑室受压等。在脑实质中可见不均匀的低密度病灶，病灶分布于大脑皮质、基底节和丘脑。脑实质中亦可见到等密度或低密度的阴影，病灶在 0.5cm 左右，大则 1.0cm 左右，单发或多发。病灶一般为组织坏死或脓肿形成，若作增强 MRI 检查则可见病灶周围增强。头颅 MRI 检查还可显示局灶性改变：①颅内结节或脓肿形成，见颅内片状低密度区或小结节，环形强化病灶相互融合形成脓肿，形成占位病变压迫邻近组织。②脑室扩大，皮质受压变薄，继发交通性脑积水。慢性病程者还可以有脑膜增厚和蛛网膜囊肿，出现假性占位病变。③脑梗死样改变，见于继发性血管病变、血管炎性闭塞，引起相应血管供应区的低信号。④肉芽肿性改变，MRI提示炎性占位病变，可有增强改变，但占位效应不明显。

（五）诊断与鉴别诊断

中枢神经系统真菌感染的诊断主要依赖于慢性起病的病史。临床有脑膜刺激症状和脑脊液中中等数量的细胞数增多，蛋白增高和糖降低的特征改变。它的确诊有赖于实验室的病原诊断，包括真菌涂片、培养以及特异性抗原的免疫学检测结果。真菌的神经系统感染，没有特征性，仅表现慢性或亚急性起病的头痛、发热、颈项强硬等一般性慢性脑膜炎的症状和体征，甚至病程长达数年以上。因此，临床上当遇到下列情况时均应特别注意真菌性感染的可能，并作详细的真菌检查：①临床拟诊为结核性脑膜炎，治疗不满意；②临床拟诊为颅内压增高，原因不明，影像学显示有交通性脑积水表现者；③临床或头颅影像学显示有颅内占位病变，并且伴有发热者；④慢性消耗性疾病，恶性肿瘤或长期使用免疫抑制剂、皮质固醇类激素而出现头痛、发热、颈项强直者。

脑脊液的检查和临床表现是中枢神经系统感染中最常见的诊断和鉴别诊断手段，因此必要和重复的腰椎穿刺检查对脑脊液中的细胞、糖、蛋白质和氯化物分析，肿瘤细胞寻找和真菌涂片、培养等均为十分必要。用于临床诊断的脑脊液分析比较可见表 6 - 4。

表 6 - 4 隐球菌脑膜炎、结核性脑膜炎、脑膜癌病的鉴别诊断

	隐球菌脑膜炎	结核性脑膜炎	脑膜癌病
病原菌	新型隐球菌	结核杆菌	无
起病	慢性或亚急性	亚急性	慢性
发热	早期不明显，以后多不规则	病程中较早出现发热	多无发热
脑神经受累	视神经受累或视乳头水肿	视乳头水肿少见，展神经受累多见	以展神经受累多见
脑脊液细胞数	轻、中度升高，$200 \times 10^6/L$ 以下多见	中度升高，$(200 \sim 500) \times 10^6/L$ 以下多见	正常或轻度升高
糖	明显减低	多数在 $(200 \sim 400)$ g/L	一般为正常（脑膜癌中亦可见显著降低）
蛋白	轻、中度升高	明显增高	一般正常
氯化物	减低	减低	正常
涂片查菌	新型隐球菌	结核杆菌	无
隐球菌抗原检测	阳性	阴性	阴性
脑电图	弥漫型异常	弥漫型异常	多有定位性改变
头颅 CT 与 MRI	无特异性改变	无特异性改变	可有特殊改变

（六）治疗

中枢神经真菌感染的治疗包括病原治疗和对症治疗两方面。

1. 抗真菌治疗 抗真菌治疗是真菌性中枢神经病治疗能否有效与患者预后直接相关的治疗。目前用于临床的主要抗菌药物有下列数种。

（1）两性霉素 B（amphotericin B，AMB）：为深部真菌病首选药物，几乎对所有真菌均有活性，本品的作用机制为药物与敏感真菌细胞上的固醇结合，损伤细胞膜的通透性，导致细胞主要物质如钾离子、核苷酸和氨基酸等外漏，从而影响了细胞的正常代谢而抑制其生长。口服本品后肠道吸收少且不稳定。蛋白结合率为 91%～95%。本品开始时每日静滴 1～5mg，逐渐增至每日 0.65mg/kg 时血药峰浓度为 2～4mg/L，半减期 24h。在体内经肾脏缓慢排出，每日约有 2%～5% 以药物原形排出，7d 内自尿中排出给药的 40%，停药后药物自尿中排出至少持续 7d，在碱性尿中药物排出增多。临床应用于新型隐球菌、球孢子菌、荚膜组织胞浆菌、芽生菌、孢子丝菌、念珠菌、毛霉菌、曲菌等引起的内脏或全身感染。用法：首次 0.02～0.1mg/kg 静滴，以后每日或隔日增加 5mg，当增至每日总剂量为 0.6～0.7mg/kg 时，即可暂停增加剂量。每日最大剂量不超过 1mg/kg，为减轻不良反应，应加入 5% 或 10% 葡萄糖液 500ml 避光缓滴，并加用 1～5mg 地塞米松。总累计量 1.5～3.0g，疗程 1～3 个月。鞘内注射：应从小剂量开始，首次为 0.05～0.1mg，逐渐增至每次 0.5mg，总量 20mg 左右。鞘内给药时宜与地塞米松或琥珀酸氢化可的松同时应用，并需用脑脊液反复稀释药液，边稀释边缓慢注入以减少反应。

两性霉素 B 脂质体：是两性霉素 B 与脂质体的结合物。其突出优势在于不良反应低于两性霉素 B。两性霉素 B 脂质体较两性霉素 B 增加了对真菌细胞膜内麦角固醇的亲和力，降低了对哺乳动物细胞膜胆固醇的亲和力，从而提高了抗菌活性，而且对宿主器官的损伤大为降低。与两性霉素 B 相比，该药半衰期长（26～38h），在肝脏、脾脏和肺腑中的药物浓度高，在血浆、肾脏、淋巴结、脑组织用心脏中的浓度低，主要经网状内皮细胞系统吸收，然后到达感染灶。两性霉素 B 脂质体通过抑制中性粒细胞、巨噬细胞炎症介质的释放，因而减少高热、寒战、血栓形成等的不良反应，并且因其肾内药物浓度较两性霉素 B 低 3～8 倍，肾毒性也大大下降。

两性霉素是一种毒性很大的抗真菌药物，临床应用中应特别注意其安全性。静脉滴注中恶心、呕吐、浑身颤抖常可发生，偶有心动过速、心室颤动等心脏不良反应。应当定期检查肝、肾功能和心电图，一旦发现有重要的器官功能受损时，应当及时停药。由于频繁呕吐，应注意电解质失衡；因长期静脉给药，亦应注意静脉炎和深静脉血栓形成。

（2）氟胞嘧啶（flucytosin，5-FC）：本品对隐球菌属、念珠菌属和球拟酵母菌等具有较高抗菌活性，对着色真菌、少数曲菌属有一定抗菌活性，但对其他真菌抗菌作用均差。本品为抑菌剂，高浓度时具杀菌作用。其作用机制在于药物通过真菌细胞的渗透酶系统进入细胞内，转换为氟尿嘧啶替代尿嘧啶进入真菌的脱氧核糖核酸中，从而阻断核酸的合成。口服吸收迅速而完全，具有正常肾功能的成人，单剂口服 2g 后血药峰浓度为 30mg/L，隐球菌脑膜炎患者口服相同剂量后血药峰浓度可达 48.5mg/L，口服的生物利用度达 80% 以上。2g 单剂静脉滴注后，其血药峰浓度约为 50mg/L。药品的半减期为 3～6h，肾功能不全患者可明显延长，约有 80%～90% 的给药量以原形自尿中排出；约有 10% 的药物不吸收，随粪便排出。

临床主要用于念珠菌病、隐球菌病和其他敏感真菌所致的感染。由于本品单独应用时真菌易对其产生耐药性，故在治疗深部真菌感染或疗程较长时均宜与两性霉素 B 等抗真菌药联合应用。用法为每日 100～150mg/kg 静滴或口服，口服者分 3～4 次给药，静脉滴注者分 2～3 次给药（成人每次 2.5g 溶解于 250ml 生理盐水中）。

（3）吡咯类药物：目前此类药物较多，作用机制是通过与菌体胞膜结合，使胞浆外渗，菌体溶解死亡。常用的药物有：①氟康唑，为新型广谱抗真菌药，在治疗隐球菌及念珠菌感染中取得可靠疗效，它在治疗真菌性中枢神经系统感染中的疗效确切而不良反应少。该药血脑屏障的通透性良好，在中枢神经系统中的半衰期长，极少出现的不良反应，包括粒细胞减少、消化道症状以及严重皮损等。氟康唑单独应用易产生耐药性，宜与氟胞嘧啶或两性霉素 B 联用。②伊曲康唑，为亲脂性制剂，在脑脊液中浓度低，但在脑膜与脑组织中浓度高。有研究推测伊曲康唑能以免疫细胞为载体而直接到达感染灶。该药不良反应相对较少，常见有消化道症状、一过性肝损、低钾血症、皮疹等，患者多能耐受。③酮康唑与咪康唑，因不易渗入脑脊液，故不用于脑膜炎患者的治疗。

长期临床实践与临床研究后，目前针对隐球菌性中枢神经系统感染的治疗方案有了一些共识。抗真菌药物治疗主要有两性霉素 B 与氟胞嘧啶或其他抗真菌药物联合治疗。两性霉素的成人剂量开始为 1mg，加入 10% 葡萄糖液 250ml 内静脉缓慢滴注，滴注时间不少于 6～8h，第 2 与第 3 天各为 2mg 与 5mg，加入 500ml 葡萄糖液中静脉滴注，若无严重反应，第 4 天可将剂量增至 10mg，若仍无严重反应，则以后每日递增 5mg，一般每日达 25～40mg（最高剂量 50mg/d）即可，疗程一般需 3～4 个月，总剂量为 3～4g。对于严重隐球菌脑膜炎，经单用静脉滴注无效者或复发患者，可同时由鞘内或小脑延髓池内给药，首次剂量为 0.05～0.1mg，加地塞米松 2～5mg。注入时用脑脊液反复稀释，以免因药物刺激而导致下肢瘫痪等严重后果，以后逐次增加剂量至每次 1mg 为高限，鞘内给药一般可隔日 1 次或每周 2 次，总量以 20mg 为宜。

采用氟胞嘧啶与两性霉素 B 联合治疗隐球菌脑膜炎时具有协同作用，能增强疗效，降低复发率。氟胞嘧啶成人口服或静脉剂量为每日 5～10g，儿童每日 100～200mg/kg，分次给予。病程 3 个月以上者，疗程第 1 个月须每周检查血象及肝肾功能，以后每月复查 1 次。联合用药时两性霉素 B 的剂量可减少至 20mg/d。

两性霉素 B 尚可与利福平联用，亦具协同作用。

在隐球菌脑膜炎治疗中曾对氟康唑单独用药的疗效与联合治疗（两性霉素 B 加氟胞嘧啶）作对照，发现前者在最初数周内的治疗失败率高于后者。氟康唑剂量初为 400mg/d，后可改为 200mg/d，分 2 次给药，初用静脉滴注，病情稳定后改为口服。目前，氟康唑多在急性期与两性霉素 B 及 5－氟胞嘧啶联合用药，病情稳定后撤药，或在患者不能耐受两性霉素 B 时采用氟康唑联用 5－氟胞嘧啶或氟康唑单独用药。

抗真菌的治疗，除选择合理方案外，还须对治疗效果进行审慎的评估。一般认为除临床症状、体征完全消失外，还须每周做 1 次脑脊液涂片及培养，连续 4 次阴性，脑脊液糖含量恢复正常，以及脑脊液中抗原转阴方可停药。尽管涂片阳性并非炎症活动的指标，但是如果持续阳性且糖含量偏低或颅内压仍高，宜相应延长疗程直到脑脊液上述指标转为阴性。

中枢神经系统真菌感染的合理药物选择和联合用药的方法学很有讲究，联合应用抗真菌药物可以增强疗效而同时降低每一成分的剂量，减少了不良反应。两性霉素 B 加 5 - 氟胞嘧啶在治疗隐球菌脑膜炎中取得了显著的疗效。该两种药物联用在治疗念珠菌性脑膜炎中亦能取得疗效。

球孢子菌脑膜炎主要治疗药物为两性霉素 B。用法与隐球菌脑膜炎相同，而总剂量为 1g，可采用鞘内注射。氟康唑每日 400mg 口服，绝大多数患者可获得症状改善，而脑脊液检测指标好转则稍滞后。绝大多数球孢子菌脑膜炎不能治愈，只是抑制感染。对该菌有抑制作用的口服药物氟康唑长期治疗是控制这种难治性感染的巨大进步。球孢子菌脑膜炎的疗程难以确定，一般建议至少保持脑脊液细胞数低于 $10 \times 10^6/L$ 及糖含量正常达 1 年。脑脊液内特异性抗体水平降低亦可用于疗效评估。由于该病的复发率高，常须不定期进行抑菌治疗。

芽生菌以及孢子丝菌脑膜炎的治疗目前尚无足够的经验。个别病例以两性霉素 B 治疗后获得痊愈。中枢神经系统曲霉菌感染极难愈。在机体免疫功能好转时采用大剂量两性霉素 B 治疗有时能够获得较理想的疗效。一般建议在感染获得稳定控制后继续长期服用伊曲康唑进行抑菌治疗。

总结各种联合用药的方案，一般推荐如下列用药方案（表 6 - 5）。

表 6 - 5 抗真菌药物治疗方案

病原体	用药方案
皮炎芽生菌	AMB
粗球孢子菌	FLU TT/AMB
荚膜组织胞浆菌	AMB
副球孢子菌	AMB/TTZ
申克孢子丝菌	AMB
接合菌纲	AMB
毛球孢子菌	FLU/AMB
曲霉菌	AMB
念珠菌属	AMB/5FC
新型隐球菌	AMB/5FC FLU

注：AMB 为两性霉素 B，5FC 为 5 - 氟胞嘧啶；FLU 为氟康唑；TTZ 为酮康唑。

2. 症状治疗

（1）降低颅内压：隐球菌脑膜炎者常伴有急性颅内压增高，可在发病后 2 周内因颅内压增高，脑疝而死亡。因此急性颅内压增高的治疗十分重要。降低颅内压的药物治疗有：①20% 甘露醇 250ml 静滴，每日 2 ~ 3 次，必要时可加用地塞米松 5 ~ 10mg/d；②七叶皂苷钠静脉注射，虽然比较安全，但脱水效果没有甘露醇明显；③10% 人体清蛋白 20 ~ 40ml/d 静脉滴注，每日 1 ~ 2 次。如药物治疗仍不能改善颅内压增高而出现脑疝前综合征时应考虑脑外引流，但应严格进行头皮及引流装置、导管及手术的无菌操作，防止医院内的医源性继发感染的发生。

（2）支持疗法：由于真菌性中枢感染病者常伴严重的消耗性改变，患者消瘦、营养不良或因严重呕吐、不能进食而出现水和电解质的紊乱。因此，经常了解病者的水盐电解质平衡的维持兼顾而治，切忌强力脱水而不注意水盐平衡。

3. 特殊治疗

（1）手术切除和活组织检查：当真菌病不能证实时，可选择组织或脑膜的活组织检查。特殊类型的真菌感染，如曲霉菌病患者可选择肉芽肿或脓肿的手术切除。一般说，病灶或脓肿大于 3cm 者可作手术切除，但手术中必须完整，彻底切除之。手术前和手术后均应使用抗真菌药物。若为曲霉菌病者，一般均推荐大剂量曲康唑 16mg/（kg·d），联合应用利福平0.6g/d 或氟胞嘧啶 0.1～0.15g/（kg·d），4 次分服，连续 3 个月为 1 个疗程。每月随访肝肾功能。

（2）脑室外引流和内引流：脑室外引流适用于急性或慢性颅内压增高，有交通性脑积水，并有可能发生脑疝危险的患者。此法属救急不救病，仅适合急性期真菌病原学没有诊断时用，在手术后积极抗真菌药物治疗。外引流的时间以 1 周为宜，最长不应超过 2 周。真菌性脑膜炎晚期，在有效药物治疗的基础上，脑脊液中找不到真菌的前提下可以选择脑室内引流手术治疗。

（七）预后

隐球菌性脑膜炎者，若能早期诊断，积极应用抗真菌药物治疗，多数人预后良好，死亡率约在 10% 左右，但其他中枢神经系统真菌感染的预后总体较差。一般说，凡有下列表现的隐球菌性脑膜炎者往往预后不好：①急性起病；②长期意识障碍；③确诊前的病程长，起病一个半月后才确诊者；④有明显神经定位症状和严重癫痫发作者；⑤颅外病灶，特别是血培养隐球菌阳性者；⑥脑脊液中蛋白持续升高，糖和氯化物持续降低，隐球菌培养持续阳性；⑦伴有免疫功能低下，或接受化疗，长期激素治疗的免疫功能低下者。

五、其他脑膜炎病

（一）硬脑膜炎

硬脑膜炎（pachymeningitis）是一种罕见的硬脑膜炎性病变，主要特征为头痛和头颅 MRI 可见硬脑膜增厚。根据 Kupersmith 报道，其原因可列为：①特发性颅脊硬膜炎；②低颅压综合征：自发性和腰穿后引流性低颅压；③感染性：莱姆病、梅毒、结核、真菌、囊虫病、恶性外耳道性假瘤和 HIV 感染等；④全身性自身免疫性/血管炎性疾病，包括 Wegener 肉芽肿、风湿性关节炎、结节病、Behcet 病、干燥综合征、颞动脉炎等；⑤恶性病变：硬脑膜癌病、颅骨转移、淋巴瘤、脑膜瘤等；⑥外伤。

主要临床特征表现有头痛、脑神经麻痹、共济失调和癫痫发作等，一般没有定位体征。有低颅压综合征表现者，常表现为头痛与体位相关，补液后头痛改善。脑脊液检查可见细胞增多，以淋巴细胞为主，蛋白质增高，但糖和氯化物正常。头颅 MRI 可见均匀或不均匀的硬脑膜增厚。脑膜活检可见浆细胞和上皮细胞增多，但常难找到有关的病因证据。

激素治疗常能改善症状。硫唑嘌呤和甲氨蝶呤亦可应用。

（二）Mollaret 脑膜炎

Mollaret 脑膜炎（Mollaret's meningitis）亦称复发性内皮细胞性脑膜炎，或良性复发性脑膜炎综合征。主要临床特征为突然或发病迅速的剧烈头痛、颈部肌肉痛、发热及颈项强直等。患者可在短期内剧烈头痛、烦躁、焦虑不安，但极少伴有呕吐。头痛后迅速发烧，体温可达 39～40℃，持续 1 至数天。头痛和发热以 1～3d 最明显，多数患者在 3～7d 症状消失。

体格检查可有颈项强直，50%的患者伴发抽搐、复视、脑神经麻痹、锥体束征阳性、幻觉等，偶伴昏迷。脑脊液检查可见巨大的内皮细胞，在发病高热期的24h较易见到，此后则难以发现。脑脊液生化检查通常正常，偶有球蛋白含量增高。

Mollaret 脑膜炎为反复发作性，每次发作时间约为 3~7d，发作后完全恢复，间歇期一切正常，不留后遗症。数月或数年后可反复发作。既无明确诱因，亦无先兆。

本病病因不清。曾被认为与头颅外伤有关，但无证据。近年来认为与病毒感染，包括 Epstein - Barr 病毒，Coxsakie 病毒 B_5、B_2，ECHO 病毒 9、7 及单疱病毒 Ⅰ、Ⅱ 感染有关，但可能仍不是本病的病因。

Mollaret 脑膜炎的诊断为排除性诊断，特别应除外无菌性脑膜炎、内皮囊肿性脑膜炎等可能。1962 年 Byrum 提出下列数条为 Mollaret 脑膜炎的诊断标准：①反复发作的头痛，发热和脑膜炎症状；②脑脊液检查细胞数增多（包括内皮细胞、中性粒细胞和淋巴细胞）；③病程自动缓解；④数周、数月或数年后可复发，发作间歇期完全正常；⑤病因不清。

Mollaret 脑膜炎为自限性疾病，无需特殊治疗可以缓解。近年来认为与病毒感染有关，由此建议使用阿昔洛韦、更昔洛韦等抗病毒治疗。

（三）癌性脑膜病

癌性脑膜病是由恶性细胞在软脑膜多灶种植所引起的，其发生率约占所有癌肿患者的 3%~5%，其中实体瘤性脑膜病占 4%~15%，白血病和淋巴瘤占 5%~15%，原发性脑肿瘤占 1%~2%。按组织类型区分，以腺瘤为最常见，如乳房癌、肺癌等。

癌细胞进入脑膜的途径大致归纳为：①血源性，经 Batson 静脉丛或经动脉而血行播散；②肿瘤直接扩展；③系统性肿瘤向中枢移行，沿血管周围或神经周围腔播散。癌细胞一旦进入蛛网膜下腔，即可经脑脊液转运和播散，引起软脑膜上的播散性和多灶性种植。肿瘤的浸润最主要见于颅底，特别是基底池和脊髓下段（圆锥）。由于肿瘤细胞在软脑膜上的种植、沉积而形成结节，特别是第四脑室和基底池，阻塞脑脊液的正常循环，极易继发交通性脑积水。

1. 临床表现　癌性脑膜病的临床表现可归纳为：大脑半球功能障碍、脑神经损害、脊髓和脊神经根损害三大方面。

（1）大脑半球损害的症状：头痛（32%~75%），意识改变，包括昏睡、意识紊乱、记忆丧失（33%~63%），步行困难（27%~36%），昏迷（4%~9%），构音困难（4%），头昏（4%）。主要体征：智能状态改变（45%~65%），癫性发作（11%~14%），感觉障碍（11%~25%），视盘水肿（11%~21%），糖尿病（4%），偏瘫（2%~3%）。

（2）脑神经损害：39%~41%的患者出现脑神经受累的症状，而其中49%~55%有体征可见。症状以复视最多见，其次是听力丧失、面部麻木、耳鸣、眩晕、构音障碍等。主要体征有运动障碍、面瘫、听神经病、视神经病、三叉神经病、舌下神经麻痹和失明等。

（3）脊髓及脊神经根损伤：主要表现为肢体无力（73%），感觉异常（42%），背及颈部疼痛，神经根痛，膀胱直肠功能障碍等症状，同时出现对称性上下运动神经元瘫痪，感觉缺失，项强及大小便困难等。

除上述大脑半球、脑神经和脊髓损害外，常有一个共同症状和体征，即剧烈头痛、项强和颅内压增高，或圆锥损伤等特殊表现。

2. 实验室检查　脑脊液检查是诊断癌性脑膜病的重要手段。脑脊液检查常见有颅内压升高，蛋白质增高，糖降低，氯化物正常。糖的降低程度随脑脊液细胞数增多而降低。脑脊液中细胞学的检查是癌性脑膜病诊断的必要条件，但首次检查可有45%的为阴性结果，反复多次检查后，其阳性结果为77%～100%。脑脊液细胞学的检查不仅为癌性脑膜病的诊断提供依据，亦是抗肿瘤治疗效果随访的重要参数。

神经影像学检查是评估癌性脑膜病的重要手段。头颅CT检查除证明有无脑室扩大和脑积水之外，对本病的诊断没有什么意义。头颅MRI，特别是应用镉增强MRI，常可见到脑膜增强或软脑膜上结节性增强。近年来，应用放射核素以及PET的应用，为癌性脑膜病的早期诊断提供了极大方便，但总体阳性率仍在70%左右。

3. 诊断 癌性脑膜病的诊断主要依赖于有肿瘤病史，脑脊液检查时蛋白质升高，糖含量降低和氯化物的基本正常，特别是脑脊液中找到癌细胞为诊断依据。在没有肿瘤病史的慢性脑膜病变者中，凡伴剧烈头痛、颈项强直者，在排除蛛网膜下腔出血、后颅凹占位和真菌性脑膜炎后，均应排除癌性脑膜病之可能，并多次寻找脑脊液中的肿瘤细胞，直到证实为止。

4. 治疗

（1）确诊癌性脑膜病者首先化疗，可以首选氨甲喋呤（methotrexate）、阿糖胞苷（cytarabine）局部注射，或全身大剂量化疗治疗。可选用的药物随肿瘤性质而异。

（2）可根据病变范围进行局部或颅、脊髓放疗。

（3）神经外科引流或脑脊液分流手术，适用于脑脊液循环受阻者。

（杨花蓉）

第三节 脑脓肿

一、概述

脑脓肿（cerebral abscess）主要指各种化脓性细菌，通过身体其他部位的感染灶转移或侵入脑内形成的脓肿，破坏脑组织和产生占位效应。近年来，由于神经影像技术如CT和MRI的应用，有效抗生素的使用，脑脓肿的诊断和治疗水平显著提高。脑脓肿可发生于任何年龄，男性多于女性。

二、病因及发病机制

1. 邻近感染病灶扩散所致的脑脓肿 根据原发化脓性病灶可分为耳源性脑脓肿和鼻源性脑脓肿。其中以慢性化脓性中耳炎或乳突炎导致的耳源性脑脓肿为最多，约占全部脑脓肿的一半以上。这种脑脓肿多发生于同侧颞叶或小脑半球，多为单发脓肿，以链球菌或变形杆菌为主的混合感染多见。鼻源性脑脓肿为继发于鼻旁窦炎的化脓性感染，较少见。

2. 血源性脑脓肿 约占脑脓肿的25%。血源性脑脓肿由身体远隔部位化脓性感染造成的菌血症或菌毒血症经血行播散到脑内而形成。根据原发感染部位的不同分为胸源性脑脓肿（即继发于脓胸、肺脓肿、慢性支气管炎伴支气管扩张等）和心源性脑脓肿（即继发于细菌性心内膜炎、先天性心脏病等）。此外，面部三角区的感染、牙周脓肿、化脓性扁桃体炎、化脓性骨髓炎、腹腔盆腔感染都可以导致血源性脑脓肿。血源性脑脓肿通常多发，常位于大脑中动脉供血的脑白质或白质与皮质交界处，故好发于额叶、颞叶、顶叶。致病菌以溶血性金黄色葡萄球菌多见。

3. 创伤性脑脓肿　开放性颅脑损伤时，化脓性细菌直接由外界侵入脑内所致。清创不彻底、不及时，异物或骨折片进入脑组织是创伤性脑脓肿产生的主要原因。此外，颅脑外伤后颅内积气、脑脊液漏、颅骨骨髓炎也可能引起脑脓肿。此类脓肿多位于外伤部位或异物所在处。病原菌多为金黄色葡萄球菌或混合菌。

4. 医源性脑脓肿　由颅脑手术后感染所引起的脑脓肿。多与无菌操作不严格、经气窦的手术、术后发生脑脊液漏而没有及时处理、患者抵抗力低下、并发糖尿病或使用免疫抑制剂有关。致病菌多为金黄色葡萄球菌。

5. 隐源性脑脓肿　占脑脓肿的 10% ~ 15%。指病因不明，无法确定其感染源的脓肿。可能因原发感染病灶轻微，已于短期内自愈或经抗生素药物治愈，但细菌已经血行潜伏于脑内，在机体抵抗力下降时形成脑脓肿。

细菌进入脑实质后，其病理变化是一个连续的过程，大致可分为 3 个阶段。

（1）急性脑炎期：病灶中心有坏死，局部出现炎性细胞浸润伴病灶周围血管外膜四周炎症反应。病灶周围脑水肿明显。临床上有全身感染症状（如发热、寒战、头痛等），也可有脑膜刺激症状，并可出现脑脊液的炎性改变等。

（2）化脓期：脑实质内化脓性炎症病灶进一步坏死、液化、融合，同时与脑软化、坏死区汇合逐渐扩大形成脓腔，周围炎症反应带有炎症细胞和吞噬细胞。此期脓肿壁尚未完全形成。因为炎症开始局限，所以全身感染症状趋于好转。

（3）包膜形成期：脓肿周边逐渐形成包膜，炎症进一步局限。显微镜下见包膜内层主要为脓细胞或变性的白细胞，中层为大量纤维结缔组织，外层为增生的神经胶质、水肿的脑组织和浸润的白细胞。脓肿包膜的形成决定于病原菌、感染途径及机体抵抗力的强弱。需氧菌如金黄色葡萄球菌和链球菌性脑脓肿易形成包膜而且包膜较厚，厌氧菌如肠道杆菌引起的脑脓肿包膜形成缓慢，而且常不完善。直接蔓延所致的脑脓肿包膜较血源性者完善。

三、临床表现

（一）症状

（1）全身中毒症状：患者多有近期原发病灶感染史，随后出现脑部症状及全身表现。有发热、畏寒、头痛、全身乏力、肌肉酸痛、精神不振、嗜睡等表现。体检有颈阻阳性，克氏征、布氏征阳性。外周血白细胞增多，中性粒细胞比例升高，血沉加快等。隐源性脑脓肿的中毒症状不明显或缺如。中毒症状可持续 1 ~ 2 周，经抗生素治疗，症状可很快消失。部分患者可痊愈，部分脓肿趋于局限化，即进入潜伏期，时间长短不一，持续时间可从数天到数年。

（2）颅内压增高症状：颅内压增高症状在脑脓肿急性脑炎期即可出现，随着脓肿的形成和逐渐增大，症状更加明显。头痛多为持续性，并有阵发性加重。头痛部位与脓肿位置有关，一般患侧较明显。头痛剧烈时常伴喷射性呕吐。半数有视视神经盘水肿，严重时可有视网膜出血及渗出。患者常常伴有脉搏缓慢、血压升高、呼吸缓慢等表现，严重者甚至出现表情淡漠、反应迟钝、嗜睡、烦躁不安等表现。

（3）局灶性症状：脑脓肿局灶性症状与脑脓肿所在的部位有关。额叶脓肿常有表情淡漠、记忆力减退、个性改变等精神症状，可伴有对侧肢体局灶性癫痫或全身大发作、偏瘫或运动性失语（优势半球）等。颞叶脓肿可出现欣快、感觉性或命名性失语（优势半球）等。

应警惕颞叶或小脑脓肿随着脓肿的不断扩大容易发生脑疝。一旦出现，必须紧急处理。此外，脑脓肿溃破引起化脓性脑炎、脑室炎，患者表现为突然高热、寒战、意识障碍、脑膜刺激征、癫痫等。腰穿脑脊液白细胞明显增多，可呈脓性。应迅速救治，多预后不良。

（二）类型

（1）急性暴发型：起病突然，发展迅速。呈急性化脓性脑炎症状。患者头痛剧烈，全身中毒症状明显。早期即出现昏迷，并可迅速导致死亡。

（2）脑膜炎型：以化脓性脑膜炎表现为主。脑膜刺激症状明显，脑脊液中白细胞和蛋白含量显著增高。

（3）隐匿型：无明显的颅内压增高或神经系统体征。仅有轻度头痛、精神和行为改变、记忆力下降、嗜睡等症状。诊断较困难，脑脓肿常被忽略，多数是开颅手术或尸检时才得以证实。

（4）脑瘤型：脓肿包膜完整，周围水肿消退，病情发展缓慢，临床表现与脑瘤相似，手术证实为慢性脑脓肿。

（5）混合型：临床表现多样，不能简单归于以上任何一类。脓肿形成过程中的各种症状均可出现，较为复杂。

四、诊断及鉴别诊断

（一）诊断

通常脑脓肿的诊断依据有：①患者有原发化脓性感染病灶，如慢性胆脂瘤性中耳炎、鼻窦炎等，并有近期的急性或亚急性发作的病史。②颅内占位性病变表现，患者有高颅压症状或局灶症状和体征。③病程中曾有全身感染症状。

具有以上3项者须首先考虑脑脓肿的诊断，如再结合CT或MRI扫描可对典型病例做出诊断。

（二）鉴别诊断

（1）化脓性脑膜炎：化脓性脑膜炎起病急，脑膜刺激征和中毒症状较明显。神经系统定位体征不明显，CT或MRI扫描无占位性病灶。

（2）硬膜外和硬膜下脓肿：单纯的硬膜外脓肿颅内压增高和神经系统体征少见。硬膜下脓肿脑膜刺激征严重。两者可与脑脓肿并发存在。通过CT或MRI扫描可明确诊断。

（3）脑肿瘤：某些脑脓肿患者临床上全身感染症状不明显。CT扫描显示的"环形强化"征象也不典型，故与脑肿瘤（如胶质瘤）、脑转移性肿瘤不易鉴别，有时甚至需通过手术才能确诊。因此，应仔细分析病史，结合各种辅助检查加以鉴别。

五、辅助检查

1. 实验室检查

（1）外周血象：急性期白细胞增高，中性粒细胞显著增高。脓肿形成后，外周血象多正常或轻度增高。大多数脑脓肿患者血沉加快。

（2）脑脊液检查：脑脓肿患者颅内压多增高，因此腰椎穿刺如操作不当可能诱发脑疝。腰穿脑脊液多不能确定病原菌（除非脓肿破入脑室）。脑膜脑炎期脑脊液中白细胞可达数千以上，蛋白含量增高，糖降低。脓肿形成后白细胞可正常或轻度增高，一般在（50～100）$\times 10^6$/L，蛋白常升高，糖和氯化物变化不大或稍低。

2. 影像学检查

（1）X线平片：可见原发感染部位骨质变化。耳源性及鼻源性脑脓肿可见颞骨岩部、乳突、鼻旁窦骨质有炎性破坏。外伤性脑脓肿可见颅骨骨折碎片、金属异物等。

（2）CT扫描：是目前诊断脑脓肿的首选方法，敏感性为100%。脓肿壁形成前，CT平扫病灶表现为边缘模糊的低密度区，有占位效应。增强扫描低密度区不发生强化。脓肿形成后CT平扫见低密度边缘密度增高，少数可显示脓肿壁，增强扫描可见完整、厚度均一的环状强化，伴周围不规则脑水肿和占位效应。这种"环状强化影"是脑脓肿的典型征象。

（3）MRI：脑脓肿MRI的表现随脓肿形成的时期不同表现也不同。急性脑炎期表现为边界不清的不规则长 T_1、长 T_2 信号影。包膜形成后病灶中央区在 T_1 加权像表现为明显低信号，周边水肿区为略低信号，两者之间的环状包膜为等或略高信号。T_2 加权像病灶中央脓液为等或略高信号，包膜则为低信号环，周围水肿区信号明显提高。Gd－DTPA增强后 T_1 加权像包膜信号呈均匀、显著增强。病灶中央脓液及包膜周围水肿区信号不变。

六、治疗

原则上，急性脑炎及化脓阶段以内科治疗为主。一旦脓肿形成，则应以外科手术治疗为主。

1. 治疗原发病灶　临床上常常因为脑脓肿病情较为危急，因此应先处理脑脓肿。术后情况许可，再处理原发病灶。如耳源性脑脓肿可先做脑部手术，术后病情许可时再行耳科根治手术。

2. 内科治疗　主要是抗感染、降颅内压和对症治疗。少数患者经内科治疗可以治愈，多数患者病情可迅速缓解，病灶迅速局限，为进一步手术治疗创造好条件。

内科治疗时抗生素应用原则：①及时、足量使用抗生素。一般静脉给药，必要时可鞘内或脑室内给药。②选用对细菌敏感和容易通过血脑屏障的抗生素。细菌培养和药敏试验结果出来前，可按病情选用易于通过血脑屏障的广谱抗生素，待结果出来之后，及时调整。③用药时间要长。必须在体温正常，脑脊液及血常规检查正常后方可停药。脑脓肿静脉使用抗生素的时间为6～8周。

3. 外科治疗　脑脓肿包膜形成后，应在抗感染、脱水、支持治疗的同时，尽早采用外科治疗。

（雷　军）

第四节　神经系统寄生虫感染

一、概述

蠕虫（囊虫、肺吸虫、血吸虫、包虫、蛔虫、旋毛虫、丝虫、线虫等）、原虫（阿米巴、疟原虫、弓形虫、锥虫）等病原体侵入人体引起疾病称为人体寄生虫病；侵入神经系统称为神经系统寄生虫病。

（一）病因及发病机制

1. 机械作用　①破坏：虫体直接侵蚀损害周围组织，造成组织坏死变性，丧失其功能，如血吸虫病。②压迫：虫体成堆生长，可形成大团块病灶或大囊性病灶，将周围组织挤压推移，造成类似肿瘤压迫作用，同样影响组织功能，如囊虫、包虫病。③阻塞：虫体好寄生在血液供应丰富的组织内，可阻塞中小动脉、静脉，或引起脉管炎均可影响血管的血液供应功能，影响组织功能，如血吸虫、疟原虫病。④增殖：一些原虫寄生在组织细胞内，以芽植或分裂反复增殖成团块状挤压推移周围组织，使之移位影响组织功能，如弓形虫病。

2. 化学作用及免疫反应　虫体的代谢物及分泌的一些物质和酶对人体的组织均有刺激和损害作用，尤其是脑组织更敏感，主要引起颅内压增高，使患者头痛、恶心、呕吐、视力下降，严重时造成意识障碍甚至昏迷，威胁患者生命。

虫体对人体来说为异体蛋白，可引起变态反应，肉芽组织增生，导致周围组织损害，加重病情。

寄生虫所致周围组织病理改变是寄生虫与宿主相互作用的结果，是宿主对寄生虫的致病因素所表现出的组织学、生理学、免疫学的反应。神经系统寄生虫病有以下共同的病理特点：

（1）组织反应：①包围虫体：寄生虫的蚴虫（或成虫）在组织内寄生，周围组织反应性形成一层膜将其包围在内，称为包囊，由淋巴细胞、嗜酸性粒细胞、组织细胞组成。活的寄生虫的包囊极薄，透明，与周围组织没有粘连，坏死变性的寄生虫的包囊变厚，结构被破坏，有渗出物，常与周围组织粘连，并引起反应性水肿。②细胞浸润：在寄生虫的退变死亡期，或一些寄生虫的生存期由于免疫反应，常有细胞浸润，以淋巴细胞、嗜酸性粒细胞为主。血吸虫及肺吸虫明显。③细胞增生：寄生虫常引起局部周围组织内细胞增生，致使组织肿胀成肉芽组织。溶组织阿米巴在结肠形成的溃疡性病变周围常见肉芽组织。血吸虫虫卵还可引起局部或弥漫性肉芽肿性病变，为血吸虫的主要致病因素。

（2）变态反应：为机体对异体抗原的一种异常反应，常发生在组织受损明显时，寄生虫的致病因素中免疫反应具有重要作用。可分为四种类型：速发型、细胞毒型、免疫复合型、迟发型。各型反应见于不同寄生虫病，一些寄生虫可有多种反应。

（二）临床表现

（1）脑部症状：①一般性脑功能损害，包括头昏、烦躁、失眠、记忆力下降等。②颅内压增高，包括头痛、恶性、呕吐，视力下降，不同程度意识障碍。③局部脑组织损害症状，包括癫痫、偏瘫、失语、眩晕、共济失调等。

（2）脊髓症状：脊髓横断或半横断损害症状，如截瘫，感觉障碍，括约肌障碍，出汗异常等。当神经根受影响时出现根性疼痛。

（3）周围神经症状：单发或多发周围神经损害，肢体无力，麻木，感觉异常，肌肉萎缩，肌张力减低等。

二、囊虫病

（一）概述

囊虫病是链状绦虫（猪肉绦虫）的幼虫，即囊尾蚴（囊虫）侵入人体的组织器官所引起的疾病。以寄生于脑组织内、皮下肌肉内、眼、口腔等处多见，也可见寄生于肺、心脏、骨骼等处，但极罕见。寄生在脑内所引起的疾病称之为脑囊虫病，寄生于脊髓的囊虫称之为脊髓囊虫病。脑和脊髓囊虫统称为中枢神经系统囊虫病。

（二）病因及发病机制

人是猪肉绦虫唯一的终宿主，也是中间宿主。人类囊虫病的感染方式有三种。

（1）内源性自身感染：肠内有猪肉绦虫寄生的患者由于呕吐或肠道逆蠕动，使绦虫成熟妊娠节片逆流到胃内。虫卵在十二指肠内孵化成六钩蚴，钻进肠壁进入血液被送至全身，多数进入脑组织内。六钩蚴进入人脑组织后约 10 周发育成囊尾蚴，在这个过程中宿主反应性的形成一层膜将其包围在内，这层由宿主产生的膜即为囊尾蚴壁。

（2）外源性自身感染：患有猪肉绦虫的患者大便后手被虫卵污染，在进食时虫卵经口而进入消化道感染囊虫病。

（3）外来感染：患者没有猪肉绦虫寄生在肠内，因食入了污染绦虫卵的未煮熟食物，未洗净的蔬菜和水果等而感染。

根据囊尾蚴的生活状态可将其相应的病理变化分为三期：

（1）生存期：此期从囊尾蚴到达所寄生的部位开始，一直到因某种原因被破坏走向死亡为止。在此时期内，当囊尾蚴进入脑组织后，由于宿主对异体组织反应性进行包绕，产生轻度免疫反应，患者一般没有明显的临床症状。如果一次寄生的虫体较多，或寄生在较重要组织部位，如脑组织，也可出现颅内压增高（头痛、呕吐、视力下降等），癫痫发作等临床症状。

（2）退变死亡期：此期从囊尾蚴被破坏开始，直到完全死亡为止。这个过程可以是自然衰老死亡，也可以是药物或其他原因所致的蜕变死亡。虫体自然衰老死亡时宿主的免疫反应一般不明显，一是因为虫体死亡过程较缓慢，二是虫体多分批死亡，通常不会引起强烈的免疫反应。

（3）钙化期（静止期）：虫体被破坏死亡后，虫体或被溶解吸收，或钙化，周围脑组织免疫反应消失，患者恢复正常或症状体征减轻，或留有一些后遗症（癫痫、智能减退等）。

（三）临床表现

1. 脑囊虫临床表现 脑囊虫病任何年龄均可患病，但青壮年期多见。国内报道发病最大年龄 69 岁，最小 3 岁。14 岁以上，50 岁以下者约占 80%。

脑囊虫病的临床表现复杂多变，主要取决于虫体寄生的部位、数量及囊尾蚴的生存状态、周围脑组织炎性免疫反应程度、脑脊液循环受阻情况等因素。将本病主要临床表现分述如下：

（1）头痛：是比较常见的症状之一，但疼痛的程度可有很大差别。脑囊虫引起头痛的机制一是刺激脑膜或颅内疼痛敏感组织（血管、神经根等）；二是使脑组织受挤压移位。头痛的程度轻重不一，随病情而变化，无特异性。

（2）癫痫发作：大脑半球的皮层灰质和皮层下灰白质交界处是囊尾蚴好寄生的部位，而且多在皮质运动区。因此本病临床多表现为刺激症状—癫痫发作。脑囊虫病的癫痫发作约占 60%~70%，这与囊虫的寄生部位有直接的关系。

脑囊虫病患者的癫痫发作形式也是多种多样，与囊虫在颅内多部位寄生有关。由于大脑皮层运动区是囊虫好寄生部位，全身强直阵挛发作最多见；囊虫寄生在颞叶、顶叶部位则可引起简单部分性或复杂部分性发作及失神小发作。

癫痫发作的多样性和易变性为脑囊虫病的特征。

（3）颅内压力增高和脑积水：颅内压力增高也是脑囊虫病的常见症状之一，据报道约占脑囊虫病的47.4%。主要表现为剧烈头痛、恶心、呕吐，视物不清，视力下降以致失明。

（4）精神症状和智能减退：脑囊虫病可引起患者精神症状和智能减退。脑囊虫病的智能减退常和精神症状同时出现，也可有单纯智能障碍。进行性智能减退多见于颅内压增高及频繁癫痫发作患者，因为颅内压增高及频繁癫痫发作使皮层神经细胞受损。

（5）脑部局灶功能损害症状：囊尾蚴可寄生于脑组织内任何部位，一般都是多部位寄生，寄生在不同的部位可表现出不同的临床症状。如寄生于第四脑室可出现Brun's征；寄生在桥小脑角部位可出现类似听神经瘤的症状；寄生在小脑可出现共济失调，语言障碍等。

（6）颅内炎性免疫反应症状：囊虫寄生于蛛网膜下腔，皮层表浅部位，或囊虫的退变死亡期，脑组织反应严重时都可以表现为非特异性免疫反应性脑膜炎及脑炎样改变。患者可有发热，头痛，呕吐，意识障碍等症状。脑脊液的炎性反应可以持续时间较长，约为1~2年，甚至达3~4年，时好时坏，患者的临床症状常与脑脊液变化不相符合，这是脑囊虫病的又一特点。

（7）血管炎性反应：由于宿主对囊虫异体蛋白免疫反应，可引起脑血管内皮非特异性炎性改变，使管壁变厚，管腔变窄，影响血流速度，造成动脉供血障碍或血栓形成。临床上表现出缺血性脑血管病的症状，如偏瘫、失语、眩晕等，头颅CT或MRI可显示出梗死病灶。

（8）脑神经症状：①视神经受损最常见，可表现为急性的损害，视力在几天内急剧下降，以致失明。但脑囊虫病患者的视神经受损多为慢性过程，先有阵发性视物不清，继而视力逐渐减退，视力下降程度和颅内压力增高的情况有直接关系，颅内压力越高视力下降越明显。②第Ⅲ、Ⅳ、Ⅵ脑神经即动眼神经，滑车神经，展神经也常受到损害，或单独出现，或联合出现。

2. 脊髓囊虫临床表现

（1）脑脊髓膜炎的临床表现：表现为头痛、发热和脊髓神经根受刺激症状。腰穿压力有不同程度增高，脑脊液白细胞增高，以淋巴细胞为主。

（2）脊髓压迫症的临床表现：可仅有神经根受刺激症状，也可出现截瘫表现（包括感觉障碍、括约肌障碍等）。

（3）脊髓痨表现：共济失调、步态异常、下肢闪电样疼痛等症状。以上三个综合征不是脊髓囊虫特有的症状，仅是较常见的临床表现。脊髓囊虫还可表现为两种形式：髓内型和髓外型，据报道髓内型多于髓外型。

3. 其他部位囊虫

（1）皮下肌肉内囊虫：皮下和肌肉也是囊虫好发部位，占囊虫病的70%。皮下肌肉内囊虫经常与脑囊虫同时并存。由于它凸出皮肤表面，不压迫重要脏器，患者无特殊不适。皮下肌肉内囊虫死亡后大部分被吸收，消失，少数钙化。这个部位的囊虫易被触及，常成为临床上确诊囊虫病的重要依据。

（2）眼囊虫病：脑囊虫伴发眼内囊虫病约占脑囊虫病的0.5%，单纯眼囊虫病占囊虫病的12%。眼内囊虫多为单眼寄生，双眼均有囊虫者极为罕见。

（四）辅助检查

1. 免疫学检验　血和脑脊液中的各种免疫学检验是必不可少的检查手段，是诊断囊虫的重要依据。

2. 补体结合试验（Complement Fixation test，CF）　本实验是以囊虫抗原与其特异性抗体结合成抗原－抗体复合物。实验操作复杂，影响因素颇多，结果欠稳定，在20世纪70年代应用比较广泛。

3. 乳胶凝集试验　此实验是将苯乙烯等具有双链的单体聚合而成高分子乳胶颗粒，作用于囊虫抗原（猪囊虫的囊液经离心沉淀后吸取上清液为抗原原液）的载体，囊虫抗原与乳胶颗粒结合后成为致敏乳胶颗粒。

4. 间接血凝试验（lndirect hemagglutination test，IHA）　红细胞经鞣酸或其他偶联剂处理后，能在红细胞表面吸附囊虫抗原，这种被抗原致敏化的红细胞遇到相应抗体时，由于抗原抗体相结合而间接引起红细胞凝集，这一反应称为间接血凝试验或被动血凝试验（PHA）。

5. 酶联免疫吸附试验（Enzyme－linked immunosor－bent assay，Elisa）　将囊虫抗原吸附于固定载体，经温育后洗除未吸附抗原，加入待测稀释抗体，经温育后洗除未反应物质，再加入酶标记抗同种球蛋白经温育后洗清，再加入底物。

6. 囊虫循环抗原　采用双抗体夹心方法，将单克隆抗体分别作用在包被和酶标记抗体上，检测囊虫病患者血清或脑脊液中的循环抗原（CA）。

7. 脑脊液常规与生化检验

（1）脑脊液压力：约47%的脑实质囊虫患者压力高于正常，多为慢性颅内压升高过程，使一些患者能适应颅内压力增高，一般没有明显不适。

（2）细胞数：囊虫数量少，或位于脑实质内，脑脊液白细胞多数正常。囊虫位于大脑皮层表浅部位，脑膜或脑室系统引起了局部炎症性免疫反应，白细胞增加，一般不超过 $100 \times 10^6/L$，淋巴细胞占优势。脑脊液中白细胞增多在囊虫的退变死亡期明显，由于宿主的免疫反应所致。钙化期消失。

（3）生化：脑囊虫病患者脑脊液中蛋白基本正常，脑膜炎和蛛网膜炎型患者有不同程度升高，一般在100mg/L以下，个别达1g/L。脑脊液中蛋白以球蛋白为主。

8. 影像学检查　按囊虫的生活状态可分为共存期、退变死亡期、钙化期（静止期）。

（1）共存期：囊尾蚴存活着，周围脑组织没有明显的免疫反应，囊虫与所寄生的脑组处于共存状态，CT和MRI显示为①脑实质囊虫：头颅CT为多个散在或单个的圆形低密度病灶，不强化，头节为偏在一侧小点状高密度灶。囊虫直径一般为0.5～1.5cm，少数患者有大囊病灶，直径可达4～10cm，CT值为4～10Hu，与脑脊液相似。②脑室囊虫：CT显示脑室扩大、变形，可见单个或多个圆形、卵圆形囊性病灶，CT值脑脊液相似，病灶显示不清楚。70%患者伴有交通性或梗阻性脑积水。③蛛网膜下腔、脑池及脑底部囊虫：CT显示分叶葡萄状或大囊性低密度病灶，脑池、脑裂增宽，部分患者有交通性或梗阻性脑积水。

（2）退变死亡期：CT显示虫体周围脑组织水肿明显，可连成片，呈类似脑炎改变。虫体增大呈不规则形状，囊壁环状强化或呈结节状强化，不少情况与肿瘤及转移瘤难以区别。在退变死亡期中可看到囊虫特异性改变—壁结节：CT显示头节变大偏在一侧，呈高密度；

MRI 的 T_1 加权像呈高信号，T_2 加权像显示呈低信号，壁结节为囊虫死亡的标志。

（3）钙化期（静止期）：此期囊虫已死亡，头颅 CT 显示：多发的或单发点状高密度或钙化灶，CT 值近似颅骨的 CT 值。直径为 0.2～0.3cm，周围没有水肿，脑室和中线结构无移位，无增强。

（五）诊断

确诊标准：具备下列三项中两项可确诊为脑囊虫病。

（1）有局灶或弥散性脑部损害症状和体征，如头痛、癫痫发作、颅内压增高等症状并排除了其他病因所造成的脑组织损害；

（2）脑脊液囊虫免疫学检验阳性；

（3）头颅 CT/MRI 检查显示有典型囊虫寄生改变；

拟诊标准：不具备确诊标准中第 2、3 项，但具备下列三项中两项可拟诊本病。

（4）病理活检证实皮下、肌肉内有囊虫寄生或手术证实眼内有囊虫。血清囊虫免疫学检验阳性；

（5）脑脊液中白细胞增多，蛋白增高，糖降低或找到嗜酸细胞；

（6）颅骨及肢体平片发现多个点状钙化。

（六）治疗

1. 驱虫治疗　驱绦虫药物种类较多，经治疗大多数患者可迅速排虫而治愈。

（1）槟榔和南瓜子：槟榔对绦虫头部及前段有麻痹作用，南瓜子对绦虫中、后段有麻痹作用，两药合用可使整个虫体变软，借小肠蠕动作用将绦虫随粪便排出体外。用药方法：南瓜子 120g 炒熟带皮早晨空腹服用，2h 后服槟榔水 150ml（槟榔 120g 煮水），2.5h 后服 50% 硫酸镁 50ml，约 3～4h 后可排出绦虫。

（2）氯硝柳胺：氯硝柳胺对绦虫有杀死作用，疗效优于槟榔水南瓜子，本药主要抑制绦虫的线粒体氧化磷酸化作用而杀死绦虫头部。用药方法：早晨空腹服用 1g（咬碎药片），1h 后再服 1g，氯硝柳胺不良反应少，驱虫作用强。对心脏、肝、肾功能损害较少，孕妇也可服用。

（3）米帕林：对绦虫整体有麻痹作用。早晨成人空腹服用 0.8g（4～6 岁 0.4g，6～13 岁 0.6g），同时服用碳酸氢钠 1g，2h 后服 50% 硫酸镁 50ml，也可和槟榔水 150ml（槟榔 120g 煮水）合用。

（4）二氯甲双酚：对绦虫整体有破坏性致死作用，早晨成人空腹服用 6g（4～13 岁 4g），连服 2d。

2. 杀囊虫治疗

（1）吡喹酮（Praziquantel Embay）：系异喹啉吡嗪衍生物，为一种广谱抗寄生虫药，吡喹酮因能增加细胞膜对 Ca^{2+} 的通透性而导致虫体挛缩，并破坏头节结构使虫体死亡。

用量：总量为 180～200mg/kg。皮下肌肉内囊虫可 1g/d，分 2～3 次服用，直至达到总量为止。脑囊虫病为避免治疗过程中强烈免疫反应，须先从小剂量开始，100～200mg/d，如没有头痛、呕吐等颅压增高反应，可逐渐增加剂量，但每日不得超过 1g，达总量为止。3～4 个月后再服用第二个疗程，一般 2～3 个疗程可痊愈。

（2）丙硫咪唑（Albendazole，阿苯达唑）：丙硫咪唑是一种广谱高效、安全抗蠕虫药，对肠道线虫作用明显，还可用于治疗绦虫病、囊虫病、包虫病、肝吸虫病、肺吸虫病。

丙硫咪唑对脑实质、眼部及脑室囊尾蚴均有效，ALBSO 较吡喹酮更能透过蛛网膜下腔，这一特性使丙硫咪唑对蛛网膜下腔的大囊型囊尾蚴和脊髓囊尾蚴有较好的治疗效果。

用量：治疗囊尾蚴的总剂量为 180 ~ 200mg/kg。皮下肌肉内囊虫 1g/d，分 2 ~ 3 次服用，直至达到总量为止。为避免治疗过程中强烈免疫反应，须先从小剂量开始，100 ~ 200mg/d，如没有头痛、呕吐等颅内压力增高反应，可逐渐增加剂量，但每日不得超过 1g，达总量为止。3 ~ 4 个月后再服用第二个疗程，一般 2 ~ 3 个疗程可痊愈。

3. 对症治疗

（1）抗癫痫治疗：癫痫发作是脑囊虫患者的主要临床症状，甚至是一些患者的唯一症状。因此抗癫痫治疗是脑囊虫病治疗的主要措施之一，甚至是贯彻始终的。有癫痫发作的患者，应及时服用抗癫痫药物。

（2）保护脑细胞治疗：囊尾蚴在脑组织中寄生所引起的炎性免疫反应、癫痫发作、颅内压增高均可影响脑细胞功能，造成患者智力下降，在脑囊虫病的治疗过程中保护脑细胞药物应注意配合使用，以保护脑细胞功能。目前较常用的药物有：钙离子拮抗剂、茄拉西坦类、赖氨酸等药物。

（3）降低颅内压及抗炎治疗：宿主的免疫反应是神经系统囊尾蚴病颅内压力增高的主要原因，降低颅内压力及抗炎（免疫反应）是脑囊虫病治疗的重要部分，皮质类固醇是抗炎治疗的关键，使用皮质类固醇（主要应用泼尼松）及口服降低颅内压力药物（50% 甘油盐水 150ml/d，呋塞米 20 ~ 60mg/d 等），可使颅内压力维持在正常范围，并能预防继发性脑神经、血管、脑膜和脑组织持续炎症性反应。颅内压高于 300mmH$_2$O 时需静脉给脱水药物（甘露醇 250ml，每天 3 ~ 4 次）。

4. 外科手术治疗　脑室内囊虫适合于手术取虫治疗。

三、阿米巴脑脓肿

（一）概述

本病系由组织内阿米巴感染所致。溶组织阿米巴生活史的基本过程是：包囊→小滋养体→包囊。在一定条件下，小滋养体→大滋养体并大量繁殖，破坏组织。四个核的包囊为感染期，人经口食入了四个核的包囊，在小肠内经消化液作用使囊壁变薄，出现小孔，随之脱囊分裂成四个小滋养体，小滋养体定居在结肠黏膜皱褶或肠腺窝间，以宿主的黏膜、细菌及消化食物为营养，以二分裂法增殖。部分小滋养体在肠内随内容物向下移动，由于内环境的改变，使之停止活动，排出体内未消化的食物，缩小并分泌出一层膜将自己包围起来成为包囊，包囊随粪便排到体外，污染食物和水源，再重新感染宿主。未形成包囊的小滋养体排出体外后很快死亡。小滋养体寄生于大肠内，对宿主没有损害，当宿主因感染、中毒等情况使机体的免疫力下降，肠壁受损，小滋养体可借伪足的机械作用和酶的化学作用侵入肠壁组织，吞噬红细胞和组织细胞转变为大滋养体，并在组织内以二分裂法大量增殖，破坏组织形成溃疡，引起阿米巴痢疾。大滋养体还可以在某种情况下经血液蔓延至肝、脾、脑等肠外组织，产生各脏器阿米巴病。神经系统阿米巴感染途径为：自肠壁进入血液循环也可至脑膜；自椎旁静脉丛至脑膜，再进入脑实质内；由肺毛细血管入血液循环进入颈内动脉。

以大滋养体形式寄生，可寄生在脑部任何部位，易形成脓肿。幕上多于幕下，额叶最多，颞叶次之。多为单个寄生，少数多个寄生；直径一般为 2~3cm，个别可达 10cm。多个脓肿可互相融合，分界不清，易破入脑室内。阿米巴性脓肿的病灶内多无细菌，因此发病机制可能是由大滋养体栓塞脑部血管，然后通过虫体本身的溶组织作用，促使脓肿形成。

（二）临床表现

与脑脓肿相似，以癫痫、神经系统局灶体征（复视、偏瘫、失语等）、颅内压增高、意识障碍、脑膜炎为主要表现。严重者病情发展迅速，数日内死亡。单独发生脑阿米巴脓肿者少见，多继发于肠、肝及脑阿米巴病，常在患阿米巴肠病多年后发生脑阿米巴病。

（三）辅助检查

（1）腰穿脑脊液压力增高，粒细胞浸润，涂片偶可见阿米巴滋养体；粪便中能找到原虫。

（2）影像学头颅 CT、MRI 显示多发脓肿，以额、颞、顶叶多见，小脑少见；常为单发，也可见多个存在，有时融合成大片，直径可达 10cm，周围组织界限清楚；还可见慢性肉芽肿；灶内可有出血，可破入脑室。

（四）诊断及鉴别诊断

（1）有阿米巴病史，粪便中找到病原体。

（2）有脑部局灶体征，脑脊液中找到滋养体，本病应与脑脓肿、转移瘤相鉴别，但结合病史，脑脊液中找到阿米巴滋养体可鉴别。

（五）治疗

1. 杀阿米巴药物

（1）吐根碱类：依米丁：通过直接阻断滋养体的分裂而杀灭阿米巴，为目前最有效的抗阿米巴药物，作用快、杀伤力强。经肾脏缓慢排泄。本药毒性较大，对心肌心血管系统有损害，对注射的局部组织有刺激，主要用于肠外重病者。用量：1mg/（kg·d），分两次深部肌肉注射，连续 6d；重症者可半量再连续 6d。

碘化铋吐根碱：为 25% 吐根碱和 20% 铋，不易被吸收，主要用于肠阿米巴。用量 0.2g，每晚一次，连服 12d。

去氢吐根碱：毒副作用小，主要用于肠道阿米巴，50mg/d，皮下注射，共 3~10d。

（2）喹啉类：氯喹：作用不如吐根碱，但口服后在小肠高位处全部被吸收，排泄缓慢，毒副作用小，主要作用于肠外阿米巴和体弱者。每日 0.6g，服用两天后每日 0.3g，2~3 周为一个疗程。

喹碘仿：本品含 28% 的碘，口服不易吸收，有直接杀阿米巴滋养体作用，毒性小，偶可引起胃肠道症状和肝脏损害，主要用于慢性肠阿米巴。用量 0.5~1.0g，每日 3 次，8~10d 为一个疗程，必要时一周后可再服一个疗程。小儿用量酌减。

双碘喹啉：作用和毒副作用与喹碘仿相似，成人用量 0.6g，连服 15~20d，必要时可在两周以后再服一个疗程。

氯碘喹啉：作用和毒副作用均与喹碘仿相似，成人用量 0.25g，每日 3 次，10d 为一个疗程。小儿用量酌减。

（3）有机砷剂：卡巴砷在肠内浓度高，不易吸收，其作用不如吐根碱，毒性较低，偶有胃肠道症状和皮疹，主要用于慢性肠阿米巴和带虫者。成人用量为 0.25g，每日 3 次，10d 为一个疗程，必要时可在两周以后再服一个疗程。小儿用量酌减。

（4）新合成药物：二氯散糠酸酯：不易吸收，用于轻型肠内阿米巴和带虫者，毒副作用小，偶见胃肠道症状。成人用量为 500mg，每日 3 次，10d 为一个疗程。小儿用量酌减。

安痢平：对肠内滋养体及带虫者有效，能杀死肠内其他寄生虫，毒副作用小，轻度胃肠反应。0.1g，每日 4 次，10d 为一个疗程。

对二甲苯肢脒：主要对慢性肠阿米巴痢疾，无明显毒副作用，成人用量为 0.1g，每日 3 次，5d 为一个疗程。小儿用量酌减。

（5）硝基咪唑类：甲硝唑（灭滴灵）：口服后可迅速吸收，广泛分布于体内各脏器及体液，对各部位的阿米巴均有效，有直接杀阿米巴滋养体的作用，有轻度不良反应，如恶心、腹泻、头昏、头痛等。本品为近年来抗阿米巴首选药物。成人用量为口服每次 0.4 ~ 0.8g，每日 3 次，5 ~ 10d 为一个疗程。小儿用量酌减。

甲硝磺唑：与甲硝唑相似，吸收快，可广泛分布于全身各个脏器，不良反应小，偶有纳差、恶心、腹泻或便秘，皮肤瘙痒。每日 2g，一次服用，连服 3 ~ 5d。

氯甲硝哒唑：与甲硝唑相似，偶有下肢麻木和感觉异常不良反应，0.5mg/kg，每日 3 次，10d 为一个疗程。

2. 对症治疗　包括降低颅内压、抗癫痫、改善脑功能等药物。

3. 手术治疗　如果脑内阿米巴脓肿较大，药物治疗差，那么外科手术抽脓将能取得较理想的效果。

本病预后差，如不及时治疗 6 ~ 8d 内死亡，极少超过 2 周。

（雷　军）

第五节　神经梅毒

神经梅毒（neurosyphilis）是由梅毒螺旋体感染人体后引起的大脑、脑膜或脊髓损害的一组临床综合征，通常是晚期梅毒全身性损害的重要表现之一。神经梅毒的临床表现十分复杂，导致临床诊断时误诊的机率较大。

一、流行病学

在抗生素广泛应用以前，西方国家成人梅毒感染率为 8% ~ 10%，其中超过 40% 的病例出现神经系统受累。随着青霉素等抗生素的应用，梅毒的感染率曾一度保持相对稳定，但近年来由于艾滋病的流行和毒品的泛滥，梅毒感染率急剧回升。1999 年联合国卫生组织估计全世界成年人中梅毒新发病例为 1200 万。西欧梅毒发病率较低，在英国人群中约为 0.3/10 万，而俄罗斯 1996 年 20 ~ 29 岁人群中梅毒发病率为 900/10 万。20 世纪 50 年代以后梅毒曾经在我国几乎绝迹，但 70 年代以后发病又有上升趋势。据文献报道，1989—1998 年，我国梅毒的发病增加了近 20 倍。

二、病因和发病机制

神经梅毒的病原体是苍白密螺旋体，可直接经过皮肤和黏膜破损部位感染人体，进入人体后引起螺旋体血症，并可通过血液循环进入子宫导致母婴感染或因共用注射器而引起血源性传播。通常在侵入机体 3 ~ 18 个月以后，梅毒螺旋体逐步侵入中枢神经系统。神经梅毒的主要病理改变是脑（脊）膜的炎症和小动脉的血管内膜炎。

三、临床表现

神经梅毒是全身梅毒的一部分，多发生于梅毒晚期，未经治疗的梅毒患者中约4%～9%可以发展成为有症状的神经梅毒。按发病过程和临床表现，神经梅毒分为以下类型。

1. 无症状性神经梅毒 临床无神经系统症状和体征，诊断完全依赖于血清学和脑脊液检查。

2. 脑（脊）膜血管型梅毒 广泛的脑（脊）膜炎症和小动脉血管内膜炎是脑（脊）膜血管型梅毒的共同发病基础。临床以慢性脑膜炎为主，常见间歇性头痛、头晕以及记忆力下降等；少数患者可以出现急性脑膜炎或脑膜脑炎的表现，表现为发热、头痛、意识障碍、癫痫发作等，体征主要表现为颈项强直，Kernig征阳性。影响脑脊液循环时可出现颅内压增高的症状和体征。

脑膜血管和大脑表面血管内膜炎时可以阻塞血管而出现相应供血区的脑梗死症状。临床上往往突然发病，局灶性神经系统症状和体征与脑卒中没有明显差别，主要是偏瘫、偏身感觉障碍、偏盲、失语、吞咽困难和前庭功能障碍等。

脊膜血管型梅毒相对少见，主要表现为脊髓脊膜炎或者横贯性脊髓炎。

3. 脑（脊髓）实质型梅毒 自抗生素应用以来已罕见，是由梅毒螺旋体直接侵袭神经组织并破坏组织结构引起的，常在感染后数年或数十年后出现，主要包括麻痹性痴呆和脊髓痨两种类型。

（1）麻痹性痴呆：记忆力减退、判断力丧失和情绪不稳是最常见的症状，也可出现人格改变、虚构和夸大妄想等精神症状。体格检查可见瞳孔对光反应迟钝，最终可进展成阿－罗瞳孔。疾病后期痴呆和肢体瘫痪症状加重，也可出现癫痫发作。

（2）脊髓痨：一般在梅毒感染后15～20年出现，其特征性的临床表现为"闪电样疼痛"，常发生在肢体远端，表现为剧烈的刺痛、放射痛，历时短暂，可反复发作。因主要累及脊髓后索，可出现进行性共济失调症状，因此也称为进行性运动性共济失调。腰骶神经根受累时尚可出现括约肌功能障碍，主要表现为膀胱功能失调和男性性功能损害等。主要体征包括膝反射和踝反射消失，下肢震动觉和位置觉减退以及闭目难立征等。

4. 先天性梅毒 梅毒未经彻底治疗的母亲生出的新生儿中，可出现类似于成人梅毒的临床表现，可以为无症状性梅毒，也可以表现为其他任何一种类型。部分患儿可以出现脑积水和哈钦森三联征（间质性角膜炎、畸形齿和听力减退）。

四、实验室检查及特殊检查

脑脊液检查表现为淋巴细胞轻度增高，蛋白质含量增高，糖含量正常或减低。

从脑、脑膜或者脑脊液中分离出梅毒螺旋体才能确诊神经梅毒，但因为实行难度大，难以用于临床梅毒的诊断。

目前梅毒的血清学和脑脊液检查是诊断的主要方法。疑诊患者可先应用RPR（rapid plasma reagin）或高效价VDRL（venereal disease research laboratory）筛查，阳性者可采用TPHA（Treponema pallidum haemagglutination assay）或FTA－abs（fluorescent treponemal antibodies）进行确诊。筛查试验敏感度高，假阳性可见于自身免疫性疾病、结核、疫苗接种和其他类型的螺旋体感染等。其中VDRL能进行浓度测定，可用于随访治疗的效果。确诊试验的特异性更强，有文献报道 TPHA 的灵敏度和特异度分别为 98.3% 和 100%。艾滋病患者的梅毒筛查和确诊试验都可出现假阴性。

五、诊断和鉴别诊断

活动期神经梅毒的诊断需要满足 3 个标准，即相关的临床病史（不洁性接触史、皮肤梅毒症状史等）、脑脊液表现和梅毒血清学检查阳性，同时还要排除其他可引起同样神经功能缺失和脑脊液异常的神经系统疾病。

无症状梅毒的诊断必须依据血清学和脑脊液检查。

本病需要与其他各种原因引起的脑膜炎、脑血管病、痴呆和脊髓病相鉴别，梅毒血清学和脑脊液检查具有重要的鉴别价值。

六、治疗

神经梅毒应早期治疗。

（1）青霉素为首选药物，高剂量的青霉素能在脑脊液中达到杀灭梅毒螺旋体的药物浓度。青霉素 G 可安全有效地治疗有或无症状的梅毒患者，剂量为每天 1800～2400 万 U，每 4 小时 1 次静脉滴注或连续滴注，10～14 天为 1 个疗程。普鲁卡因青霉素每天 240 万 U，肌肉注射，并发丙磺舒每次 500mg，每日 4 次，10～14 天为 1 个疗程。

（2）青霉素过敏者可以改用头孢曲松 2g 肌注或静滴，每日 1 次，连用 14 天；或用四环素 500mg 口服，每日 4 次，连用 14 天。

治疗过程中应密切注意有无 Jarisch – Herxheimer 反应出现。这是抗生素应用后导致大量的病原体死亡，释放毒素入血而导致的发热反应。临床表现为突然发热、寒战、颜面潮红、呼吸急促和血压下降等。据报道 50% 以上的患者在治疗时可出现该反应，通常发生在首剂抗生素治疗后 2～6 小时，可持续 24 小时。该反应发生时情况危重，应立即使用氢化可的松 200～300mg，或地塞米松 5～10mg，静脉滴注，同时予以饮水、镇静、退热和抗休克治疗。

神经梅毒治疗后应在第 3、6、12 个月以及第 2、3 年年底进行临床检查和血清学与脑脊液检查，如果第 6 个月脑脊液细胞数仍不正常或脑脊液 VDRL 滴度仍未降低者，可认为治疗不彻底，仍可重复应用大剂量青霉素治疗。

闪电样疼痛可应用卡马西平进行治疗。

七、预后

麻痹性痴呆患者难以独立生活，未经治疗者可在 3～4 年内死亡；脊髓梅毒预后不定，多数患者可以获得改善；其他类型的梅毒经正规积极治疗后，一般预后较好。

（雷　军）

第六节　中枢神经系统真菌感染

常表现为慢性脑膜炎，但脑实质真菌感染的临床表现与细菌性脑脓肿相似。中枢神经系统真菌感染可以发生在免疫功能健全的个体上，但更好发于免疫功能缺陷的患者，如肿瘤、淋巴瘤、接受免疫抑制治疗的患者或艾滋病患者。常见致病菌有：新型隐球菌、粗球孢子菌和白色念珠菌，而曲霉菌属、夹膜组织胞浆菌和芽生菌很少累及中枢神经系统，毛霉菌可导致典型的 Rhinocerebral 综合征，可以伴发脑膜炎。表 6-6 列举相应治疗的方案。

表 6-6　抗真菌治疗

致病菌	首选治疗	联合治疗
隐球菌	两性霉素 B0.5mg/（kg·d），iV 5-氟胞嘧啶 150mg/（kg·d），po	蛛网膜下腔应用两性霉素 B
粗球孢子菌	两性霉素 B1.5mg/（kg·d），iv 两性霉素 B0.5mg 鞘内注射，biw	脑室内应用两性霉素 B
念珠菌	两性霉素 B1.5mg/（kg·d），iv	5-氟胞嘧啶 150mg/（kg·d），po 蛛网膜下腔应用两性霉素 B
曲霉菌	两性霉素 B1.5mg/（kg·d），iv	5-氟胞嘧啶 150mg/（kg·d），po 蛛网膜下腔应用两性霉素 B
夹膜组织胞浆菌	两性霉素 B1.5mg/（kg·d），iv	蛛网膜下腔应用两性霉素 B
芽生菌	两性霉素 B1.5mg/（kg·d），iv	蛛网膜下腔应用两性霉素 B
毛霉菌	两性霉素 B1.5mg/（kg·d），iv	蛛网膜下腔应用两性霉素 B

一、两性霉素 B

两性霉素 B 几乎可以对抗目前所知的所有真菌，但也有抗药性的报道，且有较多严重的副作用，尽管如此，仍作为中枢神经系统所有真菌感染的一线药物。

（一）给药方式和方法

1. 静脉给药　常从小剂量开始，在 5~10 天内加到足量：一般开始剂量 1mg/d，之后每日剂量加倍，到 16mg/d 后，每日增加 10mg/d，直到足量 50mg/d。血清肌酐大于 3.5mg/dl 时要减少药量。若治疗中断 10 天以上，要重新开始，仍需重复该加量过程。药物应避光经中心静脉输注，速度要慢（4~6 小时）。治疗过程中要监测全血细胞计数、网织红细胞计数、尿素氮或肌酐、血清电解质、肝功能和尿常规等。

2. 鞘内给药　鞘内给药的指征有：①静脉给药治疗无效或足量治疗后复发；②病情危重，濒临死亡；③严重免疫抑制的患者；④粗球孢子菌脑膜炎患者。

给药方法有：①脑室内给药：通过 Ommaya 储液囊可以建立可靠的脑室内给药途径，是目前大多数医疗机构首选的方法；②脑池内给药：某些医疗中心选用的方法，由于需要专门的训练和丰富的经验，故不推荐；③腰椎穿刺给药：到基底池的药量很少，几乎不能到达脑室，当有蛛网膜粘连时（真菌性脑膜炎的常见并发症），不应选用该法。

首次剂量为 0.025mg，用 5ml 的脑脊液稀释，并加入 5~15mg 的氢化可的松减少副反应。隔天给药，每次剂量增加 0.025mg，直到最大剂量 0.5mg/d，然后给药频率减至每周 2 次。

3. 副作用　主要是肾毒性，总剂量达 4g 时，50% 的患者有永久性肾功能不全；总剂量达 5g 时，肾功能不全的患者达 85%。

（1）与剂量相关的副作用：①短期的全身反应：发热、寒颤、恶心、呕吐、食欲下降、乏力、头痛等。②肾毒性：肾小球滤过率和肌酐清除率下降，可导致少尿；肾小管毒性，可致远曲小管酸中毒和严重低钾血症。③抑制骨髓造血功能导致贫血。④给药处毒性反应：静脉注射可致静脉炎；腰椎穿刺给药可致感觉异常、神经麻痹、背痛、截瘫、化学性脑膜炎、蛛网膜炎和脑积水；脑池穿刺给药可致脑积水；脑室内给药可致室管膜炎、脑病、惊厥发作和死亡。

（2）特异性药物效应：休克、血小板减少、急性肝功能衰竭、惊厥、心脏骤停和心室颤动。

二、5-氟胞嘧啶

5-氟胞嘧啶有效对抗隐球菌、念珠菌、曲霉菌和球拟酵母菌，但不是听有菌株都敏感，而且原来敏感的菌株在治疗过程中可产生耐药，因此在5-氟胞嘧啶使用前和治疗过程中均应监测敏感性。另外不能单独应用5-氟胞嘧啶治疗致命性的真菌感染。

5-氟胞嘧啶最常用于治疗隐球菌感染，与两性霉素B合用有协同作用，并可抑制耐药菌株出现。5-氟胞嘧啶口服吸收好，脑脊液浓度可达血清浓度的80%～100%，常用剂量75～150mg/（kg·d），分4次口服。

氟胞嘧啶经肾脏排泄，在肾功能不全时，每次给药剂量不变（25～40mg/kg），而增加给药间隔时间，如表6-7所示。

表6-7　氟胞嘧啶经肾排泄给药间隔时间

肌苷清除率（ml/min）	给药间隔
100	每6小时1次
40～25	每12小时1次
25～12	每24小时1次
12	每48小时1次

副作用有：①胃肠道副作用：恶心、呕吐、食欲下降和腹泻；②肝毒性：引起谷草转氨酶和碱性磷酸酶增高，可能与肝细胞坏死有关，故应每周监测肝功能；③血液系统副作用：贫血、白细胞减少或血小板减少，与剂量有关且好发于氮质血症患者，故应每周2次检查血细胞计数。

三、酮康唑

有效对抗球孢子菌、组织胞浆菌和念珠菌感染，只有口服制剂，难以透过血脑屏障，增加剂量对部分球孢子菌脑膜炎患者有效，主要副作用是恶心和肝功能损害。

四、氟康唑

对于轻症隐球菌脑膜炎，氟康唑可作为首选，剂量为400mg/d，治疗10～12周；艾滋病患者并发隐球菌脑膜炎，可选用氟康唑200～400mg/d作为维持治疗；有报道氟康唑治疗球孢子菌脑膜炎有效率达70%。副作用较少，以胃肠道副作用为主，罕见药物性肝炎和过敏。

中枢神经系统真菌感染的疗程尚无统一标准，一般而言，对治疗反应良好的患者停药指征有如下几点：①至少治疗6周；②最后一次脑脊液培养阴性后再治疗1个月；③中枢神经系统无活动性感染的表现；神经系统检查稳定或逐步改善；脑脊液检查正常或轻度异常；④中枢神经系统以外无活动性感染的表现；⑤药物毒副作用不能耐受。

下列情况需要延长治疗时间：①脑脊液隐球菌培养或墨汁染色持续阳性者应延长疗程，而只有蛋白含量高者，不是延长疗程的指征，艾滋病患者并发隐球菌脑膜炎应终生抗真菌治疗；②隐球菌感染患者，在治疗过程中，血清或脑脊液中抗原滴度不降者，提示预后差，应延长疗程；③有学者认为球孢子菌脑膜炎患者应终生接受每周一次的经蛛网膜下腔给药的二性霉素 B 治疗；④由于肾脏毒性的原因而停用静脉二性霉素 B，改用蛛网膜下腔给药，应延长疗程。

五、激素的应用

与其他微生物感染中枢神经系统一样，真菌性脑膜炎患者由于脑肿胀或脑实质感染灶导致颅内压增高者，可用大剂量激素，但应事先排除脑积水所致的颅内压增高；另外在鞘内注射两性霉素 B 的时候应合用氢化可的松以减少局部刺激反应。

六、脑实质内真菌感染

真菌可侵犯脑实质导致脑脓肿或肉芽肿，尤以曲霉菌最多见，预后较单纯脑膜累及差。对于手术路径可以到达的病灶应予以手术摘除，术前 48 小时开始用最大可耐受剂量的抗真菌治疗；对于有多个脑实质病灶或手术路径不能到达的病灶，只能以药物治疗，应给予最大剂量的两性霉素 B，并加用 5 - 氟胞嘧啶（如果敏感）。

七、放线菌和诺卡放线菌中枢神经系统感染

不是真正的真菌，特性介于细菌和真菌之间，当累及中枢神经系统时，常导致脑脓肿，也可表现为脊髓脓肿或脑膜炎，罕见的有硬膜外脓肿并发颅骨骨髓炎。抗细菌药物治疗有效，单个可切除脓肿应手术摘除。

放线菌的治疗可选用青霉素 G，成年人剂量为 2400 万 U/d，儿童剂量为 20 万 U/（kg·d），分次静脉注射，至少应用 8 周，根据病情，最长可用至 5 个月。青霉素过敏患者可选用红霉素，成年人 4g/d，儿童 50mg/（kg·d），分 4 次静注。

诺卡放线菌可选用复方新诺明 15～20mg/（kg·d），分 4 次静注，至少需要 5% 葡萄糖水 75ml 来溶解药物，1～1.5 小时缓慢注入；如果肾功能不全，肌酐清除率 15～30ml/min，剂量减半，如果肌酐清除率小于 15ml/min，禁用该药。对于病情严重、多发颅内脓肿或单用复方新诺明治疗无效者，可加用环丝氨酸（氧霉素）15mg/（kg·d），分 4 次口服。

（雷　军）

第七节　获得性免疫缺陷综合征

获得性免疫缺陷综合征（AIDS）是人类免疫缺陷病毒 - 1（HIV - 1）所致的多系统感染，约 1/2～2/3 的患者神经系统受累，可在感染的任何时期发病，但多于晚期出现。HIV 感染直接产生的神经系统损害的机制是多因素的，包括病毒产物和免疫反应对神经的毒性作用（如肿瘤坏死因子对大脑、脊髓和周围神经均有损害作用），另外还与宿主和不同病毒株

的神经毒性差异有关；继发的神经损害与机会菌感染、肿瘤和治疗药物的副作用有关。

一、中枢神经系统 HIV 感染

HIV 属于逆转录病毒科慢病毒属，具有亲神经和亲淋巴细胞的特性，宿主感染后其神经系统均受侵犯。伴有各种神经系统综合征的艾滋病患者的脑脊液和脑组织中都能分离出 HIV，即使只有血清学阳性而无症状的患者，其脑脊液中也可分离出病毒。

（一）急性感染

尽管大多数患者在 HIV 早期侵犯中枢神经系统时无任何症状，但部分患者以神经系统病变为首发症状，甚至可早在免疫指标正常的血清转化期发病。①急性可逆性脑病：表现为意识模糊、记忆力下降和情感障碍等。②急性无菌性脑膜炎：表现为头痛、颈强、畏光、关节痛和斑丘疹等。③还可表现为单颅神经炎（特别是面神经炎）、急性上升性或横贯性脊髓炎和类似于吉兰－巴雷综合征的炎症性多神经病。

（二）慢性感染

1. 人类免疫缺陷病毒伴发认知运动障碍综合征或艾滋病痴呆综合征　约 20% 艾滋病患者发生，尤以严重免疫抑制的患者好发。表现为进展性皮层下痴呆，可伴有平衡障碍和下肢无力。疾病早期表现为注意力不集中、记忆力下降、感情淡漠和精神运动迟滞，因此常误诊为抑郁症。还可伴发躁狂症、器质性精神病；由于神经元细胞受到 HIV 感染，可产生惊厥。其他常见症状和体征有：握持反射和其他额叶释放症状、震颤、齿轮样强直、锥体束征（巴氏征阳性）、精细运动笨拙和肌阵挛。脑影像学检查常无特殊异常表现，因此艾滋病痴呆是一种临床诊断而不是影像学诊断。还有一种影像学检查异常的 HIV 脑炎，CT 特征性地表现为弥散的皮层萎缩和脑室扩大；T_2 加权 MRI 提示多灶或弥散的白质信号增高，但患者认知功能正常。病理学检查可发现 HIV 脑炎特异性的多核巨细胞（即受感染的巨噬细胞的合胞体），血管周围单核细胞袖套是常见而非特异性表现。

2. 人类免疫缺陷病毒伴发的脊髓病　也称空泡性脊髓病，临床表现和病理表现都与维生素 B_{12} 缺乏的亚急性联合变性相似，表现为无痛性痉挛性截瘫和脊髓后索损害的深感觉异常，有时伴尿失禁。若同时有人类免疫缺陷病毒伴发的周围神经病变，可使神经系统检查变得复杂。应与维生素 B_{12} 缺乏、神经梅毒、人嗜 T 淋巴细胞病毒性脊髓病和脊髓肿瘤相鉴别。

3. 周围神经病变　是常见的并发症，发病机制是多因素的，如免疫介导损伤、继发感染所致（特别是进展性腰骶神经根病）和治疗药物的副作用。临床类型、临床表现、电生理学检查和治疗见表 6－8。

4. 腰骶神经根病　除少数是 HIV 感染的自限性并发症，大多数是巨细胞病毒（机会致病菌）感染的并发症，可以治疗，但有潜在致死性。表现为亚急性起病的双下肢无力，可伴或不伴背痛和神经根痛，早期出现大小便障碍，肛周感觉异常和双下肢腱反射下降或消失。肌电图和神经传导速度检查有助诊断；脑脊液检查有一定特异性，白细胞数常大于 $500/\mu l$，以多形核细胞增高为主，蛋白含量增高，糖可正常或稍低。脑脊液必须送巨细胞病毒培养，约 1/2～2/3 患者培养阳性，但治疗必须在培养结果前即经验性地应用更昔洛韦，因为只有早期治疗才能改善症状。鉴别诊断包括淋巴瘤性脑膜炎、水痘带状疱疹病毒感染和神经梅毒，另外还应行影像学检查排除马尾和圆锥肿瘤。

表6-8　HIV感染相关的周围神经病变

神经病变类型	肌力下降	感觉障碍	尿潴留	肌电图/神经传导速度提示	治疗
远端对称性	+	+ + +	-	小纤维轴索病变	叠氮胸苷
感觉性共济失调	-	+ + +	-	大纤维神经节细胞炎	未明
吉兰－巴雷	+ + +	+	-	脱髓鞘＋轴索病变（重症）	血浆置换
CIDP	+ + +	+	-	脱髓鞘＋轴索病变	血浆置换
多发性单神经炎	+ +	+ +	-	多灶性轴索病变	血浆置换
进展性多神经根神经病（马尾综合征）	+ + +	+ +	+	轴索病变士脱髓鞘	更昔洛韦

注：CIDP：慢性炎症性脱髓鞘性多神经病。

（三）HIV感染的脑脊液改变

HIV血清学阳性的患者，即使无神经系统症状和体征，脑脊液中也有所变化：轻中度的单核细胞增多、蛋白含量增高和轻度糖浓度降低（不低于35mg/dl）。脑脊液中细胞数多少和能否培养出HIV无关，脑脊液中能否培养出HIV与是否并发神经系统并发症无关。尽管脑脊液性状改变比较常见，但都缺少特异性改变。

（四）抗HIV治疗

1. 叠氮胸苷（齐多夫定，AZT）　是第一个批准用于治疗HIV感染的抗逆转录病毒的药物，特异性地抑制逆转录酶，常与至少一个核苷类似物和一种蛋白酶抑制剂合用。剂量为200mg，每日6次口服，或1.5mg/kg每4~8小时静注，若有骨髓抑制应适当调整剂量。药物在肝脏代谢，葡萄苷酸化的代谢产物经肾脏排出，血浆半衰期约1小时，血脑屏障透过良好；常见的副作用是骨髓抑制，是剂量相关的和可逆的；在维生素B_{12}或叶酸缺乏、合用其他细胞毒性药物时，有潜在的骨髓毒性；头痛和轻良行为异常也可发生；肌病少见，停药或减少剂量可缓解。丙磺舒、西咪替丁、劳拉西泮和吲哚美辛克干扰药物排泄导致毒副作用增加。

2. 2′，3′－双脱氧肌苷（ddI）和扎西他宾（ddC）　也是通过抑制逆转录酶来抗HIV，与核苷类似物和蛋白酶抑制剂合用。双脱氧肌苷剂量随患者体重不同而改变；75kg以上，300mg每日2次；50~75kg，200mg每日2次；35~49kg，125mg每日2次。扎西他宾剂量0.75mg每日3次。两个药均可引起胰腺炎（双脱氧肌苷可致暴发性胰腺炎），大剂量、长疗程或二者合用可致痛性周围神经病，停药后2~6周缓解。

二、中枢神经系统机会致病菌感染

艾滋病患者易感弓形体、隐球菌、结核、进行性多灶性白质脑病、巨细胞病毒和带状疱疹；有时也可见中枢神经系统曲霉菌、念珠菌和诺卡菌感染；神经梅毒易感性是否增加尚有争议；急性细菌性脑膜炎和脑脓肿的危险性并不增加。治疗上与非艾滋病患者的药物选择完全一致，不同的是应延长疗程，有的甚至终生治疗。

三、脑局灶性病变

艾滋病患者经常出现脑弥漫性或局灶性的神经症状和体征，当CT扫描发现脑内有单个或多个低密度环状强化的病灶时，应与下列疾病作鉴别诊断：弓形体病、淋巴瘤、结核球、真菌性脓肿、脑卒中、细菌性脓肿和转移性肿瘤。卡博肉瘤和杆菌性血管瘤病极少累及大脑。虽然确诊依靠病理，但由于每个患者都做脑组织活检是不现实的，所以根据影像学的特性（如强化特性，水肿情况等）作出经验性治疗是必要的。

一般而言，不强化的脑白质病灶且不伴有水肿或占位效应，提示进行性多灶性白质脑病或 HIV 脑炎；多个强化的病灶应经验性抗弓形体治疗，若临床和影像学均未改善，考虑脑组织活检；手术径路可到达的单个病灶可行脑组织活检，除非该病灶高度提示弓形体感染（皮层或灰质深部环状强化病灶，25% 的弓形体性脓肿表现为单个病灶）；有些学者推荐，所有有局灶神经系统病变的艾滋病患者，不管病灶的数量和强化特性，只要弓形体血清学检查阳性就给予抗弓形体治疗，治疗无效者再考虑行病理检查。

四、肿瘤

艾滋病患者易患原发性中枢神经系统淋巴瘤、淋巴瘤性脑膜炎和较罕见的卡博肉瘤。

（杨花蓉）

第八节　带状疱疹及神经系统并发证

带状疱疹是临床常见的病毒感染，年发病率为 3/1000 ~ 5/1000，水痘 - 带状疱疹病毒（varicella - zoster virus，VZV）可引起水痘和带状疱疹两种常见疾病。水痘是儿童期多见的原发性感染，带状疱疹是幼儿患水痘后在感觉神经节细胞内潜伏的病毒再度活化所致。VZV的神经系统并发证（如急性小脑共济失调、脑膜炎、脑炎和脊髓炎等）是 VZV 感染后的带状疱疹血管病。

一、临床表现

（一）带状疱疹

主要累及脊髓神经节，20% 的患者为颅神经受累，三叉神经多见，脊神经根受累顺序依次为胸、腰、颈和骶节段，均为单侧。

1. 脊神经节带状疱疹　出现疱疹前 2 ~ 4d 常有全身不适、发热及厌食，受累节段皮肤痒感、麻木或烧灼感等，数日后出现节段性排列成簇的带状水疱样皮疹，疱疹沿神经根呈簇状分布，好发于胸段皮节，T_5 ~ T_{10} 最常见，约占全部病例的 2/3 以上；颅颈区较常见，且疼痛严重，皮疹开始为红斑，12 ~ 24h 变成水疱，呈散在或融合分布，72h 水疱内液体化脓，1 周内脓液变干，10 ~ 12d 干燥结痂，皮疹期可伴无痛性淋巴结增大。2 ~ 3 周痂脱落留有瘢痕、色素沉着或色素减退，可伴感觉缺失，数月始能恢复正常。

2. 眼带状疱疹　三叉神经第 1 支受累常见，可引起眼带状疱疹，导致全眼球炎、角膜瘢痕和视力障碍，可出现暂时性或永久性动眼神经支配眼肌麻痹。

3. 膝状神经节带状疱疹　出现面神经麻痹，50% 的患者伴舌前 2/3 味觉丧失，伴外耳道和鼓膜带状疱疹，称为 Hunt 综合征。有时疱疹累及 C_2、C_3 皮节，累及 Cortis 器和前庭神经节可出现眩晕、呕吐、耳鸣和耳聋。

（二）并发症

1. 运动麻痹　肢体和躯干带状疱疹常伴节段性肌无力，肌无力的范围与皮肤感觉障碍一致，85% 的病例肌无力可恢复。部分患者脑膜受累，可伴发热、头痛和颈强直等，颈段和腰段受累时出现上肢和下肢肌萎缩，骶段受累可出现尿潴留或尿失禁，但很罕见。

2. 带状疱疹性脊髓炎　VZV 感染可引起不同程度的脊髓炎，多发生于病后数周至数月，脊髓受累节段通常与皮疹节段一致，常见双下肢无力、腱反射不对称、感觉障碍和尿便障碍。严重病例可出现 Brown－Sequard 综合征或脊髓横贯性病损。

3. 带状疱疹性脑炎（herpes zoster encephalitis，HZE）　多见于老年人和免疫功能缺陷患者，HZE 可发生于皮肤疱疹以前、同时或疱疹痊愈后，表现为典型的脑膜脑炎症状和体征，如发热、头痛、脑膜刺激征、谵妄和精神混乱，以及偏瘫、共济失调和癫痫发作等。脑脊液淋巴细胞和蛋白增高，CSF 可检出 VZV 膜抗原特异性抗体。病死率可达 30%，存活者多遗留神经系统后遗症。

4. 带状疱疹性脑血管炎　是带状疱疹的严重并发症，包括两种类型。

（1）眼带状疱疹伴迟发性对侧偏瘫：眼带状疱疹消退或痊愈后数周到 6 个月，在皮疹对侧突发偏瘫、失语等症状，是皮疹同侧颈内动脉主干及主要分支炎症和闭塞导致半球缺血性损害所致，病理为肉芽肿性血管炎。

（2）动脉炎：其他脑血管可能发生过敏性动脉炎，受累血管多为感染神经节支配的局部血管，动脉炎可能与病毒直接侵犯有关。

5. 带状疱疹感染性多发性神经炎　表现为以运动障碍为主的 Guillain－Barre 综合征（GBS），或 GBS 的变异型 Fisher 综合征等。此外，可见节段性神经根脊髓炎、颅神经病和多灶性脱髓鞘综合征等。

6. 带状疱疹后神经痛　老年体衰患者多见，肋间神经和三叉神经眼支多见，表现为持续锐痛或闪电样疼痛，皮肤对触觉敏感，神经痛可持续数月或数年，各种治疗效果不佳。

二、诊断要点

1. 诊断　根据患者的特征性水疱皮疹沿神经根呈簇状分布，累及胸段皮节、三叉神经第 1 支和膝状神经节，影响肢体运动功能，出现脊髓炎、脑炎、脑血管炎和多发性神经炎等症状、体征，偶有患者发生肋间神经痛或面神经麻痹而无带状疱疹，出现持续锐痛或闪电样疼痛。CSF 淋巴细胞数增高，PCR 检出特异性VZV－DNA。

2. 实验室检查　单一皮节受累脑脊液可正常，颅神经节或中枢神经受累 CSF 淋巴细胞数增高，细胞计数从十余个至数百，蛋白正常或轻度增高，糖及氯化物正常。病原学检查可行疱疹刮片疱疹液，镜检可见多形核巨细胞及核内包涵体，用 PCR 法可检出特异性VZV－DNA。

三、治疗方案及原则

治疗原则是阻止感染向全身播散，预防带状疱疹的神经系统并发症，如脊髓炎、脑炎、脑血管炎、多发性神经炎和疱疹后神经痛等。可用抗疱疹病毒药物阻断病毒复制，用皮质类固醇缓解局部炎性反应。治疗应视患者具体情况而定，免疫功能正常的年轻人患带状疱疹一般较轻，恢复迅速，不遗留任何后遗症，所以无需任何特殊治疗。免疫功能障碍患者易发生严重播散性感染，应给予全身抗病毒治疗。

1. 抗病毒药物治疗　常用无环鸟苷 500mg，1 次/8h，静脉滴注，疗程 14~21d；更昔洛韦 5~10mg/（kg·d），静脉滴注，1 次/12h，14~21d；也可试用万乃洛韦或伐昔洛韦。可阻止病毒播散，减少并发症，促进疱疹愈合和预防疼痛。

2. 动脉炎　可能有变态反应参与，可合用皮质类固醇如地塞米松 10~20mg/d，静脉滴注。免疫机制正常的老年人易患疱疹后神经痛，在应用抗病毒药的同时可给予短疗程皮质类固醇，可能促进水疱愈合及缩短疼痛时间。带状疱疹感染性多发性神经炎患者可试用水痘 - 带状疱疹病毒特异性免疫球蛋白（VZIG），或用大剂量免疫球蛋白 400mg/（kg·d）静脉滴注，每个疗程 3~5d。

3. 疱疹后神经痛　治疗困难，常规镇痛药无效。可在疼痛的皮肤处反复涂抹辣椒素油，使皮肤痛觉丧失以解除疼痛。周围神经不完全损害引起痛觉过敏，可用卡马西平 0.2g 口服，3 次/d，合用阿米替林 50~100mg/d；也可试用苯妥英钠、加巴喷丁。眼部带状疱疹可用 0.5% 无环鸟苷油剂涂眼，4~5 次/d。受累神经根切断术对缓解疼痛无效。

（杨花蓉）

第七章　中枢神经系统脱髓鞘疾病

第一节　多发性硬化

一、概述

多发性硬化（MS）是临床最常见的炎性脱髓鞘疾病，CNS 白质出现多灶性和反复发作的炎性脱髓鞘病灶，病理和神经免疫组化显示带有明显的自身免疫反应的特征，临床上则表现出多发性神经功能障碍，并且有反复发作与缓解的病程。

二、病因及发病机制

MS 的病因尚未完全清楚，疾病发作期，细胞免疫和体液免疫明显异常，出现了针对 CNS 髓鞘抗原组分的异常的免疫攻击。病灶内小血管周围淋巴细胞浸润，存在多种针对不同髓鞘抗原组分的抗体分泌细胞（如针对 MBP、MOG、MAG 的抗体），也可见多种活化的 T 细胞，分泌 IFN－γ、IL－2、TNF－α 等促炎性细胞因子。此外，主要组织相容性抗原－Ⅱ（MHC－Ⅱ）分子对抗原的提呈作用、黏附分子对活化 T 细胞进入病灶区的促进作用也都是自身免疫炎症的促发因素。MS 的炎症病灶是多种细胞免疫、体液免疫因素共同作用导致的结果，而这种异常免疫反应的诱导因素和过程尚不清楚，可能与下列因素有关：

（1）病毒感染：麻疹、腮腺炎、风疹，单孢病毒、EB 病毒等，可能与 MS 病有关。

（2）遗传：部分 MS 发病有家族聚集倾向，纯合子双生子发病率大大高于杂合子双生子和一般人群。

（3）环境：高纬度地区发病明显增多，其他如环境毒素、饮食等因素也可能有影响。

常见的受累部位为：大脑半球白质（脑室周围）、脑干、视神经、胼胝体、小脑、脊髓，可出现萎缩，切面上的白质散在大小不一的灰色病灶；镜下病灶表现为：白质脱髓鞘、血管周围淋巴细胞浸润，慢性病灶髓鞘脱失程度不一，轴索肿胀，可有断裂等少量轴索病变，伴星形细胞增生。

三、临床表现

发病年龄在 15～50 岁，偶可见小于 10 岁或超过 60 岁者。症状、体征因病变部位和病程演变的差异而呈多样性表现。

（一）发作方式

多为急性、亚急性起病，前者数日内、后者在数周至 1～2 个月内达到高峰。

（二）临床病程与分型

70% 为复发－缓解病程，其余表现为进展性，部分复发－缓解病例可逐步转化为进展性病程，分型如下。

1. 复发 – 缓解型　有明确的缓解、复发病史，每次发作不少于 24h，缓解期则长短不一。

2. 原发进展型　首次发病后无明显缓解，呈缓慢进行性单相病程。

3. 继发进展型　由复发 – 缓解型 MS 逐步演变为进展性病程。

4. 进展复发型　总病程表现为逐步进展，间或有不同程度的复发。

个别表现为急性发作，迅速进展，在数月内严重致残或死亡。有作者称之为急性（恶性）型（属原发进展型）。

（三）神经功能障碍

大脑半球、脑干和脊髓的单发或多发病灶累及锥体束，产生肢体无力、瘫痪、肌张力增高、腱反射亢进、病理征阳性，可产生单肢瘫、偏瘫、截瘫、交叉瘫，常伴有因病灶刺激和高肌张力导致痉挛性疼痛。累及脊髓丘脑束产生感觉障碍，传导束型痛、温、触觉减退或缺失，轻者麻木、束带感、烧灼、针刺样异常，后索病变出现深感觉障碍，部分患者屈颈时出现背部触电样异常感觉，称 Lhermitte 征，为颈段后索及神经根受损所致。

脑干功能障碍，出现复视、眼球活动受限、眼震、核间性眼肌麻痹；也可表现为眩晕、构音不清、听力障碍、面神经麻痹、面部感觉异常，双侧皮质脑干束受累出现假性延髓性麻痹、强哭强笑。

视神位损害常见，可表现为急性视神经炎和球后视神经炎（单或双眼视力迅速下降），轻者可表现为视野缺损。

小脑功能障碍，出现吟诗样语言、共济失调、意向性震颤及眼震，有时不对称。

自主神经功能障碍，脊髓病变常出现尿急、尿频、尿失禁等排尿异常。大便干燥、费力，偶见大便失禁者。性功能减退常见，以男性阳痿，女性性欲减退多见，颈脊髓侧角病变可导致同侧 Horner 征，脊髓病灶水平以下常有少汗、无汗，有时伴直立性低血压和阵发性心律失常。

认知功能损害，记忆力、注意力、空间感知能力缺损，急性期可有较重的精神症状，但一般表现为欣快或抑郁，缓解期伴发焦虑、抑郁或二者并存。多数患者出现疲劳现象，表现为肌肉的易疲劳性。

发作性症状常见肢体的强直性抽搐，一般伴疼痛；发作性眩晕和面部疼痛，为病灶刺激所致，个别病例可有癫痫发作。

四、辅助检查

1. 脑脊液　压力一般正常，白细胞、蛋白有轻度增高，IgG 可有增高，急性期多出现 IgG 鞘内合成增高（IgG 指数或 IgG 合成率），80% 以上患者寡克隆区带（OB）阳性。

2. 免疫指标异常　急性期或活动期，血及 CSF 中免疫炎性活性因子增加，如 IFN – γ、TNF – α、IL – 2 和 IL – 2R，IL – 6R 等。外周血 CD_4^+ 细胞增加，CD_8^+ 细胞下降，CD_4^+/CD_8^+ 比值增加；急性期 MBP 抗体增多。

3. 视、听、体感诱发电位　常用于发现无症状体征的亚临床病灶。视觉诱发电位（VEP）：潜伏期延长，波形异常者可达 80%。

听觉诱发电位（BAEP）：约三分之一患者可出现 BAEP 异常（以潜伏期延长为主）。

体感诱发电位（SEP）：表现为传导阻滞、潜伏期延长，见于60%的患者。

4. CT　多发白质低密度病灶，急性期可出现强化。

5. MRI　对于发现大脑半球、脑干、小脑、脊髓病灶有决定性意义，可用以确定病灶部位、大小、数量、形态和活动性，为长 T_1、长 T_2 信号，有的为等 T_1，长 T_2，活动性病灶强化明显。

五、诊断与鉴别诊断

（一）诊断

诊断基于临床症状、体征和多种实验室检查，明确在时间与空间上存在多发性。一般应考虑：10~50岁发病，CNS内同时存在两个或两个以上病灶，有缓解复发病史（每次发作持续24h以上），缓慢进展半年以上。同时应排除其他性质病变造成的神经系统症状、体征的可能（Schumacher诊断标准）。

近年广泛采用Poser诊断标准，将MS分为临床确诊MS、实验室支持确诊MS、临床可能MS和实验室可能MS四种诊断，具体标准如下：

1. 临床确诊MS（CDMS）

（1）有两次发作，临床具备两个部位病灶（或一个临床病灶，并有两个或两个以上亚临床病灶）。

（2）一次发作史，一个临床提示病灶，两个亚临床病灶。

2. 实验室支持确诊MS

（1）有两次发作史，一个临床病灶，一个或一个以上的亚临床病灶，OB（＋）。

（2）有一次发作，两个临床提示病灶，CSF有异常。

（3）一次发作，一个临床病灶，一个或一个以上的亚临床病灶，脑脊液异常。

3. 临床可能MS

（1）两次发作，伴一个临床病灶。

（2）一次发作，两个临床病灶。

（3）一次发作，一个临床病灶，一个亚临床病灶。

4. 实验室可能MS　两次发作，伴脑脊液OB（＋）。

（二）鉴别诊断

MS的鉴别诊断需要考虑的疾病有：脑血管病，如中、青年起病的多发性脑梗死（如MELAS）以及颅内血管炎等多灶性血管病变，其他如进行性多灶性白质脑病、系统性红斑狼疮性脑病等。此外，尚需与脊髓血管病、运动神经元病和寰枕畸形等鉴别，脑干、小脑的脱鞘病变要注意与肿瘤（淋巴瘤、胶质瘤）相鉴别。

六、治疗

MS的治疗分为免疫治疗与一般治疗，前者主要应用皮质类固醇激素、β-干扰素及其他免疫抑制剂，是主要针对CNS急性免疫性炎症采用的治疗措施。目的是抑制炎症、减轻水肿、减少脱鞘、减慢疾病进展。一般治疗主要是对症，减少症状发作，减轻痛苦，提高生存质量。

（一）免疫治疗

1. 皮质类固醇　具有抑制免疫炎症过程，减轻水肿，减少毛细血管通透性的作用，对急性期、活动期有效，明显缓解神经症状，但对部分患者效果欠佳或无效（对慢性进展性病例疗效差）。

甲基泼尼松龙：多采用冲击治疗，500～1000mg/d，3～7d 为一个疗程，静点，儿童酌减，后接口服泼尼松 60～90mg/d ［0.5～1mg/（kg·d）］2 周，渐减量，共 6～8 周，症状控制欠佳可适当延长疗程和降低减药速度。

地塞米松：20mg/d，静点 7～14d 后渐减量为 10～15mg，1～2 周后以泼尼松口服替代，并按前述方式渐减量至停服。

泼尼松（强的松）：60～80mg/d，晨顿服，7～10d 后渐减量，减量速度视症状缓解程度而定（一般 5～10mg/周），4～8 周为一个疗程。

激素治疗中应注意其各种不良反应，应定期查电解质，常规补钾，水潴留或高血压可加用利尿剂，口服西咪替丁、雷尼替丁等保护胃黏膜；注意患者伴发糖尿病和血压增高情况，必要时激素减量或停用并控制血糖；注意患者继发感染及伴发结核病，必要时应予以抗生素及抗结核治疗；长期反复治疗应注意出现库欣反应；骨质疏松及股骨头坏死并发症也可见到，应适当补钙并权衡利弊调整治疗。

2. 免疫抑制剂　主要针对进展型 MS，如果 RR‐MS 疗效不佳，也可加用或单用此类治疗。

硫唑嘌呤：用于多种自身免疫疾病，对 MS 可减少复发，一般持续口服 1～2 年，2mg/（kg·d），常与激素合用，但应注意副反应；骨髓抑制作用，白细胞降低及贫血，胃肠道不良反应有：恶心、呕吐、腹泻等。个别可出现脱发。

环磷酰胺：可抑制细胞免疫，用于慢性进展病例，常与激素合用。冲击治疗：200～400mg/d 静点，20d 为一个疗程；也有试用 50mg，口服，bid，持续 1 年，可减少不良反应。不良反应：出血性膀胱炎，白细胞及血小板减少。

甲氨蝶呤：小剂量 7.5mg/周，持续 2 年以上，有可能减缓疾病进展，同时不良反应也较小。

克拉立平（Cladribine）：剂量 0.2mg/（kg·d），静点，7d 为一个疗程，可减少 MRI 活动性病灶。不良反应：骨髓抑制等。

3. β‐干扰素（β‐IFN）　为治疗 MS 新型免疫调节剂，可明显抑制促炎性细胞因子，抑制细胞免疫，在减少复发、缓解病灶活动性和减慢病程进展几方面均有效，是 R‐R‐MS 可供选择的治疗方法之一，对进展性 MS，也可试用，有效率 30%～40%（在减少复发和控制 MRI 病灶方面）。常用种类为 β‐1b 与 β‐1a，一般采用每周 1～3 次皮下注射或肌肉注射，持续 2 年以上，剂量视不同药物剂型要求而定，不良反应较少。

4. Copaxone　为多肽共聚物，结构与 MBP 有相似，可竞争性抑制 MBP 与 TCR（T 细胞受体）结合，具有缓解发作，减少复发，减慢病程，降低致残性等作用。用法与 β‐IFN 类似，副反应则少于 β‐IFN。

（二）一般治疗

1. 痉挛　一般为 MS 病灶引起，治疗首选巴氯芬（Baclofen），为 GABA 类似物，抑制兴奋性神经递质释放，为作用于脊髓部位的骨骼肌松弛剂，剂量以 5mg，tid 起始，可渐增至 30～40mg/d，注意出现肌无力和肌疲劳时应酌减，其他副反应可有头晕，恶心、嗜睡等。硝苯呋海因（Dantrolene Sodium，丹曲林钠）也可选用，25mg，tid，但应注意以用于无明显瘫痪者为宜，并注意其肝毒性。其他可选用苯二氮䓬类，如安定，氯硝西泮等，局部痉挛突出者也可采用 A 型肉毒毒素局部注射治疗。

2. 疼痛　骨盆带，肩部和面部的疼为 MS 导致神经损害所致，首选卡马西平，也可选用 Baclofen，其他药物如苯妥英钠、氯硝西泮也可试用，对难治性烧灼样神经痛可加用丙咪嗪。

3. 发作性症状　发作性头面疼痛、感觉异常、共济失调和构音障碍，首选用卡马西平；其他可选用溴隐亭；癫痫发作可口服卡马西平或丙戊酸钠，一般不需长年服药，数月后可缓解。

4. 震颤　可选用 Artane 或氯硝西泮，也可试用美多巴、普萘洛尔。

5. 疲劳　金刚烷胺 0.1g，tid；也可选用苯异妥英（Pemoline，匹莫林）。

6. 括约肌障碍　尿失禁因逼尿肌抑制丧失而致其兴奋性增高者，可口服普鲁苯辛7.5～15mg，tid；尿潴留可选用拟胆碱药卡巴胆碱。

7. 认知与情绪障碍　焦虑、抑郁，可将心理疏导与药物治疗结合应用，可酌情应用改善记忆药物；控制和改善抑郁及焦虑，可选用氟西汀、舍曲林等。

8. 康复治疗　注意瘫肢保持功能位，适当做主动对抗运动，配合体育疗法、理疗、针灸、按摩，防止肌挛缩畸形和失用性萎缩。

9. 预防复发　确切的复发因素尚不十分肯定，应注意避免病毒感染，精神和情绪剧烈波动，疾病活动期和复发频繁者不宜接受疫苗接种。

（黄　毅）

第二节　弥漫性硬化

一、概述

弥漫性硬化又称弥漫性轴周性脑炎、Schilder 病，为大脑半球多发性或单个大片脱髓鞘病变。本病多见于少年儿童或幼儿。1912 年 Schilder 首先报道，为 1 例 14 岁女孩表现为进行性意识障碍和颅内压增高，尸检病理为双侧大脑半球白质大片脱髓鞘病灶和一些小脱髓鞘病灶。由于病理变化以炎症反应明显，而轴索相对保留，称之为轴周性脑炎。

二、病因及发病机制

本病的病因为免疫诱导的中枢神经脱髓鞘。

病理主要为大脑半球白质的广泛脱髓鞘病变，病变常不对称，多以一侧枕卧为主，也有以额叶或放射冠为主。皮质下的弓状纤维受累较轻或保留完整，偶见脑干和脊髓受累。通常脱髓鞘区轴索相对保留，但病灶中央区，轴索可显著破坏，甚至形成空洞。病灶内血管周围可有淋巴细胞、巨噬细胞浸润，格子细胞内可见髓鞘分解颗粒，星形胶质细胞增生。急性病例的炎症反应明显，脑组织可见充血、水肿。本病的病理改变很难与多发性硬化症鉴别，一些学者认为本病为发生在儿童期和少年的多发性硬化。

三、临床表现

本病多在儿童或幼儿起病，常常呈亚急性发病。多以视力障碍、癫痫发作或精神行为异常起病，少数以头痛、呕吐起病。视力障碍多表现为偏盲或象限盲，严重者可有皮质盲，多为视放射或视皮层病变所致。典型的病例眼底正常，瞳孔光反射正常，极少数伴有视神经炎的病例在急性期出现视盘水肿，晚期可出现视盘萎缩。随病程进展可出现行走困难、肢体瘫痪、肌张力增高、共济失调及假性球麻痹等。可有眼震、复视、皮质聋、皮质形感觉障碍。严重者智能衰退明显，言语功能丧失。少数患者因急性广泛脱髓鞘病变脑水肿明显而出现高颅压症状。

四、辅助检查

实验室检查脑脊液常规检查多正常，蛋白可略升高，有时有 IgG 升高或有寡克隆区带。脑电图可见与脱髓鞘病灶相对称的慢波。CT 示脑白质区大片低密度灶，常为多发性，多不对称；典型病灶其周边可增强。MRI 对脱髓鞘病灶敏感，先是病灶为长 T_1、T_2 信号。

五、治疗

可用肾上腺皮质激素治疗，方法同多发性硬化。本病预后不佳，多数病例在 1～2 年内死亡，严重者可在 1～2 个月内死亡。少数患者可暂时缓解，或病情进展数年后停止发展，处于相对稳定阶段。

（黄　毅）

第三节　同心圆性硬化

一、概述

同心圆硬化（Balo 氏病）是一种大脑白质脱髓鞘病，因其在病理上有特征性改变而被作为独立疾病命名。

二、病因及发病机制

病理改变主要为同心圆病灶，即病灶内髓鞘脱失带与相对正常带呈同心圆性层状交替排列。病灶位于白质，呈大团块状，位于额、顶叶和半卵圆中心。镜下可见：脱髓鞘区髓鞘崩解、脱失，吞噬细胞和星形细胞存在，小血管周围淋巴细胞浸润。而髓鞘相对正常区大致正常，不过电镜下该区域也见到髓鞘有轻度异常。脑干和小脑可伴发有均质性病灶。

出现这种同心圆性病理改变原因尚不清楚，有学者认为属 MS 的变异型。

三、临床表现

本病青壮年多见，急性、亚急性起病，多以精神症状、行为异常起病，出现人格障碍、情感淡漠，可有偏瘫、吞咽障碍、失语、癫痫发作，重者可有去皮层状态。

本病病程短，多为几周至数月，神经症状进行性加重，后期多死于脑水肿、脑疝及肺炎、败血症等并发症。

四、辅助检查

1. 实验室检查 脑脊液一般正常，EEG 可出现中度以上弥漫性慢活动。

2. 影像学检查 CT、MRI 所见为本病的特征性改变。可见多个、散在的类圆形低密度灶，脑室外周、半卵圆中心多见，CT 尚不能区分洋葱头样或年轮样改变，MRI 则可清楚显示黑白相间的同心圆样病灶结构，T_1 像为低信号与等信号交替，T_2 像为高信号与等信号交替排列，增强时，在 T_1、T_2 像等密度病灶部位可出现强化，质子密度加权像表现与 T_2 相类似，MRI 是生前诊断本病最有力的手段。

五、诊断与治疗

本病的神经症状并无特异性，有时需和脑炎及其他脱髓鞘脑病相鉴别，MRI 对确诊有极大帮助。本病罕见，治疗上基本与 ADEM、MS 相同，可给予激素、免疫抑制及对症治疗等。

（黄　毅）

第四节　视神经脊髓炎

视神经脊髓炎的主要特点是并发有视神经与脊髓的脱髓鞘病变。多数人认为它是多发性硬化症的亚型，是国内较常见的脱髓鞘疾病。但也有人把它归于单独一种疾病。

一、病因

与多发性硬化相同，确切病因不详。约 1/3 病例起病前有非特异性感染史，少数女患者在病前 1 个月有分娩史，曾见于并发疟疾或系统性红斑狼疮，也有单卵双生发病的报道。全年均发病，但以 6～10 月为多发病季节。女性相对多见，年龄分布以 21～40 岁多见。

二、病理改变

典型病例的病变部位在视神经和脊髓，病变性质主要为轻重不等的脱髓鞘改变、血管周围炎性细胞浸润以及坏死空洞形成。

1. 视神经损害 病损在视神经与视交叉处最多见，有时涉及视束。病变性质与急性视神经炎的各个过程基本相同，包括血管周围淋巴细胞、浆细胞与多形核白细胞浸润，并有轻重不一的脱髓鞘变化。严重时，急性炎性改变导致组织坏死。有时仅见累及视神经中心部分的小型病损。

2. 脊髓损害 病变好发部位在上胸段和颈段，少数累及腰段脊髓，大多成弥散性，一个或多个病灶侵及数个脊髓节段。病变部位肿胀、充血、软化，甚至空洞形成。镜检显示脱髓鞘性变，病灶内血管增多，血管周围淋巴细胞、浆细胞与多形核细胞浸润，伴有格子细胞形成。脱髓鞘病变轻重不一，有的病灶较小，有的融合成片。严重时导致坏死与空洞形成，甚至可能侵及脊髓的灰质，致使病损区内灰、白质界限不清。胶质增生通常不明显。在脊髓和视交叉周围都可能并发蛛网膜炎。少数病例可见神经根脱髓鞘性变与血管周围淋巴细胞浸润。

三、临床表现

1. 前驱症状　少数患者在病前数日到数周可有低热、咽痛、头痛、眩晕、全身不适、恶心、呕吐、腹痛、腹泻等症状。

2. 起病　大多数呈急性或亚急性起病，少数呈慢性进行性，也有部分患者其视神经和脊髓症状非同步起病，先后出现视神经与脊髓症状，但也有同时起病。在视神经方面，可单眼起病，在病程中累及另一只眼。少数病例一种症状反复多次后再出现他处神经征象。也有以下顺序发展：一侧视神经征→脊髓征→另一侧视神经征。视神经与脊髓症状不同时出现时，其间隔期多在2个月以内，但也有长达3~4年，更有甚者长达10年。

3. 眼部症状　常为双眼性，可先后或同时出现。整个病程中仅有单眼受累者很少见。患者主要诉说视力模糊、眼球胀痛，特别是在眼球活动时更为明显或有前额疼痛。病程进展快者，病眼在数小时或数天内完全失明。偶见数年内缓慢进行性视力减退的。视野改变以中央暗点、生理盲点扩大或视野向心性缩小为常见，偏盲和象限盲少见。颜色视野改变常较敏感。眼底改变为以下两种情况：①早期为视神经乳头炎，后期显示视神经萎缩。②早期眼底正常，提示为球后视神经炎，后期呈现原发性视神经乳头萎缩。后者常见。

4. 脊髓症状　脊髓病灶分散，而其临床表现多呈横贯性损害病征。病变部位以胸段为多见，颈段次之，腰段较少见。也有临床表现为播散性、不完全横贯性、半横断或上升性脊髓炎病征的。除出现相应的感觉、运动与括约肌功能障碍外，可有阵发性剧烈抽痛或有烧灼样的局部痛性强直性痉挛性发作。颈髓病变时可能并发 Horner 征。

四、实验室检查

脑脊液检查压力与外观一般正常，脊髓病变发作时，约有半数病例可有脑脊液细胞增多，以淋巴细胞为主，通常不超过 $100 \times 10^6/L$，偶可见多达 $300 \times 10^6/L$ 以上者。脑脊液蛋白质含量正常或轻度增高，大多在 1g/L 以下；γ 球蛋白轻度增高，部分出现寡克隆 IgG 带。糖含量正常或轻度降低。当脊髓肿胀明显或伴发蛛网膜炎时，可出现椎管不完全梗阻，此时脑脊液蛋白含量也可能较为明显升高，每升可达数克。急性发作时，周围血象中白细胞可能增高，以多形核白细胞为主，血沉加快或见血清总补体升高。MRI 检查可见脊髓的斑点状不规则斑块，呈长 T_1、长 T_2 信号。

五、诊断

典型病例诊断不难，即急性或亚急性起病，症状涉及视神经和脊髓，脑脊液中细胞和蛋白质正常或轻度增高。病损段脊髓 MRI 检查可见斑点状不规则斑块，呈长 T_1、长 T_2 信号。若并发中枢神经系统其他病征或 MRI 发现其他部位也存在脱髓鞘病灶，则以诊断多发性硬化症更为合适。

六、鉴别诊断

视神经脊髓炎需要与急性播散性脑脊髓炎和弥漫性轴周性脑炎等相鉴别。急性播散性脑脊髓炎多发生在某些感染或疫苗接种后，病势严重，常有发热、头痛、呕吐、脑膜刺激征、昏迷、抽搐和共济失调等广泛的脑和脊髓受累征象，病程多自限，少有复发。弥漫性轴周性脑炎多发生在儿童期，病程进展很少缓解，脊髓症状也少见。

七、治疗

同多发性硬化。

（黄　毅）

第五节　脑白质营养不良

一、概述

脑白质营养不良是一组因遗传代谢异常所引起的脑白质髓鞘形成障碍的疾病。目前分类尚不一致，一般根据组织甲苯胺蓝染色的不同分为异染性脑白质营养不良和正染性脑白质营养不良，肾上腺脑白质营养不良属于氧化体病。正染性脑白质营养不良是一组疾病有几十种，临床较少见且无有效治疗方法，本文不再提及。

二、异染性脑白质营养不良

异染性脑白质营养不良又称异染性脑白质脑病、硫酯沉积症（sulfatide lipidosis）、硫脑苷酯沉积症（cerebroside sulftidosis），1910 年由 Alzheimer 首先报道。本病系芳基硫酯酶 - A（arylsulfatase - A）缺乏所引起的常染色体隐性遗传疾病。发病率 1/4 万 ~ 1/13 万。

（一）病因及发病机制

硫脑苷酯（shlfatides）分布于神经组织髓鞘、肾小管上皮细胞等细胞膜中。当机体芳基硫酯酶 - A 缺乏时，不能催化硫脑苷酯水解，引起硫脑苷酯在体内沉积。主要病理改变为中枢神经系统髓鞘脱失，周围神经受累较轻。病理切片甲苯胺蓝染色时，可见神经细胞、胶质细胞和巨噬细胞中有红黄色的异染物质沉积。肝、肾组织亦可同时受累。

（二）临床表现

本病为少见病，有家族性发病史，国内散发病例较多。本病在儿童期多见，男性多于女性，成人少见。不同年龄组临床表现各不相同。先天性异染性脑白质营养不良的新生儿在出生后数天或数周即死亡，但这个年龄发病罕见。

（1）幼儿型：1 ~ 2 岁前发育正常，1 ~ 2 岁后出现双下肢无力，行走易跌到，少数以眼和面部症状开始，先有眼球震颤、眼睑下垂、斜视，以后缓慢加重，出现站立和行走困难。严重者出现构音障碍、共济失调、小便淋漓、行为障碍，甚至痴呆，声响刺激或推动其可出现肢体发作性痉挛强直，似去大脑强直样。体检时可发现由于周围神经损伤出现的肢体肌张力降低、腱反射消失。如果周围神经损害不严重，则肢体肌张力增高、双侧锥体束征阳性。晚期可见视乳头苍白萎缩；偶尔在眼底视网膜可见樱桃红点。

（2）少年型和成人型：常以精神障碍、行为异常、记忆力减退为首发症状，这些早期症状与痴呆性疾病的前期鉴别困难，如 Pick 病、Alzheimer 病等。晚期出现构音障碍、四肢活动不灵和锥体束损害的体征、抽搐、共济失调、眼肌麻痹以及周围神经病的表现等。

本病预后差，先天性患者在出生后数天或数周即死亡，婴儿或少年患者发病后存活数年，成人病例存活较长。

（三）辅助检查

脑 CT 可见脑室旁较对称的低密度影，MRI 表现为长 T_1、长 T_2 信号。肌电图显示周围神经传导速度减慢。脑电图为非特异性的弥漫性异常。尿中芳香硫酸脂酶 A 活性消失、硫苷酯阳性支持本病诊断。脑脊液常规检查可以正常或蛋白质含量略增高。在脑脊液的氨基酸测定中发现多种氨基酸含量增高，如脯氨酸、丙氨酸、天冬氨酸、苯丙氨酸等。在血和尿中也有上述多种氨基酸增高。

（四）诊断及鉴别诊断

异染性脑白质营养不良和正染性脑白质营养不良临床上鉴别十分困难。本病没有骨骼异常，可与 Gargolism、Pelizaeus – Merzbacher 病等区别。眼底樱桃红点须与家族性黑蒙性白痴等鉴别。

在临床上疑有本病患者可做周围神经的传导速度测定，如神经传导速度减慢，再做该周围神经检查或组织检查，用特殊染色后可发现在周围神经中有颗粒状异染性红棕色物质，有助于本病诊断。在尿中测定芳基硫酸脂酶 A 活性消失有助于本病诊断，而且此方法在患儿神经症状出现前 6 个月就有诊断价值。在 1 岁以上的儿童中测定尿中的硫苷酯，若发现明显增多有助于异染性脑白质营养不良的诊断，但疾病晚期硫苷酯排泄不增多。

（五）治疗

本病尚无有效治疗方法，曾有用芳香基硫酸酯 A 治疗，但未显出明显的疗效。骨髓移植疗法被认为能改变其自然病程及减轻某些症状，但尚不能达到完全有效的目的。近年来有研究试用腺病毒的载体将芳基硫酸酯酶 A 基因转染于患者骨髓进行基因治疗，尚处于探索阶段。目前仍以支持和对症治疗为主。

三、肾上腺脑白质营养不良

肾上腺脑白质营养不良（adrenoleukodystrophy）又称嗜苏丹色脑白质营养不良伴肾上腺萎缩、黑皮病型脑白质营养不良。

（一）病因和发病机制

本病属于过氧化体病，呈 X 性连锁隐性遗传，基因定位在 Xq28。本病是由于过氧化物酶（peroxisomal enzyme）缺乏、长链脂肪酸代谢障碍造成的代谢性脱髓鞘性病。肾上腺脑白质营养不良症患者的脑内和肾上腺发现含有大量的 $C_{22\sim26}$ 长链脂肪酸，患者血清和皮肤成纤维细胞中长链脂肪酸也显著增多。

本病的主要损害在大脑白质。大脑各部位均可损害，其中以枕叶、顶叶损害最明显，额叶轻微，脑干、视神经也可受累，偶尔也可累及脊髓，但不影响周围神经。在上述区域内可发现髓鞘的大量退行性变。本病于多发性硬化病理不同的是本病血管周围炎性细胞浸润在脱髓鞘病灶的中央，而多发性硬化在脱髓鞘病灶的周围。

（二）临床表现

主要发病于儿童，平均年龄为（8.6 ± 2.7）岁。均为男性，可有家族史。脑部损害症状和肾上腺皮质功能减退均可成为首发症状。约有一半以上的患者有肾上腺皮质功能不足的表现，并可早于神经系统症状，甚至可早4年之久。本病也可没有肾上腺损害的症状。病程总是呈缓慢进展状态。

肾上腺病变的临床表现为肾上腺功能不足（Addison病），皮肤色素广泛沉着，尤其在口周黏膜、乳晕、肘和膝关节、会阴和阴囊处。在用激素替代治疗后色素沉着可减少。个别患者并无皮肤色素沉着。肾上腺皮质功能不全的其他表现为无力、间歇性恶心、血压偏低、血清中低钠、低氯、高血钾的表现。ACTH激发试验后血清皮质激素分泌减少、血清皮质类固醇水平下降，尿中17－羟类固醇减少。

神经系统表现中首先出现的是学龄儿童的学习成绩下降、视力减退，也有易哭、傻笑等情感障碍和人格改变。早期智能测定可无异常，以后视力减退明显，以皮质盲为主，瞳孔光反应存在。步态不稳，上肢有意向性震颤。检查时可发现共济失调、无症状的双侧锥体束损害。疾病严重后期可有构音不清、吞咽困难、耳聋、痴呆、抽搐发作、四肢瘫、去大脑强直等。

（三）辅助检查

实验室检查部分患者血清皮质醇水平降低。部分患者ACTH试验后，17－羟类固醇增高，17－酮类固醇正常或降低，ACTH刺激试验阴性，少数患者血清钠低、氯低和血钾增高。血和尿中盐皮质激素分泌减少。血清中极长链脂肪酸（$C_{22\sim26}$）含量增高，特别是C_{26}增高较C_{22}增高更明显。脑脊液蛋白含量正常或增高。脑电图示双侧大脑半球后部电活动变慢。CT示脑白质有可增强的低密度灶，MRI示大脑白质、胼胝体、皮质脊髓束、视束等两侧对称分布的异常信号，无占位效应，边缘可增强，以双侧脑室后部白质病变为主，成蝶形分布。

（四）诊断及鉴别诊断

在男性儿童中出现步态和行为异常或有偏瘫、视力障碍、耳聋等中枢神经系统白质损害症状且缓慢进行性加重应考虑本病，如有肾上腺皮质功能减退的表现，尤其是ACTH试验异常更应该考虑本病。在血清和培养的皮肤成纤维细胞中发现极长链脂肪酸高于正常浓度，则有诊断价值。

（五）治疗

用肾上腺皮质激素替代治疗可延长生命。替代治疗可使色素沉着减少，偶尔可缓解部分患者的神经症状。但在部分患者肾上腺皮质激素的替代不能阻止髓鞘的破坏，肾上腺皮质激素的剂量高低也不影响疾病的发展，大剂量皮质激素治疗反而出现副作用。

避免含长链脂肪酸的食物。Lorezo油（三芥酸甘油酯与三酸甘油酯按4：1比例混合）服用1年后发现65%患者血浆极长链脂肪酸水平可大幅度下降，甚至正常。服用38个月后死亡和严重伤残率为11%，比对照组少。但一般认为不能改变病程的基本规律，对已发生的神经系统征候无效，只能作为辅助剂。要注意对症治疗，有癫痫发作者给予抗癫痫治疗。骨髓移植疗法可能有效，但对重症患者无任何疗效。免疫抑制疗法和逆转录病毒介导的基因治疗的方法和疗效正在研究中。

（黄 毅）

第六节 急性播散性脑脊髓炎

一、概述

急性播散性脑脊髓炎（ADEM）为一种广泛累及脑、脊髓的急性脱髓鞘病，有多种命名，如：急性播散性血管髓鞘病、过敏性脑脊髓炎、疫苗接种后脑脊髓炎、感染后脑脊髓炎等。多见于青壮年，一年四季散发，常发生于病毒感染后，如麻疹、疱疹、风疹、EB病毒等。

本病确切的病因尚不清楚，因一般多发生于病毒感染（有报道也发生于支原体感染后），故认为可能系感染造成人体髓鞘的破坏，触发了免疫系统对髓鞘碱性蛋白等髓鞘成分的免疫反应。前提条件是仅发生于特异的人体（可能与遗传易感性有关）。也可能是感染或疫苗接种触发了过强的免疫反应。实验动物研究中，外源性给予MBP，经过一定的潜伏期后，可发生实验性变态反应性脑脊髓炎（EAE），与临床ADEM的发病过程和病理改变均十分相似。

二、临床表现

单相病程，没有缓解期，一般无复发。出现神经症状前1~3周，常有感染史如麻疹、水痘、风疹感染，也可是腮腺炎、流感等感染，其他如上感、腹泻、病前受凉史，疫苗接种史和各种手术史也可见到。

神经症状以脑、脊髓的弥散性损害为主，有抽搐、精神症状、意识障碍，头痛、呕吐、脑膜刺激征。患者神情呆滞、注意力下降，定向力、计算力障碍，行为障碍，可有欣快、躁动，也可有高热、谵妄、木僵，直至昏迷。此过程常在2~3d至1~2周内达高峰，因病灶累及脑干、小脑、脊髓，可出现多脑神经麻痹，交叉瘫，颈项强直，脊髓受累可突发四肢弛缓性瘫伴尿便障碍，可有自主神经受累，多汗，下丘脑病变出现中枢性高热、消化道出血。患者脑水肿明显，常有颅压高，有时出现去脑强直发作。

根据临床症状特点，本症又分为脑型、脊髓型和脑脊髓型。

三、辅助检查

1. 腰穿　压力可有增高，脑脊液中白细胞轻度至中度增高（淋巴细胞为主），脑脊液蛋白增高，鞘内合成IgG增多，糖、氯化物正常，OB（+），部分患者脑脊液可正常。

2. EEG　80%病例出现弥散性慢波，呈中度以上异常，有时有棘波、棘慢综合波。

3. 影像学　CT为双额、顶叶脑室旁低密度病灶，偶可见于丘脑、基底节区，但不具特异性，可呈结节状或有环状增强。MRI多为大脑半球白质多发长T_1、长T_2信号，也可见于丘脑、底节和脑干，病灶可有强化，MRI敏感性高于CT。

四、诊断及鉴别诊断

主要依据病史，临床表现做出诊断。

好发于儿童，青壮年，一年四季散发，病前往往有感染史或疫苗接种史，1~3周后出现神经症状（脑和脊髓为主），病灶弥漫、多灶性，病情较重，精神症状、意识障碍等全脑症状明显，EEG、MRI 有助于确诊，但应注意与单纯疱疹脑炎、乙脑、急性 MS 相鉴别。

五、治疗

（一）皮质类固醇

在抗炎、抗过敏、抑制免疫炎症、减轻水肿方面起重要作用，目前主张早期、足量、疗程也要足够，可选用下列治疗：

1. 甲基泼尼松龙（大剂量）　750～1000mg/d（成人），静点，儿童 15～20mg/（kg 体重·d），3h 滴完，连续 3～7d。后继以地塞米松 15～20mg/d，静点，1～2 周，渐减量；或甲强龙停用后，直接继以口服泼尼松 60～80mg/d，每日顿服。

2. 地塞米松　20mg/d，静点，1～2 周后渐减量，后接口服泼尼松 60mg/d，渐减量至停药。

3. 促肾上腺皮质激素　ACTH 40U，Bid，肌注或静点，7 日后减为 20U，bid，后渐减量。

（二）其他免疫抑制（调节）治疗

1. 静注免疫球蛋白　对不宜使用激素者（如水痘感染后脑炎、严重消化道出血和伴发严重糖尿病），可试用大剂量静点免疫球蛋白（IVIg），常用方法为：0.4g/（kg 体重·d），连续 5d，疗程剂量达 2g/kg。

2. 血浆置换　此方法需要血浆分离装置，每次交换血浆 2～4L，隔日一次或每周 2 次，达 9～12L 为一个疗程，有条件可酌情试用。

3. 其他免疫抑制剂　病程进展严重，可在激素治疗同时，选用环磷酰胺，硫唑嘌呤，或环孢素 A，但疗效尚不肯定。试用时则要注意骨髓抑制、出血性膀胱炎和肾功损害等副反应。

（三）对症及支持治疗

（1）加强脑功能状态和生命体征的观察。

（2）脱水降颅压及抗脑水肿治疗。

（3）控制癫痫发作。

（4）控制和治疗精神症状。

（5）预防和控制继发感染。

（6）加强营养支持治疗和护理。

（陈华先）

第七节　脑桥中央髓鞘溶解症

一、概述

脑桥中央髓鞘溶解为代谢急性脱髓鞘病，由 Adams 于 1959 年首先报道，其基本特征为脑桥基底部脱髓鞘，而神经元和轴索相对保留。

二、病因及发病机制

本病为继发性代谢性脱髓鞘病，绝大多数患者伴有严重的疾病，如水电解质代谢紊乱、慢性酒精中毒、营养不良、尿毒症、慢性腹泻、肝硬化、大面积烧伤、败血症等。本病的病因目前仍不十分清楚，许多患者在过快纠正低血钠时发生。动物实验也证实，用高渗氯化钠迅速纠正动物的低钠血症也可导致此病，但不纠正低钠血症不出现此病。因此纠正低钠血症的速度比低血钠本身对导致脑桥中央髓鞘溶解症更重要。

三、临床表现

临床表现因受损程度和部位不同而有所差异，典型者常有四肢瘫和假性球麻痹，大部分病例可出现完全或不完全闭锁综合征。四肢瘫初期多为弛缓性，后期多表现为痉挛性，腱反射亢进和病理反射阳性。由于支配上肢的神经纤维较支配下肢的更靠近脑桥中央，因此上肢无力常重于下肢。当脑桥损害从前向后扩展时，可出现一侧或双侧外展神经麻痹。若病变累及上行网状结构时而出现昏迷。病情严重者，症状出现数天至数周内患者死亡；一些患者的四肢瘫和昏迷一直持续到死亡；部分患者虽然肢体瘫痪恢复满意但遗留严重的语言功能障碍。

四、诊断

以往本病的诊断比较困难，需要尸检才能证实，近年来随着 MRI、CT、脑干诱发电位等现代技术的发展，生前即可确诊。脑 CT 显示脑桥基底部对称的低密度病灶，无占位效应。MRI 对本病的诊断较敏感和准确，脑桥基底部对称的长 T_1、T_2 信号，无占位效应，病灶的对称性和不呈血管分布可与脑梗死鉴别。脑干诱发电位可表现 I～V 波或 III～IV 波间潜伏期延长。

五、治疗

目前主张用生理盐水缓慢纠正低钠血症，同时限制液体入量，积极治疗并发症和早期进行康复治疗。疾病初期应用皮质类固醇可能对抑制本病的发展有一定的效果，但尚需进一步证实。

纠正低钠血症一定要慎重和缓慢，不能急于求成。动物实验已经证实，24h 内血钠升高 15mmol/L 或 48h 内升高 20mmol/L 将导致脑桥中央髓鞘溶解症。临床研究也表明，每日纠正低血钠超过 12mmol/L 也有导致本病的危险。若患者低钠性脑病不重，无抽搐发作，可采用保守治疗，如采用限制水和间断应用利尿剂。当患者低钠性脑病较严重时，如有明显的焦躁不安或有抽搐发作，则采用静脉补钠治疗，一般使用生理盐水，如需使用 3% 高渗盐水最好不超过 100ml。急性低钠血症较慢性低钠血症相对不宜出现本病，对于急性低钠血症的纠正速度可适当快一点。在纠正低钠血症的过程中应经常监测血钠水平，以防过快纠正而发生本病。

（于 兰）

第八章 发作性疾病

第一节 癫痫的流行病学

全人群癫痫发病率的研究相对较少。在发达国家，初次诊断原发性癫痫的全人群年发病率为 20 ～ 70/10 万。其中主要的癫痫年发病率研究结果如下，芬兰 24/10 万，瑞典 34/10 万，美国 48/10 万，英国 48/10 万，冰岛 44/10 万。而在发展中国家，智利农村地区、坦桑尼亚和厄瓜多尔的癫痫年发病率分别为 114/10 万，77/10 万和 190/10 万，洪都拉斯、印度分别为 92.7/10 万和 49.3/10 万。由于各研究采用的癫痫的定义不尽相同，各研究之间的发病率无法比较，但发展中国家癫痫的发病率是发达国家的 2 ～ 3 倍。

我国大规模人群调查的资料显示，癫痫的年发病率农村和城市分别为 25/10 万和 35/10 万，处于国际中等水平。在我国农村和少数民族地区进行的调查中，显示了地区之间发病率的差异，高发地区有新疆、陕西、云南等地，年发病率在 60/10 万左右；发病率较低的是福建、浙江、贵州等地，年发病率在 10/10 万以下。而患病率是发病、缓解、死亡等因素相互作用的综合结果，我国癫痫流行病学调查结果显示，癫痫患病率为 0.9% ～ 4.8%，与发展中国家相比处于较低水平。不同地区之间也存在明显差异，如农村六地区癫痫患病率调查显示，终身患病率为 4.7‰ ～ 8.5‰，宁夏、黑龙江、江苏的活动性癫痫患病率分别为 6.40‰、5.32‰ 和 5.22‰，而上海金山、河南、山西分别为 3.84‰、3.50‰ 和 3.65‰。回族、汉族流行病学对比分析结果表明，回族的患病率国际调整率为 8.48‰，明显高于汉族的 3.03‰。

许多研究报道的是特定年龄段人群的发病率，包括儿童、成人或老年人。年龄别发病率数据往往是整个人群发病率的重要组成部分。一些调查显示癫痫的发病率从婴儿到青年有明显的下降，在此之后新发病例逐渐减少。而其他疾病发病率自婴儿期后基本不变或者是随着年龄的增长而增加。在发达国家，癫痫发生的高峰在生命的两端。各地发病率在年轻人群中一致性较高，在刚出生的几个月中最高。1 岁以后发病率急剧下降，到 10 岁这段时间内相对稳定，并在青春期再次下降。儿童发生热性惊厥的危险性为 2%，在美国和欧洲有较大差异，表现为 1% ～ 4% 之间。在日本、马里亚纳群岛和巴拿马印第安人的调查中显示该危险性分别为 7%、11% 和 14%。从总体上看热性惊厥发病率男性与女性比为 1.2 ∶ 1。在绝大多数的研究中，发热惊厥中有 1/3 为周期性发热惊厥，而 2% ～ 4% 的单纯性发热惊厥和 11% 的复杂性发热惊厥将转变为癫痫。

发达国家的成人期年龄别癫痫发病率是最低的。大部分西方国家的研究发现癫痫发病率在老年人中有一个高峰，且高于成人数倍之多。图 8 - 1 显示在明尼苏达州按年龄分组的癫痫的发病情况。癫痫在 1 岁内高发，在儿童期和青春期发病率逐渐下降，到 55 岁又呈上升趋势。癫痫的累积发病率在 24 岁前为 1.2%，并逐渐增至 4.4%（85 岁）。75 岁以上人群中将近有 1.5% 的人有癫痫频繁发作。在西方，约 50% 的癫痫病例起病于儿童或青少年，而

70 岁以上人群的癫痫发病率明显高于 10 岁以下者。一项英国的普查提示约 25% 新发症状性癫痫（非癫痫病）病例发生于 60 岁以上的人群。但发展中国家的情况却有所不同，在非洲和南美的调查中，癫痫的发病率高峰出现在青年人，且无第二个高峰，提示其发病模式和危险因素可能不同于西方国家。

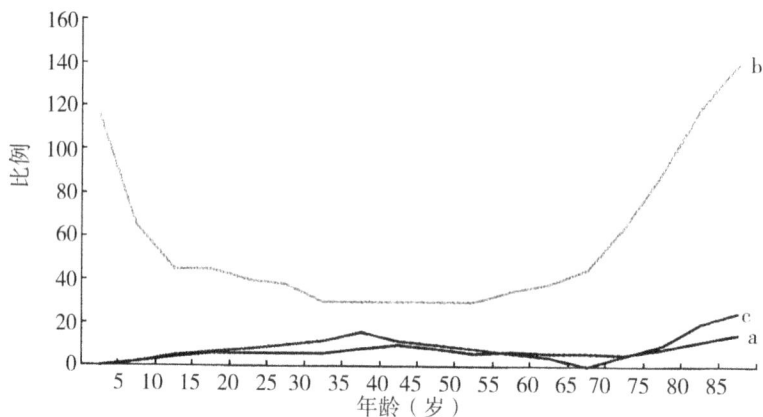

图 8-1　癫痫的年龄与患病率、发病率和死亡率
a. 死亡率（1/1 000 000）；b. 发病率（1/100 000）；c. 患病率（1/1000）

（蔡烈凤）

第二节　癫痫的病因与发病机制

一、病因

癫痫按照病因可分为原发性、症状性和隐源性三种类型。

（一）原发性癫痫

通过详细询问病史与体格检查以及目前所能做到的各种辅助检查仍未能找到引起癫痫发作的原因，临床上称原发性癫痫，又称特发性癫痫，这组癫痫的发生可能与遗传因素有关，约占全部癫痫的 2/3。

（二）症状性癫痫

任何局灶性或弥漫性脑部疾病以及某些全身性疾病或系统性疾病均可引起癫痫。癫痫发作只是脑部疾病或全身性疾病的一个症状，故又称症状性癫痫，占癫痫患者总数的 23%～39%。

1. 局限或弥漫性脑部疾病

（1）先天性异常：染色体畸变、脑穿通畸形、小头畸形、先天性脑积水、胼胝体发育不全、脑皮质发育不全等。

（2）头颅损伤：颅脑外伤和产伤。

（3）炎症：中枢神经系统细菌、病毒、真菌、寄生虫、螺旋体等感染以及 AIDS 的神经系统并发症。

（4）脑血管病：脑动静脉血管畸形、脑动脉粥样硬化、脑栓塞、脑梗死和脑出血脑动脉硬化性脑病等。

（5）颅内肿瘤：原发性脑胶质瘤、脑膜瘤、脑转移性肿瘤。

（6）代谢遗传性疾病：如结节硬化症、脑面血管瘤病、苯丙酮尿症等。

（7）变性病：如阿尔茨海默病（AD）等。

2. 全身或系统性疾病

（1）缺氧：CO中毒、麻醉意外等。

（2）新陈代谢及内分泌障碍：尿毒症、高尿素氮血症、肝性脑病、低血糖、碱中毒、甲状旁腺功能亢进、水潴留等。

（3）心血管疾病：心脏骤停、高血压脑病等。

（4）高热：热性惊厥。

（5）子痫。

（6）中毒：乙醇、醚、氯仿、樟脑、异烟肼、卡巴唑、重金属（铅、铊等）中毒等。这些因素一旦去除后，可能不再引起发作。

（三）隐源性癫痫

指目前虽然尚未找到肯定的致病原因，但随着科学技术的发展，致病原因日渐清晰，尤其是在基因和分子医学的广泛应用和快速发展的情况下，随着部分癫痫在分子水平的病因被确定，隐源性癫痫将日趋减少，在2009年ILAE最新的分类中，该定义已被"未知的病因"取代。

癫痫发作受到许多因素的影响，若能对这些因素加以调整，可以减少或有利于控制发作。

1. 年龄　有60%~80%的癫痫初发年龄在20岁以前，各年龄段的病因各不相同。

2. 睡眠与觉醒周期　癫痫发作与睡眠觉醒周期密切相关，例如，婴儿痉挛症、良性中央回-颞区棘波灶癫痫以及具有枕叶棘波的良性癫痫基本均在睡眠中发作，额叶癫痫亦多在睡眠中发作，强直-阵挛性发作常在清晨刚醒时发作，有时持续少睡可诱发癫痫发作。觉醒时发作的癫痫最常见的是原发性全身性癫痫（IGE），如典型失神发作，青少年肌阵挛癫痫（JME）和癫痫伴觉醒期大发作（EGMA）等。

3. 月经和内分泌　女性癫痫患者常在经前期发作增多或加重。少数仅在月经期发生癫痫或发作频率明显增加者称为经期性癫痫。妇女妊娠时癫痫发作次数增多或减少不定。少数仅在妊娠期发生癫痫者称为妊娠期癫痫。

4. 遗传因素　遗传因素可通过数种途径影响癫痫发作：①原发性癫痫者有家族史者、其患病率较普通人群增高6~10倍，系由遗传因素降低个体痫性发作阈值所致；②某些遗传性疾病的基因突变是引起癫痫的原因，如许多遗传性疾病以及进行性肌阵挛性癫痫等；③遗传因素与癫痫发作有关，近年的研究经过大量实验和临床资料提示基因异常是40%以上癫痫患者的病因，已有6种常见全身性癫痫的基因被克隆，141种单基因遗传性疾病有癫痫发作，1000种以上基因突变与癫痫发作有关。遗传因素以编码离子通道、神经递质受体以及线粒体基因起关键作用。原发性癫痫的致病基因主要集中在离子通道基因上，涉及电压依赖的或配体依赖的离子通道基因，因此癫痫被认为是一种离子通道病。目前研究结果显示，与特发性癫痫相关的电压依赖的离子通道基因包括：①编码Ca^{2+}通道的基因CACNA1A、CAC-

NB4、CACNA1H；②编码 Na^+ 通道的基因 SCN1A、SCN2A、SCN2B；③编码 Cl^- 通道的基因 CLCN2；④编码 K^+ 通道的基因 KCNQ2 和 KCNQ3。同时，配体依赖的门控离子通道包括：①γ-氨基丁酸（GABA）受体通道基因 GABRA1、GABRG2、GABRD；②乙酰胆碱受体通道基因 CHRNA4、CHRNB2、CHRNA2。这些变异基因通常是通过改变神经元兴奋性或降低发作阈值而导致癫痫发作。此外，近年来研究发现了一些非离子通道基因的突变也可以引起癫痫的表现型。例如，LGI1 基因突变引起家族性颞叶外侧癫痫，EFHC1 基因可导致青少年肌阵挛癫痫，CRH 基因引起常染色体显性遗传夜间额叶癫痫，ME2 基因突变产生特发性全身性发作。这些结果表明癫痫的遗传病因也是极为复杂的，不同的发作类型可能存在不同的遗传基础。

5. 其他因素　疲劳、饥饿、便秘、饮酒、情绪激动以及各种一过性代谢紊乱和过敏反应，都能激发患者的发作。另外，过度换气对失神发作，过度饮水对强直阵挛发作，闪光刺激对肌阵挛发作均有诱发作用。

有些患者仅在某种特定条件刺激下发作，如闪光、音乐、惊吓、阅读、书写、沐浴、下棋等，统称为反射性癫痫（reflex epilepsy）。

二、发病机制

癫痫发作的类型十分复杂，但其共同点，是脑内某些神经元的异常持续兴奋性增高和阵发性放电。这些神经元兴奋性增高的原因以及这些兴奋性如何扩散至今尚不清楚，但突触间兴奋性传递障碍可能与之有关，主要有如下假设：

1. 神经递质的失平衡　可能是癫痫发生的原因，γ-氨基丁酸（GABA）是中枢神经系统主要的抑制性递质，GABA 型受体介导 Cl^- 跨膜通过，发生膜的去极化，抑制神经细胞的兴奋性。GABA-A 型受体还通过 K^+ 通道与细胞内三磷酸鸟苷的蛋白结合，特异性调节以增加细胞的去极化。因此皮质中许多 GABA 能神经元通过前置与反馈通路的相互作用控制神经细胞兴奋性活动。谷氨酸是脑内主要的兴奋性递质，它通过许多受体亚型而兴奋神经元。N-甲基-D-天冬氨酸（NMDA）受体是一种离子载受体，它的拮抗剂有抗痫作用，而它的受体协同剂则有致痫作用。因此，脑内 GABA 受体兴奋性与 NMDA 受体兴奋性的失平衡是致痫的主要递质基础，而这两种受体功能的失平衡又因神经元突触传递的离子通道异常所致。

2. 轴突发芽（axonal sprouting）　可能是神经元异常放电的形态学基础，在人和动物的各个脑区，以海马 CA_3 区的锥体神经元最易发生痫样活动。而齿状回的颗粒细胞上由于存在许多抑制性突触，从而抑制痫样放电的产生。海马硬化的病理改变中发现有苔藓状纤维发芽（mossy-fiber sprouting，MFS）现象。电刺激正常海马切片的颗粒细胞不能引起痫样放电，但在有 MFS 改变的海马切片中 87% 的颗粒细胞可引起痫样放电。在应用红藻氨酸处理致痫动物模型的海马切片中可以看见 MFS。若以微量谷氨酸激活齿状回的颗粒细胞，64% 的细胞出现兴奋性后突触电位频率的增高，这说明 MFS 使齿状回的颗粒细胞间建立了返回性兴奋性突触回路。局部外伤或药物刺激可能促使皮质 MFS 的形成，从而在神经元间形成返归性兴奋性突触回路而促使发生痫样活动。

3. 遗传因素　是癫痫发生的内因，外因通过内因起作用亦是癫痫发生的基础。众所周知，许多癫痫患者有家族倾向。许多研究已证明了某些癫痫的遗传基因和基因定位。例如，良性家族性新生儿惊厥（benign familial neonatal convulsions，BFNC）是由位于 20q13.3 和 8q24 位置上的 K^+ 通道基因 KCNQ2 和 KCNQ3 基因突变所致，钾电流的减弱可诱发痫性发作。常染色体显性遗传夜发性额叶癫痫（autosomal dominant frontal lobe epilepsy，ADNFLE）患者与位于 20q13.2 上编码烟碱型乙酰胆碱受体（nAChR）α_4 亚单位的 Ca^{2+} 通道基因（CHRNA4）突变有关。近年来又发现位于 1 号染色体上编码 nAChR β_2 亚单位的 CHRNB$_2$ 基因的突变也与 ADNFLE 的发生有关，位于突触前膜上的有些 AChR 具有促进末梢释放 GABA 的功能，在基因突变后 Ca^{2+} 经受体通道的内流减少，使突触的 GABA 释放减少，降低了抑制性递质而诱发癫痫发作。近期的研究还发现特发性颞叶癫痫与 K^+ 通道基因改变的关系也十分密切，编码内向整流 K^+ 通道的 KCNJ4 基因在特发性 TLE 患者脑内表达水平明显下调，这种改变很可能导致神经细胞对过度钾离子负荷的缓冲能力下降，细胞兴奋性增加，最终导致异常放电发生。家族性伴热性惊厥的全身性癫痫附加症（generalized epilepsy with febrile seizure plus，GEFS$^+$）系由 2q24-q33 位置上的 SCN1A、SDN2A、SCN3A 基因簇和 19q13.1 位置上编码 Na$^+$ 通道亚型 β_1 亚单位的基因（SCN1B）突变，使得 Na$^+$ 通道兴奋失活不能、神经元的去极化不能限制而致病。另外有研究发现该综合征还与 GABA 受体变异有关，其中，特别是编码 GABA$_A$ 受体 γ_2 亚单位的 GABRG2 基因突变是目前较为肯定的与 GEFS$^+$ 发生有关的遗传学证据，近年来的研究在散发性 GEFS$^+$ 病例中也检测到 GABRG2 基因的多态位点 C588T 等位基因频率与正常对照组比较有明显差异，突变前后其二级结构发生明显变化，破坏了 mRNA 二级结构的稳定性，引起相关蛋白表达水平改变从而影响功能。此外，尚有家族性成年肌阵挛发作与 8q、19q SCN1B 基因突变，良性中央回发作与 16q 等部位的基因异常有关。

4. 离子通道病学说　在遗传性癫痫发病机制中的重要性不言而喻。越来越多的研究表明，离子通道的改变是引起神经元内在的兴奋性不平衡的物质基础。大部分遗传性癫痫的分子机制为离子通道或相关分子的结构或功能改变，离子通道改变在继发性局灶性癫痫的发病中也起重要作用。目前研究已明确与癫痫密切相关的离子通道有以下几种。①钾通道异常：目前在人类已证实 M 型 VGKC 病变导致良性家族性新生儿癫痫，M 型钾通道由 2 个 Q$_2$ 与 2 个 Q$_3$ 亚单位组成，任何一个亚单位突变均可导致外向性钾电流减少，出现细胞兴奋性增高和癫痫。另外，A 型钾通道可产生瞬间的外向钾电流，阻断 A 型钾通道可导致严重的癫痫发作，其在皮质异位局灶性癫痫灶中的作用已被证实，A 型钾通道调节因素的作用也已逐渐在人类癫痫中证实，如 EFHC1、EFHC2 基因与青少年肌阵挛性癫痫有关。②钠通道异常：SCN1A、SCN2A 基因的突变可使钠通道失活延缓，从而在静息状态下产生持续性钠内流，使膜电位慢性去极化，细胞兴奋性增高。SCN1A、SCN2A 的异常可导致人类的婴儿重症肌阵挛癫痫（SME）、伴热性惊厥的全身性癫痫附加症（GEFS$^+$）、良性家族性新生儿婴儿癫痫、严重的癫痫性脑病等。而钠通道的 β 亚单位本身不构成通道，但参与通道开放的调节，SCN1B 的突变可使钠电流的时程延长，从而增加细胞的兴奋性，在人类 SCN1B 的异常可导致 GEFS$^+$，另外 SCN1B 可能与失神、肌肉阵挛等多种特发性癫痫类型有关。③钙通道异常：CACNA1H 基因突变与 T 型钙通道异常在儿童失神发作中的作用已得到临床和实验证实，目前尚无钙通道基因异常导致单基因疾病的报道。④配基门控型通道：配基门控型通道 GEFS$^+$ 又称受体，通过与外源性作用物结合，使通道开放或关闭而产生相应的离子流与兴奋性的改变，如 γ-氨基丁酸（GABA）受体亚单位突变可导致 GEFS$^+$、SME（GABRG2 突变）、JME（GABRA1 突变）、特发性全面性癫痫（IGE）（GABRD 突变）以及儿童失神癫痫（CAE）（GABRG2 突变），还有烟碱型乙酰胆碱受体基因（CHRNA4、CHRNB$_2$）异常导致常染色体显性遗传性夜间额叶癫痫，由于烟碱受体 α_4 或 β_2 亚基的异常，使其对激活物敏感性增加而出现癫痫。

癫痫的发生机制十分复杂，除上述因素外，免疫机制亦参与其发生，可能系自身抗体与神经细胞突触传递中的受体结合，导致受体破坏、再生和轴突发芽而使兴奋通路错误传递。

（杨花蓉）

第三节　癫痫的分类与临床表现

一、分类

国际抗癫痫联盟在过去大量工作的基础上，于1981年和1989年分别提出了癫痫发作的临床及脑电图分类和癫痫与癫痫综合征的分类。下文将作简要介绍如下。这一分类因其方便实用至今仍在临床工作和国际交流中使用。

（一）癫痫发作的临床及脑电图分类

1. 部分性发作（局灶性、局限性发作）　分为单纯部分性发作、复杂部分性发作和部分性发作发展至继发全身性发作3部分。

（1）单纯部分性发作（无意识障碍）。

1）以运动症状为表现的发作：

A. 局限性运动性发作（不进展）。

B. 局限性运动性发作逐渐扩延（Jacksonian发作）。

C. 扭转性发作。

D. 姿势性发作。

E. 发音性（发声或语言中断）发作。

2）躯体感觉或特殊感觉性发作简单幻觉，如麻木、闪光、嗡鸣，表现为以下几个方面：

A. 躯体感觉性。

B. 视觉性。

C. 听觉性。

D. 嗅觉性。

E. 味觉性。

F. 眩晕性。

3）自主神经症状或体征包括上腹部感觉、苍白、出汗、潮红、竖毛、瞳孔散大等。

4）精神症状（高级大脑皮质功能障碍）表现：

A. 语言困难。

B. 记忆障碍（似曾相识）。

C. 认知（梦样状态、时间的歪曲）。

D. 情感性（恐惧、发怒或其他情感状态）。

E. 错觉（视物显大症）。

F. 结构性幻觉（如音乐、景象）。

（2）复杂部分性发作有意识障碍，有时从单纯部分性发作开始。

1）单纯部分性发作继以意识障碍：①单纯部分性发作继之以意识障碍。②自动症。

2）开始即有意识障碍。①仅有意识障碍。②有自动症。

（3）部分性发作发展至继发全身性发作可以是全身强直－阵挛、强直或阵挛发作。

1）单纯部分性发作发展至全身性发作。

2）复杂部分性发作发展至全身性发作。

3）单纯部分性发作发展为复杂部分性发作再进展为全身性发作。

2. 全身性发作（非局限开始的发作）

（1）失神发作分为：①典型失神发作，仅有意识障碍；伴有轻度阵挛；伴发肌张力丧失；伴有强直性肌肉收缩；有自动症；有自主神经症状。除仅有意识障碍外，其余可以单独或并发出现。发作时脑电图上双侧性 3 次／s 的棘慢波。②不典型失神发作，可以有更为明显的肌张力改变；发作开始和（或）终止均不突然。

（2）肌阵挛发作（单一或多发）。

（3）阵挛发作。

（4）强直发作。

（5）强直－阵挛发作。

（6）失张力发作。

3. 不能分类的癫痫发作　包括因资料不全而不能分类的各种发作以及迄今所描写的类型不能包括者，如某些新生儿发作：节律性眼动、咀嚼及游泳样运动（ILAE，1981）。

（二）癫痫和癫痫综合征的分类

1. 与部位相关（局灶性、局限性、部分性）癫痫及综合征　分为特发性和症状性 2 个方面：

（1）特发性起病与年龄有关

1）具有中央、颞区棘波的良性儿童癫痫。

2）具有枕叶暴发的儿童癫痫。

3）原发性阅读性癫痫。

（2）症状性分为以下几个方面：

1）慢性进行性部分性癫痫状态。

2）以特殊状态诱发发作为特征的综合征，分为：①颞叶癫痫；②额叶癫痫；③顶叶癫痫；④枕叶癫痫。

2. 全身性癫痫及综合征　分为特发性、隐源性和症状性 3 个方面：

（1）特发性起病与年龄有关

1）良性家族性新生儿惊厥。

2）良性新生儿惊厥。

3）良性婴儿肌阵挛癫痫。

4）儿童失神癫痫。

5）青少年失神癫痫。

6）青少年肌阵挛癫痫。

7）具有大发作的癫痫。

8）醒觉时具有大发作（GTCS）的癫痫。

9）其他全身特发性癫痫。

10）以特殊状态诱发发作的癫痫。

（2）隐源性或症状性分为以下几个方面：

1）West 综合征（婴儿痉挛症）。

2）Lennox – Gastaut 综合征。

3）肌阵挛站立不能性癫痫。

4）肌阵挛失神癫痫。

（3）症状性分为以下 2 个方面：

1）非特殊病因：①早期肌阵挛性脑病；②早期婴儿癫痫性脑病伴有暴发抑制（大田原综合征）；③其他症状性全身性癫痫。

2）特殊综合征并发其他疾病的癫痫发作，包括有发作及以发作为主要症状的疾病。

3. 不能确定为局限性或全身性的癫痫及综合征

（1）兼有全身性和局限性发作分为以下 5 个方面：

1）新生儿发作。

2）婴儿严重肌阵挛癫痫（Dravet syndrome）。

3）慢波睡眠期持续棘慢复合波癫痫（ESES）。

4）获得性癫痫性失语（Landau – Kleffner 综合征）。

5）其他不能确定的癫痫。

（2）未能确定为全身性或局限性者，在临床及脑电图所见不能确定为全身性或局限性的全身强直 – 阵挛发作，如很多睡眠期的 GTCS。

4. 特殊综合征与情况相关的发作

（1）热性惊厥。

（2）发作或孤立癫痫状态。

（3）仅发生于急性代谢性或中毒性事件的发作，如乙醇中毒、药物、子痫、非酮性高甘氨酸血症（ILAE，1989）。

国际抗癫痫联盟关于癫痫和癫痫发作分类的方案，在临床应用中发现仅用上述两种分类很难将有些发作归入某一发作类型，随着近年来基因学与分子生物学、中枢神经递质、分子电生理及临床电生理等学科的发展，ILAE 于 2001 年又提出了修改上述方案的建议，新方案总结了癫痫学研究的进展，更为全面与完整，其目的是希望有助于了解癫痫分类学的新观点，是否使用于临床还有待于在使用中不断完善和修改。新方案由 5 个层次组成：①发作期症状学：根据标准描述性术语对发作时的症状进行详细的描述；②发作类型：确定患者的发作类型，如有可能应明确大脑定位，如为反射性发作需指明特殊的刺激因素；③综合征：进行癫痫综合征的诊断；④病因：如可能根据经常并发癫痫或癫痫综合征的疾病分类确定病因或症状性癫痫的特殊病理基础；⑤损伤，评价癫痫造成损伤的程度。这一建议于 2009 年 ILAE 又提出了"发作和癫痫分类框架的术语和概念修订"。

二、临床表现

癫痫发作大多具有短时性、刻板性和间歇反复发作 3 个特点，各类发作既可单独地或不同组合地出现于同一个患者身上，也可能起病初期表现为一种类型的发作，以后转为另一类型，例如，在儿童期出现的失神发作可在青春后期转为全身 – 强直阵挛性发作（GTCS）；也有起初为全面性发作，以后发生复杂部分性发作等。现介绍临床上常见的几种发作类型。

（一）全面性强直 – 阵挛性发作（general tonic clonic seizure，GTCS）

患者突然神志丧失并全身抽搐发作，可为原发性或继发性，但大部分属继发性。按症状经过可分为三期：

1. 先兆期　部分继发性发作的患者在发作前一瞬间可出现一些先兆症状，分为感觉性（如上腹部不适，胸、腹气上升，眩晕，心悸等），运动性（如身体局部抽动或头、眼向一侧转动等）或精神性（如无名恐惧，不真实感或如入梦境等）。先兆症状极为短暂，有的甚至不能回忆。先兆症状常可提示脑部病灶的位置。原发性发作的患者常缺乏先兆症状。

2. 抽搐期　患者突然神志丧失，发出尖叫声，跌倒，瞳孔散大，光反应消失。又可分为二期：

（1）强直期：全身肌肉强直性收缩，颈部和躯干前屈转为反张，肩部内收，肘、腕和掌指关节屈曲，拇指内收，双腿伸直，足内翻。由于呼吸肌强直收缩，呼吸暂停，脸色由苍白或充血转为青紫，双眼上翻，持续约20s。先自肢端呈现细微的震颤，震颤幅度逐渐增大并延及全身，即进入阵挛期。

（2）阵挛期：全身肌肉屈曲痉挛，继之有短促的肌张力松弛，呈现一张一弛性交替抽动，形成阵挛。发作过程中阵挛频率逐渐减少，松弛时间逐渐延长。持续 1～3min，出现最后一次强烈痉挛后，抽搐突然停止。在此期内，由于胸部的阵挛活动，气体反复由口中进出，形成白沫。若舌或颊部被咬破，则口吐血沫。

3. 痉挛后期或昏睡期　在此期间，患者进入昏睡状态。在最后一次明显的痉挛后5s有时可有轻微短暂的强直性痉挛，但以面部和咬肌为主，造成牙关紧闭并有再次咬破舌头的可能。在最后一次痉挛到第二次肌肉强直期之间全身肌肉松弛，包括括约肌在内，尿液可能自尿道流出造成尿失禁。呼吸渐趋平稳，脸色也逐渐转为正常，患者由昏迷、昏睡、意识模糊而转为清醒。此期长短不一，经数分钟至数小时。醒后除先兆症状外，对发作经过不能回忆，患者往往感到头痛、头昏、全身酸痛乏力。少数患者在发作后还可能出现历时长短不等的精神失常。

发作间歇期患者正常。脑电图描记约50%有节律紊乱、阵发性尖波、棘波或棘慢复合波。如在睡眠状态下描记及使用其他诱发试验时，可有75%以上显示异常。发作期因肌肉痉挛，不易进行脑电图描记，如能描记到脑电，一般由低幅快频率的棘波开始，逐渐变为高幅尖波，最后变为慢波，抽搐停止后进入电活动抑制状态，然后再出现慢波逐渐变为正常。发作间歇期脑电图正常者往往容易控制，预后较好。若为继发性癫痫大发作，则脑电图上可能有局灶性改变。

发作时患者可能因突然神志丧失跌倒而遭受各种程度的外伤，也可能在发作时由于肌肉的剧烈收缩而发生下颌关节脱臼、肩关节脱臼、脊柱或股骨骨折，甚至颅内血肿等。患者昏迷时如将唾液或呕吐物吸入呼吸道，还可能并发吸入性肺炎。在强直期因呼吸暂停而有短暂的脑缺氧，以致造成脑组织损害，病程迁延者，这种损害更重。原发性癫痫患者一般不会产生智能衰退，预后较好。如果发作非常频繁，时间久后加之原来又有脑部病变的基础，则可能发生智能衰退，甚至痴呆。

（二）非局限开始的非惊厥性发作或全脑性非惊厥性发作

临床主要见于儿童或少年，有以下几种发作形式：

1. 失神发作（absence seizure）　以 5～10 岁起病者为多，15 岁以后发病者极少。发作时表现为短暂的意识丧失，一般不会跌倒，亦无抽搐。患儿往往突然停止原来的活动，中断谈话，面色苍白，双目凝视无神，手中所持物件可能跌落，有时头向前倾，眼睑、口角或上肢出现不易觉察的颤动。有时眼球有向上约 3 次/s 的颤动，也可能机械地从事原先的活动。一般持续 6~20s，极少超过 30s，发作突然停止，意识立即恢复。发作无先兆，亦不能回忆发作经过。

因为发作时间短暂，常不易被人发觉。部分儿童因进食时发作，碗筷经常跌落或玩耍时玩具落地而引起家长注意。临床经过一般良好，智力不受影响，但发作频繁，一天可达数十次以至百余次，会影响学习。通常至青春期停止发作，也有部分转为全身强直-阵挛性发作。

失神发作的诊断标准为：①反复发作的短暂失神，深呼吸容易诱发；②脑电图上有弥漫性双侧同步的 3 次/s 棘-慢波。

全身强直-阵挛性发作患者在服用抗痫药后没有惊厥发作，但有先兆或短暂意识不清时，应认为是强直-阵挛发作的不完全发作而不能视为失神发作。15 岁以后发生失神发作时应首先考虑颞叶癫痫。年长者还应注意与短暂脑缺血发作（TIA）鉴别。

2. 非典型失神发作（atypical absence seizure） 肌张力的改变要比典型失神发作明显，发作和停止并不十分突然。脑电图上表现为不规则 2.5Hz 以下的棘-慢波，往往为不对称或不同步的。

3. 失张力性（松弛性）发作（atonic seizure） 为一种复合性发作，多见于儿童，表现为突然意识障碍和肌张力消失，发作结束后意识很快恢复，肌张力消失可能使患者跌倒于地。

4. 肌阵挛性发作（myoclonic seizure） 亦为一种复合性发作。以头部及上肢肌肉为主的双侧节律性肌阵挛抽动，频率为 3 次/s，与脑电图上棘-慢波或多棘-慢波的频率一样，且与棘波同步。对药物的反应很差。

（三）单纯部分性发作（simple partial seizure）

为大脑皮质局部病灶引起的发作，通常由于损害的区域不同而引起不同的表现类型，患者意识常保持清醒。部分患者的单纯部分性发作可发展成为全身性发作。

1. 单纯体感性发作 指躯体感觉性而非内脏感觉性发作，往往局限于或先从一侧口角、手指或足趾开始的短暂感觉异常，表现为麻木、触电感或针刺感，偶尔发生温热感、动作感或感觉缺失。疼痛感则极为罕见。最近有一些儿童病例发生足底、足趾、腕距小腿关节发作性疼痛的报道。病灶一般在对侧大脑半球中央后回。如果痫性活动延及其他区域，会产生运动性发作甚至于全身性发作。

2. 单纯运动性发作 多从一侧口角、手指或足趾开始或局限于该处的强直性或阵挛性抽搐，由对侧中央前回神经元的异常放电所引起。发作时意识并不丧失。持久或严重的局限性运动性发作时常在发作后遗留暂时性的局部瘫痪（Todd 瘫痪）。局部抽搐偶可持续数小时、数天，甚至数周，局限性运动性发作连续不断而患者意识始终清醒者称为部分性癫痫持续状态。

3. 扩延型（Jackisonian 发作） 局限性单纯体感性或运动性发作可按其感觉或运动代表区在大脑中央后回或前回的分布顺序缓慢移动，甚至扩散至对侧半身。有时局限性体感性发作不仅先有局部感觉异常，沿中央后回扩展至一侧半身，而且可以越过中央沟扩展至中央前回出现部分运动性发作。若放电再通过大脑皮质下的联系纤维而导致双侧大脑半球的弥漫性放电时，就发展成继发全身性惊厥发作，此时患者的意识丧失。若局限性发作很快转化为全身性发作，这种部分性发作或感受就成为"先兆"。有时扩延非常迅速，正如前述，甚至于患者还来不及"感受"或"意识"到有先兆时即失去意识、出现四肢抽搐，醒后不能回忆，临床医生常难以区别究竟为原发性还是继发性发作，有时也难于区别究竟是部分性发作还是全身性发作。

4. 其他感觉性发作　有视觉性发作、听觉性发作、眩晕性发作、嗅觉性发作和味觉性发作等。

5. 混合性发作　一种以上的上述发作形式。

（四）复杂部分性发作（complex partial seizure）

多数自简单部分性发作开始，随后出现意识障碍、自动症（automatism）和遗忘，也有发作开始即有意识障碍。由于症状复杂，病灶常在颞叶及其周围，涉及边缘系统，故又称精神运动性发作、颞叶癫痫或边缘（脑）发作。

这一类型的发作，多以意识障碍与精神症状为突出表现。患者在发作时与外界突然失去接触，精神模糊，出现一些无意识的动作（称为自动症），如咂嘴、咀嚼、吞咽、舔舌、流涎（口咽自动症），反复抚摸衣扣或身体某一部位，或机械地继续其发作前正在进行的活动，如行走、骑车或进餐等。有的表现为精神运动性兴奋，如突然外出、无理吵闹、唱歌、脱衣裸体、爬墙跳楼等。每次发作持续达数分钟或更长时间后，神志逐渐清醒，对发作情况多数无记忆。也可能表现为单纯部分性发作中出现精神症状，接着就与外界失去接触，并出现自动症。发作停止后，对于自动症以前出现的一些症状，常常能回忆。复杂部分性发作可以发展为全身强直–阵挛性发作。脑电图上最典型的表现为在一侧或双侧颞前部有棘波或尖波发放。由于致病灶常在颞叶内侧面或底面，有时头皮电极不易见到痫样放电而表现为阵发性 θ 波活动。睡眠描记、蝶骨电极或鼻咽电极可使局灶性棘波或尖波的阳性率增高。部分患者的异常放电灶位于额叶。

上述四种为最常见的发作类型，每个患者可以只有一种发作，也可有一种以上的发作。单纯部分性发作可以发展为复杂部分性发作或出现继发全身发作。癫痫发作反复发生者即为癫痫症（epilepsy 或 epilepsies），如儿童有反复失神发作时即成为儿童失神癫痫，其类型可参见国际癫痫和癫痫综合征分类。以下介绍其中常见的几种：

1. 婴儿痉挛症　多在生后 3~9 月龄间发生，超过 1 岁才发病者极少。临床表现为突然短暂的、全身性肌肉强直性抽动，往往以屈肌为主。因此每次发作时颈部屈肌痉挛呈点头状，上肢屈曲上举，下肢亦卷曲，因此有称为点头或强直痉挛，又称为前冲性小发作、折刀样抽搐或 West 综合征。屈曲的婴儿痉挛、智能运动发育迟滞和脑电图高峰节律紊乱构成本病的三联征。每次发作极为短暂，持续 1~15s，但可连续发生数次至数十次，每次痉挛时可伴口中发声，清醒及睡眠时均可发作，尤其是在入睡及清醒后不久容易发生。这种"丛集"性发作，每天可发生数次。本病严重影响患儿智力发育，病前已获得的智力功能也可能消失，智力低下严重程度与发作形式、确诊早晚及治疗手段等无明显关系。

这种病例大部分为继发性，多有脑部损害的病症，小部分为隐源性，预后取决于正确诊断与应用激素治疗的早晚，但仍伴有智能、运动发育迟缓，如发作抑制不住并发生全身强直–阵挛发作或不典型失神发作，称为 Lennox – Gastaut 综合征，与 West 综合征一样，均属难治性癫痫之一。脑电图描记常显示弥漫性不规则的高电位尖波、棘波和慢波发放，每次发放后有一低电位的间歇期，此时可有痉挛发作，脑电图改变成为高峰节律紊乱或者高峰失律。

2. 良性儿童中央–颞区棘波灶癫痫　发病多在 3~13 岁，以 9~10 岁最多。表现为睡眠中开始的一侧口唇、齿龈、颊黏膜的感觉异常以及一侧面部、口唇、舌和咽喉部肌肉的强直性、阵挛性抽搐，使患者惊醒，但不能言语，往往在发展为全身性发作后才惊醒家长，所以很少发现其局限性口、面部抽搐而误认为单纯全身性发作，直至脑电图常规或睡眠检查才发现一侧或双侧中央区（C_3、C_4）和（或）颞叶（T_3、T_4）有高波幅尖波、棘波放电灶，一般发作稀少，数月或更长时间发作 1 次。本症占儿童期癫痫的 15% ~ 20%，预后良好，易于药物控制，不管治疗与否，大多可至 15 ~ 16 岁时自愈，以往在认为预后较好的原发性全身性发作中，实际上是这种类型的癫痫占了不少比例。

3. 儿童枕叶放电灶癫痫　发病年龄自 15 月龄至 17 岁（平均为 7 岁）。常为发作性的视觉症状如黑蒙、视幻觉（移动的光点等）或错觉（视物变小等），接着可有偏侧性阵挛，偶可有大发作。发作后可有头痛。闭眼时脑电图上在枕部有高幅棘波或尖波，睁眼时消失，此为与其他癫痫如不典型失神发作的鉴别点。本症比较少见，目前被归于原发性局灶性癫痫中，基本属于良性癫痫，预后良好。

4. Lennox – Gastaut 综合征（LGS）　起病于学龄前，3 ~ 5 岁为发病高峰，患者多伴有智能发育障碍，LGS 大多可以找到病因，常继发于其他癫痫，特别是继发于 West 综合征，这部分病例大多预后不良。其他类型的癫痫发作也可转化为 LGS，如全身强直 – 阵挛性发作、部分性发作等。LGS 有多种发作形式，以强直发作最为常见，其次有失张力发作、肌阵挛发作、全身强直 – 阵挛发作等，每天发作达数次。脑电图背景活动异常，伴有 1.5 ~ 2.5Hz 棘 – 慢波或尖慢波。本症治疗困难，抗癫痫药物较难控制发作，预后不佳。

5. 诱发性癫痫　约有 5% 的患者，在某些特定体内外因素如缺睡、乙醇或药物撤除等可诱发癫痫发作，某些刺激如闪光、声音或需做出决断（decision making）的活动，如弈棋等，亦可诱发发作，称为感受性或反射性癫痫。抗癫痫药物的治疗效果较差，需避免诱发因素，如防止电视性癫痫可以用单眼观看或不要过于靠近电视机，室内电灯不要全闭。

（何文龙）

第四节　癫痫持续状态

一、癫痫持续状态的基本定义

癫痫持续状态（status epilepticus，SF）是一种严重威胁生命的神经急诊，由各种病因所致大脑自身稳定的痫性发作抑制机制障碍的临床综合征，临床表现为持续性发作或反复发作伴间歇期意识功能不恢复，持续时间 > 30min。早在公元前 718 ~ 前 612 年新巴比伦时代出土的石碑上已有 SE 的描述。Clark 和 Prout（1903）认为：SE 是一种癫痫频繁发作，其间昏迷和衰竭持续不恢复的状态。ILAE（1964）首次提出：SE 是癫痫发作持续足够长时间或频繁反复发作足以产生确定或持续的癫痫情况。Aicardi（1970）和 Fujiwara（1979）提出了 SE 持续 >1h 的诊断标准。美国癫痫基金会（1993）根据动物实验，癫痫持续或反复发作超过 15 ~ 30min 可引起神经元不可逆损伤，且产生耐药性，因此，提出 SE 的时间应确定为 > 30min；同时指出：如果癫痫发作持续 10min 不停止，应给予药物控制。Bleck（1991）和意大利 ILAE（2006）将 SE 的时间标准更改为 > 20min；Mayer（2002）又提出发作持续 > 10min 或间歇性发作 >30min 的 SE 诊断标准，理由是前者预后较后者差，后者的预后较发作持续 10 ~ 29min 差，而 Treiman（1998）提出发作持续 10min 以内是控制发作和减少耐药性的最佳时机。Lowenstein 等（1999）提出了 SE 的实用性定义：成年和 5 岁以上儿童一次全身惊厥性发作（generalized convulsive seizures，GCS or generalized tonicclonic seizures，GTCS）持续或反复发作 2 次以上 > 5min，且意识不完全恢复。其他学者赞同这样的定义，指出这与 SE 的传统概念并不相矛盾，前者有利于指导及时和有效的临床治疗，后者更有利于评价各种 SE 的流行病学、病理生理和预后疗效。对于难治性癫痫持续状态（refractory status epilepticus，RSE），目前尚无公认的诊断标准；多数人认为 RSE 指 SE 对 2 ~ 3 种一线抗癫痫药物（地西泮类和苯妥英钠等）治疗无效，发作时间超过 1 ~ 2h。

二、癫痫持续状态的分类

正如 Gastuat 所说，SE 的发作形式如同癫痫发作一样，分为多种类型。根据不同的临床需要和研究目的，可选用以下几种分类方法：

（1）根据临床发作时有无明显的骨骼肌收缩表现，将 SE 分为惊厥性（convulsive status epilepticus，CSE）与非惊厥性（non - convulsive status epilepticus，NCSE）。

（2）根据病因学不同，ILAE 将 SE 分为：①急性症状性；②远期症状性；③特发性；④隐匿性；⑤未分类性。

（3）Shoevon 根据起病年龄及癫痫综合征特点进行了年龄相关性 SE 分类。

（4）ILAE（2006）根据临床表现形式进行了 SE 的发作分类。

（5）Wasterlain 根据发作持续时间和自然演变过程将 SE 分为：初期性、早期性、确立性、顽固性和微小发作性。

（何文龙）

第五节　癫痫的诊断与鉴别诊断

癫痫的诊断对临床表现典型者来说一般并不困难，但发作表现复杂或不典型者，确定诊断也非易事。癫痫的诊断方法和其他疾病一样，主要是通过病史、体格检查与神经系统检查、实验室检查等几个方面收集资料，进行综合分析。癫痫诊断的思维程序，包括是否是癫痫，是何类型或综合征的癫痫和由何病因导致的癫痫。癫痫的诊断需要解决或回答下列问题：①其发作性症状是癫痫性的，还是非癫痫性的。②如为癫痫性的，是什么类型的发作，是否为一特殊的癫痫综合征。③是否有癫痫性病灶的证据，病因或病理变化是什么。④是否有特殊的诱发因素。

一、癫痫的诊断步骤

确定癫痫的诊断，主要依靠临床表现，脑电图波形和抗癫痫药物的效应。对一位患者来说，初步的诊断并非要求三项条件必备，但在诊断过程中，对不同的患者，三者都是重要的。尤其是最后诊断的确立，对多数患者来说，三项条件都是必不可少的。

（一）病史采集与体检

当前虽然有了良好的实验室条件，但病史采集和临床检查是无可替代的。癫痫患者就诊时均在发作以后而且体检大多数无异常所见。因此病史是十分重要的。由于患者发作时多数有意识障碍，叙述不清发作中的情况，甚至根本不知道自己有发作（如夜间入睡中的发作），因此必需详细询问患者的亲属或目击其发作的人，常需要很长时间了解患者的过去和现在。应该包括详细的发作中及发作后的表现，是否有先兆，发作次数及时间，发作有什么诱因与生理变化如月经和睡眠的关系如何，患者智力、生活能力及社会适应性如何，患者性格是否有变化等。但目击者往往由于缺乏医学专业培训或是在目睹患者发作时由于惊慌等原因而不能提供充分、详尽、可靠的发作细节，甚至于对患者的发病情况描述错误，最终导致临床医生误诊，将痫性发作与非痫性发作相混淆，因此，对初诊断为癫痫的患者使用带录像的脑电图作较长时程的视频脑电图（V-EEG）就变得十分必要。国外还有建议对癫痫患者设立家庭录像，用以了解患者的发作情况。对病史搜集应注意的是：癫痫通常是一个慢性病的过程，患者的发作常不确定，因此在就诊时对每次发作的描述常有很大变异。因此对专科医师而言，每次与患者交谈时都应反复地询问患者及其家属对发作的描述，以便不断地修正诊断。由于移动电话的普及，可要求患者家属在发作时用其携带的摄影功能记录其发作情况，在就诊时交给医生不失为简便有效的方法。

还应了解过去患过什么病、是否有脑外伤史，母亲在怀孕期间及围生期是否有异常以及患者的习惯、工作、营养状态等。家族史也同样重要，父母亲双方是否有癫痫或其他遗传病史。对上述细节的询问有助于临床医生进一步判断引起癫痫发作的可能病因。临床体检除可发现有无神经系统阳性体征外，还须注意患者的智能情况、心脏情况、皮肤和皮下结节、有无畸形、有无运动与协调功能障碍等。必须强调癫痫是临床诊断，如实验室报告与观察到的临床现象不符，则以后者为主。

（二）脑电图检查

脑电图检查对癫痫的诊断有很大的价值，脑电图已成为癫痫的诊断和分型必不可少的检查方法，还广泛应用于指导选用抗癫痫药、估计预后、手术前定位，并用于阐明癫痫的病理生理。发作时记录的脑电图诊断意义最大，但这种机会甚少，大多在发作间歇期对患者进行脑电图检测。一次发作间歇期记录，历时20~40min，其发现癫痫样电活动的概率约50%，故不能据此作为确诊有无癫痫的手段。发作间歇期放电（interictal discharge）与患者发作时的放电（ictal discharge）有很多不同之处，两者相比较，前者持续时间短暂（一般不超过2~3s），甚至为单个散在出现，波形整齐，不伴有临床发作而且波形可与发作时放电完全不同，出现范围也不如后者广泛。而发作时放电持续时间通常在数十秒以上甚至数分钟，包括节律性重复性成分，波形不如发作间歇期放电整齐，出现范围广泛，常并发临床发作。

脑电图可以用来鉴别发作类型和明确致痫灶部位，常规脑电图常要多次重复记录，并结合缺睡诱发和睡眠记录，可使阳性率增加至85%左右，其余15%的患者，需应用长时监测（longterm monitoring，LTM）的方法来获取更多的信息，个别复杂部分性发作的患者甚至需要做脑深部电极记录方能确诊。除去某些特殊类型如儿童失神发作和婴儿痉挛症外，由于头皮电极所记录到的癫痫样电活动可能不来自皮质，而为远处病灶的传播所致，常规记录有其性能上的局限性，应用视频监护结合脑电图记录（V-EEG）为较理想的方法。

长时脑电图监测的目的是通过延长脑电图记录时间获得更多的信息，包括发作时和发作间期的异常发放，用于确定癫痫的诊断，进行癫痫发作的分类，也可有助于对脑内癫痫源病灶的定位，有助于患者在服用抗癫痫药物的过程中监测脑电变化等。LTM的方法可根据是在医院外还是院内监测以及所采用技术的不同而分为数种。院内的LTM需要患者在监测室或监测病房内，进行24h、数天至数周的监测；而院外监测最常用的是携带式脑电图（ambulatory EEG，AEEG），由患者随身携带一个电子盒及记录设备，一般包含8~16个电极。

AEEG 监测的优点是允许患者在正常的环境中从事一些日常活动，同时进行 EEG 记录，特别是对于门诊患者。但因为在 24h 记录过程中缺乏同步的视频监测，对可能出现的伪差需要加以识别。其中包括眼动、眨眼、吞咽、咀嚼及其他身体运动均可产生伪差，故要求患者尽量在家中安静度过监测期，另外，在缺乏视频监测的情况下，AEEG 对于临床和脑电图之间关系的判断变得非常困难，不能仅仅通过 AEEG 的检测结果来鉴别癫痫性与非癫痫性临床发作。因此不确定的记录结果可能会给临床造成误导或误诊。24h 脑电监测检查的适应证是：应选择在发作时可能有特征性的脑电图变化，发作时较少出现动作伪差并在发作后立即恢复正常状态的病例。脑电携带式监测为临床提供了有效的检查手段，用于癫痫及其相关发作性疾病的诊断，实现了脑电图在自然状态下的长时间监测。对于尚不能确定的病例应配合长时间视频脑电图监测。视频脑电图（videoEEG，VEEG）监测对癫痫的诊断有非常重要的意义，大多可以获得有助于诊断的信息，同时有助于鉴别非癫痫性发作及假性发作。对于反复常规 EEG 结果阴性的患者，长时间通过数小时、数天或数周的 VEEG 监测，可以对少见的发作期及发作间期的异常 EEG 进行分析，并通过增加电极数（包含 32 电极、64 电极甚至更多的监测电极）来进行更为准确的癫痫灶定位。发作时的视频记录还可以获得癫痫发作时的症状学信息，并将其与当时的 EEG 进行对照研究。

（三）神经影像学检查

癫痫影像学检查的主要目的是寻找最可能与最重要的潜在病因，包括那些药物难治性癫痫需要接受手术治疗的患者。癫痫影像学检查方法有：常规 X 线摄影、脑血管造影、CT、MRI、正电子发射断层扫描（PET）、单光子发射断层扫描（SPECT），功能 MRI 成像、MRS 等。

电子计算机 X 线体层扫描（CT）有助于发现肿瘤或其他可能导致癫痫发生的结构性改变，但大多数癫痫患者的 CT 扫描结果正常。MRI 较 CT 有更高的软组织分辨率，对于诊断脱髓鞘病（脑白质病变）、脑炎、缺血、早期脑梗死和低度分化胶质瘤等疾病，优于 CT。此外，MRI 还有多方位成像的优点，一次扫描可以分别获得横断面、冠状面、矢状面和任意方向的层面图像，MRI 一般没有骨骼和金属产生的伪影。而 SPECT 与 PET 则对脑的生理、生化、化学递质、受体乃至基因改变的研究具有独特作用。

新发癫痫患者进行脑部影像学检查的指征包括：病史或脑电图提示有局灶性起源的依据，于婴儿期或是成人期首次发病者，神经系统体检有局灶性阳性体征者，经典抗癫痫药物正规治疗疗效不佳者，长期应用抗癫痫药物治疗癫痫得到控制，经过一段稳定期后发作再次频繁者或发作类型改变者。重复脑部影像学检查的指征有：癫痫复发，发作情况恶化，抗癫痫药物常规治疗出现难以解释的发作类型的变化以及神经系统体检发现体征出现变化。在所有的影像学检查方法中，MRI 技术为首选，可做颅脑或海马 MRI，应该作为诊断癫痫的常规检查内容。对于部分不能接受 MRI 扫描的，或是怀疑有脑部结构性损害、情况紧急的患者可以选用 CT 扫描。功能影像检查则多用于癫痫手术时致痫灶的定位。

1. MRI　MRI（magnetic resonance imaging）已经成为评价癫痫患者（尤其是部分性发作的癫痫患者）最为重要的影像学检查技术。高清分辨率 MRI 能够对近 80% 行颞叶切除术的患者和近 60% 行额叶切除术的患者进行手术定位。MRI 在诊断颞叶海马硬化方面具有重要作用，典型表现为与癫痫灶同一侧的中央海马不对称变小或萎缩，受累海马在 T_2 加权上为高信号。具有内侧面海马硬化（MTS）的难治性癫痫的 MRI 检出率约为 90%，轻度的 MTS 可能不被 MRI 检出。约有 90% 颞叶癫痫的 MRI 发现与 EEG 改变相吻合，而颞叶外癫痫两者的一致性相对较低。其他能够被 MRI 成像检出的病变还包括：低级肿瘤、血管畸形、局限性损伤或胶质增生、脑皮质发育异常等。这些病变均是颞叶以外癫痫的重要病因，其中局部脑皮质发育异常较难被检出。

MRI 影像的采集技术对于能否发现异常病灶至关重要，一般高分辨率 MRI 所需的磁场强度至少要达到 1.5T，分别做冠状面、横断面和矢状面扫描（层厚≤1.5mm），T_1 加权、T_2 加权序列与 FLAIR 序列。根据解剖学特点，颞叶的 MRI 扫描取斜冠状位面的 T_1 加权像，扫描平面垂直于海马的长轴。

2. MRS　磁共振波谱仪（magnetic resonance spectroscopy，MRS）是一种评价体内组织和器官生化和代谢特征的非侵袭性与非损伤性检查方法，在颞叶癫痫的临床诊断方面具有越来越重要的地位。尽管许多原子核能够被 MRS 检测到，但用于颞叶癫痫的定侧诊断主要集中于 ^{1}HMRS 波谱分析。H 质子是生物界最普遍存在的原子核，具有最高的绝对敏感性，代谢物信号的相对频率位置又称化学位移，受原子核局部磁场环境的影响。^{1}HMRS 主要有 3 个共振波：N - 乙酰天冬氨酸（NAA），胆碱类物质——磷酸胆碱、甘油磷酸胆碱和乙酰胆碱，肌酸和磷酸肌酸（Cr + PCr）。其他一些更为复杂的代谢物波峰如果存在也能被检测到，如乳酸，谷氨酸，γ - 氨基丁酸等。NAA 被定位于神经元内。由于总肌酸（Cr + PCr）浓度在大脑不同代谢情况下基本保持不变，所以 Cr + PCr 常作为计算比值的标准，如 NAA/Cr 比值，也有用 NAA/（Cr + Cho）比值来进行比较分析的。^{1}HMRS 用于颞叶癫痫定侧诊断的标准多种多样，有绝对浓度比较、有信号强度比值的比较，但就目前的 MRI 设备而论，只能用 NAA/（Cr + Cho）比值作为颞叶癫痫定侧诊断的标准。颞叶癫痫患者病侧颞叶 NAA 降低和（或）Cr、Cho 的升高所造成的 NAA/（Cr + Cho）比值降低较为敏感。磁共振波谱技术为颞叶癫痫的术前定位诊断提供了新的手段。

3. 功能磁共振成像（fMRI）　近年来，功能性磁共振成像（functional magnetic resonance imagine，fMRI）的应用已得到广泛开展，fMRI 采用自体血氧水平依赖（BOLD）的方法，了解特殊任务引起的局部脑血流和代谢的改变，从而了解局部的脑功能。fMRI 是完全非创伤性的，而且提供了足够的任务相关信号来实现脑功能的激发研究。fMRI 对癫痫的早期研究是语言功能定位，同时对颞叶癫痫患者术前的记忆功能评价也具有价值。fMRI 对颞叶癫痫的研究具有广阔的前景，其对手术预后的评价作用令人瞩目，对手术适应证的掌握和手术方案的选择也具有参考价值。

4. PET 及 SPECT　正电子断层显像（positron emission computed tomography，PET）属于功能显像范畴，采用不同的正电子显像剂进行脑部 PET 显像可反映脑功能方面的信息，包括血流、代谢及受体等功能。由此，PET 脑功能显像又可分为脑血流灌注显像（血流量、血容量）、脑代谢显像（葡萄糖代谢、氧代谢、氨基酸代谢）和脑受体显像（多巴胺、5 - 羟色胺、阿片等各类受体）。目前常用的方法有：用 [15]O - H_2O 来正确地测定局部脑血流灌注，用 [18]F - FDG（去氧葡萄糖）测定局部脑葡萄糖代谢率，用 [11]C - FMZ 来测定苯二氮草受体密度，用 [11]C - Diprenorphine 来测定颞叶癫痫中阿片受体的变化等。癫痫患者发作间期 [18]F - FDG - PET 脑代谢研究最常见的异常是局部皮质下代谢降低而呈 FDG 摄取减少，通常低代谢区与发作源的部位相一致。

单光子发射电子计算机断层扫描（singlephoton emission computed tomography，SPECT）是一种核医学检查，主要也是反映脑功能（如脑血流灌注、代谢、受体等）的变化。SPECT

的基本原理是将能衰变放出 γ 光子的放射性核素标记化合物静脉注射、吸入或服入体内，然后用探头从不同方向或角度接受被检查者部位释放出的 γ 光子，利用计算机特殊软件综合处理，重建核素立体分布的三维图像，测定单位体积的放射性活性（即浓度），SPECT 在癫痫中的应用主要包括癫痫的诊断、癫痫灶的手术定位、治疗后评估等。原发性局灶性癫痫在脑血流灌注 SPECT 中大多表现为发作间期局部血流灌注减少，发作期相应部位血流灌注异常增加。特别是发作期的 SPECT，能够给予较准确的定位。

PET 或 SPECT 功能显像的最有效用途之一就是无创性帮助识别癫痫灶的定位。有一部分癫痫是难治性的，其局限性病灶需外科手术治疗，手术成功的关键在于癫痫灶的准确定位，在手术前进行 PET 或 SPECT 检查就是为了确定手术的范围。脑电图（EEG）尤其是 24h 动态 EEG 有时难以准确定位，在有限的时间能否探测到癫痫发作仍是问题；CT、MRI 定位主要反映的是形态学与脑的结构性变化，对于那些仅有脑的功能或代谢改变而无形态学改变的病灶往往不能见到异常。而 PET 及 SPECT 在这方面具有明显的优越性。另外，对于复杂部分性发作的癫痫灶的探测，CT、MRI 都不及 PET 或 SPECT。PET 及 SPECT 对癫痫灶定位较为准确，与颅内 EEG 吻合率较高。结合 EEG，综合应用 MRI、MRS、PET 等手段可以提高癫痫特别是顽固性癫痫致痫灶切除术前定位诊断的准确率。

5. 脑磁图检查　神经元膜的离子流动不仅产生电场，还产生磁场，形成脑磁图（magnetoencephalography，MEG）。脑磁图是测量颅外磁场的方法，这个颅外磁场主要是由大脑的细胞内电流产生，场强极其微弱，只能通过特殊的感应器（超导量子干涉仪）进行测量。尽管 MEG 信号不受硬膜、头皮与颅骨等组织的影响，但是仍然会产生信号的衰减。与脑电图（EEG）测量一样，估计需要 $6 \sim 8cm^2$ 的脑皮质同步放电才能产生 MEG 的信号。MEG 与 EEG 均可用于皮质偶极子定位，MEG 和 EEG 的产生基础相同，但是脑磁图信号是由磁场组成的，方向与颅骨垂直，磁场由与皮质表面呈切线方向的流动偶极子产生，而径向位辐射电流对脑磁图信号作用不大。脑电图信号是由切线位和径向位两种偶极子成分共同作用的结果。同相应的脑电波形相比，脑磁图波形活动较局限。大量研究结果表明，对癫痫起源的成功模拟在于脑电图和脑磁图各自优势的互补、联合，两者的最高灵敏度方向互相垂直，EEG 对水平、径向位偶极子敏感，EMG 对垂直、切线位偶极子敏感。但 EMG 描记要求在较短时间内完成，因为患者必须安静地躺卧或坐在杜瓦瓶下保持不动，不能像脑电描记那样可以长时间监测；另外，信号大小严重影响 EMG 的描记结果，为此采取的屏蔽措施与倾斜仪器等价格昂贵，大大限制了其使用，因此，目前脑磁图偶极子定位的应用仍具有局限性。

（四）其他实验室检查

1. 催乳素（PRL）　癫痫发作，特别在强直阵挛发作后，血清 PRL 的水平明显升高，在发作后 20 ~ 30min 达到高峰，随后 1h 内逐渐降低回到基线。另外，垂体病变、药物使用、外伤、中毒等都可能影响 PRL 水平，须注意假阳性的可能。

2. 神经元特异性烯醇化酶（NSE）　NSE 特异性地定位于神经元和神经内分泌细胞，主要参与糖酵解，在神经元坏死或损伤时进入脑脊液和血液。在癫痫发作后 NSE 明显升高。

（五）抗癫痫药物治疗反应

抗癫痫药物的治疗效应是癫痫最后诊断的一项根据。当然，不能认为一次药物治疗效果不好就否定癫痫的诊断。因为选药不当、药物剂量不足、代谢障碍以及患者对药物敏感性的差异等均可影响疗效。经验证明，正确的药物治疗可使 90% 以上的患者获得满意的效果。临床怀疑癫痫，但发作表现不典型，而脑电图检查又为阴性的病例，抗癫痫药物效应，往往成为确定诊断的主要依据。

二、鉴别诊断

临床上癫痫发作应与以下多种发作性疾病相鉴别（表 8 - 1），判断某种发作性疾病是否为癫痫，这是诊断中的重要问题，临床上要鉴别患者出现的发作性事件是否为癫痫，应注意与以下疾病相鉴别。

表 8 - 1　癫痫的鉴别诊断

1. 脑氧利用率下降	5. 与精神障碍有关的发作
青紫型屏气发作	假性癫痫发作
反射性缺氧发作	杜撰的癫痫发作
晕厥	过度换气综合征
心律失常	惊恐发作综合征
2. 偏头痛	交叉摩腿综合征
3. 一过性脑缺血（transient ischemic attack，TIA）包括一过性全面	儿童手淫
遗忘症	6. 运动疾患
低血糖	婴儿良性肌阵挛
低血钙	良性阵发性眩晕
4. 睡眠障碍	阵发性斜颈
夜间恐怖	发作性舞蹈手足徐动
梦游	战栗反应
梦话	惊恐反应
梦魇	眼球运动失用症
睡眠呼吸暂停	抽动
发作性肌能力障碍	一侧面肌痉挛
发作性睡病	7. 脑干受压的强直发作
磨牙病	8. 胃食管反流
夜间遗尿	
良性婴儿睡眠肌阵挛	
睡眠肢体周期运动综合征	

（何文龙）

第六节　癫痫的治疗与预后

一、治疗

症状性癫痫者如能明确病因则应针对病因治疗，本节所讨论的是针对癫痫发作的治疗，主要的治疗手段包括药物治疗和手术治疗，此外还有生酮饮食与迷走神经刺激术等辅助治疗手段，除少数患者的发作情况外（详见下述），大多数患者均需要长期使用抗癫痫药物治疗。患者对战胜疾病的信心、积极乐观的情绪，有规律的工作、学习和生活，周围和社会的理解、支持与关心，都是使治疗取得成功的重要条件。此外，尚需注意适当的体育锻炼，避免烟酒等刺激物，不要从事高空或水上作业，驾驶、在高速转动的机器旁等工作，以免发生危险。除脑部本身已有病损者，未给予及时治疗，未按照发作类型选用药物，药物虽然选择恰当但剂量不足，服药不规则或经常更换药物，过早地停用药物或减量等，常是发作控制不佳的主要原因，均应设法避免及纠正。

抗癫痫药物治疗的目标是：①尽可能地控制发作；②最大限度地减少使用抗癫痫药物而产生的不良反应；③提高患者的生活质量。

癫痫诊断的建立需要至少两次非激发性的发作，一般而言，已建立癫痫诊断者均应开始治疗，但以下情况：某些外界因素引起的激发性发作，某些药物引起的偶尔发作或某些疾病如脑血管病等引起的急性期单次发作，发作频率稀疏如 1 ~ 2 年有一次发作以及某些类型的癫痫如良性儿童中央区 – 颞叶棘波灶癫痫等，可以权衡治疗利弊包括经济负担等因素，在与患者及家属充分沟通后，采取随访观察，可以暂不予药物治疗。

（一）发作时的处理

1. 全身性强直 – 阵挛发作　注意防止跌伤和碰伤，应立即使患者侧卧，尽量让唾液和呕吐物流出口外，不致吸入气道。在患者张口时，可将折叠成条状的小毛巾或手帕等塞入其上下臼齿之间，以免舌部咬伤。衣领及裤带应该放松。抽搐时不可用力按压患者的肢体，以免造成骨折。发作大都能在几分钟内终止，不必采取特殊的治疗措施，亦不要采取所谓"掐人中"的方法，因为此举不仅不能终止发作，还有可能对患者造成新的伤害。对自动症发作的患者，在发作时应防止其自伤、伤人或毁物。

2. 癫痫持续状态的治疗　癫痫持续状态是一种严重而紧急的情况，必须设法于最短时间内使其中止，并保持24 ~ 48h 不再复发。应保持气道的通畅和正常换气。在积极治疗病因的同时，选用以下药物之一进行静脉注射（均为成人剂量）。这些药物对呼吸循环功能都有不同程度的抑制，使用时必须严密观察。

（1）地西泮：10mg，于 5 ~ 10min 内静脉注射，由于分布快，血浓度很快下降，故作用持续时间较短，可以每隔 15 ~ 20min 重复应用，总量不超过 100 ~ 200mg。地西泮注射偶可产生呼吸抑制，呼吸道分泌大量增加或血压降低。应注意观察并及时采取相应措施。

（2）苯妥英钠：文献报道，因地西泮作用时间较短，故在静注地西泮后应给予作用较持久的药物，一般用苯妥英钠 0.5 ~ 1.0g 静脉注射，目标总量至少 13mg/kg 甚至 18mg/kg，每分钟注射不超过 50mg。有心律不齐、低血压和肺功能损害者应谨慎。用苯妥英钠对局部刺激明显，国外现已有新一代制剂磷苯妥英钠（FDPH），可以减少这一不良反应。

（3）氯硝西泮：1 ~ 4mg 静脉注射，但此药对心脏、呼吸的抑制作用均较地西泮为强。

（4）氯羟西泮（lorazepam）：4 ~ 8mg 静脉注射。于 2min 内注完，亦有较佳效果，作用较地西泮持久，对心脏和呼吸系统抑制较地西泮为弱。

（5）丙戊酸钠：静脉注射，5 ~ 15mg/kg 推注，1 次注射以 3 ~ 5min 推完。每天可以重复 2 次。亦可静脉维持，0.5 ~ 1.0mg/（kg·h）。

（6）异戊巴比妥：0.5 ~ 0.75g，溶于注射用水 10ml 内缓慢静注，根据患者的呼吸、心律、血压及发作情况控制注射速度，如出现呼吸抑制现象时应立即停止用药。但目前国内无此药物。

（7）咪达唑仑：先予 0.1mg/kg 静脉注射后予 0.1mg/（kg·h）静脉持续滴注，如癫痫再发作，加用咪达唑仑 0.1mg/kg 静脉注射并以 0.05mg/（kg·h）幅度加量，直到惊厥控制，如果给药剂量达 0.6mg/（kg·h）时，癫痫未控制考虑无效，不再加大用药剂量。如持续 24h 无癫痫发作，予逐渐减量，每 12h 以 0.05~0.1mg/（kg·h）减量直至停用。静脉注射后，有 15% 患者可发生呼吸抑制。特别当与阿片类镇痛剂合用时，可发生呼吸抑制、停止，部分患者可因缺氧性脑病而死亡。

少数患者如仍难以控制，则可应用利多卡因甚至全身麻醉。在发作基本被控制后，根据患者的意识状态采用口服或鼻饲给药，用间歇期的药物剂量。

反复的全身强直-阵挛发作会引起脑水肿，后者又能促使癫痫发作，可静脉注射 20% 甘露醇等以消除脑水肿。还应注意维持患者的呼吸道畅通，防止缺氧，必要时做气管切开并人工辅助呼吸。还应保持循环系统的功能、预防和治疗各种并发症，如使用抗生素治疗继发感染等。

（二）发作间歇期抗癫痫药物的应用

抗癫痫药物的应用必须遵循下列原则：①有 2 次非激发性发作以上开始用药；②单药，小剂量开始，逐步达到有效浓度；③服药后不应随意更换或停药，换药应逐步进行；有良好控制并持续 3~5 年没有发作者方可考虑逐步撤减药物直至停药；④药物选择必须依发作类型或癫痫综合征而异，药物选择不当不仅不能控制癫痫，有时反能加剧发作，如卡马西平用于肌阵挛发作；⑤并发用药应当选用作用机制不同的药物；⑥不选用有相同不良反应的药物；⑦不选用同一类型的药物，如扑痫酮和苯巴比妥，丙戊酸钠与丙戊酸镁以及癫痫安等；⑧并发用药以二药联合为宜，除某些状态如换药外，不要同时使用三种以上药物。治疗流程见图 8-2。

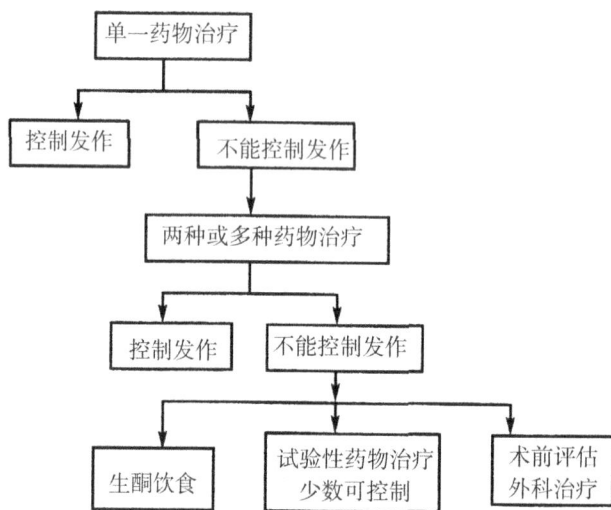

图 8-2 癫痫的治疗流程

抗癫痫药物的血清浓度测定有助于调整剂量和了解患者是否按要求服药。所有药物均与血清蛋白结合，但比例不同，起抗痫作用的是不与蛋白结合的这部分"游离"药物。常规测定的血药浓度为药物总浓度，是间接了解药物是否达到治疗范围的方法。但肝、肾功能差的患者可能与蛋白结合的这部分药物异常减少而"游离"药物浓度相对较高。在血浓度很低的情况下就能出现毒性反应。偶尔也可发生相反的情况，血浓度已经很高，患者却依然发作如旧，连药物的"生理性"不良反应也不出现。然而，所有的抗癫痫药物都有它的毒性、允许剂量和它一定的有效浓度及严重不良反应。

1. 全身强直 – 阵挛性发作　具体根据患者对哪个药的不良反应为最轻而选用，一般首选丙戊酸钠。

（1）丙戊酸钠：常用剂量为 0.2 ~ 0.4g，3 次/d，最大剂量为 1.8 ~ 2.4g，分次口服。主要不良反应为食欲缺乏，少数出现肝功能损害，尤其是年龄较小者。有效血浓度为 60 ~ 100μg/ml。

（2）苯妥英钠：优点为安全，可以控制发作而不引起镇静或智力影响，缺点是该药的代谢遵循饱和代谢动力学，且治疗剂量与中毒剂量接近，存在较大的个体差异。常用剂量为 0.3 ~ 0.4g/d，3 次/d 分服，口服吸收需要 8 ~ 12h，有效血浓度为 10μg/ml。与血清蛋白结合率高，与 VPA 竞争同一结合位点。部分患者在剂量偏高时使失神或大发作增多。主要不良反应为齿龈增生，毛发增生，偶有粒细胞减少。长期过大剂量可有中毒性小脑损害。

（3）苯巴比妥：一般无上述全身反应，但有产生镇静和反应迟钝的缺点。扑痫酮为扑米酮，在体内代谢为苯巴比妥，体内代谢产物为苯巴比妥与苯乙基二酰胺（phenylethylmalonamide，PEMA），最大的不良反应也为镇静，常使患者因此而不能依从医嘱。若以小剂量（扑痫酮 62.5mg，1/4 片，1 次/d）开始，逐渐增加剂量，可达到治疗目的而无镇静不良反应。苯巴比妥在儿童可能引起活动增多、过度兴奋或失神发作增多。该药另一缺陷是对认知功能尤其是儿童和青少年影响较明显。

（4）卡马西平：常用剂量为 0.1 ~ 0.2g，3 次/d 服用，最大剂量为 1.2g/d，分次口服。主要不良反应为皮疹、粒细胞减少，罕有再生障碍性贫血。有效血浓度为 4 ~ 12μg/ml。

2. 其他全面性发作　失神可选用乙琥胺或丙戊酸，但前者目前国内无药。苯妥英钠、苯巴比妥、卡马西平、扑痫酮等均可加重失神发作。

非典型失神和肌阵挛发作较难控制，选用丙戊酸钠，也可应用氯硝西泮，但易于产生耐药性，氯硝西泮若与丙戊酸同用可能会触发失神发作持续状态，应当慎重。

3. 部分性发作　卡马西平、奥卡西平为治疗首选药物，苯妥英钠、扑痫酮、苯巴比妥也可能有效。丙戊酸钠的反应不一。复杂部分性发作一般难以控制，单药治疗常常无效而需并发用药，常用的组合有卡马西平、奥卡西平与丙戊酸钠，或者使用新一代抗癫痫药如拉莫三嗪、左乙拉西坦、托吡酯等。

这些药物在大剂量时都有神经毒性，在治疗范围血浓度常会出现眼球震颤，更高血浓度时可出现共济失调、眩晕、震颤、健忘、精神错乱、意识障碍等。

4. 婴儿痉挛症　常规抗癫痫药中多选用 VPA，口服，50mg/kg，2 次/d 口服，10 ~ 14d 后无效则增至 100mg/kg，分 2 次口服，10 ~ 14d 后如仍无效则代之以激素治疗，泼尼松每晨服 30 ~ 40mg，4 ~ 6 周后减至 5mg，以后每 2 ~ 4 周减 5mg，达隔日 5mg，总疗程 10 ~ 12 个月。也可同时激素和氯硝西泮合用。口服维生素 B_6 300mg，3 次/d，部分患儿可获显效。对伴结节硬化病者非尔氨酯（felbamate）效果较好，可惜国内无此药物。

5. 新型抗癫痫药　近十多年已有十余种新药上市，部分如托吡酯、拉莫三嗪、奥卡西平、加巴喷丁、左乙拉西坦等，在国内已用于临床，其余如唑尼沙胺等，已在国内完成临床试验并即将上市，不久即可应用于临床。

（1）非尔氨酯：口服吸收好，经过肝脏代谢。抗癫痫谱广，对 Lennox - Gastaut 综合征的非典型失神、强直性发作、肌阵挛发作、失张力性发作等也有效，还能减少复杂部分性发作、继发性全身性强直 - 阵挛发作。动物实验显示毒性较低，远高于控制发作的剂量在动物中无致畸作用。但 5% ~ 10% 的患者因不良反应而终止用药。

（2）加巴喷丁：结构与 γ - 氨基丁酸（GABA）相近，但未发现它对经由 GABA 介导的抑制过程有何影响。与其他抗癫痫药物不同，在体内不代谢，以原型经肾脏排出体外，不与蛋白结合。与其他抗痫药无相互影响。半衰期短，必须服用 3 ~ 4 次/d。以添加治疗复杂部分性发作或继发性全身性强直 - 阵挛性发作。但近年来多个国际性临床试验的结果发现其疗效一般，故已有用于治疗神经痛的趋势。

（3）拉莫三嗪：为广谱抗癫痫药，口服吸收好，经肝脏代谢。对复杂部分性发作、原发或继发性全身强直 - 阵挛发作有效。单独应用时半衰期为 24h，与苯妥英钠或卡马西平共同使用时半衰期为 15h。丙戊酸能抑制其代谢，合用时半衰期延长至 60h，故必须将拉莫三嗪剂量减少 50% 以维持原来的血浓度。

（4）氨己烯酸（vigabatrin）：口服后很快吸收，它不与血浆蛋白结合，也无代谢产物。血浆半衰期为 5 ~ 7h。对部分性发作的疗效较好。但因有引起视野缺失的不良反应而使其应用受到限制。

（5）托吡酯：它能阻断钠离子通道，在 GABA$_A$ 受体上增强 GABA 活性，又可以抑制红藻氨酸/AMPA 受体，并可部分抑制碳酸酐酶活性，是一种有效的抗癫痫新药。国内常用剂量从 25mg/d 开始，逐步增加，每 2 ~ 4 周增加一次，多数在 200mg/d 分次服用时有效，最大剂量可达 400 ~ 800mg。主要不良反应为嗜睡、头昏、少数有找词困难、认知功能障碍与体重减轻。

（6）奥卡西平（oxcarbazepine）：为卡马西平的 10 - 酮基衍生物，口服吸收完全，生物利用度达 96%，半衰期仅为 1 ~ 2h，故达稳态快，无药物代谢自身诱导作用，并极少出现药物动力学相互作用，作用机制和临床特征同卡马西平。

（7）唑尼沙胺（zonisamide）：作用于钠离子通道及 T 型钙通道，口服吸收好，生物利用度高，半衰期为 27h，非线性药物动力学，临床上用于部分性发作、全身强直 - 阵挛性发作、失张力发作、不典型失神及肌阵挛发作。

（8）替加宾（tiagabine）：选择性抑制神经元及神经胶质细胞对 GABA 的重吸收，使突触间隙部位的 GABA 浓度增高。口服吸收快，生物利用度为 95%，肝中代谢但不影响肝酶，蛋白结合率 96%，半衰期为 4 ~ 8h，可应用于复杂部分性发作及继发性 GTC。但该药也因为有视野缺失的不良反应而使其应用受限。

（9）左乙拉西坦：口服吸收快，进食不影响其生物利用度，为线性动力学，半衰期 6 ~ 8h，蛋白结合率低，不被细胞色素 P450 代谢，66% 以原型从肾脏排出，主要不良反应为嗜睡、乏力、头昏，另外还见行为异常，激动、焦虑、不安、抑郁、幻觉、健忘、共济失调等。

（10）普瑞巴林（pregabalin）：是一种与抑制性神经递质 γ - 氨基丁酸（GABA）结构相类似的物质，可与中枢神经系统中电压门控钙通道辅助性亚单位结合，使钙离子在神经末梢处的内流减少，从而使一些神经递质（谷氨酸、去甲肾上腺素、5 - 羟色胺、多巴胺及 P 物质）的释放减少，通过这些活性和效应可起到抗惊厥、抗焦虑和止痛作用。

近年来随着循证医学的理念不断被接受，一些癫痫治疗的指南如 AAN、NICE、ILAE 等常被临床用以指导临床选药，中国抗癫痫协会（CAAE）综合上述指南也编制了《癫痫诊治指南》。

（三）癫痫的外科治疗

频繁的癫痫发作经规范抗癫痫药物治疗 2 年而控制发作，影响生活质量且无器质性脑病的患者，可进行包括颅内埋藏电极的详细 EEG 检查。若能明确为起源自一侧颞叶深部结构的致痫者，手术切除该侧颞叶可在 60% 以上的患者中获得发作终止或明显改善。致痫灶始自颞叶或其他新皮质者，手术切除也有助于发作的改善，但效果不如前者显著。

（四）生酮饮食治疗

生酮饮食最早是由模仿饥饿时产生酮病状态设计发展而来，是指高脂肪、低蛋白质和低碳水化合物的一种饮食，使患者体内产生酮体并维持酮酸中毒，从而控制癫痫发作。目前主要有 3 种类型。最常用的是传统类型，即脂肪主要以长链三酰甘油饮食为主。第 2 种为中链三酰甘油饮食，脂肪以中链三酰甘油为主，由于其对肠道刺激而不常用。第 3 种是改良型中链三酰甘油饮食，30% 为中链三酰甘油，40% 为长链三酰甘油。

作为当药物单独控制无效时的另一种手段，生酮饮食多用于儿童，大量临床报道证实其对儿童癫痫，包括 Lennox - Gastaut 综合征在内的多种形式发作的综合征及难治性癫痫，尤其是肌阵挛发作、失张力发作或猝倒发作以及不典型失神发作最为有效。以往认为生酮饮食用于成人不易获得持久稳定的酮病状态，但近年来也开始不断有关于生酮饮食治疗成人难治性癫痫的报道。临床应用需特别注意其禁忌证：各种脂肪、酮体代谢障碍性疾病或线粒体病，成人糖尿病，心脑血管疾病等。此外，一些抗癫痫药物可能加重生酮饮食的某些不良反应，它们包括乙酰唑胺、托吡酯、唑尼沙胺，它们都可能导致酸中毒以及肾结石。

二、预后

一般而言，无严重或进行性脑部病因的癫痫患者，学习工作能力和平均寿命不比一般人差。发作时的突然意识丧失可能造成意外，持续状态可致生命危险。若能及早诊断，在熟悉其病情的医师指导下，坚持长期、正规的治疗，应根据发作类型正确选择抗痫药物，首次选药正确与否对于疾病预后关系重大，大约 70% 的患者在用药后可获得发作完全控制，一般而言，预后大致可分为：

（1）属良性自限性疾病，发作频率少，发作后可缓解，并不一定需要抗癫痫药物治疗。如良性新生儿家族性惊厥、良性部分性发作、急性症状性发作、药物和高热引起的发作等。这部分病例占 20% ~30%。

（2）30% ~40% 的病例对抗癫痫药物较敏感，发作易控制，在发作控制后抗痫药可逐渐撤除。比较容易控制的发作类型包括失神发作、GTCS 和一些隐源性或症状性局限性癫痫。

（3）有 10% ~20% 的患者使用抗癫痫药物治疗后能抑制其发作，但停药后会复发，需要终身服用抗痫药，此类包括青少年肌阵挛性癫痫以及大多数与部位相关的癫痫（隐源性或症状性）。

（4）另有约 20% 的患者预后不佳，即属于难治性癫痫，抗癫痫药物仅能减轻而不能抑制其发作，包括 West 综合征，Lennox – Gastaut 综合征，复杂部分性发作，先天性神经功能缺损（如结节性硬化、Sturge – Weber 综合征、脑发育不全）所致的发作以及部分性持续性癫痫，进行性肌阵挛性癫痫和以失张力/强直发作为特征的综合征，另外还包括有显著结构性损伤的部位相关性发作与部位相关性隐源性癫痫。

（蔡烈凤）

第七节　发热惊厥

发热惊厥（febrile seizures，FS 或 febrile convulsions，FC）是婴幼儿最常见的惊厥，其发病率存在明显的种族及地域差异性：欧美为 3% ~ 5%，日本为 7%，我国儿童发病率约为 3.9%，男性略多于女性。起病年龄为 6 个月 ~ 6 岁，高峰年龄 9 ~ 20 个月，具有明显的遗传倾向，不伴颅内感染、代谢障碍或无热惊厥病史。热性惊厥预后良好，常无需治疗。

（一）发病机制和危险因素

婴幼儿脑内兴奋性氨基酸受体高表达，而抑制痫样发作的机制发育不全，故极易发展成热性惊厥。热性惊厥发病机制仍不明确，多数学者认为是遗传和环境因素共同作用的结果。

研究表明，热性惊厥儿童中，24% 有家族性热性惊厥病史，4% 有家族性癫痫病史；单卵双生者共病概率比双卵双生者高；双亲有热性惊厥史儿童比父母一方有热性惊厥病史的儿童热性惊厥发病率高一倍。可见热性惊厥有明显的家族遗传性。

对热性惊厥大家族基因定位分析发现以下 9 种基因位点突变（表 8 – 2）。其中，FEB2、FEB5 和 FEB8 基因位点突变与单纯型热性惊厥有关。其他基因位点突变的患者也可仅表现为热性惊厥，但有部分患者随后出现无热惊厥或癫痫。

表 8 – 2　热性惊厥中已知的基因突变位点

基因位点	染色体	国家
FEB1	8q13 – q21	澳大利亚
FEB2	19p13. 3	美国
FEB3	2q23 – q24	美国
FEB4	5q14 – q15	日本
FEB5	6q22 – q24	法国
FEB6	18p11	日本
FEB7	21q22	美国
FEB8	5q31. 1 – q33. 1	比利时
FEB9	3p24. 2 – p23	法国

但这些研究结果并不能解释所有热性惊厥患者的病因，也不能代表热性惊厥发生的基因，因为某些家族本病遗传与以上位点无关联。因此分析群发的大家族和散发的小家族热性惊厥儿童与正常儿童基因位点的相似性和差异性，多基因遗传和单个主要位点遗传模式之间的关联性，对揭示热性惊厥基因有重要意义。

脑温上升也可直接导致神经元功能改变，包括一些温度敏感性的离子通道。热可以直接作用于动作电位产生起始处的离子通道（$NaV_{1.2}$），导致神经元兴奋性增加、大量神经元同步放电。热也可通过影响脑脊液电解质平衡和离子组成，影响细胞膜兴奋性。

动物研究发现，高热导致的过度通气和碱中毒也是热性惊厥发生的重要原因。脑部碱中毒可以增加神经元兴奋性，导致痫样发作病理生理改变。但在临床研究中并未见到类似结果，长时间哭泣或幽门狭窄的婴儿存在严重的碱中毒，但并不导致痫样发作的产生。

热性惊厥发病危险因素包括：1 级或 2 级亲属中有热性惊厥或无热惊厥病史，发育迟缓，A 型流感病毒感染，人类疱疹病毒 6 感染，缺铁性贫血，难产、新生儿窒息、脐带缠绕等围产期异常等。另外，研究显示疫苗接种与热性惊厥发病有一定相关性。Barlow 及 Walker 等学者发现儿童百白破疫苗接种后的 1~3d 内热性惊厥发病风险增加 4 倍；麻疹、流行性腮腺炎、风疹疫苗接种后热性惊厥发病风险增加 1.5~3 倍，发病率达 25~34 人/10 万人口，高峰期出现在接种后 1~2 周。

（二）临床表现

与热性惊厥相关的发热体温至少达 38℃，但没有证据显示体温上升最快时易出现热性惊厥。21% 的儿童热性惊厥发生在发热前或发热 1h 之内，57% 发生于发热 1~24h 内，22% 则出现于发热 24h 后。

热性惊厥主要表现为短暂性、全身性强直阵挛发作，4%~16% 的患者有局灶性发作，有少数患者可表现为肌阵挛样发作。持续时间多较短，87% 的儿童持续时间少于 10min，仅 9% 的儿童痫样发作持续时间超过 15min。5% 的儿童可出现惊厥持续状态（>30min），常伴有局灶性体征。

热性惊厥根据临床表现不同，可分成以下 2 型：单纯型热性惊厥（simple febrile seizures，SFS）和复杂型热性惊厥（complex febrile seizures，CFS）。单纯型占其中 75%。单纯型热性惊厥应具有以下临床特征：惊厥呈全身性发作，通常为强直阵挛发作；发作持续时间不超过 15min；24h 内无反复发作。复杂型热性惊厥必须具备以下一项特征：发作持续时间 >15min；24h 内反复发作≥2 次；局灶性发作，持续性痫样发作，在 15min 内用抗痫药控制发作者也属于此型。

一次热性惊厥持续时间超过 30min 或反复热性惊厥持续时间 >30min，发作间期意识不恢复，称热性惊厥持续状态（febrile status epilepticus，FSE）。

1. 热性惊厥复发　初次发作的患儿有 1/3 再次发作，10% 的患儿有 3 次或更多次发作。复发的高危因素包括：首次发作年龄 <18 个月、惊厥时体温低于 38℃、痫样发作前发热持续时间不到 1h（表 8-3）。首次发作年龄与热性惊厥的复发密切相关，单纯型热性惊厥患儿首次发病年龄小于 18 个月者再发风险达 50%，大于 18 个月再发风险约为 30%。惊厥时体温及惊厥前发热持续时间与热性惊厥再发也存在一定关联。热性惊厥时体温越高，再发风险越低。体温 38.3℃、39.4℃和 40.5℃时发生热性惊厥的患儿，一年内再发率分别为 42%、29% 和 12%。惊厥前发热时间越短，惊厥再发率越高。发热 1h 内、1~24h 和 24h 以后发生热性惊厥者，其热性惊厥再发率分别为 46%、25% 和 15%。以上危险因素均存在的儿童再发风险达 76%，而不伴这些危险因素的儿童其再发风险仅为 4%。有过 2 次热性惊厥的患者，再发风险达 50%。复杂热性惊厥不是热性惊厥再发的高危因素，但是首次热性惊厥发作持续时间较长者，再次发作时也可能持续较长时间。另外，一级亲属有癫痫病史或热性惊厥病史的患儿或反复出现发热性疾病的患儿再发风险也增加。神经系统发育异常、种族与性别差异与热性惊厥的再发均无关。

表 8 - 3　痫样发作的危险因素

相关的危险因素	热性惊厥首次发作	热性惊厥反复发作	癫痫
日常护理	是	是	未研究
高热	是	否	否
新生儿育婴室滞留时间 >30d 是	未研究	未研究	
热性惊厥家族史	是	是	否
首次痫样发作年龄小于 18 个月	不适用	是	否
痫样发作时体温在 38℃左右	不适用	是	否
痫样发作前发热持续不到 1h	不适用	是	是
持续性痫样发作（超过 15 min）	不适用	否	是
24 h 内反复发作	不适用	否	是
局灶性痫样发作	不适用	否	是
癫痫家族史	否	否	是
神经系统异常	是	否	是

2. 热性惊厥、海马硬化和癫痫　热性惊厥是否可引起海马硬化和难治性颞叶癫痫仍是备受争议的话题。来自 5 家研究机构的资料显示，2% ～10% 的热性惊厥患儿可继发癫痫，15% 的癫痫患者（成人和儿童）有热性惊厥病史。2008 年 Nature 报道热性惊厥发展成癫痫的概率在 2.0% ～7.5%，复杂性热性惊厥（复杂性热性惊厥主要特征包括：①一次惊厥发作持续 15min 以上；②24h 内反复发作≥2 次；③局灶性发作；④反复频繁的发作，累计发作总数 5 次以上者）有 10% ～20% 发展成癫痫。传统观点认为，单纯型热性惊厥呈良性发病过程，有过一次单纯型热性惊厥的儿童发生癫痫的概率与正常人无差别。但有学者提出单纯型热性惊厥患儿可以出现成年期海马结构异常，男性更为多见，虽然这种结构改变是否为致痫灶尚不清楚。复杂性热性惊厥有 3% 出现颞叶内侧硬化（MTS）。Falconer 等人对 100 例难治性颞叶内侧癫痫（MTLE）患者术后病理分析发现，存在海马硬化的患者中 30% 有复杂型热性惊厥病史。最新一些研究也支持以上观点，并认为复杂型热性惊厥可能是 MTLE 产生的病理机制。复杂型热性惊厥患儿头颅 MRI 可见海马体积增加，T_2 弛豫时间延长，提示存在急性期海马水肿，并可持续数月，随后出现海马萎缩，但这种改变是否导致 MTLE 的产生仍不明确。由于复杂型热性惊厥发病率低，需要对大规模人群进行长期随访，这使得临床前瞻性研究存在诸多困难。尤其是明确早期复杂型热性惊厥是否会导致海马损伤及海马硬化很难。另外，复杂型热性惊厥的儿童可能在惊厥出现前即存在海马损伤 [围生期损伤和（或）遗传易感性导致]。

热性惊厥发展为癫痫的危险因素包括神经系统发育异常、复杂性热性惊厥、癫痫家族史和发作前发热时间（表 8 - 3）。发热 1h 内出现热性惊厥者也易继发癫痫。发作前发热时间是热性惊厥复发和继发癫痫的唯一共同危险因素。继发于热性惊厥的癫痫发作形式多种多样。有报道，全面性发作的热性惊厥常常发展为全面性癫痫，而局灶性发作的热性惊厥则发展为局灶性癫痫。热性惊厥还是某些特殊癫痫综合征的初期表现。总之，热性惊厥后继发癫痫的类型是多样的，与无热性惊厥史的癫痫患儿无很大差异。

持续性热性惊厥和 MTS、MTLE 之间的关系也不明确。临床研究显示发热伴持续性痫样发作与海马硬化有关。对成人难治性 MTLE 患者回顾性研究发现两者存在强相关性。有报道显示，FSE 可导致海马损伤，尤其是时间长（＞90min）者，在部分患儿可见与 MTS 一致的影像学改变。在 MTLE 和 MTS 的回顾性研究中，FSE 发展成 MTLE 的平均潜伏期为 8～11 年。但对热性惊厥前瞻性研究并未发现这种关联。一项为期 12 年的前瞻性研究显示，24 例 FSE 儿童患者并未出现海马硬化。

动物实验对幼年鼠脑电监测结果显示，发热导致的持续性痫样发作可引起海马损伤及自发性颞叶癫痫。实验性 FSE 导致的神经元损伤呈一过性表现，分布于细胞缺失和胶质增生的部位，和 MTS 患者一致。受损神经元并不出现死亡，即使是痫样发作持续超过 60min 的患者中也未发现急性神经元凋亡。这些痫样发作后也未见到神经再生，苔藓纤维发芽也很少见，故认为这些改变不太可能是癫痫发生的根源。但实验性 FSE 后可见分子结构和功能改变，已发现一些离子通道和内源性大麻素受体的基因表达出现持续性改变，这些可能与痫样发作导致的海马高兴奋性有关。实验性 FSE 可以快速导致海马神经元钙信号变化，形成不含 $GluR_2$ 亚单位的钙通透性的 AMPA 通道。这种钙进入细胞的异常方式可以促进胞内级联反应，导致基因表达变化。

（三）实验室检查

1. 脑脊液　发热伴痫样发作首先必须排除颅内感染可能。发达国家发热伴痫样发作儿童仅 0.23% 存在脑膜炎，但 24% 的儿童脑膜炎患者伴有痫样发作。绝大多数儿童中，脑膜炎可通过病史排除，并非一定需要进行腰穿检查。2 岁以上儿童，如无复杂性热性惊厥、脑膜刺激征或瘀斑等，几乎不考虑脑膜炎。2 岁以下伴脑膜炎的儿童患者常伴有其他一些不适，如呕吐、纳差、思睡、瘀斑、复杂型热性惊厥等，可持续数天。当病史提示脑膜炎可能时，如无高颅压导致的意识状态改变、局灶性神经系统体征、心肺功能受损、出血倾向、穿刺部位感染等禁忌证需行腰穿检查。1996 年美国儿科学会（AAP）推荐：首发年龄 ＜12 个月，应高度考虑腰穿；年龄在 12～18 个月的患儿，应考虑腰穿；年龄 ＞18 个月的患儿，有脑膜刺激征或颅内感染征象时考虑行腰穿。

2. 脑电图　热性惊厥患儿在发热期脑电图可见慢波活动增多或轻度不对称，枕区明显，可持续数日。这种非特异性异常对评价预后没有意义。一般应在热退 1 周后行脑电图检查，部分患儿可见清醒时 θ 节律、光敏性反应或浅睡期偶发棘波。有明显棘、尖波发放者以后转为癫痫的危险性增加。

3. 影像学检查　单纯型热性惊厥患者无需行神经影像学检查。一项 71 例儿童患者的临床研究显示，神经系统检查正常的复杂型热性惊厥患者不太可能存在明显颅内病变，如颅内占位、脑出血、脑积水、脑脓肿或脑水肿等。对于伴神经系统异常（包括不正常的头围、明显的发育迟滞、持续性局灶性神经系统异常）的复杂型热性惊厥患者，需择期进行头颅 MRI 检查。

4. 血液学检查　为排除代谢紊乱等导致的惊厥发作，常需进行电解质、血糖等检查。

（四）诊断与鉴别诊断

目前对热性惊厥的定义尚未统一，世界抗癫痫协会（1993 年）将热性惊厥定义为：发病前没有无热惊厥且大于 1 个月的患儿出现的与热性疾病相关的惊厥，排除了中枢神经系统感染和电解质紊乱。热性疾病是指患者体温高于 38.4℃。患儿神经系统可以正常，也可以异常。目前多数学者采用的定义是：首次发作年龄在 3 个月至 5 岁，体温在 38℃ 以上时突然出现惊厥，排除颅内感染和其他导致惊厥的器质性和代谢性疾病，既往否认无热惊厥史，即可诊断。

热性惊厥必须与其他中枢神经系统感染导致的症状性痫样发作或癫痫儿童发热后诱发的痫样发作等进行鉴别（表 8 – 4）。

表 8 – 4　热性惊厥鉴别诊断

中枢神经系统感染

　脑膜炎

　脑炎/脑病

　　流感脑炎/脑病

　　Reye 脑病

　　AEFCSE（急性脑炎伴热性惊厥持续状态）

　　急性脑炎伴双相发作和后期减少扩散

　　AERRPS（急性脑炎伴难治性、反复性部分性痫样发作）

　　其他

癫痫

　婴儿期严重肌阵挛性癫痫

　全面性癫痫伴热性惊厥附加症

　表现为强直发作的额叶癫痫

　其他

热休克

脱水

胃肠炎导致的抽搐

（五）热性惊厥相关的癫痫综合征

1. 全面性癫痫伴热性惊厥附加症（generalized epilepsy with febrile seizures plus，GEFS⁺）由 Scheffer 和 Berkovic 于 1998 年首次提出。GEFS⁺是家族性遗传性癫痫综合征，最常见的表型为热性惊厥和热性惊厥附加症（febrile seizure plus，FS + ），FS + 的定义为热性惊厥持续存在超过 6 岁伴/不伴无热性全面强直阵挛发作。热性惊厥与 FS + 表型鉴别主要根据热性惊厥的年龄及是否有无热性全面强直阵挛发作。对末次热性惊厥发病年龄 >6 岁，不伴癫痫及热性惊厥家族史患者，依据和光祖意见可诊断为复杂型热性惊厥。但也有作者不考虑是否存在家族史，将符合上述定义的散发病例也诊断为 FS + 。少数 GEFS⁺患者也可表现为热性惊厥伴失神发作、肌阵挛发作或失张力发作等。

GEFS⁺为常染色体显性遗传伴外显率不全，已发现 5 种离子通道蛋白亚单位基因与 GEFS⁺发病有关。其中 3 种为编码钠离子通道 α_1、α_2 和 β_1 亚单位的基因 SCNIA、SCN2A、SCNIB，2 种为编码 $GABA_A$ 受体 γ_2 和 δ 亚单位的基因 $GABRG_2$、GABRD。除了以上 5 种基因外，染色体 2p24 与 GEFS⁺发病也有一定关系，但具体基因位点尚不明确。另外，仍有很多 GEFS⁺家族并未发现以上基因位点突变，所以上述基因位点不能作为 GEFS⁺筛选的主要候选基因。

2. 婴儿期严重肌阵挛性癫痫（severe myoclonic epjlepsy in infancy，SMEI） 由 Charlotte Dravet 于 1978 年首次提出，后更名为 Dravet 综合征，是一种少见的癫痫综合征，多有癫痫或热性惊厥家族史，起病前发育正常，发作始于 6 个月左右，最初表现为由发热诱发的长时间的全面性或一侧性惊厥发作，EEG 无痫样放电，此时很难与热性惊厥鉴别。1 岁以后出现肌阵挛性发作、全身强直 – 阵挛发作、复杂部分性发作或不典型失神发作等多种发作形式，且有热敏感特点，即使低热也易发作，EEG 显示广泛性棘 – 慢波及多棘 – 慢波，神经系统检查可有共济失调和锥体束征。33% ~82% 此类患儿有编码钠离子通道 α_1 亚单位基因 SC-NIA 突变，其中日本儿童中阳性率最高。在一个 GEFS[+] 家族中发现 SMEI 患者存在 GABRG$_2$ 基因突变，但对 53 例不伴 SCNIA 基因突变的 SMEI 患儿进行研究并未发现 GABRG2 基因突变。本病对各种抗癫痫药物治疗反应差，1 岁后出现智力运动发育落后或倒退，预后不良。

3. 肌阵挛站立不能性癫痫（myoclonic – astatic epilepsy，MAE） 又称 Doose 综合征。多在 2 ~5 岁起病，病初多伴有发热，以热性惊厥起病，以后出现肌阵挛——失张力发作、肌阵挛、不典型失神、失张力、肌阵挛站立不能发作，临床过程多变，肌阵挛可单发或成簇发作，失神发作不常见。发病后常伴发育落后，智力可正常或严重损害。EEG 通常有不规则的弥漫性快棘慢复合波或多棘波，肌阵挛—失张力发作时，可有全导联 2 ~4Hz 的棘慢复合波。

（六）治疗

1. 向家属解释病情 向患者家属说明发热与抽搐的关系和可能的预后。

2. 控制痫样发作 大多数热性惊厥发作短暂，数分钟内自行停止，无需应用药物。但对长时间的惊厥，应立即置患儿于侧卧位防止呕吐物吸入，适当吸氧。止惊选用快速有效的药物，在家可给予地西泮灌肠（0.5mg/kg）或地西泮栓剂。在医院立即静脉缓慢注射地西泮，剂量每次 0.25 ~0.5mg/kg，速度 1mg/min。必要时 20min 后可重复给药，24h 内可重复应用 2 ~4 次。对于 FSE 患儿，地西泮无效者，可选用咪达唑仑，首次剂量 0.3mg/kg，肌内注射；再用 1.0μg/（kg·mim）静脉滴注维持，根据惊厥控制情况，每 15min 增加 1.0μg/（kg·min），最大剂量 8.0μg/（kg·min）。也可选择其他静脉止惊药如氯硝西泮等，每次 0.02 ~0.06mg/kg。国外常用劳拉西泮作为惊厥持续状态首选药，剂量 0.05 ~0.10mg/kg，一次最大量为 4.0mg，缓慢静脉推注，其控制惊厥持续状态能力较地西泮大 5 倍，作用可维持 12 ~48h。

3. 降温 解热镇痛药扑热息痛、布洛芬可减轻患者不适症状。但不推荐过分积极使用这些药物降温，因为目前尚无证据显示这样可以减少热性惊厥的复发。

4. 预防性治疗

（1）间歇短程预防治疗：单纯型热性惊厥发展成癫痫的风险很低，尚无证据提示预防性治疗可以降低这种风险，因为癫痫更可能是遗传易感性导致的结果，而非反复单纯型热性惊厥造成脑部结构性损伤所致。尽管解热药对预防反复的热性惊厥无效，但持续性抗癫痫治疗（苯巴比妥、扑痫酮、丙戊酸钠）或间歇性安定治疗对减少热性惊厥反复发作有效。对反复热性惊厥患儿（≥3 次/半年或≥4 次/年）或痫样发作持续时间超过 15min 者，可考虑间断性的治疗。

地西泮溶液直肠注入、地西泮栓剂或口服地西泮均可，剂量为 0.4 ~ 0.5mg/kg，在发热初期给药，若 8h 仍发热，可重复给药 1 次，最多给药 2 次，在某些特殊情况下可能需要再次给药，但必须与初次给药间隔 24h 以上。该方法可在医师指导下在家进行，应用地西泮同时给予退热对症处理及原发病治疗。间隙短程方法疗程一般为 2 年，或用至患儿 4 ~ 5 岁。多项研究显示这种治疗方法可有效减少热性惊厥复发，当然也有相反意见。但多数研究者认为，只要按医嘱足量用药，该法对预防热性惊厥复发有效。由于 98% 的热性惊厥发生在发热开始后的 24h 内，因此没有必要延长给药时间，另外，由于热性惊厥多发生在热程早期体温骤升时，及时给药是预防复发的关键。安定无效者或家属不能辨别发热开始时间者，可给予苯巴比妥或丙戊酸钠抗癫痫治疗。苯巴比妥剂量 3 ~ 5mg/（kg·d），分 1 ~ 2 次口服。苯巴比妥不良反应较多，可引起注意力缺陷、兴奋躁动、认知受损等，故更推荐使用丙戊酸钠，20 ~ 30mg/（kg·d）。卡马西平和苯妥英钠已证实无效。间歇短程治疗对长期预后的影响仍不明确，但可以避免因 FSE 造成患儿脑损伤。

（2）长期口服抗癫痫治疗：关于热性惊厥患儿长期口服抗癫痫药物的指征尚存在争议。Fukuyama 等制定的热性惊厥处理指南中指出，对于既往热性惊厥持续时间 > 15min 或已有 2 次以上体温 < 38℃ 发作者，若不能保证发热时及时使用间歇短程预防性治疗或间歇短程预防性治疗无效者，可建议长期口服抗癫痫药物预防发作。和光祖认为，对复杂型热性惊厥或频繁热性惊厥（ > 5 次/年）使用间歇短程预防性治疗无效者，可长期口服抗癫痫药物预防发作。选择苯巴比妥或丙戊酸钠口服，使稳态血药浓度维持在有效范围。研究显示，苯巴比妥或丙戊酸钠口服对预防热性惊厥复发均有效。在一项双盲对照研究中，每日口服苯巴比妥，热性惊厥复发例数从每年 25/100 例下降到每年 5/100 例。在一项随机对照研究中，口服丙戊酸钠组热性惊厥复发率为 4%，而安慰剂组为 35%。两种抗癫痫药物疗程一般持续到 3 ~ 4 岁，服药期间应注意药物的不良反应。对复发危险性较低的单纯型热性惊厥，尽管长期口服抗癫痫药物能降低复发风险，但考虑到抗癫痫药物的潜在毒性，美国儿科学会不推荐长期口服抗癫痫药物。有学者指出对 EEG 有癫痫样放电的热性惊厥患儿推荐长期口服抗癫痫药治疗，即使临床表现符合单纯型热性惊厥者。但美国儿科学会制订的热性惊厥神经诊断评估中指出，没有证据支持热性惊厥患儿首次发作后出现的 EEG 异常可以预测热性惊厥复发或以后发生癫痫。其他研究者也得到同样结论。Okumura 等对 43 例热性惊厥患儿 EEG 有痫样放电者的治疗和预后进行评价，其中 25 例 EEG 为局限性放电，18 例为全导放电。局限性放电和全导放电者的临床特征并无显著差异，两者热性惊厥复发比例也无显著差异。43 例中 10 例未予预防性治疗，33 例接受预防性药物治疗。至少随访 3 年，结果显示 EEG 有痫样放电的热性惊厥患儿，间断或长期应用抗惊厥药不能降低热性惊厥复发率或以后出现无热惊厥的比例。故热性惊厥患儿若仅 EEG 有异常放电（临床没有热性惊厥复发或发生癫痫的危险因素），不能作为间歇或长期口服抗癫痫药的指征。

（七）预后

热性惊厥与智能行为异常：尽管目前对于热性惊厥是否影响智力发育和行为异常结果不一致，大多数热性惊厥患儿预后良好。Nelson 等对 1706 例热性惊厥患儿随访发现，除少数发展成癫痫外，一般无神经系统后遗症，智力发育和学习能力不受影响。Verity 等对 398 例患儿随访至 10 岁时评估发现，患者学习能力、智力和行为与健康对照组之间无差异。我国 1987 年流行病学调查结果显示，在 3722 例热性惊厥患儿中，可能由于反复发作或持续性高热惊厥导致脑损伤和智力低下者占 0.56%。台湾一项前瞻性研究发现热性惊厥患者智能、学术成就、行为、工作记忆与正常对照组之间均无明显差异。总体可见，热性惊厥预后良好，因严重惊厥导致脑损伤或后遗症者少见。

热性惊厥死亡率：Vestergaard 等对丹麦儿童进行了为期 28 年的大规模临床研究，结果显示，55 215 例患儿中有 8172 例死亡，其中有 232 例存在热性惊厥病史。初次热性惊厥后第一年死亡率 80%，第二年死亡率在 90%，和一般人群类似。单纯型热性惊厥儿童长期死亡率与一般儿童相似，但复杂性热性惊厥儿童发病后 2 年内死亡率较一般儿童有所上升。

（蔡烈凤）

第八节　发作性睡病

发作性睡病（narcolepsy）是间脑特别是下丘脑病变中最常见的一种症状之一，表现为难以控制的白天过度嗜睡，伴或不伴发作性猝倒，睡眠性质与正常人相似，可持续数分钟至数小时。多发生于儿童期及成年早期，呈慢性过程，不伴自发缓解。发病率在北美和欧洲为 2/10 000 ～ 10/10 000，日本 1/1000 ～ 5/1000，以色列仅为 1/500 000。

（一）病因及发病机制

睡眠障碍是间脑病变的突出症状之一。下丘脑后部病变时，大部分患者有睡眠过多现象，即嗜睡，但少数患者失眠。当下丘脑后区、大脑脚或三脑室侧壁等受累时，则表现为发作性嗜睡和猝倒症等。

发作性睡病的病因迄今尚不明确，一般认为是遗传因素和环境因素相互作用的结果。8% ～ 10% 的发作性睡病患者存在家族史，一级亲属发病率比一般人群高 20 ～ 40 倍，25% ～ 31% 单卵双生子共患病，提示本病具有遗传易感性。1984 年日本一项研究结果显示发作性睡病患者和 HLA – DR2 呈 100% 相关性，同时在英国和其他国家的发作性睡病患者中也得到了证实。这种易感性与人类 6 号染色体上的白细胞抗原（HLA）Ⅱ型单倍体有关。Mignot 等于 1997 年提出了发作性睡病与 HLA 等位基因 DQB1 * 0602 密切相关，伴猝倒症的发作性睡病患者中 85% ～95% 存在 DQB1 * 0602 基因突变。除 HLADQB1 * 0602 外，HLA DQA1 * 0102 也是发作性睡病易受累基因。在美国，12% 的亚洲人、25% 的白种人及 38% 的美籍黑人携带有 HLA DQB1 * 0602，但仅有小部分出现发作性睡病。另外，HLA 阳性仅存在于 40% ～60% 不伴猝倒的发作性睡病患者及 75% 的发作性睡病家族中，提示该基因并非发作性睡病必要条件，也不足以导致发作性睡病发病。由于绝大多数与 HLA 相关的疾病在本质上与自身免疫有关，一些研究发现自身免疫相关基因 TNF – α 基因和 TNF – αR$_2$ 基因多态性与发作性睡病有关，而载脂蛋白 apoE4 基因与发作性睡病无关。尽管功能多态性对编码单胺氧化酶 A 基因的影响尚存在分歧，但对编码 COMT 的基因进行功能多态性研究发现存在性别差异。这种多态性与白天过度嗜睡的严重程度及对莫达非尼药物治疗的反应性有关。2004 年的一项研究显示编码多巴胺 D2R、γ 氨基丁酸 – β$_1$R、5 – 羟色胺 2AR 的特定基因区域与发作性睡病具有相关性。对单卵双生子的研究显示，除了遗传因素外，环境因素也参与发病。情绪紧张、压力过大、过度疲劳等可能是发作性睡病的一些诱发因素。

本病的发病机制尚未明了，多数学者认为该病是一种觉醒状态维持和快动眼睡眠

（REM）调节障碍性疾病。与正常睡眠规律不同，患者夜间入睡时，REM 最先出现，有时日间发作时亦如此。正常 REM 的发生，有赖于脑干缝际核 5 - 羟色胺能系统对其他递质系统的触发。目前大致认为在本症中可能存在睡眠递质功能的失常。

食欲素（orexins or hypocretins）的亚型 orexin - A 和 orexin - B 是 1998 年发现的两种肽类物质，由分布于下丘脑后侧的少量神经细胞合成，广泛投射到大脑及脊髓各部分，其中主要投射到与发作性睡病有关的脑干网状上行激活系统（ARAS）的单氨及胆碱能神经元区，具有催醒作用，还参与多种自主神经功能调节，如心血管、代谢、体温调节和胃肠功能调节，以 orexm - A 活性最强。目前一些证据显示下丘脑神经肽食欲素参与发病：食欲素受体 2 基因参与犬发作性睡病，注射食欲素可明显减轻犬发作性睡病的症状；食欲素基因敲除小鼠，行为学和电生理检测结果与人类发作性睡病相似；小鼠模型和人类食欲素基因及受体的识别显示伴有猝倒症的发作性睡病存在下丘脑外侧和后部食欲素神经元缺失，这种神经元与睡眠和觉醒状态快速转换有关；发作性睡病伴猝倒者绝大多数脑脊液食欲素低表达。临床研究也有类似发现。1999 年，美国斯坦福大学首先报道了 9 例成年发作性睡病患者中 7 例脑脊液中食欲素近于消失，2 例下丘脑食欲素 mRNA 消失。另一研究显示，6 例发作性睡病患者中 5 例大脑皮质食欲素完全消失，尸检结果显示患者脑组织中的食欲素神经元减少 85% ~ 95%。进一步的大样本研究也证实，95% 以上伴典型猝倒症状的发作性睡病患者脑脊液中食欲素完全消失。

（二）临床表现

发作性睡病是由 Gelineau 于 1880 年最早提出。症状常开始于青春期，高发年龄在 15 ~ 25 岁，但部分症状可出现于 2 岁以前，在食欲素基因突变的患儿中发病年龄可提前至 6 个月。35 ~ 45 岁、绝经前期也是发病高峰，但 70% ~ 80% 的患者症状出现在 25 岁以前。60 岁以后发病者常以猝倒为主要表现。两性发病率基本相同，个别病例有家族史。部分脑外伤后也可导致继发性的发作性睡病。

经典的发作性睡病四联征包括白天过度嗜睡、发作性猝倒、睡瘫症、入睡前幻觉和醒前幻觉。患者很少同时存在以上四种症状（表 8 - 5）。除猝倒症是发作性睡病特有的临床表现，其他症状可见于严重睡眠剥夺者。伴猝倒的发作性睡病患者常伴有夜间睡眠障碍、自动症、体重增加、代谢功能紊乱等。

表 8 - 5　发作性睡病各种症状出现概率

症状	出现率（%）
白天过度嗜睡	100
睡眠中断	87
猝倒	70
入睡前幻觉	30
睡瘫症	20 ~ 30
记忆障碍	50

1. 白天过度嗜睡（excessive daytime somnolence）　往往是发作性睡病首发和最常见症状。患者清醒时经常处于波动性的警醒水平低落状态，下午尤为明显。当警醒水平下降到一定程度时，可诱导患者进入短暂睡眠。大多数患者在发作前先感到睡意加重，或曾努力抗

拒，仅少数自相对的清醒状态突然陷入睡眠。常在休息时发病，也可发生于单调的活动，如阅读、看电视、驾驶、听课及开会时，典型病例可发生于各种活动中，例如行走、进餐或交谈时。每次发作持续数秒钟至数小时，大多约十几分钟。睡眠程度大都不深，容易唤醒。每天可发作数次至数十次，大多患者经过短时间的睡眠后感精神振作，但不能维持太长时间。

2. 猝倒症（cataplexy）　约70%的患者伴发，但多在起病一年至数十年后发生。常在强烈的情感刺激性，如大笑、惊讶、恐惧、愤怒或性交等诱发。轻则仅累及部分骨骼肌，表现为构音障碍、头部下垂、面部表情异常、垂臂或屈膝等。言语含糊或顿挫与杓状肌间断性无力有关。眼外肌一般不受累，但患者可存在无力感，主诉视物模糊。部分患者可能存在提上睑肌受累，但完全性眼外肌麻痹尚未见报道。呼吸节律可不规则，皆可出现短暂的呼吸暂停。严重者可累及几乎全身所有的骨骼肌，患者可从直立位突然倒地或被迫坐下，意识清晰，无记忆障碍，但无法预防，可导致严重的颅骨骨折或其他部位骨折。在大多数病例中，很少见到这种严重的猝倒发作。患者常在突发、短暂性无力发生时及时靠墙站立。发作持续数秒至30min，多数在30s～2min，患者对整个发作过程都熟知。发作频率因人而异，少则一生中仅有数次发作，多则可达每日数次，随着年龄增长发作次数逐渐减少。体检时可发现患者肌张力低下，腱反射消失，角膜反射消失，瞳孔对光反射保存。骨骼肌抽搐可表现单次的肌阵挛或反复骨骼肌抽搐，面部最易受累。绝大多数发作仅持续数秒到1min，严重者可持续数分钟。白天过度嗜睡和猝倒症见于多数发作性睡病患者，猝倒症极少单独存在。

3. 睡眠麻痹（sleep paralysis）　见于20%～30%的发作性睡病病例，也可单独出现。在入睡（包括夜间睡眠或午睡）或从REM中醒来的数秒至数分钟内，出现短暂性全身活动不能或言语不能，往往伴有焦躁和幻觉，仅呼吸运动和眼球活动不受影响，可持续数秒至数分钟，少数可长达数小时。当感觉到危险临近时也可出现。别人触及其身体或向他说话常常可终止发作，但缓解后如不活动可能复发。睡瘫症也可见于睡眠剥夺的健康人群和抑郁患者，表现为肢体不能活动，不能言语，甚至影响呼吸，患者常有濒死感。但发作性睡病患者睡瘫症的发作频率及程度更为严重。

4. 入睡前幻觉（hypnagogic hallucinations）　在觉醒和睡眠之间转换时可出现，可能牵涉视、听等五官感觉和触、痛等体觉，内容大多鲜明，常属日常经历。患者常能意识到周围环境，难以辨别现实和幻觉。幻觉可以是愉快的或令人恐惧的。患者可能感觉到轻飘飘、下降、飞或是脱离躯体的感觉。约30%的患者有之，也常和睡瘫症并见。正常人群在睡眠剥夺、药物治疗或饮酒后可出现类似症状。

5. 醒前幻觉（hypnopompic hallucinations）　较入睡前幻觉在发作性睡病诊断中更有意义。幻觉多很生动，以至于患者醒后依然不能分辨幻觉和现实。入睡前幻觉、醒前幻觉和梦之间并无确切的界限。在部分尚未诊断为发作性睡病的患者中，因存在白天入睡前幻觉或醒前幻觉，常被误诊为妄想型精神病。

6. 自动症　约发生于80%的发作性睡病患者，表现为漫无目的的单调、重复的动作，临床上需要与癫痫的复杂部分性发作及失神发作相鉴别。

7. 夜间睡眠紊乱　可以是患者的主诉之一，常无入睡困难，但多梦、易醒，入睡后2～3h即难以维持睡眠，故患者常起床看电视或阅读数小时直至凌晨再入睡，致使早晨起床困难。

8. 其他 如自主神经功能紊乱，包括瞳孔异常、头晕、勃起功能障碍、夜间出汗、胃肠道疾病、体温过低、系统性低血压、口干、心悸、头痛等，在发作性睡病患者中常易被忽视。部分患者还可出现抑郁、焦虑、饮食异常等精神症状。

（三）实验室和辅助检查

发作性睡病的诊断通常要依靠实验室检查，主要包括以下几项。

1. 夜间多导睡眠图（PSG）监测 PSG 是一种用来记录睡眠分期的方法，常用于夜间睡眠监测，包括至少 2 导联的脑电图、眼动图和下颌肌电图，同时还包括呼吸、心率及血氧饱和度监测，记录睡眠持续时间，睡眠各期百分比，呼吸、心电图及脑电图情况。在发作性睡病患者中，REM 潜伏期常缩短，40%～50% 患者出现睡眠初始阶段 REM，由于频繁觉醒睡眠被多次中断，总的睡眠时间减少，非 REM 和 REM 期活动增多。

2. 白天过度嗜睡检查（即多次小睡潜伏期试验，MSLT） 测定白天过度嗜睡的客观方法。一般选择 5 个特定的小睡时间点（10，12，14，16，18），将患者安置在舒适、隔音、黑暗的房间内，进行多导监测。MSLT 主要记录每次小睡的潜伏期、平均睡眠潜伏期及每次小睡时 REM 存在与否。根据多导监测结果，在睡眠开始后的 15min 内出现的 REM 被称为睡眠始发快速眼动期（SOREMP）。在 20min 的监测结束后，使患者保持清醒直至下次小睡。在正常人群中，MSLT 结果随着年龄而逐渐变化，青春期是一个关键的转折点。6～11 岁的儿童常呈高度警觉。青春期后的人群中，平均 MSLT < 8min 常认为是病理状态，>10min 正常，8～10min 属临界值。发作性睡病患者平均睡眠潜伏期缩短 ≤8min，且经过充足的睡眠（≥6h）后，次日试验可见 ≥2 次 SOREMP。其诊断的敏感度及特异度约为 70%，常需在前夜多导睡眠图监测后进行，旨在保证患者在试验前有充足的睡眠，同时可与其他睡眠障碍性疾病进行鉴别诊断。约 50% 的患者可在夜间入睡后 30min 内出现异常 REM。

3. 血清人类白细胞抗原分型 HLA - DR2 和 HLA - DQB1 * 0602 抗原检测阳性可支持发作性睡病的诊断，但由于特异性较低，故在 2005 年颁布的国际睡眠障碍分类第 2 版（ICSD - 2）标准中未将其列入诊断标准。

4. 脑脊液中食欲素水平检测 据 ICSD - 2 标准，脑脊液中食欲素水平的变化可作为 MSLT 和多导睡眠图监测结果阳性的补充标准，即脑脊液中食欲素 ≤110pg/ml 或为正常值的 1/3。对伴猝倒的典型发作性睡病患者其诊断的敏感度和特异度均 >95%，而无猝倒患者仅 40% 的脑脊液中食欲素 ≤110pg/ml。此项检查费用相对低廉，对于难以承受较为昂贵的多次 MSLT 检查费用、应用精神类药物且检查前难以停药及部分诊断困难的患者而言，具有重要诊断价值。

（四）诊断和鉴别诊断

根据 ICSD - 2 标准，发作性睡病可分为伴猝倒发作性睡病、无猝倒发作性睡病和继发性发作性睡病（表 8 - 6）。伴猝倒的发作性睡病主要根据白天过度嗜睡（几乎每天都有发生，持续存在至少 3 个月）和猝倒病史诊断。不伴猝倒的发作性睡病是个新的分型，除不伴有猝倒发作外，具有发作性睡病其他所有特点，符合多导睡眠监测和 MSLT 诊断标准。

表 8-6　发作性睡病 ISCD-2 诊断标准（2005 年）

伴猝倒的发作性睡病

A. 患者主诉白天过度嗜睡，几乎每天发生，至少持续 3 个月

B. 有明确的猝倒史，猝倒定义为有情感诱发的、突发短暂性肌张力丧失

C. 诊断应尽可能通过夜间多导睡眠监测及随后的 MSLT 证实。MSLT 平均睡眠潜伏期≤8min，且经充足的睡眠（≥6 h）后，次日试验可见≥2 次 SOREMP；或脑脊液中食欲素≤110pg/ml 或为正常值的 1/3

D. 白天过度嗜睡难以通过其他类型睡眠障碍、精神神经疾病、药物滥用或药物依赖来解释

不伴猝倒的发作性睡病

A. 患者主诉白天过度嗜睡，几乎每天发生，至少持续 3 个月

B. 无典型的猝倒发作，或仅有可疑、不典型猝倒样发作

C. 诊断应尽可能通过夜间多导睡眠监测及随后的 MSLT 证实。MSLT 平均睡眠潜伏期≤8min，且经充足的睡眠（≥6h）后，次日试验可见≥2 次 SOREMP；或脑脊液中食欲素≤110pg/ml 或为正常值的 1/3

D. 白天过度嗜睡难以通过其他类型睡眠障碍、精神神经疾病、药物滥用或药物依赖来解释

继发性发作性睡病

A. 患者主诉白天过度嗜睡，几乎每天发生，至少持续 3 个月

B. 至少能观察到以下 1 项：

1. 有明确的猝倒史，猝倒定义为有情感诱发的、突发短暂性肌张力丧失

2. 若无猝倒发作或发作不典型，则需通过夜间多导睡眠检测及随后的 MSLT 证实。MSLT 平均睡眠潜伏期≤8min，且经充足的睡眠（≥6h）后，次日试验可见≥2 次 SOREMP

3. 患者在非昏迷的状态下，脑脊液中食欲素≤110pg/ml 或为正常值的 1/3

C. 有明确的基础疾病或神经疾病可解释白天过度嗜睡

D. 白天过度嗜睡难以通过其他类型睡眠障碍、精神神经疾病、药物滥用或药物依赖来解释

发作性睡病需要和以下疾病进行鉴别：

1. 阻塞性睡眠呼吸暂停综合征（OSAS）　　两者均可表现为白天过度嗜睡。但发作性睡病患者短暂睡眠后会感到清醒，而 OSAS 患者无此表现且绝不伴猝倒发作。由于两者常并发存在，临床上常将并发有 OSAS 的发作性睡病患者漏诊。当患者白天过度嗜睡的程度难以用 OSAS 综合征来解释，或嗜睡的出现早于打鼾、经有效无创通气治疗后嗜睡症状仍无明显改善时须怀疑发作性睡病可能。两者可通过夜间多导睡眠监测区别。

2. 特发性过度嗜睡　　可表现为白天过度嗜睡、伴或不伴夜间睡眠时间延长，每次小睡时间较长（1~2h），醒来后无清醒感。不伴有猝倒发作，MSLT 潜伏期可缩短，但缺乏 2 次或 2 次以上的 SOREMP。

3. 癫痫　　两者极易混淆。但癫痫患者常无不可抗拒的睡眠发作和猝倒发作，发作时可伴意识丧失，脑电图可见痫样放电。而发作性睡病患者意识清晰，发作前常可预感到，并主动采取保护性动作，发作后能够回忆发作过程。

4. 其他嗜睡疾病　　如周期性肢体运动障碍、抑郁症、睡眠不足综合征和慢性睡眠剥夺等。发作性猝倒应与短暂性脑缺血发作、肌肉疾病、心理或精神疾病等相鉴别。情感刺激可用于鉴别猝倒症和椎-基底动脉供血不足、导致周期性瘫痪的神经肌肉疾病。

（五）治疗

1. 非药物治疗　　发作性睡病患者应尽量保持规律、充足的夜间睡眠，白天可安排短时

间睡眠（如午睡等），避免频繁倒换时差。应尽量避免驾驶、高空及水下作业。对于有心理症状的患者应给予有效的心理疏导治疗。对于儿童患者，家长和老师应表示理解，鼓励其采取积极健康的生活态度，作业负担不宜过重。

2. 药物治疗　尽管非药物治疗可改善患者嗜睡症状，但仍有不少患者需进行药物辅助治疗。目前药物治疗主要是改善患者症状，并不能根除病因。常用药物见表8-7。

表8-7　现有的治疗发作性睡病的药物

药物	常用剂量（均为口服）
白天过度嗜睡治疗药物	
莫达非尼	100～600mg/d
阿莫达非尼	50～250mg/d
羟丁酸钠	6～9g/d（分成两顿服用）
哌甲酯	10～60mg/d
托莫西汀	10～25mg/d
右旋安非他命	5～60mg/d
甲基安非他命	20～25mg/d
其他伴随症状治疗药物（如猝倒症）	
羟丁酸钠	6～9g/d（分成两顿服用）
无阿托品样副作用的抗抑郁药	
文拉法辛	75～300mg/d
氟西汀	20～60mg/d
维洛沙秦	50～200mg/d
存在阿托品样副作用的抗抑郁药（现已少用）	
普罗替林	2.5～20mg/d
丙咪嗪	25～200mg/d
氯米帕明	25～200mg/d
地昔帕明	25～200mg/d

备注：FDA未批准抗抑郁药在猝倒症中的治疗；FDA仅批准莫达非尼和羟丁酸钠治疗发作性睡病。

（1）发作性睡病所有主要症状的治疗：1979年Broughton和Mamelak最早提出羟丁酸钠（γ羟基丁酸盐，GHB）对发作性睡病患者猝倒发作、白天过度嗜睡、夜间睡眠紊乱均有效。GHB是GABA天然代谢产物，在下丘脑、基底节浓度最高，作为一种神经递质作用于自身受体或GABAB受体，发挥中枢神经系统抑制作用，同时可显著升高慢波睡眠及REM的比例。近年来一系列大规模多中心临床试验也证实，GHB对改善夜间睡眠及猝倒具有显著作用，并成为唯一一种对白天过度嗜睡和发作性猝倒均有较强疗效的药物。GHB是欧洲药品管理局（EMA）最早批准的用于治疗成人期伴猝倒的发作性睡病的药物，对缓解发作性睡病的各种症状均有一定效果；而美国食品药物管理局仅批准该药用于发作性睡病患者的猝倒症状，对白天过度嗜睡症状也可适当选用，但对其他症状目前无用药指征。国内尚无该药的应用经验，国外临床经验表明，羟丁酸钠对多数猝倒患者有效，但改善猝倒的效应发挥较慢，一旦达到最佳疗效，不少患者可停用其他药物，如抗抑郁药物。由于其催眠效应较强，为安全起见多主张在入睡前服用，起始剂量可从 3~4.5g 开始，数周内递增至 6~9g。由于该药的半衰期仅 90~120min，常需半夜再次服药方可维持整夜睡眠，主张将整夜剂量分次服用。骤然停药不会导致猝倒反跳，对呼吸参数无影响，最大的问题是长期应用可能出现药物依赖性。孕妇不推荐使用。

托莫西汀是特异性的肾上腺素能再摄取抑制剂，主要用于治疗猝倒症，对改善白天过度嗜睡症状也有效，尤其是儿童患者。但该药在年长儿童及成年患者中疗效不及莫达非尼和 GHB。

司来吉兰是不可逆性单胺氧化酶（MAO）-B 抑制剂，其活性代谢产物为左旋安非他命和左旋甲基安非他命。20mg/d 的起始剂量即能明显改善猝倒及白天过度嗜睡症状，最大推荐剂量为 40mg/d。不良反应包括交感样症状及对多种药物的干扰作用。

（2）白天过度嗜睡治疗：白天过度嗜睡是发作性睡病最常见的症状，也是影响工作和生活的主要原因。莫达非尼是发作性睡病患者白天过度嗜睡和难以抗拒的睡眠发作的一线用药。近 20 年法国一直应用莫达非尼治疗发作性睡病，其催醒疗效已经大样本随机双盲对照临床试验所证实，并于 1998 年获得美国食品药品管理局批准。莫达非尼催醒机制尚不明确，可能与选择性激活下丘脑促醒位点有关。莫达非尼的作用机制和安非他命不同，其对多巴胺的作用仍存在分歧。在发作性睡病的犬模型中，莫达非尼可以增加胞外多巴胺水平，这种作用不依赖食欲素受体 2。多巴胺转运体（DAT）基因敲除小鼠中，莫达非尼治疗不具有促醒作用，提示 DAT 参与该药物的促醒作用。莫达非尼对猝倒及其他 REM 相关的睡眠症状无作用。该药最大的优点是不良反应小，不会成瘾。头痛是最常见的不良反应，可伴有焦虑、恶心或口干，缓慢逐渐增加剂量可减少此类不良反应。该药可引起血压升高，故需监测血压。部分患者在药物转换过程中可能出现症状的加重。推荐的口服剂量为 100~600mg/d，一般分 2 顿口服（早、中各 1 次），药物半衰期达 10~12h。莫达非尼可与抗猝倒发作的药物联合使用。对个别疗效不明显的患者可与小剂量哌甲酯联合应用。我们发现，对哌甲酯耐药者，改用莫达非尼仍可取得较好疗效。莫达非尼可降低口服避孕药疗效。

阿莫达非尼是消旋莫达非尼的 R 型异构体，2007 年被批准用于治疗发作性睡病患者的白天过度嗜睡症状。一项入组 196 例发作性睡病患者的多中心、随机、双盲、安慰剂对照研究发现，阿莫达非尼可以明显改善患者白天过度嗜睡症状。R 型异构体半衰期为 10~14h，S 型异构体半衰期仅 3~4h，清醒状态时血浆浓度远高于莫达非尼。常用剂量为 50~400mg/d。不良反应和莫达非尼类似，包括头痛、恶心、头晕、失眠等。

肾上腺素能再摄取抑制剂安非他命（amphetamine，AM）在 1935 年即用于治疗发作性睡病的白天过度嗜睡症状，1939 发现了第一例成瘾患者。安非他命及其类似物，包括哌甲酯、右旋安非他命、甲基安非他命等，具有促进多巴胺（DA）、去甲肾上腺素（NA）及 5-HT 释放，抑制这些神经递质的再摄取作用，从而显著增加突触间隙递质水平。安非他命和哌甲酯能明显改善白天过度嗜睡症状。标准剂量的安非他命可以改善简单运动和认知功能，促进动作协调，提高警惕性。该类药物主要的不良反应是药物滥用和耐受，故必须滴定最低有效剂量。一般分三顿服用，末次服药在下午 3 点前，最大总剂量为 60mg。成年患者中，超过 60mg/d 的哌甲酯和安非他命并不能明显改善白天过度嗜睡症状，且会产生各种不良反应，包括夜间睡眠障碍加重、精神症状出现频率增加、酒精或多种药物滥用等。大剂量安非他命使用时常见反弹性的过度嗜睡。

（3）发作性猝倒和 REM 相关症状治疗：三环类抗抑郁药丙米嗪（imipramine）、去甲丙米嗪（desipramine）和氯丙米嗪（clomipramine）等均是最早用于治疗发作性猝倒的药物。它们通过抑制单胺（5 - HT、NA、DA）的再摄取，阻断胆碱、组胺及 α 肾上腺素传递，抑制异常 REM 的发生，从而改善猝倒症状。其疗效确实可靠，但由于该类药物的特异性较差且有抗胆碱能效应，服药后可导致口干、视物模糊、心悸、便秘、排尿困难及性功能下降等不良反应。有些三环类抗抑郁药物还具有抗组胺效应，易导致镇静及体位性低血压。故此类药物现已少用，仅作为其他药物无效时的选择。

新型抗抑郁药物 5 - HT 再摄取抑制药（SSRI），如氟西汀（fluoxetine）、帕罗西汀（paroxetine）均可用于治疗发作性睡病。氟西汀一般起始剂量为 20mg，每日 1 次，逐渐增加至 60 ~ 80mg/d，分 2 次服用。氟伏沙明 25 ~ 200mg/d 口服时，能一定程度改善猝倒症状。此类药物效果弱于三环类抗抑郁药物，但不良反应较少，主要是中枢神经系统兴奋作用、恶心、性功能障碍。对服用三环类抗抑郁药物不良反应明显者，SSRI 是较好的替代药物。

选择性肾上腺素能再摄取抑制剂对猝倒、睡瘫、睡前幻觉及醒前幻觉等均有效。该类药物中最常用的是文拉法辛（venlafaxine），具有抑制肾上腺素能及 5 - HT 再摄取的双重作用，对 DA 再摄取也有轻微的作用。在成人和儿童患者中，最常用的剂量在 75 ~ 150mg/d。该药物疗效显著，耐受性较三环类抗抑郁药好。在低于抗抑郁剂量时即可发挥较强的抗猝倒作用，且对性功能影响极小，同时还具有轻微的催醒作用，在美国部分睡眠中心，该药已成为治疗发作性睡病的一线药物。

托莫西汀是高度特异性的肾上腺素能再摄取抑制剂，主要用于氟西汀、文拉法辛或其他 SSRI 治疗失败的难治性猝倒症患者。剂量一般为 18 ~ 100mg/d，单次或分 2 次服用。

维洛沙秦（viloxazine，苯氧吗啉）亦有较强的抗猝倒作用，但存在血压升高、心率加快等不良反应。需要指出的是，以上药物需规律服用，骤然停药会造成撤药性猝倒反跳，患者猝倒症状出现暂时性加重，一般持续 3 ~ 7d 可自行缓解。

3. 儿童患者治疗　推荐使用莫达非尼治疗儿童患者白天过度嗜睡症状。早、中各服用 1 次效果最佳，但在儿童中实行起来常有困难，可仅早上服用 1 顿，但缺点是药效常难以维持至放学，故部分儿童可在放学后添加 5mg 哌甲酯治疗。对于莫达非尼配药有困难者，可考虑使用哌甲酯。哌甲酯剂量与体重相关，儿童最大剂量为 30mg/d，一般早上口服 15mg，午餐时最多服用 15mg。

4. 治疗进展　现有对发作性睡病的治疗均为对症治疗，随着对疾病的深入认识，新的治疗方法将层出不穷。食欲素、食欲素基因的治疗，干细胞移植，免疫治疗，促甲状腺激素类似物和启动子，组胺（H_3）拮抗剂等均是目前研究的热点。

（六）预后

发作性睡病多呈慢性过程，不伴自发缓解，严重者可明显影响患者生活质量，甚至酿成意外事故而危及生命。

（蔡烈凤）

第九章　周围神经疾病

第一节　神经根疾病

一、外伤性神经根病

（一）根性撕脱

在神经根－脊神经－神经丛复合体中，神经根的连接非常薄弱，这是由于神经根含有较少的胶原组织，并且缺乏神经外膜和神经束膜的包裹，其抗拉强度只有周围神经的十分之一。因此，在严重的上肢牵拉伤中，神经根常常从脊髓上撕脱。前根比后根更容易发生撕脱，因为后根并入到背根神经节（DRG），并且具有较厚的硬脊膜鞘。在大部分病例，根性撕脱发生在颈神经根，腰骶神经根撕脱则非常少见，后者常常是并发了骶髂关节骨折伴耻骨联合分离，以及耻骨支骨折。

颈神经根的撕脱常常是完全性撕脱，例如见于摩托车司机的撞伤；也可能表现为部分性撕脱。部分性撕脱包括两组典型临床症状，一组命名为 Erb–Duchenne 瘫，是 C_5 和 C_6 支配肌肉（冈上肌、冈下肌、三角肌和肱二头肌）的瘫痪，表现为肩外展、肘内旋伸展位；另一组命名为 Dej erine–Klumpke 瘫，是 C_8 和 T_1 支配肌肉的瘫痪，表现为手部肌肉的无力萎缩，形成特征性的"爪形手"。Ero–Duchenne 瘫是由于急剧的屈颈动作，产生直线应力作用，从臂丛上部直接传到 C_5 和 C_6 神经根，摩托车事故是造成这种损伤最常见的原因，但是经典的见于生产中的新生儿。Dejerine–Klumpke 瘫见于上肢举高超过 90°，臂神经丛的下干、C_8 和 T_1 神经根的张力突然下降，可发生于高空坠落时，伸手抓住物体后 C_7，C_8 和 T_1 神经根受到突然、严重的牵拉，或者见于产科牵引新生儿上肢时。

1. 临床特征及诊断　在根性撕脱的早期，出现神经根支配区的迟缓性瘫和完全性感觉障碍。结合电生理及影像学检查方法可以鉴别根性撕脱还是髓外神经丛受损。临床特征，例如，C_5 神经根撕脱导致菱形肌、冈上肌和冈下肌的完全性瘫痪（由 C_5 支配），以及三角肌、肱二头肌、肱桡肌和前锯肌不同程度的肌力减退（同时接受 C_6 支配）。T_1 根性撕脱表现为同侧 Horner's 综合征，是由于节前交感神经纤维向颈上神经节延伸过程中，在穿过前根时受损。电生理检测方法包括测定颈部脊旁肌的感觉神经动作电位（SNAP）和肌电图。在 C_5 神经根撕脱早期，尽管相应皮节区出现完全性感觉障碍，SNAP 常无明显变化，这是因为所分出的周围神经和 DRG 细胞体尚无明显损伤。由于脊神经后支位于 DRG 旁，支配颈部脊旁肌，因此这部分肌肉的肌电图有助于鉴别神经丛与前根损伤，颈脊旁肌出现纤颤电位支持根性撕脱的诊断。根性撕脱并发脊旁肌损伤也可以通过影像学方法进行检测。颈脊旁肌 MRI 对比增强扫描，如果显示出严重的肌萎缩，对于确诊根性撕脱具有重要意义，多裂肌出现不正常的增强信号更直接提示脊旁肌受损。利用 CT 或 MRI 进行椎管内影像学检测，在撕脱神经根处常显示出硬脊膜外翻，内部充满脑脊液等，这是由于根性撕脱后硬脊膜和蛛网膜持续分泌液体造成。MRI分辨率的进一步提高，使得直接显示撕脱神经根成为可能，避免了使用脊髓造影术等检测方法。

在绝大多数病例，这些检测手段可以确诊根性撕脱，但是，少数病例难以确诊。体格检查因剧烈疼痛而检查受限。SNAP缺失提示投射到DRG的感觉神经丧失，但是不能排除同时存在根性撕脱，即使感觉功能检测提示后根撕脱，但是如果未能检测到脊旁肌的纤颤电位，仍不明确前根是否受损。这种前根受损而纤颤电位缺失的原因有两个：其一，在轴突损伤后7~10d，并不显示纤颤电位；第二，即使EMG检测时间正确，由于脊旁肌受多个节段的神经支配，这些纤颤电位也可能不出现。

2. 治疗 目前常用的治疗方法包括神经松解术、神经移植术或神经移位术、神经根修复再植术。颈神经根撕脱后经常会出现顽固性疼痛，通过凝固进入脊髓对应的后根有可能得到治疗。

（二）椎间盘突出症

当人的年龄进入30~40岁时，颈或腰椎间盘容易突出至椎管或椎间孔，对脊髓（多见于颈椎间盘）、神经根（见于颈或腰骶部）产生挤压作用，或者两者同时受累（见于颈椎水平，发生位于中央或近中央的大面积椎间盘突出，导致脊髓神经根病）。椎间盘发生病变与两个因素有关：变性和外伤。随着年龄的增长或反复牵拉，围绕在髓核周围的纤维环纤维变长、变脆，使椎间盘膨胀，受到轻微损伤就可以使纤维撕裂，发生椎间盘突出。

纤维环后部的加固主要通过后纵韧带。在腰椎节段，后纵韧带中央部较肥厚，外侧部相对薄弱，因此椎间盘容易向后外侧突出，压迫位于侧隐窝的神经根。向侧方的突出比较少见，容易将椎间孔内的神经根压迫于椎弓板上。偶然会见到比较严重的椎间盘变性，在纤维环和后纵韧带间形成大的裂缝，容易使椎间盘结构脱落至椎管，向上或向下移行，压迫马尾处神经根。颈椎间盘的突出大部分是向后外侧或突向椎间孔。

在颈段和腰段，由于脊椎逐渐变性导致椎间盘完整性的改变，称作脊椎病。其特征是椎间盘本身变性，髓核由正常的半固体、凝胶状变成干燥、皱缩状，脊柱关节及脊椎小关节发生炎性改变。通过免疫组化方法检测突出的椎间盘，显示出炎性反应特征，表现为新生血管的形成，基质金属蛋白酶和可诱导型一氧化氮（NO）合成增加。椎间盘细胞释放的NO可能通过诱导细胞凋亡，促进椎间盘变性。由于骨赘形成越来越多，造成椎管内脊髓及椎间孔内神经根的存在空间越来越小，加上黄韧带的增厚肥大，进一步加重这种骨性管道的狭窄，在那些先天性椎管狭窄的患者，情况就变得更加严重。

在颈段，对于年龄大于50岁的患者，其神经根受压常常是由于椎间盘突出并发慢性脊椎关节硬化所造成。孤立的、"软"的颈椎间盘突出多发生于青年人，常见于颈部外伤。在腰部，急性孤立的椎间盘突出是青年人神经根病变的常见原因。大于50岁的患者常常是由于骨性卡压神经根所造成，可伴或不伴椎间盘突出。

1. 临床表现 由于椎间盘突出所造成的神经根受压具有特征性的临床表现，包括根性痛，感觉障碍，肌无力，以及腱反射减弱或消失。根性疼痛可以呈刀割样，扩散范围广，可放射到由该神经根支配的肌肉及骨骼。更具特征性的是，这种疼痛常常在咳嗽、打喷嚏、便秘等使椎管内压力增高的情况下而明显加重。伴随着疼痛，还常有相应皮节区的感觉丧失，尤其是远端皮节支配区域。实际上，这些感觉异常强烈提示由神经根受压所造成的损害，而不是由脊椎小关节硬化所产生。由于邻近神经根的交叉支配，单神经根受损造成的感觉丧失，往往难定位。

绝大部分神经根病发生在腰骶段，占全部的62%～90%，发生在颈椎的占5%～36%。在腰骶段，95%的椎间盘突出发生在 $L_4 \sim L_5$ 或 $L_5 \sim S_1$ 水平，$L_4 \sim L_5$ 及 $L_5 \sim S_1$ 椎间盘突出常常分别出现 L_5 和 S_1 神经根受压症状。

S_1 神经根病，疼痛会放射到臀部及大腿后部，即经典的坐骨神经痛，这种疼痛常延伸至膝盖以下，并伴有外侧踝和足部的感觉异常，踝反射常减弱或消失，跖屈肌群和臀大肌可能出现肌无力。

L_5 神经根病，其疼痛的分布范围与 S_1 相类似，不同的是，足背及腓肠肌的外侧部出现感觉异常。更具特征性的是，踝反射表现正常，但是腘窝肌腱反射可能减弱。由 L_5 支配的肌肉可能出现无力，包括趾伸长肌、胫前肌和腓骨肌（受腓神经支配）、胫骨后肌（受胫神经支配）和臀中肌（受臀上神经支配）无力也可能只限于趾伸长肌。直腿抬高试验对于检测 L_5 或 S_1 神经根受损是一个敏感的指标，当下肢抬高 $\geqslant 60°$，如果出现从背部到臀及大腿的放射痛即为直腿抬高试验阳性。直腿抬高试验阳性率达到95%。交叉的直腿抬高试验是一项敏感性较低但特异性高的检测方法，阳性表现为抬高对侧腿，出现同侧的放射痛。

L_4 神经根病相对少见，表现为膝盖和小腿中间部分的疼痛和感觉异常，膝反射减弱，可能伴股四头肌和股内收肌无力（分别由股神经和闭孔神经支配）。当在 $L_4 \sim L_5$ 或 $L_5 \sim S_1$ 中线水平出现大范围的椎间盘突出，许多经由这个部位及其下椎间孔穿出的神经根可能受压，出现马尾综合征，表现为双侧神经根痛、感觉异常、肌无力、腱反射减弱及尿潴留，这属于外科急症，需要及时减压治疗。

在颈椎节段，由于 $C_5 \sim C_6$ 及 $C_6 \sim C_7$ 的高度灵活性，促进了纤维环磨损及随后的椎间盘突出。颈神经根在脊椎上部发出，并与颈椎节段数命名相同，因此 C_7 神经根位于 $C_6 \sim C_7$ 椎体之间，当出现脊椎关节硬化时，无论伴不伴椎间盘突出，都可能压迫 C_7 神经根。类似地，$C_5 \sim C_6$ 及 $C_7 \sim T_1$ 椎间盘突出可能分别压迫 C_6 和 C_8 神经根。YOSS 等在1957年经典的研究中，通过临床及放射学检测发现颈神经根病大部分发生在 C_7（70%），其次 C_6（19%～25%），C_8（4%～10%）和 C_5（2%）较少见。放射学方法显示出 T_1 神经根病变是非常罕见的。

C_6 神经根病伴发的疼痛位于肩膀，可以放射到上臂、前臂外侧部和拇指，伴有拇指和示指的感觉异常；肱桡肌反射和肱二头肌反射出现减弱或消失；也可能出现肌无力，包括肱二头肌（肌皮神经）、三角肌（腋神经）和旋前圆肌（正中神经的骨间前神经分支）。C_5 神经根病的临床特征与 C_6 的相似，只是斜方肌和棘肌更容易出现肌无力。

C_7 神经根受压迫，疼痛放射的范围更广，包括肩膀、胸、前臂和手，感觉异常包括中指的背侧面，可出现肱三头肌反射减弱或消失，一组或多组肌肉的肌无力，尤其是肱三头肌和桡侧腕屈肌。

C_8 神经根受累较少见，出现的疼痛症状与 C_7 神经根受累相类似，但是感觉异常出现在第四和第五手指，肌无力位于手的内侧肌群，包括指伸肌（桡神经的骨间后神经分支）、指外展肌和内收肌（尺神经）、拇外展肌和对掌肌（正中神经）。

2. 诊断　诊断主要依靠影像学手段，包括放射线摄影、脊髓造影术、CT 或 MRI 等方法，以及 EMG 检测。影像学手段显示解剖结构的改变，而肌电图显示神经电生理的变化，两种检测结果在60%患者中表现相一致,40%患者只显示出其中一项结果异常。虽然放射线摄影对辨认颈椎或腰椎椎间盘突出本身没有帮助,但是可以显示出椎关节硬化等,也有助于显示某些少见病引起的神经根病变,如骨转移、感染、骨折或脊椎前移等。

在颈椎节段,明确神经结构与周围纤维骨组织的关系,最好的显像方法是造影CT增强扫描(未增强CT只显示骨性结构)和MRI。MRI与造影CT的诊断价值相类似,因为不使用造影剂,因此更具有优势。在腰骶椎节段,CT对于评估椎间盘疾病是一种有效的方法。由于MRI的高分辨率、多维显像、可以显示整个腰椎结构包括圆锥,以及无离子辐射等,被认为是更优的显像方法。另外,MRI对检测结构性神经根病具有高度敏感性,在许多医疗中心,只通过MRI及EMG检测来确诊临床可能的神经根病。

许多神经电生理的方法被用于检测椎间盘突出,包括感觉、运动神经传导测定,迟发反应,躯体感觉诱发电位,神经根刺激和针电极检测等。感觉传导测定有助于诊断神经根病,因为神经根病即使临床出现感觉缺失,SNAPs仍表现正常,相对于神经丛和周围神经干的损害,这具有特征性。究其原因,神经根病变相对于背根神经节是位于嘴侧,相对于神经丛、周围神经干则相反,因而对于后者的损害,SNAPs表现为减弱或消失。但是作为一个特例,L_5神经根病,由于L_5 DRG靠近神经孔,如果椎管内的病变足够严重,L_5 DRG受压迫会导致浅表腓神经SNAP的消失。

3. 治疗 对于颈部椎间盘突出和椎关节硬化引起的神经根病,主要的治疗方法是保守治疗,包括减少体力活动、颈托固定、物理疗法及使用消炎止痛药物等。大部分患者,包括并发轻、中度运动功能缺陷的患者,经治疗后症状有所改善。但是,在下列情况下可以考虑手术治疗:①经过反复的保守治疗仍有持续性疼痛;②受压迫神经根支配肌肉的肌力持续下降;③表现出新的脊髓病征象。

在腰骶段,保守治疗对90%以上的椎间盘突出和椎关节硬化有效。卧床休息、背部牵引治疗,可以更快缓解疼痛,恢复正常功能。利用MRI随访研究,发现经过保守治疗,突出的髓核有所减小或者完全消失,与临床症状的改善相一致。硬膜外注射皮质类固醇可能有助于缓解疼痛,但是不能改善神经功能或者避免手术。静脉注射大剂量皮质类固醇(500mg)可以暂时缓解急性坐骨神经痛(小于6周),但是不能有效恢复功能,并且维持时间短,只维持3d左右。对于规律性坐骨神经痛、病史超过10年的患者,外科手术治疗,与非手术治疗组相比,可以更好地缓解疼痛,恢复部分功能,并且提高满意度,但是两组在缓解主要症状和运动功能上并无明显差异。

在下列条件下推荐手术治疗:①出现马尾综合征,可能需要急诊手术;②神经功能缺损非常严重或者进行性加重;③保守治疗4~6周后仍存在严重的神经根痛。

二、糖尿病性多发性神经根神经病

(一)临床表现

糖尿病性神经病在解剖上分为两类:对称性多发性神经病和非对称性局部或多部位性神经病,后者可包括单发性脑神经病,胸腹及腰骶多发性神经根性神经病等。同一位患者常常并发以上几种疾病;少数情况下,几种疾病可以同时发生在颈神经根。

当主要累及胸神经根时,临床症状表现为胸腹壁广泛的疼痛和阵发性感觉异常,可伴有严重的躯干疼痛,描述为烧灼痛、刺痛或搏动样痛等。有时临床表现类似急性心脏病或腹部急诊，也可能类似椎间盘疾病。糖尿病性胸腹多发性神经根性神经病的临床表现包括对轻触觉的高度敏感，躯干的斑片状感觉缺失，以及由于腹壁局部肌肉松弛，可出现单侧腹部膨胀。

当病变累及到下肢，尤其是大腿前面，表现为疼痛、感觉减退、肌无力，提示上部腰神经根受累。用于描述这些病变的词汇比较多，如糖尿病性肌萎缩，近端糖尿病性神经病，糖尿病性腰骶神经丛病，糖尿病性股神经病，以及 Bruns – Garland 综合征等。由于主要累及神经根，因此被命名为糖尿病性多发性神经根性神经病。运动、感觉、自主神经纤维均可被累及。在大部分患者，起病较急，症状在数天到数周内发展。在疾病的早期，常表现为 $L_2 \sim L_4$ 单侧神经根支配肌肉的无力（髂腰肌、股四头肌；髋内收肌群），膝反射减弱或消失，大腿前部感觉轻微减退。病情可呈持续性或阶梯式进展，扩展到肢体或躯干的近端、远端或对侧。病情发展到顶峰可能需要几周的时间，症状从单侧下肢的轻微无力发展到 $L_2 \sim S_2$ 神经根支配区域的双下肢明显无力。有 15% 患者并发最上端神经根受累，表现为单侧或不对称性感觉运动神经病，主要影响手和上肢。罕见地，病灶发展至广泛区域，沿整个脊髓累及到多数神经根，导致全身严重无力，这种情况被命名为糖尿病性恶病质。

糖尿病性多发性神经根性神经病多见于六七十岁的老年人，常并发数年的非胰岛素依赖的糖尿病。当多发性神经根性神经病并发疼痛，不管是否累及胸部或腰骶部神经根，都提示患有糖尿病。在 30% ~ 50% 患者中，出现疼痛前常伴有明显的体重减轻。

（二）诊断

1. 血糖　水平升高。

2. 电生理学　表现为感觉、运动神经动作电位减少，末梢潜伏期正常或轻度延长，神经传导速度正常或轻度降低。

3. EMG　检测发现在脊旁肌、骨盆带肌、下肢肌肉表现出活化或者慢性去神经改变的电生理变化。虽然临床症状表现为单侧受累，但是电生理检测常常提示双侧受累。

4. 脑脊液　蛋白水平常升高，平均值约在 1200mg/L 水平，部分可达到 3500mg/L 水平。

5. 病理学　发现轴突丧失和脱髓鞘，更严重的可发现炎性细胞浸润和血管炎表现。

电生理学研究提示糖尿病患者常常伴脱髓鞘性多发性神经病。

鉴别诊断，需要与椎间盘变性、感染、炎症及肿瘤等引起的多发性神经根性神经病相鉴别。

（三）治疗

治疗目的常常是为了缓解剧烈的疼痛。常用三环类抗抑郁剂尤其去甲替林，还可以选择 5 – 羟色胺再摄取抑制剂（如舍曲林或盐酸奈法唑酮）、抗惊厥药（加巴喷丁及卡马西平）、氯硝西泮、力奥来素、可乐定、美西律、静脉用利多片因、局部用辣椒碱等，单独或联合使用可能具有治疗作用。

大部分患者的病情会有所好转，但是恢复过程比较漫长，从 1 个月到 18 个月不等，平均 6 个月。85% 患者的疼痛或感觉减退症状得到缓解或者完全消失，50% 患者的麻木症状得到缓解或消失，70% 患者的肌无力症状部分或全部缓解。在一部分患者这些异常症状可能再次出现。

三、肿瘤性多神经根神经病

众所周知，许多肿瘤可以扩散到软脊膜，包括乳房癌、肺癌和黑色素瘤、非 Hodgkin's 淋巴瘤、白细胞增多症、血管内淋巴瘤病等。虽然肿瘤性多发性神经根性神经病常常出现在已经确诊的肿瘤患者，但是脊膜症状可能是首先提示恶性疾病的表征。大约 5% 的恶性肿瘤患者会伴发这种疾病，临床表现包括根性痛、下运动神经元瘫、感觉障碍、反射消失。感觉、运动功能障碍分布的区域有时会非常广泛，类似严重的感觉、运动性多发性神经病。一些临床症状，如颈项强直、精神症状、颅内多发神经炎等，常常是由于脊膜的渗透性增加所造成。

尸检发现马尾上出现散在的神经根瘤或局灶的颗粒状肿瘤。显微镜下发现脊神经根被肿瘤细胞所包绕，可能已经扩散进入神经根。受侵犯的神经出现功能障碍可能源于几个机制，包括神经压迫和缺血等。

对诊断最有帮助的检测方法是腰穿，大多数患者的脑脊液出现异常，可以表现为：单核细胞增多，葡萄糖水平降低，蛋白质水平升高或发现肿瘤细胞。然而至少有 1/3 软脊膜癌确诊的患者，脑脊液细胞学检测始终无异常。电生理学检测 +，对神经根受累较敏感的指标主要为 F 波的改变。对于出现临床症状的肿瘤患者，如果 F 波潜伏期延长或者 F 波反应消失，应该考虑到软脊膜发生转移。CT 增强扫描，如果神经根出现多发结节状信号缺损，则进一步支持神经根发生肿瘤转移。脊椎 MRI，尤其是钆增强扫描，应该是肿瘤患者怀疑发生软脊膜转移的首选检测方法，近 50% 的患者在这些检测中显示异常。脑部 MRI 钆增强扫描亦可能显示异常，表现为基底池、皮层凸面的异常增强信号以及脑水肿。

对肿瘤性多发性神经根性神经病的治疗主要是保守治疗，可以稳定病情，减缓神经疾病恶化口通过对病灶部位的放射治疗，鞘内或侧脑室内注射化学试剂（如氨甲蝶呤、硫替派、胞嘧啶阿糖胞苷）等侵犯性治疗方法，中位生存期可达到 3～6 个月。侵犯性治疗的并发症主要是坏死性脑白质病，见于放射治疗及鞘内注射氨甲蝶呤数个月后出现临床症状。

四、感染性神经根病

（一）脊髓痨

脊髓痨是由于感染螺旋体（苍白密螺旋体）引起的脊膜炎，是神经梅毒最常见的类型。经过 10～20 年的持续感染，对背侧神经根造成广泛而严重的破坏，出现一系列临床症状和体征。临床症状包括电击痛、共济失调、排尿障碍；体征包括阿罗瞳孔、反射消失、本体感觉消失、Charcot 关节、营养性溃疡等。电击痛或刀割痛发作短暂、尖锐，在下肢更容易出现；常伴感觉异常，如寒冷、麻木，与轻触觉、痛觉及温度觉受损有关。约 20% 的患者会出现突发的内脏危象，表现为突发的上腹痛，上升到胸部，或者沿整个身体蔓延。

大部分脊髓痨的症状可以通过后根受损来解释。共济失调是由于本体感觉纤维受损造成，痛觉减退与小的有髓或无髓纤维部分缺损有关，膀胱张力减退伴尿失禁、便秘及性无能则是骶神经根受损造成。病理学检测发现后根，尤其是腰骶节段的后根变细，颜色变暗；脊髓后柱也出现变性改变，背根神经节 DRG 神经元轻度减少，但是周围神经无明显的病理改变，炎症可能一直沿着后根蔓延。

在疾病的急性期，脑脊液出现异常。约 10% 的患者脑脊液压力升高，50% 单核细胞数增加（5～165/ml），超过 50% 的蛋白浓度轻度升高（450～1000mg/L，罕见病例达到 2500mg/L）；72% 的患者脑脊液血清学检测阳性。在全部神经梅毒患者中可以检测到针对苍白密螺旋体的特异性抗体。

脊髓痨的有效治疗是使用水溶性青霉素 G，并监测脑脊液指标。治疗 6 个月后脑脊液细胞数应该恢复正常，蛋白质水平降低，否则应该进行新一轮治疗。脑脊液检测应该每 6 个月进行一次，连续两年，或者到脑脊液完全正常为止。

（二）巨细胞病毒或 HIV 感染者并发多发性神经根性神经病

巨细胞病毒（CMV）感染并发多发性神经根性神经病是一种进展快，为机会性感染的疾病，常见于 HIV 感染者的晚期，这个时期 CD4 计数非常低（<200/ml），艾滋病指征性感染即出现，但 CMV 感染很少以艾滋病的首发表现而出现。患者常常呈全身 CMV 感染的表现，如出现视网膜炎、胃肠炎等，其中以下肢及会阴部急性起病的疼痛、感觉异常、尿潴留以及四肢末端上升性、进展性肢无力为特征。体检发现下肢的弛缓性瘫，腱反射消失，括约肌张力减弱或消失，轻触觉、震动觉和关节位置觉不同程度的减弱或消失。

实验室检测显示脑脊液蛋白水平升高，糖水平降低，多形核白细胞数增加，CMV PCR 检测阳性，脑脊液培养可能分离出 CMV。EMG 检测显示肢端肌肉出现广泛的纤颤电位，感觉诱发电位检测可能显示出远端感觉神经病变的特征。在 HIV 感染的后期，这些表现非常常见。腰骶部影像学检测常正常，也有报道发现粘连性蛛网膜炎。病理学特征表现为明显的炎症反应，背侧、腹侧神经根的广泛坏死；在内皮细胞及施万细胞的胞质及胞核中可见到巨细胞包涵体。

未经治疗的 CMV 多发性神经根性神经病，病情进展迅速，生存期只有近 6 周。如果治疗及时，如使用抗病毒类药物更昔洛韦等，可能对部分患者有效，症状改善常需要数周到数月。如果脑脊液细胞数居高不下，糖水平明显降低，提示病毒对更昔洛韦耐药，应该迅速采用其他治疗方法，如使用膦甲酸。

艾滋病患者并发迅速进展的腰骶多发性神经根性神经病的其他原因，可能是并发脊膜淋巴瘤、结核，或者 HIV 相关的轴突多发性神经根性神经炎。另外，还要考虑到并发急性炎症性脱髓鞘性多发性神经根性神经病。艾滋病并发梅毒，病情进展相对较快，梅毒性多发性神经根性神经病可表现为快速进展的疼痛、下肢轻瘫、肌萎缩、腱反射减弱。实验室指标，除了明显升高的 CSF 蛋白、糖水平降低、白细胞明显增多之外，脑脊液及血清学的性病相关检测指标均阳性。治疗上，静脉给予青霉素，病情会有迅速改善。其他还需要考虑的疾病包括单纯疱疹病毒 2 型及水痘带状疱疹病毒感染，这些病毒会侵犯腰骶神经根和脊髓，表现为脊髓脊神经根病。弓形虫感染也可能导致脊髓炎，表现为亚急性脊髓圆锥综合征，与 CMV 感染所致的多发性神经根性神经病临床表现相类似。弓形虫感染，MRI 检测可能发现脓肿形成。

（三）Lyme 神经根神经病

Lyme 病是由于感染伯氏包柔螺旋体引起，经鹿蜱传播。Lyme 病是一种多系统疾病，可以侵犯皮肤，神经系统，肌肉、骨骼系统和心脏。为了更好地理解这种疾病，临床上将病情发展分为三个阶段。①蜱叮咬后的 1 个月内，60%～80% 患者出现特征性皮疹，称作慢性游走性红斑，即在叮咬区出现椭圆或环状，有清晰中心点的皮疹，伴流行性感冒样症状，如疲乏、发热、头痛、颈项强直、肌痛和关节痛。②也称作螺旋体播散期，在出疹后数周显现，可表现为周围神经、关节或心脏的异常。③表现为慢性神经系统综合征，如神经病、脑病、脊髓病、精神异常及游走性关节炎等，是由于迟发性或持续性感染所造成，可在叮咬后2年内发生。

在美国约15%未经治疗的患者，在第二阶段出现特征性的神经根及周围神经受损症状。在慢性游走性红斑出现的数周也可能出现一些其他症状，包括头痛伴无菌性脑膜炎、脑神经病（25%的患者双侧面神经受累）、多灶性神经根性神经病、神经根神经丛病、多数单神经炎、脊髓炎、脑病、小脑性共济失调等。神经根受累的临床特征包括烧灼痛伴感觉障碍，支配区反射减弱。神经传导研究发现本病主要与轴突丧失有关，引起多发性神经病。第三阶段所见的慢性神经螺旋体病，在近5%未经治疗的患者中可出现，主要表现为轴突变性的多发性神经病，临床症状表现为根性痛或远端感觉异常。利用灵长类神经疏螺旋体病模型进行研究，发现伯氏疏螺旋体可在神经系统内传播，包括软脑脊膜、运动、感觉神经根，背根神经节，但是脑实质不受累。观察该模型的周围神经，在神经束膜也发现了螺旋体。治疗上，通过静脉给予头孢三嗪，也可以头孢菌素和青霉素交替使用来治疗，连续使用2~4周，大部分患者的症状和体征得到缓解或消退。

（四）带状疱疹

带状疱疹是一种常见的、表现为疼痛的水泡样皮疹，呈节段性或根性分布，主要由潜伏在DRG的带状疱疹病毒再激活所引发。初次感染疱疹病毒常在儿童时期，出现水泡样皮疹，在易感性高的儿童间传播。病毒可侵犯任何节段的轴突，最常见于胸部皮区，其次是面部，可出现在三叉神经的眼支，常伴角膜炎，是导致失明的一个潜在原因，需要急诊处理；还可以出现在上颌神经、下颌神经支配区。如果影响到第Ⅶ对脑神经，常出现面瘫及同侧的外耳道及硬腭部位出现水泡，称为Hunt综合征。比较少见地，病毒感染后只表现为支配区的疼痛，不伴有皮疹，称为无泡型带状疱疹。

人群中10%~20%会感染带状疱疹病毒，但是发病率仅0.3%~0.5%。年轻人中发病率相对较低，随年龄增加，身体抵抗力下降，明显增加，大于75岁超过1%。在HIV阳性患者中其发病率更高，是对照组的15倍。

初次感染疱疹病毒后，病毒潜伏于DRG，可以潜伏数十年，直到被再次激活。激活可以是自发性，也可以是在病毒特异性细胞介导的免疫反应下降时，常继发于下列情况下：淋巴组织增生异常、使用免疫抑制剂、器官移植接受者、HIV感染者或者正常老年人，并且沿感觉神经蔓延。病理特征表现为在皮肤、DRG及脊神经根有淋巴细胞浸润和出血。偶尔前根及脊髓也被侵犯，这可以解释一些患者出现的运动症状。

带状疱疹特征性的临床表现为刀割样痛或灼烧样痛，可伴有瘙痒、感觉减退或感觉异常，有时伴发烧、全身不适和皮疹。在受感染的皮肤，表现为感觉减退，但常常有异常疼痛，即对正常刺激产生疼痛感觉。皮疹位于单侧或者中线附近，开始表现为红色斑丘疹，经过3~5d聚集形成边界清晰的囊泡，再经过3~4d演变成脓疱，10d左右结痂。在免疫功能正常的人群，病损在2~4周消退，常遗留局部感觉减退、瘢痕和色素沉着。囊泡退去后疼痛也消失，但是有8%~70%的患者会遗留持续性、严重的疼痛，称之为带状疱疹后神经痛（PHN），临床治愈后持续疼痛超过30d即为PHN。这种并发症在老年人更易出现，超过60岁的发生率为50%。并发PHN的患者，有一半在2个月内缓解，70%~80%1年内无疼痛再发，疼痛持续数年者罕见。

在免疫功能正常的患者，疱疹病毒的扩散非常少见，发生率小于2%。在免疫缺陷患者，发生率达到13%~50%，最常扩散至远隔部位的表皮，也可以累及内脏，包括肺、胃肠道和心脏，以及中枢神经系统。眼部带状疱疹的一个严重并发症就是拖延形成大脑血管炎，导致对侧偏瘫，这种并发症常常在感染后1周到6个月内出现，而且可发生于任何年龄段，其中50%的患者有免疫功能受损。并发脑血管病患者的死亡率为25%，只有近30%幸存者可以完全恢复。

另一种皮肤带状疱疹少见的并发症为节段性肌无力，见于5%以上的病毒再激活患者。肌无力在上肢和下肢发生率基本相等，伴中线肌无力以及膀胱和肠道系统功能异常，分别提示颈部及腰骶部神经根受累，膈肌和腹部肌肉也可能受累。从出疹到肌无力的平均时间间隔接近2周，从1d到5周不等，罕见的可在病后4~5个月出现膈肌麻痹。无力可在数小时或数天达到高峰，分布区域常常与带状疱疹的分布相一致。预后常较好，经过1~2年，55%的患者完全回复，约33%有明显改善，有20%留有严重而持久的后遗症。

带状疱疹的病理学特征为炎症反应和DRG神经元丧失。当淋巴细胞渗出性炎症及血管炎影响到附近的运动神经根和脊髓灰质时就会导致运动神经纤维变性。另有研究显示，一种低恶性度病毒感染的神经节炎可能与PHN发生有关。

治疗的主要目的是缓解局部不适，阻止病毒扩散，减轻PHN的严重性。阿昔洛韦、万乃洛韦和伐昔洛韦被指定用于免疫功能正常，年龄大于50岁的患者。治疗应该在病毒感染后48h内开始，以获得最佳的治疗效果。这些药物可以缓解疼痛，缩短病毒脱落的持续时间，限制新病灶的形成，加速治愈，使用安全，耐受性好。由于阿昔洛韦的药物代谢动力学特征及便捷的给药方式，因此更具有优势。美国食品与卫生管理部门批准使用带状疱疹疫苗，以降低免疫功能正常的老年人感染带状疱疹病毒的概率。

带状疱疹后神经痛，即PHN，可被描述为深部持续痛、烧灼痛、尖痛、刺痛、放射痛，轻触患区皮肤可引发，常使患者全身虚弱，难以治愈。治疗可单用或联合使用三环类抑郁剂（阿米替林或去甲丙咪嗪）、选择性5-羟色胺再摄取抑制剂（舍曲林或盐酸萘法唑酮）、抗惊厥用药（卡马西平或加巴喷丁）、口服类罂粟碱（羟氢可待酮）等，局部使用辣椒辣素膏及利多卡因贴剂在50%的患者有效。对于顽固性疼痛，90%以上的病例鞘内注射甲泼尼龙及利多卡因可以缓解，并且无蛛网膜炎及神经毒性等不良反应发生。最近的一份研究报告显示，静脉注射阿昔洛韦，之后口服伐昔洛韦，在50%以上的患者可以缓解疼痛。

五、获得性脱髓鞘性多发性神经根性神经病

获得性脱髓鞘性多发性神经根性神经病临床上主要表现为两种形式：一种发展迅速，被称为吉兰-巴雷综合征，另一种呈慢性、进展性，或者复发、时轻时重的形式发展，被称为慢性炎症性脱髓鞘性多发性神经根性神经病（CIDP）。这些疾病由于累及的脊神经根病理变化可能非常明显，尤其是前根，因此在这里作简单介绍。这种疾病的病理特征表现为大量单核、淋巴细胞浸润和血细胞渗出，伴节段性脱髓鞘，而轴突相对保持完整。MRI影像学显示在GBS及CIDP腰骶部神经根都有对比增强的信号。由于容易侵犯神经根，因而解释了一些临床特征，包括CSF改变，神经电生理变化，自主神经功能改变等，在GBS上述改变更明显。

脑脊液蛋白细胞分离是这种疾病的典型特征。腰部脑脊液蛋白浓度升高，而脑池中蛋白浓度正常，支持升高的脑脊液蛋白来源于脊神经根周围的毛细血管渗出的假说。神经传导测定常常显示减慢的运动神经传导速度和部分传导阻滞，其他异常包括延迟的或者无反应的 F 波反应或 H 反射，提示神经根脱髓鞘。实际上，在 10% ~20% 的 GBS 患者中，这些迟发反应可能是发病最初几周的唯一发现。GBS 伴自主神经功能异常可能是由于节前交感神经纤维受累所引起，这些纤维经由前根到达脊旁交感神经节。

六、 获得性背根神经节病

背根神经节容易特异性地受到一些恶性肿瘤或非恶性肿瘤疾病的侵犯，导致感觉异常综合征，这些症状的特征与不同大小 DRG 神经元的丧失有关。大神经元丧失导致肌肉运动觉、定位觉异常，手部精细动作丧失，共济失调及反射消失；小神经元丧失与痛觉过敏有关，表现为烧灼痛、痛觉异常。感觉神经异常在电生理上表现为长度非依赖性的 SNAPs 异常，即 SNAP 幅度广泛降低。MRI 的 T2W 显示出背侧脊髓的高信号。

最为人们熟悉的相关疾病可能就是类肿瘤性亚急性感觉神经病。病程从数周到数月不等，临床表现为共济失调、痛觉过敏，肌力常正常。一些患者还伴有脑干和大脑受损的症状，提示这种疾病是一种受累范围广的脑脊髓炎。这些病变可在确诊肿瘤前数月到数年出现，常伴发小细胞肺癌。CSF 检测显示蛋白水平升高，单核细胞轻度渗出。神经传导速度检测显示广泛的感觉神经电位缺失。神经病理学特征包括炎症反应和 DRG 感觉神经元被吞噬。这种病变与体内产生抗神经元特异性抗体（anti - Hu）有关，后者属于多克隆 IgG 抗体，与补体结合，并与中枢神经系统神经元及感觉神经节的核发生反应，而与非神经元的核不发生反应。被抗 Hu 抗体辨认的抗原是一种分子量为 35 ~40kD 的蛋白。在小细胞肺癌的细胞及神经元的核存在相同抗原，提示这种疾病是由免疫机制介导，受肿瘤抗原刺激产生抗体，发生交叉反应。形态学研究发现这种疾病的发生与具有细胞毒性的 T 细胞介导的细胞及体液免疫有关。让人失望的是，免疫治疗未能取得良好的治疗效果，而早期发现、早期治疗肿瘤，对于争取机会，避免病情恶化具有重要意义。

其他造成 DRG 神经病的原因包括遗传、毒素和自身免疫性疾病。遗传性感觉神经病的特征常表现为慢性肢端营养障碍性溃疡、骨折、发作性脊髓炎，不伴感觉异常。滥用维生素或者顺铂等神经毒素造成的 DRG 病，一般容易发现。干燥综合征可能伴有共济失调和运动觉丧失，这种表现类似于亚急性感觉性神经病，核抗原对应抗体的检测，如抗 Ro（SS - A）和抗 La（SS - B）抗体有助于诊断，但是缺乏这些抗体也不能排除干燥综合征，需要对较小唾液腺进行活检，发现成簇的炎性细胞，可能有助于确诊。一些患者静脉使用丙种球蛋白，可能改善病情。其他急性自身免疫性共济失调综合征包括共济失调性格林巴利综合征，Fisher's 综合征及 Bickerstaff's 脑干脑炎。在这些综合征中，血清抗 GQIB IgG 抗体水平常常升高。这些疾病对丙种球蛋白及血浆交换治疗等可能有效。

七、 类似运动神经元病的神经根病

运动神经根疾病的一些临床症状可能与运动神经元病的部分症状相类似。当一个表现为下运动神经元受累的患者出现单克隆免疫球蛋白病时，必须尽可能寻找有无前根受损的体征。脑脊液蛋白水平的升高，单克隆免疫球蛋白的出现，以及神经传导检测显示脱髓鞘病变，表现为多发性运动神经根性神经病。在极少数病例，免疫治疗可以降低血清中抗神经节苷脂 GM1 抗体，并且发现与改善下运动神经元综合征相关，因此提示抗神经节苷脂抗体可能具有致病作用。

多年来已经知道下运动神经元疾患的一些表现与淋巴瘤具有相关性，并且被命名为亚急性运动神经元病，但是主要的病变部位尚不明确，可能是在神经根或者神经元水平。其特征常表现为亚急性、进展性的斑片状、非对称性下运动神经元瘫，上肢比下肢更容易受累，不伴疼痛。疾病进展速度与淋巴瘤的活动度无相关性，倾向于呈良性病程，有些患者会自发缓解。

放射后下运动神经元综合征，累及到腰骶区，可能是一种多神经根病，据报道在睾丸癌及淋巴瘤放射治疗后的 4 个月~25 年内出现。有些患者 MRI 增强扫描显示出圆锥和马尾的异常信号，类似于软脊膜肿瘤的表现。对一位睾丸癌患者进行神经病理学研究，发现放射治疗诱发近神经根部位的血管病变，而运动神经元相对保存。这种疾病典型的会进展 1~2 年，之后趋于稳定。

（胡　梅）

第二节　神经丛疾病

一、臂丛神经疾病

鉴于臂丛神经位于颈和肩这两个活动度极大的结构间，故易发生损伤，且其易受临近组织，如淋巴结、血管、肺实质等病变的影响而产生继发疾病，故臂丛神经病变包含着一大类疾病。大多数臂丛神经病变是由创伤、肿瘤浸润、压迫、原因不明的感染（可能为病毒）及放射治疗的迟发效应所致。

（一）特发性臂丛神经病

本病有很多的名称，也称为急性臂神经根炎、神经痛性肌萎缩、臂丛神经炎、肩胛带局限神经炎、Parsonage - Turner 综合征等。

1. 病因和病理生理　确切的病因尚不清楚，可在正常人中突然发病，约半数的病例来发现有任何相关事件。有的认为与应用血清或接种伤寒、天花、白喉、流感疫苗，以及注射破伤风类毒素有关；也有在患单核细胞增多症、红斑性狼疮、霍奇金病、巨细胞病毒感染、Enters - Danlos 综合征，或产后、外科手术后、外伤及一些精神应激情况下发病。

有以家族形式出现的臂丛神经病变，即所谓的遗传性神经痛性肌萎缩，是一种常染色体显性遗传疾病，其造成受累肢体反复发生剧烈疼痛、无力和感觉异常。和其他的特发性疾病一样，其可能存在相似的一前驱触发事件，刚出生或幼儿时发病者，其每次发作后都将恢复，预后较好，目前发现遗传性神经痛性肌萎缩和常染色体 17q25 的 3 个位点突变相关。

发病机制同样不清楚，其急性起病提示似乎其中有缺血的机制，前驱病毒感染史或免疫相关病史提升了免疫介导疾病的可能性，有研究认为补体依赖的，抗体介导的周围神经脱髓鞘病变可能参与其中，有的神经活检发现多灶性的单核细胞浸润，提示同时存在着细胞免疫的介导。在一些迅速好转的病例中，神经的脱髓鞘及髓鞘修复可能为主要机制，而症状持续时间较长的患者则可能存在轴索损伤。

对遗传性神经痛性肌萎缩患者的神经活检可以发现血管周围炎性浸润及血管壁破坏，提示其可能是免疫调节的基因异常而导致的遗传性免疫疾病。

2. 临床表现　本病可发生在任何年龄，多见于30~70岁，有的呈家族性，男性得病为女性的2~3倍。疾病的特点是急性发病，有严重的肩区疼痛，有时涉及背、颈、臂和手，疼痛在夜间尤甚，为了避免疼痛，患者尽量减少肩部活动，因此其上肢常处于肘屈、肩内收位，反之则可引起疼痛。但也有个别病例没有疼痛的现象。一般疼痛在肢体无力达到高峰后持续数周，但也有少数患者将间断持续一年甚至更久。本病往往在疼痛后几小时或几天可产生上肢无力，有统计资料报道，大多在疼痛后2~3周后出现乏力和肌无力，主要涉及肩和臂近端的肌肉，大约50%的患者肌无力限于肩带肌肉，三分之一的患者同时累及臂丛的上下两部分，还有约15%的患者只累及下臂丛。单侧肢体完全瘫痪罕见。如果病变持续时间较久，则可产生肌肉萎缩。

随着识别度的增加，发现臂丛神经病的典型症状不一定和神经干索损伤相关，可以由离散的单个周围神经的受累引起，包括肩胛上、腋、胸长、正中、桡、前骨间神经等，此又可视为单神经性的臂丛神经病，其中腋神经和肩胛上神经是最易受累的。其还可以累及第Ⅶ、Ⅹ对脑神经及膈神经。通常右侧患病较多见，约三分之一的患者双侧患病，但很少有对称性的。有少数患者会发生单侧或双侧的膈肌麻痹，故突发的肩痛伴呼吸系统症状提示臂丛神经病的诊断。其中存在很少部分特发性臂丛神经病的患者只有孤立的膈神经病变（有时可为双侧），而肢体未发现临床或电生理检查上的异常。

约有2/3的患者可有感觉障碍，主要影响肩和上臂的外侧以及前臂的桡侧，虽然其不如运动乏力明显，但临床或电生理显示的孤立的感觉障碍的病患亦属臂丛神经病变的范围。

3. 实验室检查

（1）脑脊液检查：常无异常改变，偶有出现轻微的脑脊液细胞增多（10~50/ml）和蛋白轻度增加。25%的患者血液中被发现存在抗神经节苷抗体，有些患者CSF中寡克隆蛋白增高，这些反映子这种疾病可能存在一定前免疫祝制前介导。在一些严重的伴有膈神经累及的双侧臂丛神经病患者中，可以发现肝酶的增高。

（2）肝酶：可能是亚临床肝炎的前驱反应。

（3）电生理检查：NCV示神经的感觉和运动电位振幅降低，而传导速度相对正常。EMG呈失神经改变，同时可明确病变部位在臂丛、单个周围神经或者周围神经分支。脊神经根无变化。此外EMG可在无症状侧亦发现异常改变，提示臂丛神经病可存在亚临床状态。

（4）神经活检：在远端的感觉神经有轴突变性，在复发性的受累神经有的有梭样节段肥大、神经内膜下水肿、局限慢性炎症和洋葱球样形成。

（5）影像学检查：臂丛MRI可以显示受累肌肉弥漫性的T_2异常高信号及脂肪萎缩，同时可以排除一些症状相似的结构性病变（如肿瘤及肉瘤样病变）。

4. 鉴别诊断　有很多上肢无力和疼痛疾病需要加以鉴别。首先要和神经根型颈椎病相鉴别，通常会有持续的疼痛和颈部僵直，且这种根痛不会随着肢体无力的出现而缓解。臂丛上干的臂丛神经病往往和C_5及C_6神经根的病变相似，伴有神经根受累的颈椎骨质增生或伴椎间盘突出，往往在相应节段发生肌萎缩和感觉障碍，可以通过EMG来鉴别。

上肢的无力和萎缩还需考虑运动神经元病，当然疼痛和感觉障碍均非其常见症状。肿瘤性的臂丛神经病也需鉴别，临床可以表现为持久的疼痛，且多显示下臂丛病变。

胸廓出口综合征亦可有神经根压迫症状，但同时还有血管压迫的症状，颈椎摄片常可见有颈肋等骨结构异常的表现。

上肢的单神经病变如桡神经受损，则有腕垂、手背桡侧针刺觉减退。正中神经受损时则握拳不能，手掌桡侧针刺觉减退。尺神经病变常有爪形手的表现，手背和手掌尺侧有针刺觉减退，因为症状特殊易于鉴别。

5. 治疗　目前没有确切的随机对照研究来提供可靠的治疗方法。

（1）严重疼痛时可应用阿片类镇痛剂。

（2）使用 2 周的皮质类固醇［泼尼松，1mg/kg（kg·d）］可以减轻疼痛及改善预后。

（3）急性期疼痛时，则尽量减少手臂的活动，必要时可以使用固定装置。

（4）运动锻炼有助于防止挛缩，可辅以理疗、针灸、推拿等综合措施。康复期特别要预防肩关节活动受限，少数遗留永久性功能障碍的患者，可以使用矫形器。

另外可应用维生素 B 族药物、ATP、辅酶 A 和中药等协同治疗。

6. 预后　预后一般是良好的，36% 的患者在 1 年内恢复，75% 的患者在 2 年内恢复，90% 的患者可在 3 年恢复。三分之二的患者在症状发生后的 1 个月内有明显改善。恢复与疾病在急性期的病程、部位和严重度没有直接关系，存在相当程度肌萎缩的患者也可恢复良好，单侧病变较之双侧者在第一年内恢复较快。75% 的患者可以完全恢复功能。也有存在永久的功能缺陷者。如有下列情况预后较差：①严重和较长时间的疼痛或反复疼痛。②发病后 3 个月没有任何改善的迹象。③全臂丛或下臂丛病变者。5% 的患者有复发和缓解过程。

（二）创伤性臂丛神经病

一般分为三类：①直接损伤，多是由于车祸、运动、枪击等造成臂丛神经剧烈的撞击或牵拉而发生的瘫痪，锁骨上损伤较之锁骨下损伤更为常见且严重，一般预后更差。②继发于颈或肩部周围结构创伤的病变，如锁骨和第一肋骨的骨折。③医源性损伤，多为神经传导阻滞治疗的并发症。还有一种臂丛神经的牵拉伤见于背囊性麻痹，双肩背负重物时对臂丛神经上干的局部施加重压而导致肩胛上神经和腋神经所支配的肌肉无力以及 C_5、C_6 分布区感觉减退。

1. 临床表现

（1）畸形：上肢呈松弛性瘫痪，肩下垂、变狭，眼裂变小、眼球内陷、瞳孔缩小，呈 Homer 征。

（2）运动：①臂丛上干损伤：表现为肩关节不能外展、上举，肘关节不能屈曲。腕关节和手的功能正常。如耸肩活动丧失则是 C_5、C_6 神经根撕脱。②臂丛下干损伤：表现为手指与拇指不能屈曲和伸直，拇指不能对掌、对指，手不能合拢和分开。而肩、肘、腕关节功能尚正常。如有 Horner 征则为 C_8、T_1 根性撕脱。③全臂丛根性损伤：表现为上瘫痪，无任何运动功能。

（3）感觉：①臂丛上干损伤表现为肩外侧、上臂及前臂外侧皮肤感觉障碍。②臂丛下干损伤表现为手及前臂内侧皮肤感觉障碍。③全臂丛损伤表现为上臂内侧外皮肤感觉障碍。

2. 诊断

（1）上肢五大神经（腋、肌皮、正中、桡、尺）任何两根神经同时损伤（非切割）即可定位在臂丛部位损伤。

（2）胸大肌和背阔肌功能障碍，臂丛损伤的部位在锁骨上。该两肌功能正常，臂丛损伤的部位在锁骨下。

（3）耸肩不能或有 Horner 征，臂丛损伤的部位在节前或称根性撕脱伤。

（4）肌电检查上肢五大神经 SNAP 存在而 SEP 消失者为节前损伤，SNAP 与 SEP 均消失者为节后损伤。

3. 治疗

（1）臂丛节后损伤：应观察 3 个月，进行保守治疗。

（2）臂丛损伤的手术指征：①节前损伤。②伴有锁骨下动脉（或腋动脉）损伤。③开放性损伤。④经 3 个月保守治疗，无好转的节后损伤。

（3）臂丛损伤的手术方法：①节后损伤按损伤性质不同进行粘连松解、神经减压、神经缝合、神经移植。②节前损伤进行神经移位术。移位方式为膈神经至皮神经；副神经至肩胛上神经肋间神经至腋神经或桡神经；健侧 C_7 神经至正中神经。

4. 预后　一般情况下，神经移植后，肘部的屈肌和伸肌以及肩胛带肌的预后相对较好，但前臂以及手部肌肉恢复较差。加强物理治疗及矫形器的使用对功能的恢复有很大的帮助。

（三）放射治疗后的臂丛神经病

乳腺癌等肿瘤的放射治疗时，接受大于 6000cGy 的分次剂量，可以造成臂丛神经的放射性损害。机制可能来自放射直接对髓鞘和轴索的破坏，以及放射引起血管闭塞而导致的神经内膜和外膜纤维化。放射治疗与臂丛症状发病之间的潜伏期为 5 个月至 20 年，平均为 6.5 年。感觉症状（疼痛、感觉异常、麻木）远较运动症状为显著，但也有病例在感觉症状出现之前先发生肌肉无力，无力主要发生在臂丛上干神经支配的肌肉。

放射治疗引起的臂丛损害与癌肿转移所引起的臂丛损害在临床上很难区分。若臂丛下干剧烈性的疼痛同时伴有 Horne r's 征强烈提示癌肿转移引起的臂丛损害；若臂丛上干损害伴有无痛性淋巴水肿，则提示放射性损害的可能性较大。经过长期随访，转移病例都是预后恶劣，放射损伤病例预后较好。电生理检查可发现早期病变为脱髓鞘改变，而晚期则是轴索损伤。肌纤维放电和束颤电位则特别提示放射性损害。MRI 很难准确鉴别两者，其均显示 T2W 的高信号以及造影剂后存在增强，当然辐射性的纤维化为弥漫性增厚和增大，而不存在局部的肿块。对诊断不明确的病例，可考虑进行手术探查，如证实为放射损害所引起，则可以及早切除挛缩的臂丛神经的纤维组织。根据文献报道，碘塞罗宁（三碘甲状腺氨酸）对放射后纤维化有治疗作用。

（四）转移性臂丛神经病

最常继发于肺癌和乳腺癌，淋巴瘤、肉瘤、黑色素瘤等则相当少见。转移多是通过淋巴途径，腋淋巴结最为常见。转移性的臂丛神经病最突出的病状为剧烈疼痛，一般位于肩带处，可向肘、前臂正中及第 4、5 手指放射，以 C_8、T_1 脊神经和臂丛下干损害为主，一半以上的患者伴有 Horner 征。治病主要通过原发肿瘤的化疗以及臂丛局部的放疗来进行，预后较差。通常约 50% 的患者可以缓解疼痛，但对肌力的恢复没有作用。其他止痛治疗包括阿片类镇痛药或非阿片类制剂，如抗抑郁药物及抗痫药物等药物治疗，以及经皮电刺激、椎旁交感神经阻滞、背侧神经根切断术等方法。对于 Pancoast's 肿瘤（肺上沟瘤）患者，一般采取术前放疗并扩大手术切除范围，其 5 年生存率一般为 20%～35%。

（五）胸廓出口综合征

在锁骨及第一肋骨间的狭窄区域中，由前斜角肌、颈肋、肥大的第 7 颈椎横突及正常或先天畸形的第一肋骨压迫臂丛，产生感觉运动症状，如锁骨下动脉同时受累则尚伴有上肢循环障碍的表现。不完全性颈肋是最常见的畸形，其末端由一条边缘锐利的前位带与第一肋相连，C_7伸长并下弯的横突由一条拉紧的纤维带与第一肋相连，并伴有前中斜角肌的异常，因此，C_8和T_1神经根、下臂丛及血管存在受压的潜在可能性。此外一些非特异性的胸廓出口综合征还可并发于创伤后，如车祸、工作相关性的损伤，有些运动员亦可发生，如举重、游泳、网球及棒球运动员。

1. 分类　旧分类：根据存在畸形及其症状的发生机制，分为颈肋综合征、前斜角肌综合征、肋锁综合征等。临床上常以 Adson 试验（锁骨下动脉受压试验）来区分颈肋综合征或前斜角肌综合征。请患者取坐位，两手置于大腿上，掌面向上，作深吸气，将头过度后伸并先后尽量向左右旋转，如果在此过程中病侧桡动脉搏动消失或明显减弱而另一侧搏动正常，则称为 Adson's 征阳性。与脉搏消失的同时右锁骨上窝常能听到杂音者，通常提示为颈肋综合征。颈部有时可看到或摸到骨性肿物，此即颈肋。患肢垂直上举后，将头尽量转向患侧，如桡动脉搏动消失而试验另一侧时桡动脉搏动不受影响，则提示为前斜角肌综合征。

新分类：分为神经性、血管性及非特异性胸廓出口综合征

2. 临床表现　儿童、青少年罕见，发病年龄为 30 ~ 50 岁，平均年龄为 32 岁，女性多见。有时颈肋是双侧性的，而症状仍以右侧较为多见，这可能是由于右手多提重物，肩关节牵引加速了症状的发生。症状一般逐渐发生，均以疼痛起病，程度不一。轻则有周期性肩胛疼痛，向下放射至手臂内侧。重则疼痛尖锐，可为钻刺或烧灼性质。发作时疼痛位于肩胛后面，但以后即向颈侧放射并下达手臂内侧、前臂及手掌。除疼痛外，尚可伴有手及前臂尺侧的麻木感、针刺感或其他感觉异常。上肢的伸展及外展运动如举物、背物或提物等均可使疼痛加剧。如使手臂置于内收及屈位时较为舒适。某些病例中，如将手上举达头部以上，亦可使疼痛减轻。感觉检查时，在手的尺侧及前臂尺侧区可有感觉过敏或减退。运动症状表现为肌力减弱及肌肉萎缩，这常是后期的症状。运动症状通常局限于手部诸小肌，或从正中神经或尺神经支配的肌群开始。前臂肌群受累较为少见。偶有颈交感神经麻痹综合征出现。因锁骨下动脉受压可出现患侧手发冷，阵发性苍白及发绀，有时还可出现类雷诺现象。在牵引上肢时可使桡动脉明显减弱或消失。

另一类不伴有结构上异常的患者，症状通常较有结构畸形者为轻，而且多属感觉性，运动症状表现较少，体格检查时客观异常表现不明显。有的患者症状几乎全在夜间出现，当平卧一会儿后始发生，称为"静止性感觉异常性臂痛"，常见于中年妇女。

3. 实验室检查

（1）影像学检查：X 线检查可确诊颈肋或其他畸形结构的存在，可同时结合正侧位片。对胸廓出口处的 MRI 检查对提示此处神经血管扭曲及受压等异常很有帮助。

（2）电生理检查：需满足以下标准：①尺神经感觉神经动作电位振幅减低（$<12\mu V$），或前臂内侧皮神经 SNAP 振幅减低（$<10\mu V$）。②患侧正中神经复合运动电位振幅的减低（$<5mV$），或尺神经 F 波潜伏期的延长（$>33ms$），或 EMG 发现臂丛下干两条不同神经支配的肌肉均显示去神经改变，而臂丛上干及中干支配肌肉正常，并排除其他局灶神经病变或多神经病变。③正中神经的 SNAP 正常（$\geqslant 15\mu V$）。④肘部尺神经的运动神经传导速度正常（$\geqslant 50m/s$）。

4. 鉴别诊断　本病较为少见，只有当符合临床及肌电图诊断标准时，才能考虑本诊断。

本综合征在诊断上需要与颈椎病、肌萎缩侧索硬化症、脊髓空洞症、正中神经和尺神经的损害等相鉴别。本综合征有剧烈的特征性疼痛和感觉障碍而无肌束颤动，借此可与肌萎缩侧索硬化相鉴别。脊髓空洞症有手部小肌肉萎缩，同时有特征性的感觉分离表现，且感觉障碍范围广，并可能有锥体束征而与本综合征相鉴别。正中神经和尺神经的损害可依其运动和感觉的典型分布来决定。

5. 治疗

（1）一般治疗：包括肩部伸展和上举运动、患者教育、姿势训练、物理治疗及抗炎药物治疗等。对夜间臂痛患者，可根据患者自己经验，放置垫枕，睡觉时采取适当姿势而获得症状的缓解。

（2）手术治疗：在有结构畸形的严重病例中，及早手术可获得良好的效果。手术的种类有切除纤维带、颈肋、切除肥大的第 7 颈椎横突与第一肋骨的中间部或切断前斜角肌以消除对臂丛的压迫，需根据病情的不同而采取不同的手术。

（3）其他：关节或肌肉内注射皮质类固醇可以减轻炎症。对斜角肌注射 A 型肉毒素可以缓解症状，但存在一定技术上的风险和潜在的不良反应。

二、腰骶神经丛疾病

（一）解剖

腰骶丛包括腰丛和骶丛，腰丛主要由 $L_1 \sim L_4$ 神经根的前支组合而成，位于腰大肌的深部，通过 L_4 前支连接于骨盆内的骶丛。腰丛的分支包括由 L_1 发出的髂腹下神经和髂腹股沟神经（包括部分 T_{12} 神经）、由 L_2 和 L_3 后支组成的大腿股外侧皮神经，及 L_1 和 L_2 前支组成的生殖股神经。其他分支尚包括由 $L_2 \sim L_4$ 后支组成的股神经，位于腰肌内，及 $L_2 \sim L_4$ 前支组成的闭孔神经。

腰丛通过 L_4 前支与骶丛相联系，L_4 前支与 L_5 在位于骶骨支的腰大肌内侧缘组成腰骶干，后者进入骨盆，在梨状隐窝连接于骶丛。骶丛由 L_4，L_5，S_1 和 S_2 前支在骶髂关节前组成。和腰丛一样，骶丛也分前支和后支，前支主要组成坐骨神经的胫神经部分，后支主要组成其腓神经部分。坐骨神经经骨盆的坐骨大切迹离开骨盆。许多重要的神经都是源于骶丛，臀上神经和臀下神经源于骶丛的后支，分别支配臀大、中和小肌；股后皮神经是由 $S_1 \sim S_3$ 前支组成，通过坐骨大孔进入臀部；会阴神经源于 $S_2 \sim S_4$ 连续的前初级支，通过坐骨大孔伸至臀部。

（二）临床表现

腰丛病会出现 $L_2 \sim L_4$ 支配节段的肌无力，感觉障碍和反射异常，骶丛病则导致 $L_5 \sim S_3$ 支配节段相类似的改变。腰丛病的病变特征包括闭孔神经和股神经支配区域的肌无力、感觉障碍，膝反射减退或消失。屈髋、伸膝和髋内收肌均出现无力，伴大腿前内侧面的感觉丧失。髋屈肌及髋内收肌同时无力提示神经丛或神经根疾病。更精细的定位需要借助辅助检测手段，包括肌电图及 CT、MRI。

骶丛病变表现为臀部神经（只有运动纤维受累）、腓神经和胫神经支配区域的肌无力和感觉障碍。可能出现广泛的下肢无力，包括髋伸肌、髋外展肌、屈膝肌、踝跖屈肌和背屈肌。感觉丧失位于大腿后侧面、膝盖以下的小腿前外侧面和后面，以及足背外侧面和跖面。

可伴踝反射降低或消失。在这些区域也会出现血管舒缩功能异常及营养障碍。臀肌无力意味着靠近骨盆梨状肌的骶丛纤维受累，甚至骶神经根受累。至于骶丛病，确诊常需借助于电生理学及神经影像学检测。

（三）实验室检查

1. 电生理学检测

（1）EMG 有助于鉴别神经丛或神经根病变：如果 EMG 提示至少两个腰骶节段，并且至少两根不同周围神经支配的肌肉出现变性改变（纤颤电位及正尖波）及减少的募集反应（减少的运动单位数目，快速发放），可以确诊为神经丛病。但是，神经根和神经丛可能同时受侵犯，可见于糖尿病、放射疾病、炎症、血管炎和肿瘤疾病等，产生神经根神经丛病。其次，EMG 有助于明确一个腰骶神经丛病是否同时伴发多发性神经病。如果伴发，去神经和神经再生的 EMG 特征在双侧都出现，尤其在远端肌肉。再次，EMG 示有肌纤维颤搐放电提示放射性神经丛病。

（2）神经传导研究有助于诊断神经丛病：感觉神经，如腓肠神经和腓浅神经，动作电位幅度降低分别提示 S_1 及 L_5 DRG 远端轴突的丧失。F 波潜伏期的延长，而远端运动神经传导速度正常，提示近端的损害，可能是在神经根或神经丛水平。最后，在神经丛疾病，通过刺激神经根测定经腰骶神经丛传导的数据，可能会发现经过神经丛的特定部分，出现潜伏期的延长。

2. 神经影像学检测

（1）X 线片可显示腰、骶椎骨或骨盆骨质破坏病变。

（2）静脉肾盂造影可能显示输尿管或膀胱畸形。

（3）钡剂灌肠可发现肠移位。

（4）CT 或 MRI，从 $L_1 \sim L_2$ 水平的腹部及骨盆到耻骨联合水平以下扫描，可以详细显示整个腰骶神经丛附近的解剖结构，可以显示出腰骶神经丛结构异常的严重程度，但是仍然不能区分良、恶性肿瘤，炎症包块及血肿。如果 MRI 显像正常，基本不可能是结构性神经丛病。

（四）诊断

1. 血肿 血友病或者接受抗凝治疗的患者可能出现髂腰肌群出血。解剖结构上，腰丛、股神经、闭孔神经的主要成分从腰部脊柱旁发出，到达大腿部分，期间覆盖在一层紧的筋膜下，在髂肌之上称作为髂肌筋膜，之后随着下行逐渐增厚，在腹股沟韧带处，形成一个致密而难以扩张的漏斗状结构，包裹在髂肌和腰肌的下段部分。与髂腰肌血肿有关的，在解剖上主要有：①股神经是腰丛中唯一受累的结构，为髂肌出血导致位于腹股沟韧带之上的致密筋膜膨胀所致；②腰肌出血或者髂肌出血扩散到腰肌，导致神经丛的其他成分、闭孔神经及股外侧皮神经受累。

腹膜后血肿常常首先表现出严重的疼痛，这种疼痛位于腹股沟，并且放射到大腿前部和腰部，伴逐渐加重的肌无力和感觉异常。当股神经被累及，出现相应支配区域的肌无力和感觉异常；神经丛的其他成分受累，所涉及的范围更广泛，而且与受累神经支配的范围相一致。如果出血量较大，可在下腹部形成肿块，并且伴发一系列全身性症状，如心动过速、低血压和降低的红细胞比容。典型的血肿常从骨盆侧壁产生，CT 扫描可以看到髂骨翼内侧面正常的凹面变得模糊。由于髂肌痉挛，患者常常呈特征性的卧姿，即臀部屈曲侧卧，以避免臀部伸展加重这种疼痛。血肿发生后的几天，在腹股沟及大腿前面可能出现淤青。在一部分患者，尤其是血肿较小、临床症状轻微的患者，通过保守治疗如抗凝治疗，治疗效果可能比较满意，但是有 10%～15% 患者的病情改善并不明显。一些医疗中心进行抗凝治疗后行小的腹膜后切口，进行剖腹探查，之后通过髂肌筋膜切开术清除血肿，缓解对股神经的压迫，有利于痊愈。

2. 脓肿　急性非结核性髂肌脓肿可以伴发股神经病。

3. 动脉瘤　背痛和腹部痛往往是腹部动脉瘤的早期表现。一个扩张的腹部动脉瘤可能压迫髂腹下神经和髂腹股沟神经，导致疼痛放射至下腹部及腹股沟区域；对生殖股神经的压迫会产生腹股沟区域、睾丸及大腿前侧的疼痛。L_5～S_2 神经干恰好位于髂内动脉后方，受压迫后会产生坐骨神经痛，13% 髂动脉瘤患者表现出坐骨神经痛。

腹主动脉瘤破裂出血，由于血肿位于腹膜后或者形成假动脉瘤，可能会表现出明显的神经系统症状。如果形成人的腹膜后血肿，叮能伤及股神经和闭孔神经，甚至骶丛的一些分支。髂动脉瘤或者髂内动脉瘤破裂，血液会扩散至骨盆，压迫 S_2～L_5 神经干。对于难以解释的背痛、腿痛或者放射至腰丛表皮神经支配区的疼痛，应该怀疑大动脉及其主要分支的动脉瘤。当触诊腹部或者直肠指检时感觉到一个大的搏动性包块，都高度提示动脉瘤。腰骶部放射线检测可能发现曲线状似钙化的高密度影。腹部超声和 CT 扫描可以确诊。

4. 外伤　骨盆、髋臼、股骨骨折，或者股骨及髋关节附近的手术可能伤及腰骶神经丛。骶骨骨折或者骶髂关节分离造成的损伤占外伤性腰骶神经丛的大部分（68%），而髋臼及股骨骨折相对少见，分别占 14% 和 9%，然而后者更容易损伤邻近神经丛所发出的神经。

5. 怀孕　在产程的第二阶段，腰骶神经干可能受胎儿头的压迫，多见于母亲个头小而胎儿相对较大，产程延长并且使用中位产钳旋转的情况下。生产后，当患者起床时会发现由于踝关节内翻力弱而难以走路；体检发现背屈和内翻肌无力，伴随下肢侧面和足背面的感觉减退。神经传导检测显示小腿浅表的 SNAP 减弱或消失，EMG 发现膝盖以下受 L_5 支配的肌肉有失神经支配现象。病理特征主要表现为脱髓鞘。预后一般较好，5 个月内能完全恢复。在随后的怀孕中，只要无胎位不正等异常表现，仍可尝试生产，但是应该小心使用产钳。对先前有过产伤造成腰骶干损伤的妇女，使用中位产钳的危险度相对较高。如果生产不成功或者胎儿比较大，应该谨慎行剖腹产手术。

消瘦患者在剖腹产过程中使用自固定牵开器会压迫腰肌，可能伤及股神经导致股神经病。术后患者会出现股神经支配区的肌无力和麻木。恢复常常快速而完全。闭孔神经损伤可能是受近骨盆边缘的胎儿头或者镊子的压迫，表现为腹股沟区及大腿前面的疼痛，以及闭孔神经支配区的肌无力和感觉异常。

6. 肿瘤　腰骶神经丛可以被肿瘤所破坏，可以是腹腔内肿瘤直接扩散或者从其他部位转移所至，直接扩散占大部分，约 75%，转移只占约 25%。最常见的原发性肿瘤，包括结肠直肠癌、泌尿生殖系肿瘤、颈部肿瘤、乳腺癌、肉瘤和淋巴瘤。临床症状主要表现为三种：上段神经丛病，累及 L_1～L_4 节段（31%），最常见于结肠直肠癌；下段神经丛病，累及 L_4～S_1 节段（51%），最常见于肉瘤；全神经丛病，累及 L_1～S_3 节段（18%），最常见于泌尿生殖器肿瘤。典型的肿瘤性神经丛病起病隐袭，早期主要表现为严重而剧烈的疼痛，似绞痛，从下背部放射到下肢末端。之后的数周到数月，麻木、感觉异常、乏力和下肢浮肿逐渐出现，大小便失禁或性无能在小于10%的患者出现。绝大部分肿瘤引起的神经丛病是单侧性，双侧性只见于25%的患者，常常是由于乳腺癌侵犯所致，预后较差。

三组综合征并不是简单地符合上、下和全神经丛病的分类。在第一组综合征中，可伴有下腹的四分之一或腹股沟区的感觉异常或疼痛，很少或不伴有运动异常，这些患者被发现在紧靠 L_1 处有肿瘤，导致髂腹股沟、髂腹下或者生殖股神经受累。第二组，在足背内侧和足底有麻木感，伴膝反射减弱，踝背屈及旋转力弱。这些患者在骶骨翼水平有损伤，伴腰骶干受累。第三组伴会阴区感觉丧失和括约肌无力，被发现尾丛受肿瘤侵犯，常常是直肠癌转移所致。

通过 CT 或 MRI 显像可以诊断肿瘤性神经丛病，MRI 显像常更为敏感。由于骨盆肿瘤可以扩散到硬膜外空隙，常常低于脊髓圆锥，因此大部分腰骶部 MRI 显像可以显示。在少数情况下，有的神经丛肿瘤即使用最好的显像方法也难以显示。对这种现象的解释是，首先，之前接受放射治疗的患者可能出现组织的纤维化，后者不能与新发肿瘤相鉴别。其次，一些肿瘤沿神经丛或神经根扩散，未能长成一个可以辨别的包块，在这些情况下，需要借助其他影像学检测方法，如高分辨率 MRI、骨扫描、平片、静脉肾盂造影，或者神经丛活检，或者两者联合使用。前列腺癌可以沿着神经束膜扩散至腰骶丛，造成腰骶神经根神经丛损伤，后者与明显的小便功能障碍有关，这个扩散过程一般会持续 8 年左右，到后期 MRI 显示出不均匀的神经增粗，但是骨盆和腹部显像正常。

7. 放射性神经丛病　放射性神经丛病常常起病隐袭，进展缓慢，初期表现为无痛性肌无力。有一半的患者会逐渐出现疼痛，但常常并不严重。大部分患者最终表现为双侧肌无力，症状常不对称，主要影响 $L_5 \sim S_1$ 支配的远端肌肉，伴下肢反射减弱或消失，表浅感觉异常。肠道及泌尿道症状常常是直肠炎或者膀胱纤维化的结果。从接受放射治疗到出现神经系统表征的时间间隔在 1~31 年（平均 5 年），也有小于 6 个月的报道。但是，放射治疗后到出现相关症状的持续时间，与放射剂量无明显相关性。

在大部分患者，放射性神经丛病是逐渐进展的，最终导致严重的功能障碍。腹部及骨盆 CT 或 MRI 显像正常。EMG 检测，在 50% 患者出现纤颤电位，提示放射线除了破坏神经丛也破坏神经根，因此更恰当的命名应该是放射性神经根神经丛病。在近 60% 的患者，EMG 显示出肌颤搐放电，这个特征在肿瘤性神经丛病非常罕见。

8. 血管炎性神经丛病　血管炎神经病一般与多发的单神经病相联系，但是也可能出现其他类型的神经疾病，包括表现为疼痛的腰骶神经丛病。在周围神经系统，邻近肱骨和股骨中段的神经对血管炎诱发的缺血最敏感，因为这些神经正好位于神经滋养血管的交界区，邻近的神经干和神经根也可能受到影响。当一位已经确诊为血管炎的患者出现腰骶神经丛病的临床表现，例如结节性多动脉炎或风湿性关节炎，很显然要诊断为血管炎性神经丛病。对于一个看起来像特发性多发性神经病或者神经丛病的患者，临床鉴别诊断相对比较困难，因为这种病变可能是单系统性，而且仅限于周围神经系统。在这样的病例，可能需要神经活检来确诊。

9. 特发性腰骶神经丛病　腰骶神经丛病可以在毫无临床症状及体征的情况下发生，因此被认为与特发性臂丛病极其相似。这种疾病可能以突发疼痛起病，经过数天到数周，出现肌无力。在一些患者，病情就此稳定，也有患者缓慢进展，或者复发，或者时轻时重。50%患者在上部分及下部分腰骶神经丛支配的区域出现肌无力，其中 40% 出现于上腰骶丛，

10% 出现于下腰骶丛。大部分患者经过 2 年左右恢复，但症状恢复常不完全。EMG 检测显示受累神经丛支配区域出现斑片状失神经电位表现，但是脊柱旁肌肉常不受累，提示这个病变一般不影响腰骶神经根。Dyck 等（2001）定义特发性腰骶神经丛病为非糖尿病引起的腰骶神经根神经丛病，但是其临床表现（表现为亚急性、非对称性疼痛，恢复延缓，不完全恢复）及病理特征（缺血性损害及小血管炎）与糖尿病性多发性神经根神经丛病非常类似，提示可能有免疫机制参与发病。MRI 检测显示在腰丛有增强信号，使用免疫球蛋白治疗后，随着症状和体征的消失，增强信号也逐渐消失。免疫调节治疗可能只对小部分特发性腰骶神经丛病患者有治疗效果。

（胡　梅）

第三节　单神经干疾病

一、桡神经麻痹

桡神经可在腋部受压（"拐杖麻痹"），但下部受累更常见，桡神经在肱骨中下 1/3 处贴近骨干，此处切割伤，捆缚过久或应用压力过大的止血带，肱骨骨折骨痂生长过多，钢板固定与去除的不当等，易使桡神经受损。桡骨头前脱位可压迫牵拉桡神经深支，手术不慎也可伤及此神经。

（一）临床表现

1. 畸形　由于伸腕、伸拇、伸指肌瘫痪，手呈"腕下垂"畸形。由于旋后肌瘫痪，前臂旋前畸形。肘以下平面损伤时，由于支配桡侧腕伸肌的分支未受损，故腕关节可背伸，但向桡偏，仅有垂拇、垂指不能和前臂旋前畸形。

2. 感觉　损伤后在手背桡侧、上臂下半桡侧的后部及前臂背侧虎口背侧感觉减退或消失。

3. 运动　桡神经在腋部损伤后，特征性地出现肱三头肌、肱桡肌、旋后肌和腕指伸肌无力，出现伸腕、伸拇、伸指不能。由于肱二头肌的作用，前臂旋后能够完成，但力量明显减退，拇指不能作桡侧外展。如桡神经损伤平面在肘关节以下，主要表现为伸拇、伸指不能。

（二）诊断

1. 典型的外伤史　如肱骨干中下 1/3 骨折，桡骨小头脱位等。

2. 典型的症状与体征　腕下垂、伸拇、伸指不能。

3. 肌电图检测　可明确损伤部位性质。

（三）治疗

1. 非手术治疗　包括药物、理疗及功能训练，适合于轻度损伤或病程短者。

2. 手术治疗　适合于经保守治疗 3 个月无恢复或开放性神经损伤。根据损伤性质选择不同手术方式。骨折所致神经损伤一般先保守治疗观察 1～2 个月后再决定治疗方案。

二、尺神经麻痹

在肘部，尺神经可直接受外伤或骨折脱臼并发损伤。严重肘外翻畸形及尺神经滑脱可在损伤数年后引起尺神经损伤，又称慢性尺神经炎，同样，肘关节炎形成的骨赘、腱鞘囊肿、脂肪瘤、Charcot 肘、肱尺腱膜韧带的肥厚、滑车上肘肌的压迫也可造成慢性尺神经炎。尺侧腕屈肌的纤维变性增厚造成尺神经在肘管入口处受压所引起的尺神经病较为常见，称为肘管综合征。在尺骨髁上的尺神经沟中延伸的尺神经，可因其位置表浅而易受压迫性损害，如经常长时间地屈肘并置于硬物表面，如课桌、扶手椅等可造成慢性的尺神经受压。颈肋或斜角肌综合征时，尺神经最容易受累，造成不全损伤。在腕部，尺神经易受切割伤，卡压性疾病较肘部少见，腕关节退行性变、类风湿关节炎、远端畸形的血管或长时间用手紧握工具可发生该部位的损伤。

（一）临床表现

1. 畸形　尺神经损伤后可出现手部爪状畸形（大多限于环、小指），低位损伤爪状畸形较高位损伤明显。手内肌广泛瘫痪，小鱼际肌萎缩，掌骨间隙明显凹陷，由此继发掌指关节处过伸和指间关节屈曲。

2. 运动　尺神经在肘损伤时，前臂尺侧腕屈肌和指深屈肌尺侧半瘫痪，不能向尺侧屈腕及屈环指、小指远侧关节。各手指不能内收外展。小指处于外展位，拇指和示指不能对掌成"O"形。由于拇内收肌及第一背侧骨间肌瘫痪，故拇指和示指夹纸试验显示无力；而为弥补这种无力，夹纸时拇长屈肌、正中神经支配的肌肉会无意中愈加灵活，并屈拇指远端指节（Froment's 征）。骨间肌的无力是因手内肌瘫痪，手的握力减少约50%，手失去灵活性。

3. 感觉　手掌尺侧、小指全部及环指尺侧半感觉障碍。不完全损伤可出现典型的烧灼性疼痛。

（二）诊断

1. 外伤史　有腕、肘部外伤史。

2. 典型症状和体征　环、小指爪形手，第一背侧骨间肌萎缩，手肌不能内收外展，环、小指感觉障碍。

3. 电生理检查　可明确损伤部位及性质。

4. MRI　肘部损伤 MRI 可发现局部占位性病变及结构异常，并可显示神经增粗及信号增强，特别适用于电生理检查未发现局灶性病变者。腕部损伤 MRI 若发现尺骨管结构性损害者需手术探查。

5. 超声检测　肘部的高分辨率超声可发现尺神经的增厚。

（三）治疗

保守治疗包括避免屈肘和肘部压迫、使用护肘等。外科手术前需接受至少 3 个月的保守治疗。外科手术包括尺神经干前移位、尺侧腕屈肌腱膜松解术及内上髁切除术等。尺神经干前移位的并发症高于松解术，而手术的获益取决于手术的方式、神经病变的持续时间及严重程度。一般症状持续 1 年内的患者或电生理检查示脱髓鞘者预后较好，超声显示神经增厚明显者预后较差。

三、正中神经麻痹

腕部的正中神经位置表浅，易被锐器伤，并常伴有屈肌腱损伤。肱骨髁上骨折与月骨脱位，常并发正中神经损伤，多为挫伤或挤压伤。继发于肩关节、肘关节脱位者为牵拉伤。此外，正中神经可因腕部骨质增生、腕横韧带肥厚或旋前圆肌的肥大，而长生慢性神经压迫症状。

（一）临床表现

1. 腕部正中神经损伤

（1）畸形：早期手部畸形不明显，1个月后可见大鱼际肌萎缩、扁平、拇指内收呈猿掌畸形。伤后时间越长，畸形越明显。

（2）运动：大鱼际肌即拇对掌肌、拇短展肌及拇短屈肌浅头瘫痪，拇指不能对掌，不能与手掌平面成90°角，不能用拇指指腹接触其他指尖。大鱼际肌萎缩形成猿手畸形。拇短屈肌有时为尺神经支配。

（3）感觉：正中神经损伤对手部感觉影响最大。在掌侧，拇、示、中指及环指桡侧半，在背侧，示指、中指远节均有感觉障碍，由于感觉障碍，手功能受到严重影响，如无实物感、拿东西易掉，容易受到外伤及烫伤等。

（4）营养改变：手部皮肤、指甲均有显著营养改变，指骨萎缩、指端变得小而尖，皮肤干燥不出汗。

2. 肘部正中神经损伤

（1）运动改变：除上述改变外，尚有旋前圆肌、旋前方肌、指浅屈肌、指深屈肌桡侧半、拇长屈肌及掌长肌瘫痪，故拇指和示指不能屈曲，握拳时拇指和示指仍伸直。部分患者的中指仅能部分屈曲，示指和中指的掌指关节部分屈曲，但指间关节仍伸直。

（2）感觉与营养改变：腕部正中神经断裂、正中神经损伤常可能并发灼性神经痛。

3. 正中神经的卡压综合征

（1）腕管综合征：为最常见的卡压性神经病变，多由于过度用手和反复的职业损伤所致，诱发因素还包括妊娠、糖尿病、肥胖、高龄、类风湿关节炎、甲状腺功能减退、淀粉样变性、痛风、肢端肥大症、黏多糖增多症、动静脉分路术、腕部骨折史以及腕部肌腱或结缔组织的炎性病变。偶有家族性。常见症状为夜间神经痛和感觉异常，主要累及拇指、示指和中指，疼痛常放射到前臂，甚至到达肩部，患者常因此而从睡眠中转醒。客观体征主要以正中神经分布区的感觉障碍为主，涉及两点辨别觉、针刺觉及轻触觉的减弱，偶有拇指、示指及大鱼际肌的感觉过敏，若压迫持续存在，则可出现大鱼际肌的无力和萎缩。腕管综合征一般是双侧的，但优势手更重。查体时叩击腕管处可引起腕关节远端正中神经分布区的感觉异常，称作 Tinel's 征，在腕管综合征患者中的阳性率约为 60%，但特异性低。患者屈腕关节持续 1min（哈伦手法）或者过伸腕关节（反哈伦手法）均可诱发上述症状。电生理检查可以明确诊断。治疗方面，症状较轻者可用夹板固定腕部，避免手腕屈曲，使用 NSAIDs 类药物或腕管内注射皮质类固醇。严重的感觉障碍或鱼际肌的萎缩提示需进行外科腕管松解术。

（2）旋前圆肌综合征：肘部的正中神经在肥大的旋前圆肌两头间易受压，或被二头肌腱膜压迫而产生旋前圆肌综合征。有时反复从事前臂旋前动作也可引起，外伤性因素包括肘关节脱位、前臂骨折等。患者常出现前臂或肘部掌侧不明原因的疼痛，抓握或前臂旋前动作可加重或诱发，亦可有类似腕管综合征的手掌麻木或感觉异常，但一般无夜间加重现象。查体时可以发现拇长屈肌和拇短展肌无力，触诊时旋前圆肌可有触痛，在肘部亦可引出 Tinel's 征。电生理检查可发现肘腕间的正中神经传导速度减慢，和腕管综合征不同的是腕部远端的正中神经运动和感觉潜伏期均正常。治疗方面可以通过在旋前圆肌内注射皮质类固醇，使用

NSAIDs 类药物或者将手臂肘屈 90°并轻度旋前位进行固定，均可缓解症状。

（二）诊断

1. 外伤史　在腕、肘部有明显外伤史。

2. 典型症状和体征　有典型的猿手畸形，桡侧 3 个半手指感觉障碍，拇指对掌功能丧失，拇、示指末节屈曲不能（肘部受损时）。

3. 肌电图检查　可明确损伤部位及性质。

（三）治疗

1. 非手术治疗　包括药物、理疗及功能训练，适合于轻度损伤或病程短者。

2. 手术治疗　适合于经保守治疗 3 个月无恢复者或开放性神经损伤。根据损伤性质选择不同手术方式。

四、腓神经麻痹

腓总神经发自 $L_1 \sim S_2$ 节段的神经根，是坐骨神经的延续，后者走行到大腿下段分出腓总神经。在腓骨小头外侧，分出腓肠外侧皮神经，支配小腿外侧面，之后分出腓浅神经和腓深神经。腓浅神经支配腓骨长肌和腓骨短肌，主要功能是使足外翻和背屈；其感觉纤维分布于小腿下半部的前外侧及足、趾背侧皮肤。腓深神经支配胫骨前肌、趾长伸肌和趾短伸肌，主要功能是足背屈和内收，感觉纤维分布在第 1、2 趾间的小块皮肤。

腓总神经病变好发部位是腓骨小头。最常见的原因是压迫、腓骨头骨折和穿通伤等，如下肢石膏固定时可损伤腓总神经；盘腿坐、蹲位时间长及穿膝部收紧的长筒靴等也可在腓骨小头处压迫腓总神经，其他原因还包括糖尿病及滑囊炎等在腘窝后间隙压迫该神经等。腓深神经可在踝部受损。腓浅神经则常在其穿出前间隔筋膜处（踝以上约 10cm 处）受损。

（一）腓总神经麻痹

常见病因有腓神经炎，多见于受寒或者感冒后。其他常见于机械性压迫、牵拉和穿刺伤等。突然地足背屈和内翻是常见的损伤机制；因该神经在腓骨颈处位置表浅，所以也极易受到挤压。若无明显的外伤史，导致腓总神经轻度功能障碍的最常见原因是"交叉腿麻痹"，常见于习惯性将两腿交叉而坐的女性或体重急剧下降的肿瘤患者，也可见于因职业原因需要长时间保持蹲位或跪位姿势者以及昏迷或麻醉患者被放置于不良体位时。全身性疾病，如麻风、糖尿病、偶尔也可为致病原因。

1. 临床表现　最常见的症状和体征为足下垂和足背屈和外翻无力及相应肌群的萎缩，走路时呈跨阈步态，不能用足跟行走。小腿前外侧和足背侧的感觉障碍。

电生理学检测对于定位诊断具有一定价值，有助于明确病因及诊断。肌电图可见腓总神经支配的肌肉呈神经源性损害，腓总神经 SCV 和 MCV 减慢及波幅降低，特别是腓骨小头上下最明显。

2. 鉴别诊断　应注意与坐骨神经病变及 L_5 节段的神经根病等鉴别。坐骨神经损害时，肌电图可见股二头肌神经源性损害，无局灶性运动神经传导速度的异常改变。L_5 神经根病变时，腓总神经传导速度正常，而 L_5 神经根支配的非腓总神经支配的肌肉可见神经源性损害。单纯的腓总神经麻痹需要与胫前间隔综合征相鉴别，后者主要是前间隔内肌肉，由于外伤、高强度锻炼或缺血等膨胀而压迫腓深神经，导致急性、严重的下肢疼痛、肿胀和足部及趾伸肌无力。这种胫前腔隙的压迫必须通过筋膜切开术迅速缓解压力，以避免不可逆转的神经、肌肉损害。

3. 治疗　如果是压迫因素造成的损害，去除这些致病因素，则可使神经功能得到满意的恢复。若不存在上述促发因素，且在排除了一般性的周围神经病或血管炎所致和单神经炎后，应对该神经进行手术探查，有时可发现胫腓关节处腱鞘囊肿所致的神经受压。其他如全身疾病伴发者，给予原发病的对症治疗。

急性受压迫所致的腓神经麻痹，其预后都相对较好，由于牵拉导致的损伤，其恢复则相对缓慢。使用定做的塑料踝足支具在一定程度上可以改善严重的足下垂。对于 3 个月后症状无明显改善的极少数患者，或者伴有疼痛或缓慢进展的腓神经麻痹症状的患者，有必要进行磁共振影像学检测或外科探查。

（二）腓深神经麻痹

腓深神经麻痹相对少见，多为嵌压损害所致，最初由 Kopell 与 Thompson 两位学者描述。该神经在踝背侧的嵌压损害发生在前跗管内，通过此管的腓深神经和胫前血管在背侧受到距骨和舟骨上方筋膜的限制，在腹侧受到趾长伸肌纤维、肌腱及下方的伸肌支持带的束缚。前跗管综合征的临床表现包括踝部和足背的疼痛或紧缩感，可有第一趾间隙背面皮肤的感觉异常。患足呈跖屈、内翻畸形，可见趾短伸肌萎缩和无力。保守治疗或手术减压可以控制症状，包括穿楔形矫形鞋纠正足过度内翻，局部注射类固醇等。

（三）腓浅神经麻痹

Henry 于 1949 年首次报道了腓浅神经的嵌压损害，此后间断有相关报道，腓浅神经通常在其穿出筋膜处，即胫骨前外侧、踝上 10cm 处受到嵌压及慢性损伤，先天性筋膜缺损、相关的小脂肪瘤或肌腹疝可与上述情况并存。嵌压患者常有踝关节扭伤史。临床表现为小腿外侧和足背的疼痛及麻木感，通常无相关肌肉的肌无力或感觉异常，在该神经穿出筋膜处常有明显的压痛。对腓浅神经嵌压水平的诊断性神经封闭治疗有助于本病的确诊。

腓浅神经嵌压的手术治疗为切开嵌压处的深筋膜（即该神经穿出筋膜处），直至该神经能自由地走行于腓骨长肌与趾长伸肌之间。

五、股外侧皮神经病

股外侧皮神经为纯感觉神经，发自腰丛，由 $L_2 \sim L_3$ 节段神经根前支组成。在髂嵴水平从腰大肌下方穿过，越过髂肌表面，在髂前上棘的内下方，腹股沟韧带附着点之间的间隙出骨盆。出骨盆后，股外侧皮神经折向下走行形成明显的角度，缝匠肌收缩时是腹股沟韧带受牵拉，导致大腿的伸屈动作，此角度随大腿的屈伸而减小或增大。在腹股沟韧带下方约 4cm 处，股外侧皮神经穿出阔筋膜。股外侧皮神经分为前支和后支，小的后支支配自大转子以下直至前支分布区皮肤的感觉，前支支配大腿外侧至膝部的皮肤感觉。部分正常人股外侧皮神经发自生殖股神经或股神经。

（一）病因和病理

股外侧皮神经经过腰大肌外侧缘下行到腹股沟时，走行角度大，而且要穿过腹股沟韧带，因此易受损。在股外侧皮神经出骨盆时，站立、行走或其他使该神经尖锐成角的姿势动作，都可能导致持久而显著的临床症状。受压部位通常在髂前上棘处，常见的原因包括局部嵌压、妊娠、肥胖、腹水、外伤、血肿、骨折或腹膜后肿瘤压迫等。腰带、腹带及背包固定带等局部刺激也是常见的促发因素。也是糖尿病单神经病或酒精中毒性神经病最容易累及的神经。部分患者受损伤的原因不清。其病理改变包括大纤维的局部脱髓鞘和华勒变性，某些神经纤维存在结间的肿胀断裂以及神经内膜和血管的增厚。

（二）临床表现

股外侧皮神经病的发病率约为 0.4%。男性较女性多见，多发生于中年人，通常一侧受累，仅 20% 的患者为双侧症状，左右两侧受累概率相当。部分患者有家族聚集倾向。

大腿外侧感觉异常是最常见的早期症状，表现为麻刺感、烧灼感和疼痛等。另外，股外侧皮神经支配区出现触觉、痛温觉缺失，压觉保留。在久病患者，大腿外侧皮肤可见增厚，汗毛脱失，有时可见皮疹或触及皮下结节。没有肌肉萎缩和无力等运动受累的症状和体征。腱反射正常。感觉检查可见大腿外侧痛觉减退或过敏，部分患者腹股沟外侧有压痛或 Tinel 征，即叩击受损神经部位或其远端，出现相应支配区的放电痛、麻木感或蚁走感。一些患者呈卧位姿势可能缓解疼痛。

（三）诊断和鉴别诊断

本病的诊断主要依据病史和体格检查。由于该神经是纯感觉神经，肌电图检查无意义，神经传导速度的测定也受到部位的限制。皮节刺激体感诱发电位检查，特别是两侧对比对本病的诊断具有重要意义。使用局麻药进行局部神经阻断可能具有一定的诊断价值。

临床上应与股神经病变和 L_2 神经根病变相鉴别。股神经病变同时累及运动支，有相应支配区的肌无力和肌肉萎缩；肌电图可见股四头肌神经源性损害和股神经传导速度减慢及波幅降低等。L_2 神经根病变临床上较少见，感觉障碍分布在大腿的前内侧，可伴有髂腰肌和股二头肌无力等。

（四）治疗

通常采用保守治疗，包括去除或避免刺激性因素如腰带、疝带、腹带和野营装备等，建议将腰带换成宽松的工作裤或背带裤，鼓励肥胖者减肥，镇痛，矫正姿势等。如果症状仍持续存在，且对患者工作或生活影响较大时，建议手术治疗。在股外侧皮神经穿出骨盆处行神经切断术是一个简单有效的治疗方法，但这种方法常导致大腿外侧的麻木感。有些外科医生主张在腹股沟韧带下方，该神经受嵌压处切开该韧带，在髂前上棘附着处的下方给予衬套以松解神经，使神经自内侧通过，且减小其成角角度，而且术中要保证该神经不受任何损伤。尽管如此，这种简单的解压术失败率很高，之后往往仍需行神经切断术。

六、坐骨神经痛

坐骨神经痛是指沿坐骨神经通路及其分布区的疼痛，即在臀部、大腿后侧、小腿后外侧和足外侧的疼痛。这是多种疾病所引起的一种症状。在诊断坐骨神经痛时应进一步查出引起坐骨神经的疾病。

（一）病因

坐骨神经痛的病因有原发性和继发性（症状性）两大类。原发性坐骨神经痛即坐骨神经炎，临床上少见。主要是坐骨神经的间质炎，多由牙齿、鼻窦、扁桃体等病灶感染，经血液而侵及神经外膜引起，多和肌炎及纤维组织炎伴同发生。寒冷、潮湿常为诱发因素。继发性坐骨神经痛是因坐骨神经通路中遭受邻近组织病变影响引起。按照病理变化的部位又可分为根性和干性坐骨神经痛两种。根性神经痛的病变主要位于椎管内如腰椎间盘突出、椎管内肿瘤等（特别是硬脊膜外的转移癌和硬脊膜下髓外的神经鞘膜瘤）。此外，脊椎本身的疾病，如脊椎骨关节病、骨肿瘤、骨结核、损伤以及蛛网膜炎等也可在椎间孔区压迫神经根，引起根性坐骨神经痛。干性坐骨神经痛的病变主要位于椎管外，常见的为腰骶神经丛及神经干邻近的病变，如骶髂关节炎、骶髂关节半脱位、骶髂关节结核、髂内淋巴结的转移癌、腰大肌脓肿、髋关节炎、盆腔内子宫附件炎、肿瘤、妊娠子宫的压迫、各种损伤、神经本身的肿瘤等。某些代谢疾病如糖尿病和下肢的动脉内膜炎亦可有坐骨神经痛的表现。

（二）临床表现

坐骨神经痛以单侧性为多，中年男性多见。起病常急骤，但也有缓起的。急性起病的坐骨神经炎常先为下背部酸痛和腰部僵直感，数日后即出现沿坐骨神经通路的剧烈疼痛。亦有在起病前数周已在步行或运动而牵伸神经时会引起短暂的疼痛，并逐步加重而发展为剧烈的疼痛。疼痛多由臀部或髋部向下扩散至足部。在大腿部大转子内侧、髂后坐骨孔、大腿后面中部、腘窝、小腿外侧和足背外侧最为严重。疼痛呈持续性钝痛并有发作性加剧，发作性疼痛可为烧灼和刀刺样，常在夜间更剧。

为了减轻疼痛，患者常采取各种特殊的减痛姿势，例如在睡眠时喜向健侧侧卧，病侧髋关节和膝关节微屈。如果要求仰卧的患者起坐时，病侧的膝关节弯曲，这是保护性的反射性弯曲，称为起坐症状。当坐下时，首先是健侧臀部着力。站立时身体略向健侧倾斜，病侧下肢在髋、膝关节处微屈，造成脊柱侧凸，多数凸向病侧，即躯干向健侧倾斜以减轻椎间孔处神经根的压力。少数亦可凸向健侧，以减轻神经干的张力。俯拾物件时，患者先屈曲患侧膝关节，以免牵拉坐骨神经。

根性坐骨神经痛在咳嗽、喷嚏和屏气用力时疼痛加剧并呈放射痛的性质。腰椎棘突和横突的压痛最为明显，而沿坐骨神经通路各点的压痛则较轻微或无疼痛。直腿高举试验也呈阳性，但以下两种试验阳性常为根性坐骨神经痛的特点。①颏胸试验：患者仰卧，检查者将其头颈被动前屈使下颏触及胸壁，如激发或加剧下肢疼痛称颏胸试验阳性。②压迫两侧颈静脉至头内出现发胀感时，如激发或加剧下肢疼痛亦提示为根性神经痛。

干性坐骨神经痛时，可在下列各点测出明显压痛。①坐骨孔点：在坐骨孔的上缘，相当于针灸穴位的秩边穴。②转子点：在坐骨结节和转子之间，相当于环跳穴。③腘点：在腘窝内，相当于委中穴。④腓点：在腓骨小头之下。⑤踝点：在内踝之后，胫神经的外显神经处。⑥跖中央点：在足底的中央（图9-1）。移动患肢使神经牵伸或要求患者仰卧作患肢直腿高举时均可引起疼痛。坐骨神经所支配的肌肉张力松弛和轻微萎缩，常见的有腘腱肌群及腓肠肌等。肌肉压痛以腓肠肌、比目鱼肌肌腹处最为明显。小腿外侧和足背区可有针刺、烧灼和麻木等感觉异常，但客观的感觉障碍较少见。膝反射有时可稍增强，这是由于腘腱肌群（对股四头肌有对抗作用）的肌张力减低的缘故。如果 L_4 神经根受损，膝反射可能减低。踝反射多数减低，在严重和慢性期则可消失，这是由于 S_1 神经根受损所致。

腰骶椎间盘突出所引起的根性坐骨神经痛临床上最常见，本书有详细介绍，这里不再赘述。

坐骨神经痛的病程依病因而异。疼痛的严重程度和时间长短亦各不相同。一般患者在病后经卧床休息可使疼痛迅速缓解或消失。坐骨神经炎在最初 5～10d 疼痛最为剧烈，此后逐渐减轻，在恰当的治疗措施下，一般在 6~8 周内恢复。有些病例变为慢性，时好时坏，常持续至数月。一般说来，急性发作而疼痛剧烈的，其复发机会较亚急性或缓慢性发病者为少。

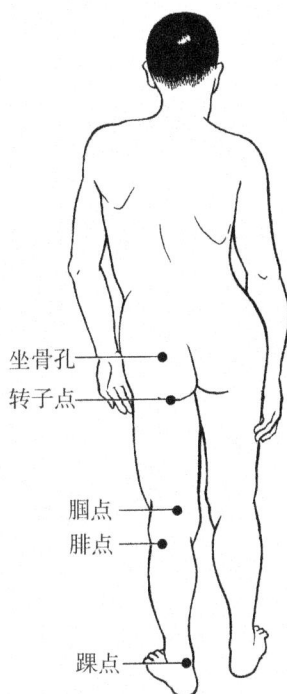

坐骨孔
转子点
腘点
腓点
踝点

图 9 - 1　左侧坐骨神经痛的脊柱侧弯和压痛点

（三）诊断

根据疼痛的分布与性质作出坐骨神经痛的诊断一般不难。但为了确定其原因，需详细询问有关感染、受冷、损伤和肿瘤等方面的病史。检查时应重点注意感染病灶及脊柱、骶髂关节、髋关节等的情况。为排除盆腔内器官疾患所引起的坐骨神经痛常需作肛指检查，有时需请妇科医师协助检查。仔细的神经系检查可区分是神经根还是神经干受损。根性神经痛应考虑腰椎间盘突出、椎管内肿瘤、腰骶神经根炎、脊椎关节炎和肥大性脊椎骨关节病等。干性坐骨神经痛在坐骨神经的通路上有压痛，有明显的肌肉压痛，直腿高举试验阳性。病因方面应多注意感染性坐骨神经炎、骨盆内疾病、髋关节病以及臀部肿瘤或损伤等。脑脊液检查在干性坐骨神经痛时无变化，而在根性坐骨神经痛时可有异常。臀部纤维织炎及腰腿部肌肉劳损可引起腿部的牵涉痛，应注意鉴别。两者均无感觉障碍，腱反射不受影响，在臀部或腿部压痛点上作普鲁卡因封闭后，局部及牵涉痛均可消失。X 线检查对查明坐骨神经痛的病因有重要意义，常可发现脊柱、椎间盘、骶髂及髋关节的病变。必要时尚可进行 CT、MRI 或椎管造影以明确有无椎间盘突出、肿瘤压迫或蛛网膜的粘连性病变。

（四）治疗

应针对病因进行治疗。坐骨神经炎的急性期需要卧床休息，卧硬板床更为适宜，一般需 3~4 周。止痛药物如阿司匹林、氨基比林、抗炎松（醋柳酸妊娠烯醇酮）、保泰松、安乃近等可选择使用。镇静剂及维生素（维生素 B_1、B_{12}）亦可作辅助应用。坐骨神经炎的急性期可用肾上腺皮质激素治疗，理疗、热敷、红外线、短波透热等方法能消除神经肿胀。坐骨神经干普鲁卡因封闭疗法以及骶骨内硬脊膜外封闭疗法可使疼痛缓解。碘离子透入法亦可应用。推拿和针灸疗法也均有良效。

（胡　梅）

第四节　多发性周围神经病

一、多发性周围神经病的分类与临床症状

多发性周围神经病也称末梢性神经病，是肢体远端的多发性神经损害，主要表现为肢体远端对称性的感觉、运动和自主神经障碍。

（一）病因分类

引起多发性周围神经病的原因很多。

1. 感染性疾病　见于带状疱疹、巨细胞病毒、人类免疫缺陷病毒 1（HIV – 1）、白喉、Lyme 病、麻风、锥虫病、败血症。

2. 免疫介导性疾病　见于吉兰 – 巴雷综合征及其变异（GBS）、慢性炎症性脱髓鞘性神经病（CIDP）、多灶性传导阻滞的运动神经病（MNMCB）、感觉性神经病或多发性神经病（神经节神经炎）、自主神经病。

3. 血管炎性疾病　见于系统性红斑狼疮、干燥综合征、类风湿关节炎、巨细胞动脉炎、硬皮病、冷沉淀球蛋白血症、Churg – Strauss 综合征。

4. 副肿瘤性疾病　见于肺癌、淋巴瘤。

5. 肉芽肿性疾病　见于类肉瘤病。

6. 代谢和内分泌疾病　见于尿毒症、肝功能衰竭、甲状腺功能低下、肢端肥大症、糖尿病。

7. 营养性疾病和酒精中毒　见于酒精中毒、维生素 B_1 缺乏、维生素 B_{12} 缺乏、维生素 B_6 缺乏或过多、维生素 E 缺乏。

8. 中毒　见于铅、砷、汞、铊、有机磷等中毒。

9. 药物诱发　氯喹、氨苯砜、戒酒硫、呋喃妥英、长春新碱、异烟肼、顺铂、氯霉素、乙胺丁醇、甲硝唑、胺碘酮、苯妥英钠、青霉胺、丙咪嗪、吲哚美辛等引起的嗜酸粒细胞增多症 – 肌痛综合征。

10. 副蛋白血症（IgG 或 IgA）　见于非恶性肿瘤、骨髓瘤、POEMS 综合征、淀粉样变性、冷球蛋白血症及 IgM 自身抗体（单克隆或多克隆）、抗 MAG 抗体、抗 GMI 或 GDIa 抗体、抗脑硫脂或抗 GDIb 和双唾液酸神经节糖苷抗体等相关性周围神经疾病。

11. 淀粉样变性

12. 遗传性疾病　见于腓骨肌萎缩症（CMT）、压力性麻痹的遗传性神经病、卟啉病、Dezerine – Sottas 病，遗传性感觉和自主神经病（HSAN）、Refsum 病、Krabbe 病、无 β 脂蛋白血症、异染色性脑白质营养不良、脊髓小脑性共济失调伴神经病、原发性红斑性肢痛症、Tangier 病、线粒体细胞病的多神经病和巨轴突神经病。

（二）临床表现

本病由于病因不同，病程可有急性、亚急性、慢性、复发性之别。本病可发生在任何年龄。大部分患者症状在几周到几个月内发展。其临床症状大致相同。

1. 感觉障碍 在肢体远端有感觉异常，如刺痛、蚁走感、灼热、触痛等感觉。客观检查时可发现有手套－袜子型的深、浅感觉障碍，病变区皮肤有触痛及肌肉压痛。

2. 运动障碍 肢体远端对称性无力，其程度可自轻瘫以至全瘫，大多有垂腕、垂足的表现。肌张力减低。如果病程较久则可出现肌萎缩，上肢以骨间肌、蚓状肌、大鱼际肌、小鱼际肌，下肢以胫前肌、腓骨肌为明显。

3. 腱反射 上肢的桡骨膜、肱二头肌、肱三头肌反射，下肢的踝、膝反射常见减低或消失。

4. 自主神经功能障碍 肢体末端皮肤菲薄、干燥、变冷、苍白或发绀，汗少或多汗，指（趾）甲粗糙、松脆。

（三）辅助检查

1. 脑脊液 少数患者可见蛋白质增高。

2. 神经传导速度和肌电图 如果仅有轻度轴突变性，则传导速度尚可正常。当有严重轴突变性及继发性髓鞘脱失时则传导速度变慢，肌电图则有去神经性改变。在节段性髓鞘脱失而轴突变性不显著时，则传导速度变慢，但肌电图可正常。

3. 血生化检查对某些患者可检测血糖、血维生素 B_{12} 水平、尿素氮、肌酐、T_3、T_4、SGPT 等。

4. 免疫检查 对疑有免疫疾病者，可作免疫球蛋白、类风湿因子、抗核抗体、抗磷脂抗体等检测，以及淋巴细胞转化试验和花环形成试验等。

5. 神经活检 如怀疑为遗传性的患者，可作腓肠神经活检。

（四）治疗

针对不同的病因加以治疗，一般常用的药物有 B 族维生素药物（如维生素 B_1、B_{12}、B_6）、烟酸、ATP、胞二磷胆碱、辅酶 A 等。对某些早期的多发性神经病，如感染性、血清性、胶原疾病等引起的则可选用激素治疗。有严重疼痛的则作对症处理，单纯止痛剂作用有限，三环类抗抑郁剂（TCAs）、抗惊厥药物、钠通道阻滞剂、鸦片类或非麻醉性止痛剂、一些皮肤外用止痛剂被证实疗效确凿且安全性好。TCAs 能同时阻滞去甲肾上腺素和 5－羟色胺这两种疼痛相关递质的再摄取，并能阻滞钠离子通道。阿米替林、去甲替林或去甲丙咪嗪从 10～25mg 小剂量起用，逐渐加量至 75～150mg 治疗剂量，对疼痛有效。TCAs 用于老年患者剂量酌减，对有缺血性心脏病、窄角性青光眼或前列腺肥大患者慎用或禁用。选择性 5－羟色胺再摄取抑制剂（selective serotonin reuptake inhibitors，SSRIs）对神经病理性痛不如 TCAs 有效。但去甲肾上腺素和 5－羟色胺双重再摄取抑制剂（serotomn and norepinephrine reuptake inhibitors，SNRIs）如文拉法辛和度洛西汀对神经病理性疼痛疗效好，不良反应较 TCAs 少。与抗抑郁药相比，抗惊厥药（卡马西平、奥卡西平、拉莫三嗪、加巴喷丁和普瑞巴林）是二线用药，但对于刺痛疗效较好。有研究提示非麻醉型中枢止痛剂曲马多对糖尿病引起的神经病理痛有效。有重金属中毒的则用螯合剂。肢体瘫痪严重的则宜维持其功能位，预防破损及发生压疮。理疗、体疗、针灸等方法均可促使其恢复。

二、继发性多发性周围神经病

（一）中毒性周围神经病

周围神经病是神经系统对毒性化学物质的最常见反应。工业性、环境、生物制剂、重金属均会导致中毒性周围神经病，药物是临床实践中导致中毒性周围神经病的最常见原因。神经毒性制剂会导致远端轴突变性（轴突病）、神经细胞体变性（神经元病）或原发性脱髓鞘（髓鞘病）。临床诊断需满足以下两点：①明确的毒物接触史。且在时间上与临床症状相关，需要有神经系统体征和异常电生理表现。②去除毒物后症状停止进展，但可能两者之间有一定的滞后，有些轴突病可能在停止接触毒物 2 个月内症状仍在加重。

临床实践中，需详细询问患者的职业背景、环境及药物接触史。

（二）营养缺乏性和代谢性周围神经病

新中国成立以来，人民生活水平不断提高，营养缺乏性神经病已近绝迹，仅偶见于胃大部切除后和长期消化道疾病的个别病例，因此不作专门介绍。糖尿病、尿卟啉病所致周围神经病，将在某些内科病的神经系统并发症中介绍。本节仅述酒精中毒性周围神经病、低血糖性神经病、黏液水肿性神经病和淀粉样变性多发性周围神经病。

1. 酒精中毒性多发性神经病　慢性酒精中毒主要见于长期饮酒者，如果按其酒龄往往在 20 年以上，而在国内又以饮用白酒者为多。至于其量目前亦无肯定的数据，一般均在每日 250g 以上。

酒精中毒性多发性神经病常隐潜发病，呈慢性进行性，但也有病情在几天内迅速发展。主要症状为肢体无力，感觉异常和疼痛。症状先发生在下肢，然后影响上肢，但通常仅限于下肢，并以远端为主。运动和感觉症状常同时发生，患者诉在足和小腿有疼痛，此常为一种特征性症状，间歇性有锐痛或撕裂痛，也有诉在足底有冷感或烧灼感，严重者不能行走或不能耐受被褥的触碰。2/3 的患者有手套 – 袜子型的感觉障碍，深浅感觉常同时受累，也有 25% 的患者仅有浅感觉障碍，而 10% 的患者仅有深感觉障碍。无力症状也以肢体远端为主，严重者可有腕垂、足垂，如近端受累则不能起坐，但完全瘫痪者极少见。全身肌肉有明显按痛，但以足和腓肠肌为突出。

腱反射常减退，但踝反射的减退或丧失为最早的征象，因此常早于肌无力症状的出现，并且即使运动和感觉症状均已恢复，而踝反射仍可持久消失。

肢体远端常有出汗异常，通常为出汗减少，但有些患者有手、足过度出汗。

下肢皮肤常变得菲薄，常有淤滞性水肿、色素沉着和发亮。

在严重的酒精性神经病患者可有足底溃疡、吞咽困难、声哑、低血压、食管蠕动障碍或心率变慢等现象。

脑脊液检查大多正常，亦有少数患者可出现蛋白质中度增高现象。慢性酒精中毒性神经病往往伴有全身症状，如有皮肤干燥、面部色素沉着（特别在前额和颧骨突）、痤疮、酒渣鼻、糙皮病、贫血、肝肿大、肝功能异常、黄疸、腹水、蜘蛛痣、肝性脑病、眼震、眼外肌瘫痪、直立性低血压或精神错乱等。

本病的主要病理变化是周围神经非炎症性的变性，神经髓鞘和轴索均有破坏，以神经远端为主，偶有背根神经节细胞丧失，脊髓前角细胞有"轴反应"，脊髓后柱、迷走神经、交感神经和神经节亦可有变性。

电生理检查示运动和感觉传导速度有轻到中度的减慢，感觉动作电位明显减低。曾有人研究长期饮酒者，虽然临床上尚未证实有周围神经病，但 H 反射、F 反应、单纤维肌电图已可显示在肢体远端有周围神经功能受累的征象。足趾神经的动作电位也可减低。

关于本症的病因认为是营养不良而非酒精的毒性所致，因为饮酒者常常进食不平衡，缺乏维生素 B_1、叶酸。至于其他诱发因素亦可能与肝功能不良、胃肠消化吸收功能减退等有关。

治疗宜补充多种维生素，注意肠胃道疾病，调整饮食结构，宜摄取高碳水化合物，热量每日需 12 552J（3000 cal）。

药物可应用维生素 B_1、烟酸、维生素 B_2、维生素 B_6 等。肢体疼痛可应用镇痛剂如卡马西平、七叶莲片、虎杖方（虎杖 30g，丹参 15g，延胡索 15g，土大黄 30g，银花藤 30g，婆婆针 30g），有足垂可用理疗、推拿、针灸等治疗。宜及时戒酒，使身体早日恢复健康。

2. 低血糖性神经病　胰岛细胞腺瘤患者有低血糖症者，主要表现为中枢神经系统症状，有时尚有周围神经受损症状，如四肢远端麻木、感觉异常、肢体远端肌肉软弱无力，检查时可有感觉减退，甚至有肌萎缩及垂足，肌萎缩可在临床低血糖发生后数周出现。

3. 黏液水肿性神经病　黏液性水肿主要是由于甲状腺功能减退所致，除有全身症状外，在神经系统可产生周围神经病，常见有单神经病，以正中神经受累为主，主要是由于在腕管处受压。另外也可产生多发性神经病，在肢体上有感觉异常和疼痛，在肢体的远端有深、浅感觉障碍。有肌肉痉挛、肌肉收缩和松弛期延长，使动作变慢。肢体远端肌无力或有共济失调现象。腱反射特别是踝反射的松弛期变慢。远端周围神经的运动和感觉传导速度变慢。

脑脊液中蛋白质含量增高，可高达 1000mg/L，γ 球蛋白明显增高。血清中胆固醇增高，甲状腺 ^{131}I 吸收率低于正常，24h 低于 10%。

病理上出现髓鞘神经纤维的脱髓鞘和复髓鞘变化，轴索可有变性，在施万细胞的细胞质内有糖原颗粒沉积。中枢神经系统尤其在小脑也有糖原的局限性增加。骨骼肌可见肌纤维肥大坏死，大纤维内有糖原增加、线粒体丧失等变化。

本症可应用甲状腺素治疗，可使临床症状及病理变化都得到改善。其他可合用维生素 B 族药物，有助于神经病变的恢复。

（三）淀粉样变性多发性神经病

淀粉样变性是一种代谢性疾病，主要是一种淀粉样物质沉积在血管壁及组织中而引起病变。该沉积物主要是微纤维蛋白，其化学特性目前所知有两种，一为轻链免疫球蛋白，另一为非免疫性蛋白质 A，它们沉积在细胞外，随着沉积物的增多而产生血管阻塞或组织被压逐渐引起脏器功能障碍。

1. 分类　本病的临床分类较多，下面介绍 Heller 的一种分类法。

（1）血液病伴淀粉样变性

1）原发性淀粉样变性。

2）多发性骨髓瘤。

3）Waldenstrom 巨球蛋白血症。

（2）无丙种球蛋白血症伴淀粉样变性。

（3）慢性病变淀粉样变性

1）慢性感染（如骨髓炎）。

2）慢性炎症（如风湿样关节炎）。

3）霍奇金病。

4）肾癌和其他实质性肿瘤。

（4）遗传性淀粉样变性

1）家族性地中海热。

2）家族性淀粉样多发性神经病（如 Portuguese 型）。

（5）与内分泌器官有关：甲状腺髓质癌。

（6）老年淀粉样变性：①心脏；②心房；③脑。

（7）局限性浆细胞瘤（髓外）。

2. 病理　本病的神经病理变化主要是有淀粉样物质浸润神经上的血管壁，严重者可导致血管阻塞，由于缺血引起神经继发性变性（轴突变性和脱髓鞘），因球样淀粉样物质的沉积，可压迫神经纤维，造成神经纤维扭曲和轴索变性。自主神经节亦可见有结节样沉积物，还可有无髓纤维丧失。

3. 临床表现　不管哪一种类型的淀粉样变性，其临床症状取决于淀粉样物沉积部位、程度及器官功能受累的结果。肾脏、消化道、肝、肺、脾、皮肤、神经、肌肉、舌、血液均可产生相应的症状，有关内科情况此处不再赘述，现将神经系统受累的情况叙述于下。

（1）感觉障碍：常在早期出现，以下肢为主，远端有麻木、过敏、感觉异常，偶尔有不能缓解的疼痛，呈烧灼感或固定的疼痛，亦可整个下肢有尖锐的抽痛发作，在检查时可有温觉丧失而触觉过敏现象。

感觉丧失常呈对称性手套-袜子型，疼痛丧失者其皮肤可有萎缩性溃疡出现，随着病情的发展，症状可进而扩展到上肢。

（2）运动障碍：常发生在后期，肢体远端无力，有时有束颤，日久可见手肌萎缩，行走步态蹒跚。由于下肢的运动感觉障碍可并发水肿、溃疡，手足屈曲挛缩甚至骨折。偶有形成 Charcot 关节，导致严重行动不能。当正中神经受压，则常见腕管综合征。

（3）反射：腱反射常减低，以踝、膝反射为主。

（4）自主神经系统：受累时引致自主神经功能不良，常发生在原发性淀粉样变性中，而继发性者少见。其症状可有阳痿、直立性低血压、吞咽不良、间歇性便秘、腹泻、夜间泄泻、出汗减少、味觉减退、声音嘶哑、大小便功能障碍，因此如果患者没有糖尿病而有自主神经障碍伴感觉运动周围神经病时则应强烈考虑有淀粉样神经病。

（5）体征：在体格检查时如发现有针刺皮肤或者在轻度压迫皮肤后有斑点，可怀疑有淀粉样变性病，这种现象是由于损伤了皮下浅的有淀粉样沉积的血管所致。

4. 辅助检查　可作神经传导速度检查，通常变慢，有时患者尚未出现临床症状前即可有此种改变。检查正中、尺和腓神经时常可显示异常。

脑脊液可有轻到中度的蛋白质增加，但亦可正常。

腓肠神经活检常有助于明确诊断。

5. 诊断　对本病的确切诊断常要依靠活检，其阳性率直肠为 80%，牙龈 60%，皮肤 50%，肝、肾 90%。但活检必须慎重，以防出血。有人提出作腹部皮下脂肪活检较为可取。活检后经刚果红染色，在偏振光显微镜下可显示绿色双折光像，可明确诊断。本一周蛋白检查或可协助诊断。

6. 治疗　本病的防治应积极预防各种伴发病。对系统性者可选用青霉胺、泼尼松、苯丙酸氮芥、环磷酰胺、秋水仙碱等，肾功能严重障碍者可作肾移植。有人局部应用二甲硫氧化物，认为对周围神经病有效。宜防止外伤、烫伤，以免发生溃疡，有时需用广谱抗生素，以控制肠道细菌过度生长。其他亦可辅以理疗、针灸，以改善肢体的症状。

（四）麻风性神经炎

麻风是麻风分支杆菌引起的一种慢性传染病，主要侵犯皮肤和周围神经，少数病例也可累及内脏器官。在周围神经的病理变化上可有各种不同类型。在结核型中表现为神经轴突变性，髓鞘破坏，神经膜增生变厚；在瘤型麻风中则有神经受压，神经膜不增生而变薄；在未分类型中表现为神经束膜周围有袖口状浸润，神经束内细胞增多。本病在施万细胞中或可找到麻风杆菌。后根神经节、半月神经节、交感神经节、脊髓前角细胞均可受累。

麻风常侵犯的周围神经依次为尺、耳大、正中、腓总、眶上、面、桡及胫神经。触摸时可感到神经呈梭状、结节状或均匀粗大，压之有疼痛，以尺神经沟中的尺神经及耳后的耳大神经最易摸到。

本病起病缓慢，神经症状依不同受累神经而异，在受累神经支配区有：①感觉障碍：主观症状有感觉过敏、感觉异常，客观检查以浅感觉受损较重，依次为温、痛、触觉发生障碍。②运动障碍：有肌肉萎缩、无力，尺神经受累时呈"爪形手"；正中神经受累时呈"猿手"；桡神经受累呈垂腕形；腓总神经受累呈垂足形；胫神经受累时脚外翻畸形，不能跖屈；面神经受累则有周围性面瘫的表现。③反射：受累神经支配的腱反射减低或消失。④自主神经障碍：在皮肤上出现发绀、变冷、肿胀、干燥萎缩，易发生水疱或溃疡，指甲增厚、变脆易断裂，或骨质疏松等症。

诊断可根据病史、临床表现，皮损或组织切片内找到麻风杆菌，病理检查中有特异性病变可作出诊断。但本病常需与周围神经损伤、肘管综合征、腕管综合征、脊髓空洞症、进行性脊肌萎缩症、肌萎缩侧束硬化症、颈椎病、周围神经肿瘤、肥大性间质性多发性神经病、颈髓血管畸形、胸腔出口综合征等鉴别。治疗可选用抗麻风杆菌药，认为从氨苯砜、利福平、氯苯吩嗪及丙硫异烟胺等药物中，选用三种联合用药效果较好，可收效快，复发少，并减少对某一种药物的耐药性。

（李　珂）

第十章 脑神经疾病

第一节 嗅神经疾病

嗅神经疾病是指由嗅觉传导通路损伤或嗅觉中枢病变所致的嗅觉障碍。其中，嗅觉传导通路损伤可导致嗅觉减退及缺失；嗅觉中枢病变可出现嗅幻觉、嗅觉过敏以及嗅觉异常。

一、嗅神经解剖

嗅神经（特殊感觉神经）起源于鼻腔上鼻甲及鼻中隔间黏膜的双极细胞，其轴突为无髓鞘纤维，穿过筛骨的筛板，于嗅球换元后，经嗅束行至前穿质附近分为内侧嗅纹和外侧嗅纹（或称嗅三角）。内侧嗅纹进入颞叶内侧面皮质，外侧嗅纹进入颞叶钩回。前者移行于大脑半球内侧面隔区，连接胼胝体下回，并经前连合与对侧嗅球联系；后者移行于梨状皮质，终止于颞叶、海马沟回内的杏仁复合体；中间嗅纹则进入嗅结节。嗅中枢分为初级嗅觉皮质（包括梨状皮质或梨状叶、前梨状区、前嗅区、杏仁周区和内嗅区）和次级嗅觉皮质（包括眶额皮质、丘脑背内侧核、下丘脑、杏仁核、海马），嗅球与初级嗅觉皮质之间的往返纤维联系在气味的主观识别方面起着主要作用，眶额皮质、岛叶皮质通过丘脑背内侧核将嗅觉冲动与味觉、内脏感觉甚至视觉和一般躯体感觉整合在一起。由于存在这些丰富的神经网络，因此嗅刺激会引起内脏反应和情绪活动。

二、病因和临床表现

许多病因均可导致嗅觉障碍，分述如下。

1. 先天性嗅觉障碍 胚胎期嗅神经发生异常可出现先天性嗅觉缺失。发生在鼻根部的鼻咽部脑膜膨出可出现一侧或双侧嗅觉缺失。家族性嗅神经–性发育不全综合征（familial olfactory – sexual aplasia syndrome），或称嗅神经–性发育不全综合征（anosmia eunuchoidism，kallmann syndrome），为 X–性连锁隐性遗传疾病。由于先天性促性腺激素缺乏引起性腺发育不全，伴嗅觉缺失或减退。

2. 颅脑外伤 颅前窝、颅底骨折常可阻断嗅觉传导通路致嗅觉缺失。颅前窝底部骨折时，由于涉及筛板，可撕脱嗅丝和脑膜，常可使该侧嗅觉缺失，有时并发有脑脊液鼻漏。后枕部受力的对冲性脑挫裂伤时，由于挫伤主要集中于额叶的眶面，为两侧嗅神经所在，常常出现永久性双侧嗅觉缺失。有时脑损伤导致脑在颅内大块移动，两侧嗅球出现脱位。此外，外伤后颅内局部血肿亦可引起嗅神经的移位或脱位而影响嗅功能。

3. 颅脑占位 许多颅前窝、鞍区、鞍旁的肿瘤可侵犯嗅神经而引起嗅觉的减退或缺失。嗅沟旁脑膜瘤是最早能引起一侧嗅觉缺失者，并常可因这一症状的出现而确立定位诊断。蝶骨嵴的脑膜瘤、鞍旁肿瘤、鞍上肿瘤达到一定程度时均能影响嗅神经、嗅束、嗅三角区而引起嗅觉减退或缺失。垂体肿瘤向前方生长时亦有可能侵犯嗅神经而影响其功能。额叶的脑内病变如胶质瘤、脑脓肿等到达一定程度时亦可影响嗅神经而产生症状。颈内动脉的动脉瘤有时亦可侵及嗅神经而产生单侧的嗅觉障碍。在少见的情况下颅内压的增高、脑积水、狭颅畸形等均可引起嗅神经的压迫而产生嗅觉障碍。嗅觉缺失亦可为某些颅前窝手术后的后遗症。一般说来嗅觉障碍常不引起患者的注意，特别是早期单侧的缺失，但是在诊断上具有重要的定位意义。

4. 鼻腔疾病　局部鼻腔病变，上呼吸道感染、慢性鼻黏膜炎症、萎缩性鼻炎均可引起嗅觉缺失。鼻腔炎症或上呼吸道感染引起鼻塞时的嗅觉缺失又称为呼吸性嗅觉缺失（respiratory anosmia）。这种嗅觉缺失常是两侧性及暂时性的。常可并发鼻腔黏膜充血、鼻甲肥大、鼻腔分泌物增多并伴有鼻阻塞。嗅神经母细胞瘤（olfactory neuroblastoma，ONB）起源于嗅神经上皮细胞，又称嗅神经上皮瘤，是一种少见的鼻腔恶性肿瘤。临床上大多数有鼻衄、鼻阻塞症状，少数有嗅觉减退或丧失。当病灶侵犯邻近结构时，可出现相应的突眼、视力减退、头痛及脑神经受损表现。

5. 中枢神经系统退行性疾病　大脑老化的最早迹象发生在嗅区，52周岁以上的正常人群中约25%存在嗅觉丧失。某些伴有痴呆的中枢神经系统疾病，如早老性痴呆、柯萨可夫精神病、遗传性舞蹈病等，可有嗅神经萎缩引起双侧嗅觉减退。96%以上的帕金森病患者存在功能性嗅觉丧失或严重的嗅觉减退。嗅觉丧失在帕金森病的早期阶段即存在，是帕金森病出现运动障碍前的重要临床表现。

6. 癫痫　嗅觉中枢（包括颞叶内侧的海马回、钩回、杏仁核等）的刺激性病变可致嗅幻觉。患者嗅到客观不存在的特殊气味，如腐烂食品、尸体、烧焦物品、化学品、臭皮蛋、布帛烧焦等不愉快的难闻气味。嗅幻觉多为颞叶癫痫的先兆症状，随即患者可出现呶嘴、抵舌、咀嚼等动作，有时伴有肢体的抽动，或继发意识不清，梦境状态或自动症。醒来常不能记忆发作的经过。这样的发作称为钩回发作。

7. 癔症　嗅幻觉、嗅觉过敏、嗅觉异常亦可见于癔症及各种精神病患者，往往并发有其他幻觉和妄想，精神检查多能明确。以下方案有助于鉴别诊断：在神经性嗅觉缺失时，患者对于刺激性强的物质如甲醛液、醋酸、氨水等仍能感受，因这些物质足以引起三叉神经末梢的刺激。而在癔症性嗅觉缺失中，患者对这些强刺激剂都不能辨认其特殊气味。

三、治疗

虽然嗅觉障碍对人们的影响远不如视觉和听觉障碍严重，但是，嗅觉功能与饮食、生殖及信息沟通有密切关系。由于嗅觉障碍患者分辨不出异常的气味，可以误食有毒食物或误吸有毒的气味造成中毒，最常见的有煤气中毒，日久可造成精神压力和抑郁症状。嗅觉障碍的患者应作进一步检查以明确原因，然后进行病因治疗。对于非呼吸阻塞性嗅觉障碍，临床上试用药物有：维生素类，如维生素 B_1、维生素 B_{12}、α 硫辛酸（300~600mg/d），激素类，口服或肌注ATP，营养治疗等。目前临床上对于嗅觉障碍的恢复尚缺乏完全有效的方法。

（何文龙）

第二节　视神经疾病

一、视神经解剖

视神经由特殊躯体感觉纤维组成。感应神经元是视网膜的节细胞，它的轴突在视神经盘处聚集。穿过巩膜筛板后组成视神经。视神经在眶内长 2.5~3cm，行向后内，经视神经孔入颅中窝。在蝶鞍上方垂体前方，两侧视神经鼻侧纤维进行交叉（视交叉）分别与对侧的颞侧纤维构成视束，向后绕过大脑脚外侧，大部分纤维在外侧膝状体换元后经视放射投射到枕叶视觉中枢。

由于视神经是胚胎发生时，间脑向外突出形成视器的一部分，故视神经外面包有三层由脑膜延续而来的被膜，脑的蛛网膜下腔也随之延伸至视神经周围。因此当颅内压增高时，常出现视神经盘水肿。

视觉通路从前向后贯经全脑，影响其中任何部位，均会产生相应的症状。临床上可依据视路受损所产生的视野缺损或视力障碍而作出病损部位的定位诊断。本章所述的视神经疾病仅指视神经病，不包括视网膜疾病以及视神经通路疾病。

常见的视神经疾病为视神经炎、视神经萎缩以及遗传性视神经疾病。

二、视神经炎

视神经的炎性病变可侵犯视神经的任何部位。临床上把视神经炎分为视盘炎和球后视神经炎两种。在视盘炎中，仅视盘（球内视神经）受侵，用检眼镜可看到视盘有明显的炎症变化。在球后视神经炎中，炎症发生于眶内球后、视神经孔内或颅内视交叉处的视神经，只能由视力障碍和视野缺损加以判断。球后视神经炎约占视神经炎的70%以上。

（一）病因

视神经炎病因众多，分述如下。但临床上常遇到原因不明的病例。

1. 局部病灶感染　眼球邻近组织的病灶感染，眼球炎症（视网膜脉络膜炎、葡萄膜炎和交感性眼炎，均可向视盘蔓延，引起球内视神经炎）、眶部炎症（眼眶骨膜炎、眼眶蜂窝织炎）、邻近组织炎症（鼻窦炎、面部感染）。

2. 全身传染性疾病　病毒感染如眼带状疱疹、脊髓灰质炎、淋巴细胞性脉络膜脑膜炎或传染性单核细胞增多症有时亦可累及视盘或视神经。视神经炎偶然亦见于布氏杆菌病、结节病、土拉伦斯菌病、钩端螺旋体病等。急性细菌性脑膜炎和结核性脑膜炎都较常见。在全身寄生虫病中，疟疾、弓形虫病及盘尾丝虫病（onchocerccoss）亦可引起视神经炎或球后视神经炎，许多病例尚可发生继发性视神经萎缩。视神经炎亦可因梅毒引起。但继发于肺炎、白喉或猩红热者很少见。

3. 代谢障碍与中毒　代谢性疾病，如：糖尿病、尿毒症、痛风等，甲醇或砷中毒等。

4. 脱髓鞘疾病　视神经脊髓炎、同心圆硬化、多发性硬化等。视神经炎常为多发性硬化的首发症状，经常伴有脑白质的临床或亚临床病灶。

5. 其他　蝶窦或筛窦黏液囊肿压迫视神经，多发性神经根炎，妊娠高血压综合征。

（二）临床表现

视神经炎是临床常见疾病，20～49岁为高发人群，女性多于男性。临床表现多为亚急性单侧视力丧失，部分可以出现双眼视力同时或先后丧失。视盘炎特征性的临床表现为视力急速明显减退，出现中心暗点，盲点轻度扩大，畏光，患眼运动时有明显的眼球疼痛。多为单眼受侵。眼底检查显示：视盘呈现灰红色、水肿不显著，若有出血多甚轻微。多数病例症状发展极为迅速，往往在数天内中心视力显著减退，甚至完全失明。失明时瞳孔扩大，直接对光反射消失，但调节反应仍存在（Gunn氏现象）。球后视神经炎的症状与视盘炎相同，患眼视力急速减退，有眼后疼痛，并出现中心暗点。因病变在视盘后方，所以早期的视盘形态正常，但在后期可以出现视盘萎缩。依据疾病严重程度不同，90%的患者可出现不同程度的眼球周围疼痛和活动性眼球疼痛。疼痛可以出现于视觉症状产生前，持续时间短暂，多在数天内缓解。视力在数天到2周内恶化，之后逐渐缓解。如给予及时治疗，多数病例的症状在数周内开始改善，但恢复的程度不一，有的可完全恢复正常，有的则遗留一定程度的视力减退和视野缺损。如不恢复而继续进展，即演变成视神经萎缩。

眼底改变：视盘炎时视盘充血轻度隆起，边缘不清，生理凹陷消失。视盘表面或其周围有小的出血点，但渗出物很少。视网膜静脉充盈、纤曲，动脉一般无改变。视盘周围视网膜水肿、浑浊、火焰状出血及黄白色渗出，有时可波及黄斑部，导致黄斑部出现反射状水肿皱褶。视盘的外观可与因颅内高压所致的视盘水肿或假性视盘水肿相似。但依靠某些征象仍可鉴别这三种情况（表10-1）。球后视神经炎时，早期眼底基本正常，晚期视盘颜色变淡，视神经萎缩。

表10-1　视盘炎＼视盘水肿与假性视盘水肿鉴别

鉴别要点	视盘水肿	视盘炎	假性视盘水肿
视力减退	早期正常，晚期可明显减退	早期迅速明显减退	正常
眼球运动时疼痛	无	有	无
部位	多为两侧	常为单侧但亦可两侧	两侧
视盘隆起程度	大于2屈光度	小于2屈光度	小于2屈光度
出血	常有且广泛	可能有，轻	无
视网膜血管	静脉充血，动脉正常	静脉和动脉曲张	血管充盈
视野	正常	有中心暗点	正常
盲点	扩大	扩大	正常
出现视神经萎缩的时间	数月或1～2年	1～2月	不出现
神经系统症状	有	通常无	无
头颅CT、MRI、DSA检查	常有改变	无改变	无改变

本病的另一重要体征是视野改变，多数患者有中央暗点或旁中央暗点，生理盲点不扩大，周边视野呈向心性缩小或楔形缺损，一般用红色视标或小白色视标易于查出，严重者中央视野可以全部丧失。

视觉诱发电位表现P波潜伏期延长，波幅值下降。眼底荧光血管造影显示：视盘炎早期，静脉期乳头面荧光渗漏，边缘模糊，呈强荧光。眼眶的脂肪抑制序列MRI可显示受累视神经增粗、信号增强，对部分特发性脱髓鞘性视神经炎有辅助诊断意义，但特异性不高。

（三）诊断与鉴别诊断

依据典型的临床表现，诊断并不困难。一般需与其他视神经疾病相鉴别。出现以下指征：发病年龄在 20~50 岁的范围之外，双眼同时发病，发病超过 14d 视力仍下降者，需要进行相应的检查以明确病因。

主要的鉴别诊断如下。

1. 皮质类固醇激素依赖性视神经病　临床表现为进行性、严重的双侧视力丧失，可同时或相继起病。本病可孤立存在或并存于多系统疾病中，如结节病、系统性红斑狼疮、自身免疫性视神经炎、慢性复发性炎性视神经病、视神经周围炎、白塞病以及视神经脊髓炎（Devic 病）的一部分。激素撤药后可复发。如果怀疑皮质类固醇激素依赖性视神经病，必须进行眼眶和脑部 MRI 常规和增强检查。在结节病、慢性复发性炎性视神经病（CRION）、视神经周围炎典型患者中可以见到视神经髓鞘强化。在结节病患者中还可见到脑膜强化和脑部病灶强化。通过腰穿检测到脑脊液细胞数增多、蛋白升高、局灶性或系统性寡克隆带的产生，有助于鉴别脱髓鞘性视神经炎和其他原因导致的炎性视神经病。

2. 前部缺血性视神经病（anterior ischemic optic neuropathy，AION）　临床表现为无痛性视力骤然丧失。本病常见视盘水肿，而视神经炎中视盘多正常，很少出现水肿。视盘肿胀趋于灰白色，视野缺损最常见为下方。非动脉炎性 AION 多见于 40~60 岁，病史中多数有可导致动脉粥样硬化性血管病的危险因素，如高血压、高血脂、糖尿病、长期吸烟史等。

3. 眼动脉栓塞　可引起急性单眼视力丧失，无眼痛。

4. 颅内肿瘤特别是蝶鞍区占位性病变　早期可呈球后视神经炎改变，视野及头颅 X 线有助诊断。头颅 CT 及 MRI 更有助于早期发现。

5. 感染性视神经病　主要表现为感染后进行性视力丧失，严重的视盘水肿，玻璃体内细胞反应。炎性或肉芽肿性视神经病中视力丧失较典型的视神经炎更为严重，无自发缓解。后巩膜炎或感染性、肉芽肿性视神经病患者眼球活动时剧烈疼痛甚至在睡眠中痛醒。

6. 中毒和营养相关性的视神经病　多表现为进行性、无痛性双侧视力丧失，可能继发于酒精，营养不良，贫血，各种毒素如乙胺丁醇、氯喹、异烟肼、氯磺丙脲、重金属等。

7. Leber 遗传性视神经病变　属线粒体遗传性疾病，常发生于十几岁或二十几岁的男性，女性为遗传基因携带者。一眼视力迅速丧失，对侧眼在数天至数月内视力也丧失。视盘旁浅层毛细血管明显扩张，但无荧光素渗漏，视盘水肿，随后出现视神经萎缩。线粒体 DNA 点突变检查可帮助鉴别诊断，90%~95% 的患者由 DNA 11 778、14 484 或 3460 位点突变所致。

（四）治疗

应尽力明确病因，进行相应的病因治疗。

一般在急性期以促进炎症消退，抢救视力为主。

不论视盘炎或球后视神经炎均可选用以下治疗：甲泼尼龙 1000mg 加于 5% 葡萄糖溶液中每日静脉滴注 1 次，共 3~5d；后继以口服泼尼松 10~20mg，每日口服 2 至 3 次。目前尚无证据认为静滴丙种球蛋白对视神经炎有改善作用。其他的辅助治疗包括：维生素 B_1

20mg，维生素 B_6 20mg 每日口服 3 次，维生素 B_{12} 0.5mg 肌注，每日 1 次，或 0.5mg 口服，每日 3 次。

（五）预后

视神经炎是一种自限性疾病。值得注意的是：视神经炎可以是多发性硬化的首发表现。女性、伴有视网膜血管畸形、HLA‑DR2 阳性、脑脊液寡克隆带阳性者发病风险明显增加。当脑部 MRI 存在无症状性病灶时提示发展成多发性硬化的风险增加。

三、视神经萎缩

视神经萎缩一般指发生于视网膜至外侧膝状体之间的神经节细胞轴突变性。任何疾病引起视网膜神经节细胞和其轴突发生病变，均可导致视神经纤维的变性和消失，传导功能障碍，出现视野变化，视力减退并丧失。视神经萎缩可分原发性和继发性两种。原发性视神经萎缩则除了视盘苍白外，眼底无其他异常。继发性视神经萎缩是指除了视盘苍白外视网膜或视盘尚有其他改变（如视盘水肿、视网膜病变等），并可有新生的胶质组织代替消失的神经组织。

（一）病理

视神经萎缩是视神经纤维变性的临床表现，其主要症状为视力减退和视盘颜色从原来的淡红变为苍白。如病变在于视网膜节细胞，即引起上行性变性，这种变性的发生较速。如变性位于视神经、视交叉或视束者，则引起下行性变性，这种变性的发生较前者为慢。压迫、炎症、变性、外伤和中毒等都可引起视神经萎缩。外侧膝状体以上的视放射至大脑枕叶的病损所引起的失明称中枢性盲，其眼底正常，瞳孔对光反射仍存在，与周围神经元萎缩性视盘苍白及瞳孔对光反射消失者不同。大部分中枢性盲的病例经数年后可发生明显的视神经萎缩，这种萎缩称为视神经元性变性，何以仅在一部分病例有此现象，原因不明。视神经萎缩时必出现视盘苍白。正常神经组织原为灰色，正常视盘所以呈淡红色是由供养视盘的血管所形成。视神经功能障碍时必伴有血液供应的减少，且在正常状态下可以看到的较小血管，此时也不复可见，血液供应减少是引起视盘苍白的主要因素。在继发性视神经萎缩时，神经胶质组织的增生也是视盘苍白的一个因素。此外，视盘苍白亦可见于先天性有髓鞘神经纤维病患者。必须指出，正常人的视盘颜色颞侧较鼻侧稍淡，只有发现视盘颞侧凹陷或鼻侧颜色亦变淡时，方可考虑有视神经萎缩。

（二）病因和临床表现

1. 原发性视神经萎缩 视神经、视交叉或视束因不同病因而阻断其传导时皆可引起原发性视神经萎缩。常因球后视神经炎、遗传性视神经病变（Leber 病）、眶内肿瘤压迫、外伤、神经毒素等原因所致。这些病变发生在球后，萎缩呈下行性。

在原发性视神经萎缩中，视盘呈白色或灰色，边缘齐整，筛板结构常清晰可见，萎缩经常出现于两眼，但可有迟早和轻重之别。病程若不断进展，最后必致失明，其初期引起的视野缺损以向心性缩小或扇形缺损最为多见。尽管萎缩状态已十分显著，但尚可全无自觉症状，直至后来中心视力及色觉相继发生障碍时，方引起患者注意。

（1）肿瘤：巨大垂体肿瘤是引起两侧原发性视神经萎缩较常见的原因。起初多先有两颞侧偏盲，然后逐渐发生单眼或双眼失明及视盘苍白。颅骨 X 线片如显示蝶鞍扩大，巨大垂体肿瘤的诊断即可确定。垂体瘤出血或破溃入蛛网膜下腔者可引起突然双目失明或蛛网膜下腔出血，称垂体卒中。其他如鼻咽癌向眶内伸展，蝶鞍附近蝶骨嵴上和嗅沟脑膜瘤、视神经胶质瘤及神经纤维瘤病等均可引起同侧视神经萎缩。

额叶底部的肿瘤（如嗅沟脑膜瘤）可压迫视神经引起同侧视神经萎缩和对侧视盘水肿（Foster - Kennedy 综合征）。颅咽管瘤虽也可引起原发性视神经萎缩，但此瘤多向鞍上发展易阻塞第三脑室而引起颅内压增高，产生视盘水肿。头颅 CT 或 MRI 检查有助于诊断和鉴别。

（2）炎症：球后视神经炎、脱髓鞘病，或由各种原因所致的脑膜炎影响视神经或视交叉时，常引起原发性视神经萎缩。常见于多发性硬化、结核性、化脓性或真菌性脑膜炎，或并发有筛窦炎或蝶窦炎的患者。原因不明的慢性视交叉蛛网膜炎也是引起双侧视神经原发性萎缩较少见的原因。梅毒，特别是脊髓痨，发生视神经萎缩者相当多见。

（3）外伤：头颅外伤，特别是颅底骨折或视神经管骨折可撕裂视交叉或视神经，引起原发性视神经萎缩。受伤后患眼立刻失明，3～6 周后视盘出现苍白。

（4）血管疾病：因中心动脉血栓形成或栓塞所形成的"血管性萎缩"都有突然失明的病史。其乳头边缘多很清晰，但也可先出现视盘水肿，以后产生视神经萎缩。动脉多极细小，筛板不能见到。颈内动脉血栓形成使眼动脉供血不良或颈内动脉硬化压迫视交叉的两外侧时均可引起视神经萎缩，后者常先产生两鼻侧偏盲。供养视神经的血管循环障碍，在视神经管内受硬化动脉的压迫或大量失血后的严重贫血患者均可出现视神经萎缩。高血压性视网膜病变，早期出现视盘水肿，后期出现视神经萎缩，这类患者早期还可伴有玻璃体或视网膜出血。

（5）中毒：中毒的病理改变虽亦可发生于视网膜，但视盘苍白迟早总要发生。可引起视神经萎缩的有害物质以甲醇和乙醇（特别是甲醇）中毒最为多见，奎宁、卤化羟基喹啉、氯霉素、乙胺丁醇、异烟肼、链霉素、麦角胺、氯磺丙脲及烟草毒有时亦可见到。

（6）眼球和眼眶病变：青光眼可引起视神经萎缩，生理凹陷变深，并常有特征性的鼻侧视野缺损和视力减退。恶性突眼及眼眶假瘤有时也可引起视神经萎缩。畸形性骨炎、小头畸形或眼眶骨膜炎引起视神经管狭窄时均可引起视神经萎缩。

（7）其他疾病：恶性贫血、慢性肾上腺皮质功能减退、慢性病兼有贫血、维生素缺乏症、糖尿病、黄色瘤病、妊娠高血压综合征及大面积烧伤等有时亦可出现视神经萎缩。

2. 继发性视神经萎缩　在继发性萎缩中，视盘呈苍白和边缘模糊，苍白程度常较原发性者稍轻，边缘模糊的程度不等，一般继发于视盘水肿者较重。因胶质组织增生致使筛板结构不能见到，生理凹陷不明显，血管细小，且常有血管周鞘。值得注意的是，按照视盘外观的不同来分类并不能阐明病因。连续性视神经萎缩，视盘苍白并发有视网膜明显的病变，如脉络膜炎、色素性视网膜炎、视网膜中心动脉的血栓形成或栓塞等，此种萎缩系由视网膜节细胞变性引起连续上行发展的萎缩过程，与原发性萎缩中的下行性萎缩不同。视盘水肿、视盘炎和离视盘甚近的球后视神经炎均可引起继发性视神经萎缩，如果先前的视盘病变是明确的，则尚可根据其为视盘炎或视盘水肿而再分为视神经炎后乳头萎缩或水肿后乳头萎缩。

原发性视神经萎缩与继发性视神经萎缩的鉴别见表 10 - 2。

表 10 - 2 原发性和继发性视神经萎缩的鉴别要点

	乳头颜色	乳头边界	乳头上胶质组织增生	筛板结构	原因
原发性萎缩	白色或灰白色	清晰锐利	无	清晰	视神经、视交叉、视束的压迫、炎症、脱髓鞘、外伤、中毒等。遗传性视神经萎缩
继发性萎缩	苍白，程度常较原发性轻，呈灰色、灰白色或灰红色	模糊不清	有	不能见到	视盘水肿、视盘炎或离视盘甚近的球后视神经炎

（三）诊断

依据眼底检查发现视盘灰白或苍白结合视功能检查以明确诊断。由于该病可有多种原因引起，必须尽可能同时作出病因诊断。

1. 视觉诱发电位（VEP）检查 可发现 P_{100} 波峰潜时延迟或/和振幅明显下降。VEP 对视神经萎缩的诊断、病情监测和疗效判定有重要意义。

2. 视野检测 可见向心性缩小。如发现双颞侧偏盲应排除颅内视交叉占位病变，巨大中心或旁中心暗点应排除 Leber 遗传性视神经病变。

3. 头颅或眼部 CT、MRI 检查 压迫性和浸润性视神经病变患者可见颅内或眶内的占位性病变压迫视神经；视神经脊髓炎、多发性硬化等病患者可见中枢神经系统白质脱髓鞘病灶。

4. 线粒体 DNA 或核基因进行检测 可见遗传性视神经病变导致的视神经萎缩患者存在相应基因位点的突变，如线粒体 DNA 的 11 778、14 484、3460 位点，核基因位点 OPA1（3q28 - q29）、OPA2（Xp11.4 - pll.2）、OPA3（19q13.2 - q13.3）、OPA4（18q12.2）、OPA5（22q12.1 - q13.1）、OPA6（8q21.13 - q22.1）等。

不论原发性或继发性视神经萎缩，首先应针对病因作局部或全身治疗。例如因肿瘤压迫引起的视神经萎缩，应切除肿瘤，使视力恢复。由各种病原菌引起脑膜炎导致视神经萎缩者，应使用相应的抗生素。因多发性硬化而致的球后视神经炎主要用皮质类固醇激素治疗。因眼底中心动脉或颈动脉阻塞所形成的"血管性萎缩"可选用抗血小板聚集剂以及钙离子拮抗剂。中毒或代谢病引起者，应尽快除去中毒原因或治疗代谢病。青光眼应降低眼压。视神经管狭窄用抗炎或手术治疗。继发性视神经萎缩最常由颅内压增高引起，有肿瘤者应尽早切除肿瘤；不能除去引起颅内压增高的病因者，可行颅脑减压或分流术以延长保存视力的时间。对原发性视神经萎缩尚无肯定的有效疗法，可试用 ATP 40mg 加于 5% 或 10% 葡萄糖液500ml 中静滴，每日 1 次，1 个疗程 10~14d；辅酶 A 每次 100u，肌注，每日 1 次，1 个疗程 10~14d。也可试用高压氧治疗。不论原发性抑继发性视神经萎缩都可使用 B 族维生素，如维生素 B_1（口服或肌注）、维生素 B_{12}（肌注或口服）。

四、Leber's 遗传性视神经病

在许多家族性疾病（Leber's 遗传性视神经病、家族性黑矇性痴呆、遗传性共济失调、色素性视网膜炎等）所致的遗传性视神经萎缩综合征中，以 Leber's 遗传性视神经病

（Leber's hereditary optic neuropathy，LHON）最为重要。这是一种较少见的家族性疾病，由 Leber 在 1871 年首先描述。20 世纪 80 年代末期以来，LHON 作为一种与线粒体 DNA 异常有关的母系遗传性疾病受到广泛关注。

（一）病因与发病机制

LHON 与线粒体基因点突变相关。所有临床诊断 LHON 的家系都为母系遗传。世界范围内 90% ~ 95% 的 LHON 病例主要为线粒体 DNA（mtDNA）的三个点突变所致：11778（占病例的 69%）、3460（占病例的 13%）和 14484（占病例的 14%）。近年来亦有报道其他少见的原发位点。mtDNA 突变可以在 LHON 患者的所有母系家族成员中存在，即使无临床症状。

LHON 患者视网膜的神经纤维层、胶质细胞层和视神经明显萎缩。电镜观察发现视网膜胶质细胞层细胞内出现双层膜结构内含钙的包涵体，提示线粒体内钙化。线粒体功能下降后出现 ATP 产生减少和/或自由基损伤导致视网膜神经节细胞凋亡是主要的发病机制。无髓鞘的视神经板前部分具有高水平的线粒体复合物 I 呼吸活性部分，此部分特别易受线粒体功能障碍影响。LHON 患者视力丧失的时间和程度取决于线粒体功能下降程度，线粒体能量产出随年龄减少，全身性疾病、营养缺乏、用药或毒素通过直接或间接方式抑制线粒体代谢可诱导疾病的表达。

（二）临床表现

LHON 起病年龄 2 ~ 80 岁，多见于 15 ~ 35 岁。男性多于女性。女性为遗传基因携带者而本身发病较少。主要临床表现为单眼中心视力下降，不伴有疼痛，几周或几个月后累及另一眼。亦有报道两眼同时起病，可能是两眼同时累及或者起病初期单眼视力下降未被发现。仅单眼罹患者罕见，97% 的患者在单眼发病一年内另一眼亦受累。

患者视力下降程度可轻度至完全无光感。病程早期即出现严重色觉障碍。视野缺损通常表现为中央视野缺损或中心盲点。未受影响的眼有微小的中心盲点性暗点，用红色视标易于查出。大多数 LHON 患者的视力丧失为永久性，部分患者视力在起病 6 个月至 1 年后逐渐恢复。视力恢复情况与发病年龄和线粒体 DNA 突变特征相关：20 岁前发病、14 484 位点突变者预后较好，11 778 位点突变者的视力预后较差。

除视力减退，LHON 缺少其他特异性伴随症状。视力丧失的急性期，可出现视神经乳头充血、膨胀，静脉曲张，视网膜和视盘出血，黄斑水肿、渗出，视网膜条纹，视盘边缘模糊。随着疾病的进展，毛细血管扩张和视盘假性水肿可消退。LHON 患者可有视盘周围毛细血管扩张性微血管征，视盘周围神经纤维层水肿（假性水肿）以及视盘或视盘区荧光血管造影无荧光素渗漏的三联征和 Uhthoff's 综合征，然而特异性不高。非特异性伴随症状包括头痛、眼部不适、肢体轻瘫、头晕等。一些家系成员中可并发有预激综合征。

（三）诊断与鉴别诊断

无痛性视力下降结合其遗传特征，需要考虑本病。

需与视神经炎，缺血性、中毒和营养相关性的视神经病等相鉴别。尤其是最初的充血消退后，LHON 患者的视盘一段时间内不会呈现苍白。这一特征，加上相对保留的瞳孔反射和眼球活动无疼痛，易致误诊。

（四）治疗

目前尚未有特异性治疗方案。

通过基因检测可以明确高危患者，在日常生活中指导患者避免使用烟草、过度酒精摄入和接触环境毒素等可能影响线粒体代谢的因素。

治疗上可尝试给予辅酶 Q10、艾地苯醌、左旋肉碱等改善线粒体代谢的药物，以及多种维生素，如维生素 K_1、维生素 K_3、维生素 C、硫胺素、维生素 B_2 和维生素 E。

开颅手术松解视交叉蛛网膜粘连以及基因治疗均尚无肯定的结果。

（何文龙）

第三节　动眼、滑车及展神经疾病

动眼神经（Ⅲ）、滑车神经（Ⅳ）及展神经（Ⅵ）三对脑神经都是支配眼球肌肉的运动神经，三者形成一个功能单位，在叙述神经系检查或疾病时，三者总是归在一起讨论。

一、动眼、滑车及展神经解剖

（一）动眼神经

动眼神经（oculomotor nerve）为运动性神经，含有躯体运动和内脏运动两种纤维。躯体运动纤维起于中脑上丘水平的动眼神经核，大脑导水管腹侧的中央灰质中，包括外侧核、缩瞳核及中核，依次排列成行，其中外侧核为主核，左右外侧核头端分开，尾端相靠近，从头到尾依次为提上睑肌核、上直肌核、内直肌核、下斜肌核、下直肌核。其纤维经过红核，由中脑腹侧大脑脚间窝出脑，紧贴小脑幕切迹缘及后床突侧方前行，在大脑后动脉和小脑上动脉之间穿过，与后交通动脉伴行，向前经过海绵窦外侧壁上部，经眶上裂入眶，立即分为上、下两支。上支细小，支配上直肌和上睑提肌；下支粗大，支配下直、内直和下斜肌。由中核发出纤维到两眼内直肌，支配眼球集合运动。动眼神经上端的缩瞳核（Edinger - Westphal 核）发出的内脏运动（副交感）纤维经眶上裂入眶后，进入睫状神经节（ciliary ganglion）交换神经元后，分布于睫状肌和瞳孔括约肌，分别支配缩瞳、晶状体变厚而视近物，参与瞳孔对光反射和调节反射。

动眼神经麻痹时，出现上眼睑下垂，眼球向内、向上及向下活动受限而出现外斜视和复视，并有瞳孔扩大，调节和聚合反射消失。

（二）滑车神经

滑车神经核位于中脑下丘平面，动眼神经核下端，大脑导水管腹侧中央灰质中，其纤维走向背侧顶盖，在顶盖与上髓帆交界处交叉后在下丘下缘出脑干，再绕向腹面，穿过海绵窦外侧壁，与动眼神经伴行，经眶上裂进入眶内，越过上直肌和上睑提肌向前内侧行，支配上斜肌。

（三）展神经

展神经核位于脑桥下部、第四脑室底靠近中线处面丘深部灰质中，其纤维由脑桥腹面与延髓交界处穿出，向前上方走行，越过颞骨岩尖及蝶鞍两侧海绵窦之外侧壁，在颅底经较长的行程后，经眶上裂进入眶内，支配外直肌。外展神经在颅内行程较长，最易受损。

在眼外肌中只有外直肌及内直肌是向单一水平方向运动的，其他肌肉都有向几个方向运动的功能，通过相互协同作用，使向某一方向的运动得以完成。如上斜肌、下斜肌帮助外直肌外展时，它们的向下与向上力量、内旋与外旋力量相抵消。上直肌、下斜肌同时收缩时，使眼球向上，而其内收与外展的力量，内旋与外旋的力量相抵消。

二、动眼、滑车及展神经麻痹

（一）临床表现

动眼、滑车和展神经受损时发生眼球运动障碍（眼肌瘫痪）及瞳孔散缩功能异常。眼球运动神经的损害可分周围型、核型和核上型三种。根据眼肌肉瘫痪的程度和分布，又可分完全瘫痪及部分（不完全）瘫痪。如眼肌瘫痪仅限于眼外肌，而瞳孔散缩功能正常者，称为眼外肌瘫痪。只有瞳孔散缩功能丧失，而眼球运动正常者，称为眼内肌瘫痪。若眼球运动和瞳孔散缩功能均丧失者，则称为完全性眼肌瘫痪。

1. 周围型病变

（1）动眼神经完全性麻痹：表现为上睑下垂，眼球外斜，向上外、上内、下内、同侧方向运动障碍，瞳孔散大，对光反应及调节反应消失，头向健侧歪斜。完全性瘫痪多为周围性，而不完全性多为核性。因眼睑下垂，故复视被掩盖；患者睁眼时，因额肌代偿性收缩，使患侧眉毛高过健侧。患眼外斜因内直肌瘫痪，外直肌失去拮抗作用所致。患眼不能向上、向下或向内运动，但仍能稍向外下运动，因上斜肌尚正常之故。因缩瞳纤维麻痹导致瞳孔扩大。此外，由于睫状肌的瘫痪则引起晶状体的调节障碍，以致近视模糊。

（2）滑车神经完全性麻痹：表现为上斜肌瘫痪。患眼向下及外展运动减弱，眼球偏斜多不明显，往往不易被发觉。患者向前直视及向上注视时无复视，仅于向下及向外注视时出现复视，虚像在实像下方，上端向实像倾斜，在高处向下注视（如下楼）时尤其明显。患者倾向于保持下颏向下，面转向健侧，头倾向健侧的姿势。单独的滑车神经麻痹罕见。

（3）展神经完全性麻痹：因外直肌瘫痪，内直肌失去拮抗作用，患眼内斜视不能外展，出现复视。

（4）动眼、滑车及展神经并发完全麻痹：产生完全性眼肌瘫痪，眼球固定，各方向运动均不能，眼睑下垂，瞳孔散大，对光及调节反应均消失。

2. 核型病变 核型眼肌瘫痪的特点为：①除展神经外，动眼及滑车神经的核性麻痹都是双侧性但不对称。②多并发有邻近组织的损害，例如动眼神经核的受损，均并发有内侧纵束的损害，出现两侧瞳孔扩大，眼肌瘫痪和两眼的同向运动障碍。③选择性地只损害一部分眼肌的功能，产生分离性眼肌瘫痪。④瞳孔常双侧缩小，对光反应消失，调节反应存在。⑤外展神经核受损时，常并发有面神经膝部、三叉神经核及内侧纵束的损害，而出现患侧的外展、面、三叉神经麻痹，两眼的同向运动障碍。⑥常并发长束（锥体束、感觉束）损害的体征。

3. 核上型病变 核上型眼肌瘫痪时，产生两眼联合运动障碍，但单眼活动没有障碍。因此患者既无斜视，又无复视，而是出现双眼在协同动作时不能向上、向下或一侧转动，称凝视麻痹。最常见者有两眼同向凝视麻痹和两眼同向垂直运动麻痹两种类型。枕叶病变时，可引起眼球的跟随动作消失，产生自发性定视（automatlc fixation）。

（1）两眼同向凝视：脑桥中枢（脑桥旁正中网状结构，pontlne paramedian reticular formation，PPRF）的核上纤维来自对侧大脑额中回后部的皮质（大脑凝视中枢）。当这里或从这里发出至脑桥中枢的纤维受到破坏时则两眼不能转向对侧，即双眼向病灶侧注视（患者凝视自己的病灶）。常见于急性脑血管意外患者。如大脑凝视中枢发生刺激性病变时，则两眼偏向病灶对侧，头部也转向该侧，产生对应偏斜，见于癫痫发作的初期。大脑凝视中枢或由其发出至脑桥中枢的纤维受损所引起的凝视麻痹都是暂时性的，常于数日之内自行恢复。一侧脑桥的同向凝视中枢受破坏时，则两眼不能向病灶侧凝视；而转向对侧注视，即患者凝视自己的瘫痪肢体。脑桥的病变（如脑桥胶质瘤）往往影响两侧，引起两侧凝视麻痹，脑桥性凝视麻痹常是持久性的。

（2）核间型眼肌瘫痪：由发生在内侧纵束内的核上型病变所造成。患者向患侧注视时，对侧的内直肌或是同侧的外直肌不能收缩。这种情况发生于基底动脉血栓形成、脑干炎症、肿瘤等。如一侧脑桥被盖部病变引起该侧脑桥旁正中网状结构（PPRF）和内侧纵束受损，出现一个半综合征，主要表现为双眼辐辏功能存在，侧视时眼球内直肌麻痹，无动眼神经麻痹的其他表现。眼球外展时出现向外展方向的单眼震颤；眼球向健侧注视时，麻痹的眼球停留在中间位，产生复视；同时出现分离性眼球震颤，即外展的健眼比内收的病眼震颤得更明显，多数还可出现轻度垂直性眼震。

（3）两眼同向垂直（上、下）运动的麻痹（Parinaud 综合征）：由中脑四叠体上丘部的病变引起。最常见者为两眼向上运动瘫痪，向上下或单独向下运动瘫痪者少见，常并发有瞳孔对光反应的消失。

（4）动眼危象（oculogyric crisis）：系两眼反复同时向上窜动的痉挛性动作，向下或向两侧窜动则极少见。发作持续数秒钟至 1～2h，有时还伴有颈肌、口肌及舌肌的痉挛。动眼危象系脑炎后帕金森综合征的特征性体征，亦可见于吩噻嗪类抗精神病药物过量者，痉挛的发病机制不明。

（二）病因

多种原因均可引起Ⅲ、Ⅳ、Ⅵ三对脑神经单独或联合受累，列举常见原因如下，并分述其特点。

1. 动脉瘤 脑底动脉环或颈内动脉的动脉瘤常可引起动眼和（或）外展神经麻痹。海绵窦内的颈内动脉动脉瘤可引起动眼、滑车、外展神经及三叉神经眼支的麻痹，称海绵窦综合征。另外，由于解剖上的关系密切，大脑后动脉、小脑上动脉、后交通动脉的动脉瘤均可导致动眼神经麻痹，但这一带动脉瘤从不引起单独的滑车神经麻痹。动脉瘤引起脑神经麻痹的原理可因囊状动脉瘤急性扩张，直接压迫或牵拉神经；或因动脉瘤出血，引起神经的推移；或因静脉瘀血而致神经水肿；或因出血引起蛛网膜粘连等。如动脉瘤不继续扩张，而出现血栓形成时，眼肌瘫痪症状亦可因而减轻。瞳孔受累是因缩瞳纤维居动眼神经上方周边部，来自上方之压迫必引起缩瞳纤维的麻痹。眼睑下垂是因上睑提肌的纤维也居该神经的周边部，易遭受外力压迫。由动脉瘤引起的动眼神经麻痹，几乎均伴有瞳孔扩大及固定（90%～96.8%），患侧眼痛或头痛（92%），患侧眼睑下垂也较常见（约60%）。动脉瘤可由 CT 增强扫描、MRI、MRA、DSA 或脑血管造影确诊。

2. 头部外伤 可影响眼外肌及Ⅲ、Ⅳ、Ⅵ对脑神经而引起各种形式的眼肌瘫痪。①眼外肌挫伤，继而肌肉出血，可使受损伤的肌肉瘫痪（以提上睑肌最易受累）。②眼眶骨折及因此而引起的眶内出血，可导致多个眼外肌瘫痪，上、下斜肌最易受损。③在眶上裂和视神经孔部位的眶尖骨折可引起视、动眼、滑车、外展神经及三叉神经眼支的麻痹；在此区内的动眼神经及交感神经纤维均严重受损时，可因副交感及交感两种神经纤维功能障碍的掺杂作用，而致瞳孔大小仍如常人，但对光反应消失。④因骨折而损害海绵窦，由于颈内动脉海绵窦瘘，而发生搏动性眼球突出及眼外肌瘫痪。⑤床突及颞骨岩尖部位的骨折，外展神经最易受损。⑥一侧颅内血肿引起的天幕裂孔疝，有同侧动眼神经麻痹和对侧偏瘫。⑦眼内肌瘫痪有时可因眼球被撞伤及睫状神经节受伤所引起。

损伤后的脑神经麻痹的预后取决于损伤的性质和程度，一般预后较好。颅内、眶内血肿用 CT 扫描即可确诊。颈内动脉海绵窦瘘可用 CT 增强扫描、听诊、MRA 或脑血管造影而确诊。

3. 感染　眶内和眶后的炎症都可引起各眼球运动神经的麻痹而产生下列各种综合征。

（1）海绵窦综合征：是由于海绵窦血栓形成或血栓性海绵窦炎所引起。常继发于面部疖痈、眼眶脓肿、蝶窦炎、筛窦炎、额窦炎、上颌窦炎、中耳炎、乳突炎、扁桃体周炎或拔牙感染等之后。临床表现为眼眶内软组织、上下眼睑、球结膜、额部头皮及鼻根部充血水肿；眼球突出，眼球各方向运动麻痹，瞳孔扩大，对光反应消失及眼与额部疼痛或麻木，伴有寒战和发热。眼球突出是由于球后组织瘀血和水肿的结果。如果海绵窦内血栓阻塞重新沟通或侧支循环建立，则眼球突出可显著减轻。如眼眶内有化脓感染者，则眼球突出可更加明显，部分患者可出现视盘水肿，视力减退，甚至完全失明。两侧海绵窦由环窦相连，因此一侧海绵窦血栓形成往往可于数日内经环窦扩散至对侧，而出现两侧症状。海绵窦内的炎症可扩散及附近组织引起脑膜炎、脑脓肿等。

（2）眶上裂综合征和眶尖综合征：大多为鼻窦炎的蔓延而引起眶上裂或视神经孔处的骨膜炎所造成。此外，也可为肿瘤如蝶骨嵴脑膜瘤、脊索瘤、垂体瘤的侵袭此区所引起。眶上裂综合征表现为动眼、滑车和外展神经以及三叉神经眼支的功能障碍。但没有局部的炎症性表现。若兼有视力障碍者，则称眶尖综合征。

（3）神经炎：动眼、滑车和展神经麻痹可由神经本身炎症所引起，这类患者多数患有鼻窦炎，经鼻窦灌洗及抗生素治疗后，神经麻痹症状几乎都可恢复。但也有无鼻窦炎或其他任何可见的原因者。

（4）岩骨尖（Gradenigo 综合征）：中耳炎或并发有慢性乳突炎患者，若其炎症向颅内发展破坏岩骨尖时，可引起本综合征。表现为患侧眼球内斜及面部疼痛或麻木。后者是因半月神经节受侵引起。诊断根据耳道流脓、X 线片上可见岩骨尖骨质破坏等。

（5）其他感染：由各种病原体所引起的颅底脑膜炎（结核性、化脓性、真菌性、梅毒性），可影响动眼、滑车及展神经而使之麻痹。属梅毒性者，尚可有阿·罗（Argyll - Robertson）瞳孔（瞳孔缩小，对光反应消失，调节反应存在）。此外，眼眶蜂窝织炎引起的眼肌瘫痪亦常见。带状疱疹、白喉、猩红热、腮腺炎及水痘等也可引起眼肌瘫痪。脑炎可引起核性眼肌瘫痪。

4. 脑肿瘤　颅内原发性或转移性肿瘤均可引起眼球运动的麻痹。原发性肿瘤中的脑干肿瘤是引起动眼、滑车和展神经核型麻痹的常见原因。中脑肿瘤引起动眼和滑车神经麻痹，脑桥肿瘤引起外展和面神经麻痹，大脑半球的肿瘤可因天幕裂孔疝而有同侧动眼神经麻痹和对侧偏瘫。这是由于疝入幕下的肿块把脑干推向下方，使动眼神经受牵拉；也可因大脑后动脉和小脑上动脉随脑干下移而压迫通过其间的动眼神经所引起。蝶骨嵴内侧脑膜瘤涉及眶上裂，鞍旁脑膜瘤压迫海绵窦，斜坡上的脊索瘤、松果体瘤、垂体瘤、颅咽管瘤等，均可因肿瘤的扩大而压迫动眼神经、滑车神经、外展神经或三叉神经而发生麻痹。其中外展神经因在颅内的行程较长，最易被压迫在岩骨尖上，或在其行程中的任何部位受牵拉，而产生无定位价值的两侧外展神经麻痹。在转移癌中，鼻咽癌的直接浸润引起眼肌瘫痪者最为常见，此癌最先自颅底的破裂孔伸入颅内，侵犯半月神经节及邻近的外展神经，然后再向前后蔓延引起多个脑神经麻痹。CT 或 MRI 扫描是诊断颅内肿瘤最方便的方法。

5. 脑动脉硬化性血管病　有高血压及动脉硬化的老年患者，常可突然发生眼肌瘫痪。其发病原理是：①供应神经干或神经核的血管发生阻塞。②受邻近硬化的或扩张的血管压迫，如大脑后动脉和小脑上动脉的硬化或扩张可引起动眼和滑车神经麻痹；内听动脉和小脑前下动脉的硬化或扩张可引起外展神经麻痹。③脑干内出血或兼有蛛网膜下腔出血。CT 增强扫描、MRI、MRA 有助诊断。

6. 糖尿病性眼肌瘫痪　糖尿病并发的脑神经麻痹以动眼神经和外展神经麻痹最为多见。在后天性单发的动眼神经麻痹中，糖尿病性者占 6% ~ 25%；在后天性单发性外展神经麻痹中，糖尿病性者约占 15.4%。动眼神经受累时，瞳孔常保持正常，因缩瞳纤维居于动眼神经的上方周边部，不易受到糖尿病性缺血病变的影响，这与动脉瘤所引起的动眼神经麻痹几乎都有瞳孔扩大是不同的。眼肌瘫痪可随糖尿病的被控制而好转或恢复。

7. 肌肉疾病　肌肉疾病可导致多种眼外肌麻痹，需与 III、IV、VI 三对脑神经受累所致眼肌麻痹相鉴别。

（1）重症肌无力：是眼肌瘫痪的常见原因。是神经肌肉接头间传递障碍所引起，并非神经本身的疾患，只侵犯眼外肌（横纹肌），不侵犯眼内肌（平滑肌），只有眼外肌瘫痪（复视、上睑下垂和眼球运动障碍），而瞳孔反应正常。延髓支配的各肌或肢体的横纹肌均可受累，以眼外肌受累多见。本病的特点为肌肉容易疲劳，症状可因连续运动而加重，休息后减轻。患者常于晨起时症状最轻，每到下午或傍晚症状加重。疲劳试验使症状加重，注射新斯的明后症状立即好转或消失。

（2）慢性进行性眼外肌瘫痪（CPEO）：为少见遗传性线粒体疾病，多在儿童期起病，首发症状为眼睑下垂，缓慢进展为全部眼外肌瘫痪，眼球运动障碍，双侧眼外肌对称受累，复视不常见；部分患者有咽肌和四肢肌无力。新斯的明对本病无效，可凭此与重症肌无力鉴别。

8. 眼肌瘫痪性偏头痛　有少数偏头痛患者在头痛发作时或发作后出现同侧程度不等的瞳孔扩大、眼外肌瘫痪（动眼或外展神经麻痹，出现复视），持续数天甚至数月后恢复。患者多有反复发作偏头痛或家族史。值得注意的是，眼肌瘫痪性偏头痛，常有颅内器质性病变，如有动脉瘤为基础，应注意鉴别，必要时可作 CT、MRA、DSA 或脑血管造影检查。

9. 其他　①先天性眼睑下垂及眼眶内假瘤均可出现眼肌麻痹。Tolosa - Hunt 综合征因海绵窦和蝶骨嵴的硬脑膜有非特异性炎症肉芽组织，并延伸至眶上裂，引起眼眶疼痛并出现动眼、滑车、展神经和三叉神经眼支功能障碍。②慢性酒精中毒、妊娠呕吐和胃癌患者可因维生素 B_1 缺乏而引起脑干的损害（又名 Wernicke 脑病），出现复视、眼球震颤、外直肌麻痹、共济失调和精神混乱等症状。应用大量维生素 B_1 治疗后，症状可迅速消失。③颈交感神经麻痹时可产生同侧瞳孔缩小，眼睑轻度下垂（眼裂变狭），眼球凹陷，面部、眼结膜和鼻腔黏膜充血，鼻道阻塞以及面部干燥无汗等症状，称为颈交感神经麻痹（Horner）综合征。病变累及间脑至睫状体脊髓中枢（ciliospinal center）之间的通路（脑干、颈髓）和颈交感神经干时均可出现此综合征。反之，若交感神经受刺激时，则产生瞳孔扩大、眼裂开大及眼球突出。④内分泌疾病如甲状腺功能亢进症或垂体功能失常可产生眼肌麻痹及眼球突出等症状。非浸润性突眼，主要因交感神经兴奋眼外肌群和上睑肌张力增高所致，患者眼裂增宽（Darymple 征），少瞬和凝视（Stellwag 征），眼球内侧聚合不能或欠佳（Mobius 征），眼向下看时，上眼睑因后缩而不能跟随眼球下落（Von Graefe 征），眼向上看时，前额皮不能皱起（Joffroy 征）。浸润性突眼较少见，病情较严重，主要由于眼外肌和球后组织体积增加、淋巴细胞浸润和水肿所致。⑤强直性（Adie）瞳孔，多为一侧瞳孔扩大，对光反应几乎完全消失，调节反应存在，但收缩迟缓，常伴有腱反射消失。对稀释的乙酰胆碱溶液如 2.5%醋甲胆碱（Methacholine）溶液能立即反应，对正常人瞳孔则作用甚微，可资鉴别。醋甲胆碱不易迅速失效，故不适用于对老年患者进行试验。本病是因节后副交感神经纤维受累所引起，起因不明，多见于中年女性。⑥癔症性眼睑下垂常并发有其他癔症症状。

三、神经麻痹

（一）动眼神经麻痹

1. 核性及束性麻痹　动眼神经核受累出现同侧内直肌、下直肌和下斜肌麻痹，还导致双侧上直肌麻痹。核性损害多引起不全麻痹，为两侧性但不对称。特征的临床表现为病变节段同侧的核及核下性脑神经损害及节段下对侧的锥体束征。然而，小的局灶性损伤也可导致单独出现的上睑下垂或眼外肌麻痹。临床症状因病变节段水平和范围不同而异。同侧动眼神经麻痹和对侧共济失调称为 Claude 综合征，同侧动眼神经束性损伤和对侧偏瘫称为 Weber 综合征；同侧动眼神经麻痹并发对侧肌阵挛或震颤为 Benedikt 综合征。

束性损害多引起一侧动眼神经麻痹，表现为同侧瞳孔扩大，调节功能丧失及上睑下垂，眼球被外直肌及上斜肌拉向外侧并稍向下方。

核性及束性损伤的病因包括脑血管病、脱髓鞘病、炎症、非特异性炎症和肿瘤。脑干诱发电位、CT、MRI 可明确诊断。

2. 周围性麻痹

（1）大脑脚间池和蛛网膜下腔病变：颅底动脉瘤为常见原因。脑血管造影多能明确诊断。缩瞳纤维位于动眼神经的内上方，易于受到后交通动脉（PCOM）动脉瘤的压迫，需注意观察瞳孔是否受累，给予及时诊断和处理。颅内压增高导致的颞叶钩回疝可压迫在蛛网膜下腔走行的动眼神经导致突发瞳孔散大、对光反射消失。

（2）海绵窦综合征：海绵窦血栓形成及窦内动脉瘤可表现为海绵窦综合征，除了动眼神经瘫痪外，并发有三叉神经第一支损害，眼眶充血水肿，眼球突出或视盘水肿。炎症所致者常伴有全身感染症状，结合眶部 X 线片及腰椎穿刺及血常规检查可明确诊断。Tolosa - Hunt 综合征又称痛性眼肌麻痹综合征，是特发性、自限性海绵窦炎症，对激素治疗敏感。

（3）眶上裂与眶尖综合征：眶上裂综合征具有动眼、滑车、外展神经与三叉神经第一支功能障碍，眶尖综合征除此 3 对脑神经损害外，常伴有视力障碍，结合眶部视神经孔 X 线片，血液化验、眶部 CT 等多能明确诊断。

（4）单独动眼神经麻痹：糖尿病性动眼神经麻痹为常见原因。发病机制与微血管病变及代谢障碍有关。约有三分之一的微血管病所致动眼神经麻痹患者可出现双侧瞳孔不等大，平均相差0.8mm，但保留瞳孔对光反射功能。

（二）滑车神经麻痹

1. 核性及束性麻痹 核性及束性损伤均导致对侧上斜肌麻痹，很难鉴别。单独滑车神经损伤罕见，常伴有脑干损伤体征。

2. 周围性麻痹

（1）蛛网膜下腔：滑车神经毗邻小脑幕，轻度的单侧或双侧头颅外伤即可导致损伤。炎症、脑膜癌病均可导致滑车神经受累。

（2）海绵窦：海绵窦综合征，除了滑车神经瘫痪外，并发有Ⅲ、Ⅵ以及三叉神经第一支损害。垂体卒中导致单独的滑车神经麻痹的情况极为罕见。

（3）眶尖：常并发动眼神经以及三叉神经1、2支、视神经同时受累，伴有眼球突出、球结膜水肿。病因多见于炎症、感染。

滑车神经麻痹很少单独出现，多与其他2对脑神经同时受累。

（三）展神经麻痹

1. 核性及束性麻痹 因与面神经在脑桥中关系密切，展神经的核性或束性麻痹常并发面神经麻痹。Millard-Gubler综合征表现为病侧展神经及面神经的麻痹和对侧偏瘫，起病突然并迅速昏迷，双瞳孔针尖样改变。Foville综合征为同侧外展麻痹、同侧周围性面瘫和对侧偏瘫。Raymond综合征表现为同侧展神经麻痹和对侧偏瘫。眼球外展时扫视速度测定有助于鉴别中枢性或外周性展神经麻痹。展神经麻痹急性期（小于1个月），中枢性和外周性损伤患者扫视速度均下降，2个月后外周性损伤患者扫视速度可恢复，而中枢性损伤者不能恢复。主要病因为脑桥血管病、脱髓鞘病、炎症、非特异性炎症和肿瘤。根据临床表现结合CT、MRI检查诊断不难确立。

2. 周围性麻痹

（1）蛛网膜下腔：炎症、感染、脑膜炎均可导致展神经单独或并发其他脑神经损伤。展神经临近斜坡和椎-基底动脉，炎症动脉瘤以及基底动脉延长扩张症均可累及展神经。展神经自延髓脑桥沟中线两侧出脑，前行到颞骨岩部尖端穿入海绵窦，此部分在颅内压变化时易于受到牵伸和扭曲。自发性或腰穿后低颅压综合征，或任何原因所致的颅高压均可出现展神经麻痹。鼻咽癌最常侵犯颅底前部的展神经，常伴有鼻衄、鼻塞，可出现颈淋巴结肿大，作鼻咽部检查、活检、颅底X线检查可确诊。

（2）Dorello管：从展神经离开蛛网膜下腔进入岩斜区硬脑膜层的出口处开始到穿过Gruber韧带下进入海绵窦后部之前的一个静脉空间统称为Dorello管。Dorello管位于岩斜静脉腔内，直径（1.93±0.62）mm，长（5.09±1.50）mm。急性中耳炎的岩骨尖部局限性炎症及岩骨尖脑膜瘤均可引起展神经麻痹，并伴有听力减退及三叉神经分布区的疼痛，称为Gradenigo综合征；X线摄片可发现该处骨质破坏或炎症性改变。结合病史及CT检查可确立诊断。

（3）海绵窦：可出现单独展神经麻痹或并发动眼神经、滑车神经，三叉神经第1、2支，及交感神经损伤。展神经麻痹并发同侧Horner征，高度提示同侧海绵窦损伤。病因包括：炎症、肿瘤、颈动脉-海绵窦瘘、颈内动脉海绵窦内段动脉瘤或脑膜瘤。

（4）眶尖：常和滑车神经、动眼神经以及三叉神经第1、2支，以及视神经同时受累，并发有眼球突出、球结膜水肿。病因多见于炎症、感染（特别是糖尿病患者和免疫缺陷患者中曲霉菌病和毛霉菌病）、肿瘤浸润以及蝶窦黏液囊肿压迫。

中老年患者中，单发的、痛性展神经麻痹提示微血管缺血性病变或为岩骨尖局灶炎症所致，多数在 8 ~ 12 周会出现自发缓解。颅脑外伤是展神经受累另一个常见原因。单独的展神经麻痹罕见于脱髓鞘或副癌性脑干脑炎。双侧展神经受累多为外伤和颅内压增高，缺少定位价值。眼球外展不能越过中线以及双侧受累均提示预后不良。

四、多脑神经麻痹综合征

（一）Tolosa – Hunt 综合征

Tolosa – Hunt 综合征又称痛性眼肌麻痹综合征，是特发性、自限性海绵窦炎症，对激素治疗敏感。1954 年由 Tolosa 首先报道，1961 年 Hunt 报道了相似的患者，1966 年起称之为 Tolosa – Hunt 综合征。主要临床表现为间歇性的眶部疼痛，伴Ⅲ、Ⅳ 和/或Ⅵ对脑神经的一支或多支受累。具有自发缓解及复发倾向，经糖皮质激素治疗可完全缓解。临床上仅将病变部位限于眶后、海绵窦、颈内动脉海绵窦段动脉外膜及其附近硬脑膜部位的非特异性炎性肉芽肿所致的痛性眼肌麻痹定为 Tolosa – Hunt 综合征。

1. 病因　Tolosa – Hunt 综合征的主要病变部位是海绵窦，病理改变包括海绵窦段颈内动脉外膜及其附近的硬脑膜增厚，眶上裂硬脑膜组织坏死，淋巴细胞浸润，导致邻近的Ⅲ、Ⅳ、Ⅵ以及三叉神经的第 1 支受累。部分病例的病理提示存在海绵窦、眶上裂或者眶内的肉芽肿。

2. 临床表现　本病发病无性别差异，男性略多，平均发病年龄 40 ~ 60 岁。单侧多见，双侧少见，左右无差异。多数患者病前有上呼吸道感染、咽峡炎、上颌窦炎、低热等病史。首先出现单侧眼球后、眶周剧烈疼痛，可放射到额部或颞部。可伴恶心、呕吐。疼痛的性质大多为持续性胀痛、刺痛或撕裂样剧痛。数天后痛侧眼肌出现不同程度的麻痹，以动眼神经受累为主，其次是外展神经。眼内肌受累和全眼麻痹罕见。部分 Tolosa – Hunt 综合征病例有三叉神经（大多为第 1 分支）或者视神经、面神经或听神经受累，但少见。少数患者因海绵窦段颈内动脉壁上的交感神经受侵犯，出现 Horner 征，表现为上睑下垂、眼球凹陷、瞳孔缩小。病变亦可使眼球、眼眶部静脉回流受限，产生眼睑浮肿、结膜充血，也可有视盘水肿。病程长短不一，一般为 1 ~ 6 个月。少数患者可出现两侧交替病变。本病的预后良好，症状可有自行缓解和再发的倾向。仅个别患者遗留有部分神经功能不全。

脑脊液可表现为蛋白和细胞计数增高，其他各项数值正常。外周血白细胞、血沉、血浆 γ 球蛋白、C 反应蛋白可出现增高。通过眼眶和海绵窦水平行冠状位和水平位 MRI T_1W、T_2W、T_1W 增强与脂肪抑制成像，92.1% 的患者可发现病变侧海绵窦形态发生改变，在 T_1W 上呈等或稍低信号，T_2W 呈稍高信号，边缘清楚，颈内动脉被包绕，管腔不同程度变窄，增强扫描病灶明显强化。少数患者脑血管造影表现为颈内动脉末端到虹吸部狭窄。

3. 诊断　2004 年国际头痛协会制定的诊断标准如下：

（1）1 次或 1 次以上的单侧眶部疼痛在未治疗的情况下持续数周；

（2）第Ⅲ、Ⅳ和（或）Ⅵ对脑神经的 1 支或多支受累，和（或）MRI、病理证明有肉芽肿存在；

（3）脑神经麻痹与眶部疼痛同时存在或者发生在疼痛后的 2 周内；

（4）应用皮质激素后眶部疼痛和脑神经麻痹在 72h 内缓解；

（5）通过检查排除可致痛性眼肌麻痹的其他原因，包括肿瘤、血管炎、颅底脑膜炎、结节病、糖尿病和眼肌麻痹性偏头痛、甲状腺眼病和外伤。

4. 鉴别诊断 本病应与颈内动脉瘤、三叉神经痛、海绵窦血栓形成、海绵窦部肿瘤、眼肌麻痹型偏头痛等疾病鉴别。胶原病、颅底动脉瘤、颅内肿瘤、头部外伤、眶内炎性假瘤、鼻咽癌颅底转移、蝶窦囊肿、垂体卒中等所致的痛性眼肌麻痹也可误诊为 Tolosa - Hunt 综合征。因此在诊断前需进行血管造影、CT 及 MRI 检查以鉴别。

5. 治疗原则与方案 主要应用大剂量糖皮质激素，一般可给予泼尼松 60～80mg/d，症状消失后逐渐减量。同时应用抗生素和维生素。对疼痛明显的患者可给予镇痛药物。由于本病对糖皮质激素特别敏感，用药后 24～72h 内疼痛症状可有显著缓解。眼肌麻痹的恢复较慢，一般需要数周或数月（2～8 周）。个别患者遗留眼外肌不全麻痹或视神经萎缩。糖皮质激素的早期足量应用对促进炎症改善和减少后遗症具有重要意义。对个别不耐受激素治疗患者以及复发患者可选用其他免疫抑制剂及放疗。

（二）海绵窦综合征

海绵窦综合征（cavernous sinus syndrome）由 Foix 在 1921 年首次报道，又称为 Foix 综合征，垂体蝶骨综合征，海绵窦血栓形成综合征。海绵窦综合征是由各种损害累及海绵窦所致的一组症状和体征的总称，主要临床表现为眼肌麻痹、球结膜水肿、眼球突出、Horner 综合征及三叉神经第 1、2 支分布区痛觉减退及角膜反射消失。

1. 病因 海绵窦综合征多继发于面部感染后的海绵窦血栓形成或血栓性海绵窦炎，其他病因包括：外伤性海绵窦动静脉瘘、海绵窦内动脉瘤、肿瘤、颅骨骨折等。

2. 临床表现 主要临床表现为同侧眼球突出，上下眼睑和球结膜充血、水肿，眼球向各方向运动麻痹，眼睑下垂，瞳孔扩大，对光反射和调节反射消失，同侧眼及额部疼痛、麻木，角膜反射减弱或消失。

依据病变位于海绵窦的前、中、后部不同的部位，将海绵窦综合征分为前、中、后三类。前海绵窦综合征表现为Ⅲ、Ⅳ、Ⅵ和Ⅴ1 脑神经受损并伴有眼球突出；中海绵窦综合征表现为Ⅲ、Ⅳ、Ⅵ和Ⅴ1、Ⅴ2 脑神经受损症状；后海绵窦综合征表现为Ⅲ、Ⅳ、Ⅵ和Ⅴ1、Ⅴ2、Ⅴ3 脑神经受损症状。

不同病因所致海绵窦综合征的特点分述如下：

（1）海绵窦内动脉瘤：海绵窦动脉瘤的患者都存在持续、痛性、逐渐加重的多脑神经受累。动脉瘤突然扩大时，先有同侧头痛和面痛，继有三叉神经第 1、2 支感觉障碍，复视，眼睑下垂，瞳孔扩大、缩小或固定等异常。

（2）感染：为免疫受损状态、糖尿病、乳突炎及副鼻窦感染的致命性并发症。糖尿病及其他免疫系统缺陷患者可表现累及海绵窦和矢状窦区的无痛性感染，多为真菌感染，如白念珠菌、新型隐球菌属、毛霉菌病，并常引起海绵窦血栓形成。病程发展较快，出现完全性眼肌麻痹。球后蜂窝织炎或脓肿向后扩散时，也可累及海绵窦，这些患者通常有感染体征和眼球运动时剧烈疼痛，并可累及视神经。

（3）海绵窦血栓形成：海绵窦血栓形成常由于眶周、鼻部及面部的化脓性感染（如中耳炎、乳突炎、鼻窦炎）或全身性感染所致，极少因肿瘤、外伤、动静脉畸形阻塞等非感染性病因引起。病变累及一侧或两侧海绵窦。急性起病，出现发热、头痛、恶心呕吐、意识障碍等感染中毒症状。眼窝和咽部有感染时，则为亚急性或慢性起病，但也伴有发热和菌血症的全身症状。化脓性血栓形成在病初常累及一侧海绵窦，可通过环窦迅速波及对侧。颈内动脉海绵窦段感染和血栓形成，可出现颈动脉触痛及颈内动脉闭塞的临床表现。

（4）海绵窦内或其邻近结构肿瘤：脑膜瘤、脊索瘤及神经鞘瘤（最常见为三叉神经鞘瘤）是最常见的起源于海绵窦区的良性肿瘤。这些肿瘤通常为良性，生长缓慢，但也有侵袭性类型，易侵蚀颅底和海绵窦，常见动眼神经麻痹等持续性单脑神经病变的表现，如海绵窦外侧壁受压，逐渐出现Ⅲ、Ⅳ、Ⅵ、Ⅴ（第1支）脑神经麻痹，即眼睑下垂，眼睑和结膜水肿，眼球突出以及眼外肌麻痹。临近结构的肿瘤包括垂体腺瘤、眶部肿瘤、蝶骨区其他肿瘤和转移瘤。垂体腺瘤通常为无痛性、非侵袭性病变，缓慢扩展后侵蚀骨性蝶鞍可扩展入海绵窦，较常累及动眼神经及三叉神经眼支。海绵窦转移瘤常表现为快速起病的完全性眼肌麻痹。鼻咽癌与向外侧侵犯的垂体腺瘤不同，较多侵犯第6对脑神经及三叉神经下颌支。

（5）颈动脉海绵窦瘘：闭合性头外伤或颅底骨折可导致创伤性颈动脉-海绵窦瘘，常可立即引起海绵窦综合征或迟发性海绵窦综合征。临床表现为搏动性突眼、眼肌麻痹和结膜充血，可闻及眶部血管杂音，指压颈动脉突眼可减轻。外伤也可直接造成颈内动脉海绵窦段血管壁损伤而致动脉瘤。动脉瘤向下突入蝶窦，可引起致命性鼻出血。颈内动脉虹吸部动脉瘤引起动眼神经麻痹，破裂后血液直接流入海绵窦也可导致颈动脉海绵窦瘘。

3. 治疗　尽早明确海绵窦综合征的原因，针对病因治疗。

（李　珂）

神经科康复治疗学

（下）

郑新杰等◎主编

吉林科学技术出版社

第十一章　颅脑创伤手术治疗

第一节　颅脑损伤的一般手术方法

一、头皮损伤的处理

头皮是一种特殊的皮肤，含有大量头发、毛囊、皮腺脂、汗腺及皮屑，往往隐藏污垢和细菌，一旦发生开放伤，容易引起感染，然而头皮的循环十分丰富，仍有较好的抗感染能力。

头皮损伤外科处理的麻醉选择，要根据伤情及患者的合作程度而定，头皮裂伤清创缝合一般多采用局麻，对头皮损伤较重范围较大者，仍以全身麻醉为佳。

（1）头皮裂伤：清创缝合单纯头皮裂口，如果不是全层裂开，尚有帽状腱膜连续时，因受损血管不能退缩止血，往往失血较多；反之帽状腱膜完全断裂者出血较少。

1）冲洗方法：清创时先以消毒干纱布压迫伤口控制出血，剃光裂口周围至少6cm的头发，如系大裂口应剃光所有头发。然后用肥皂水冲洗创口周围，再用生理盐水纱布擦洗、拭干，乙醚脱脂后，以碘酒、乙醇消毒。根据伤情可确定局部麻醉或全身麻醉。局麻时用0.5%奴夫卡因或利多卡因溶液行浸润麻醉。为减少出血可加少量肾上腺素［每10ml加1滴，约1/（20万）］。麻醉显效后开始创口的清洗，此时创口已无疼痛，出血亦减少，用软的毛刷醮上消毒肥皂冻，轻轻刷洗创口及创缘，若有活动性出血点，用消毒止血钳夹住，然后用大量生理盐水（不少于1000ml）反复冲洗。同时清除创口所有污垢、异物和头发等。随后再用消毒干纱布拭干，取下止血钳，创口用消毒纱布填塞，重新用碘酒、乙醇消毒创口周围，用毛巾覆盖手术野，然后开始清创手术操作。

2）清创方法：手术前应先控制活跃出血点，并仔细探查颅骨有无骨折，估计裂口的缝合有无困难。如系复杂的裂伤应考虑清创后缝合是否会有张力，有无施行副加切口、延伸切口或头皮下松解或植皮的必要，清创时由外向内，由浅入深，逐渐清除已废损或失去活力的组织。由于头皮的牵伸性较小，创口边缘的修剪不可过多，但至少应达到皮缘整齐，断面呈直角，可见健康的皮下组织。清创后的头皮，须对合良好，分层缝合，一般不放引流，若污染严重组织活力较差时，可用橡皮片作短时皮下引流。

（2）头皮残缺的清创整复：头皮裂伤较复杂或有部分残缺时，单纯清创缝合常有困难。必须根据裂伤的形状、残缺的大小和部位，采取相应的整复方法。通常，不论头皮缺损有多大，原则上都应尽量做到一期缝合，不留创面；如果是有感染征象或污染严重的创口，才行后期整复或后期植皮。

1）头皮下游离原位缝合：头皮裂伤残缺较小，属狭长或条状裂口，宽度不超过3cm者，可以直接原位缝合，冲洗清创之后，将裂口周围头皮自帽状腱膜下层分离松解5~6cm，即可将裂口原位缝合

2）延长切口整复残缺：头皮残缺较大、裂口复杂、残存缺损直径大于 3cm 者，缝合时须先做延长切口，然后行帽状腱膜下游离松解，施行缝合；①"S"形延长切口，于裂口两端作方向相反的弧形延长切口，扩大创口帽状腱膜下的游离松解的范围，即可将缺损两侧边缘牵拉、移行、合拢，然后缝合（图 11 – 1）。②三叉形延长切口：头皮裂口及残缺区呈星形或三角形时，可将原创口作顺方向的弧形延长，形成三个大小相近的皮瓣，恰似电扇的三叶，然后游离松解并加以缝合。这种方式整复直径 4～5cm 的头皮缺损（图 11 – 2）。③瓣状延长切口：头皮裂口及残缺呈弧形或月形时，可沿创口的弧度做成瓣状切口，瓣的基部向下，作为瓣蒂中的血管。然后自帽状腱膜下游离皮瓣，牵拉移行皮瓣盖残缺区后缝合（图 11 – 3）。

3）转移皮瓣残缺整复：头皮残缺直径在 6cm 以上时，用延长切口难以将创口闭合，须另作松弛切口 1～2 处，形成转移皮瓣。然后行帽状腱膜下分离，将皮瓣牵拉、合拢，封闭创面并缝合。松弛切口处的新创面则用中厚断层植皮覆盖（图 11 – 4）。

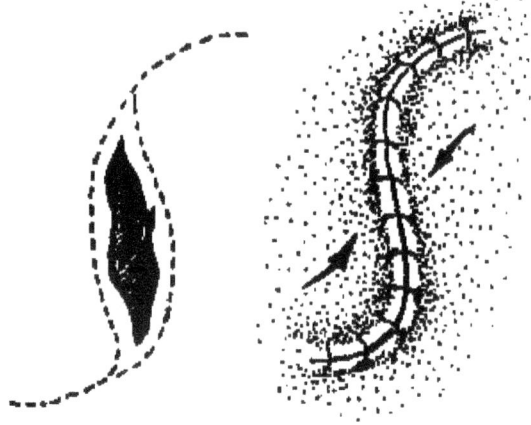

图 11 – 1　"S"形延长切口

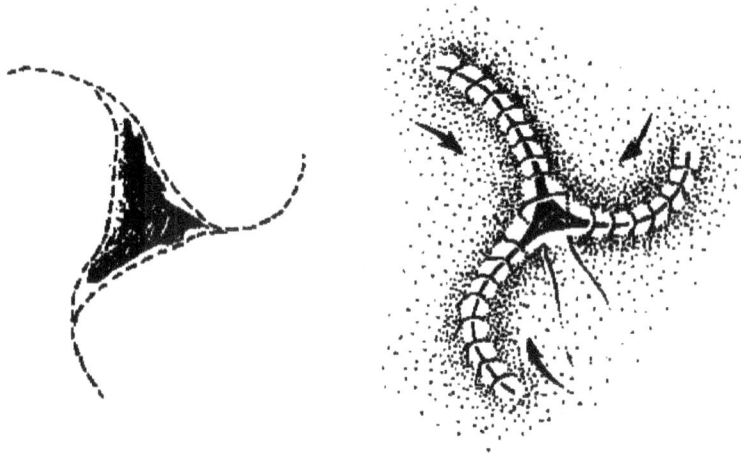

图 11 – 2　三叉形延长切口

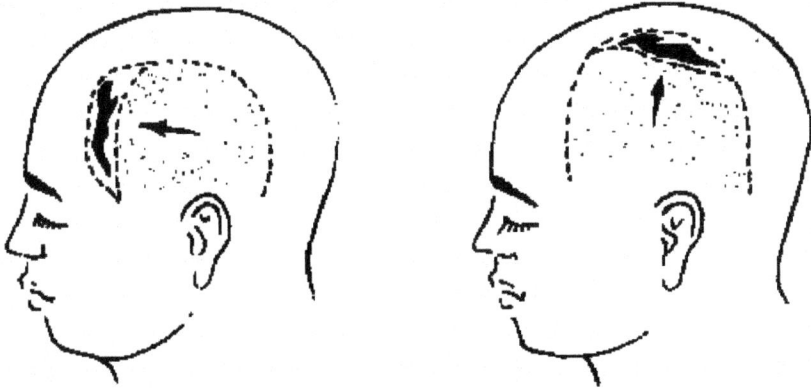

图 11-3　瓣状延长切口

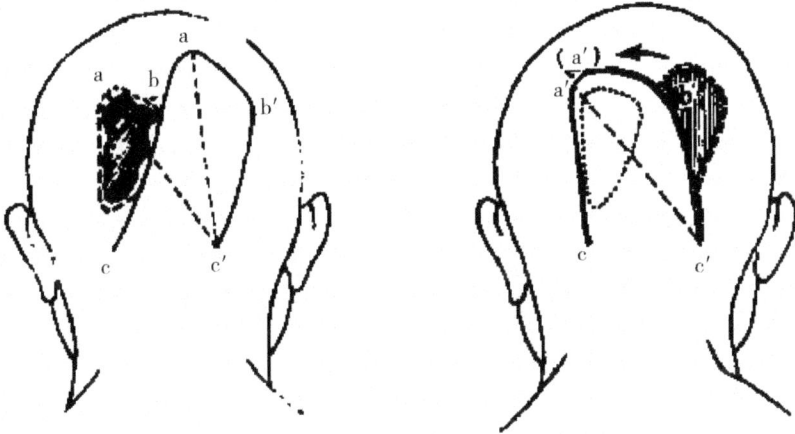

图 11-4　转移皮瓣残缺整复 ca′必须长于 ca，cc′
应为 ca 的 1/2～1/3，c′a′的长度与 c′a 相等，裸区植皮

（3）头皮撕脱清创整复：头皮撕脱是指部分或整个头皮被撕脱，完全游离。严重的撕脱伤范围，前面可达前额和上眼睑，两侧可累及耳廓。这类伤员往往失血较多，清创前应先纠正血容量的不足，给予抗生素治疗，预防感染。应在全身麻醉下施行手术。

1）清创自体植皮：在头皮撕脱伤早期，创面尚无感染征象时，应尽快清创，彻底冲洗并清除一切异物和失去活力的组织。清创时应保护尚有小蒂相连的皮片，切勿断离。对残存的颅骨骨膜须小心保护，以利植皮。创口边缘断面上的血管均应保留，以备必要时行血管吻合。创面的止血应完善，宜用双极电烙小心处理，避免过多的灼伤。植皮以中厚断层自体皮为佳。对头皮撕脱时间较短（8h 之内）、污染较轻的，则可清洗后剃去头发，剔除皮下组织，重新再植，也能成活。对颅骨骨膜缺失的裸面，可用带蒂的颞肌筋膜翻转覆盖，然后再于其上植皮。或采用大网膜移植，覆盖裸骨面后于其上植皮。植皮后，在皮片上作多个小切口（0.5cm 左右），有助于排液，然后加棉垫包扎，皮片与颅骨骨膜要紧贴，以利愈合。

2）清创头皮再植：显微外科的发展，使小血管吻合成为可能。头皮撕脱后行头皮血管吻合，原头皮全层再植，已有成功的例子。撕脱头皮血管吻合再植，必须在 6h 之内，对于无严重污染，撕脱的头皮无明显挫裂和绞搾，且主要血管断端尚属整齐，可以进行吻合术。清创时应分两组；一组行头部清创，并游离解剖出枕动静脉及（或）颞浅动脉。如果头皮的四对主要血管中，有一或二对能够吻合成功，则头皮再植即有希望成功；另一组作撕脱头皮的清洁，剃去头发，反复清洁冲洗，细心修剪帽状腱膜下的疏松结缔组织，注意保护头皮血管，仔细在皮缘断面的相应部位，找出枕动静脉及（或）颞浅动静脉，并用 1/1000 肝素溶液灌注，以各吻合。通常动脉常易寻获，静脉则较困难，因撕脱时静脉被扯断在组织内，断端不易发现，为常见的失败原因之一。

头皮血管吻合：患者头颅用三爪头架悬空固定，便于环绕四周的操作。根据可供吻合血管的部位和长度，修剪多余头皮，使血管的吻合及头皮的缝合均对合良好。先在头皮四周全层缝合数针，将头皮固定在头颅上，避免头皮滑动，然后开始显微镜下小血管吻合术（参看血管吻合术）。血管一旦接通，撕脱头皮的边缘即开始流血，较人的出血点可用双极电熔止血，一般渗血只须缝合头皮即可，皮下置橡皮引流，自低位引出，包扎不宜过紧，术后半坐卧位。

3）晚期植皮：若头皮撕脱伤已属晚期，创面明显感染，则不宜再行清创植皮，只能清洁创面，用凡士林油纱敷料覆盖换药，待肉芽生长后再行晚期植皮。遇有颅骨裸露的区域，可以采用间隔 1cm 左右颅骨外板钻孔的方法，使板障暴露，以利肉芽生长，等到无骨膜的颅骨表面全部被新生肉芽覆盖后，再行植皮。此时因属晚期植皮，应选用薄层邮票状植皮或种子式植皮。

对烧伤或电压伤所造成的头皮缺损，常有颅骨裸露，且往往伴有颅骨外板坏死，此时可用骨凿小心去掉颅骨外板，使板障暴露，生长肉芽，然后植皮（图 11 - 5）。

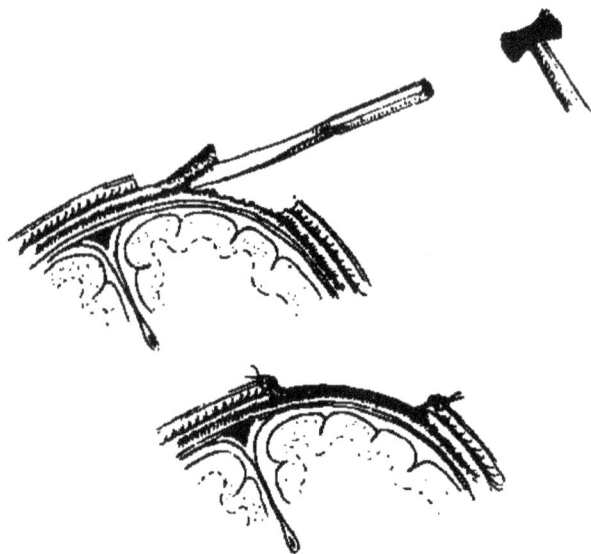

图 11 - 5　凿去坏死的颅骨外板待肉芽生长后再植皮

二、颅骨损伤的处理

颅骨属扁平骨，有内板及外板，其间为板障静脉，颅骨穹隆在儿童期靠骨衣营养，成年后主要由板障供应。颅底及颞枕区则由附着的肌肉提供血液供应。一般颅骨骨折之后，除部分儿童可以达到骨性愈合外，其余均属纤维性愈合。若颅骨骨折属于单纯的线形骨折，未伴有颅内继发损害时，无需作外科处理。

（1）闭合性颅骨骨折：乒乓凹陷整复；婴幼儿颅骨较软富有弹性，当外力作用于颅骨时，可造成半球形凹陷，如果其范围小于5cm，陷入深度不超过1cm，又无任何神经系统症状或体征，则不必整复。若凹陷面积较大、较深，或伴有局部脑疝症状时，应在全身麻醉下，于凹陷区近旁钻孔，小心循硬膜外放入骨撬，选凹陷中心处，然后用力将其撬起，复位后应认真检查，确无出血，始能分层缝合头皮（图11-6）。

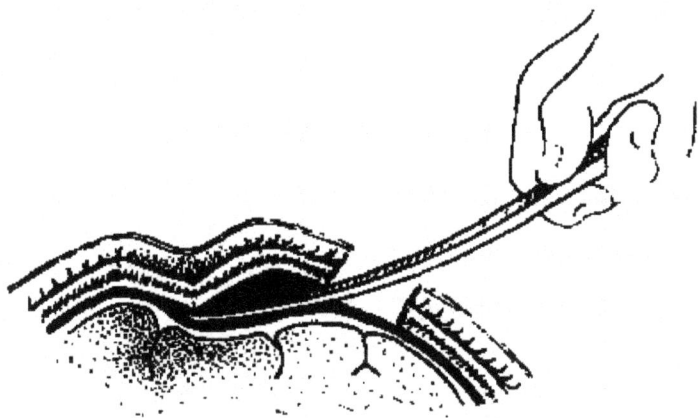

图11-6 乒乓球凹陷整复

单纯凹陷骨折整复：颅骨单纯性凹陷骨折，并非都需要整复，除非凹陷骨折面积大于5cm，陷于深度超过1cm，或有神经废损表现，或有颅内主要静脉窦受压时。由于凹陷骨折内板碎片常刺破硬膜，损伤脑组织或刺入静脉窦，故整复前应根据颅骨X线片，认真做好手术准备，以防术中大出血。整复时，头皮切口宜沿骨折外周向上作半弧形皮瓣，然后在凹陷区周边钻孔，用咬骨钳循骨折边缘，咬出一骨槽，使陷入的骨片易于取出。然后检查局部硬膜有无破损，必要时切开硬膜查看下面脑组织，以排除脑内血肿。硬脑膜应严密缝合，有缺损时可将邻近的骨膜翻转修复，以防脑脊液漏。取出的骨折碎片，如果尚有板障存在，内外板没有完全分离，亦可用以拼补在骨缺损区。大多于3个月后即可愈合，其抗冲击强度可达到正常颅骨。如果颅骨缺损过大，或骨折片已不适用于颅骨修补，则可采用人工材料修补术。

（2）开放性颅骨骨折：开放性线形骨折清创，对一般颅骨线形骨折，如果污染不严重，折线较细无异物嵌入者，则仅施头皮及皮下软组织清创缝合即可。若骨折线较宽，有毛发异物嵌入骨折缝中，则应沿骨折线用颅骨剪顺折线剪开，彻底清除异物。操作时应注意保护硬脑膜完整，以免引起颅内继发感染。

粉碎凹陷骨折清创：绝大多数开放性粉碎凹陷骨折，都伴有不同程度的硬脑膜及脑组织开放性损伤，故行清创手术时应仔细检查硬脑膜有无破损，其下脑组织是否损伤或出血。清创应从头皮开始，方法同头皮清创缝合术。粉碎的小骨折片应悉数清除。在摘除颅内静脉窦附近的骨折片时应十分小心，偶尔可致出血休克，切勿大意。对污染不重、较大的骨折片，尚有骨衣相连者可予保留，颅骨缺损留待后期修补，可等伤口愈合 3~6 个月之后，再行颅骨修补术（图 11-7）。

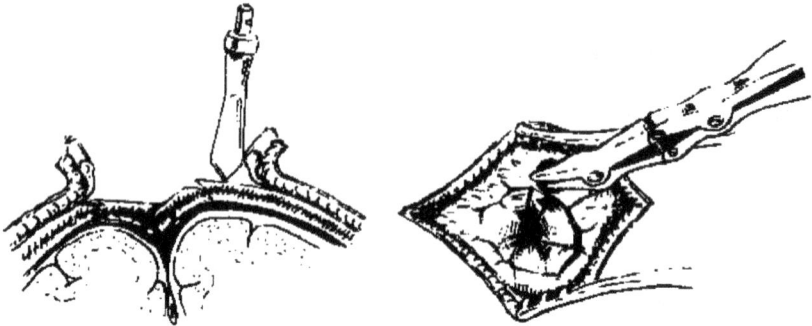

图 11-7　粉碎凹陷骨折清剖术

三、硬脑膜损伤的处理

硬脑膜是颅内外隔离的天然屏障，硬脑膜完整与否，是闭合性或开放性颅脑损伤的分界限，也是保护脑组织避免脑脊液漏颅内感染的重要结构。因此一旦破损即应予以缝合或修补，使开放伤变为闭合伤，以利愈合；偶尔因特殊原因，需要敞开硬脑膜时，例如颞肌下减压，但其表面头皮亦必须予以缝合。只有在开放伤晚期，伤口已感染，或者有脑晕形成，或伤口虽愈合，但硬脑膜与脑粘连形成瘢痕引发癫痫时，才作晚期修复处理。

（1）硬脑膜裂伤缝合：若硬脑膜只有裂伤而无缺损时，经过头皮、颅骨及脑组织清创后，可直接将裂口用细丝线间断缝合。一般裂口不予修剪，以免增加缝合的张力，针距 2~3mm 左右。若缝合有困难，可将裂口周围正常硬脑膜的外层切开，呈瓣状翻转，覆盖于裂口上加以缝合修补。

（2）硬脑膜缺损修补：造成硬脑膜的缺损，往往是因严重的开放性颅脑损伤所致，头皮、颅骨及脑均属开放性创伤。清创应按由浅入深，由外向内的次序，常规进行头皮及颅骨的清创处理，并根据需要适当延长硬脑膜的裂口，以便脑内清创操作（参看脑组织损伤处理），然后行硬脑膜缺损修补术。

1）自体组织修补：常用的自体组织有颅骨骨膜、颞肌筋膜、帽状腱膜和阔筋膜等。一般最好用位于硬膜缺损邻近的自体组织，如颅骨骨膜、帽状腱膜或颞肌筋膜，尽量采用带蒂的转移瓣，以利修补组织的愈合。在切开、剥离和翻转用以移植的骨膜或筋膜时，应注意蒂的宽度与瓣长度的比例关系，一般约为 2 : 3，不能小于 1 : 3。有时颅骨膜过于菲薄，可连同帽状腱膜一起剥离，使移植组织有一定厚度。为减少出血可在皮下层加压注射含 1/200 000 肾上腺素的生理盐水，然后再分离，但应注意勿损伤毛囊，否则将影响头发生长。按缺损大小作好移植瓣后，保护好靠瓣蒂侧小血管，缝合时避免损伤这些小血管。

有时硬脑膜缺损情况较复杂，利用带蒂自体组织修补有困难，则可采用自体游离组织，如阔筋膜或颞肌筋膜修补，也可以部分采用带蒂组织，部分补以游离组织，游离的移植组织面积不大于 5cm 为宜，以免发生坏死而致脑脊液漏或感染。

2）异体组织或人工材料修补：硬脑膜缺损修补亦可采用异体组织，如干冻硬脑膜、涤伦人工脑膜及硅橡胶人工脑膜等。修补时应注意植物的光面向脑组织，其大小和形状与缺损相应，缝合缘的毛边必须向外，要求平整无褶、无张力、不漏脑脊液。为避免术后溢液，也可用医用胶黏合剂黏封，或于缝合后再沿缝合口涂布医用胶。应指出的是，凡属异物或人工材料修补硬脑膜的病例，不宜同时又用人工材料修补颅骨缺损。因为用以修补硬脑膜的材料需要有活的软组织覆盖，始能生长愈合。由纤维细胞和间皮细胞重新生长出一层硬膜，约需经过半年左右，到时再择期修补颅骨。

（3）硬脑膜损伤次期修补：硬脑膜损伤伴感染时，外科处理十分棘手，因为头皮、颅骨和脑组织也往往同时存在感染，如果同时伴脑脊液漏，则更加复杂。对此，必须根据具体情况给予相应的处理。此外，尚有部分硬脑膜缺损是因病变切除或去骨瓣减压而引起的，或因儿童生长性骨折膨出，或有硬脑膜与脑瘢痕形成引发癫痫，也需晚期施行硬脑膜缺损修补。

1）次期清创植皮：有时硬脑膜损伤区有明显感染，脑膜与脑组织已粘连，表面有肉芽组织生长，并有脓性分泌物。对这种创面切勿过多操作，以免引起脑脊液漏，而应清除表面异物，用生理盐水和双氧水冲洗脓液，细心刮去腐朽的肉芽，然后用高渗或等渗盐水纱布交换敷料。等健康肉芽长出后，采用次期植皮，消灭创面，待伤口愈合后半年再择机作进一步处理。

2）晚期修补：患者虽有硬脑膜缺损，但无感染，基本上可作为无菌手术择期施行，手术的目的大多因有脑膨出或癫痫发作。因此，术前须作颅骨平片、CT 扫描及 EEG 检查；了解颅骨缺损情况；局部脑组织有无囊肿形成、积液或脑穿通畸形；是否存在脑萎缩、癫痫灶或脑积水等情况，以便决定术中是否要切开或切除部分硬脑膜。通常术前只要给予脱水剂降低颅压或穿刺排液，硬膜缺损膨隆即变平或下塌，不必切开或切除硬膜，只要将颅骨缺损区整复即可。缺损区周围的正常硬脑膜间皮细胞会沿头皮内面长出一层新的硬脑膜，覆盖在脑的表面，如果勉强将其剥离，势必造成脑皮质的更大损伤，同时也可能引起脑脊液漏，因此，只有当局部有脑膜 – 脑瘢痕；并已导致外伤性癫痫时，才需要切除硬脑膜 – 脑瘢痕，重新修复硬脑膜。

儿童颅骨生长性骨折也是一种需要晚期修补硬脑膜的病变，由于骨折时硬脑膜被撕裂，局部脑组织亦受损膨出，骨折缝受到脑组织疝出和脑脊液的搏动性冲击，使骨折缝骨质不断吸收，颅骨缺损也逐日扩大，终成生长性骨折，局部软膜蛛网膜囊肿形成及脑膨出。手术的目的主要在于修复硬脑膜缺损。以婴幼儿患者为例，只需要将缺损的硬脑膜重新修补好，达到正常硬脑膜的强度及张力，即可防止脑膨出的继续发展，颅骨缺损也可以随着颅骨的生长而自行闭合。对于稍大的儿童，则要求在修补硬脑膜的同时修复颅骨缺损。因此，所选用的修补材料，以头部自体组织为佳，最好采用带蒂转移瓣，如颅骨骨膜、帽状膜或颞肌筋膜。若采用游离组织或人工材料修补硬脑缺损，则颅骨缺损须待 3~6 月之后再行修复，以免引起头皮下积液或囊肿形成。

四、脑组织损伤的处理

脑组织损伤包括脑实质的原发性损伤，如脑灰质、白质的挫裂伤，及其继发性损害，如脑血管破裂出血、脑水肿和感染。一般开放性颅脑损伤均需尽早进行脑清创术，以减轻和避免脑的继发性损害。若患者就诊过迟，清创则有早期、次期以及晚期之分，当然，也有头皮、颅骨、硬脑膜的不同阶段处理。至于闭合性脑组织损伤的处理，只有在引起进行性颅内高压时，如颅内血肿、难以遏制的脑水肿、脑脓肿及脑膜—脑瘢痕形成引发癫痫时，则需要施行手术。

脑组织损伤的手术处理，应根据不同脑域和功能区而异，术者须有保护患者神经功能的强烈意识，熟知脑的解剖生理分区，仔细而又耐心地施行手术，始能减少副加的损伤。

（1）开放性脑损伤处理：

1）颅脑开放伤早期清创术：鉴于头皮、颅骨、硬脑膜均已开放，为预防感染，应争取尽早手术，变开放为闭合，同时给予抗生素控制感染。由于脑组织的特殊性，如果没有明显污染，一次彻底清创缝合的时限可以延长到伤后72h，在此期间颅内很少发生感染，即使头皮创口已有一些感染迹象，只要清创处理彻底，仍可能一期愈合。

冲洗方法：开放性颅脑损伤的冲洗和清创操作，基本上与头皮、颅骨开放伤相同。一般都在全身麻醉下冲洗，带干手套，用适当大小的消毒纱布球填塞在创口内，勿用力加压，以免造成脑组织更多的损伤，嵌在创口内或骨折缝内的毛发、异物暂勿移动或拔出，以免引起大出血。全部剃光创口以外的头发，用乙醚脱脂，然后可略放低患者头部，取出纱布，用灭菌生理盐水，沿创面的切线方向冲洗伤口，不可垂直正对创口冲洗，以免将冲洗液注入颅内。初步冲洗以后，改用消毒软毛刷或纱布蘸灭菌肥皂水，轻轻刷洗或擦试创面，清除所有泥沙和污物，暂勿拔出嵌入颅内的毛发或异物。继而再用生理盐水冲洗创口，不少于1000ml。此时，若软组织有较大的出血时，可用消毒钳暂时夹住；若硬脑膜或脑组织出血，则用明胶海棉贴附，再用棉片轻压其上。最后按常规方法用碘酒、乙醇消毒皮肤，铺盖手术巾，取下止血钳及创口内纱布，重新开始组织的清创操作。

清创方法：应由外到内，由浅入深，先行头皮和颅骨的清创（参看头皮、颅骨损伤的处理）。根据需要可适当延长头皮切口，充分显露颅骨开放区。在摘除嵌入创内的毛发或异物之前，必须作好一切输血的准备，特别是当颅内静脉窦受累时应予注意。若属粉碎凹陷骨折，可小心依次移除骨折片，并用咬骨钳适当扩大骨缺损区，直到可见正常硬脑膜时为止；若属嵌压很紧的陷入骨折，则需要在骨折线周边钻孔，再用咬骨钳咬除骨折片，使成一够大的骨窗。硬脑膜裂口如果不足以显露脑损伤的范围，可按需要延长切口，将硬膜悬吊外翻，以利脑内的清创操作。急性脑挫裂伤的组织很易被吸引器吸除，已破碎的脑灰质和白质与小血凝块混杂的糜烂组织，均失去功能和生活力，应予彻底清除。留在颅内不仅加重脑水肿反应，而且容易招致感染，既使急性期没有问题，晚期亦将形成更多的胶样性变和瘢痕组织，易引发癫痫。吸除挫碎糜烂的脑组织时应注意深部的异物或骨片。通常采用边吸引边冲洗的方法，较易审视手术野内的受损组织和色白而光洁的正常脑组织，特别是在重要脑功能区附近应格外小心，手术的损伤可加重神经废损。此外，在清创过程中，应注意妥善止血，应用湿棉片巾附在脑创面上，再用吸引器吸干棉片，然后将棉片慢慢揭开，既能清晰看到被吸附在棉片的小血管，可用双极电凝烧灼止血。亦可不断向创面上冲水，以发现出血点，予以电凝。因为开放脑损伤清创并非无菌手术，故不宜放置止血材料在创内，诸如明胶海棉、止血纱布、止血灵等，可增加感染的机会。清创操作完成后，分层缝合创口，尤其是硬脑膜的修复更为重要，颅骨缺损留待后期处理。术毕皮下置橡皮引流24~48h，常规给与能透过血脑屏障的抗生素预防感染。

2）开放伤次期处理：系指颅脑开放伤4～6d的创口，早期未经清创处理，创口已有感染征象，可见炎性分泌物，甚至有脑脊液从伤口溢出。对这类伤员，不宜作过多的外科性处理，主要是进行细菌培养和改善局部引流条件。用双氧水和生理盐水清洁创面，摘除异物，用高渗或等渗盐水纱布交换敷料。根据细菌种类及过敏试验结果，选用有效的抗生素。创口过大的可以放置引流管，而将创口两端或中间全层减张缝合数针，缩小创面。待脓性分泌物减少，肉芽生长健康时，再进一步用缝合的方法缩小创口。应连续作细菌培养、敷料交换，直到创面分泌物很少，并连续三次细菌培养阴性时，松松将伤口全层缝合，内置橡皮引流2～3d，创口亦有愈合的机会。

对伴有脑脊液漏的感染脑开放伤，处理上更为棘手。原则上应先作细菌培养，了解菌种及敏感的抗生素，保持创口局部引流通畅，小心清除异物及腐朽组织，但切勿分离已有的粘连。患者体位应向患侧卧，使创口处于低位，虽然在最初1～2d，脑脊液漏出量有所增加，3～4d后随着颅压降低及脑组织向创口移位，漏出量会减少。如果脑脊液始终不减少，则说明漏与脑室相连，应考虑在远离创口的部位放置该侧侧室引流，以减少漏液，以便漏口封闭愈合。

3）开放伤晚期处理：颅脑开放创口未经处理已1周以上，感染已较严重，大多伴有颅内压增高和局部脑溢出或脑疝形成，甚至并发化脓性脑膜炎、脑炎和（或）脑脓肿。在此种情况下，外科性处理不但无益，反而有扩散感染的可能，主要的治疗措施是：保持创口引流通畅，及时交换敷料，使用强有力的广谱抗生素，增强营养和维持正常水电解质平衡。争取在全身情况有所好转、炎症得以局限、创面肉芽健康生长的前提下，次期植皮，待消灭创面后，再进一步处理。

（2）脑膜－脑瘢痕切除：脑组织挫裂伤以后常伴同出血凝块，形成挫碎糜烂的坏死组织团块，这种失去活力的破碎组织如果未经手术清除，最终往往是小的可被完全吸收，较大的仅部分吸收，部分被瘢痕结缔组织所代替。脑瘢痕的大小，视脑挫裂伤的程度和范围而定，严重的开放性颅脑损伤可以形成自头皮到脑深部的大块瘢痕，并牵拉周围的脑结构，引起脑室扩张，脑回萎缩，囊肿形成及胶样增生，很易引起癫痫，或伴有脑穿通畸形。脑膜－脑瘢痕切除的指征大多是因药物难以控制的瘢痕，技术前的脑电图检查、CT扫描，MR1扫描殊为重要，必要时尚须癫痫源灶术中皮质电图监测。

切除方法：脑膜－脑瘢痕切除可分下述四个步骤：

1）头皮切口：手术切口必须精心设计，应考虑到头皮瘢痕和其远侧端（头顶）的血循环是否良好。若头皮瘢痕不大，可在瘢痕两端作"S"形延长切口，切除瘢痕，松解皮下，直接缝合切口；若头皮瘢痕过大或呈横向条索状，则必须重视切口远侧端的供血问题，切口与瘢痕之间应够宽，留有正常头皮作为供血蒂，最好是包含一对头皮供应血管，以防皮瓣远端发生坏死（图11－8）。翻转皮瓣及分离瘢痕区头皮时，可先注射生理盐水于皮下，并用刀片边括边切行锐性解剖，保持皮瓣有一定厚度，不可过于菲薄，以免皮瓣中心坏死。

2）颅骨切除：陈旧性脑膜－脑瘢痕，多因开放性粉碎凹陷骨折所致，也可能因初期处理不彻底所残留，或因闭合性颅脑损伤脑挫裂伤后局部产生瘢痕使膜与脑粘连，或形成脑穿通畸形。手术时应将骨缺损周边修剪整齐，或切除局部部分颅骨，暴露出正常硬脑膜至少0.5cm。对陈旧性单纯凹陷骨折或闭合性脑损伤者，则宜采用颅骨成型瓣开颅，以便于术中同期行颅骨整复。值得注意的是，脑膜－脑瘢痕切除后，颅骨缺损是否需要同时施行颅骨整复，一般认为，留待后期修补颅骨为妥，除非硬脑膜的修补是采用带蒂的筋膜瓣，血液供应较理想，否则，若用人工颅骨同期修补，则有可能引起修补的硬脑膜坏死和皮下积液或脑脊液漏。

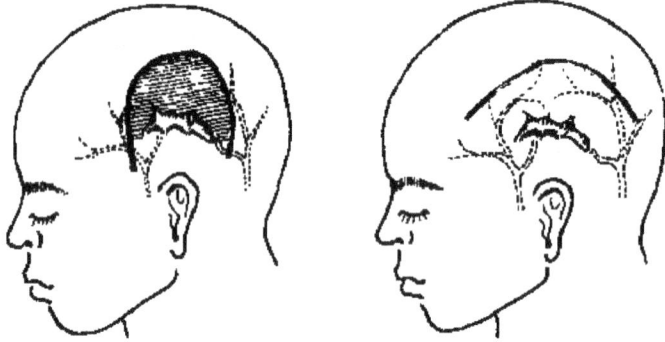

图 11 - 8　头皮有瘢痕时的切口设计

3）脑膜、脑瘢痕切除：应在正常的硬脑膜上先切一垂直于瘢痕区的小切口，将此切口延向瘢痕边缘，然后围绕瘢痕成环形切开硬脑膜。应注意保护正常脑皮质，切勿损伤脑正常功能。再以缝线将欲切除的硬脑膜吊起作为牵引，沿瘢痕与正常脑组织之间，紧靠瘢痕小心分离。由于瘢痕组织质地硬而韧，且颜色略黄，较易识别。切除时可用吸引器和剥离器仔细分离，由浅入深。遇有血管时须小心分离自瘢痕旁经过的重要脑供应血管，不可冒然结扎。如系进入瘢痕的小血管，则可用双极电烙——处理后剪断。及至深部时，要特别注意，脑室可能被瘢痕牵拉，位置变浅并且紧密粘连，如不慎很容易穿破脑室，将来有可能形成脑穿通畸形。当瘢痕切除切近脑室附近时，在良好的照明下，能透过洁净的脑白质看到深部发蓝的脑脊液，即达脑室壁，应在此处断离瘢痕，以免切开脑室腔。万一不慎穿破脑室，可用止血银夹并排地将破口夹闭。此外，在瘢痕四周偶有小的囊腔形成，勿误为脑室，该腔内壁无正常室管膜，且囊液呈黄色可资区别。

4）修补及缝合：脑膜—脑瘢痕切除后，应妥善止血，残腔用生理盐水充满，尽量不留空气在颅内，硬脑膜修补最好采用局部硬脑膜外层翻转瓣，或用带蒂自体组织瓣，较易愈合。如果使用人工硬脑膜、异体组织或自体游离组织进行修补，则不宜同期又用人工材料修补颅骨，否则易发生脑脊液漏。头皮切口分层缝合，皮下置橡皮引流24～48h。

（3）脑室穿通畸形手术：脑室穿通畸形多见于婴幼儿，常因产伤所致，由于脑实质损害，脑瘢痕形成或脑软化及囊性变，使脑室受到牵拉扩大或囊肿形成。有时成年人在脑外伤后亦可因脑挫裂伤及出血软化，引起瘢痕及（或）囊性变，造成脑脊液大量积聚，局部囊状膨大，脑室扩张。通常虽有脑室穿通畸形存在，但因囊肿与脑室或蛛网膜下腔相交通，可以不表现颅内压增高的症状，亦无进行性神经废损或癫痫发作，故不需要特殊处理。若患者出现颅内压增高，神经废损日益加重或有难以控制的癫痫时，则应考虑手术治疗。

1）脑室穿通畸形脑基底池分流：笔者多年来采用这一式式颇有成效。即于颞骨鳞部作四孔小骨成形瓣开颅，用脑针穿刺囊肿，插入内径2～3mm直径的硅橡胶分流管，然后抬起颞叶，在直视下暴露脑基底部的脑池，将蛛网膜切开一小孔，再将分流管另一端插入脑基底池，用缝线固定分流管于中颅凹硬膜或天幕上即可。施行此手术时应注意：分流管勿折叠；放置引流管时，勿使重要脑功能区受压；挑开脑基底池蛛网膜时，切勿损伤位于天幕切迹缘处的滑车神经和动眼神经；分流管远端宜向后插在桥池外上份，不可过深，以免伤及大脑后动脉、小脑前上动脉，三叉神经、外展神经或桥脑；抬起颞叶时应小心避开中颅凹底部的静脉，特别注意勿损伤 Labbe 静脉；固定分流管时勿伤及硬膜或天幕上的血管。

2）脑室－腹腔分流。

五、静脉窦损伤的处理

静脉窦损伤多为粉碎凹陷骨折所致，常因骨折片嵌压或血凝堵塞破口而自然止血，如不慎拔出骨片或移除血凝块即可引起汹涌的出血。静脉窦窦壁属于纤维膜，具有一定张力，破裂后不能自动回缩，故出血往往十分严重，由于直接影响上腔静脉的回心血量，可使心腔空虚极易导致休克。因此，在疑有静脉窦损伤时，或在静脉窦附近进行手术操作时，应仔细谨慎，必须事先作好突发出血的应急工作，准备好有关止血和输血的各项措施，以利不测。

（1）静脉窦破裂的处理：

1）静脉窦裂伤缝合：静脉窦破裂以上矢状窦最为多见，其次是横窦。一旦发生，应保持镇静，立刻用吸引器吸去积血，辨明出血的准确部位，随即用手指和棉片轻压在裂口处，并适当抬高床头，出血即可暂时控制。此时不要急于缝合裂口，应先作好止血的准备工作，如明胶海棉、肌块，医用黏胶、筋膜片、凝血酶、细缝合针线以及各项输血措施，同时麻醉师和巡回护士都要各就各位不可松懈。然后有计划地咬除部分颅骨以扩大手术野，充分暴露出血口四周及窦的远近端，以便必要时可以暂时断流。一切应急准备就绪后，即可开始下一步操作。首先是在强力吸引的控制下，小心从出血口的周围轻掀棉片，仔细观察静脉窦破裂的具体情况，以便选择适合的止血方法。

对没有静脉窦壁缺损的小裂口，不足 0.5cm 者，可直接用明胶海绵覆盖，或用肌肉块蘸医用胶黏堵，止血多无困难。为防止明胶或肌肉松脱，可以作十字交叉缝合，线横跨其上固定之。

若静脉窦裂口较大较长，用明胶或肌块止血，有陷入窦腔引起栓塞之。裂口最好采用直接缝合的方法，缝合时用小脑板及棉片沿纵轴压在裂口处控制出血，然后边退脑板边掀起棉花，在吸引器和不断冲生理盐水的配合下，很容易看到裂口，而加以缝合。

2）静脉窦缺损修补：当静脉窦破口甚大，或部分窦壁缺失，甚至断裂时，可引起威胁生命的严重失血。这种致死性静脉窦缺损或断裂，往往见于火器伤。手术时除了要做好一切应急准备之外（参见本节静脉窦裂伤缝合），必须用手指和棉片暂时控制大出血。同时迅速咬开颅骨，扩大术野，暴露出窦的两端，并在窦的远近端两侧边，紧靠窦缘硬膜上作与窦平行的小切口，以能容暂时断流钳放入力度，便于修补窦缺损时，暂时将窦断流。远端夹闭，可防气栓，近端则部分夹闭，或近全夹闭，目的在于减少出血量，又不致因完全阻断而引起急性脑膨出。然后借助吸引器和生理盐水冲洗，看清窦损伤情况，迅速予以修补。用作修补的材料，大多是就近取材，如利用靠近缺损旁的硬脑膜外层，将其作瓣状剥离后翻转，覆盖在破损上加以缝合，表面用明胶或用肌肉蘸医用胶黏封。亦可用邻近的大脑镰、小脑幕或颞肌筋膜转移瓣进行修补。甚至用全层硬膜翻转修补，硬脑缺损区用骨膜修补。

3）静脉窦断裂的修复：当静脉窦已断裂或部分断裂时，应首先查明该窦是否可以结扎,诸如上矢状窦的前 1/3 段,非主要侧的横窦(一般为左侧),均可采用缝扎的方法处理。倘若为不允许结扎的静脉窦,则需要将窦重新吻合或移植吻合。

手术方法:将窦的远、近端暴露,采用暂时断流钳控制出血,用吸引器吸出断端内的血凝块,在冲洗和吸引的配合下,看清断端情况。为防止血栓再形成亦可使用含肝素的生理盐水冲洗。同时由另一手术组自患者下肢切取一段大隐静脉,用以修复断裂的静脉窦。

Kapp - Gielchinsky 法:于清理好静脉窦两断端之后,将一根两端带有袖囊的分流管,分别插入静脉窦的两断端,充盈袖囊,控制出血。然后把备用的大隐静脉部分剖开,再把移植静脉片的一边连续缝合在断裂窦两端的侧壁上,继而改用间断缝合把移植静脉片的另一边缝在断裂窦两端的对侧壁上,但暂不打结,待全部缝完后,松开袖囊,拔出分流管,清除窦内血块,立即提紧缝线,逐一打结,使移植静脉段包裹在窦的两断端上,重建窦的血流。此方法可达 90% 的通畅率,死亡率仅为 9% (图 11 - 9)。

(2)静脉瘘闭塞的处理:颅内静脉窦闭塞除好发于开放性颅脑损伤外,亦可发生于闭合性颅脑损伤,偶因窦内或窦外的原因而致窦腔闭塞,造成静脉回流受阻和进行性颅内高压。例如单纯性凹陷骨折压迫静脉窦,横窦沟小血肿压迫横窦,以及外伤性静脉窦血栓形成等。

1)凹陷骨折压迫静脉窦:因单纯凹陷骨折造成静脉窦受压,而导致颅内压升高的病例,多系因高处坠落的物体击中头顶部,骨折片压迫或刺入上矢状窦所致,有时脑损伤较轻,甚至只有内板塌陷而外板却看不出明显骨折。这类患者常有进行性颅内高压症状,头痛、呕吐剧烈,眼底视盘水肿较显著。拍摄受损区的切线 X 线照片,常能看到凹陷的骨片及其深度。

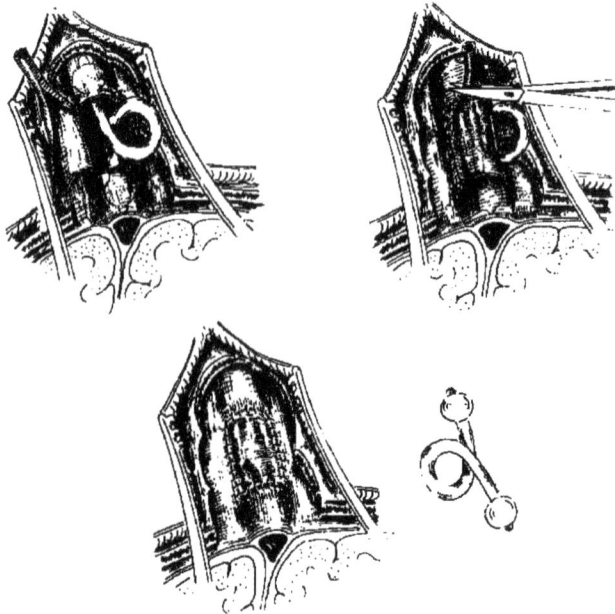

图 11 - 9　静脉段移植修补静脉窦破口

手术方法:作瓣状切口,在凹陷区边侧钻孔,扩大钻孔至凹陷边缘,再用咬骨钳围绕凹陷区向两侧咬开,直到嵌塌的骨折松动可以取出为止。但应注意,摘除骨片前必须作好突然出血的应急准备以免措手不及。如果窦壁仅有轻微挫裂，只要用明胶或肌肉贴附即可，若有破口则根据损伤情况予以缝合或修补（参见本节静脉窦破裂的处理）。

2）小血肿压迫横窦：系因枕骨线形骨折跨越横窦沟所致沟内微型硬膜外血肿，若压迫主侧横窦，即可引起进行性颅内高压，缓脉和眼底视乳头水肿，通常姑息治疗效果甚差，而手术清除沟内小血肿，患者旋即痊愈，疗效极佳。

手术方法：以枕骨骨折线与横窦沟交错处为中心，作纵行直切口，于横窦上骨折线旁钻孔，勿损伤窦壁，沿横窦沟扩大骨孔，充分显露沟内血肿。一般约3ml大小的血凝块，即可引起横窦受阻，甚至压闭。小心用剥离器将沟内血凝块刮除，切勿损伤窦壁，当受压的横窦复原后，即可见窦壁随呼吸起伏波动，出血处用双氧水和明胶贴附片刻即可止血。悬吊硬脑膜于骨孔周的骨膜上，分层缝合头皮各层，皮下置橡皮引流，术后24~48h拔除（图11-10）。

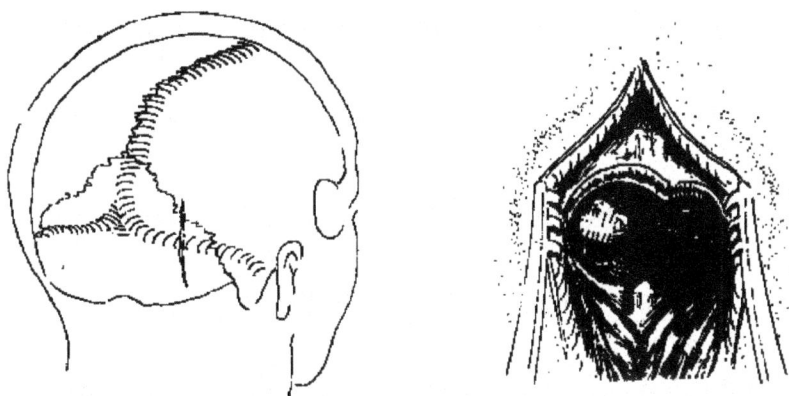

图11-10 小血肿压迫横窦清除术

（3）静脉窦血栓形成：颅脑损伤时静脉窦管壁也常因暴力的作用，或因骨折时的错位，而致窦造成损伤，使其内膜变为不光洁甚至粗糙，易于引起血栓形成。加以脑损伤后由于脑缺血、缺氧、脑水肿及血液流变学的变化，诸如血液黏滞度增高、红血球聚集性和压积升高，变形率下降以及血液流动或减慢等改变，也是引起血栓形成的因素，特别是上矢状窦受损机会较多。一旦发生，在治疗上常感棘手，姑息治疗往往效果欠佳，抗凝治疗又有继发出血之虞。因此，必要时只有采用颞肌下减压或反复腰穿排放脑脊液，使颅内高压得以暂时缓解，症状改善，等待颅内侧支循环的建立，始得好转。

手术方法：颞肌下减压术是一个传统的减压手术，过去减压的范围约5cm直径，近年来减压的范围有所扩大，一般在7~8cm左右，甚至有达9~10cm者，但仍以不超过颞肌覆盖面为宜。头皮切口自颧弓中点上缘起向上后长约7~8cm。切开头皮显露颞肌筋膜，沿颞肌纤维方向切开筋膜和颞肌，再沿颞上线离颞肌附着缘下方0.5cm处，向前后切断颞肌各3~4cm，然后用骨衣刀自骨面剥离骨膜约7~8cm范围，用自持露勾牵开颞肌，若暴露不够充分，可将颞肌筋膜颧弓上缘处，向前后剪开2~3cm。充分止血后，在颞骨鳞部钻孔，并用咬骨钳扩大骨窗至7~8cm直径，用骨蜡封闭板障出血。硬脑膜呈星状切开，脑组织即自骨窗凸出。止血后，间断缝合颞肌，颞肌筋膜不缝合，分层缝合帽状腱膜及头皮，不放引流（图11-11）。

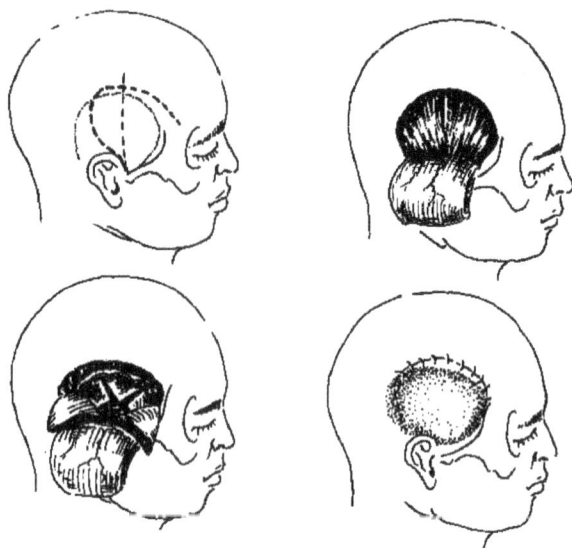

图 11 –11　颞肌下减压术

（周　辉）

第二节　颅内血肿

颅内血肿是颅脑损伤常见而严重的继发病变，尤其是在闭合性颅脑损伤，一旦引起脑受压及颅内高压，若不及时有效地解除，就直接威胁患者的生命，故早期正确的诊断和及时有效的手术殊为重要。颅内血肿绝大多数属于急症手术，仅少数病程发展较缓，可以择期手术。因此，临床上按照症状出现的早迟，将颅内血肿分为三型：3d 以内为急性型（24h 内的又称特急性）；4～21d 的为亚急性型；22d 以上的为慢性型。一般急性血肿发展较快，应及早手术，迅速解除颅内高压和脑受压，尽量缩短术前准备时间。对个别病情十分危急的患者，必要时可在现场（急救车手术室）或急症室即行钻孔，排除血肿的液体部分，暂时缓解脑缺氧和脑干受压的程度，延缓病情的恶化，赢得时间，进入手术室再按常规施行开颅术。对亚急性和慢性颅内血肿，大多有充分的时间做好术前准备，但一经确诊，也不可拖延观望，坐等时机。应视血肿的大小和部位，或及时安排手术予以清除，或严密观察及（或）放置颅内压监护仪，连续监测，随时调整治疗方案。

一、硬脑膜外血肿

硬脑膜外血肿的特点是：急性型占 85%，为数最多；90% 都伴有颅骨骨折，且出血源常与骨折线所累及的硬脑膜血管沟或静脉窦压迹有关；血肿的部位常以颞部及其附近为主，约占 60%；手术效果与脑实质受伤程度，与血肿发展的速度、部位及手术时间的早迟有密切关系。硬膜外血肿死亡大约 20%～25%，引起死亡的原因，大都因脑原发性损伤过重，或因脑疝形成时间过久，手术不及时，或因并发症之故。

（1）骨窗开颅硬膜外血肿清除：钻孔开颅清除硬膜外血肿，属探查性质的手术，多系病情危重，来不及进行特殊影像学检查，直接送入手术室施行紧急手术。钻孔部位的选择，应根据临床体征、颅骨骨折线与硬脑膜血管或窦的交接点定位。一般好发部位在颞部，故应依次选择：颞前、颞后、额颞、顶颞、额前及枕后。

钻孔探查时切口不宜过大，各钻孔切口的方向应便于互相连接，可以成为最后决定剖颅探查的弧形或瓣状切口（图 11-12）。

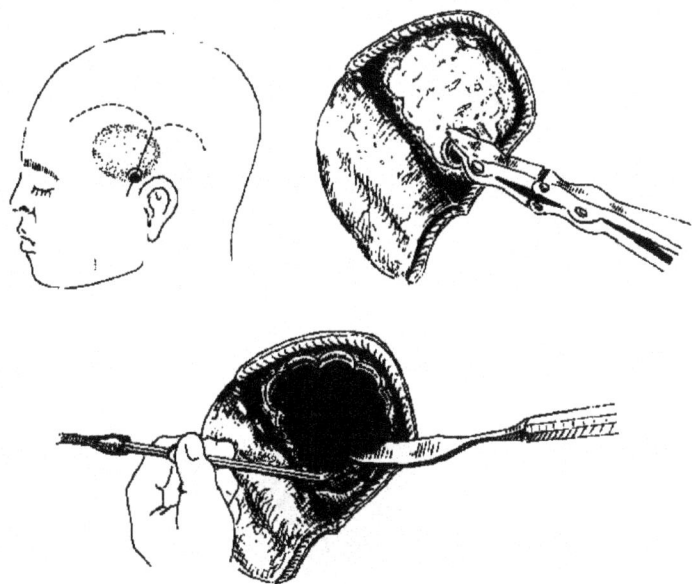

图 11-12 骨窗开颅膜外血肿清除术

1）幕上骨窗硬膜外血肿清除术：通常先在颞前钻孔，该处在颧弓中点上 3~4cm，即翼点稍后处。骨孔钻开后可见硬脑膜外有柏油样血凝块及蓝黑色的血液流出，此时可以用剥离子小心经骨孔插入直达硬脑膜，测定该处的血肿厚度。随即用咬骨钳向前、后、上、下各方扩大骨孔使成为 4~5cm 的骨窗。然后再用剥离子探测各方血肿的厚度，以便确定血肿的中心最厚的部位，再进一步扩大骨窗，以利血肿清除和止血操作。用中号脑板将血肿自硬脑膜上轻轻刮下，同时在强力吸引及生理盐水冲洗下寻找出血源。一般多为脑膜中动脉和静脉出血，予以电凝或缝扎即可，小的硬膜渗血可以用电凝、双氧水及（或）明胶海绵止血，必要时可沾凝血酶贴附，板障出血用骨蜡封堵。若出血来自骨窗以外的颅骨深面，应在良好照明及直视下认真清除血块，找出出血点予以处理，切不可盲目填塞明胶海绵或其他止血材料。必要时应再扩大骨窗，以期妥善止血。有时甚至追索出血来源，达中凹底脑膜中动脉入颅的棘孔处，用小棉粒填塞始得满意止血。血肿清除后，硬脑膜塌陷，脑搏动即应逐渐恢复，并慢慢膨起。此时应仔细观察硬膜下有无异常情况，若颜色发蓝，或脑搏动不恢复，或颅内压迅速升高或膨起，则需切开硬脑膜探查，仔细审视是否颅内另有血肿存在；或有小脑幕切迹疝嵌顿尚未解除所致脑基底池闭塞；或系脑水肿—肿胀之故。根据需要作硬膜下探查和脑内穿刺，行小脑幕切开或行减压手术。

术毕将硬脑膜悬吊在骨窗周围的骨膜上，分层缝合头皮，硬膜外置橡皮引流 24~48h。

2）幕下骨窗硬膜外血肿清除术：颅后凹血肿，包括横安上下的骑跨式硬膜外血肿，一般都采用钻孔扩大成骨窗的术式。幕下钻孔应选在骨折线与横窦交错的部位，纵形切开头皮，分离枕下肌肉，若无骨折时则在枕外粗隆至乳突尖连线的中点上钻孔探查。发现血肿后用咬骨钳将钻孔扩大至适于清除血肿的大小，但向上勿超过横窦。若系幕下骑跨式血肿，则应在横窦上，另钻孔并扩大之，于横窦沟处留一骨桥，有利于悬吊幕上下硬膜，以保护横窦免受压迫（图 11 - 13）。用剥离器及强力吸引器清除血肿，冲洗并妥善止血。如常缝合枕下肌肉及头皮，硬膜外置橡皮片引流 24 ~ 48h。

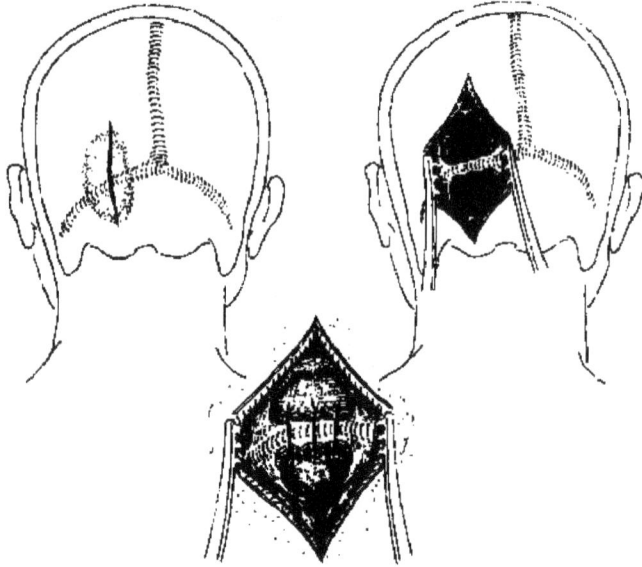

图 11 - 13 幕上下骑跨式硬脑膜外血肿清除术
因枕骨骨折跨越横窦，所致横窦沟内的微型硬膜外血肿，引起进行性
颅内高压的手术治疗，与上述方法类同，不再赘述。

（2）骨瓣开颅硬膜外血肿清除：采用骨瓣成形开颅清除硬膜外血肿，是较为正统的手术方式，患者病情发展较缓慢，一般在术前已明确诊断和定位，故能根据特殊影像学检查的结果，设计手术入路，部位和大小。此法显露良好，利于操作，止血方便，创伤较小，且不残留颅骨缺损。不过骨瓣成形术，手术步骤较多，操作费时，不宜用于紧急抢救的颅内血肿手术。有时病情较急，开始时虽拟采用钻孔—骨窗开颅，但因钻孔后血肿液体部分排出，病情相对稳定，也可以改行骨瓣成形术。

手术方法：按血肿部位，作弧形皮瓣，切缘用头皮止血夹止血，将皮瓣自帽状腱膜下层分离，然后向基蒂部翻转，用双极电凝止血。再根据血肿大小切开骨膜，钻孔 4 ~ 6 个，孔间距约 6 ~ 7cm，用线锯锯开各孔间的颅骨，最后锯开少许骨瓣肌蒂处颅骨，以便翻起骨瓣时易于折断。保护肌蒂、止血，用盐水纱布包裹骨瓣并固定之，板障出血用骨蜡封堵。此时，硬膜外血肿已暴露，颅内高压及脑皮质受压情况有所缓解，故不必急于挖出血肿。为减少出血可以从血肿的周边开始，用脑板将血肿自硬膜上剥下，同时边冲洗边吸引并用电凝止血，逐步接近血肿近颅底部分。通常出血源大都是脑膜中动静脉的主干或分支破裂所致，当找到出血点后，用电凝或细线缝扎，如有困难可循脑膜中动脉追索至中颅凹底，于棘孔处填塞止血。术毕悬吊硬脑膜于四周骨膜，然后分层缝合头皮各层，硬膜外置橡皮引流24 ~ 48h。

二、急性和亚急性硬脑膜下血肿

急性和亚急性硬膜下血肿，在外伤性硬膜下血肿中各占70%和5%，可见急性（3d内）为数最多，亚急性（4~21d）则相对较少，但这两种硬脑膜下血肿有其共同的特点：都伴有不同程度的对冲性脑挫裂伤；受伤机制均属减速性暴力；绝大多数发生在额颞前部；伴有广泛性蛛网膜下腔出血和明显的脑水肿；出血源都来自挫裂脑皮层的动脉及（或）静脉；幕上双侧血肿占15%，幕下硬脑膜下血肿罕见。死亡率高达40%左右，致死原因主要为脑原发损伤过重和手术过晚或不彻底，其次是伴有多发性血肿及并发症。因此，只有在及时完善的手术和正确有效的非手术治疗相结合下才能切实提高治疗效果，降低死亡率。

硬膜下血肿不像硬膜外血肿那么容易凝结，伤后24h内常为新鲜血液或较软的凝块，2~3d时血凝块变硬且与脑膜发生黏着，3~15d内开始液化，成褐色液体，其中混有软碎的凝块。并在血肿表面形成一层由肉芽组织和间皮细胞构成的包膜。此后包膜逐渐纤维化而进入慢性阶段，甚至钙化成为一个具有坚韧包壳的囊肿，与硬脑膜密切粘连，但与蛛网膜黏着较少。

（1）前囟硬膜下穿刺术：主要针对前囟未闭的婴幼儿患者，部分急性、亚急性尚无包膜或包膜菲薄的硬膜下血肿，经反复前囟穿刺抽吸，也有治愈的机会。但是对婴儿来说，脑组织还在发育之中，质地较软，且颅骨骨缝未闭，即使将有包膜的血肿抽吸排空，脑组织也很难凸起闭合血肿腔，故较易复发。

穿刺方法：穿刺常在局麻下施行，患儿采仰卧位，助手用双手固定头部，剃净头发。用龙胆紫标记出前囟侧角，再常规消毒、铺巾，于前囟侧角前缘，用肌肉针头呈45°斜向额部，缓缓刺入，边进边吸，刺破硬脑膜时常有突破感，一般不超过1cm立即有棕褐色液体抽出。此时应稳定针头，缓慢抽吸，每次抽出量以15~20ml为度，不宜过多，每日或隔日一次，使受压脑组织得以逐渐凸起，压闭血肿腔。为避免术后穿刺针继续漏液，于穿刺时，可略向后牵拉头皮，使皮肤穿刺孔与硬脑膜穿刺孔相互错开，不在同一点上。术后局部稍事压迫即可防止漏液。

倘若抽出的血肿液呈鲜红色，则说明出血尚未停止，应改用剖颅术清除血肿并妥善止血；如果反复穿刺不见血肿体积缩小，抽出液中含血量也不下降，则表明穿刺法无效，应改行剖颅术。

（2）钻孔冲洗引流术：凡属出血已经停止的液态硬膜下血肿，均可采用钻孔引流的方法，此术操作简单，费时短，创伤小，常能在局麻下施行，优点较多。但是，对急性硬膜下血肿患者，常因出血尚未完全停止，虽然有暂时缓解颅内高压的作用，却不能进行止血操作，较易复发。因此，钻孔引流更适用于出血已经停止的慢性或亚急性硬膜下血肿。对急性患者仅用在紧急抢救时，作为剖颅手术清除血肿的前奏或过度，其作用是延缓病情，争取时间，为下一步处理作好准备。近年来，国内有作者改进钻孔引流技术，采用5mm钻头钻孔，插入带绞丝的吸引管，在0.03MPa负压下，作绞碎吸引及注入尿激酶连续引流的方法治疗外伤性颅内各型血肿，大多取得成功，其中虽有10%失败而改用剖颅手术清除血肿，仍不失为一种行之有效的方法。

（3）钻孔－骨窗硬膜下血肿清除术：50~60年代，通过钻孔探查，确定血肿部位，然后扩大骨孔成一骨窗行硬膜下血肿清除者较多。主要是针对病情紧急的患者，为了抢救生命而采用的紧急手术方法。当时没有CT和MRI等计算机断层扫描设备，确切的血肿定位诊断常有困难，因此仅能依靠受伤机制，临床表现和颅骨平片，做出初步判断即行颅骨钻孔探查，明确血肿部位后，再按需要扩大骨窗，或行骨瓣成形开颅术。这种紧急手术方法目前仍有其实用的价值。对情况危急的患者，处于分秒必争的严峻时刻，即使在设备完善的现代化医院，也不能按部就班地例行各项特殊检查。况且许多基层医疗机构还没有这些先进设备，故而钻孔探查骨窗开颅的手术方法，仍有其重要的地位。

手术方法：一般多在气管内插管、全身麻醉下施术，以保证患者呼吸通畅，随时可以控制呼吸和过度换气。患者常采仰卧位，以便必要时转换头位行双侧钻孔探查。钻孔的位置及次序与急性硬膜外血肿相似。根据硬膜下血肿的好发部位，在翼点稍后处钻孔探查，约有60%~70%血肿被发现（图11-14）。钻孔时切口的方向应适于下一步剖颅切口的需要，以便连成皮瓣。钻孔后若硬膜呈蓝色，即说明硬脑膜下有血肿，可十字形切开，排出液态血肿，使颅内高压稍有缓解，再将钻孔扩大为骨窗。硬脑膜瓣状切开后翻向矢状窦侧，以便术毕减压时，可用以覆盖外侧裂和重要脑功能区。此时倘若颅内压极高、脑膨出，应迅速清除血肿，包括挫裂伤区及脑内血肿，并施以强力脱水、过度换气和降温降压等措施，以防止严重脑膨出。对已挫裂糜碎的脑组织，应尽量清除，特别是非功能区的脑域，务必彻底，以减轻术后脑水肿反应及将来的脑膜-脑瘢痕形成。术毕，颅内压得以缓解，将硬膜平铺在脑表面，即可分层缝合头皮各层，皮下置橡皮引流24~48h。若经上述处理颅内压并无缓解，甚至反而膨出，则应考虑颅内多发性血肿的可能，必须在同侧、对侧或者后窝依次探查。首先穿刺同侧额、颞脑内有无血肿，继而探查同侧顶、枕部骨折的部位有无硬膜外血肿，然后探查对侧额、颞部有无硬膜外或硬膜下血肿，最后行后颅窝探查，有无骑跨横窦的血肿或后颅窝血肿。若有血肿发现，必须立即清除，始能缓解脑膨出。若属阴性，均无血肿查见，则须放置脑室引流管，行小脑幕切开，或行基底池引流，甚至颞肌下减压术。

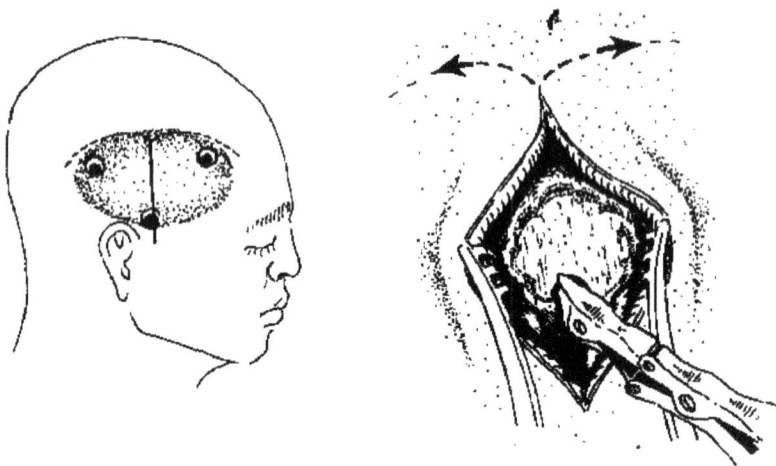

图11-14 钻孔探查骨窗剖颅硬膜下血肿清除术

（4）骨瓣开颅硬膜下血肿清除术：此法适用于诊断及定位均较明确的患者，可以于术前预计好骨瓣的位置和大小，按计划施行手术，显露良好，操作有序，能在直视下清除所有的血凝块，止血方便。但是手术程序复杂，费时较多，不适于紧急抢救的患者。

手术方法：骨瓣成型开颅方法与硬膜外血肿相同（参见硬膜外血肿）。对急性硬膜下血肿患者，于硬脑膜切开前，颅内压如果很高时勿全部敞开硬脑膜，可致严重脑膨出，不仅给操作带来困难，而且可造成更多的脑组织损伤。较好的方法是：先于硬脑膜的前后两处，切开硬膜约 2cm 左右，令其自然排出一些血液和凝块，然后放入小号或中号脑板，紧贴硬脑膜内面伸入硬膜下，将脑板平放在脑表面轻轻下压，再顺脑板浅面送入吸引器，小心将切口周围约 5 ~ 6cm 半径范围内的血肿吸除。待脑压下降后，再瓣状切开硬膜，进一步清除颅内血肿。为便于看清出血点和避免吸引器阻塞，应采用边吸引边用生理盐水冲洗的方法。清除血肿时切忌损伤皮质静脉，特别是汇入矢状窦的桥静脉、侧裂静脉和 Labbe 静脉，吸引时应始终用脑板保护脑皮质。对深在的位于静脉窦旁的少量血凝块，只要没有新鲜出血，不必勉强清除，以免引起难以控制的出血。如果遇有深部出血，应在良好照明和暴露的条件下，细心查明出血来源，不可盲目填塞止血明胶或其他止血材料。有时貌似出血的部位，并非出血点，其实血是从较高的部位流下来的，尤以上矢状窦为多见。窦旁的静脉出血，较易控制，脑皮质侧静脉仅用双极电凝即可止住，窦侧出血则宜先用电凝，再以明胶海绵贴附。

对主要由脑挫裂伤而引起的硬膜下血肿，因为出血源来自脑皮质的动静脉，所以脑内也常有血肿存在，约占 10% 左右，值得注意。在清除硬膜下血肿的同时，须将已失去活力的糜烂脑组织予以吸除，此时，应有目的地探查额叶及颞叶是否有脑内血肿，以免遗漏。术毕若脑压已缓解，即可缝合硬膜，还纳骨瓣，逐层缝合头皮，皮下置引流 24 ~ 48h。若脑压不降，则应疑有多发血肿，必须仔细探查，一并清除。对因脑损伤严重，脑水肿，肿胀明显，脑压不降者，应去骨瓣减压行小脑幕切开，放置脑室或脑基底池引流。

（5）枕下减压颅后窝血肿清除术：枕下减压是传统的颅后窝骨窗开术，适用于多种颅后窝手术，其中也包括颅后窝硬膜外血肿，硬膜下血肿及小脑髓内血肿。

手术方法：患者体位一般多取侧俯卧位，即躯体全侧卧，上面的肩稍前倾，头屈略俯，使枕后与颈部的自然凹度变平，以利显露和操作。由于要求高位屈颈，故宜选用气管内插管全身麻醉，以保证气管通畅。手术切口大多采用正中线直切口，上起枕外粗隆上 4 ~ 5cm，下止颈椎 4 ~ 5 棘突，沿中线项韧带切开枕下两侧肌肉的中线间隙，直达枕骨和颈上段椎骨棘突。此入路创伤小，出血少，显露好，是颅后窝手术应用较广的理想切口。有时因为血肿偏向一侧小脑半球，也可以采用旁正中切口，即通过枕外粗隆至乳突的连线中点，自上项线上 2 ~ 3cm 起，到寰椎水平上，作平行中线的直切口，此切口虽能照顾到偏一侧的病变，但对需要行枕骨大孔后缘和寰椎后弓切除减压时，不如正中切口操作方便，而且有误伤椎动脉的危险。但无论采用何种切口均须注意，在枕外粗隆或上项线处切开筋膜和肌肉时，应呈"V"形，以期留下一片有利于缝合的软组织（图11 – 15）。

颅后窝骨板较薄，尤其是枕骨鳞部有时菲薄，钻孔时切勿用力，以免钻头穿入颅内。枕骨下减压的范围上分可达横窦下缘，两侧到枕乳缝内侧，向下可达枕骨大孔后缘及寰椎后弓，甚至枢椎椎板，不过在手术实践中，骨切除的范围或骨窗的大小，还是要根据手术的需要而定。例如局限于一侧的后颅窝血肿，清除后颅内压已缓解，就没有必要再作广泛的枕下减压。咬除枕骨的中线部分时，常遇到内凸的骨嵴，应注意勿伤及小脑半球。近枕外粗隆处，骨质坚硬而厚实，咬除困难，必要时可先行钻孔再予以咬除。此处操作必须格外小心，以防误咬伤窦汇。板障出血可用骨蜡封堵止血，两侧乳突区如有气房被打开，必须及时予以封堵。切除枕骨大孔后缘时，由于位置较深，可先剪去寰椎后弓，再咬除枕骨大孔后分。切除寰椎后弓时应将附着在枕下的头后小直肌，自中线切开向两侧分离，同时剪断其在寰椎后弓结节上的止端，为达到良好显露，还可以将头后大直肌附着于枢椎棘突上的止端剪断，并向两侧分离。扪清寰椎后弓，切开骨膜，用骨衣刀剥开骨膜至寰椎后弓两侧各1.5cm，然后用 Horsley 骨剪或用尖嘴咬骨钳，将寰椎后弓切除，但两侧方不能超过1.5cm，否则可能损伤椎动脉。寰椎后弓切除后即可见寰枕后膜，两侧的椎动脉分别于距中线1.5cm处，穿过寰枕后膜及硬脑膜。并经枕骨大孔两侧方入颅。将寰枕后膜附着于枕骨大孔后缘处切开，即可用小咬骨钳咬除枕骨大孔后缘2.5cm左右，以作减压。

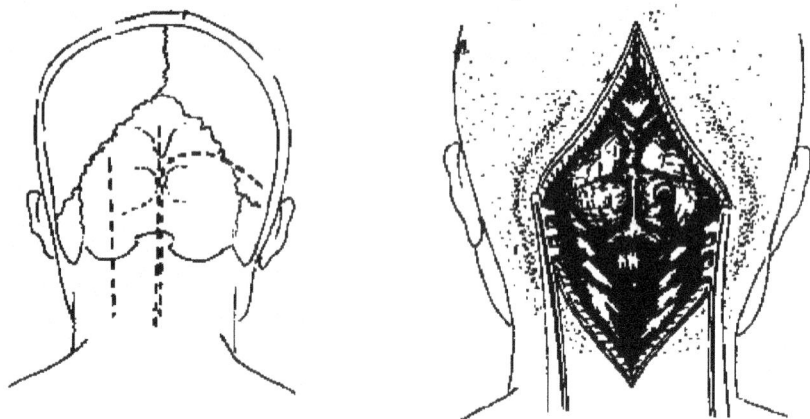

图 11 - 15　颅后窝枕下减压及血肿清除术

若患者有后窝硬膜下血肿或小脑内血肿时，则硬脑膜作"Y"形切开，以利清除血肿及止血。颅后窝容量较小，有时仅十余毫升的血肿，亦可引起颅内高压，甚至死亡，故止血务求完善。术毕用生理盐水冲洗创腔，枕大池及两侧桥小脑角池，最好能细心抬起双侧小脑扁桃体，探查四脑室正中孔，冲洗残存的血迹，以减少术后粘连。关颅时，硬脑膜不必缝合，但应平整铺盖在小脑表面，必要时可松松地固定数针。筋膜和肌肉的剖面用双极电凝认真止血，然后分层由内至外严密缝合，特别是肌肉、肌膜、皮下及皮肤的缝合，必须互相交错，不留死腔，不放引流（图 11 - 16）。

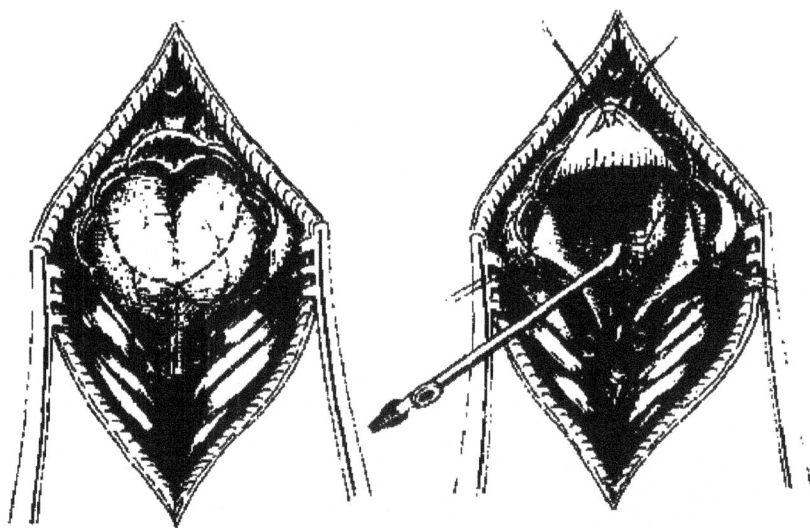

图 11 - 16　颅后窝硬脑膜下血肿清除术

三、慢性硬脑膜下血肿

慢性硬脑膜下血肿多因大脑皮质凸面汇入上矢状窦的桥静脉破裂出血而致，血液常集积在蛛网膜外的硬脑膜下间隙，体积较大，可遍及半球表面的大部。由于血肿为时已久，均有厚薄不一的包膜形成，故手术前常能做出明确的定位，可以从容不迫地择期手术。不过慢性硬脑膜下血肿双侧发生率较高，尤其是婴幼儿，因为血肿包膜的增厚和钙化，刺激脑组织，不仅影响大脑的正常发育，同时还能引起局部脑功能废损及（或）癫痫发作。

（1）慢性硬脑膜下血肿钻孔引流术：慢性硬脑膜下血肿，属液体状态者，包膜不甚肥厚，无钙化者，皆为钻孔引流的适应证。

手术方法：在局麻或全身麻醉下，采仰卧位，头偏向健侧，患侧肩下垫枕，减少颈部的扭曲。根据血肿的定位，于额、顶部两处分别钻孔。因为有包膜形成，硬脑膜发蓝不明显，往往呈青灰色质地较厚。十字切开硬脑膜后，即看到血肿包膜的外层包膜，将其切开即有大量酱油样血溢出，其中混杂以棕褐色碎血凝块。用连接有计量瓶的吸引器，将流出的液态血肿慢慢吸除。然后小心将硅胶管或橡皮管（8号导尿管）循脑表面轻轻插入血肿腔，深度不要超过血肿腔的半径，切忌用力，以防穿破包膜进入血肿包膜外间隙，当灌水冲洗时，可引起急性脑膨出。用同样方法再钻第二组孔，放入导管，然后用生理盐水从高位的导管冲入，由低位的导管引出。冲洗时不可强力加压，冲入和流出的冲洗液应保持相对平衡，如果只进不出或进的多出的少，即应停止冲洗，调节管子位置后再冲，直到冲洗液变清为止。将两根引流管均通过钻孔外3~4cm处的刺孔引出，外接已排空空气的灭菌软塑料密封袋，仅使血肿腔液体可以流出，但无空气逸入颅内。如常缝合钻孔切口，将引流管缝扎固定在头皮上，刺孔处各缝合一线，留待拔管时打结，封闭孔口。引流管一般于术后3~5d，排液停止或极少时拔除。拔管时应注意先拔低位引流管，并用手指紧压导管在皮下行经的通道，以免空气逸入颅内。如果在高位引流管处，还有空气存在，可用空针轻轻抽吸，边抽边退，因低位导管先已拔除，不会再将空气吸入，待引流管完全拔出后，立即结扎刺孔口缝线。

必须指出，慢性硬膜下血肿好发于老年和幼儿，术后常因颅内压过低或因血肿包膜的压迫，致脑膨起困难，或因空气置换了血肿，包膜不能塌闭，致血肿腔顽固性积液及（或）积血。因此，这类患者术前、术后尽量不要用强力脱水剂；术后静脉内适量注入低渗溶液，或经腰穿注射适量空气或生理盐水至蛛网膜下腔，以纠正颅内低压，促使脑膨起，闭合血肿腔。但对包膜过厚已有钙化者，或因婴儿脑组织较软不能将内层包膜抬起，影响脑复位时，均应考虑骨瓣开颅切除包膜或内膜。

（2）骨瓣开颅慢性硬脑膜下血肿清除术：此法用于包膜较肥厚或已有钙化的慢性硬膜下血肿，或经钻孔引流失败的患者。剖颅方法已如前述（参看骨瓣开颅术）。当掀开骨瓣后，即见硬脑膜呈青紫色，较正常韧而硬。为了避免骤然减压引起不良反应，应于切开硬脑膜之前，先切一小口，缓缓排出血肿腔内陈旧血液。对婴幼儿更须注意，颅压的骤然改变，可致严重反应。为了减少创伤和出血，对包膜的外层，即紧贴在硬脑膜的外膜不必剥离，以免广泛渗血，造成止血困难，可以连同硬脑膜一起切开翻转。包膜的内膜与蛛网膜多无明显粘连，易于分离，可予切除。切开内膜后，轻轻将边缘提起，小心分离至包膜周边，在内膜与外膜交界处前0.5cm左右剪断内膜，予以切除。切忌牵拉内膜，否则可将外膜反摺处剥脱，而引起深部出血，尤其是在靠近静脉窦处更须注意。一般残存少量内膜不致影响脑组织的复位，亦不增加再积液或癫痫的机会，操作中应尽量保护蛛网膜的完整，有助于减少局部再积液。术毕，如常缝合硬脑膜，血肿腔内置软导管引流，自刺孔引出颅外。骨瓣复位，分层缝合硬脑膜及头皮各层，硬膜外置橡皮引流 24～48h。血肿腔引流管留置 3～5d，低位持续引流，待引流液色浅量少时拔除。

对双侧慢性硬脑膜下血肿，应分侧分期手术，特别是婴儿，为了逐渐减压，可先行前囟穿刺引流（参见急性和亚急性硬膜下血肿），待颅内压有所缓解时，再行剖颅术。术后如常放置血肿腔引流管。

对已钙化的有坚实包膜的血肿，必须将包膜完整剥离摘除，才能解除对脑的压迫。故手术显露要求够大，直达血肿包膜的边缘，特别注意在靠近矢状窦旁的包膜，分离时应小心保护皮质静脉。待外膜游离后，内膜的分离一般较为顺利。

个别患者，虽经骨瓣开颅已切除血肿内膜，但因脑萎缩较明显，或因婴幼儿脑发育已受损，脑组织膨起困难，留下永久性腔隙，顽固积液或多次复发出血，则只有弃去骨瓣，缩小颅腔，以闭合血肿腔。近年来，还有人采用大网膜移植颅内，以闭合血肿腔，取得成功。但对其疗效，目前尚难评估。

四、脑内血肿

外伤性脑内血肿可因脑挫裂伤出血，血液流入白质内而致，故急性外伤性脑内血肿常伴有硬脑膜下血肿；亦可因脑深部组织在剪力作用下，血管破裂而致；有时因穿透性颅脑损伤，如火器伤或锐器刺入颅内而造成。脑内血肿可以发生在脑内任何部位，包括小脑和脑干，其深部血肿甚至与脑室相穿通，但最多见的部位，仍是额、颞部，其次为顶、枕部。

伤后初期脑内血肿多为血凝块，周围脑组织有水肿、坏死。如属表浅血肿，常与脑挫裂伤及硬膜下血肿相融合，故在清除挫裂糜烂组织时，常被偶然发现。3～4d 后血肿开始液化为棕褐色半流体状陈血，此时血肿较易清除，因血肿与周围的脑组织已互相分离，几乎不出血。2～3 周之后血肿周围开始有包膜形成，血肿液变稀，并逐渐被吸收，小血肿可以完全消失，残留一腔隙，较大的深部血肿则演变为脑内囊肿，如有脑受压和颅内压增高，则应行穿刺引流。此外，CT 问世以后，临床上外伤性迟发性脑内血肿的发生率日新增多。这种情况可能是在脑挫裂伤的基础上发生的，也有人认为是伤后脑缺氧，脑血管麻痹、扩张，及毛细血管透性增加而破裂出血，手术与否应视有无颅内压增高及脑受压而定。

（1）幕上脑内血肿手术治疗：

1）脑内血肿钻孔穿刺术：适用于血肿已液化，不伴有严重脑挫裂伤及（或）硬膜下血肿的患者。对虽已液化或囊性变，但并无颅内高压或脑受压表现的深部血肿，特别是脑基底节或脑干内的血肿，一般不考虑手术，以免增加神经功能废损。

手术方法：根据脑内血肿的定位，选择非功能区又切近血肿的部位钻孔。硬脑膜"十"字形切开，电凝脑回表面的血管，用尖刀刺破软膜，选择适当的脑针，按术前已确定的部位，缓缓刺入，达到预计的深度时，即应拔出针芯，用空针抽吸审视，因为除慢性血肿已有包膜者外，一般都无穿入血肿的突破感。证实血肿后，如果颅内压高，可任其自然流出，然后用空针轻轻抽吸，负压不可过大。排除部分血肿渡后，即可按脑针的深度，改用软导管插入血肿腔，并用生理盐水反复交换冲洗，每次约 5ml，直到冲洗液变清为止。留置导管经刺孔引出颅外，作为术后持续引流。如常分层缝合头皮。

近年来有人倡用细孔钻颅及带绞丝的吸引管，穿刺并碎吸脑内血肿，术后持续引流 1～4d，并注入尿激酶溶解固态血块，亦取得一定效果。

2）骨瓣剖颅脑内血肿清除术：主要是针对急性脑内血肿伴有脑挫裂伤及（或）硬膜下血肿，因血为固态，且清除时常有新鲜出血，其次针对亚急性或慢性脑内血肿已经液化或囊性变，伴有颅内压增高或脑功能障碍或癫痫发作时，需要行骨瓣开颅手术治疗。

手术方法：骨瓣开颅术方法已如前述。硬脑膜瓣状切开并翻转，即可见脑表面有挫裂伤痕迹，有古铁血黄素染色，脑回变宽，脑沟变浅，扪之有囊性感，具有一定张力，选择血肿较表浅处非功能区脑回，先行穿刺，证实血肿后，即沿脑回长轴切开。再用小脑板循脑针分入血肿腔，直视下吸除陈旧血肿液及挫碎的废损脑组织，尽量不要损伤血肿腔的四壁，以免引起新的出血。冲洗血肿腔、止血，留置引流管，经刺孔导出颅外。如常缝合硬脑膜，还纳骨瓣，硬膜外置橡皮引流 24～48h。头皮分层缝合，倘若颅内压极高，在切开硬脑膜前最好先行血肿穿刺，排出部分血肿液，待脑压有所缓解时，再切开硬膜，显露血肿腔，以免术中发生急性脑膨出。如果经穿刺引流血肿后，颅内高压不减，应考虑有无多发血肿存在，须行必要的探查（参见本节多发性血肿）。若属脑水肿－肿胀，则术毕应弃去骨瓣，行内减压或颞肌下减压术（参见严重对冲性脑损伤的手术治疗）。

（2）幕下小脑内血肿手术治疗：外伤性小脑内血肿很少见，可因枕部着力，枕骨鳞部骨折而引起，出血源多为小脑皮质挫伤或小脑深部挫裂灶血管出血，偶而也可因后窝穿透伤而致。浅表的血肿常在挫裂伤的裂口内，并可与硬膜下血肿伴存。深都血肿多因出血灶向脑白质发展，形成脑内血肿，常直接压迫四脑室和脑干，可导致病情骤然加重，呼吸抑制，甚至死亡。临床上小脑血肿早期诊断较为困难，CT 扫描有助于及时发现血肿。一旦明确诊断，应及时排除，以防不测。

1）小脑内血肿钻孔穿刺术：此法与幕上脑内血肿钻孔穿刺术相同，适用于亚急性和慢性小脑内血肿，血肿常已液化，且不伴有其他外伤性后窝血肿。钻孔后，十字形切开硬脑膜，电凝小脑皮质穿刺点，然后以脑针向血肿部位，缓缓刺入，进入血肿腔时，常有突破感，拔掉针蕊，用空针轻轻抽吸多为棕褐色陈血。测定深度后将引流管沿穿刺创道放入血肿腔。然后小心反复灌洗，留置引流管，在切口外另作刺孔，将引流管穿过肌肉，自刺孔引出颅外并固定。如常分层缝合肌肉、筋膜和皮肤，不放引流。

近年有人将钻孔穿刺法用于急性外伤性小脑内血肿，亦取得成功；但是，由于不能进行直接止血操作，再出血的机会较多，不如开颅清除血肿安全，除非紧急抢救，一般较少采用。

2）颅后窝骨窗小脑内血肿清除术：手术方法与枕下减压颅后窝血肿清除术相同，已如前述。适用于颅后窝各种血肿。硬脑膜切开后，如属小脑内浅表血肿，多伴有硬膜下血肿。常于血肿清除后，即可见小脑皮质有一紫红色挫伤灶，扪之较软，用刺刀镊轻轻分开小脑皮质，即有暗红色血液溢出。直视下小心吸除陈血及凝块，用生理盐水冲净血肿腔，再用双极电凝妥为止血。如系小脑内深部血肿，脑表面可见明显伤痕，则需根据术前特殊检查定位，进行试探性穿刺，或选择小脑皮质有增宽、变软的部分，做穿刺探查。确定血肿部位后，横行切开小脑皮质，清除血肿，并如常冲洗，止血。术毕，视颅内压缓解的程度，决定有无施行枕下减压的必要。若术前已有幕上脑室对称性扩大时，则应探查四脑室中央孔有无阻塞。

必要时可行侧室钻孔引流，以期患者安全渡过术后水肿期。颅后窝缝合方法如前，不放引流。

五、脑室内血肿

脑室内出血多系脑深部较大血肿破入脑室；或因外伤时，脑实质与脑室之间的剪性力引起脑室壁出血；亦可因开放性脑贯穿伤，累及脑室而致；但极少有脉络丛出血引起脑室内血肿的。CT问世之前脑室内血肿诊断较困难，因临床上没有特征性表现，仅在后期容易并发脑积水。脑室内出血，由于脑脊液稀释，吸收较快，少量出血可不行手术，任其自行吸收。出血量多时须行脑室引流术。

（1）脑室内血肿引流术：颅骨钻孔脑室引流的方法与传统的脑室穿刺引流相同。首先根据脑室内血肿的部位，按侧脑室穿刺的标准入路，施行穿刺（参见脑室穿刺术）放入脑室引流管，然后再轻轻向内进入 1～2cm，并检查确定导管确在脑室内无误后，用空针盛生埋盐水 3～5ml，小心冲洗交换，切不可用力推注和抽吸，以免引起新的出血。待冲洗液转清时，留置引流管，经刺孔导出颅外，如常缝合钻孔切口，不放引流。

（2）骨瓣开颅脑室内血肿清除术：一般单纯性脑室内血肿，无需施行剖颅手术，多数亦在 1～2 周之后，大部吸收。需要开颅清除脑室内血肿者，均为严重脑挫裂伤脑深部血肿破入脑室，或因开放性贯穿伤继发脑室内积血的病例。骨瓣开颅方法已如前述。于清除脑内血肿之后，可见血肿腔深处或脑贯穿伤创道与脑室相通，此时即有血性脑脊液流出。用脑板深入到脑室破口处，挑起脑室壁，在直视下吸附脑室内血凝块，可利用吸引器上的侧孔，调节负压强度，将血凝块吸住，轻轻拖出脑室，但应注意勿损伤脑室壁。然后将引流管插入脑室，反复冲洗并留置引流管，作为术后持续引流。如常止血、缝合，硬膜外置橡皮引流。

部分脑室内血肿患者，在恢复过程中，又并发脑积水，以致脑室引流管不能如期拔除，容易继发感染。故一经证实并发脑积水时，宜早行分流手术。

六、多发性血肿

多发性血肿没有独特的临床征象，虽然可以根据外伤机制、神经体征及骨折部位，疑诊某些不同部位和不同类型的血肿，但确诊还须依靠特殊性检查或手术探查。通常有三种分类，即同一部位有不同类型的血肿，如急性硬膜下血肿伴脑内血肿或硬膜外血肿伴硬膜下血肿；不同部位有同一类型的血肿，如双侧硬膜下血肿或双侧硬膜外血肿；不同部位不同类型血肿，如着力部为硬膜外血肿，对冲部有硬膜下及（或）脑内血肿。对术前已经过 CT 或 MRI 扫描，多发血肿的部位和类型均已明确者，手术可以按影像学检查的发现，合理设计手术的入路、方法和次序，决定一次手术清除或分次手术清除多发血肿。原则上应在一次手术中清除所有颅内血肿。但在临床实践中，多数情况下是在手术清除一处血肿后，颅内压仍不能缓解，而需要对颅内多发性血肿的可能性做出判断，对疑诊的血肿部位进行探查。

（1）同一部位不同类型血肿的清除：这类多发性血肿有三种情况：急性硬脑膜下血肿伴脑内血肿，常因枕部着力所致对冲性脑挫裂伤，引起额颞部硬膜下及脑内血肿。又称混合性血肿，最为多见，在手术清除硬膜下血肿时，应仔细对额、颞部脑挫裂伤较显著的部位，作认真探查，以免遗漏。其次是头部侧方着力，引起局部硬膜外血肿及硬膜下血肿，多为着力部颅骨骨折所致。于清除硬膜外血肿后，应对可疑的病侧作常规探查硬膜下有无血肿。如若确有硬膜下血肿，还应注意局部有无脑内血肿。后一种情况当然不多，但不可忽视，必要时应行脑穿刺以排除之。此外是硬膜外血肿伴局部脑内血肿，这种情况虽较少，但亦不可大意，局部常有颅骨骨折，有怀疑时应予探查。以上几种类型的血肿，由于均在同一部位，故可在同一手术野中及时处理，不必另作切口，也较为方便，只要提高警惕常能发现。

（2）不同部位同一类型血肿的清除：多数为双侧硬膜下血肿，或额部近中线着力的减速性损伤，因严重对冲性脑挫裂伤所致硬膜下血肿，常位于额极与底部或颞尖与底部，其次是因大脑凸面桥静脉撕裂出血，如老年和婴幼儿较多见，血肿以额顶部为主；再次是双侧额颞部硬膜外血肿，常为头部挤压伤、双颞部骨折而引起。手术探查、清除这类多发性血肿时，患者应采仰卧位，选用直径较小的头圈，将头部垫高，以便于向两侧自由转动，兼顾双侧探查的要求。

手术方法：

1）一侧骨窗开颅清除血肿，对侧钻孔引流，多用于急性和亚急性双侧硬膜下血肿。首先在脑疝侧或血肿较大的一侧，行钻孔扩大骨窗清除血肿，对侧钻孔引流。若钻孔侧有新鲜出血，则亦应骨窗开颅清除血肿和止血。

2）双侧骨窗开颅清除血肿，用于急性和亚急性双侧硬脑膜外血肿，或双侧硬膜下血肿经钻孔不能排出凝块和（或）有活跃出血时。此法对病情紧急的患者较为有利，手术迅速简捷，可以一期完成双侧手术，并能彻底清除血肿，妥善止血，必要时尚可小脑幕切开，放置脑基底池引流。

3）一侧骨瓣开颅，对侧骨窗开颅清除血肿，用于病情不甚紧急的患者，经一侧骨瓣开颅清除血肿后，脑压不能缓解，又在对侧钻孔发现血肿，逐行骨窗开颅予以清除，必要时亦可行颞肌下减压。

4）双侧钻孔血肿引流术，一般仅在双侧慢性硬膜下血肿的患者选用此法，偶尔也用于亚急性婴幼儿双侧硬膜下血肿。

5）双侧骨瓣开颅血肿清除术，除非是双侧硬膜下血肿已有较厚的包膜形成或已钙化时，始采用分期双侧骨瓣开颅切除内膜或整个包膜。

具体手术操作方法可参见本节有关部分。

（3）不同部位不同类型血肿的清除：各种形式均有，以减速性头侧方着力引起的同侧硬膜外血肿及对冲部位硬膜下血肿为多。亦可因枕部着力，局部颅骨骨折引起硬膜外血肿，对冲部位硬膜下血肿及/或脑内血肿。手术时，应以引起脑疝的血肿侧或体积较大的血肿侧先行清除，再一期清除其他多发血肿。通常位于两侧额颞部的血肿，可以在仰卧位下完成手术，位于单侧的不同类型血肿，可采全侧卧施行手术，但对位于额及枕部异侧的血肿，则须待一侧手术结束后，重新调整体位，消毒铺巾，再开始另侧手术。

手术方法：习惯上，对硬膜外血肿多采用钻孔扩大骨窗清除血肿，对硬膜下血肿行骨瓣开颅，因为前者较局限，后者常广泛，且往往伴有脑挫裂伤，甚至脑内血肿。病情紧急时，均宜采用钻孔大骨窗的方法，缩短手术操作的时间，以期尽快缓解颅内高压，必要时尚须行进一步减压措施，如颞肌下减压、开幕切开及脑池或脑室引流等。对伤情较稳定的亚急性或慢性病例，则应分期手术，均采用骨瓣开颅，以免残留颅骨缺损。

（周　辉）

第三节 严重对冲性脑损伤的手术治疗

对冲性脑挫裂伤是指运动的头颅撞击相对对静止的物体上所造成的原发性脑损伤，亦即减速性外力所致着力点对侧的对冲性脑挫裂伤。其特点是：外力作用在枕后，而脑挫裂伤却发生在额、颞前端和底部；外力如果作用在一侧头顶部，则脑挫裂伤表现在对侧额颞部外侧和底部；外力作用越大，方向越垂直，着力点越近枕中线，所造成的对冲性脑挫裂伤亦愈甚，而且越容易引起双侧额、颞部的损伤。通过对闭合性脑挫裂伤，如果程度较轻，没有颅内继发性血肿，并无手术的必要，因为手术无助于已溃裂挫碎的脑组织。对严重脑挫裂伤患者之所以施行手术治疗，主要是因为难以遏制的进行性颅内压增高和脑疝。如果不及时把大量挫碎糜烂的脑组织清除掉，这些挫裂伤灶的出血、水肿、缺氧和坏死，势必继续发展，进而压迫邻近的正常脑组织，导致更广泛的脑继发性损害，使缺血、缺氧、水肿甚至出血、坏死的范围不断扩大，颅内高压更形加重，如此周而复始形成恶性循环，终至中枢性衰竭而死亡。因此，及时清除严重挫裂伤灶区的挫裂溃碎脑组织，有助于打断颅内高压的病理生理恶性循环，虽不能恢复已损伤的神经功能，但尚可挽救一部分伤员的生命。

一、脑挫裂伤清除术

严重对冲性脑挫裂伤患者，并非都适于手术治疗，对原发性损伤过重或为时过晚的伤员，或年龄过大、全身情况极差的患者，都应慎重，尤其是已有呼吸或循环衰竭的濒危患者，均不宜手术。这种挫裂伤组织清除术，创伤大，出血多，废损重，术中容易发生急性脑膨出，殊为棘手。因此，术前必须认真分析、决择。对损伤较为局限，没有严重脑干损伤的患者；或有脑疝但尚未进入衰竭期的患者；或经颅内压监护及/或 CT 连续动态观察下，具有手术指征的患者，均应及时施行手术。

手术方法：一般都在气管内插管全身麻醉下施术。患者采仰卧位，以便同时兼顾双侧。手术切口多选用患侧额、颞前外分大骨瓣开颅，以使额叶及颞叶脑域得以良好的显露。为使骨瓣的下缘靠近颅底，应将额部外侧的钻孔钻在额骨眶突的后分，颞部的钻孔应在颧弓上耳轮脚前分（图 11-17）。骨瓣翻开后，常见硬脑膜发蓝，且张力增高。先在蝶骨嵴前方的额部及后方的颞部硬膜上分别切开两个 2cm 左右的小口，并通过切口吸除部分额叶外侧、底部和颞叶前部的挫裂伤组织及血凝块，使脑压有所缓解后，再瓣状切开硬脑膜，以防脑膨出。如果脑压不能降低，则需进一步清除挫裂伤灶组织，同时给予强力脱水剂、过度换气、降温和降压，必要时应行额极、颞尖脑穿刺以排除脑内血肿，或穿刺脑室引流脑脊液，甚至作腰椎穿刺缓缓减压。继而将靠颅底侧的硬脑膜两个小切口连通，并向额部和颞部稍加延伸，让额叶和颞叶的外侧分突出，在不损伤重要脑功能区的前提下，切除额极和颞尖作为内减压。然后经中颅凹暴露天幕切迹。予以切开。此时如能排出积贮于天幕下的脑脊液则可使脑压得以明显缓解，同时可放置引流管于基底池，作为术后外引流。对脑创面或切面的止血，务必耐心，尤其是灰质和脑沟深部的小血管，应用棉片贴附或冲洗检查的方法，确认出血点，再用双极电凝一一止住。对重要功能区的渗血，不宜过多操作，除有活跃出血者外，一般都用明胶或蘸有凝血酶的明胶贴附，其上垫以脑棉，轻轻吸引，片刻即可止血。否则，有加重神经废损之虞。经过上述处理，如果颅内压已下降，脑搏动良好，即可缝合硬脑膜，还纳骨片，如常缝合头皮各层，硬膜外置橡皮引流24～48h（图11－18）。

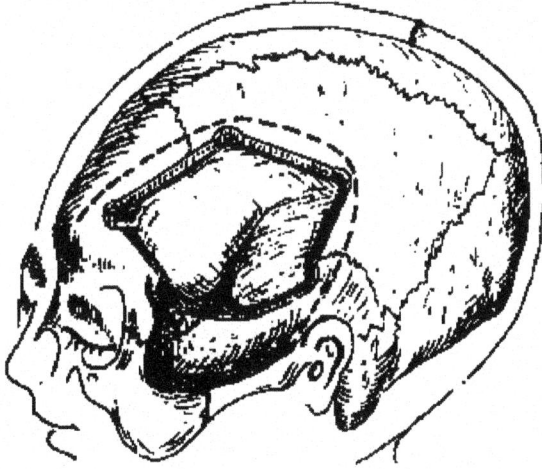

图11－17 额颞前份对冲性脑挫裂伤收术入路

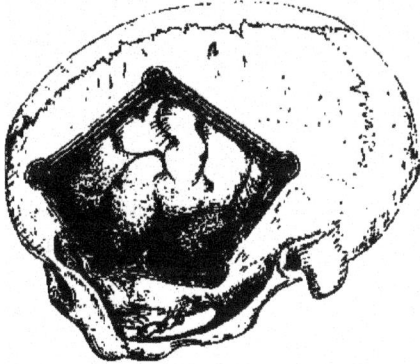

图11－18 额颞前份对冲性挫裂伤骨瓣开颅术

二、脑挫裂伤减压术

（1）脑挫裂伤去骨瓣减压术：所谓去骨瓣减压，系指骨瓣开颅清除脑挫裂伤灶及血块后，由于脑压缓解不明显，而采取的外减压措施。一般都是根据术中的具体情况先已打算切去骨瓣，则不必施行费时的骨瓣开颅，而选用骨窗开颅及/或扩大颞肌下减压术了。故凡有以下情况者可以考虑去骨瓣减压：术前已有钩回疝，经手术清除脑挫裂伤灶及血凝块后，脑压仍不能缓解，且颅内其他部位又无血肿者；紧急手术清除挫碎组织及血块后，脑压稍有缓解，但患者呼吸和循环仍差，脑搏动未恢复，皮质色泽差；术前有双瞳散大，去大脑强直，经手术减压后，一侧瞳孔已开始缩小，肌张力也有好转，但脑压缓解不明显；或经充分减压后，脑压一度好转，但不久又复膨出，探查其他部位并无血肿者，均属去骨瓣减压适应证。

手术方法：骨瓣开颅术已如前述。于清除脑挫裂伤灶及血凝块后，如脑压仍高，可根据需要行内减压术，即将额极、颞尖非功能区脑域切除，使脑压进一步下降，然后妥为止血。必要时尚可切开小脑幕切迹，放置基底池引流，或行脑室穿刺引流，硬脑膜敞开不予缝合，弃去骨瓣，若额、颞叶外侧至颅底的骨缺损不够大还可以适当扩大骨窗，以达到充分的外减压。术毕，如常缝合头皮各层，皮下置橡皮引流24～48h。

（2）双侧额颞部大骨窗减压术：双侧额颞部骨窗减压多效应在术前确定方案，少数是在术中行一侧减压后，因脑压下降，发现对侧亦需要减压而施行的。因为多数患者在术前已有影像学的检查，证实为双侧病变。少数患者情况紧急来不及作特殊检查，但临床上多已表现有双侧严重对冲性脑挫裂伤征象或致伤机制，倒如枕中线的减速性损伤。有的患者术前已发生单侧或双侧脑疝，生命体征亦开始出现异常，或者表现双侧锥体束征。这类伤员既有考虑双侧额颞部特大减压的必要。但应强调，这种手术破坏性大，出血甚多，非属必要，不可擅为。

手术方法：自一侧耳轮脚上方0.5～1cm，经发际内2cm，至对侧耳轮脚上方0.5～1cm，作冠状切口，向额前翻转头皮至眉弓上1cm左右，勿伤及额部眶上缘内侧的眶上神经、滑车神经及额动静脉。将两颞侧颞肌附在颧骨眶突和颞上线的止端切开，用骨膜刀分离颞肌，推向后方，再以蝶骨嵴为中心咬除颞肌附着区的部分额骨、顶骨。以及颞骨鳞部，直至中颅凹底，约为7～8cm直径的骨窗。然后沿骨窗的下缘即颅底侧切开硬脑膜，排除挫裂伤灶糜烂脑组织及血凝块，以便部分缓解脑压。止血后用脑棉覆盖。同法行对侧颞部减压术，继而将额部骨膜冠状切开，向眶部剥离翻下。行双侧额部颅骨切除，前至额窦，上至冠矢点前约1cm，中间不留骨桥，两侧与颞肌下减压相连。如果额窦不慎开放，可用额骨骨膜包裹封闭。将额前硬脑膜沿骨窗前缘横行剪开，继续排出该处挫碎脑组织及血凝块，进一步降低颅压。然后将上矢状窦最前分缝扎切断，并将大脑镰前部剪开。两侧硬脑膜切开与颞部相续，使双侧均获得相应的减压措施。随后，将两侧额、颞部硬脑膜均作星状切开，彻底清除挫裂伤灶内失去活力的废损脑组织，充分止血。必要时亦可切开双侧小脑幕切迹，放置基底池引流，或行脑室引流。术毕，将颞肌切缘用缝线缝在头皮面帽状腱膜上，以免皱缩。最后分层缝合头皮，皮下置橡皮引流24～48h。

近年有人认为，特大去骨瓣减压手术，创伤大，失血多，虽然其中有部分伤员得救，但还存在不少缺点：如手术复杂费时；前颅窝和中颅窝的底部减压不够充分；破坏性过大等，因此故提出改进的手术方法，也取得相同效果，现介绍如下：

改进手术方法：切口自中线旁3cm发际处，向后呈弧形在顶结节前转向颞部，再向前下，止于颧弓中点。骨窗下界平颧弓，后达乳突前，前至颞窝及额骨隆突后部，保留颧骨隆突及颧突（眶突）。使额叶前中部侧面与底面，外侧裂及颞叶前极与底面，均获得充分减压。如系双侧减压，可先行排放双侧血肿缓解颅压，再扩大骨窗完成手术全过程，避免一侧减压后加重脑移位。充分止血，冲洗创腔。将颞肌缝合于脑膜边缘。如常关颅，伤灶区置引流。

（于　兰）

第四节　脑脊液漏和气颅

外伤性脑脊液漏和气颅实际上是同一疾病的二种表现，都是来自颅底骨折，并且伴有硬脑膜及蛛网膜破裂。脑脊液通过骨折缝，经鼻腔、耳道或耳咽管流出。空气也可经相同的途径入颅，大量气体积贮在颅内可致颅内高压。脑脊液漏和气颅的主要危险是引起颅内感染。

所幸，大多数外伤性脑脊液漏或气颅常在2~3周内自愈。只有少数患者因为颅底骨折裂隙较宽，漏孔较大，或有组织突入漏口，或局部并发感染者，则可造成脑脊液漏经久不愈。一般超过3~4周仍不能自愈者，即应考虑手术治疗。

一、脑脊液鼻漏

脑脊液鼻漏的途径较多，因额窦或筛窦骨折而引起者最为常见，其次是因蝶窦骨折所致，偶尔可因岩骨骨折，脑脊液进入中耳腔又经耳咽管流至鼻咽部，再入鼻腔。临床上，恒定自一侧鼻孔漏液者多系该侧额窦或筛窦鼻漏，可以行该侧额部骨瓣开颅，进行修补。如果两侧鼻孔均漏液，或左右交替，则难以定侧。

（1）术前漏口定位检查：①压迫双侧颈静脉，使脑脊液快速滴出，在改变头位时，恒定从一侧鼻孔流出，即可视为患侧。②用麻黄素滴鼻，待粘膜收缩后，放入测尿糖的试纸，有漏部位先变色。③根据X线平片所示骨折部位。④CT扫描见积气侧多为鼻漏侧，同时鼻副窦常有特别积液，调节CT窗位可见骨裂缝。⑤^{131}I、^{169}I、Yb – DTPA或^{99m}Tc同位素扫描观察漏孔。⑥将棉球放入鼻腔各都，然后用靛胭脂2ml注入小脑延髓池或椎管蛛网膜下腔，看棉球着色的先后，同时还可以检查耳鼓膜有无发蓝和耳咽管口有无蓝色液流出，以排除岩骨骨折所致耳漏经耳咽管溢入鼻孔的假象。⑦亦可用碘苯脂3ml注入小脑延髓池，在X线透视下观察漏孔部再拍摄照片定位。

（2）经颅脑脊液鼻漏修补：脑脊鼻漏需要手术修补者，远较耳漏为多，由于术前很难确定鼻漏的具体位置，因此术中尚须进一步探查或测定，费时较多。虽然一侧鼻孔漏液，同侧骨折者为多，但亦偶有对侧骨折致本侧漏液或单侧骨折双侧鼻漏。故除术前漏口定位较为确切者外，一般多主张用双侧额骨瓣开颅。为避免术中脑脊液流入气道，宜选用气管内插管全身麻醉。

1）经颅额窦鼻漏修补术：因额窦骨折所致鼻脑脊液漏，多属额窦后壁破裂与蛛网膜下腔交通。故行单侧或双侧额部骨瓣开颅后，可以先从硬膜外探查，将硬脑膜自额窦后壁分离，正常情况下极易剥离，如遇有附着较紧密处，多为漏孔所在。此时应紧靠骨壁锐性解剖将硬膜剔下，尽量避免扩大漏孔。额窦后壁裂缝较小时，可用电凝烧灼，并刮去表面的软组织，用骨蜡或医用胶封闭。裂缝较宽或有粉碎骨折时，则需将后壁咬除，把窦内粘膜游离推向窦下端使粘膜背面合拢，然后电凝粘膜使其同缩封闭窦口。然后填入小块肌肉，再以医用胶封闭之。行硬脑膜破损的修补时更为重要。裂口较小者，可以直接严密缝合。缺损较大者，则应用邻近的骨膜、颞肌筋膜翻转覆盖并缝合，然后再用医用胶和肌肉片、颞肌筋膜片、帽状腱膜片或者阔筋膜片，粘贴在漏口之上。补贴的组织片应大于修补区，并用医用胶妥为密封，以防再漏。术毕，如常关闭颅腔，硬膜外置橡皮引流24h。术后病员采取半坐卧位，给予适当脱水或腰穿引流脑脊液，以利漏口愈合。

2）经颅筛窦鼻漏修补术：几乎都是因筛板骨折破入筛窦所致，且双侧受累的机会较多，故宜采用双侧额部骨瓣开颅。先沿一侧颅前窝横形切开硬脑膜，作硬膜下探查，由鸡冠开始向后审视同侧筛板有无漏口。抬起额叶时应十分轻柔，以免将嗅球撕脱。除非患者术前已丧失嗅觉，或已证实漏口就在本侧，否则都应尽量保护好至少是一侧的嗅神经。一般有漏孔之处，常有蛛网膜与脑组织呈乳头样突起，伸入漏口。用剥离子稍加分离即可抬起，漏孔处硬脑膜常呈鞘状陷入并穿破于骨裂口中。若漏孔处粘连较多，局部瘢痕块较大，即应注意有无脓肿包裹其中，慎勿撕破，最好是完整将其切除。漏孔较小的，可用双极电凝，将陷入漏口处的硬膜稍微烧灼一下，有助粘连愈合。再用大小适当的小块肌肉蘸医用胶，填入漏孔。然后将鸡冠上的大脑镰或前窝底的硬脑膜瓣状切开，覆盖在漏口上，再以医用胶密封粘牢，手术即可结束。

若筛板上的漏孔较大或累及双侧时，则须再经硬脑膜外游离漏口，加以修补，并封闭骨裂口。遇到这种情况，较为明智的方法是，先将上矢状窦前端、紧靠骨窗前缘处切断、结扎，剪开大脑镰以增加显露。如有可能，应设法保留一片附着在鸡冠上的大脑镰，其大小足以用来遮盖漏口，将颅前窝硬膜沿中线剥离，根据已进行的硬膜下手术发现寻找漏孔多无困难。齐漏口处切断硬脑膜乳头状突起。然后，将粘附在漏口周围的硬膜及瘢痕组织剥离，并推入漏孔中，用双极电凝烧灼凝固，有助于粘连愈合。再用大小适当的肌肉块，蘸医用胶填入漏孔，必要时也可用明胶海棉蘸医用胶堵塞漏孔。表面再用大脑镰、筋膜、帽状腱膜或骨膜等作成修补植片，覆盖漏孔包括双侧筛板在内，并粘固。硬膜缺损的修补，常因破口过大，难以直接缝合，可用脑膜修补材料行第一层修补，再用肌肉片或明胶海棉蘸医用胶后贴附在漏口上封闭之。然后用带蒂额部骨膜或颞肌筋膜瓣翻转作为第二层覆盖在补片上，加以缝合及/或粘合固定。术毕，如常严密缝合额前硬脑膜切口，颈部加压试验检查有无漏液或出血，如有则应再缝合或以肌片、明胶蘸医用胶粘封加固。最后，还纳骨片，分层缝合头皮，硬膜外置引流24h。术后处理同上。

3）经颅蝶窦鼻漏修补术：由蝶窦骨折所致脑脊液鼻漏，因漏口可能在蝶鞍内、鞍旁或气化的蝶骨大翼等部位，修补极为困难，失败机会较多。术前漏口位置的测定有重要意义，特别是同位素脑池扫描或碘苯脂漏口造影，可以识别是由蝶鞍还是由气化的蝶骨大翼裂口漏出，从而决定手术的入路是经颅前窝还是经颅中窝修补。

a. 蝶鞍部漏口的修补：采用双额部骨瓣开颅。结扎并切断上矢状窦前端，剪开大脑镰牺牲一侧嗅神经（有时为双侧）。显露蝶骨平台及鞍区，发现有脑组织和蛛网膜突出并与之粘连的部位，即可能是漏口所在。漏口处理方法同前。但应注意勿伤视神经及大脑前动脉。用以修补的组织片必须够大，超过漏口四周越宽越好。在鞍区用针缝合较困难，主要靠医用胶粘封。于粘贴组织补片时，须将局部脑脊液吸净，否则不易粘牢。若系鞍内漏口，因不能在直视下操作，则更为困难。此时，可切开鞍隔前缘，吸净脑脊液，用肌片、筋膜或明胶海绵蘸医用胶，循鞍前壁填入鞍底，以期封堵漏口。有人提出切除鞍结节，显露蝶窦，再行填堵，或经鞍结节开口处向蝶窦内填充肌肉等粘堵组织，使蝶窦腔封闭，以达到止漏的目的。有人采用挖空鞍内容物再以组织补片封堵的方法。不过上述这些方法都带有试探性，或成功或失败，很难预料，所以常有不少多次手术仍不能治愈的病例。因此，曾有学者提出，对经久不愈多次手术失败的脑脊液漏患者，可考虑施行腰蛛网膜下腔—腹腔分流术。

b. 蝶骨大翼漏口的修补：有人研究发现蝶窦窦腔向外侧扩展到蝶骨大翼中的占28%，所以气化的蝶骨大翼骨折脑脊液也可能流入蝶窦，引起鼻漏。如属此种情况，必须在术前明确定位，始能决定修补漏的入路。手术方法与颅中窝开颅相似，作颞部骨瓣成形，术野下界要求尽量靠近颅底，必要时可将颞窝骨质咬除，以利颞尖及底部的显露。硬膜如常显瓣状切开，向上翻起，沿蝶骨嵴后下缘，放入脑板，将颞尖及底部向上后抬起，于颞尖内下份常遇汇入海绵窦的蝶顶窦、眼下静脉及侧裂静脉，慎勿撕破。上述诸静脉如有碍操作时可择其次要者电凝剪断。显露颅中窝即见蝶骨大翼，其前内侧界是眶上裂，后外侧是蝶鳞缝。继续向内探查即是海绵窦，其前圆孔居眶上裂内端之后下，为上颌神经出颅孔道，其后约1cm处即为卵圆孔，为下颌神经出颅孔道。在显露的范围内，如有蛛网膜及脑组织呈乳头状突起，粘附于蝶骨大翼上，则多系漏孔所在。用剥离子分开粘在漏口处的脑组织，看清漏孔情况。较小的漏孔，用肌肉片蘸医用胶粘贴，其上再粘以筋膜片即可；较大的漏孔，须向漏孔内填充蘸有医用胶的肌块使之封闭后，再用带蒂颞肌瓣覆盖，缝线固定之。术后应予脱水及/或腰穿引流脑脊液，以利漏口愈合。

（3）颅外脑脊液鼻漏修补术：经鼻脑脊液鼻漏修补的手术入路，由于手术只能对漏孔加以填堵，实际上不能直接进行硬膜漏孔的修补，故带有较大的试探性，加之鼻腔、鼻窦无菌条件差，感染机会多，容易复发。不过经鼻修补脑脊液鼻漏手术方法较简单、安全，对脑组织干扰小，也有不少成功的经验，仍不失为一种可供选择的手术方法。

术前鼻漏的定位方法已如前述，但术前应再例行一次鼻漏的直观检查，以防有误。首先清洁并收缩鼻甲，在良好照明下仔细审视脑脊液漏出的具体部位。由鼻顶内侧流下者，可能来自筛板或筛窦后组；从中鼻甲最前端流下者，可能来自筛窦前组或额窦；自鼻后孔上方流下者，应考虑来自蝶窦，必要时可再用鼻咽镜检查确定；漏液量多的可能是蝶鞍区的脑脊液漏；漏量少的可能是额部的。据此决定手术探查的部位和次序。

1）鼻侧额窦鼻漏修补术：作患侧眉弓至鼻根外侧的切口，即由眉内侧端紧靠眉下缘，沿眶内缘弧形切开，至眼内眦鼻梁侧。应注意避免损伤眶上神经、滑车神经及内眦韧带。于额鼻缝之上，平眶上缘处，行额窦前壁钻孔（留下骨屑以备修补骨孔），即可进入额窦腔。探查额窦内有无漏孔，一般多在后壁，可压迫患者双侧颈静脉或刺激患者咳嗽，以观察漏孔所在。发现漏孔后，先经碘酒酒精处理及抗生素（庆大霉素）溶液冲洗，用刮匙轻轻刮除增厚的粘膜及肉芽组织，推漏孔处残留的粘膜于漏孔内，电凝烧灼。同时尽量刮除额窦内粘膜，扩大鼻额孔，以利向鼻腔引流。用蘸有医用胶的肌肉碎块填堵漏口，其外再用颞肌筋膜片严密粘贴封堵。表面可用额部骨膜翻转覆盖粘牢，或用蘸医用胶的明胶粘固。然后经鼻额孔通过鼻腔，放置引流管引流。再经鼻腔由深至浅依序填塞碘仿纱条。额窦前壁骨孔，用医用胶将骨屑粘合成片状，封闭之。如常分层缝合切口。术后鼻腔纱条于6～7d逐渐抽出，视分泌物的多少，留置引流管至10d后拔出，必要时可经引流管用抗生素溶液缓缓冲洗残留瘘腔。

若术侧额窦探查属阴性，则需打开窦内侧壁（即窦中隔）进入对侧额窦探查。必要时在对侧另作切口施行手术（图11-19）。

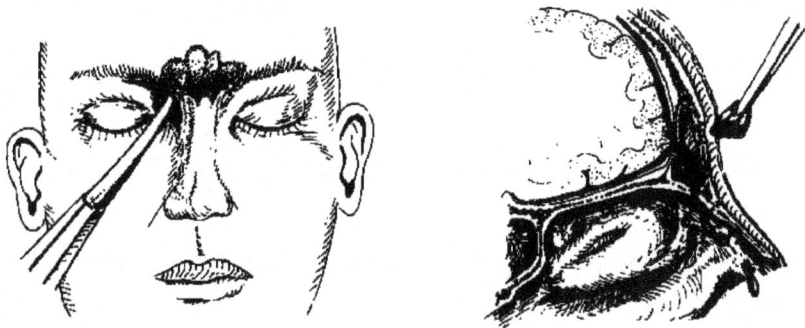

图11-19　经鼻侧额窦鼻脑脊液漏修补术

2）鼻侧筛窦鼻漏修补术：经鼻脑脊液鼻漏修补术，泛指由鼻侧切开经眶—筛窦入路和鼻侧切开经眶-筛窦-鼻腔入路的手术方法。后者是在前一入路不能完成手术时，而采用的方法，故不论术前是否已计划有进入鼻腔的操作步骤，都必须作好鼻腔的清洁、消毒准备工作，以防感染。同时，术前也应常规作耳鼻咽喉科检查，排除副鼻窦的化脓性炎症。

a. 经眶筛窦鼻漏修补：术前3日开始用1%氯霉素滴眼、滴鼻，以0.5%氯已定清洁鼻腔。术前用抗生素预防感染。

麻醉方法如前述。作患侧鼻根部眶内侧缘切口，自眉弓内端下缘至眶内侧下缘弧形切开，距内眦0.5cm，直达骨膜。分离软组织将泪囊牵向外再沿骨膜下向眶内侧壁剥离，剪断内眦韧带，保留其在上颌额突上的止端，以便术毕时对位缝合。沿眶顶（额骨眶板）与筛骨纸板相连骨缝，寻找筛前孔，此孔距内缘约2cm左右。结扎筛前动静脉及神经。再向后剥离约1cm即为筛后动脉，慎勿损伤，并小心保持眶骨膜完整。将眶内容物小心牵向外下方，显露泪骨及筛骨纸板，小心凿开或钻开眶内侧壁约1.5cm×2.5cm大小，保留骨片备用。轻轻刮除窦内房隔，尽量保持筛窦内侧壁的完整，能在不进入鼻腔的情况下完成手术更佳。注意有无积液，肉芽及增厚的粘膜等异常情况，有炎性反应的部位多为漏口所在之处。用小刮匙仔细刮除肉芽和粘膜，局部以碘酒，乙醇处理，再用庆大霉素溶液冲洗。然后电灼漏口处，吸干，随即将蘸有医用腔的肌肉碎块填塞于漏口内，其外用筋膜片粘贴加固，表面再用保留的骨片粘封。为了增强局部修补的可靠性，亦可打开筛窦内侧壁进入鼻腔，将中鼻甲外侧粘膜刮除，并于其根部向外上骨折转位，形成带蒂的骨粘骨膜瓣，盖于筋膜之上，然后经鼻腔填塞碘仿纱条加压。术毕，分层缝合切口。术后采半坐卧位，给予适当脱水及腰穿引流脑脊液。保持大便通畅，避免用力擤鼻及打喷嚏。

b. 经眶-筛-鼻内鼻漏修补：手术入路已如上述。若在筛窦各组房隔中没有发现溢液的漏孔，即可向内进入鼻腔查寻。沿嗅裂向上审视鼻腔顶之筛板区有无溢液。如果证实漏孔部位，可用小刮匙认真刮去肉芽组织及肥厚的粘膜。漏孔以碘酒、酒精处理及庆大霉素液冲洗。然后吸干，将蘸医用胶的肌肉碎块填塞漏口，外用筋膜片重叠粘堵，其上再用取下的骨片封闭加固。亦可将刮去粘膜的本侧鼻中隔作为骨粘骨膜瓣，骨折转移覆盖在筋膜外，给予加强。然后，经鼻腔填塞碘仿纱条。切口如常缝合，术后处理同前。

c. 经眶-筛-蝶窦鼻漏修补：手术入路已如上述。若在筛窦各组房隔中和鼻腔顶筛板区均未发现漏孔时，则应沿筛窦向假想的两外耳道连线中点，逐渐深入，刮除筛后组房隔及其内侧壁，包括上、中鼻甲。慎勿损伤筛窦顶壁，其深度以术前侧位X线片测距为准，一般约5cm左右即可达蝶窦前壁。此时，应注意约有25%的后组筛房扩展入蝶骨，多在蝶窦上方或外侧，并与蝶窦之间有骨隔，从前壁看并非窦腔的水平隔。为了准确地打开蝶窦显露鞍底，必须观测蝶窦前壁的纵轴和横轴位置。因蝶窦中隔变异很大，即使进入蝶窦以后，仍须以蝶骨嘴为纵轴（中线），以蝶窦口为横轴作标志，以免误入上方的颅底或侧方的海绵窦。一般蝶窦口均接近蝶骨嵴，右侧约3.21mm，左侧3.10mm，故从中线向两侧探查窦口多无困难。当位置确定之后即可凿开或钻开蝶窦前壁，进入窦腔，探查鞍底。如有贮液、肉芽及增厚粘膜则多系漏口之所在，应小心刮除炎性组织。若属阴性，为进一步扩大审视范围，可将对侧蝶窦前壁内侧骨质去除，包括窦隔和嵴，但开口不宜过大，否则填塞、粘堵的组织容易脱出。窦内炎性粘膜及肉芽刮除后，漏口的处理和填塞、粘堵的方法同前，将取下的骨片嵌于蝶窦凿口并封固，表面再用蝶窦前壁外侧的粘骨膜回位覆盖。术毕用碘仿纱条填塞筛窦经由鼻腔引出。术后处理同前（图11-20）。

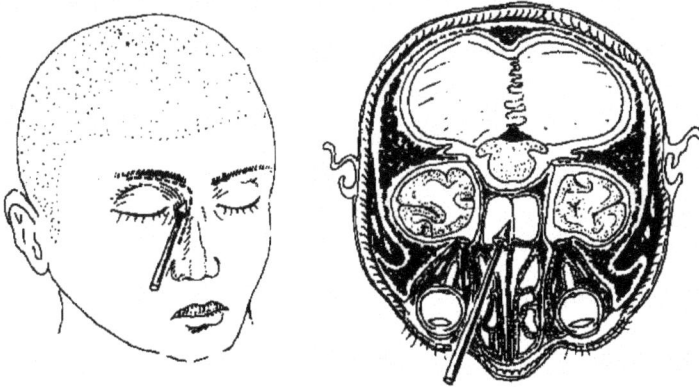

图11-20　经眶-筛-蝶窦鼻漏修补术

d. 经口-鼻-蝶窦鼻漏修补术：术前漏口定位已明确系来自蝶窦时可用经蝶垂体腺瘤手术入路，修补鼻脑脊液漏。术前准备同前。经唇龈皱襞横行切开粘骨膜约3cm。由骨膜下剥离，至鼻底及中隔粘膜，直至蝶窦前壁。放入窥鼻器，截除筛骨垂直板和部分犁骨，将骨片保留备用。找到蝶窦口内侧缘，确认蝶窦前壁，然后凿开或钻开蝶窦前壁，分离蝶窦粘膜。于鞍底查寻漏口，刮除局部炎性肉芽组织，以碘酒、乙醇处理，庆大霉素溶液冲洗。用蘸有医用胶的肌肉碎块填塞漏口，复以筋膜粘贴，表面再用取下的骨片封固。术毕，将鼻中隔复位，鼻腔用碘仿纱条填塞，缝合唇龈切口（参见经蝶垂体手术入路）。术后处理同前。

二、脑脊液耳漏

因颅中窝骨折累及颞骨岩部及中耳腔而致，较常见，多数能自行闭合，少数需要手术修补。通常因其具体骨折部位的不同而分别迷路外及迷路内两种脑脊液耳漏来源：前者系颅中窝骨折累及鼓室盖直接与中耳腔相通所致；后者属颅后窝骨折，累及迷路而将蛛网膜下腔与中耳腔连通。两者都可经破裂的耳鼓膜流至外耳道而溢出，亦可经耳咽管流向鼻咽部，反而造成鼻漏的假像，应予注意。

（1）颞枕骨瓣开颅脑脊液耳漏修补术：岩骨骨折后，脑脊液漏可以来自岩骨的后面（颅后窝侧），亦可来自前面（颅中窝侧），有时术前很难判定，甚至手术探查也不能明确。因此，行颞枕骨瓣可以兼顾颅中、后窝。

1）颞枕骨瓣颅中窝耳漏修补：以外耳孔为中心作弧形皮瓣，前起颧弓中后1/3，后至星点（"人"字缝、顶乳缝与枕乳缝交点），于颞骨鳞部作一四孔肌骨成形瓣，基底尽量靠近颅中窝。先行硬膜外探查。岩骨前面鼓室盖区是骨折的好发部位，若有耳漏存在，该处硬膜即有炎性粘连，可见脑组织经硬膜破孔向颅底。漏孔的修补方法同前。此处的有利条件是可利用带蒂的颞肌瓣妥善修复硬膜缺损，因此只要漏孔定位准确，成功率较高。

若经硬膜外鼓室盖部的探查属阴性，切勿将硬脑膜继续向岩尖部深入剥离，以免损伤岩大浅神经、三叉神经、脑膜中动脉而引起出血。应改为硬膜下探查，小心抬起颞叶后，可以直接审视小脑幕切迹缘及岩尖部。找到漏孔即予以修补。不放引流。

2）颞枕骨瓣颅后窝耳漏修补：正如上述，若颅中窝硬膜下探查未发现漏口，则应切开天幕，探查颅后窝有无漏孔。沿岩骨峰后缘，距岩窦约0.5cm切开小脑幕，内侧达切迹外侧至乙状窦前 0.5cm 处，将天幕翻向后，作岩骨后面的探查。漏孔一般常在内听道外侧，往往有蛛网膜或小脑组织突入。修补方法已如前述。不过后颅窝漏孔无法缝合，除用医用胶肌肉填塞，筋膜粘堵外，最后应采用带蒂肌肉片覆盖封固。不放引流。

（2）单侧枕下骨窗耳漏修补：在确定为岩骨后面漏孔的病例，或因颞枕骨瓣颅后凹耳漏修补失败后，应采用此入路，方法与小脑桥脑角探查术相同。找到漏孔之后，清除粘附在漏口的组织，然后如常修补并用枕后带蒂肌肉瓣封固。不放引流。

（3）乳突凿开耳漏修补：当乳突部并发有骨折时，可经耳科入路，沿乳突骨折线凿开乳突，用磨钻打开气房寻找漏孔所在，然后彻底刮净炎性肉芽，显出新鲜创面后，用蘸医用胶的肌肉碎块、筋膜和带蒂肌瓣填塞。

三、外伤性气颅

外伤性颅内积气并不多见，因为 CT 的问世，近年来发现较多。绝大多数气颅都不需要手术治疗，常能自行吸收，仅少数因大量积气伴颅内高压或复发性气颅伴有脑脊液漏者，才有必要手术。气颅与脑脊液漏的原因相同，为颅底骨折累及副鼻窦或乳突气房所致，但因活瓣作用，气体仅在咳嗽、喷嚏、擤鼻时进入颅内，可不表现脑脊液漏。故漏孔的定位更为困难，通过 X 线片和 CT、MRI 扫描可以做出诊断。一般常见气颅多在单侧，积气侧即漏孔所在侧。额部硬膜下积气多为额窦及/或筛窦骨折而引起。脑室内积气常为额部脑挫裂伤后，气体经脑裂伤破口而入。经乳突进入颅内的气体，患者常诉患侧有气过水声。严重的双侧性高压气颅可引起猝死，应紧急钻孔排放。气颅手术方法与脑脊液漏完全相同。

（周　辉）

第五节　颅骨缺损修补术

外伤性颅骨缺损，除单纯性凹陷骨折可以一期手术修补外，一般开放性颅脑损伤所致颅骨缺损，或手术后骨窗都在术后 3～6 个月，始行手术修补整复。手术指征为；颅骨缺损大于 3cm 直径；因脑膜 - 脑瘢痕形成伴发癫痫者应同时行痫灶去除；引起长期头昏、头痛等症状难以缓解者；伴有严重精神负担，影响工作生活；或因颅面部缺损有碍容貌者。

手术方法：采用局麻或全身麻醉，切口以瓣状环绕颅骨缺损区为佳，但应注意原手术切口瘢痕远侧半的血液供应。皮瓣自帽状腱膜下疏松组织间隙分离，慎勿切开硬脑膜，以免术后皮下积液或引起脑脊液漏。为便于识别头皮与硬膜之间的分界面，可于两层之间注射生理盐水，分界线自然分明。翻转皮瓣后电凝止血，并检查骨缺损的形态和大小，将事先备好的修补植片按所需大小修剪成形以备用。修补方法一般有两种：其一为镶嵌法，即先将颅骨缺损区边缘的骨膜切开，推离暴露骨缘并稍加修整，然后将已准备好的修补植片再次加工，使植片的形态能恰好镶嵌在缺损区。再用克氏钻钻孔，以缝线固定之；其二是覆盖法，即将稍大于颅骨缺损的植片，直接覆盖在缺损区上，植片周围钻孔，用缝线将其固定在骨膜上即可。后者方法简便、省时，并适用于未成年的儿童，实用性较强。对缺损较大的病例，可在植片中央钻二个小孔，将缺损中心的硬膜悬吊起来，以减少硬膜外死腔。术毕，如常缝合头皮各层，不放引流，适当加压包扎。

修补材料：颅骨缺损的修补材料种类甚多。早年曾用患者的髂骨或将肋骨劈成两半修补颅骨，取得良好效果，但因骨质有吸收倾向，现已少用。平板有机玻璃和碳纤维有机玻璃板应用较广，经济、实用，但塑形不够理想，特别是在颅面部，涉及眼眶鼻根等部的修复，较难做到自然美观，且手术区局部积液较多。硅橡胶板因静电吸附灰尘有感染之虞。金属植片如钽、不锈钢和钛等制成弧形薄片，抗冲击力强，组织反应小，适于穹窿部修补，但边缘易翘且有导热，导电和不透X线等缺点。双组分离子材料丙稀酸脂类微孔可塑性人工颅骨，是一种新研制的修补材料，其特点是可以按患者的头型完善塑形，不露痕迹，组织相容性好，不老化，机体纤维细胞可以卡入植片的微孔，使组织与植片融为一体，并且不影响X线、CT及MRI检查，是目前较为理想的颅骨修补材料。近来有人报告用钛网修补颅骨缺损，也取得良好效果，易于成形，操作简便，而且无磁性，不磁化，对CT、脑电、X线检查不受影响，亦属目前较为适用的材料。

（周 辉）

第六节 颅骨感染性手术

颅骨感染即颅骨骨髓炎，多见于开放性颅骨骨折或火器伤。常因初期处理不彻底所致，其次亦可因头皮缺损，颅骨裸露而引起，如头部电击伤或头皮撕脱伤感染；偶而因血行性感染累及颅骨。由于颅骨板障有许多导静脉与颅内相通，故急性颅骨骨髓炎的主要危险，在于伴发颅内感染，诸如硬膜外脓肿、硬膜下积脓、脑膜炎、脑脓肿、血栓性静脉炎及/或静脉窦炎等。

颅骨感染急性期，应以抗菌治疗为主，除非局部有脓肿形成，始需要扩大创口引流或切开排脓。慢性颅骨骨髓炎则常有瘘道形成，脓液时多时少，偶有死骨碎块或异物排出，迁延不愈，则需手术治疗。

一、急性颅骨骨膜炎手术

急性期手术目的主要在于引流脓腔，不可过多操作，以免引起炎症扩散，术前给予大剂量广谱抗菌治疗控制感染。手术应在全身麻醉下施行，局部麻醉有扩散感染之虞。根据影像学检查及临床表现，选择病变的中心处，做直切口显露感染灶，排出脓液，若有异物或游离的死骨可予摘除。然后用庆大霉素溶液冲洗脓腔。如系开放伤伴感染时，则只需扩大原创口，摘除异物及（或）死骨，达到有效引流的目的即可，脓腔亦需冲洗。术毕，脓腔置引流管，经切口中份导出，切口两端全层缝合数针，以缩小创口。术后每日经引流管冲洗脓腔，并根据细菌培养结果，继续全身抗菌治疗，待炎症转为慢性阶段，再图进一步处理。

二、硬膜外脓肿手术

硬膜外脓肿可继发于颅骨感染，亦可来自中耳炎或鼻窦的炎症，术前应做出正确诊断，以使原发感染灶得以清除。手术在局部麻醉或全身麻醉下施行，体位应视有无耳鼻喉科情况而定。以便必要时同台处理原发病灶。

对有颅骨骨髓炎的硬膜外脓肿，应以骨感染灶为中心，作直线或"S"形切口，牵开头皮即可见颅骨表面粗糙发黄，或有肉芽覆盖，常有小片死骨形成。一般感染颅骨质地松软，较易咬除，但为时较久的慢性炎症，因有坚硬的骨质增生、变厚，常须多处钻孔，始能予以切除。病骨切除的范围应达正常板障出现为止，至少应暴露出四周正常硬膜 0.5～1cm。用刮勺小心清除硬膜外所有的炎性肉芽组织，慎勿刮破硬脑膜。感染腔用庆大霉案溶液冲洗，双极电凝止血。脓腔置引流管，头皮全层松松缝合。术后继续全身抗感染治疗，局部每日冲洗，若无明显脓性分泌物，引流管可于 72h 拔除。

对无颅骨骨髓炎的硬膜外脓肿，应查明感染原因及原发炎症部位，以便同时消除之。麻醉方法同前。在脓肿所在部位的低位处作直切口，切开头皮行颅骨钻孔。通过钻孔探查，如有肉芽组织可见，即可试探穿刺抽脓。若属正常硬脑膜外观，未见炎性内芽组织，切勿随意穿刺，应扩大钻孔查寻感染病灶，确认为脓壁后始能穿刺抽吸。根据脓肿的部位和大小，再将颅骨骨窗扩大至的需范围，以便能彻底刮除脓腔内的炎性肉芽组织，冲洗脓腔，妥为止血。然后放置引流管于脓腔内，经头皮切口导出，作为术后引流和冲洗管道。若同时经耳鼻喉科手术入路，清除了原发感染灶，则引流管可直接经原发灶导出颅外，新切开的头皮伤口，则全层松松地缝合，不放引流。术后处理同前。

三、硬脑膜下积脓

硬膜下积脓常因鼻副窦感染而导入，尤以额窦为多。偶尔亦可因颅骨骨髓炎或慢性硬膜下血肿继发感染而致，故术前影像学定位十分重要．须根据积脓的部位和范围设计钻孔引流的位置。一般都需要多组钻孔作对口引流和冲洗。钻孔的位置应选在脓肿较厚处的低位，同时还应避开某些重要解剖部位，如颅内静脉窦和颅骨气房等。假若副鼻窦即是原发感染灶，可与耳鼻喉科医师合作，将该窦凿开，直接放置硬脑膜下脓腔引流管，作为对口引流之一。另一引流管则经颅骨钻孔置入。若钻孔部位得当，常见硬脑膜色泽灰暗，失去正常外观，硬脑膜下即为脓肿壁膜，予以切开吸出脓液，放入导管引流，并反复用庆大霉素溶液冲洗，直至清亮为止。留置引流管，经钻孔引出颅外，脓腔充盈抗生素溶液。头皮全层缝合。术后继续全身抗感染治疗，每日冲洗脓腔。不用或少用脱水剂，以利脓腔闭合。当残腔容量减少，引流液清亮时，即可拔除引流管。

四、慢性颅骨骨髓炎手术

慢性颅骨骨髓炎多有瘘道形成，常因有死骨或异物存在瘘道经久不愈，时有急性发作，故手术应选择在无急性炎症时施行。手术切口以直线或"S"形为佳。由于术前较难估计炎症的实际范围，常需扩大手术术野，故以全身麻醉为宜。病骨和肉芽清除的方法和范围已如上述。因为炎症已处于慢性阶段，如能彻底清除感染病灶，用抗生素液冲洗创腔，妥为止血，则伤口可以全层松松缝合，不放引流，亦常能一期愈合。若术后感染复发，应敞开伤口引流，待急性炎症消退后，再待机手术，进一步清除病骨和炎性组织。

（周　辉）

第七节　外伤性海绵窦动静脉瘘

颈内动脉海绵窦瘘（CCF）多由颅中窝骨折累及海绵窦段颈内动脉所致，由于动脉血流直接注入海绵窦内，引起窦内压力剧增，不仅使与之相关的眼静脉、岩上下窦、大脑下静脉、大脑中静脉及蝶顶窦回流受阻，同时因盗血又使患侧大脑半球的供血不全。此症除少数可以自愈者外，一般均需施行外科性治疗。手术的目的主要是：恢复海绵窦的正常生理状态；缓解所属静脉系统的压力，使突出的眼球得以回复，挽救视力；改善脑缺血状况；及消除颅内血管鸣。手术方法颇多，但无论进行何种类型的手术，都必须认真细致地做好两件术前准备工作。其一是通过血管造影检查，了解瘘孔的位置、大小和供血动脉，因为有时破裂的动脉系位于海绵窦内的脑膜动脉，其供血是来自颈外动脉的分支颌内动脉与咽升动脉，故须分别施行颈内动脉和颈外动脉造影，始能得以鉴别。如系颈外动脉分支所致，则只需在颈部结扎供应动脉即可治愈。其二是通过压迫患侧颈总动脉训练（matas test），建立侧支循环，直到持续压迫阻断患侧颈总动脉半小时，而无脑缺血症状时为止。并应经对侧颈动脉造影，行交叉充盈试验（cross filling test），即摄片时压住患侧颈动脉，证实健侧血流可以供应患侧大脑前及中动脉之后，始能进海绵窦动静脉瘘的手术治疗，以防引起急性脑缺血。现将CCF 的外科治疗方法分为外科手术和血管内治疗两部分介绍如下。

一、外科手术治疗 CCF

（1）颈动脉结扎术：属传统的神经外科手术，方法简单，易于操作，即在颈部切开施行颈总动脉或颈内动脉结扎，减少瘘孔血流量，以促其闭塞，但此法效果较差，大多为症状改善，完全治愈者不到半数，而孤立手术和血管内栓塞治疗的效果均已达到90% 的治愈率，故颈部动脉结扎术目前已少用。同时，因为颈动脉结扎后，阻断了血管内导管栓塞治疗的入路，给以后的手术带来困难，故有不少神经外科医师对此手术已持否定态度，

（2）孤立栓塞术：孤立瘘孔的手术沿用已久。系于颅内及颅外瘘孔的两端结扎颈内动脉，将瘘孔孤立出来，但由于海绵窦段颈内动脉尚有其他的吻合支，如眼动脉、脑膜垂体干、海绵窦下动脉及包膜动脉，故通过这些分支的供血，瘘孔仍难以闭塞，症状还有复发的机会。孤立栓塞术是在原有基础上发展而来的术式。由于在孤立瘘孔的同时，又将破裂的颈内动脉段栓塞，阻断了吻合动脉的供血，效果更为满意，减少了复发的机会。不过，因为此术完全阻断了颈内动脉的供血，包括眼动脉在内，故术前必须认真作 Matas 压颈试验并行对侧脑血管造影，了解交叉充盈的情况，只有在侧支循环建立了之后或行颅内、外动脉搭桥术之后，才能施行此术。此外，如果患者属双侧海绵窦动静脉瘘或健侧眼视力较差时，均不能考虑孤立栓塞术。

手术方法：患者平卧，患侧肩下垫枕，头转向健侧的体位。一般均在全麻下施术。额、颞部剖颅手术区及同侧颈部手术区均同时消毒铺巾，用缝针固定消毒巾以免移动。手术应先由颈部开始，自下颌角起沿胸锁乳突肌前缘向前下作 7cm 左右切口，于该肌深面颈动脉三角内，即可找到颈总动脉与其分支，颈内动脉恒位于颈外动脉之后外，应予小心识别。然后用粗丝线将颈总动脉套住，线的两端穿过 10cm 长的聚乙烯塑料管，以备必要时将塑料管推向动脉，拉紧丝线即可使血管暂断流。因为海绵窦动静脉瘘的患者有颅内.静脉怒张，尤其在颅中窝和鞍旁处操作时，可能引起汹涌的静脉出血，断流目的在于以防万一。颈部操作至此暂时中止，用纱布填塞切口，无菌巾遮盖。继而在头部施行额、颞骨瓣开颅，以翼点为中心翻开肌骨瓣，硬脑膜翻向上，沿蝶骨嵴经眶顶向内显露前床突。小心切开侧裂池前端的蛛网膜，排出脑脊液，即可见到位于前床突外侧的颈内动脉及紧靠其内侧的视神经。为能在眼动脉近侧端夹闭颈内动脉，以防术后眼动脉继续供血，最好切除视神经管上壁及部分眶顶，显露颈内动脉的眼动脉起始部，以便将其一并夹闭。当然阻断眼动脉之后，有可能引起患侧

眼失明，此点在术前就应向患者说明。夹闭颈内动脉的方法，以使用动脉瘤夹为宜，安全可靠。至于眼动脉如不能一并夹闭时，则可于已显露的视神经管处切开眶筋膜，在视神经外侧找到眼动脉以银夹夹闭之。颅内操作完毕后，如常关闭颅腔及头皮切口，硬膜外置橡皮引流24h。然后再继续颈部操作，将已暴露好的颈总动脉，颈内动脉及颈外动脉重新显露，分别用暂时断流夹夹住上述三动脉，继而在颈内动脉上切一小口，插入一内径 0.4cm 的塑料管，再用粗丝线将动脉紧扎在塑料管外壁上，以防漏血。随后将稍小于患者颈内动脉横径的肌肉片或明胶块或聚氨脂海绵球填入塑料管，外接盛满生理盐水的 20ml 注射器。当一切准备就绪之后，开放三个暂时动脉断流夹，将栓子注入颈内动脉堵塞瘘孔，如此注射数次。若瘘孔阻塞则颅内杂音即消失，搏动性突眼和结合膜充血亦有好转。为使栓子能够在 X 线片上显影，可用细铜丝穿过栓子扭结其上，以便术后摄片复查。术毕，将颈内动脉结扎，拔出塑料管后再重复结扎。分层缝合切口。

（3）海绵窦铜丝栓塞术：此术是利用细裸铜丝带有正电，将之插入海绵窦瘘孔内，使带负电的红血球、白血球及纤维蛋白原等，容易发生附着凝结而形成血栓的机制，以达到闭塞瘘孔的目的。由于铜丝是留在海绵窦之内，不影响颈内动脉的通畅，即使是多个瘘孔，也可以进行多处栓塞，不致发生远端缺血之弊，故为双侧海绵窦瘘患者的适应证。

手术方法：事先准备 0.15～0.2mm 裸铜丝 4～5m，缠绕在粗橡皮管上消毒备用。手术入路与上述孤立栓塞术相同，行患侧额、颞骨瓣开颅。小心将颞叶向上向后抬起以暴露海绵窦外侧壁。若术野暴露不满意，可将颞前部分切除，为了减少怒张静脉发生棘手的出血，亦可先行颈部切开将颈动脉暴露，用粗丝线套过血管，两头线端经塑料管穿出，以备必要时暂时断流，但断流时间切勿超过 15min，操作必须轻柔，以免颈动脉内膜受损。

随后在膨隆的海绵窦外侧壁上用手指或特别的听诊器可查出瘘的震颤或杂音，然后就其体征最显著处，用穿好铜丝的 7 号引导套针，刺入窦内，立即有少量鲜血从套针与铜丝之间浸出，此时可用左手固定引导针，右手握住外套管上端与铜丝一起向下推送，即可将铜丝插入窦内，如此往返推插，不久浸血自然停止。每根铜丝的长度约在 1 米左右，如果十分顺利也可不限长度继续插入，直至推插受阻时，退出引导针，剪断铜丝，用平镊轻轻按压断端使之进入窦内。然后于其他有震颤或膨隆处，再行穿刺送铜丝，如此反复多次，直到海绵窦平服坚实震颤消失，并且静脉血亦由红变暗时，即可终止手术。一次手术插入窦内铜丝的总长度，有近 3 米者，并未见不良后果。

（4）海绵窦切开封闭瘘口术（填塞或修补）：剖颅直接切开海绵窦进行填塞或修补瘘口均为近代的新术式，是基于显微解剖学和低温断流麻醉的发展而提出的手术方法。技术和设备要求均高，目前报告的病例甚少，并有较大的手术危险性。例如 Parkinson（1965）报告的在深低温心脏停搏、体外循环下切开海绵窦进行瘘孔修补；Dolenc（1983）提出的切开海绵窦侧壁并磨去颈内动脉床突段和岩骨段骨壁，在暂时断流下寻找瘘孔予以修补。这类危险、复杂的手术，实际上只有在其他方法均失败，而又必须保全颈内动脉供血的患者和有经验的医师亲自操作的前提下，始能施行，故在实用上有一定的局限性。下面仅将蒋氏改良的 Mullen（1979）海绵窦切开填塞术简介如下，以供参考。

手术方法：施行额颞骨瓣开颅显露海绵窦如前。于海绵窦侧壁的后上部呈水平方向，在动眼神经进入窦壁的下方 4mm 处，切一 1cm 切口；再于海绵窦的前下部自眶上裂下端起向后作一水平切口长 1cm，随切开将绕有细铜丝的明脏海绵块经切口填入窦内。为减少出血，可在切开窦壁时，于颅内、外暂时阻断颈内动脉。窦腔填塞后，间断缝合窦壁切口。术毕如常闭合颅腔各层。

二、血管内治疗 CCF

早在 20 世纪初 Dawbarn（1904）就曾用石蜡和凡士林作成栓子注入颈外动脉，作为恶性肿瘤的术前栓塞。其后 Brooks（1933）又采用切开颈外动脉注入肌栓，借血流经颈部和颈内动脉而至海绵窦，达到栓塞目的。70 年代 Ar utiunov 鉴于游离肌栓的位置难以掌握，改用尼龙单丝缚住肌栓放流取得成功。Serbinko（1972）又创用可脱性球囊技术，通过血管内插管，将球囊送至瘘口后解脱球囊栓塞瘘孔，取得 90% 的治疗效果，目前血管内神经外科学，或称介入性放射学，已逐渐发展成为一门新的学科。

（1）颈内动脉游离栓子注入法：颈部暴露颈内动脉已如前述。将颈总、颈内和颈外动脉分别用暂时断流夹夹闭，于颈外动脉始端外作纵行小切口约 0.5cm 长，根据血管造影的提示，将稍小于颈内动脉横径、略大于瘘口的小肌肉块塞入动脉，用小剥离子将其推入颈内动脉起始部。然后夹住颈外动脉切口的近心端，放开颈总动脉和颈内动脉上的暂时断流夹，肌栓即被血流冲至瘘孔区。随即观察患者眼部充血状况有无好转，颅内杂音是否消失。若瘘孔未闭，还可以重复上述操作，再放流栓子数个。为能即时检查栓子的位置是否合适，可在肌栓上穿绕少许细铜丝，拍摄颅骨素片确定。栓子不可过小，有通过瘘孔进入室内，随血流冲至皮层静脉，甚至径直越过瘘孔，进入远端动脉分支中，引起脑梗死。尤其是在瘘孔已有部分阻塞后，再放的栓子较易逸入远端。同时栓子也不能过大，以致肌栓在颈段或在岩骨段停滞，不能为血流所冲走，则肌栓难以达到瘘口，等于单纯颈内动脉结扎，不能达到预期效果。术毕，将颈外动脉切口缝合，再分层缝合颈部切口。

（2）颈内动脉控制栓塞法：此法与上述方法基本相同，只是采用放风筝的方法，用尼龙单丝缚住肌肉栓并作一银夹标记，再经颈外动脉切口放入颈内动脉，在尼龙丝的控制下，借血流将肌栓准确地堵在瘘口，如果位置欠妥或逸向远端时，则可将之拉出重放，直至满意为止。最后将尼龙丝固定在血管外软组织上。分别缝合颈外动脉切口和颈部切口。

（3）可脱性球囊栓塞法：主要是采用特殊血管内插管技术，在 X 线透视下施行栓塞，其方法是经皮穿刺颈动脉或股动脉，将特制的可脱性球囊导管 Magic BD（此管系同轴套管，内管为 2F Teflon 显微导管，尖端接球囊，外管为 3F 聚乙烯导管，用以解脱球囊。在 X 线透视下，通过血管腔插至一定深度，再将球囊稍稍充盈，靠血流将其冲至要求的部位。然后按瘘孔的大小将球囊充盈，解脱 Teflon 显微导管，留置球囊以达到栓塞瘘口的目的。因此术前必须有良好的数字减影脑血管造影检查，以便选择导管、球囊和插管位置。

手术方法；患者平卧放射台上，消毒铺盖双侧腹股沟部，先行右侧腹股沟穿刺插管，若失败可改为左侧。所有导管均用 1 : 25U 的肝素溶液冲洗。在股动脉上段近腹股沟韧带约 2cm 处，局麻后用尖刀刺 2mm 小孔，随即用有外鞘的穿刺针以 45° 角直接穿刺动脉，将针鞘送入血管 1~2cm，抽出针芯，插入导丝，拔出针鞘，立刻指压穿刺点以防漏血，再将导引器放入，并经 Y 型接头连接生理盐水输液瓶持续冲洗。继而把导引导管放入患侧颈内动脉，共轴导管即可顺引导管进入病变部位。此时，在电视屏透视下向球囊注射 0.1~0.2ml 造影剂，则半充盈的球囊易被血流冲入瘘口，再经 Y 型接头注射造影剂，使颈内动脉显影以观察瘘口封闭的情况，证实球囊已从瘘口进入海绵窦时，即可用等渗的碘水造影剂慢慢充盈球囊，直到海绵窦不再显影、颅内杂音消失、球囊固定时为止。但不能超过球囊的最大容量，以防破裂。最后在透视下用稳定的拉力，以球囊不移动为度，持续效十秒钟球囊即可与 Teflon 显微导管分离。术毕，穿刺处压迫 10～20min 以防局部血肿。

（4）其他血管内栓塞方法：

1）开孔球囊栓塞术：采用远端带有可膨胀开孔球囊的可曲微导管，外径 0.8mm，经股动脉插管导入颈内动脉瘘口处，再利用水压推进器和血流的冲力，借球囊的引导把导管末端经瘘孔送入海绵窦内。然后将混有碘化油和钽粉的 IBCA （Isobuty – 2 – Cyanoacry – late）快速凝固栓塞剂注入海绵窦内，闭塞瘘口。

2）弹簧圈栓塞术：此法是采用可通过约 1mm 牛顿导丝的薄壁导管，经股动脉穿刺插管后，将导管送入颈内动脉海绵窦瘘口处。再用牛顿寻丝将特制的弹簧钢圈经导管推进到瘘口弹开，利用弹簧圈及其所带的尼龙纤维的机械栓塞作用，引起血栓形成，闭塞瘘口。但此法易致颈内动脉供血障碍。

3）经静脉入路栓塞术：Debrun（1989）提出对复发性海绵窦动静脉瘘，可以采用静脉入路栓塞的方法。通过颈内静脉、股静脉或扩张的眼上静脉插管，把微寻管送至海绵窦内瘘孔的附近，然后用 IBCA 混合剂快速凝固剂栓塞，或用可脱性球囊栓塞。此法适用于经动脉插管失败的病例。

（周　辉）

第十二章　脑神经及功能性疾病的手术治疗

第一节　顽固性疼痛外科治疗的基础

疼痛是临床上最常见的症状之一，它是指由体内外损伤性刺激而产生的一种主观感觉，疼痛是一种警戒信号，因此，具有一定的保护意义。但是，顽固性疼痛往往会引起机体功能和情绪的紊乱，产生严重的后果，必须给予治疗。顽固性疼痛又称为恶痛，是指一种难以忍受的持续性的剧烈疼痛，一般药物治疗难以奏效。这种顽固性疼痛往往使患者痛不欲生，失去与疼痛作斗争的信心。

最常见的病因有晚期癌症、三叉神经痛、枕大神经痛、舌咽神经痛、带状疱疹引起的疼痛、灼性神经痛、幻肢痛、中枢痛以及内脏痛等。这些疼痛均应先行非手术治疗，如经过系统非手术治疗无效时，才考虑手术治疗，以减轻患者的痛苦，并可避免长期使用麻醉药物成瘾。手术治疗顽固性疼痛要注意选择切实有效的术式，避免给患者带来不必要的创伤与额外的痛苦。目前尚无一种理想的手术方式能解除所有的顽固性疼痛。一般认为，理想的止痛手术应满足以下要求：①止痛效果明显且不复发；②手术创伤较小、安全，能为体质衰弱的晚期癌症患者所耐受；③手术对患者的生理功能影响小，如对肢体运动功能、感觉、神经活动、自主神经功能影响降低到最小的程度，且术后无异常感觉或中枢痛发生。

一、痛觉的传导

传导痛觉的神经纤维大致可分为 A、C 两大类，它们各具有不同的直径和冲动传导速度。A 类纤维又按其直径的大小分为 α（12~22 μm）、β（8~14 μm）、γ（5~10 μm）、δ（1~6 μm）四种，它们均有髓鞘，传导快痛，冲动传导速度较快。A_α 纤维的痛觉传导速度为 100m/s，A_δ 为 25 m/s。A_β 和 A_γ 介于二者之间，A_δ 这类纤维阈值较低，放电频率随刺激强度的增加而增加，重复刺激后敏感性降低，一般认为传导锐痛，疼痛的特点为痛源常限定在数毫米之内，尖锐，定位明确，疼痛的起始和终止都较迅速。C 类纤维直径在 0.3~1.5 μm，为无髓鞘纤维，传导速度 0.4~2.2m/s。这类纤维相对阈值较高，重复刺激后敏感性增高，刺激停止后疼痛放电尚可持续一段时间。其疼痛呈钝痛，定位不明确，疼痛的起始及终止都较缓慢，常伴有自主性和精神性反应。

痛觉冲动可分为躯体和内脏两种，身体痛觉传导冲动来自皮肤、肌肉和骨骼等（又称为躯体导入冲动）和特殊感觉如视、听、平衡等（特殊躯体导入冲动）。内脏痛觉冲动来自内脏的消化、循环、呼吸、泌尿生殖系、腺体等（一般内脏导入冲动）和特殊感觉如嗅、味以及由腮弓发育而成的结构（特殊内脏导入冲动）。身体痛觉的疼痛冲动同时由 A、C 两类纤维传导，内脏疼痛的冲动则单由 C 类纤维传导。

1. 痛觉特异传导系统　痛觉通过特异传导系统传到大脑皮质，需通过三级神经元。第一级神经元位于脑干和脊髓的神经节中，其树突经脑神经、脊神经和内脏神经分布于周围；其轴突由神经根进入脑干或脊髓，终止于同侧脑神经核或脊髓灰质中。二级神经元位于脑神经核或脊髓灰质，其轴突交叉到对侧，上行进入丘脑。第三级神经元位于丘脑，其轴突通过内囊导向大脑皮质。这一传导通路称为脊髓丘脑系，简称脊丘系。由特异系统传导的痛觉为锐痛，定位明确。

（1）躯干和四肢的痛觉特异传导系统：第一级神经元的胞体位于脊神经节内，为假单极神经元，其树突构成脊神经的感觉纤维，分布在躯干和四肢皮肤的浅部感受器，如游离神经末梢和感觉终球等；轴突组成后根的外侧部（细纤维），进入脊髓后外束，在束内上升一、二个脊髓节段后进入后角，主要止于后角固有核。由后角固有核起始为二级神经元，它们的轴突经白质前联合交叉到对侧外侧索，组成脊髓丘脑侧束，在脊髓小脑前束的内侧上行至延髓，位居下橄榄核的背外侧，至脑桥和中脑，走在内侧丘系的外侧，向上终止于丘脑外侧核。由丘脑外侧核起始为三级神经元，其轴突组成丘脑皮质束，经内囊枕部最后投射至中央后回后中上部和旁中央小叶后部。

当脊神经被切断后，其分布中央区部分浅感觉完全消失，脊神经后根被切断后，其分布区各种感觉都丧失，但在皮肤上任一点，都有 2～3 个后根同时分布，因此，仅切断一条后根，感觉几乎不变，故在后根切断术治疗疼痛时要注意。

由于一个脊髓后根中的痛觉纤维在缘束中上行 5 节和下行 2 节，因此在 7 个节段的胶样质中与第二级神经元形成突触。即由一个后根来的纤维，在该根的上方 5 节内都与第二级神经元形成突触，然后交叉到对侧。因此，如果要在某一节段的脊髓前外象限阻断痛觉传导纤维，阻断部位必须在该节段的上方 5 节处，才能将该节段的神经根全部二级痛觉纤维阻断。

三叉神经脊束核的二级纤维自核中发出后，立即交叉到对侧，上行于脊丘系的背内侧，因此在延髓中，通过脊丘束切断术的同一切割，就能同时造成面部痛觉减退，在来自脊髓前外象限痛觉纤维，由于非特异纤维的陆续离去，在脑干中逐渐减少，当痛觉的特异纤维被切断后，非特异纤维就逐渐担负起向高级中枢传导痛觉的任务，这是脊丘束切断后疼痛复发的原因之一。

（2）头面部痛觉的特异性传导系统：第一级神经元的胞体位于三叉神经半月节内，其树突组成三叉神经的感觉支，分布至头面皮肤和黏膜的浅部感觉器，轴突组成三叉神经感觉根，经脑桥臂根部入脑桥，分成短的升支和长的降支，即三叉神经脊束。降支传导痛、温觉，止于三叉神经脊束核。由三叉神经主核和三叉神经脊束核起始为第二级神经元，它们的轴突大部分交叉到对侧组成三叉丘系，主要沿内侧丘系的背侧上行至丘脑，止于丘脑外侧核。由丘脑外侧核起始为第三级神经元，其轴突形成丘脑皮质束，经内囊枕部，最后投射到中央后回的下部。

头部感觉主要由三叉神经传入脑干，中间神经、舌咽神经和迷走神经均有痛觉纤维导入。

2. 痛觉非特异传导系统　除特异传导系统外，痛觉纤维在其传导途中，还可与脊髓脑干中的许多神经元发生联系，进入丘脑，构成另一多突触传导通路，称之为非特异传导系统，通过这一系统，使痛觉与其他神经功能发生联系，其传导的痛觉定位不精确，范围弥散，残留痛觉感持续时间长。非特异传导系统是一组复杂的神经通路，在周围神经及感觉神经根和神经节中，此系统与特异性传导系统的传导通路相同，在中枢神经中，其上行纤维在许多部位与特异性传导纤维相混杂。非特异传导系统在生物进化中形成较早，故亦称旧脊髓丘脑系。旧脊髓丘脑系的纤维经延脑和中脑的网状结构，以及中脑中央灰质投射到丘脑板内核群，并弥散地投射到大脑皮质广泛区域以及下丘脑和边缘系统。电刺激板内核群可引起双侧的、定位模糊的疼痛，并伴有恐惧和苦恼的情绪反应，其痛的性质相当于因刺激 C 纤维引起的疼痛。因此，旧脊髓丘脑系与疼痛以及因疼痛伴有的恼怒、恐惧和痛苦等情绪反应有关。

（1）脊髓网状丘脑系：简称为脊网丘系，其在脊髓中的主要通路位于对侧脊髓的前外侧索的大部分，包括外侧与腹侧脊丘系，也有不交叉纤维。它们与特异纤维混合，但集中于前外象限的内侧部分。其纤维来自后角或脊丘系的侧支。终止于同侧脑干网状结构，也有纤维交叉到对侧网状结构中。在上行过程中，多数纤维终止于延髓网状结构的各核和迷走神经的孤束核，故疼痛刺激可引起呼吸和循环的变化。少数纤维终止于脑桥和中脑的网状结构，这可能与疼痛刺激对觉醒反应和定向反应有影响有关。另外，尚有侧支进入中脑中央灰质和下丘脑，故疼痛刺激时，可引起面部肌肉收缩和哭叫等情绪反应。由脑干网状结构又通过中央被盖束等将冲动间接传递到两侧的丘脑非特异投射系统以及底丘脑。从丘脑非特异投射系统，痛觉冲动主要通过壳、苍白球、尾状核和丘脑腹外侧核、腹前核等而到达大脑皮质广泛的非特异投射区。另外，还有部分纤维通过内侧核群的中央中核、中央外侧核而直接到达皮质。

从丘脑到皮层的投射纤维，到达额眶皮层、梨前区及边缘区。额眶皮层与自主神经反应、抑制性机制以及情感性机制有关，底丘脑、下丘脑与隔区与觉醒和募集反应有关。

（2）脊髓丘脑前束：在脊髓前外侧索内与脊髓丘脑侧束一起上行，在中脑和间脑交界处与脊髓丘脑侧束分离而走向内侧，在延髓位于外侧，终止于丘脑的内侧核群（束旁核、中央外侧核）、界核和网状核。

（3）脊髓网状束：是脊髓内的一个多突触、交叉与再交叉的短途上行通路，起自脊髓的所有节段，由背角发出的纤维在腹侧内上行，分别终止于脑干网状结构。脊髓网状束的部分纤维与新脊丘束一起上行投射到丘脑的板内核群。

（4）三叉神经脊髓束：头面部的痛觉纤维进入脑干后，主要在三叉神经脊髓束内下行，终止于上段颈髓胶状质内的三叉神经脊束核，后者的轴突交叉到对侧与内侧丘脑束伴行，至脑桥水平与脊髓前外侧束的上行痛觉纤维相合，也有特异性通路和非特异传导通路之分。

（5）后索：组成后索的神经纤维在刚进入脊髓后即有侧支走向传导痛觉的第二级神经元，正常人对痛觉的定位、时间和特征等能精确的辨认，可能主要是通过后索传入的冲动。

3. 内脏疼痛的传导　来自内脏导入冲动引起的疼痛感觉，称之为内脏疼痛，它属于 C 类纤维传导的慢痛。内脏疼痛根据其发生机制可分为三类：①直接内脏疼痛：痛觉冲动直接来自受刺激的器官，通过该器官的内脏传入神经导向中枢。这种疼痛位于受刺激的器官部位；②感应性内脏疼痛：痛觉位于受刺激器官的同一皮带或体节内。其发生原因为感应区与该内脏由同一个第一级传入神经元的纤维分布，或由同一个二级传入神经元传入纤维传导，或内脏传入冲动在脊髓内造成一个过敏区；③继发性痉挛疼痛：因内脏传入冲动在脊髓中扩散到传出神经元，引起传出冲动，发生肌痉挛，造成疼痛。

一般认为传导内脏痛觉的第一级神经元的胞体位于脊神经节内，周围突主要沿交感神经分布至各脏器，中央突进入脊髓，与后角细胞可能是 Rexed 的第五层构成突触。除构成反射通路外，第二级神经元发出的纤维可在同侧和对侧脊髓前外侧束上升，与脊丘系相伴，向上到达丘脑腹后核，再传至大脑。传导内脏痛觉的细纤维进入脊髓后可以从脊髓灰质的四周的固有束上行，经过多次突触传递，再经灰质后联合交叉上行到对侧脑干网状结构，由网状结构内的短轴突神经元所中继，再上行到达丘脑内侧群核。也有人认为，部分内脏痛觉纤维沿后索上升。由丘脑发出的冲动，主要到达大脑边缘叶，盆腔器官的冲动到达旁中央小叶。

二、止痛手术的原理

止痛手术的原理是通过破坏痛觉的传导通路和刺激神经核团抑制疼痛效应来实现的。由于痛觉的传导途径和生理作用极为复杂，故手术止痛效果并不理想。手术刺激神经系统的某些结构，造成抑制疼痛的效果，这种止痛方法的效果及机制尚无定论。由于内脏疼痛的起因最初均来自脏器的传入冲动，故去除这种传入冲动，即可使疼痛解除，这就是手术治疗内脏疼痛的原理。

（周　辉）

第二节　顽固性疼痛的手术治疗

顽固性疼痛的手术治疗方法按其手术原理可分为破坏性和刺激性手术两大类。根据疼痛的部位不同选择的手术方法不同。

一、躯体四肢的止痛手术

1. 脊髓后根切断术

（1）手术指征：由于脊髓后根切断后各种感觉均丧失，对运动功能尚未丧失的肢体不宜采用，另外，后根的切断范围包括疼痛水平上下各 2 个神经根，手术范围太大，患者难以耐受；膀胱失去感觉，影响排尿功能。鉴于上述原因目前脊髓后根切断术仅限于治疗恶性肿瘤晚期疼痛的患者。另外，它还可应用于对脊髓损伤患者下肢痉挛性疼痛、内脏疼痛及范围较局限的术后不致造成严重影响肢体或括约肌功能的周围性疼痛。颈部恶性肿瘤引起的疼痛，可行颈$_{1\sim4}$的脊神经后根切断术。上肢和上胸疼痛，行颈$_4$至胸$_1$或颈$_8$至胸$_4$后根切断术；伴上肢运动功能障碍者，亦可考虑行颈$_4$至胸$_4$的脊神经后根切断；盆腔肿瘤引起的疼痛可行双侧骶$_1$以下后根切断术。对各种良性疼痛在药物治疗无效、电刺激治疗失败而疼痛又严重时，才考虑后根切断术。而对于癌肿浸润、损伤瘢痕压迫或有残端神经瘤形成所引起的疼痛，一般不采用脊髓后根切断术。

（2）手术方法：术前应常规试验性神经根阻滞术，如果阻滞效果满意，才能决定行脊髓后根切断术。

术前准备与一般脊髓探查术相同。手术可在局麻或全麻下施行，如准备在手术时作检查以确定手术范围或效果，则可采取局麻；否则，宜采取全麻，以避免术中处理神经根时引起难以忍受的剧烈疼痛。患者可采用侧卧位或俯卧位。手术方法分开放性和经皮穿刺两种。

开放性脊髓后根切断术先作椎板切除术，单侧后根切断术可切除半侧椎板，双侧后根切断术需作全椎板切除。切除椎板的数目应视疼痛的范围及切断后根的数目而定，一般切除 3 个椎板以上。显露椎管后，切除硬脊膜外软组织，作正中纵形硬脊膜切开，先在硬脊膜外寻找椎间孔，并确定脊神经根位于硬膜外的位置，再在硬脊膜内找到同一根脊神经。前根和后根的区别方法是先找到齿状韧带，后根位于齿状韧带的背侧，从脊髓的后外侧沟进入脊髓，在腰骶部，同一脊神经的前根和后根无法根据进入脊髓的部位进行确定，可用电刺激术区别后再切断。刺激后根时可引起分布区的剧烈疼痛，刺激前根时引起分布区的肌肉收缩。明确前、后根后，将后根牵起用银夹双重夹住后，在两银夹之间切断。术中注意避免损伤与脊髓神经根伴行的根动脉和根静脉，否则这些血管阻断过血，可造成脊髓缺血性损害。然后，严密缝合硬脊膜，硬脊膜外行闭式引流，逐层缝合肌肉、皮下、皮肤。

经皮穿刺法与电热凝术相配合，更为简单有效，并且可反复施行，尤其适用于年老体弱者。手术是在 X 线成像监视屏、电刺激和温度控制装置下进行的，手术的成功与否取决于在 X 线监视屏下能否将探针精确导入椎间孔。达到目标后先抽吸有无脑脊液，如有则退出 1.0mm，先行电刺激确定刺中后根后，以 50 ~ 70℃热凝，电凝时间为 90 ~ 120s。

（3）手术后并发症与疗效：术后感染、硬膜外血肿、脊髓缺血以及疼痛复发等均可发生。

脊髓后根切断术治疗疼痛的疗效结果，近期和远期效果相差很大，病因不同，疼痛部位不同其效果亦不一样。一般情况下，其近期效果较佳，手术止痛率可达 70%，远期近 20% 的疼痛复发。远期疗效以盆腔肿瘤晚期疼痛最好，达 70%，躯干性疼痛有效率为 50%，臂部疼痛有效率为 56%。在良性疼痛中，此手术总有效率为 56% ~ 60%，其中以颈部外伤后神经痛效果最佳，胸部外周神经损伤后疼痛效果最差。

2. 缘束切断术　缘束切断术又称 Lissaur 切断术，是由 Hyndman 首先创用。其术前准备与一般脊髓探查术相同，手术可在局麻或全麻下进行，其手术方法与脊髓前外向束切断术相似，于疼痛的部位同侧，用尖刀在脊髓后外侧沟（即后根进入脊髓之处）的内侧 1mm 处刺入，向外侧切割 2mm，其深度亦为 2mm。

缘束是痛觉纤维自后根进入脊髓后角所在部，手术目的就是切断这些痛觉纤维以达到止痛的目的。事实上，此手术的止痛效果很不确切，效果不定，故现在较少采用。

3. 脊髓前外侧象限毁坏术　脊髓前外侧象限毁坏术既能阻断二级痛觉特异传导通路，又可阻断非特异性通路，故其止痛效果是各种止痛方法中最肯定的一种。根据疼痛的范围，单侧疼痛还是两侧疼痛，手术可在单侧或双侧进行。此类手术仅能在上胸段和颈段进行。上胸段手术是传统方法，用开放手术进行。颈段手术目前多用经皮穿刺射频损毁法，具体入路又分侧入、后入和前入法三种。

（1）开放性上胸髓前外侧切断术：此手术在胸$_2$神经的上方切断脊髓前外象限，手术造成的胸$_2$节段以下的痛觉丧失。躯干上部及下肢痛者，切断疼痛对外侧胸。平面的脊髓前外侧束。疼痛部位于中线区或双侧者，可以行双侧脊髓前外侧束切断术。

1）适应证：①晚期恶性肿瘤疼痛；②部分经其他手术治疗无效的慢性疼痛，如幻肢痛、脊髓结核、蛛网膜炎、脊柱裂引起的严重慢性疼痛；③血管性疼痛、灼痛等对脊髓前外侧象限毁损术反应欠佳，而交感神经节切除术能较好地控制这类疼痛；④患有严重呼吸道疾病者禁忌手术，如呼吸道肿瘤、肺叶切除术后者，吗啡类镇痛剂依赖者均须进行肺功能检查后，方可考虑手术。

2）手术方法：手术可在局麻或全麻下进行。切断部位选在上胸段，即胸$_{1~2}$节段。行背部中线切口，暴露胸$_1$至胸$_3$椎板，切除胸$_1$和胸$_2$两个棘突。切除胸$_2$椎板、胸$_1$椎板下半及胸₃椎板的上半。行双侧脊丘束切断术者，需切除两个全椎板和上、下两个半椎板。中线切开硬脊膜。在胸₁神经后根与胸₂后根之间的脊髓上做切口。脊髓上的两侧的切口应在不同的平面，两者相距至少2cm。同一平面作两侧脊髓切割后，脊髓水肿较为严重，可能引起脊髓功能障碍。先将脊髓向对侧移牵开，在两个神经根间寻找出齿状韧带的硬脊膜附着点，切断其附着端，夹住脊髓端齿状韧带向后方旋转45°~90°，在下两神经根间用小尖刀从脊髓表面刺入4.5~5mm深度，刀尖刺入脊髓的部位，在齿状韧带的脊髓附着点，即前、后根之间的中点的稍前方，刺入方向向前倾斜，与脊髓横径成15°角，以保证不损伤锥体束。

3）术后并发症及疗效：本手术的死亡率在2%~4%之间，死亡率的高低取决于患者的一般情况和手术方法。高龄恶性肿瘤患者，一般情况较差，死亡率较高。

术后并发症以括约肌和性功能障碍最常见，双侧毁坏术中更为常见且严重。排尿功能障碍多为暂时性的，多数在1周后自行缓解，大便失禁偶有发生，也多能自行改善。其发生原因多为锥体束受损或术后脊髓水肿所致。术后轻偏瘫亦可见到，为锥体束受损缘故，手术部位脊髓水肿和脊髓前动脉损伤或血栓形成也可引起术后偏瘫。术后轻偏瘫多能自行改善。性功能障碍表现为男性感觉异常、女性高潮消失等。另外，两侧脊髓前外侧象限毁坏术可引起自主神经功能紊乱。

脊髓前外侧象限毁坏术的近期止痛效果较好，约80%的患者疼痛完全缓解，15%疼痛减轻，5%无效。但在长期观察下，部分患者疼痛有复发。长期疼痛的缓解率在75%左右。造成疼痛复发的原因有：①术后痛觉丧失平面下降；②患者致痛病变发展，疼痛范围扩大到痛觉丧失区以外；③疼痛不属于浅痛觉类型；④麻醉药成瘾等。

（2）经皮颈段脊丘束穿刺损毁术：经皮颈段脊丘束穿刺损毁术，根据手术部位分上颈段和下颈段进行，手术入路分侧入路、后入路、前入路三种。立体定向前入路下颈段脊丘束穿刺损毁更为准确有效。

1）上颈段脊丘束经皮穿刺损毁术——侧入法：侧入法是Mullan等于1963年最先提出并采用，他最先是采用椎管内行脊髓前外象限放射，即用腰穿从后外方刺入椎管，向针内插入放射性针芯以达到放射损毁脊丘束。1965年Mullan改用直流电损毁脊髓前外象限。同年，Rosomoff采用射频损毁脊髓前外侧象限。

A、适应证：①恶性肿瘤疼痛，肺癌与乳腺癌引起的Pancoast综合征，或癌肿侵犯胸壁引起单侧疼痛为上颈段脊丘束经皮穿刺损毁术的最合适的适应证。结肠癌或宫颈癌侵犯腰骶丛引起单侧疼痛者也可采用这一手术方式。双侧性疼痛者，可采用分期双侧手术；②良性疾病引起的疼痛，由于此手术的长期止痛效果较差，对于非肿瘤引起的顽固性疼痛，可选择性应用本手术。如臂丛撕脱伤后疼痛可选择本手术止痛，效果尚满意。

B、禁忌证：①呼吸功能不良，特别是累及手术对侧者；②一般情况较差，已进入衰竭状态者；③意识状态不良，不能正确对答，因而不能在手术中正确诉述主观感觉者。

C、手术方法：本手术需要一些特殊的手术器械。①头部固定装置，为了避免术中患者因疼痛、恐惧或不适而突然移动头部，造成颈髓损伤，宜采用相对固定装置以限制头部活动。1975年，Sweet曾报道1例因患者头部突然移动造成脊髓横断而死亡；②穿刺针，用7~9号腰穿针，长9~10cm，薄壁；③穿刺针固定推进器，进针后需将针头固定在合适的位置；④电极，用单极电极，无关电极可放在身体任何部位。电极直径为0.25~0.5cm，长度超过穿刺针1cm，电极大部分绝缘，仅尖端裸露2~2.5mm。电极尖端宜略尖；⑤其他器械包括电刺激仪、电阻抗测仪、射频电凝仪等。

患者取仰卧位。颈部纵轴保持水平，以避免术中造影剂上流进入枕大池或下流到椎管下部。Mullan 的穿刺点选择为乳突尖下方 1cm，后方 1cm 交点，穿刺方向指向寰、枢椎的椎弓之间。Rosomoff 的穿刺点为紧邻乳突尖端的下方，先水平并垂直颈椎纵轴方向穿刺，刺到骨组织后，摄正侧位 X 线片，然后再根据 X 线片纠正穿刺方向。在寰椎平面，颈髓已逐渐变为延髓，因此，穿刺针进入椎管的部位最好接近枢椎，即穿刺时穿刺针指向枢椎椎弓的上缘。穿刺针进入椎管的前后位置在齿状韧带的前方。齿状韧带在椎管前后径中点的稍前方（即齿状韧带在颈 2 椎体后缘的后方 10～11mm 处）。穿刺方向可在 X 线电视监视下纠正。穿刺前先在穿针点用局麻注射一皮丘，穿刺针进入皮肤后，缓慢进入，沿途适用局麻浸润，以免引起疼痛造成患者恐惧而影响配合。注射局麻药之前，必须先抽吸，以免误将麻醉剂注入蛛网膜下腔和血管内而发生意外。当穿刺针穿过椎弓进入硬膜外腔后，在穿刺针上接 2～5ml 注射器轻轻抽吸，如有静脉血抽出，提示针尖位置太浅，已刺入脊膜囊前方的静脉丛，应再次核对位置。穿刺硬脊膜时会引起疼痛，在穿刺前需再注入局麻剂 1ml。穿过硬脊膜进入蛛网膜下腔即有松动感觉，并有清亮脑脊液自行流出。如果需要抽吸才能得到脑脊液，表明针尖位于硬脊膜下或软脊膜下，应改变穿刺针的位置，保证针尖在蛛网膜下腔。否则，应终止手术，让患者休息几天后再重新手术。当穿刺针进入蛛网膜下腔后，再摄 X 线正侧位片，了解穿刺针的位置，并将针尖位置纠正到齿状突外缘与椎弓根内缘之间的中点。如果使用穿刺针固定推进器，这时可将穿刺针安放到推进器上，再摄 X 线正侧位片，确定穿刺针的位置。当确定穿刺针位于蛛网膜下腔的正确位置时，抽吸脑脊液 2ml，再取碘苯酯 2ml、空气 1ml，或碘苯酯 1ml、空气 10ml 混合后作为造影剂。注入造影剂前再一次确定针尖位于蛛网膜下腔中。造影方法有两种：一种为显示齿状韧带，即取脑脊液 2ml、碘苯酯 2ml、空气 1ml 混合使用。针尖刺入脊膜囊的部位相当于齿状韧带前方。先注入造影剂混合液 1ml，显示 3 个平面。由于针尖在齿状韧带前方（腹侧），故齿状韧带的前表面显示最清晰；部分造影剂沉到脊膜囊后部，将之显示；少量造影剂分布在前根穿出脊膜囊处，显示脊髓的腹侧面。如果齿状韧带前表面显示不清楚，可再注入造影剂 1ml，重新摄片。如果针尖位于齿状韧带的后方，可稍稍用力注入造影剂，使造影剂呈漩涡状流动，冲到齿状韧带前方，将之显示。看清齿状韧带前表面后，根据后者的位置，重行穿刺，纠正穿刺针刺入脊髓的方向和位置。另一种为显示脊髓前表面。造影剂为脑脊液 2ml、碘苯酯 1ml 及空气 10ml 混合后使用。注射时将针头压向背侧，使针尖尽可能位于脊膜囊的腹侧部分，注入造影剂的多少取决于是否能将脊髓腹侧面显示清楚。

若患者下肢疼痛，电极刺入脊髓的部位应在齿状韧带腹侧 1mm 处，穿刺深度小于 3mm。若患者上肢疼痛，刺入部位应在齿状韧带腹侧 2mm 处，穿刺深度为 3～3.5mm，离中线约 2mm。压低或抬高针头的位置，就能向反方向改变针尖的位置。改变针头位置 3mm 时，约能改变针尖位置 1mm。这种位置移动的"支点"，大致在硬脊膜囊的刺入点。如此法不能改变针尖的位置，则应将穿刺针拔出硬脊膜囊，重行穿刺。当穿刺针的位置放正确后，将电极插入针管内。电极尖穿出针管 2～3mm 后即抵达脊髓表面。这时在推进电极时会感到有轻微阻力，此时患者感轻微疼痛。如果剧烈疼痛表明电极接近或位于齿状韧带背侧；如果没有阻力表明电极滑过脊髓表面到达脊髓腹侧或背侧的蛛网膜下腔中，或已刺入脊髓中。电极接触脊髓表面时的深度，是确定电极插入脊髓深度的重要标志，应予精确测定。如果发现在推进电极时没有阻力，应将之拔出，重行推进。电极位置的确定主要根据电刺激的结果，电刺激参数是单相或双相方向脉冲、75MHz、脉宽2ms，刺激强度用电压或电流表示，在0.25～0.5V或0.1～1mA之间。电刺激的反应是针刺感或冷热感，除非电压过高，一般不引起疼痛。产生感觉反应所需要电压强度与电极离感觉传导纤维的距离有关。小于0.25V电压或0.3mA电流只能兴奋电极尖所在部位的神经纤维，在这些纤维的感觉分布区引起感觉反应。感觉反应所需电刺激强度愈低，损毁后感觉缺乏愈完全，止痛效果越好。如果需要0.75V电压或1mA电流才能产生所需的感觉反应，甚至仍不能产生所需的感觉反应，表明电极位置不对，应改变穿刺方向重行测试。除疼痛反应外，其他各种反应与电极位置的关系是：①同侧上肢抽动或紧窄感提示刺激了同侧锥体束；②同侧颈部肌肉抽动提示刺激了灰质前角；③呼吸紧迫感提示电极靠近灰质前角的外侧；④双侧感觉反应提示电极太靠近腹侧；⑤同侧颈部疼痛提示电极接近齿状韧带或其后方的脊髓表面。产生上述反应时，可根据其解剖部位改变电极的位置。改变电极位置时按下述步骤进行：①先改变穿刺深度。每推进或拔出1mm，进行一次电刺激监测；②如不能获得满意的反应就需改变电极刺入脊髓的进针点位置。进针点位置以齿状韧带为基准。在齿状韧带前方3mm内，逐毫米的改变进针点的位置，当穿刺到必要的深度，进行电刺激监测；③如果最终仍不能获得满意的反应，应终止手术。

当电极进入脊髓时，因有一定阻力，可能将脊髓推向对侧，这时如果单凭穿刺深度来估计电极的位置，可能会引起差错。应用测定电阻抗来确定电极是否已进入脊髓组织内。电极在脑脊液中时，电阻抗较低；当进入脊髓组织后电阻抗明显增高，通常约增高一倍。阻抗的绝对数值因所用仪器不同而异，脑脊液电阻抗为200～250Ω时，脊髓为500～700Ω；脑脊液为350～550Ω时，脊髓为1000Ω。当电极接触脊髓表面时，电阻抗随脉搏出现波动，电极刺入脊髓的深度，应以阻抗开始增加后计算。当确定好电极的位置后，利用电射频电凝制造损毁灶。通过改变电流强度和电凝时间，来改变损毁灶的大小。电流强度从2mA开始，电凝时间从5s钟开始，最长不超过30s。一次电凝后如感觉减退不满意，逐步加大电流或增加电凝时间，重复电凝。每次不超过5mA和5s，最大量不超过40mA、30s。如果达到这一强度仍不能获得满意疗效，表明电极位置不当。一旦进行电凝损毁，再作电刺激监测就不易获得精确反应。因此，如果电凝后仅获得部分疗效，一般不另行穿刺，而是增加电凝强度，扩大损毁灶范围，以改进疗效。术中应注意监视神经功能的变化。电凝时令患者抬高同侧下肢或紧握术者手，一旦发现患者肌力下降，应立即停止电凝。一旦发生任何运动障碍，应立即终止手术。

双侧手术应分次进行，相隔1周以上。在两侧颈$_{1-2}$平面进行手术，可能损伤位于前角外侧的呼吸纤维，引起睡眠性呼吸暂停。此外，双侧手术也容易发生括约肌障碍，为避免发生呼吸功能障碍及括约肌功能障碍，第二次手术可用前入路经皮穿刺术。

D、术后并发症：呼吸功能受损：延髓呼吸中枢的下行传出纤维位于脊髓的前象限，控制同侧膈肌，有显著的左右交叉，损伤后将在睡眠中出现呼吸暂停，导致死亡。呼吸纤维损伤有下述先兆表现：①术中制造损毁灶时出现呼吸绞窄感；②术后发音低，无力起床，有短暂意识模糊；③清醒时无呼吸困难，入睡后呼吸运动减弱；④血CO_2含量增高，血O_2含量降低。这类患者常在术后4～5天睡眠中死亡。处理的办法有：①手术时注意不要损伤呼吸纤维；②术前进行血气分析，对血氧含量低者，禁忌手术；③术后最初几天用血气分析进行监护，如血氧下降，应给患者吸氧，直至血氧恢复正常；④有上述先兆者，睡眠时注意观察，最好给予辅助呼吸。排尿困难：单侧手术者约1%患者发生术后尿潴留，常在数天后自行缓解，双侧手术者尿潴留发生率更高，持续时间更长，有的甚至持续性尿潴留。同侧肢体肌力减退：常发生在术后第一天，多为暂时性的，数天后自行恢复。系手术导致锥体束水肿缘故。双侧手术时锥体束受累更为常见，持续时间也较长，有时不能恢复。痛觉减退面积缩小：约50%以上患者术后感觉减退平面维持在术后近期的位置；约20%的患者痛觉减退平面升高，患者痛觉减退平面下降或痛觉恢复。其他：其他并发症包括 Homner 综合征、共济失调、感觉减退有异常感觉、术后颈枕部疼痛等。

E、疗效：约70%患者术后疼痛完全解除，10%～20%疼痛缓解，10%无效。缓解和无效者再次手术者约30%有进一步效果。

2）上颈段脊丘束经皮穿刺损毁术——后入法：

A、手术方法：患者取俯卧位，用定向器进行穿刺。在X线摄片中以齿状突中线作为脊髓的中线位置。电极从颈部背侧进入，其方向与中线平面平行。经寰枕间隙或寰枢椎板刺入，穿过硬脊膜和蛛网膜下腔进入脊髓组织。电极位置可用X线摄片或X线电视确定，并用电刺激监测。电刺激用双极，损毁灶用单极射频。靶点的选择取决于痛觉减退平面的位置。上肢疼痛，靶点离中线3mm，离齿状突后面3mm；下肢疼痛时，靶点为离中线6mm，离齿状突后表面6mm。

B、效果：Crue 报告此手术的止痛效果为72%，疼痛完全或几乎完全解除，26%疼痛减轻，2%无效。双侧手术者止痛效果较差。部分患者可在术后数周疼痛复发。

C、死亡率与并发症：有人报道47例单侧手术者无死亡发生。5例双侧手术者2例死亡，1例死于癌症，另1例死于呼吸障碍。术后出现偏瘫为其主要并发症，多因损伤锥体束所致。偏瘫多为轻度，可在数天或数周后自行恢复。

3）下颈段脊丘束经皮穿刺损毁术——前入法：

A、手术方法：患者取仰卧位，头部后仰，用固定带固定头部。局麻下进行，进针点选择在脊髓损毁区的对侧，即疼痛的对侧，在颈动脉鞘内侧，气管、食管外侧，胸锁关节上方2.5～5cm。选择颈5～6间隙，斜刺向对侧，进入椎间盘，指向脊髓的对侧前外象限。穿刺方向及位置要在X线摄片或X线电视下反应确定。穿过后纵韧带，到达脊膜囊前方。进入脊膜囊后，即有脑脊液自穿刺针内滴出。然后行空气脊髓造影，向蛛网膜下腔内注入过滤空气8～15ml，摄侧位X线片，显示脊髓的前表面与脊膜囊的后表面。靶点的位置取决于疼痛的位置。下颈及上胸段疼痛，电极尖离中线4～6mm；腰骶段疼痛，电极尖离中线8～9mm。电凝损毁可用双极电凝。行多次低电流重复电凝制造损毁灶。通常手术仅在一侧进行，对侧损毁术要在一周后施行。

B、效果：有人统计25例手术患者术后疼痛解除者占41%，仍有轻微疼痛者占33%，疼痛减轻者18%，无效者占8%。偏瘫、括约肌功能障碍等为其手术并发症。

4. 延髓脊丘束切断术 1941年，Schwartz 首先创用延髓脊丘束切断术来治疗顽固性疼痛，同年 Walker 也采用这一止痛手术，近年来这一术式已少用。

（1）适应证：目前延髓脊丘束切断术仅用于治疗头颈部恶性肿瘤引起的疼痛。

（2）手术方法：一般在全麻下进行，侧卧位，行后颅窝正中线开颅。皮肤切口以暴露枕骨及寰椎后弓为度。枕骨骨窗的横径为6cm，纵径为4～5cm，可稍偏向手术侧。枕骨大孔后缘及寰椎后弓一并切除。切开硬膜，将小脑扁桃体向外上方牵开，暴露第四脑室下端及延髓后外侧面。延髓切割在疼痛部位的对侧进行。延髓切口一般位于闩平面，副神经最头端根的上方。切口深5~6mm，前后长4mm，自背外侧沟至下橄榄核的后缘。切割范围必须达到三叉神经脊髓束才能保证脊丘束的背侧部分完全被切断。当刀口到达三叉神经脊髓束时，患者可出现同侧面部疼痛。达到止痛的目的后，常规关颅。

（3）死亡率与并发症：文献中报道其手术死亡率在10%~20%之间，死亡原因主要为脑干软化及术后延髓切割后发生血压下降及呼吸心跳停止等。

术后常见的并发症有：①同侧肢体共济失调：是因手术损伤了绳状体和前庭核的缘故。切割水平面越高，损伤绳状体的可能越大，共济失调就越重。多数患者可自行缓解。延髓切割口向橄榄核平面下移可避免此并发症；②同侧面部感觉减退：系术中损伤了三叉神经脊髓束所致。但为了达到切割的范围，三叉神经脊髓束很易受损，故此并发症多难以避免；③吞咽、呼吸困难：系迷走神经核术后发生水肿或损伤所致，多为暂时性的；④痛觉丧失平面下降：为避免发生这一并发症，手术时可切割较深，直至患者发生面部疼痛为止。

（4）疗效：对恶性疼痛的有效率可达到75%~85%，但对口咽部疼痛效果较差，约1/3患者手术无效。如果术后感觉平面不下降，则效果良好。

近年来，人们为了避免机械切割时损伤延髓表面的软脑膜下血管和延髓内的血管，采用电烙破坏延髓内的脊丘束。此法优点为：①操作简单，只需在延髓表面作脑膜小切口，不会损伤血管；②经电刺激定向，损毁位置准确；③术后并发症少见。

5. 脊髓联合切开术　脊髓后角神经元发出的痛、温觉的二级纤维经前连合交叉到对侧脊髓丘脑侧束中。1927年，Armour首先报道采用脊髓前联合切开术治疗疼痛。最初这类手术的结果，文献中报道并不理想，直到1964年Lembcke报告颈髓段脊髓联合切开术，手术止痛效果才较为良好。

此手术的目的是切断疼痛区的痛觉二级纤维在脊髓中的交叉纤维，由于这些纤维在三个节段以上仍有交叉，所以脊髓上的切割范围，除包括疼痛节段外，其上方还需比疼痛区的最高节段高出三个节段。具体切割范围可大致如下：上肢疼痛：颈$_4$~胸$_1$；胸腔疼痛：胸$_{2~8}$；腹腔、盆腔与下肢疼痛：胸$_7$~腰$_1$。

（1）手术适应证：①恶性肿瘤疼痛；②疼痛累及躯干双侧。

（2）手术方法：手术可在全麻下进行，患者取俯卧位，尽量使躯体放平，避免向一侧倾斜导致手术中判断中线失误。常规椎管入路，正中切开硬脊膜，显露脊髓后在显微镜下找到脊髓后正中沟，并分离开脊髓背静脉，中线切开软脊膜，然后自后正中沟至前正中裂底间严格在正中矢状面将脊髓切成左右两半。前正中裂底的软脊膜不予切开，以免损伤脊髓前动脉。术中尽量不用电凝，出血以棉片压迫止血。

（3）效果与并发症：此手术近期止疼效果较好，但多不持久。止痛效果优者占70%，良者在20%，差者占10%。

几乎所有患者术后即有下肢感觉异常、麻木，部分患者有下肢缺失感，闭眼时下肢活动不准确。这些症状可在术后2周至2个月内自行恢复。另外，患者尚可出现根性疼痛、下肢肌力减退及括约肌功能障碍等。

6. 交感神经节切除术　内脏、肢体血管的痛觉由交感神经传入。这些传入纤维可能经过交感神经节，因此，交感神经节切除术可以有效地控制内脏恶性肿瘤疼痛及心绞痛。

（1）手术指征：①创伤后肢体痛：交感神经创伤后肢体痛中的灼痛、灼性神经痛；②血管性病变：对于肢体血管痉挛性疾病交感神经节切除术效果较好。血栓、脉管炎、胶原病引起的血管闭塞适于此手术；③心绞痛：胸$_{1~5}$交感神经节切除术可治疗心绞痛。当证实有冠状动脉痉挛时才可用交感神经节切除术，此术式的治疗机制可能为阻断痛觉的传入纤维及阻断交感神经血管运动纤维；④诊断性交感神经节封闭术：在交感神经节切除术之前，应常规行交感神经节封闭术，如封闭有效，可以行切除术。

（2）术后并发症：①术后神经痛：表现为术后 7~10 天发生神经痛，多在夜间发生，有时疼痛严重，一般可于术后 1~3 个月内自行缓解，疼痛严重者可口服卡马西平治疗；②盗血现象：交感神经节切除后造成动静脉短路而使血流量增加，可能加重肢体缺血。

（3）各部位交感神经节的手术方法：

1）星状神经节切除术：星状神经节切除术适用于治疗上肢神经性灼痛。在气管插管全身麻醉下进行，防止术中胸膜损伤破裂导致呼吸功能障碍。患者取仰卧位，颈下垫一枕头，使头部后仰。于锁骨上 2cm 处取一横行切口，切开皮肤，牵开胸锁乳突肌，暴露前斜角肌，可见臂丛及锁骨下动脉在其外侧缘穿出。切断肩胛舌骨肌后腹，沿斜角肌深面分离臂丛神经和锁骨下动脉并切断斜角肌。分离锁骨下动脉分支甲状颈干，在其近端结扎并切断。锁骨下动脉的内侧可见椎动脉，椎动脉内侧为颈总动脉。星状神经节及其交通支即位于椎动脉近端内侧，锁骨下动脉后方，颈$_7$横突或第一肋骨颈的浅面。术中应注意保护胸膜顶及胸导管。胸膜预位于锁骨下动脉的前下方。胸导管位于左锁骨下静脉后方从纵隔穿出，汇入颈静脉角。切断交感神经干和各交通支，摘除神经节。

2）胸交感神经节切除术：胸交感神经节切除术常用来治疗因交感神经功能紊乱引起的上肢痛，如雷诺氏病。心绞痛也有效。上肢交感神经节前纤维来自胸$_{2~7}$白交通支，其神经元位于颈中、下和胸$_{1~3}$交感神经节。

患者常规行气管插管全麻，取侧卧或俯卧位。以第三肋为中心，背部中线旁 3cm 处纵行切口，切开深筋膜和椎旁肌肉，将肌肉牵拉开暴露前方横突及第二肋内侧。在骨膜下切除第二肋内侧 4~5cm，同时咬除胸。横突。切除肋骨时注意在骨膜下进行，以免损伤胸膜。如果术中术野暴露不充分，可同时切除第三肋内侧及胸。横突。钝性分离第 1~4 肋深面胸膜，直至椎体，并暴露椎体侧方。术中如有胸膜损伤，应及时缝合，在靠近椎体外侧缘的胸膜表面，可看见或触及纵行分布的条索样结构，即为交感神经干。在交感干第 2、3 肋间神经相交处可找到结节条索样结构的第 2、3 胸交感神经结节。切断交通支，然后将第 2、3 胸交感神经节切除。双侧胸交感神经节切除术可以一起完成。

如手术中胸膜破裂，大量气体将进入胸腔内形成气胸。为了减少术后气胸，在切除神经节后，关闭切口缝合肌肉时，应行正压呼吸，使肺部膨胀，排除胸腔内气体，或手术后立即行胸腔穿刺排气，以减少手术后不适。

3）腰交感神经节切除术：腰交感神经节切除术用于治疗交感神经功能紊乱的下肢痛、下肢血管痉挛或闭塞性血管疾病。腰交感神经节切除术要切除腰$_{1~4}$交感神经节、交通支及其节间的交感链。

患者在全麻下手术，仰卧位，患侧腰部垫高。切口由腋中线下肋缘斜向内下至脐下 2~3cm，达腹直肌外侧缘。切开皮肤、皮下组织、肌肉达腹膜，在腹膜外间隙向后分离，经腰方肌和腰大肌前面，达椎旁。术中避免损伤股外侧皮神经及生殖股神经。接近椎旁时可见输尿管附于后腹膜表面，注意保护，输尿管在腹膜外面随腹膜推开，腰大肌内缘处右侧者可见下腔静脉，左侧者可见腹主动脉。交感神经链贴在腰椎锥体外侧表面，存在于腰大肌和椎体之间的脂肪组织中。右侧者需向内侧牵开下腔静脉。交感链为一索条状结构，每隔 $2 \sim 3cm$ 有一质地韧的膨大的结节。寻找到交感神经干后，沿之向上和向下寻找神经节，一般第二腰交感神经节的交通支是向上走行，第三腰交感神经节交通支多为水平方向向外分出，第四腰交感神经节多在髂外动脉后，其交通支向下走行。游离第二、三腰交感节并剪断其交通支，然后将该节连同一段交感干一并切除。如需切除第一腰交感节，还应向上寻找，一般多在膈肌脚处可以找到。此外，腰交感节经常有变异，系两个神经节融合在一块，这时看到交感神经节较正常者大，且呈长圆形或柱形。术中勿将淋巴结认为是交感神经节，如有怀疑，应进行快速活检。

两侧手术者若患者情况允许可一次进行。亦可在第一次手术后 $2 \sim 3$ 周，再作另一侧手术。当两侧腰交感神经节切除时，男性患者须保留一侧第一腰交感神经节，因其与射精动脉有关。

4）胸腰交感神经和内脏神经切除术：胸腰交感神经和内脏神经切除的范围取决于疼痛的部位。食管下端病变疼痛切除内脏大神经或胸$_{9 \sim 12}$交感神经节；胃、小肠疼痛切除两侧内脏神经；肝胆疼痛切除右侧内脏大神经；胰腺病变切除两侧内脏大神经或腹腔神经丛；输尿管上段病变，切除同侧内脏小神经和最下神经或腹腔神经丛，或者胸$_{10}$ ～ 腰$_1$ 交感神经节，输尿管下段病变切除肾丛或胸$_{11}$ ～ 腰$_1$ 交感神经节。

全麻，俯卧位，中线旁5cm纵行切口，从12肋下缘向下直至第2腰椎横突水平，然后拐向外侧至髂嵴上方。切口上部钝性分离背阔肌和下锯肌，下部切开胸腰筋膜，暴露骶棘肌外缘以及第11、12肋骨的内侧部分和腹肌的筋膜附着点。切断骶棘肌肌骨附着处，向内侧牵开之，暴露12肋内侧端。切除12肋内端及胸12横突。先将胸膜自膈肌和第9～11肋骨的内侧部分、椎体侧面分离，向前外方牵开达椎旁。在腰大肌的上部找到膈肌的弧形边缘 - 内弓韧带，以此为起点，向前将膈肌切开一段，长约 $4 \sim 5cm$。在膈肌脚前方分离出腹腔神经节，内脏大神经即进入此神经节的上端。将神经和神经节之间联系切断，并沿内脏大神经向上分离切断其交通支，至第9肋上方。内脏小神经在腹腔神经节下方，进入其下端，找到后同样处理。内脏最大神经伴交感神经链进入腹腔，找到后亦作切断。在膈肌切口处，胸椎体的外侧面，找到胸交感神经节，再向上、下游离，上达胸。交感节，下至腰。交感节。沿途切断各交通支，分别在胸$_8$与胸$_9$、腰$_2$与腰$_3$交感神经节之间切断交感神经链。若需双侧手术，在 $2 \sim 3$ 周后再行对侧手术。

5）骶前神经切除术：骶前神经切除术最适用于治疗子宫体的原发性痛经（子宫的痛觉传入经骶前神经），也可缓解慢性间质膀胱炎引起的疼痛。手术采用腰麻或全麻。仰卧头低位，使腰椎伸展，盆腔脏器上移。以脐中心作旁正中切口，长约 $10 \sim 12cm$。切开腹腔，显露腹主动脉分叉和骶骨岬。沿中线切开后腹膜，向两旁分开，显露主动脉下方及两髂总动脉间的骶前疏松组织。将乙状结肠系膜和痔上动脉向左牵开，疏松组织中的神经丛和腹膜后淋巴结以钝性分离显露。注意保护左侧髂总静脉，此静脉位于动脉的内侧，被含有神经丛和淋巴管的疏松组织覆盖。骶前神经自腹主动脉的腹侧下行至静脉的腹侧，切除时可用血管钳将骶前疏松组织夹住提起，在腹主动脉分叉处，即在右髂总静脉的上端，将附有神经的疏松组织结扎后一并切除。然后继续向下分离，至左髂总动脉的末端，约长5cm，再予结扎后切断。分离过程中找出来自腰4交感神经节的交通支加以切断。止血后缝合后腹膜。

二、中脑内痛觉传导束破坏术

中脑内切断痛觉传导束始于1942年Walker医师，但由于手术操作复杂、手术危险性大，现已放弃。目前多采用立体定向手术损毁中脑内的痛觉传导束。现简介一下中脑内痛觉传导束定向损毁术。

1. 手术适应证　此手术对伤害性疼痛效果较好，特别适用于头、面、颈等中线结构的疼痛，对传入阻滞性疼痛效果较差。

2. 手术方法

（1）靶点选定：手术在疼痛的对侧施行。靶点的精确位置各学者报道不一致。综合如下：后联合后方2~5mm，下方0~5mm，离中线5~10mm。

（2）靶点的穿刺方向：

1）由后方向前穿刺：顶枕部作颅骨钻孔，电极穿刺方向平行矢状面，与耳道间冠状面成34°角向后倾斜，此方向倾斜于脊丘束的纵轴，容易将该束刺中而损毁其全部纤维。

2）由前向后穿刺：额部钻孔，位于冠状缝附近，离中线1cm，向后下方穿刺，穿刺方向与AC-PC线成65°~70°交角，与正中矢状面成2°~4°交角，在后联合及上丘平面刺入中脑的背外部分。这时电极与脑干的纵轴几乎平行，沿喙尾方向穿过被盖的背外部分，尾端到达下丘平面。

（3）电刺激核对电极位置：在制造毁损灶之前，需用电刺激核对电极位置。电刺激参数为60Hz方波脉冲，2.5~10V、脉宽1ms。电刺激的反应大致可归纳如下：①电极离中线5mm以上，位于痛觉特异纤维时，不引起任何感觉；电极位于内侧丘系时，产生震动、麻木、电击或类似疼痛的不适感；②刺激导水管中央灰质附近时，产生头、口、颈、胸、腹等身体中线部位的烧灼与不适感，并有显著情绪反应如恐惧感、死亡感；③电极过于接近中线或头端时，引起眼球震颤、眼球运动、闭目张目等动作；④电极过于接近腹部外侧时，可引起听觉反应。

（4）诱发电位：1970年，Lieberson等发现电极在后联合下方5mm、后方5mm、离中线10mm时，体表相应部位的皮肤刺激能记录到诱发电位，潜伏期为10~15ms，说明此区与痛觉传入冲动有一个多突触联系。在这一区进行损毁，5/6的患者完全解除疼痛。

（5）损毁方法：常用射频电极电凝（500Hz、30mA、30s）。也有人用射频电凝（500Hz、65~70℃、20~30s）。损毁灶大于2mm×3mm时，就有显著止痛效果。

（6）双侧手术：当一侧手术不能满意控制双侧疼痛或术后1~2个月末手术侧疼痛复发时，可在对侧施行同样手术。

3. 效果与并发症　有人报道单侧手术的止痛率达90%~95%。

术后并发症包括上视困难、对侧肢体轻瘫及感觉异常等。手术死亡率在3%~5%之间。

三、丘脑立体定向止痛术

由于丘脑位置深在，直接手术切割困难，故目前在丘脑的止痛术采用立体定向射频电凝损毁。丘脑内可选择为定向靶点的有：①腹后核；②中央中核的后腹侧部；③内髓板及其核；④丘脑枕。

1. 腹后核毁损术　手术在疼痛的对侧进行，根据疼痛部位和腹后核的体部定位方式选择靶点位置。

VPM：AC - PC 线上方 4mm，AC - PC 线中点后方 10mm，离中线 10mm。（前联合简称 AC，后联合简称 PC，前后联合间联线简称 AC - PC 线）。

VPL：AC - PC 线上方 4mm，AC - PC 线中点后方 12mm，离中线 15mm。

2. 中央中核的后腹侧部毁损术　手术方法与一般定向射频电凝相同，其靶点矢状面为 AC - PC 线的中点后 7 ~ 13mm，向下 0 ~ 3mm。冠状面：中线外侧 7mm 处。

其近期止痛率在 70% ~ 100% 之间，长期止痛率在 58% ~ 100%。

3. 内髓板切开术　内髓板的后半部为一大致呈长方形的片状结构：前缘离第三脑室侧壁 3mm，后缘离第三脑室侧壁 7mm，下缘在 AC - PC 线上方 2mm；内髓板的平面与水平面呈 70°的交角，上缘向内侧倾斜。手术在疼痛的对侧施行，颅骨钻孔的位置一般做在枕外粗隆外侧 30mm、上方 30mm 处。电极方向指向 AC - PC 中点上方 2mm、离中线 5mm 处。

4. 丘脑枕毁坏术　靶点选择：矢状面上是基线（室间孔与后联合的联线）中点后方 17mm 或后联合后方 4 ~ 5mm，向上 4mm。冠状面上是中线外侧 16mm。原则上应在疼痛对侧手术。

术后近期止痛率 90%，术后 1 ~ 5 年止痛率 48%，无效者 28%，好转者 24%。

四、大脑的止痛手术

大脑止痛术的原理是通过切割丘脑传递到大脑的投射纤维或切割相应的投射区，以减少患者对疼痛的注意力，从而无痛苦反应。此类手术主要用于晚期癌痛。

1. 扣带回切断术　主要用于治疗伴有焦虑、抑郁等情绪障碍的顽固性疼痛，对颈部恶性癌痛效果更好。

右额开颅，抬起额叶内侧面，于距离额叶上内缘 1cm 及额极 3cm 处电灼皮层长 3cm。沿此切口向下达胼胝体上缘，显露大脑镰由下向上切开，直达上矢状窦下缘，此切口两唇各贯一缝线并向两侧牵开。同法切除左侧扣带回。常规关颅。

2. 立体定向扣带束切断术　颅骨眉间上方 9cm、中线旁开 1.5cm 钻孔，行脑室穿刺造影确定电极方位。矢状面上电极尖端应位于侧脑室前极后方 3 ~ 4cm，在侧脑室表面上方 1cm 处。冠状面上电极穿刺方向为电极尖应在侧脑室外上角内侧，离中线 0.5cm 处。确定好位置后，予以电凝损毁。先在离侧脑室表面 1cm 处电凝 60s，然后将电极拔出 1cm，在距侧脑室表面 2cm 处再电凝 60s。同时行双侧手术。

五、功能性脑垂体破坏止痛术

脑垂体摘除术治疗转移性前列腺癌和乳腺癌始于 1952 年，近年来随着立体定向和射频热凝技术的发展，正常脑垂体功能性破坏已成为晚期癌痛的一种安全有效的止痛方法。

1. 适应证　主要用于对激素有依赖性的癌肿（如乳腺癌、前列腺癌、卵巢癌、子宫癌、甲状腺癌等）并有转移、疼痛范围大、用神经阻滞难以控制者，对肺癌有骨转移及头颈部的一些癌痛有时也有效。

2. 手术方法　功能性脑垂体破坏的方法包括开颅及经蝶手术切除，鞍内注射酒精、6%碳酸碘葡酰胺，高频电凝，射频热凝，冷冻和植入放射性核素等。

近年来多采用立体定向穿刺垂体行射频热凝法进行功能性垂体破坏术。

在全麻下进行，亦可用局麻。应用立体定向仪，经鼻蝶穿刺垂体，在 X 线电飔监视下将电极准确插入垂体内，应用射频热凝毁损。一般破坏温度为 80 ~ 90℃，时间 120s，每转动电极 22.5。重复破坏一次。

3. 疗效　据文献报道，90% 激素依赖性癌肿患者术后疼痛减轻或消失，并且 35% 患者肿瘤不同程度减退。而前列腺癌转移者和乳腺癌伴顽痛者术后疼痛明显解除者达 60% ~ 90%。

4. 并发症　功能性垂体破坏术术后最常见的并发症为尿崩症（77.5%），多数在 6 周内自愈，严重者可应用尿崩停。其他尚包括脑脊液鼻漏、脑膜炎、偏盲、偏瘫、复视、眼睑下垂、甲状腺及肾上腺功能低下等。

六、电刺激止痛术

1967 年，Wall 和 Sweet 首先报道电刺激外周神经有镇痛作用。1970 年，Shealy 首先提出采用脊髓电刺激手术治疗慢性疼痛的概念。目前，国外已普遍开展电刺激治疗疼痛的手术。临床广泛应用的电刺激止痛术有经皮电刺激术、外周神经电刺激术、脊髓电刺激术和脑深部电刺激术。

1. 经皮电刺激术　皮肤电刺激术治疗疼痛目前已成为一种成熟的止痛方法。其作用机制是在外周神经粗纤维对细纤维有抑制作用。细纤维即痛觉纤维，电刺激使粗纤维传入冲动增加，在脊髓后角、脑干、丘脑水平对细纤维传入冲动进行抑制。

（1）适应证：皮肤电刺激术对伤口痛，急、慢性肌肉关节痛，局限性关节炎，外周神经损伤引起的传入神经阻滞痛均有良好效果。有人认为选择病例的唯一标准是慢性疼痛，不考虑疼痛的原因和其他因素。外周神经痛、幻肢痛、残肢痛电刺激手术效果最佳。

（2）使用方法：原则上电极放置在疼痛的产生部位和紧邻部位。皮肤的痛觉过敏区禁止放置电极。伤口痛可将电极放在伤口两侧；外周神经损伤局部可能有感觉减退区，应选择在感觉减退区边缘放置电极；关节痛电极放在关节两侧，如有局部压痛和肌痉挛可在局部皮肤放置电极。疼痛扳机点也是电极的理想放置位置。

刺激强度原则上由小到大逐渐调节，以刺激强度最小而又达到治疗目的为标准。由于使用的刺激参数、刺激部位、刺激次数、刺激持续时间等因人而异，所以用皮肤电刺激术止痛时，开始要有一个试验阶段。首先在疼痛区和疼痛区附近进行试验。用不同的参数进行刺激，刺激时间为每次 2 ~ 4h，每日数次，改变所有参数和刺激部位，找出最有效的止痛方式。一般来说，某种刺激方式如能持续有效达一个月以上，即可长期有效。找到有效地刺激方式后，将刺激器交给患者，由患者自己长期使用。

（3）使用注意事项：①电极放置位置要经常更换，防止长期刺激产生疲劳现象和皮炎并发症；②疼痛区及其附近未能找到有效的止痛方式者，可在分布于疼痛区的大神经主干上进行刺激。如仍无效，可在神经丛表面进行刺激；③腰背痛者，除电刺激外，还应配合其他治疗，在疼痛缓解后进行功能锻炼、按摩、理疗等；④在驾驶汽车和在电器装置旁工作时避免使用电刺激器。

（4）疗效：有人报道 60% 患者效果满意，有时对某些适用病例止痛效果可与破坏性手术相媲美。

2. 外周神经刺激术

（1）适应证：外周神经电刺激止痛机制和皮肤电刺激术一样，因此，对皮肤刺激有效者也对外周神经刺激有效。具体适应证为：①疼痛在四肢，局限在某神经分布区，术前先行神经阻滞有效者；②有起痛点，且位于一个神经的分布区；③疼痛位于感觉神经分布丰富的皮肤区域内者。

（2）手术方法：术前常规进行试验性经皮电刺激术，如有效，方可进行外周神经电极植入术。

手术可在局麻下进行，目的是植入电极和电频接收按钮。电极植入体内的方法有经皮穿刺和手术切开两种。将电极放在周围神经主干的表面。手术操作原则：①电极放置避开运动纤维；②确定刺激无肌肉收缩后将电极固定在肌肉上，使电极既与神经干接触良好，又不压迫神经；③电极位置应放在神经干远端；④放置完毕后调试电极效果。伤口愈合后开始使用电刺激。刺激频率 60 ~ 100Hz，由最小强度逐渐增加达到有效强度。

（3）疗效与并发症：有人报道 23 例患者采用外周神经电刺激术，20 例疗效满意。近期止痛率达 96%，远期仅 11%。本手术的并发症有局部感染、神经麻痹与皮肤糜烂等。

3. 脊髓电刺激术　脊髓电刺激术止痛机制尚不明了，1969 年，Shealy 首先创用。

（1）适应证：主要用于治疗脊髓源性疼痛或经脊髓传导后慢性疼痛，如腰背痛、下肢痛、幻肢痛，由于不能使疼痛完全缓解，故只能作为止痛的辅助方法。

（2）手术方法：电极植入方法分开放法与穿刺法的两种。开放法为切除一个椎板，将电极植入硬脊膜内蛛网膜外或硬脊膜外。电极位置可以放在脊髓背侧、腹侧或外侧面。穿刺法是通过椎管穿刺将两根丝状电极放到椎管内，用 X 线透视监测电极的位置。电极植入后，进行试验性刺激，效果好者，术后第二天开始使用。不能获得止痛效果者，取出电极终止治疗。

（3）效果及并发症：据文献报道，约 50% 患者有止痛效果。伤口感染、脑脊液漏、硬膜下（外）血肿、脊髓受压及电极移位、折断等为其术后并发症。

4. 深部脑电刺激术

（1）适应证：脑深部电刺激术大多为其他止痛方法（止痛药物、神经阻滞、周围神经破坏和各种破坏性手术）无效时才最后采用。

（2）手术方法：手术可在局麻下进行，应用立体定向术将电极植入脑深部靶点。目前较多使用的靶点有中脑导水管周围灰质、三脑室后壁室旁灰质、丘脑腹后外侧核、腹后内侧核、尾状核、内囊后肢等。另外，隔区、下丘脑、垂体及杏仁核也可采用。

靶点的选择原则：周围神经痛应选中脑导水管周围灰质或三脑室后壁室旁灰质，中枢痛或传入阻滞痛应选择丘脑后腹外侧核、腹后内侧核和内囊后肢。

（3）疗效与并发症：中脑导水管周围灰质刺激术的有效率为 77% ~ 79%；三脑室后壁室旁灰质刺激术的有效率为 75%；丘脑腹后外侧核刺激术及腹后内侧核刺激术有效率在 50% ~ 75% 之间；尾状核头部刺激术有效率达 100%；内囊后肢刺激术有效率为 60%；下丘脑刺激术疼痛缓解率为 70% ~ 93%；杏仁核刺激术有效率为 70%。

脑深部刺激术的并发症有感染、肢体麻木、下肢无力、复视、颅内出血、强迫刺激征等。其并发症的总发生率为 11%，但死亡罕见。

（周　辉）

第三节　经颅视神经管狭窄减压术

颅骨纤维结构不良（fibrous dysplasia）、石骨症（osteopetrosis）或大理石骨（marble bone）和颅前窝骨折累及视神经管等压迫视神经产生视力障碍时，采用经颅行视神经管减压术，往往可以改善视力。

一、适应证

（1）颅眶部骨纤维结构不良，累及一侧或两侧视神经管，导致视神经管狭窄、视神经受压，出现视力减退者。

（2）石骨症患者，一侧或两侧视力减退，经视神经孔摄片，证实视神孔狭窄者。

（3）颅前窝骨折累及视神经管，骨折片压迫视神经、视力减退或进行性视力恶化者。

二、禁忌证

（1）视神经管狭窄压迫视神经，导致视力完全丧失达1个月以上者。

（2）视神经管骨折，伤后视力完全丧失者。

三、麻醉与体位

气管内插管全身麻醉。仰卧位，单侧病变头向健侧倾斜15°。

四、手术步骤

（1）头皮切口：一般采用双侧前额部发际内冠状切口。如采用经翼点入路时，则行额颞部皮瓣切口。

（2）骨瓣开颅：一侧视神经管减压，采用患侧前额部骨瓣（图12-1A）。1次完成两侧视神经管减压时，采用双侧前额部骨瓣（图12-2A）。经翼点入路时，采用额颞部骨瓣。

（3）硬脑膜切开：为了准确判定视神经管的位置和切除从颅内端到眶内端的视神经管上部，一般多采用硬脑膜内和硬脑膜外的联合操作方法。首先切开硬脑膜，沿额叶眶面以脑压板牵开额叶，找到视神经的颅内段和视神经管的近端或颅内端。然后沿视神经走行切开颅前窝底硬脑膜3cm，再从硬脑膜外将前颅窝底硬脑膜与眶板上面剥开，为打开视神经管上壁或称"去顶术"（unroofing）和切除增厚的眶上壁做准备。

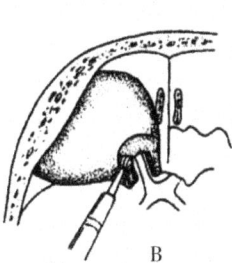

图12-1

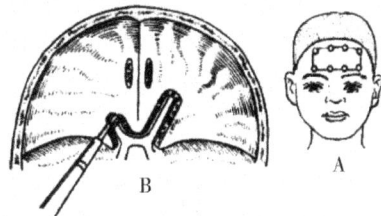

图12-2

（4）视神经管减压：切除视神经管上半部压迫性骨质，术者必须十分谨慎、细致，操作要准确、轻柔，不能稍有失误。因此，最好在手术显微镜下操作。应用高速的微型钻头，削薄视神经管的上壁。应指出的是在处理骨纤维结构不良和石骨症患者时，前者视神经管局部骨质多有增厚、变形；后者骨质有硬化性改变。在磨除视神经管骨质时要耐心，不能急于求成，而是一点一点的磨除，直到视神经管上壁仅剩余一薄层骨质。然后以显微剥离器在视神经鞘与视神经管内壁之间轻轻分离，再以刮匙或超薄的 Kerrison 咬骨钳将视神经管上壁完全切除，即"去顶术"。但外伤性视神经损伤常伴有出血和水肿，故手术时可以切开视神经鞘，使减压充分。对颅骨纤维结构不良或石骨症视神经管狭窄患者，仅切除视神经上壁。对视神经减压尚不够充分，还应以微型钻继续磨除视神经管的内侧和外侧壁，达到视神经管周径的上方一半（180°）的减压范围（图12-1B），骨质出血以骨蜡填塞。视神经鞘一般不需切开，避免增加视神经损伤。

石骨症患者常常双侧视神经管同时狭窄，导致两眼视力减退。由于本病系骨质硬化性改变，视神经被硬化和狭窄的骨管所挤压，视神经的减压在操作上较视神经管骨折和颅骨纤维结构不良所致的视神经管受压更为困难，手术必须更加细致、耐心。根据 Haines 的报道，许多患者术后仍可获得视力改善。此外，由于本病多为双侧视神经管狭窄，故双侧减压术可1次手术完成（图12-2B），亦可分期进行。

（5）眶上壁切除：颅骨纤维结构不良、眶上壁和蝶骨嵴骨质增厚患者，常伴有眼球受压外突和眶上裂组织受压，眼球运动神经麻痹。此时，亦应切除眶上壁和蝶骨嵴增厚的骨质，进行全面减压。

（6）关颅：缝合硬脑膜、颅骨瓣复位，硬脑膜外置引流，缝合骨膜、帽状腱膜和皮肤。

五、术中注意要点

（1）视神经管去顶术一般应在手术显微镜下耐心、细致操作，使用的各种手术器械尽力避免直接触碰视神经，防止术后视力下降。

（2）局部骨质增厚和骨硬化的视神经管狭窄患者，视神经管切除减压的范围应够大，除磨除视神经管上壁外，视神经管两侧壁骨质亦应磨除，以减少术后复发。笔者曾于1970年对1例颅眶部骨纤维结构不良视力减退的患者行一侧视神经管减压术，术后视力明显改善。21年后由于骨病发展，视力又有减退，再次行视神经管减压，视力又获得改善。此例术后复发与第1次手术对视神经管两侧壁切除不够有关。

六、主要并发症

（1）术后视力下降：与术中操作触碰视神经有关，多可逐渐恢复。

（2）脑脊液鼻漏：术中作骨瓣或切除增厚的骨质时打开额窦或筛窦，术中又未做严密修补所致。如经保守治疗数周不能治愈或自愈后又再复发时，需重新手术修补。

（周　辉）

第四节　经颅视神经肿瘤切除术

视神经肿瘤中以胶质瘤较多见，其次为起源于神经鞘的脑膜瘤和神经鞘瘤。儿童和青年的视神经胶质瘤分化较好，全切后生存期长；成年人视神经胶质瘤多为高恶度，Taphoorn 等

（1989）复习文献30例，手术后仅生存1～2年。脑膜瘤和神经鞘瘤均可全切，但脑膜瘤术后视力保留率低。

一、适应证

（1）一侧视神经肿瘤，经颅骨X线平片、CT或MRI检查证实，视交叉尚未受侵犯者。

（2）视神经鞘瘤和脑膜瘤已侵犯视交叉，双眼视力严重障碍或视力已完全丧失，但切除肿瘤仍可改善病情者。

二、禁忌证

高恶度视神经胶质瘤已侵犯视交叉，双眼视力丧失，或肿瘤已侵犯下丘脑和颞叶，手术不能挽救视力和延长生命者。

三、麻醉与体位

应用气管内插管全身麻醉。取仰卧位，头向健侧倾斜15°。

四、手术步骤

（1）手术切口：双侧前额部发际内冠状切口，皮瓣向前翻开。

（2）骨瓣开颅：患侧前额部做4个颅骨钻孔，内下方的颅骨孔应避开额窦，骨瓣向颞侧翻开。

（3）硬脑膜切开和颅内肿瘤部分的探查：硬脑膜瓣状切开，基底连于上方保护额叶皮质，以脑压板沿额叶下面将之向后牵开。首先探查视神经颅内段和视交叉，如未发现肿瘤，亦未见到被肿瘤侵犯而增粗的视神经，最好不在此时切断视神经颅内段，而是等待眶内探查。发现肿瘤并经活检证实为视神经胶质瘤后，才可重新进入颅腔。为了防止术后肿瘤复发，应恰在视交叉前将患侧视神经切断。如首先探查颅腔和视神经颅内段即发现为视神经肿瘤，并经病理检查证实为视神经胶质瘤，则应当即在视交叉前切断视神经，断端立即送活检。如证实断端已无肿瘤细胞，提示已彻底切除肿瘤。如断端仍有肿瘤细胞，则应考虑切除患侧视交叉部。如胶质瘤已侵犯全部视交叉，即或切除肿瘤组织，术后肿瘤亦将迅速复发，则只能依靠放疗，不必切除肿瘤。

（4）眼眶切开术（orbitotomy）：将硬脑膜从患侧颅前窝底的眶板上面剥开，以颅骨钻钻孔，再以咬骨钳扩大骨窗，向前到额骨内板，向内邻近筛板，向外至眶侧壁，向后接近眶尖。如术前视神经孔检查已证明一侧视神经孔扩大时，提示肿瘤已侵犯视神经管段或视神经的颅内段。即应以微型钻将视神经上壁骨质磨除到仅剩一薄层，然后以超薄Kerrison咬骨钳或刮匙将视神经管上壁切除，显露视神经鞘。

（5）眶筋膜切开：十字形切开眶筋膜，以缝线穿过边缘向四周牵开，显露出眶内的肌肉、神经和血管等结构。

（6）肿瘤显露：显露眶内结构后，改在手术显微镜下操作，认清眶内重要结构，由内向外可见上斜肌、上睑提肌和上直肌，以及从上睑提肌内缘向前进入上斜肌的滑车神经。一般多采用经上斜肌与上睑提肌之间的间隙进入（图12－3）。亦有人主张经上睑提肌与上直肌之间的间隙或上直肌与外直肌之间的间隙进入。以丝线将上睑提肌牵向外侧，必要时可将该肌切断，待肿瘤切除后重新缝合。沿上斜肌与上睑提肌之间向深部分离时，是在疏松的蜂窝组织内寻找肿瘤，在径路上常遇到眼动脉分出的眶上动脉和与之并行的鼻睫神经和筛后动脉，可能的情况下予以保留。一般较容易地发现增粗的视神经和其中的胶质瘤，或附着视神经上的脑膜瘤，或神经鞘瘤，此时，取肿瘤组织活检，以明确肿瘤性质。

（7）肿瘤切除，如活检证实为脑膜瘤或神经鞘瘤，应在手术显微镜下剥离，耐心、细致地将肿瘤与视神经纤维分离开，争取肿瘤全切，并保留有用视力。如证实为视神经胶质瘤，则先向前剥出肿瘤的前极，并于眼球后极处将视神经切断，然后向眶尖部剥离肿瘤后极。如肿瘤已伸延到视神经管内，甚至经视神经管伸延到颅腔内者，均应将视神经和其中的胶质瘤由视神经管内剥出。此时，不论视神经胶质瘤的后极在眶内、视神经管内或视神经颅内段，均应在紧邻视交叉处切断患侧视神经，切不可残留一段视神经，以免增加肿瘤复发的机会（图12-4）。如视神经胶质瘤已侵犯到周围脑结构，则肿瘤切除应适可而止。

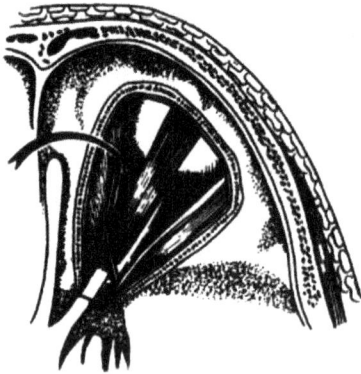

图12-3 箭头示手术由上斜肌与上睑提肌之间进入　　　　　图12-4

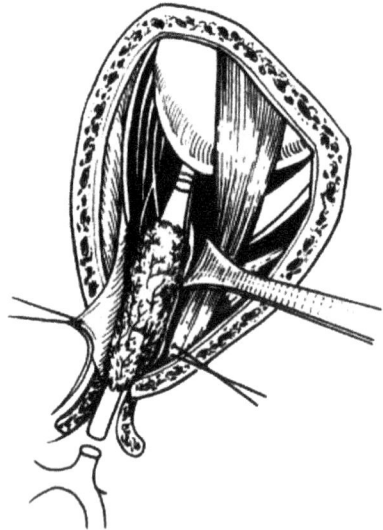

（8）眼眶部处理：肿瘤切除后，以双极电凝彻底止血。如上睑提肌在显露肿瘤之前已切断，此时应予缝合。然后缝合眶筋膜、眶上壁的骨缺损。有人用钽网或有机玻璃修补，而Gabibov则不主张修补，亦无发生术后眼球搏动。

（9）关颅：缝合硬脑膜，骨瓣复位，硬脑膜外置引流，逐层缝合骨膜、帽状腱膜和皮肤。

五、术中注意要点

发现眶内肿瘤后，取瘤组织进行活检，如证实为视神经胶质瘤，则将视神经连同其中的肿瘤由眼球后极向后到达紧贴视交叉处全部切除，不可残留一小段视神经，以减少肿瘤复发机会。如为眶内脑膜瘤或神经鞘瘤，在手术显微镜下细致地将肿瘤由视神经纤维中分离出来予以切除，可能保留有用的视力。如脑膜瘤已侵犯到视神经管，甚至伸延到颅内，则保留视力很困难，要争取进行肿瘤的根治。

六、术后处理

（1）术后患眼用厚纱布垫盖好，行加压包扎，减少术后眶内容肿胀。

（2）视神经胶质瘤术后应行放疗。

七、主要并发症

如损伤额窦或筛窦可产生脑脊液鼻漏，保守疗法治疗数周不能自愈时，需手术修补。

（周　辉）

第五节　面肌抽搐茎乳孔乙醇注射

应用解剖：面神经伴同中间神经和听神经进入内耳孔后，穿过内耳道底进入面神经管，先向外行至膝状神经节，以锐角折向后外，再折行向下，从茎乳孔出颅。在其通过腮腺或经腮腺后方穿行至面部时分为数个末梢支，呈扇形分布于面部肌肉。

笔者经尸体测量，茎乳孔一般位于乳突尖端上方 10～17（平均 15.5）mm，内侧 8～12（平均 9.5）mm，前方 10.5～12（平均 11.3）mm 处。茎乳孔深度 10.5～14（平均 12.5）mm。

一、适应证

本疗法只适用于不能开颅进行显微神经血管减压，且无其他治疗方法，又能耐受术后面肌瘫痪的患者。

二、手术步骤

茎乳孔的穿刺方法有前外侧方与后外侧方入路两种。

（1）前外侧入路：患者仰卧于操作台上，头向对侧旋转 45°，在局麻下用一长约 5cm 的 20 号穿刺针，由乳突尖前 1.5cm 处穿入皮肤，开始时与皮肤垂直，刺入约 1cm 达深筋胶后转向后上方穿刺。在侧位像上向后与眶下缘至外耳孔联线成 65～75°角（图 12-5）。在正位像上向内与矢状面成 45～50°角（图 12-6），穿入 4～4.5cm，达茎乳孔时常有针头固定感，随即抵达骨面，患者自觉外耳道深处刺痛，检查可有轻度面肌力量减弱或抽搐减轻，可能与穿刺对面神经主干的机械性损伤有关。一般以针尖不刺入茎乳孔而到达其附近为宜。以免针尖直接刺伤面神经。如穿刺过于偏内，则可刺入颈静脉孔，这时患者自觉咽部刺痛，术者有穿刺落空感，用注射器可抽出静脉血。这时应将针拔出少许，再稍向外前方穿刺。如穿刺满意，可注入 0.25% 普鲁卡因溶液 0.1～0.5ml。如引起面肌瘫痪，则表示穿刺位置正确，等待 15～20min，麻醉药作用消失，面肌肌力恢复后再开始乙醇注射。一般每次注入 50% 乙醇 0.1ml，并随时观察注射效果。注射乙醇的速度要慢，以免溢入注射部位之外。如不出现面肌瘫痪，则过 10～15min 后再注入乙醇 0.1ml。如此反复注射直至面肌抽搐停止、面肌瘫痪出现而不严重或口角肌肉瘫痪而保留其闭眼功能时为止。一般 50% 乙醇注射剂量为 0.3～0.5ml。如注射量过大或过急，则可产生该侧面肌严重瘫痪，不易恢复。

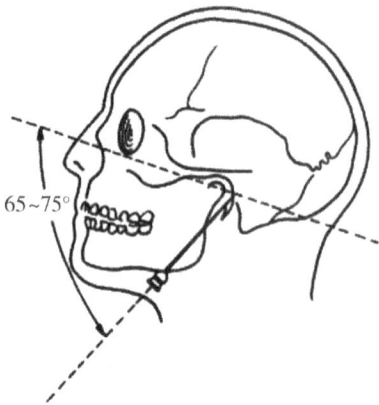

图 12 – 5

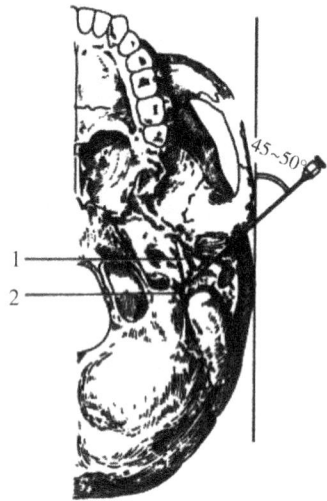

图 12 – 6
1 – 茎突；2 – 茎乳孔

（2）后外侧入路：进针点在乳突尖端后上方 4 ~ 8cm 处。沿乳突内侧面刺入，指向上内方，正对眉间（图 12 – 7），深 2.5 ~ 3cm。针尖触到茎突基底部的骨面，然后将针拔出少许，再刺向上方，即达茎乳孔。如针尖过于向内，可进入颈内静脉，应将针稍向外拔出，再改向外穿刺，乙醇注射方法同前。

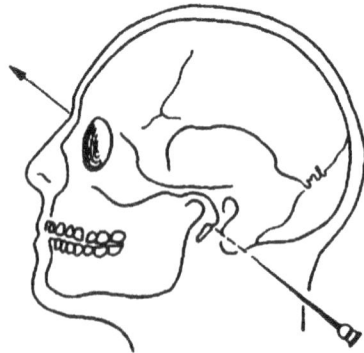

图 12 – 7

三、主要并发症

最常见者为周围性面瘫，由于眼睑闭合不全，易致角膜炎、角膜溃疡。轻者用眼膏和眼罩保护，待其逐渐恢复。严重者应将眼睑暂时缝合或使睑裂缩小，待其恢复后再予拆除。

本治疗方法的另一缺点为可能复发。一般面肌瘫痪越轻者，复发越快，但可重复注射。

（周　辉）

第六节　面肌抽搐茎乳孔热凝术

经皮射频热凝神经破坏术是 20 世纪 70 年代以来发展的一种新技术，Hori（1981）等将其用以治疗面肌抽搐，逐渐引起人们的重视。此法的优点为：①针尖刺入茎乳孔后可先用电刺激确定电极所在位置，从而可有选择地破坏引起面肌抽搐的神经束。②用射频温控定量破坏法破坏面神经主干，通过控制热凝的温度、时间、电极粗细及形态等可较精确地确定组织损坏灶的范围，且不超过 100℃，不引起组织炭化、粘连及术后出血。这样可提高手术安全性，为选择性制造可控制的病灶创造了条件，较乙醇注射法易于控制，且完全可靠。

一、适应证

与"面肌抽搐茎乳孔乙醇注射"基本相同，但较前者并发症少，术后虽仍可产生一定程度的面肌瘫痪，但如控制得当，多不致产生永久性面瘫和其他并发症。

二、手术步骤

茎乳孔穿刺的方法与"面肌抽搐茎乳孔乙醇注射"法同，一般针尖刺入茎乳孔后应注意患侧面部肌力改变。有时针尖刺入后立即出现面瘫。说明针尖距面神经太近，造成机械性神经损伤，应将针拔出 2~3mm，待数分钟后，面肌肌力恢复，再继续进行治疗，效果较好。如拔针后面瘫不恢复，表明神经损伤较重，应待数日后面瘫恢复，如仍有面肌抽搐，再行治疗。

如穿刺满意，便可插入头端带有微型热敏电阻的射频电极，使其尖端 3~5mm 显露于穿刺针外，通入每秒 60 次的方波电流进行刺激。一般于 0.5~1.5V 电刺激时出现面肌收缩，表明电极已在神经附近，但以 0.8~1.2V 能引起面肌收缩为电极最适宜的位置。电压小于 0.8V，说明电极距神经太近，热凝可致神经严重损伤，面瘫不易恢复。电压超过 2V 仍无反应，表示二者相距甚远，应重新穿刺。

根据 Kempe（1980）的解剖学研究，面神经总干的纤维在走行中虽不断旋转变位，但在茎乳孔水平一般多可分为 3 束：①支配口轮匝肌的神经束位于前内侧，电刺激时可引起闭口、唇前伸和吹口哨等动作。②支配眼轮匝肌的神经束位于前外侧，电刺激可引起眼睑闭合等动作。③支配表情肌（包括额肌、皱眉肌、上腭方肌、口角降肌、颈阔肌等）的神经束多位于后方，电刺激可引起抬眉、皱眉、口角上提或下降、鼻唇沟加深或颈阔肌收缩等。如采用电极较小，还可对上述 3 个不同神经束加以区别，以便根据患者面肌抽搐的特点，对相应神经束加以重点破坏。以期在控制面肌抽搐的同时得以尽可能地保留其他面肌的收缩功能，减轻面肌瘫痪。

热凝温度的调节：开始时采用 45~50℃ 低温，这样只形成可逆性神经毁损灶，如无面肌瘫痪，可逐渐升高至 60℃~70℃，以制作永久性毁损灶。每次热凝时间 10~15s，不可超过 30s，并随时根据面瘫的情况中断热凝，以免瘫痪过重不易恢复，笔者认为抽搐停止而无面瘫者，极易复发。抽搐停止且有轻度面瘫者，既不影响外观且效果持久最为理想。其中以眼肌的情况最易掌握。笔者在治疗时将其肌力分为 6 级：0 级，不能闭眼，全瘫；1 级，仅有闭眼动作；2 级，闭眼露白（球结膜）；3 级，闭眼露缝；4 级，能闭眼但力弱；5 级，正常。多数患者肌力达 3～4 级时，面肌抽搐即可完全停止。少数患者接近 3～4 级，抽搐仍未控制也应停止治疗。这些患者常于 2～3d 后抽搐停止，可能为神经及周围组织水肿所致。少数抽搐控制不满意者，于 1 周后重复治疗。

三、主要并发症

与乙醇注射法相同，最常见者为周围性面瘫，但较乙醇注射易于控制、故程度较轻。控制面瘫发生的关键在于适当掌握毁损面神经的程度。只要操作适当，在治疗中不断观察面部肌力的变化，在适当时间停止热凝，这样即使术后出现一定程度的面瘫，亦可逐渐恢复。

本治疗的另一缺点为易于复发，一般术后遗留面瘫越轻者表示神经毁损程度轻，术后复发率高，故治疗时应掌握在出现轻度面瘫时为好。此外，由于本法操作简单，患者痛苦少，疗效可靠安全，虽有复发亦可重复治疗。

（周　辉）

第七节　面肌抽搐微血管减压术

面肌抽搐是一侧面神经兴奋性的功能失调综合征，少数患者可并发三叉神经痛或舌咽神经痛。传统的治疗方法是针对面神经干或其周围分支造成损伤灶，达到减轻或制止面肌抽搐的目的，但其支配的表情肌亦同时发生麻痹。此类方法包括面神经周围支乙醇注射和面神经周围支选择性切断等。近年来又相继开展了茎乳孔处面神经干乙醇注射和温控射频治疗。目前，对本病的发病机制大多认为是面神经在邻近脑干的神经根部遭受异位血管的压迫所致。Campbell 和 Keedy 1947 年曾在 2 例面肌抽搐的患者中发现了异位血管压迫面神经。Gardner 1959 年采用神经血管减压术治疗面肌抽搐，Jan－netta 等 1966 年使用手术显微镜行神经血管减压术，在 47 例手术中治愈率达 85.1%，指出有效的减压区是在邻近脑干的面神经根处。松岛（Mat－sushima）1990 年通过 20 例尸检资料，进一步支持 Jannetta 的论点。国内左焕宗 1981 年报道了此项手术，段云平等 1988 年报道了 233 例小脑脑桥角区神经血管减压术，其中面肌抽搐 50 例，术中发现许多患者在局麻意识清醒的情况下，当剪开面神经表面增厚的蛛网膜时，患者的面肌抽搐立即消失（三叉神经痛患者的颜面疼痛也是这样突然消失）。故认为此类疾病的病因除异位血管对神经的压迫外，局部蛛网膜的增厚和粘连也是促成神经根受压的另一重要因素。Kobata 等（1995）认为，中老年患者多由于动脉硬化化引起；<30 岁的年轻患者，大多由于蛛网膜增厚压迫面神经而导致。这种减压术既能消除致病的原因，又能保留原有的神经功能。因此，应用相当广泛。国内外文献的报道中，此法的有效率为 87.5%～94.1%，复发率为 5.9%～12.5%。

一、适应证

（1）面肌抽搐发作频繁而严重，影响日常工作和生活者。
（2）本病经其他疗法效果不理想，或减压后又复发者。

二、禁忌证

（1）症状轻，发作不频繁者。

（2）意向性面肌抽搐，大多为两侧性。

（3）并发严重高血压和心、肾疾病，以及严重癫痫患者。

三、术前准备

（1）女患者备皮可限于患侧枕和枕下部。

（2）术前向患者交待，术中应很好配合，反复刺激面部，观察面肌抽搐消失为止。

四、麻醉与体位

最好应用局部浸润麻醉，以使患者能在术中与医生配合，直到进行各种刺激时已无面肌抽搐。取侧卧体位，患侧置于上方。

五、手术步骤

（1）头皮切口：耳后和横窦下各 1.5cm 向内做横切口（亦可做竖切口），切开枕下部肌肉直达枕骨鳞部骨质。

（2）骨窗开颅：颅骨钻孔后，以咬骨钳扩大骨窗，显露横窦和乙状窦缘，骨窗直径 3~4cm。

（3）硬脑膜切开：瓣状切开硬脑膜，基底连于乙状窦侧。

（4）判断面神经根与邻近血管的关系：在手术显微镜下，以脑压板牵开小脑半球，达内耳孔区，剪开增厚的蛛网膜，进一步牵开绒球小结叶，显露脑桥背外侧区和桥池段面神经和听神经根。观察面神经根与邻近血管的关系。据统计，压迫近脑干面神经根的血管最多的是来自小脑下后动脉（图 12 - 8）和小脑下前动脉，占全部压迫血管的 80% 以上，少见的有椎动脉、基底动脉和其他细小动脉以及桥脑背外侧引流静脉。而脑动静脉畸形和动脉瘤则属罕见。血管压迫的类型大体分为：①单一血管袢压迫，占 75% ~85%。②2 条或 2 条以上多点血管压迫占 7% ~16%。③血管穿通面神经压迫的占 1% ~2%。

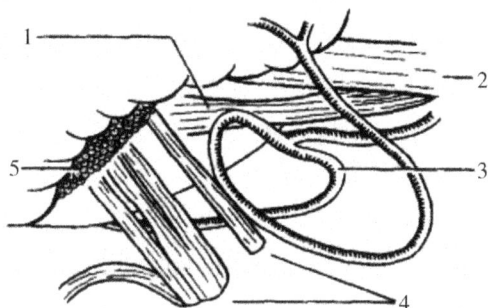

图 12 - 8

1 - 面神经；2 - 听神经；3 - 小脑下后动脉；4 - 舌咽、迷走和副神经；5 - 脉络丛

（5）解除神经受压：沿神经根与其压迫血管的表面剪开增厚的蛛网膜、分离神经根与压迫血管之间的纤维条索，轻轻牵开压迫血管，在神经根与压迫血管之间垫入适量的 Teflon 棉（图 12 -9）。以神经根不再受压和血管不成角，两者被隔开为宜。面神经充分减压的标志是神经根呈游离状漂浮在脑桥的外侧小脑脑桥角池中。术中约 90% 患者面肌痉挛消失，

但 10% 左右的患者面肌仍在抽动。笔者针对此种情况采用低输出电流处理面神经根，同时让患者反复睁闭眼，直到造成面肌轻瘫，但能闭眼，此时面抽大多完全消失。本法可以提高手术疗效。

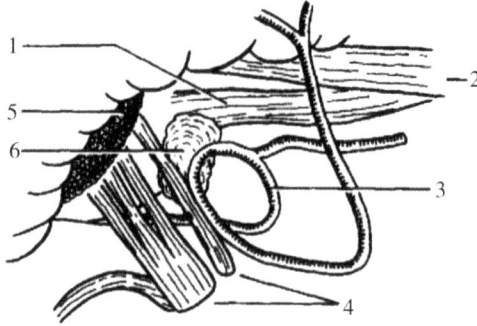

图 12 - 9

1 - 面神经；2 - 听神经；3 - 小脑下后动脉；4 - 舌咽、逃走和副神经；5 - 脉络丛；6 - Teflon 棉

（6）关颅：严密缝合硬脑膜，缝合枕下部肌肉和皮肤。

六、术中注意要点

（1）牵拉听神经时要十分轻柔，不可持续牵拉，以避免术后发生听力下降和眩晕。

（2）面神经根部减压后，要观察面肌抽搐是否完全消失，反复刺激患者面部，不再发生抽搐为止。

七、术后处理

术后去枕平卧 24h，静滴生理盐水 1000ml，以纠正低颅压症状。

八、主要并发症

（1）听力下降：占 2% ~ 10%，系术中牵拉听神经所致，多系暂时性。

（2）眩晕：较多见，亦为暂时性，无需特殊处理。

（3）面肌轻瘫：占 2% ~ 5%，多可自行恢复。

（周　辉）

第八节　耳性眩晕前庭神经切断术

耳性眩晕又称梅尼埃病，其主要症状为发作性眩晕，伴有恶心、呕吐、耳鸣和听力逐渐减退。一侧性病变约占 90%，两侧性者约占 10%。本病病因至今尚不够明确，一般多认为迷路动脉痉挛导致的迷路以及耳蜗水肿。在治疗方面，对发病不久或轻症患者先采用药物疗法，多数患者可以减轻或痊愈。对严重和顽固性发作影响工作和生活者才可应用手术治疗。目前，手术的要求是在保留听力的基础上消除或缓解眩晕。早在 1904 年 FrazIer 最先采用经颅后窝行听神经切断术治疗耳性眩晕，本法的缺点是手术后患侧听力完全丧失。McKenziel931 年提出仅切断听神经上半部的前庭神经纤维，可以避免听力丧失。Dandy1932 年采用此法治疗 624 例患者，取得较好的效果。Hause 1961 年首先采用显微外科技术经颞下入路，以钻磨除内听道顶部，行前庭神经切断术，由于其手术操作比较复杂，术后并发症较多，临床上未能推广应用。Silverstein 1990 年报道 115 例经迷路后入路、经乙状窦后一内耳道入路，以及经乙状窦后一迷路后联合入路的三种途径。并认为经乙状窦后一迷路后联合入路较好，切除骨质少，手术时间短，听力保存亦较好，眩晕治愈率达 93%，并发症少。

一、适应证

（1）典型的梅尼埃病发作频繁而严重，经药物治疗效果不明显，影响工作和生活者。
（2）外伤性或炎症性迷路炎、症状重，一般治疗无效者。

二、禁忌证

（1）发病时间短，症状轻、次数少，行药物治疗。
（2）双侧性病变，程度也相似者。
（3）病变对侧听力完全丧失者。
（4）并发严重高血压和心、肾疾病者。

三、麻醉与体位

一般采用气管内插管全身麻醉。取侧卧位，患侧在上方。

四、手术步骤

（1）头皮切口：距耳后 1.5cm 处由横窦向下做 4～5cm 的垂直切口，切开软组织达枕骨鳞部。
（2）骨窗开颅：枕骨鳞部钻孔后以咬骨钳扩成 4cm 直径骨窗，向上显露横窦下缘，向外显露乙状窦后缘，为此，乳突可切除些。
（3）硬脑膜切开：瓣状切开硬脑膜，上缘和外缘距横窦和乙状窦各 0.5cm，基底连于内侧向颅内翻覆盖小脑半球，用脑压板向内牵开，再以丝线穿过近乙状窦的硬脑膜缘向外侧牵开。切开蛛网膜，看到听神经和面神经进入内耳孔。
（4）寻找听神经中前庭神经和耳蜗神经之间的裂面（cleavage plane）：辨识这一解剖标志需用手术显微镜高倍率下观察，可有以下几点有助于分辨两者间的裂面：①前庭神经略呈灰色、耳蜗神经则偏白色。②前庭神经较细，耳蜗神经较粗。③裂面之间常有细血管。④裂面常常在听神经前面更易看出，并在裂面内可看到中间神经（图 12-10）。
（5）切断前庭神经：如在小脑桥脑角区看清此裂面，即应用显微刀将前庭神经纤维切断，保留耳蜗神经纤维（图 12-11A），手术即告成功。如在小脑桥脑角区无法看清裂面，即将内耳道后壁上的硬脑膜切开，应用高速微型钻磨除内耳道后壁。在内听道内前庭神经与耳蜗神经之间的裂面比较恒定、容易辨出，即可准确地切断前庭纤维（图 12-11B）。

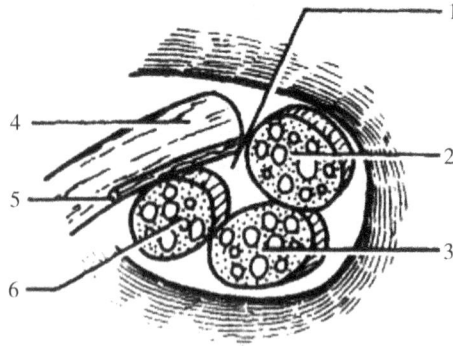

图 12 - 10

1 - 前庭神经与耳蜗神经之间的裂面。2 - 前庭上神经；
3 - 前庭下神经；4 - 面神经；5 - 中间神经；6 - 耳蜗神经

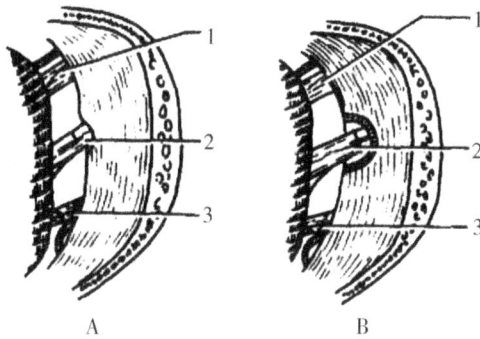

图 12 - 11

A - 小脑桥脑角颅神经的位置；B - 内耳孔后壁磨除，便于显露前庭神经和耳蜗神经之间的裂面；1 -
三叉神经；2 - 面神经和听神经；3 - 舌咽、迷走和副神经

（6）关颅：严密缝合硬脑膜，骨蜡填塞乳突切除后，缝合肌肉、皮下组织和皮肤。

五、术中注意要点

（1）寻找前庭神经和耳蜗神经之间的裂面时切勿从近脑干处开始分离，应在近内耳孔处寻找。在分离和切断前庭神经时要避免损伤内听动脉和其分支。

（2）探查中如见到异位血管从听神经根背侧横跨，形成对听神经根的交叉压迫时，可试用神经血管减压术，不需切断前庭神经。笔者曾对 4 例严重梅尼埃患者行神经血管减压，术后 3 例治愈，1 例明显改善。

六、主要并发症

（1）听力障碍：见于耳蜗神经损伤时。
（2）面瘫：多为暂时性，由于过分牵拉所致。
（3）低颅压综合征：由于术中脑脊液丢失较多引起，经输液可好转。

（周　辉）

第九节　精神障碍的手术治疗

一、应用解剖生理基础

精神外科的应用解剖生理基础大多来自于早期的动物实验。人类的精神活动和随社会发展所表现出的创造能力则远远复杂得多。现今的解剖生理研究还不能完全适应精神外科发展的需求。

1. 边缘系统　边缘系统是脑内与情绪、行为和记忆等重要功能密切相关的部分。该系统包括的结构及其周围的联系十分广泛，大致包括扣带回、下丘脑、海马、穹隆、乳头体、丘脑前核等结构以及与额叶、杏仁核、丘脑背内侧核、岛叶等结构之间的纤维联系。边缘系统是情感的皮层代表区，下丘脑、扣带回、海马与丘脑前核等结构及其间的联系与协调中枢情感活动功能有关，认为可能系情感、感激和行为中枢。经过大量动物实验，人们对 Papez 环路有了较深入了解，认为可分为内、外两部分。内侧环路由隔区开始经扣带回内的扣带束至海马，又经穹隆至乳头体，再由乳头体丘脑通路至丘脑前核，再经前丘脑通路回到扣带束。而外侧环路则由额叶眶回、岛叶、颞叶前区、杏仁核投射至丘脑背内侧核，再投射至额叶眶回。该环路亦与情绪和行为有密切关系。内侧环路与中脑网状结构联系较多，其递质为乙酰胆碱。破坏该环路引起运动和精神活动降低，表现运动减少、表情淡漠、睁眼昏睡等；刺激该结构则表现相反，出现兴奋、焦虑、强迫观念和行为等。因此，手术破坏内侧环路可治疗运动过多综合征，而破坏外侧环路则可改善情绪异常和行为障碍。

Kelly 补充第三条边缘环路，称之为防御反应环路。该环路由下丘脑经终纹至杏仁核，再返回下丘脑。强刺激该环路动物表现躁动、呼吸和脉搏加快、肌肉血流加快。表明该环路是产生情感与内脏反应的区域。由此可见，边缘系统是激发和调节情绪和行为的重要结构，成为精神外科手术的重要目标。

2. 杏仁核　杏仁核是位于颞叶前部、侧脑室下角尖端上方的灰质核团，又称杏仁核复合体，一般分为四部分，即皮质内侧核、基底外侧核、前杏仁区和皮质杏仁移行区。人类脑杏仁核的纤维联系至今尚未十分清楚。杏仁核的传入纤维来自嗅球及前嗅核，经外侧嗅纹，终止于皮质内侧核；来自梨状区及间脑的纤维终止于基底外侧核。另外，杏仁核尚接受下丘脑、丘脑、脑干网状结构和新皮质的纤维。杏仁核的传出纤维通过终纹隔区、内侧视前核、下丘脑前区和视前区。纤维越过前联合后，部分纤维经髓纹终止于缰核，而另一部分不进入髓纹而直接终止于下丘脑、丘脑背内侧核、梨状区和中脑被盖网状结构。另外，杏仁核与前额区皮质、扣带回、颞叶前部、岛叶腹侧之间有往返纤维联系。杏仁核的功能仍不十分清楚。大量动物试验和临床实践证明，杏仁核与情感、行为、内脏活动与自主神经功能等有关。电刺激杏仁核，患者可表现恐惧、记忆障碍等精神异常，呼吸节律、频率和幅度改变，以及血压、脉搏、瞳孔和唾液分泌变化。临床已有术中出现呼吸抑制和停止的报告，但一般不需特殊处理即可自行恢复。由于杏仁核破坏后可纠正人的冲动、攻击等行为障碍，现已成为精神外科和癫痫外科常选用的破坏目标之一。

3. 丘脑　旧名视丘，是构成第三脑室壁的主要部分。丘脑为一卵圆形灰质团块，是间脑的最大部分。丘脑分为上下两部分，其间以丘脑下沟为界，上部为背侧丘脑，为丘脑本体部分，即通常所称的丘脑。下部为腹侧丘脑（又称丘脑底部）和下丘脑。丘脑前部较狭窄，称为前结节，突向前内，构成室间孔后界。后端膨大成为丘脑枕。丘脑底部实际上是中脑被盖的延续，红核与黑质均进入该部。丘脑底核与运动功能有关，接受大脑、小脑的传入纤维并与苍白球联系。丘脑背侧由丘脑前核、内侧核、外侧核和后核组成。另外，在室旁灰质中还有若干小的核团，组成中线核群。由于丘脑传入和传出纤维及投射范围比较广泛，临床生理功能亦较复杂。一般认为，丘脑与前额叶、边缘系统关系密切，同时又受皮质控制，因此丘脑成为脑的各种传入冲动的中继站和整合中枢。丘脑的刺激和破坏通常不仅表现情感障碍，亦可出现精神活动和意识水平的改变。由于丘脑的一些核团与锥体外系传入、传出神经纤维关系密切，现已将丘脑腹外侧核、丘脑底核、丘脑枕等的破坏作为脑立体定向术治疗多种锥体外系疾病的靶结构。下丘脑和丘脑背内侧核毁损术亦成为临床精神外科控制攻击行为和抽动秽语综合征的方法之一。

4. 额前区与扣带回　额前区是指额叶运动区以前的额叶部分和扣带回膝部。自额前区发出的纤维至纹状体、丘脑及脑干的一些核团。传入纤维大多来自于丘脑的一些核团。如丘脑背内侧核通过内囊前肢投射至额前区皮质。额前区的生理功能与精神活动有密切关系。早期精神外科所进行的前额叶脑白质切断术则以此为理论依据。手术虽可控制和缓解冲动、攻击等行为，但术后可出现情感淡漠、痴呆、人格改变等，而现代精神外科则以毁损内囊前肢、丘脑背内侧核为靶点的脑立体定向术取而代之。

扣带回绕胼胝体分布，扣带束位于其间。扣带束是皮质之间的联络纤维，其丰富的传出纤维通过背、腹、内侧向颞、顶、枕叶辐射分别使扣带回与纹状体、胼胝体、壳核、海马、杏仁核、额叶、颞极、眶区等发生联系。由于扣带回的纤维联系广泛，成为边缘系统的重要环节，是目前精神外科最常用的毁损目标之一。

二、手术病例选择的基本原则

鉴于目前国内外尚无统一的精神外科手术病例选择标准，1988 年，我国首届精神外科研讨会组织精神病学家与神经外科医师共同商定"全国精神外科协作组关于现代精神外科手术治疗的要求（草案）"，为国内精神外科的规范化开展提供了参考依据。"要求"提出：①手术治疗目的是解除病痛，力争恢复精神功能，适应社会工作和生活；②开展该项工作的单位或地区应具有确切诊断精神疾患和手术治疗的必要设备、经验和技术条件；③精神病手术病例的选择、诊断、检查、手术方案及疗效评价应有精神和神经外科医师密切合作处理。一般要求术前患者收治精神科或转诊；④术前必须征得患者和（或）家属的同意，医师有责任向家属和（或）患者说明手术的性质、手术毁损的范围、预期效果以及可能的并发症和危险；⑤手术必须是其他常用精神科治疗方法（心理、药物、电休克治疗等）未能奏效的难治性病例和靶症状。

1. 手术适应证

（1）精神分裂症：诊断符合我国标准和（或）DSM－Ⅲ、病期 5 年以上，严重危及个人和周围安全者，药物治疗无效者可适当放宽。曾经抗精神病药物至少轮流应用 3 种以上（其中必须包括氯氮平），每种药物必须足量（折算氯丙嗪 450～600mg/d），并连续应用该量 2 个月以上，无明显精神衰退和脑萎缩。

（2）情感性精神病：病期 3 年以上的慢性抑郁症和反复发作的快速循环型躁狂、抑郁症（包括迅速复发的躁狂症），抗抑郁药至少轮流应用阿米替林及丙咪嗪（或再用其他品种）。抗躁狂药至少轮流应用锂盐及卡马西平以及氯氮平或氯丙嗪。三环抗抑郁药必须足量（200～300mg/d），持续 2 个月以上。

（3）神经症：一般不做手术治疗。症状持续 3 年以上的强迫症、焦虑症、恐怖症等。曾用各种治疗未见好转或减轻、病情严重影响生活和（或）工作者。

（4）癫痫并发严重精神及行为障碍，而抗癫痫及抗精神病药物治疗无效者。

Riechert（1979）曾对现代精神外科采用立体定向手术治疗精神病的适应证规定如下：①严重的攻击行为和焦虑状态；②幻觉与强迫观念，并有强烈的情感压抑表现；③精神性疼痛及恐怖症；④儿童兴奋增高性智愚症，有攻击与破坏倾向；⑤严重行为障碍伴有颞叶癫痫（癫痫性精神病）；⑥严重性欲变态，如性欲异常亢进、嗜童癖性同性恋、顽固性露阴癖等。

2. 手术禁忌证　对症状性精神病、器质性精神病、严重躯体疾病、严重精神衰退以及 18 岁以下和 70 岁以上患者不宜手术治疗。

3. 现代精神外科立体定向手术常用靶点的选择　全国精神外科协作组对精神外科立体定向手术常用靶点的选择作如下建议：扣带回、内囊前肢、尾核下束一般适用于情感性精神障碍（强迫、忧郁、焦虑、紧张、恐惧等）或具有情感障碍的精神分裂症。扣带回对强迫症和抑郁症疗效显著。杏仁核内侧核群适合于具有兴奋、冲动、攻击行为的精神分裂症和癫痫性精神病等。下丘脑内侧部首先适用于攻击综合征、兴奋性脑发育不全。下丘脑内侧核和乳头体对性变态和慢性酒精中毒有效。丘脑背内侧核适用于多发性抽动秽语综合征，对控制焦虑、妄想和抑郁症状有效。胼胝体前部适用于以焦虑、紧张为主的精神分裂症。

三、现代精神外科——脑立体定向术

脑立体定向技术的发展更新了精神外科的概念，它已成为现代精神外科中最主要的手术方法。随着脑立体定向仪的不断更新和电子技术的发展，目前不仅能够做到脑内靶点的精确定位，而且能够采用射频技术制作毁损灶的不同形态和大小，使手术变得更加安全，并发症亦明显降低。

1. 扣带回毁损术　该手术阻断或部分阻断边缘系统内部、边缘系统与 Brodmann 3 区、眶回后部、额叶相互间的纤维联系。国内已报告有效率在 60% 以上。该靶点适用于抑郁、焦虑、强迫症、精神性厌食、戒毒和有情感色彩的疼痛等。国内学者发现该手术对精神分裂症的幻觉、情感和行为障碍亦有效。靶点解剖坐标：①Ballatine：侧脑室尖端后方 15～25mm 或 20～40mm，侧室上缘 0～10mm，离中线 8mm（5～10mm）；②Panigma：侧脑室尖后方 30～40mm，侧脑室顶上方 10～20mm，离中线 5mm；③Levin：额角尖后方 40mm，侧脑室体顶上缘（正位片），自下向上相隔 3mm 毁损三次，范围约 9mm×16mm，离中线 6mm；④合肥、南京等：额角尖端后 20～40mm，离中线 3～15mm 内，自侧脑室顶每间隔 5mm 共毁损 3 次，以同样方法制作三处相同的毁损灶，毁损范围约 16mm×10mm。亦可根据病情，毁损灶范围可扩大或缩小。

2. 尾状核下神经束毁损术　该手术旨在阻断或部分阻断眶回丘脑、眶回颞叶之间的联系，对抑郁和焦虑症有效，而精神分裂症疗效最差。Strom-Oseh 与 Carlisle 对 210 例术后患者回顾分析，发现术后无性格改变者占 86%，有改变而不明显者占 11.4%，中度改变者 2.6%。Knight 修改后的靶区坐标为第三脑室前 5mm，眶上 11mm，中线外 15mm。

3. 杏仁核毁损术　杏仁核复合体包括皮层内侧核和基底外侧核。毁损两核之间的部位效果较好。该手术旨在阻断或部分阻断杏仁核－海马－边缘系统、杏仁核终纹、杏仁核－下丘脑的联系。Marabayashi 采用该手术治疗难治性暴发性攻击行为、破坏行为及精神发育不全者，手术有效率 76%。Cander 认为杏仁核毁损术的远期效果是十分可靠的。国内自 1978 年许建平首先采用杏仁核毁损术治疗癫痫性精神障碍以来，单侧或双侧杏仁核毁损术在现代神经外科中已成为控制攻击和暴力行为、治疗精神发育不全和癫痫性精神障碍的主要方法之一。单侧手术无效者可再行对侧破坏术。少数施行双侧手术者可表现无饥饿感、嗅觉障碍、性欲亢进及创造力下降等。手术监护中发现少数患者呼吸、循环自主节律的暂时性障碍，无需特殊处理可自行恢复。国内采用姚家庆研究的国人杏仁核解剖坐标值：$X = 21mm$，$Y = 8mm$，$Z = 13.5mm$。术中参考颞角尖前上方靶心位置，并考虑杏仁核形态不规则、与冠状面呈斜角关系等因素合理制作毁损灶。脑室造影时颞角的良好显影有利于精确定位和射频治疗的顺利进行。

4. 内囊前肢毁损术　该手术制作阻断丘脑背内、外侧核至额叶皮层以及尾状核至皮层的纤维联系，对强迫、焦虑、抑郁、不安和恐怖等症状疗效明显。Leksell 观察 53 例，疗效满意者占 71%，恢复作者达 70%。Herner 报告 116 例，显效占 80%，症状几乎消失者占 20%。手术安全，对智能和人格无影响。该手术已成为治疗顽固性严重神经病的主要手术方法，已较为广泛开展并有疗效显著的病例报告。Cander 采用解剖坐标值：$X = 20mm$，$Y =$ AC 点前 17mm，$Z = 0mm$；国内大多学者采用 $X = 18 \sim 20mm$，$Y =$ AC 点前 13mm，$Z = 0mm$。术中可以此靶心制作毁损灶，然后上下移动各 5mm 制作 2 个毁损灶，毁损范围约 17mm × 7mm × 7mm。因内囊前肢下部更接近中线，呈 $20° \sim 30°$ 角，故颅骨钻孔和插入电极针时应考虑该解剖特点。

5. 下丘脑后部毁损术　下丘脑属自主神经和血管运动中枢，重约 4g，占全脑重量的 0.03%。毁损区主要选择在下丘脑内侧部分。该手术对攻击综合征具有特征性。毁损解剖坐标值可选择：$X =$ 第三脑室外侧 2mm（$2 \sim 5mm$），$Y = 0mm$，$Z = -2mm$（Sano）；或者选择：$X =$ 第三脑室外侧 3mm，$Y = 0mm$，$Z = -3mm$。

6. 其他　前苏联医学科学院神经外科研究所采用丘脑背内侧核毁损术治疗多发性抽动秽语综合征获得令人满意的效果，但患者可能承受较大的风险和较严重的并发症。有学者认为手术对控制焦虑、妄想和忧郁等亦有疗效。胼胝体膝部破坏术是安全的，由于阻断双侧额叶联络纤维，对以焦虑、紧张为主的精神分裂症具有良好疗效。双侧额叶基底内侧破坏术对类似指征有效率达 76%。近年来，国内外不少学者采用一期手术进行多目标毁损，认为可以提高手术效果。比较常用的靶点是双侧扣带回、双侧内囊前肢、双侧杏仁核、胼胝体等，手术可分两期或重复进行，当毁损一组靶点无效时可改换毁损其他靶点，往往获得比较好的治疗效果。

四、慢性小脑刺激技术在精神外科中的应用

慢性小脑刺激技术在功能神经外科中已获得成功的尝试，但尚未广泛应用，一些技术问题仍在探索之中。Risie Russell（1894）最早对小脑功能与癫痫的关系进行了研究，给狗颈动脉内注射艾酒后发生全身性惊厥，而切除一侧小脑后重复上述试验，发现小脑切除侧肢体抽搐显著加剧。Lowethal 等的经典试验发现小脑前叶皮质对大脑皮质有抑制作用。Walker 电

刺激新小脑，可在大脑皮质运动区记录到明显诱发电位活动，而颞、顶区较少。然而，小脑抑制电位的发现并未引起当时研究者的重视，年轻的神经外科医生 Cooper 意识到将来可能通过刺激小脑皮质的技术应用于临床，并于 20 世纪 70 年代初取得了成功，成为应用这一新技术的先驱。目前，采用小脑刺激技术治疗脑性瘫痪、精神病和难治性癫痫已逾千例。20 世纪 80 年代后期，国内谭启富等开始了慢性小脑刺激技术的研究和动物试验，并在国内首次成功地应用于临床。

近百年来，人们对小脑的功能研究有了长足的进步。通过大量动物试验和临床观察，试图揭示小脑功能的全部奥秘。人们发现，刺激小脑可抑制大脑皮质癫痫放电；刺激去脑强直的狗或猫的小脑皮质前叶表面可引起肌张力的广泛抑制。试验证明，浦肯野细胞放电时，其突触效应为抑制性。小脑二级传出单位深部核团如齿状核、顶核、栓状核和球状核的传出冲动则与浦肯野细胞相反。这些核团的放电可以引起脑干、网状结构、丘脑核团和红核细胞膜去极化，刺激小脑皮质可以诱发浦肯野细胞抑制性放电。解剖学和生理学研究证实了大脑 – 小脑环路的存在，并通过脑干皮质发挥作用。Heath 在动物试验中发现刺激小脑中线结构可以兴奋隔区的细胞活动，而对海马和杏仁核的细胞活动有抑制作用。目前公认慢性小脑刺激的理论依据是其广泛作用于网状结构和丘脑使前者活化而后者抑制，产生小脑皮层上行抑制和脊髓反射的下行抑制。尽管小脑刺激技术同立体定向毁损术一样，在功能神经外科中其机制尚未完全阐明，但该技术不致造成脑组织或其他神经结构的破坏，从该意义上讲，刺激性手术比破坏性手术前进了一步。因此，电刺激技术有可能在未来的功能性神经外科某些治疗领域内占据主导地位。

目前，慢性小脑刺激技术的主要对象是精神病、癫痫和脑性瘫痪。精神病应用该技术的适应证为：病史 5 年以上，正规精神内科治疗无效或反复发作者；情感性精神病如抑郁、焦虑等；以思维障碍为主的精神分裂症不宜手术者；家属和患者的要求手术并且合作者；无器质性精神病证据且经精神科医师确诊者。

Dario 对北美采用小脑刺激技术治疗各类疾病 903 例进行总结，经过长期随访和医学心理测验，没有发现行为和心理障碍现象。患者的焦虑和紧张、攻击行为减轻，记忆、识别和社会整合能力改善，语言变得流畅。伴有精神障碍的癫痫患者原有的愤怒和攻击行为减轻，情绪稳定。手术适用于严重抑郁、焦虑、偏执狂和攻击行为。人格正常者效果好，慢性精神分裂症或伴有人格障碍的病例无效。

慢性小脑刺激系统分为部分植入和完全植入两大类型。部分植入小脑刺激系统利用患者体外一套脉冲发生器、发射天线从脉冲发生器发射射频能量，经无损的皮肤将能量直接传递到天线下方固定在皮下的接收器，然后经接收器整流和滤波射频脉冲，并传递脉冲至固定在小脑皮层的电极。该系统要求电源和发射机附属电子线路置于患者体外。完全植入体内的刺激系统在结构上与上述系统基本一致，但该系统可以完全植入体内，能排除上述系统使用上的不方便等缺点，但该系统必须要有足够的能源，这是其所遇到的主要问题，以致每隔 3 ~ 5 年就需更换一次。由于该刺激系统所需功率大，人们试图以核能替代，但由于成本昂贵、组织难以耐受核辐射量等原因，目前这是该系统临床应用尚未解决的难题。

手术在全麻下进行，常规颅后窝开颅术。暴露小脑且将刺激电极在小脑表面的选择区域安放。一般选择单侧或双侧小脑前、后叶或小脑蚓部。将电极固定于硬脑膜并严密缝合。电极导线经皮下隧道引入右侧锁骨下胸壁皮下组织内，与该部位接收器相连接，彻底止血后缝合皮肤切口，不放引流。刺激时则将发射天线与接收器用特殊胶布固定于胸部皮肤上。在紧密经皮电感耦合下对小脑电极发出脉冲能量，脑电图描记证实刺激信号存在时，即可于术后两周开始刺激。刺激参数为电压4.5V，频率100次/秒，脉宽0.7~1.0ms。不同疾病与个体差异可适当调整。

五、精神外科手术并发症的防治

随着立体定向仪精确度的提高和技术的日臻完善，脑立体定向术并发严重并发症的发生率明显下降。但该技术与开放性手术不同，仍具有一定的盲目性，一些并发症的发生常难以预料。因此，术前必须向患者家属详细交代，并征得其同意。术中并发症的发生常与操作技术有关。由于操作过程环节多，反复核对数据和摄片复核是避免误差的最好方法。一旦出现并发症，可表现神经功能障碍如偏瘫、语言障碍等。术中出血常与反复脑室穿刺或多次电极针导入及硬膜、皮层上止血不彻底有关。如术中出现意识障碍、偏瘫、瞳孔不等时应及时终止手术，并及时CT检查以决定进一步的处理措施。一般出血量5~10ml，经脱水、止血等保守治疗可自愈。术后出血多发生在几小时之内，患者表现嗜睡、偏瘫或瞳孔不等。大多为毁损灶出血。电极针裸露部分粘连、焦痂牵拉是毁损灶出血的常见原因。术后颅内感染是脑立体定向术的严重并发症，是导致患者致残和死亡的重要原因。手术环节多、费时较长、脑脊液长时间与体外沟通是术后感染的常见原因。一旦发生感染，可并发脑脓肿，抗生素治疗往往难以奏效。目前该并发症防治已引起重视。手术室严格消毒、加强无菌操作和术中应用广谱抗生素是预防该并发症的重要措施。术后足量抗生素维持10~14天。脑立体定向术后其他并发症如扣带回、杏仁核毁损术后表现嗜睡、情感淡漠、主动性差、尿失禁等，一般均在1~2周内消失。双侧杏仁核毁损可出现嗅觉及记忆障碍，而术后食欲亢进、性功能亢进者十分罕见。

虽然脑立体定向术具有损伤小、操作简便及患者容易接受等优点，但由于毁损灶的真实大小和破坏程度难以准确判断，加之手术仍存在盲目性，故手术并发症仍难以避免。因此术前详细的神经系统和电生理检查、医学心理学检查以及神经影像学检查，充分排除颅内器质性病变是十分重要的，可以最大限度地降低手术并发症和死亡率。

六、精神外科手术治疗效果的评定方法和标准

精神外科术后疗效标准评定意见尚未一致。根据国内开展工作经验并参考国外文献资料，1988年，全国精神外科首届研讨会根据精神科和神经外科共同讨论意见，制定如下评定方法和标准，作为实际工作中的参考。

1. 评价精神症状的量表　手术前后可采用BPRS－A及Krawiecha量表评价症状，也可采用全国协作组综合拟定的量表。至于情感性精神障碍，除了BPRS外，可选用各种特殊量表如Hamilton抑郁量表、NOSIE、Hamilton焦虑量表及各种躁狂量表进行补充，更可采用阴性、阳性症状量表。护理方面可采用NOR等量表评定。

2. 各种量表应由精神科医师或临床心理学家按各表所规定的症状定义及评分规定进行测评，最好由专人评定，以求前后一致。如分由多人评定，应事先培训并测定评分的一致性。术后进行3周、3月、6月、1年、3年以上动态观察和评定。

3. 疗效评定标准　疗效应由精神科医师参照病员家属意见，在术后至少1年方可评定，

可分为二部分：

（1）总疗效评定：结合 GAF 的评分结果对每例患者作如下 V 级评价：

Ⅰ．恢复：症状完全消失，功能正常，能适应生活，不需任何治疗。

Ⅱ．显著进步：症状基本消失，功能基本正常，能适应生活不需任何治疗；或在维持药物（相当于氯丙嗪 100mg/d）治疗下达到Ⅰ级水平。

Ⅲ．进步：症状仅见减轻，功能有所缺陷，在生活适应方面还有各种问题，或在较大量药物治疗下达到Ⅱ级水平。

Ⅳ．无效：症状无变化。

Ⅴ．恶化：症状恶化。

以上Ⅰ、Ⅱ、Ⅲ级可称为有效，Ⅳ、Ⅴ级可称为无效。

（2）症状疗效评定：可在总疗效评定外，重点评价靶症状变化。

Ⅰ．不用药物或其他治疗，该症状完全消失。

Ⅱ．该症状基本消失，或用维持量药物而症状完全消失。

Ⅲ．该症状减轻或部分消失，或用治疗量药物可以使症状消失。

Ⅳ．症状无变化。

Ⅴ．症状恶化。

精神外科术后疗效评价应采取严肃、科学和负责态度，该问题是精神外科中复杂、困难而又有争议的问题。疗效评价应由数名富有经验的精神内、外科医师共同负责，社会和家庭应向医师客观公正地提供有关患者的院外表现。采用量表进行量化评定，比较客观地反映术后实际效果。心理学家参与患者手术前后心理测验，大多数心理学家研究结果支持现代精神外科。Misvky 和 Sngach 对接受手术的 27 例患者进行心理学测验，结果发现术后并未出现明显的认知功能缺损，术后良效的患者在心理测验时比对照组得分高。Tealec 等对 34 例术后患者所进行的心理测验获得类似结论。

根据作者所在医院近 10 年对近百例各类精神病患者手术疗效分析结果，认为情感性精神病疗效较好，慢性精神分裂症患者的思维障碍难以奏效。精神衰退的慢性精神分裂症患者不宜手术治疗，而精神分裂症患者的冲动、攻击行为可以通过手术获得比较有效的控制。通过对各类精神病患者术后 5～10 年的长期随访，进行量化评定，总有效率为 50%。因此，现代精神外科的临床应用是可行的、有效的。应当指出，与术后患者保持联系，经常性随访，不仅仅限于疗效评价，对患者术后服药的指导具有重要意义。临床常常遇到术后停药现象，这是病情反复、影响疗效的重要原因。

由于精神病的发病原因尚未完全阐明，其病理基础也缺乏深入研究，目前临床常用靶区的解剖生理功能及其与脑内其他结构的联系仍需探讨。表现在同一组靶区毁损对不同症状有效；一组靶区毁损并不对所有患者有效；不同靶区毁损对同一症状有效等现象并不能得到圆满解释。鉴于从事精神外科研究和治疗的基础和临床学家所面临的复杂问题和困难，只有不断实践，总结经验，通力合作，采取客观公正、实事求是的态度，才能推动我国精神外科健康深入发展。

（周 辉）

第二篇

神经科康复治疗

第十三章 脑血管病的康复与预防

第一节 脑卒中功能恢复的机制

20 世纪初研究发现，成年哺乳动物神经元损伤后不可能再生。至今这对脑血管病功能恢复仍是最大的理论挑战。尽管如此，仍有大量脑血管病患者的运动、语言和认知功能得到显著恢复，已无可争议。一般认为，偏瘫功能恢复从发病后第 1～7 周开始，一直持续到 3 个半月左右，以后神经功能改善微乎其微。但许多临床研究发现，即使进入慢性期或发病半年以上，经过科学严格的强化训练，也会有不同程度的功能改善。如手功能恢复时间更长，个别患者可达一年以上。一般比较而言，下肢恢复率高些，其次上肢，最难的是手。20 世纪 60～70 年代挪威神经解剖学家 Alf Brodal 认为"虽然没有确切的证据表明哺乳动物轴索横贯性破坏后的再生，但是多数情况下，是没受到损伤的神经纤维替代了受损的部分"。随着偏瘫功能恢复的神经病理生理研究的深入，提出了中枢神经系统可塑性（plasticity）的基本概念。中枢神经系统可塑性是指神经的修饰或适应能力，主要表现神经突触发芽、失神经超敏感、潜伏通路启用、异位皮质区替代、长时程增强等神经元突触水平变化方面，Hebb 认为脑的可塑性实际是突触的可塑性，突触连接变化决定行为改变。突触变化包括突触短期的功能改变和长期的结构变化，许多研究证实这种变化机制是多样的，是在内外环境因素作用下而产生的。90 年代科学家们利用经颅磁刺激（TMS）、fMRI、PET–CT 等技术研究表明：大脑的功能可以增减、转移，这种变化是"使用"的结果，其与重复的量、有效率的学习、知识扩充及自动学习有关。人类新技巧的习得，可以使脑结构发生变化以适应新技巧。中枢神经损伤可以诱导可塑性的变化，而导致行为改变。同样，脑损伤后的康复训练也可能影响着可塑性机制，而使突触功能和结构发生变化。尽管脑组织损伤后恢复机制十分复杂，但是许多基础性探索研究已为康复治疗带来希望。

一、急性期恢复机制

脑卒中急性期多为第一周，一般称为"自然恢复"期或"自然治愈"期。患者主要在神经内科或脑外科救治，为了减少后遗症，康复训练也应尽早开始，如被动运动、体位变换、良性肢位的保持等。因为多数患者的每次训练时间很短，不是诱导恢复，不贻误"自然恢复"的方向，主要是起着促进恢复的辅助作用。对于自然恢复的机制的认识主要有如下方面：

1. 脑循环、脑水肿的改善（含损伤部位、周边和远处）。
2. 血肿的吸收。
3. 损伤神经组织的变化、吸收消失。
4. 脑代谢的改善。
5. 血－脑屏障的修复和改善。
6. 脑脊液循环的改善。

二、恢复期功能改善的机制

一旦急性期过后，"自然恢复"的速度逐渐减慢，而神经可塑性的恢复比例增加起来。据报道：一般在发病后 3 个月内为"最佳恢复期"，第 6 个月后功能改善速度开始变慢。运动学习和心理调整此时显得尤为重要。综上所述，应该抓住脑功能改善的有利时期，经过最初 1~2 个月的康复治疗，多应达到预期的目标；也有的要经过长期康复治疗，神经功能才得以改善，揭示了长期的积极康复治疗也是十分必要的，因此有人提出：脑血管病的康复治疗是个终身的过程。有的患病数个月后，因何种原因没有或不再接受康复训练，可能会缺少"神经学性"的改善，但是肌萎缩、关节僵直、躯干肌力低下等失用综合征却成为主要问题，通过改善失用综合征，实现日常生活动作能力提高的例子也不少。据资料统计，病后 6 个月内，70%~90% 的患者能行走，1/3 的能恢复实用手，约 1/2 的可以生活自理，1/3 的还可以从事轻微的工作。这种效果和康复治疗的积极介入有关。

既然中枢神经损伤后神经元不能再生，为什么功能却得以恢复或改善呢？关于这个阶段功能障碍恢复机制的研究，1973 年挪威神经学家 Alf Brodal 推论：尽管没有确切证据表明哺乳动物轴索横贯性损伤后的再生，但多数情况下是未受损的神经纤维代替了受损的部分。随后大量动物实验和临床观察，又相继提出了许多证据和类似观点，如残存部分的代偿机制学说、损伤周边恢复的晕影学说（半暗带区）以及结论，使人们对康复治疗能改善功能障碍的认识进一步提高。尤其近年通过 fMRI、PET、经颅磁刺激（TMS）和脑电描记器（MEG）等应用，大量证据支持成熟的中枢神经系统在受损后，具有一定程度的自我修复和重组的能力，包括神经元之间变化的潜在性和重组自我修复性的所有机制。尽管对个体研究结论存在差异，但是脑功能重组的可塑性机制初步成为共识。可塑现象可能是学习和损伤修补的基础。如反复的技巧训练使大脑皮质永久或短暂产生记忆，掌握动作。脑血管病后出现偏瘫，经过康复训练，偏瘫症状得到改善甚至消失，也可视为是脑可塑性的典型表现。脑损伤后功能的修复涉及相关脑区域或核团，神经元内结构和突触水平的改变。所谓"功能修复"主要表现在"替代"和"重获"的含义上。"替代"是指神经系统利用其他的感觉传入或运动模式替换已损坏的部分，而使功能得到恢复。"重获"是指通过启用解剖上潜伏的神经结构，再次获得已丧失的功能。

（一）脑可塑性机制

1. 神经发芽　神经发芽包括再生性发芽（regenerating sprouting）、侧支发芽（lateral-sprouting）两种形态结构变化。再生发芽是消失的神经突触本身的真正再生或形成，在中枢神经系统中较少见到，常见到侧支发芽，主要是从未受损伤的神经细胞的树突或轴突中向受损伤的神经细胞生长新芽，它构成了中枢性损伤功能恢复的形态学变化，反映了功能代偿或重组的解剖学基础。

突触发芽的类型可能有如下 3 种：①旁侧发芽（collateral sprouting）：在神经纤维上生成新的轴索支，并且末端与另外的神经元形成新的突触。②终端发芽（paraterminal sprouting）：现存突触的终末端某部分膨出，又形成新的突触。③突触性发芽（synaptic sprouting）：仅出现突触终末的接触面扩大，突触的接触点增多。

2. 突触效率的可塑性　突触的可塑性是建立在分子水平可塑性的基础上的，它涉及神经末梢去极化、突触的运动频率、突触前膜内钙离子浓度以及外在因素的调节等。突触可塑性包括两种类型：①突触后结构上的突触接触位点数量的改变，如失神经过敏。②已有突触的功能活性变化，如在电生理学上表现为长时程增强（LTP）、长时程压抑（LTD）和失神经过敏。

（1）长时程增强（long-term potentiation，LTP）：这种现象在正常生理状况下，与学习、记忆相关。所谓 LTP 是指中枢神经受到一定条件刺激后，可引发突触后电位（EPSP）叠加，幅度增大，保持长时间的兴奋状态现象。它可保持十几个小时，甚至几天。当突触后膜上的 NMDA 通道受刺激时或与神经递质结合，则平素阻挡 Ca^{2+} 内流的 Mg^{2+} 让位，Ca^{2+} 内流的浓度增加，导致了 LTP。动物训练发现：动作技能获得程度与 LTP 呈正相关，影响 LTP 的因素也影响运动的学习和记忆。

（2）长时程压抑（long-term depression，LTD）：LTD 是指突触传递效率（兴奋性）的长时间降低。这种现象存在脑的许多部位里，最早是在小脑内发现的。小脑的普肯耶（Purkinje）细胞接受的两种兴奋性突触，分别来自苔藓纤维和攀缘纤维。如果同时重复刺激两者，则可在平行纤维与普肯野细胞间的突触上观测到普肯野细胞放电率下降或 EPSP 降低，可长达 1 小时。目前认为 LTD 产生与 Ca^{2+} 内流导致谷氨酸的使君子碱受体失敏有关。低频电刺激可使突触后膜的 NMDA 通道受到压抑，钙离子内流减少，形成 LTD。一般认为小脑突触的 LTD 效应关系到精细运动的学习和记忆。

（3）失神经过敏（denervated supersensitivity，DS）：这一现象首先发现在周围神经系统中，神经-肌肉接点，后来在脑内也发现。失去神经支配的肌肉的兴奋性异常增高，或者失去传入神经结构后，突触后膜对特定的神经递质的反应敏感性增强，都可使细胞膜上的受体增多，据认为其可保持失神经组织的兴奋性，减少变性，与将来重新接受新的前神经纤维的支配，形成新突触有关。

3. 神经网络功能的变通性　这里是指神经系统利用新的功能模式替代已经损失的功能，使整个运作程序仍处于有效的状态。有人提出：可塑性的潜能，或是大脑未损伤系统的重组，孕育了一个逐渐增长的积极的体系。通过越来越多的 fMRI、PET、TMS 技术研究发现：脑损伤后功能的恢复与大脑次级运动区（如补充运动区、前运动区、小脑、感觉运动区等）的参与有关，另外脑卒中的不同阶段，两侧半球激活区不同或者参与程度有差异。可以认为重组的神经学机制是一个动态过程，它可能受到神经病理损伤程度的变化、患者在康复治疗中付出的努力程度、环境和作业训练方法等因素的影响。变通性包括潜在通路的启用、古旧脑的代偿、对侧或同侧周边的代偿、不同感觉神经之间的功能替代等。

（1）潜伏通路的启用（unmasking）：中枢神经系统中每个神经细胞通过突触与其他众

多神经细胞连接起来，但平时多数连接通路处于被抑制或"休眠状态"。当主要神经通路受损后，信息传达网络在数小时内出现抑制状态，感觉传入被阻断，其大脑感觉区的抑制性神经递质如γ氨基丁酸（GABA）出现一过性减少，以后旁侧神经通路被激活启用，发挥主通路作用。

（2）古旧脑的代偿：哺乳动物脑的最外侧皮质为新脑，当其损伤时功能丧失或降低，由脑内层的古旧脑部分承担起新脑的功能，但大多只能学会执行粗糙运动，缺乏精细动作的能力。

（3）对侧或同侧周边代偿：许多研究证实，大脑双侧半球及同侧损伤周边的皮质功能具有相互代偿的能力。目前功能影像学研究发现，运动功能重组表现可能有3种：患侧受累及的主要运动区发生移位；患侧未损伤部位仍有激活；非主要运动区的功能明显激活。

Morell发现皮质某部位兴奋一定时间后，对侧相应部位的核糖核酸合成明显增加。White对猴进行整个半球的切除试验，术后运动功能能够大部分恢复，证实了每侧半球均有双侧传出，维持身体两侧的功能。说明双侧半球相应部位间存在着联系，有利于损伤后运动功能的重新组织和支配，如语言功能的互相转移、运动能力的互相替代。

（4）感觉的替代：利用皮质内不相干的神经区域替代丧失的功能，使未受损的输出的突触效应被调整。如盲人利用触觉代替视觉做空间定位。有研究发现，截肢术后患者的肢体皮质感觉区变成颜面感觉区，考虑为感觉区域间的替代。Rossini等研究1例大脑中动脉缺血性脑卒中患者，导致运动功能丧失一年后，训练右侧肢体，fMRI发现左侧大脑半球感觉运动区不对称性增大和后移。

4. 与神经生长、发育过程相关的体内生物因子作用　目前，围绕着生物体内的促进神经生长和抑制神经生长的类生物因子研究中有许多新的发现。体内的两类物质对神经生长的作用截然不同，对神经系统产生综合性效应。

（1）促进神经生长发育的因子：具有保护、促进神经正常生长发育的称为神经营养因子（neurotrophic factor），它是一些能够提高神经元生存率的多肽。由于其局部的神经营养作用，可有利于突触的重塑和改变受体的表达。20年来对神经营养因子的研究给予极大的重视。但是生长和再生的含义不同，迄今仍未发现确实有效的直接帮助中枢神经再生的因子。人们已经开发出许多生物制剂，在临床治疗中枢神经损伤方面发挥了一定的作用。

如神经生长因子（neuro generation factor，NGF）在神经元靶组织产生，被神经元轴突末梢摄入，逆行运输到胞体，维持神经元的存活，对损伤后的轴突有促进生长作用。又如胶质细胞源性生长因子（GDNF）对脊髓损伤的恢复具有重要作用，它从胶质细胞系分离出来，可以在运动神经损伤时保护神经元存活，与此类似的神经营养因子（neurotrophic factor，NTFs），如睫状节神经营养因子（CNTF）、神经营养因子-3（NT-3）也具有一定的保护神经元存活、防止凋亡的作用。如临床应用的神经节苷脂（GM1）在正常神经元发育及分化中起重要作用，促进神经突生长，增加损伤部位轴突存活数目。

（2）抑制神经生长的因子：大量研究发现，成年动物中枢神经的轴突只能够在周围神经移植物中再生，提示中枢神经系统的内环境中可能含有某种抑制再生能力的物质。

（二）影响中枢神经可塑性的主要因素

对于神经可塑性的影响作用，主要表现在脑损伤的功能修复程度、速度和最后的质量上。

1. 损伤（injury）的性质　神经组织受损的数量、部位、起因（创伤和疾病）、进展速度（急性和慢性）等是决定机体预后的一大因素。如脑手术时，脑组织切除区域越大，功能恢复越差，大面积脑梗死的患者也如此。重复的损伤比一次性伤害更难恢复，其可能是一个多次不固定的错误信息难以准确被中枢神经系统调节，也不利于相应的代偿机制的形成。但也有认为损伤大不一定引起重度功能障碍，与损伤部位有关。脑肿瘤是个慢性损伤过程，中枢神经系统很难对其进行有效的调整，功能障碍表现逐渐加重。

2. 可塑性临界期（borderline phase of plasticity） 脑损伤后功能的修复过程中，功能训练和药物治疗存在一个"时间窗"的问题。代偿的"敏感期"是损伤的早期，学习训练的效果明显。另外长期卧床制动、对高张力肌肉缺乏抑制、采用非正常（不科学）的动作模式训练或缺少正确的对策（如放置不管、单纯依赖药物或期待自然恢复、畏惧运动而静养等）都会延误最佳的脑可塑期，导致异常运动模式的固定化。一般认为脑卒中发病第 3 天后即可出现神经的可塑性变化，发病后 1~3 个月为自然恢复期，该期可塑性变化尤为显著。但是，可塑性是脑组织的基本能力，临界期是相对的影响因素，一些实验证明：即使中枢神经系统损伤半年以上，再次给予适当刺激，脑仍可出现激活区改变以及行为变化。

3. 再学习及训练（relering and training）的作用 脑损伤后功能的修复是一个中枢神经系统的再学习、再适应的过程。如运动训练作为一种外界刺激，是向损伤的中枢神经系统定向地提供具体的修正方案和相关信息再传入的源泉，各种信息经过相关中枢的重组而形成一个新的行为模式，即诱发适当的运动应答。无论是感觉替代，还是神经网络功能的变通，都是要经过反复的"做"来学习和建立。例如，将两组猴大脑损伤后，次日一组开始积极的关节活动和移动训练，猴很快改善了运动功能，而饲养放置且不训练组的猴多数死于挛缩和压疮。也有人主张在神经网络重组活跃期，给予大量的位置觉和运动觉刺激（称多重感觉刺激），如让患者注视患肢、主动感知运动，体会运动中的差异变化，有助于正确模式的建立。有时可用语言提示或矫正动作，增强记忆。

突触的效率如何取决于突触使用的频率。运用得越多，突触效率越高，所以反复训练、学习才能形成突触记忆，或者使具有某种功能的神经网络结构承担新的功能。如脑血管病的恢复期（发病 3 个月后），中枢神经仍存在可塑性，虽然不如早期敏感，但是反复训练或者重复多种感觉的外周刺激尤为重要。功能影像学的许多研究提示，脑区激活与外界刺激量密切相关，具有明显的动态性，而与原有的功能状态不一定平行。

训练方法与脑可塑性关系密切。如强制性使用运动疗法（CIMT）、想象性运动疗法、神经易化技术、双侧运动疗法、重复训练疗法以及机器人训练等各有特点，许多功能影像技术研究发现：不同的康复训练方法在脑内表现不同的神经激活模式，因此结合病情，科学选择方法，摒弃缺少循证医学支持的技术，才可能产生更大的疗效。

4. 环境和效果（environment and effect） 一般认为，脑损伤后，通过丰富环境使剩余的功能增大而代偿。幼儿教育也证明丰富的环境对儿童智力发育有益。丰富的康复治疗环境，包括医疗、家庭及社会条件和支持氛围，有助于脑损伤后身心障碍的恢复。在小鼠实验性脑梗死后，分成环境复杂组与普通组分笼饲养，前者运动功能恢复最好，甚至将小鼠推迟 15 天再放入环境复杂笼饲养，功能恢复也优于后者。临床手术观察也显示手术后环境能够影响功能恢复的程度或速度。如对坐轮椅者进行复杂环境、社会交往、身体活动等方面比较，社会交往多者恢复较好。如果在复杂环境中允许身体自由的活动，再加上良好的社会交往，效果更好。

5. 心理素质（psychological diathesis）　　可以认为所有脑卒中患者都有不同程度的自发性恢复和神经功能重组的潜力，它不仅取决于神经病理损伤程度的差异，而且与患者在康复治疗中，为实现环境和作业要求做出的积极努力程度有关。许多临床事实证明，患者的乐观、勇于面对现实，具有战胜残疾、争取自立的良好心理素质，多能产生较好的治疗效果。

6. 年龄（age）　　一般而言，发育中的大脑较成熟脑组织更易变化，可塑性较大。同样部位的损伤，成年人的症状大于年轻的个体，年龄越小可塑性越好。有人认为越是成熟的个体，完成的"投射量"（突触的数量）越多，而其生长能力越是相对的小。如将幼猫和成年猫的胸段脊髓切断，前者在以后的发育中，其后肢仍有较好的运动协调能力；而后者则行走困难。但是也有不利的方面，如幼儿左半球损伤后，不仅出现运动、语言障碍，而且易伴有严重的智力和知觉缺陷，而对于同样损伤的中年人，后述症状较轻。显然，年龄对可塑性的影响具有双重性。

7. 物种（species）　　物种的进化过程中，越是低等的物种结构的重组性越是占优势，越容易形成新的神经联系。

8. 药物（medicine）　　临床中急性中枢性神经损伤使用的药物，能改善神经的营养状态，减少其变性，具有保护脑细胞的作用。另外前述各种营养因子的生物制剂的应用，如神经节苷脂（CM1）能促进神经的生长，有利于损伤的神经纤维修复。

9. 物理因子（physical agent）　　某些物理因子可能具有促进轴突生长速度的作用。有报道 30～100mV/mm 梯度的恒定磁场可能促进中枢神经的恢复；经颅磁刺激（TMS）疗法具有兴奋或抑制中枢神经的作用，可能影响脑的可塑性。

10. 神经移植（neural transplantation）　　一个世纪前人们就开始了脑组织的移植研究，动物实验和临床上已经观察到宿主脑组织与移植的幼鼠或胎儿的新生皮质细胞建立了联系，发生作用并产生营养因子影响周围的神经元，但是移植的神经组织是否能长期存活及发挥其原有的功能的问题仍未解决。近年来神经干细胞定向诱导分化调控、神经干细胞移植的研究备受重视。神经干细胞可以分化，通过分裂产生相同的神经干细胞，并进一步分化为成熟细胞，从结构和功能上替代或修复损伤的神经组织，它有可能影响神经系统的可塑性。Wagner 等将神经干细胞移植到帕金森病模型的鼠脑，神经干细胞在其脑组织中迁移并修复损毁的脑组织，且震颤症状明显减轻，可能是神经干细胞分化成为多巴胺能神经元起到治疗作用。近年来许多科学家通过获取的胚胎干细胞，在体外定向培育出全身 200 多种细胞类型及机体的各种组织、器官。另外骨髓间充质干细胞也可向多种细胞组织分化，将其移植到动物体内具有改善肢体瘫痪的作用。由于干细胞培育、分化及调控机制的复杂性，人类干细胞移植能否解决脑组织损伤后导致的局限性脑功能缺失，还需要投入大量的研究。

（全　喜）

第二节　运动障碍的恢复过程和异常动作模式

一、Brunnstrom 的分析

Brunnstrom（1952）较早提出了脑卒中运动恢复的过程模式，认为中枢神经性瘫痪不同于周围性神经瘫痪，后者主要是肌力方面的变化，而前者主要是运动形式的异常，其原因为上运动神经元受损，失去了对运动系统的控制，而原始的、被抑制的、皮质以下的中枢的运动反射释放，引起了运动模式改变，临床表现肌张力升高、肌群协调性下降、共同运动、联合反应以及各种异常的姿势反射等。该恢复过程分为六个阶段（如图 13 - 1），Ⅰ期为发病后急性期，患侧肢体呈迟缓性瘫痪。Ⅱ期为肌痉挛早期，低级的原始运动（共同运动、联合反应等）开始出现。Ⅲ期为肌痉挛及原始运动最严重阶段。Ⅳ期出现脱离共同运动的随意运动，痉挛开始减弱，Ⅴ期为分离运动期，肌痉挛明显减轻，动作更加灵活。Ⅵ期原始运动和痉挛消失，协调运动基本正常，仅表现在精细动作和运动速度方面的微弱差别。这个过程多数患者要持续 5 周到 3 个月。此期间随意运动从水平低下或消失到重新出现和提高（如果停滞某个阶段，称之"死胡同"），实际上是运动模式的转换过程，这个理论是脑卒中偏瘫评价和治疗的基础。康复治疗中，先抑制早、中期异常运动模式，然后建立起后期的正常运动模式。

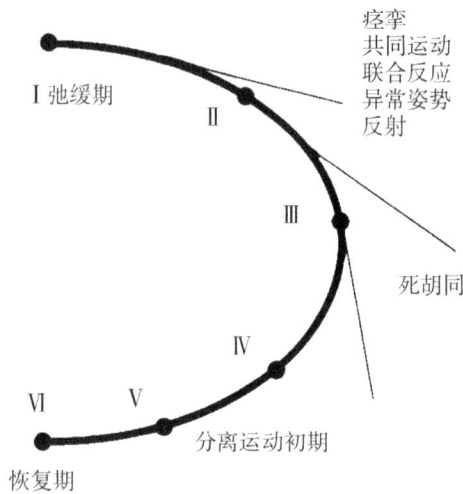

图 13 - 1　脑卒中运动功能恢复过程

二、异常动作模式

脑卒中异常动作表现在肌紧张，共同运动，联合反应及紧张性姿势反射等方面。

（一）肌紧张的异常

肌紧张指对身体某部位施被动运动时，肌肉收缩时发生的动作，或者向反方向牵拉或伸直时肌肉出现抵抗。脑卒中恢复期患侧肢体多出现高度肌紧张或痉挛，其原因非常复杂，机制尚未弄清。一般认为正常的肌张力主要依靠牵张反射中的紧张性反射来维持。其由肌梭内的核链纤维和Ⅱ类传入纤维组成次级感觉末梢，对缓慢持续牵拉肌肉较敏感，引起的牵张反射持久，属于静态紧张性的收缩。它是全身肌紧张产生的基础，也是维持躯体姿势的最基本反射活动，只有适宜的肌紧张才有正常的动作和行为。次级感觉末梢通过中间神经元与高位中枢有广泛的神经纤维联系，高位中枢可以通过下行抑制系统控制牵张反射。当脑卒中发生时，脑组织对下行系统控制受到破坏，紧张性反射活动的抑制被解除，而引起了肌痉挛。也有人认为上神经元损伤后，肌肉、肌腱、关节的黏弹性结构发生一定改变，导致张力增高。

痉挛发生在一个或全部肌群上，其紧张模式是由最强肌肉（群）的牵拉反射来决定的。所谓最强肌肉指抗重力肌，如上肢屈肌为抗重力的优势肌，下肢伸肌为优势肌，其异常时表现如下：

头部：头向患侧倾斜，面部转向健侧。

上肢：呈屈曲模式。肩胛骨后旋，肩胛带下降，肩关节内收内旋；肘关节屈曲，伴有前臂旋前；腕关节屈曲且偏向尺侧；手指内收屈曲。

躯干：躯干向患侧屈曲并转向后方。

下肢：呈伸展模式。骨盆转向患侧后方且上提，髋关节伸展、内收和内旋，膝关节伸展，足跖屈和内翻，足指屈曲、内收（偶有大足指伸展）。

（二）共同运动模式（synergy movement）

动物实验证实，脊椎动物的屈肌（或伸肌）运动系的神经元之间，都存在着功能性联系。当上位神经对其控制减弱时，屈肌群（或伸肌群）就可能出现共同性收缩，称之为共同运动。它是一种交互抑制关系失衡的表现，都伴有肌张力异常，多表现肌张力增高甚至痉挛。脑卒中患者做肢体随意运动时，可以表现出各种瘫痪侧肢体的共同运动模式。

1. 上肢共同运动　屈肌运动模式：让患者举起上肢，可见肩胛骨上举和后退，肩关节外展和外旋（或内旋）屈曲；肘关节屈曲，前臂旋后；腕关节掌屈，手指屈曲和内收。

伸肌运动模式：让患者向正前方伸展时，可见肩胛骨向前方伸出和下降，肩关节内收、内旋和伸展；肘关节伸展，前臂旋前；腕关节背屈，手指呈内收、屈曲或伸展。

2. 下肢共同运动　屈肌运动模式：让患者屈髋时，可见患侧骨盆上提和后移；髋关节屈曲、外展和外旋；膝关节屈曲；踝关节背屈和内翻，趾关节伸展或背屈。

伸肌运动模式：可见髋关节伸展，内收和内旋；膝关节伸展，踝关节跖屈和内翻，趾关节跖屈或内收（也有伸展的）。

（三）联合反应（associated reaction）

联合反应属于患侧的异常反射性动作。当随意用力或者给予随意性刺激或活动身体某个部位时，兴奋会传导到身体的其他部位（患侧），强行改变了原有的自主活动。如打哈欠、咳嗽、打喷嚏时，可出现患侧上肢的联合反应。走路时患侧上下肢可以出现联合反应，上肢呈屈曲状且肩被固定，下肢伸肌运动模式被强化，难以迈步，导致全身平衡困难。联合反应可以从健肢的活动诱发出患肢的活动，患侧上下肢之间也可以互相诱发出来。联合反应容易强化肌痉挛，妨碍了功能性动作的恢复，如上肢呈持续屈曲状态，则可影响上肢功能恢复，甚至丧失功能。

（四）异常姿势反射

所谓姿势反射是指人类在发育过程中，为了保持一定的姿势和平衡而建立的一系列紧张性反射活动，如迷路性紧张反射、对称性颈紧张反射、非对称性颈紧张反射、阳性支持反射、交叉性伸展反射、抓握反射等，表现特征各异，正常人在出生的 3～12 个月内见到。随着身体发育，高级神经中枢对其调控、整合、抑制，一般不易被察觉。脑卒中时，这些姿势反射会以夸张的形式出现而被人们注意。在康复治疗中，既可利用反射活动改善姿势或诱导出随意的正常动作，有时也需要抑制多余的反射活动，避免其产生的不良后果。

1. 迷路紧张性反射（tonic labyrinthine reflex） 该反射是通过头部空间位置的变换，使前庭器官将冲动沿第 8 对脑神经的前庭支传入脑干综合而成的。仰卧位时全身伸肌紧张性增高，俯卧位时其紧张性下降，而全身屈肌紧张性增高，呈屈曲状态。临床表现如下：

（1）取仰卧位时，下肢伸肌痉挛加重。头向后顶压床面，患侧躯干向后退。向前方牵拉肩胛时，有抵抗感。长期卧床的患者，上述症状更明显。

（2）翻身时，如果患者向床面伸展颈部，会导致伸肌紧张，妨碍了翻身动作执行。

（3）患者突然站立起来时，颈部向后伸展，会诱发下肢伸肌模式，把身体推向后方，使臀部从座位上滑落下去或呈左右不对称姿势。同样，坐位时如果屈曲颈部，可以诱导全身呈屈曲状态而突然跌倒。

2. 对称性颈紧张反射（symmetric tonic neck reflex，STNR） 对称性颈紧张反射是通过颈部肌肉和关节的牵张诱发出来的。在正常发育中，该反射同迷路的前庭反射协同起作用，维持幼儿爬行姿势。颈后伸时，两上肢的伸肌和双下肢的屈肌紧张度升高，颈屈曲时，两下肢的伸肌和双上肢的屈肌紧张变强。脑卒中患者临床表现如下：

（1）在头或躯干下放入高枕头时，即头或躯干呈半卧位屈曲状态，患侧上肢屈肌和下肢伸肌紧张度增强。坐在轮椅上低头弯背时也可表上述痉挛亢进现象。

（2）有的患者步行时低头屈颈，目光注视地面，可使患侧下肢伸肌张力亢进，支撑期出现膝过伸展，足趾屈触着地面，髋关节被推向后方。由于髋及膝部伸肌松弛不下来，易形成弧形步态迈步。此外因头颈屈曲，而强化了上肢的联合反应，使上肢屈肌痉挛亢进。

（3）患者欲从床边挪到椅子上，起立时，当伸展颈部时，会导致患侧下肢屈肌紧张增强，膝关节屈曲且上提离开地面，造成起立困难。

3. 非对称性颈紧张反射（asymmetric tonic neck reflex，ATNR） 也在颈部被诱发出来。左右转动颈部时，与颜面同侧的上下肢伸肌和后头侧上下肢的屈肌紧张性增高。脑卒中患者在临床表现如下：

（1）卧位或坐位时，一般患者将面部转向健侧，容易引起患侧上肢屈曲动作。当站立时，将头转向健侧时，患侧下肢屈肌也易出现痉挛，导致站不稳。

（2）欲伸展患侧上肢，患者用力将面部转向患侧，企图加强肘伸展动作，否则伸展更加困难。由于上肢屈肌痉挛占优势，有时尽管面部转过来，仍然无法抑制痉挛。

（3）下肢肌低紧张者欲站立时，面部屡次转向患侧，主要是为了稳定和强化下肢的伸展活动。

4. 阳性支持反射（positive supporting reaction） 该反射是因足跖面，足掌的第一，五跖趾关节处受到刺激而引起的反应。如反复接触地面，受到压迫或牵拉便可引起该反射持续发生，使下肢伸肌紧张性增高。偏瘫患者临床可表现如下：

（1）一般患侧足的跖趾关节底部最先接触地面，立即出现下肢全部伸肌痉挛，似如硬木棍，膝呈过伸展状，难以站稳，直到进入摆动期也很难放松下来。下肢产生了一股后推力，身体重心无法转移到患侧下肢上来。

（2）足背屈的被动训练时，如果操作者手用力触压上述部位；也可诱发出下肢的伸肌痉挛。

5. 交叉性伸展反射（crossed extension） 该反射属脊髓反射，当一侧下肢受到疼痛刺激时，其下肢发生屈肌收缩反射，而对侧下肢伸肌紧张性增高，呈现伸展状态。偏瘫患者表现如下：

（1）患者仰卧位屈曲双下肢做"架桥"训练，能将臀部抬起，但是一旦再将健侧离开床面时，患侧下肢会出现伸展使"桥"倒塌，无法主动进行训练。

（2）如果把体重压在健侧下肢上，从坐位上起立，只要健侧下肢刚一伸直，患侧下肢就反复出现屈曲，接着走路也很难支撑身体。

（3）走路时，一旦健侧迈步时，患侧下肢会出现完全伸展的模式，很难保持身体平衡。如果接着摆动患侧下肢，显得僵硬而不灵活。

6. 抓握反射（grasp reflex）　该反射是通过刺激手掌或手指腹部的本体感受器而诱发出来的。表现手指屈曲内收状态。脑卒中患者临床表现如下：

（1）在患者手掌中放置某个物品，均可使腕关节手指屈曲兴奋性增高，肘也出现被动屈曲。有人为防止屈指，常让患者握硬滚筒，如果引起了抓握反射，反而加重了痉挛。

（2）患者能主动伸展患侧手指，但在功能性活动中，经常握住后就很难放开。患侧手掌经常像使劲地握着什么东西似的，走路时更明显。

上述各种姿势反射常常是综合在一起对身体产生影响，典型而孤立存在的较少。在康复治疗中，要反复学习动作，但是要避免重复那种异常的动作模式，如果不学习有意义的精细动作，患者只能掌握原始的反射性动作，必然导致痉挛的增强，因此，应该尽早指导患者采用正确或接近正常的有效方法。

（全　喜）

第三节　康复开始时机和病例的选择

康复治疗何时介入脑卒中治疗，各国家的做法不一，但早期介入已形成共识。介入条件也逐渐明确，1990 年 WHO 卒中康复专家委员会建议，脑卒中的康复治疗应当遵循五个原则：

1. 正确选择病例，掌握好适应证和禁忌证。
2. 及早开始主动性康复训练。
3. 分阶段进行康复。
4. 按预定的康复程序进行。
5. 实行综合性康复管理。

一、康复介入的条件

及早实施康复治疗，以减少并发症和改善功能障碍。但何时开始康复，并无统一意见。国外有的提出发病后第 3 天即可开始介入康复治疗，也有的认为发病第 5 天后开始。我们国家"九五"攻关的脑血管病康复研究结论认为：一般缺血性脑卒中的康复宜从发病 1 周后开始，出血性脑卒中的康复宜在第 2 周开始。但是每个患者病情不同，开始介入康复的时间只能作为参考，关键要视病情稳定程度来确定，包括基础疾患、原发神经病学疾患和其他并发症、并发症有无及严重程度。这些都是能否实施正规程序化康复的基本条件。

1. 病情稳定　指体温、血压、脉搏、呼吸等生命指征平稳，神经系统症状稳定，营养正常，或鼻饲、静脉给营养途径已建立。这类患者就应该及早介入康复治疗。但是如果意识状态波动，甚至昏迷，功能障碍仍在加重，心律失常、心肌梗死、严重肺部感染、急性肾功能不全、血压过高等病情变化明显的，一定要暂缓或慎重复治疗，甚至禁忌康复介入，此时应以临床救治为主。待上述情况好转后，方可考虑康复的正规化治疗。

2. 血压和心率　一般国内外主张在保证安全的前提下，血压应保持正常范围，心率指标在 100 次/分以下；运动训练时不超过 110 次/分。对慢性高血压或动脉硬化的老年人，血压降得过低，会使脑灌注量下降，易诱发二次脑卒中，因此收缩血压可酌情放宽。参考国内外资料，一般维持在 140~160mmHg 为宜。运动训练后血压可能会上升，但收缩压不宜超过 10mmHg 以上，运动时间不超过 30 分钟，或者运动中适当休息 5~10 分钟。康复训练中可进行动态血压监测，以保证安全。

3. 体力　体力是维持主动康复训练的基础。体力欠缺训练效果不佳，保持旺盛的体力有助于能力的提高。患者在发病后静养期间，活动减少，体力多下降，营养支持低于发病前。因此，多数患者即使脑卒中较轻或青壮年患者，当初入康复训练时，都可感到体力不支、疲倦，如果伴有心脏病、糖尿病则疲倦现象尤为突出。一般在训练开始的 1~4 周内，体力不支情况明显，此适应阶段过后，疲劳会逐渐减轻。

对于其他系统疾病引发的疲倦，应当查找原因及时处置，争取改善体力，适时介入康复。有报告认为，血糖过高或过低都易导致训练中的疲劳甚至危险，如 2 型糖尿病患者用胰岛素调整血糖时，50 岁以下的空腹血糖维持在 5~6mmol/L；老年或慢性糖尿病患者空腹血糖维持在 5~7mmol/L，餐后血糖维持在 7~10mmol/L，糖化血红蛋白在 6.2%~8.0%，则可以进行适当的康复训练。

一般将患者体力分为三类：

（1）每日可进行 3 小时以上的体力活动。

（2）每日可 1~3 小时活动。

（3）每日只能低于 1 小时活动。

一般认为，只要能辅助下坐位维持达到 30 分钟，就具备了进入正规康复训练的最少体力。对于早期卧床或尚不能坐位的患者，尽管体力不佳，只要生命体征稳定，可酌情实施床边被动活动。

二、脑卒中康复治疗的禁忌证

对一般脑卒中患者急性期的治疗而言，康复医学性处置作为辅助性的治疗是必要的。但从保证治疗安全角度考虑，一部分患者不宜做康复训练，应以临床医学治疗为主。下述三种情况不应康复治疗：

1. 病情过于严重或在进行性加重中，如深度昏迷、颅压过高、严重精神障碍、血压过高、神经病学症状仍在进行发展中等。

2. 伴有严重并发症，如严重的感染（吸入性肺炎等）、糖尿病酸中毒、急性心肌梗死等。

3. 严重的系统性并发症，如失代偿性心功能不全、心绞痛、急性肾功能不全、严重精神病、活动性风湿等。

（陈华先）

第四节　功能障碍的评价

评定的目的主要是寻找妨碍正常功能的原因或出现症状的问题所在，以确定如何改善障碍的康复治疗计划。此外也可以通过评价检查治疗效果，修订康复程序或方法。评价时，多采用量表等工具，所用量表必须具有实用性、有效性（效度）、可信性（信度）。入院时进行初期评定，每个月也可实施中期评定，出院时进行末期评定。一般围绕以下方面问题评价，如：意识水平、吞咽障碍、失语、肢体运动控制、躯干控制（平衡水平）、认知能力、感觉、步行、情绪状态、独立性、二便控制能力、智力水平、参与水平等，为此各国根据当地情况，设计形成了许多脑卒中后功能障碍评价的量表，有单个项目评价的，也有综合性评价的。目前使用较多的如美国国立卫生研究院卒中量表（the NIH Stroke Scale，NIHSS）、哥本哈根卒中量表（The Copenhagen Stroke Scale）、斯堪的纳维亚卒中量表（Scandinavian Stroke Scale，SSS，瑞典）、脑卒中临床神经功能缺损评分标准（中国）、神经功能量表（the Canadian NeurologicalScale，CNS，加拿大）、脑卒中残损评定法（Stroke Impairment Assessment Set. SIAS，日本）、脑卒中神经功能统一量表（Unified Form for Neurological Stroke Scale，UNSS）、欧洲卒中评分（theEuropean Stroke Scales，ESS）、Barthel 指数（Barthel Index，BI）、Fugl - Meyer 偏瘫身体功能评价法（瑞典）、Brunnstrom 偏瘫肢体功能分级法，功能独立性量表（Function Independent Measure，FIM，美国）以及各种吞咽功能分级标准等。使用中可参考脑卒中常见问题选择某些评价项目和相关的量表进行。为了正确把握功能障碍的评价方法，本部分主要就与障碍相关的基本知识概念及常用评价方法加以介绍。

一、脑卒中患者常见问题

（一）生物水平（impairment 残损）

1. 左大脑半球损伤　可表现为右侧偏瘫（如出现利手麻痹，可施利手交换训练）、右半侧身体感觉障碍、失语症、观念失行、观念运动失行等。

2. 右大脑半球损伤　可表现为左侧偏瘫、左半侧身体感觉障碍、左半侧空间忽略、注意障碍、病态失认、穿衣失用等。

3. 双侧大脑半球损伤　常见于多发性腔隙性梗死或多次脑卒中发作等，临床可见两侧肢体瘫痪、躯干肌力低下、假性延髓性麻痹（构音障碍、吞咽障碍）、意欲低下、智力减退等。

4. 脑干损伤　交叉性瘫痪、脑神经损害症状（复视、周围性面瘫、眩晕、耳鸣、吞咽困难等）、共济失调。

5. 小脑损伤　眩晕、共济失调。

（二）能力低下/残疾（disability）

1. 基本动作能力障碍　可表现仰卧位到坐位、跪位、站立等姿势转换及保持能力障碍，尤其双侧身体瘫痪时，因为肌力低下，起立、坐位、站立的保持更加困难。

2. 步行移动能力低下　因步态、使用支具等不同，而步行表现不一（表 13 - 1）。

表 13-1　脑卒中异常步态表现

部位	姿势	
	患侧站立相	患侧摆动相
躯干	前倾，侧方摆动	前倾，侧方摆动
骨盆	旋转、Trendelenburg 征	上提
髋	外旋、伸展欠充分	屈曲不充分或过屈、外旋
膝	屈膝、抖动、过伸展	伸展不充分
踝	全足底同时着地、尖足、内翻	拖地、足下垂、内翻、过背屈
足趾	屈曲	

3. 日常生活动作能力（ADL）障碍　主要表现在就餐动作、洗漱整容、更衣动作、排泄动作等动作能力低下或不能。有的患者需要护理照料，生活质量下降。

（三）社会性不利/残障（handicap）

脑卒中的功能障碍多为突然出现，如果症状很重，容易产生混乱。正值工作年龄，家庭经济来源成为问题。对于高龄老人来说，还会出现护理照顾的问题，应该用细致妥善的对策来解决。

1. 经济保障　如医疗及生活费用来源方面，保险的种类、公费医疗、社会或社区性福利服务的利用问题。

2. 护理问题　人员、心理、经济能力等问题。

3. 家居环境　间壁、地面、楼梯、扶手、浴室、洗手间设备以及周围环境不适应患者，需要改造的环境。

4. 职业　对病前的工种、设备、通勤方法和工作环境不再适应。

5. 生存质量的考虑　需要扩大生活空间（购物、娱乐、兴趣、教育、驾驶等），理解身体功能的状态，提高满足度，援助患者对生活的要求。

二、运动功能障碍的评价

脑卒中运动功能障碍属于中枢神经性障碍，表现特点不同于周围神经损伤。目前国内外运动功能评价量表较多，如 Brunnstrom 肢体运动功能评价表、Bobath 评定法、上田敏评定法、Fugl – Meyer 评定法、MAS 评定法都是围绕运动模式和功能评定，但是各有侧重。肌肉张力的评价多采用修改的 Ashworth 量表（TAS）。平衡评价量表有 Romberg 试验、功能够物试验（FRT）、Tinet 平衡量表、Berg 平衡评价量表等。另外关节活动度评定可采用临床骨科的方法。一般认为，常规的徒手肌力评定方法（6 级肌力评定法）不大适用重症障碍患者的肌力定量，因各种原始反射存在，使得测定值不稳定或不确切。

三、步态分析

对脑卒中患者进行步态分析或评估的目的，是为了纠正异常步态，提高步行能力。因此首先要熟悉正常人体步行模式，然后才可能发现问题所在。目前临床上多采用传统的目测方法分析，也有使用如三维分析系统能够在三维空间里对受试者步行运动规律、力学变化及肌肉活动进行定量的、精确的及客观的评价。

（一）正常人体步行模式

1. 基本概念

一步（step）：一侧足跟着地到另一侧足跟着地期间的动作。

步幅（step length）：一步动作时双足跟之间的距离。

步行周期（walking cycle）：一侧足跟着地后，依次同足跟再次着地的连续动作，为步行的基本单位。

足夹角（food angle）：足底长轴与前进方向所成夹角。

步行率（walking rate）：每分钟步数，它与年龄、身高、性别有关。

每步时间：每个步幅所需时间。

每分速度（m/min）：每分钟所走的距离。每步时间及每分速度均可表示步行的速度。为方便起见，也有用测定10米距离内所用时间来表示速度。步行周期分为站立相和摆动相，各相又分成若干期（图13-2）。

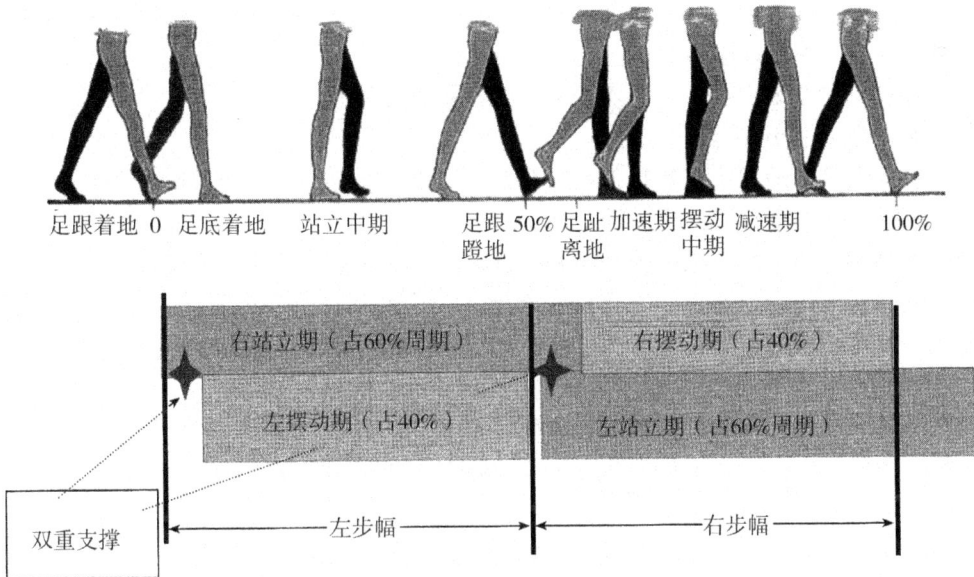

图13-2 步行周期的各阶段示意图

2. 决定步行效率的因素 效率较高的步行是重心上下和左右方向移动低幅度，接近与地面平行的直线移动，这种状态下的能量消耗最少。其受5个因素影响：

（1）骨盆转动：骨盆围绕垂直轴在水平面上旋转运动，转动轴心为髋关节，内旋在站立相初期最大，外旋在摆动相初期最大。每侧为4°，两侧合计为8°。作用：骨盆转动可减少垂直向下方的振动幅度。

（2）骨盆的侧向移动：当一侧进入站立相时，该侧髋关节垂直处于内收位时，骨盆自然会向该侧移动约3cm，由于股骨与胫骨之间形成生理性外翻夹角，使骨盆侧移减少1/2。

（3）骨盆的倾斜：行走时摆动相侧的骨盆在额状面的运动，从水平位置向下倾斜约5°（重力作用）。作用：可减少重心的垂直向上的振幅。

（4）站立相时的膝伸屈活动：膝关节在一个站立相时，表现"伸展-屈曲-伸展-屈曲"的双重膝作用（double knee action）。它具有减少运动冲击、减少重心上升幅度（屈曲）的功能。

（5）膝和踝关节的协调运动：站立相时，足跟着地期表现踝关节0°、膝伸展；然后足底着地期表现踝跖屈、膝屈曲；站立中期时，踝开始背屈，膝伸展；足趾离地期，踝跖屈、膝屈曲。作用：减少重心上升幅度。

（二）常见异常步态原因分析

1. 踝关节跖屈位着地（多见）

（1）伴有足前部位外侧着地（腓肠肌痉挛，短缩/胫前肌活动低下）。

（2）足底外侧（足内翻）着地（腓肠肌痉挛，短缩/胫前肌活动低下）。

（3）足趾尖先着地（足趾屈肌群痉挛较强）。

（4）足底部向地面摔打（足底全面着地）（小腿三头肌痉挛较弱，且足背肌控制也不充分）。

（5）膝过伸展踝关节背屈受限（股四头肌控制不灵下肢着地常常变得困难。尤其在下楼梯时患肢内收，多数着地困难）。

（6）足底内侧着地者极少（患者病前为足外翻者例外）。

2. 着地阶段膝关节的分析

（1）膝关节从着地期前开始持伸展或过伸展，多数人直至着地仍维持该种肢位。原因可见比目鱼肌挛缩、股四头肌控制不灵（0°~15°）。

（2）本体感受器障碍者用膝关节伸展位着地，并确认着地后才开始移动身体。

（3）用膝屈曲位着地的人，一旦足底着地，因阳性支持反应的影响，也可见到膝伸肌紧张度增高的现象。

3. 站立中期膝关节的分析

（1）多数情况下，膝的过伸展状态残留，到后来，最终使躯干前进受到限制。因下肢支持体重，大腿四头肌显示异常的紧张，同起初的小腿三头肌痉挛相符，易呈现膝关节的伸展或过伸展。

（2）本体感受器障碍时，即使是运动功能水平较高，也常常用膝过伸展位来获得稳定性。

（3）控制膝的肌力低下，因心理恐惧导致膝过伸位。

（4）少数患者呈现膝屈曲状态。大腿四头肌张力低下时，尤其在站立之初，出现膝屈曲（处于10°~15°状态），直到中期因为膝的不稳定，无助力下步行变得困难。考虑原因与足背屈控制下肢向前方运动的肌活动能力低下及下肢伸肌群的共同运动受限有关。

4. 站立中期髋关节分析　髋关节的外展肌作用不充分时，出现Trendelenburg步态（臀肌麻痹时所见的摇晃步态），骨盆过度侧向移动。为代偿，多显示躯干前屈，行走时左右摆动躯干和臀部。

5. 站立后期

（1）踝关节：小腿三头肌处于紧张状态，靠其收缩产生前进力（后蹬地力）的能力低下。另踝关节处于背屈状态，着地时间延长。

（2）膝关节：因大腿四头肌的过紧张，关节屈曲减少且延迟了。

（3）髋关节：为迈腿准备易出现外旋位，导致足尖离地困难。

6. 摆动初期

（1）伸肌共同运动一旦增强的话，在踝关节上则发生反尖足（足下垂）。膝关节因伸肌紧张屈曲变得困难，导致足尖拖地。另外由于用力迈出，也常常出现划弧步态。躯干向健侧屈曲。

（2）屈肌共同运动模式处于优势时，髋关节和膝关节成过度屈曲，也常常伴有髋关节外旋。

7. 摆动后期

（1）为了准备足着地，小腿三头肌、大腿四头肌、髋内收肌的紧张度逐渐增大，髋关节也常常表现出明显的内收。

（2）急剧迈出小腿，着地前伸膝→屈膝位是一种情况，着地时逐渐伸展膝的情况也有。

四、日常生活动作的评价

日常生活动作能力（Activity of Daily Living，ADL）的评价主要是为了解病后患者，为了独立生活而反复进行的、最必要的基本活动的能力。它是一种综合能力的测定，对制订和修订训练计划，安排患者重返家庭和工作岗位十分重要。量表有 Barthel 指数、功能独立性评定（functional independence measure，FIM）、KATZ 指数及 PULSE 简表（详见有关资料）。这里主要介绍 Barthe 指数分级法（表 13－2），该法将日常生活动作障碍分成轻、中、重三级，轻度：大于60分，中度：60～41分，重度功能障碍：小于40分。一般入院时 Barthe 指数为0～20分者属于重症，约35%死亡，16%能返回家庭，完全依赖。指数60～100分者，轻度依赖，约95%能重返家庭。

表 13－2　Barthel 指数评分法

ADL	自理	稍依赖	较大依赖	完全依赖
就餐	10	5	0	0
洗澡	5	0		
洗漱（洗脸，刷牙，梳头，刮脸）	5	0		
更衣（含系鞋带）	10	5	0	
控制大便	10	5（偶可控制）	0	0
控制小便	10	5	0	0
如厕（含擦，穿衣，冲洗）	10	5	0	
床—椅转移	15	10	5	
平地行走45m	15	10	5（用轮椅）	
上下楼梯	10	5		

五、失认症与失用症的检查

失认症和失用症均为脑卒中引起的高级神经功能障碍，另外常见的失语症也属此范畴。上述症状是妨碍康复治疗的重要因素，由于其病变的部位和症状不完全对称，所以确切地了解症状行为学，在康复治疗中具有十分重要的意义。关于失认发生的机制尚无统一认识，如：断离症状学认为，左半球枕叶以及胼胝体的大部分损伤，视觉信息传入不到左后枕叶，也不能从右后枕叶通过胼胝体传递到左半球语言区域，所以表现右同名性偏盲、物体失认、色彩失认、单纯失读等症状；还有视觉信息处理三阶段理论学说等。

（一）失认症（agnosia）

失认症指对于借助视觉、听觉、触觉等所获得的感觉情报不能认知的障碍，即通过感觉系统却不能知觉物体的现象。如借助视觉时，虽然有视力、色觉等成分的视觉能力，但却无视觉认知，或对视觉物不能称呼，并非失语症所致。失认限定在某种感觉方式上发生，即用一种感觉时不能认知的刺激，来刺激其他感觉系统时却能被认知。如用眼睛看，什么也不明白，但用触觉、听声音、用语音解释，则很快理解。一般临床上，直接诉说失认症状者少，视觉性失认者常说："看不见，不明白"，但是视力检查，几乎未发现视力异常。

1. 视觉性失认　视觉性失认是指虽然视力正常，且触觉和听觉认知也能正常进行，仅视觉性认知处于障碍状态。

（1）功能水平分类

1）统觉型视觉失认（apperceptive agnosia）：对形状认知困难，不能判别显示在眼前的两个图形异同，重叠在一起就更难判断。不能临摹或相互配对。责任病灶在双侧枕叶。检查方法可用判断重叠图形中所包含的图形。

2）联合型视觉失认症（associative visual agnosia）：又称为认知到命名水平障碍，指把知觉的内容和观念联系起来的活动障碍。这类患者可能会临摹，但是无法理解那些是什么。可能会形态与形态的配对，但是不明白其意，不能命名。病灶：胼胝体、左枕叶内侧面。检查法：临摹图形，令其回答是什么。

3）同时失认（simultaneous agnosia）：指对逐个认知的综合障碍。虽然对每个视觉对象能够认知，但是对其整体不能认知，看一幅画时能够一个一个地描述和理解内容，但是描述全幅画的整个含义就不理解了。病灶：左枕叶前部或左枕叶外侧部。检查方法：看图说明意义。

（2）根据视觉输入种类的分类

1）色彩失认（color agnosia）：患者对颜色的辨别无障碍，但是丧失了对颜色的认知。即虽然颜色的名字被告之，但是却指示不出其颜色。被提示有2个颜色，可以理解其相同或不同。尽管被告之其颜色的名字，但是却指不出来是哪一个，也说不出其颜色的名字。例如，说不出香蕉的颜色，即使涂上颜色也说不出来。病灶：视觉联合区。

2）颜色与命名断离障碍（disconnection color anomia）：属于色彩失认，主要表现在色彩与语言的联合上的障碍。因为患者有色彩知识，让其看香蕉和苹果的画时，可以用相应的色彩涂抹，但是不能命名是什么颜色。另外，可以进行色与色的配对，但是不能用语言来说明。病灶：左枕叶内侧面、胼胝体。

3）相貌失认（prosopagnosia）：指不能认识别人的相貌。患者不能认识周围的人或名人，说不出其姓名。例如，看着图可以临摹，但到底是谁却不知道。相貌失认表现为同一张脸也不认识，或在同一角度可以认识，但是改变了角度或有阴影时就不能认识了，也有只认识同一张脸，其他一概不认识。病灶：双侧枕侧叶。

4）物品失认（visual object agnosia）：指看见物体而不能说出是什么或不明白是什么。但是摸一摸，听一听其发音就明白了。

5）其他视觉失认：视觉空间失认，指视觉对象空间绝对和相对位置上不能定位以及比较大小困难，又称空间盲。半侧空间忽略属于此列，对患侧空间看不见或略微看到一些。

2. 听觉失认（auditory agnosia） 听觉失认指对语言和自然界的声音等各种差异不能认知，根据声音分类如下：

（1）环境失认（auditory sound agnosia）：主要是对周围环境的声音不能认知，对狗叫声、汽车声虽然能听到，但是什么声音却不清楚。病灶：颞上回、角回、顶叶（下部）。

（2）纯词性耳聋（pure word deafness）：不能掌握说话声音的障碍，患者对熟知听惯的语言能够听见，但是不懂内容，如同听外语一样。与能听但不明白其意的感觉性失语不同，前者当认知后马上就明白其意。后者对口语理解力极差。病灶：左颞叶皮质及皮质下。

（3）感觉性失音乐（sensory amusia）：听音乐，对音乐的节律、节拍等不能认知的障碍。对两个音的高低是否异同不明白。病灶：左枕叶。

3. 触觉性失认（tactile agnosia） 触觉性失认属于触觉认知障碍范畴，包括形状失认和材料失认（两者也属于皮质性感觉障碍的症状）、真性触觉失认。

（1）形状失认：指不能认知物体的形状差异和大小等障碍，手模两个物体不能区别其形状和大小等。

（2）材料失认：摸物体能知道物体的大小、形状、但是对于材质的软硬、粗滑等不能认知。

（3）触觉性失象征：对于形状和材料能认知，但是对于触摸对象是什么不知道。这种可以认为是真性触觉失认。

4. 身体失认 由于对身体图形障碍，身体构造知识缺乏。不能认清身体的各部位，搞不清各部位位置的关系的障碍。

（1）单侧身体失认：患者处于似乎不认为自己半个身体存在的状态，对于患侧半身不注意，不关心，也不想使用它，使用手时也如此。病灶：右顶叶后下方。

（2）手指部位失认：患者不能按照口令指出身体的各个部位，对各个部位的称呼也不知道。问眼睛在哪里，虽然能够听到，但是不能指出来。病灶：左半球后1/2处。

（3）手指失认：不能称呼自己的手指，命令其指出某个手指，不明白。检查法：命令患者说出两手指间的手指。

（二）失用症（asymbolia）

失用症是指不伴有运动瘫痪、失调、痴呆的完成运动的障碍。其产生的前提是患者首先完全理解应该做什么，而且又具备该方面知识，如果动作完成失败，可称为失用。失用的特征之一为自动性、随意性分解，即患者不能有意图或有意识地完成动作，但有时不自觉地很容易完成某种动作。如不能模仿伸舌头，但在不同场合偶尔可以观察到伸舌动作。与失认的原因一样，是因为脑损伤而产生的获得性症状，但是必须和感觉障碍、失语、失认等作出鉴别。

Hecaen（1978）失用的分类

（1）意念运动性失用（ideomotor apraxia）：是意念中枢与运动中枢之间联系受损所引起的。由于两者联系的损伤，运动的意念不能传达到运动中枢，因此患者不能执行运动的口令，也不能模仿他人的动作。但是由于运动中枢对以往学习过的动作仍有记忆，有时能下意识地、自动地进行常规的动作。例如，给患者勺子时，他能够自动地用勺子盛东西吃，但是告诉他，用勺子吃东西时，他却不会使用勺子了。病灶：缘上回运动区和运动前区，胼胝体。

检查方法：

1）模仿动作：操作者示范举起自己某手指，口头命令患者模仿进行，不能模仿者为阳性。

2）按照口头命令动作：不执行指令的患者为阳性。

a. 颜面颊部动作：口头指令患者吹灭火柴或伸舌头。

b. 四肢性动作：让患者按照指令。表演举手礼、使用牙刷、使用锤子钉钉子、用脚踢球等动作。

c. 全身性动作：让患者表演鞠躬、跳舞、拳击等动作。

（2）意念性失用：正常有目的性的运动需要经历"认识－意念－运动"的过程。认识到需要运动时就有了运动的动机，产生了运动的意念，做出运动的计划，控制肌力、肌张力、感觉、协同运动，才能完成有目的的运动。意念中枢的受损（在左顶下回、缘上回），不能产生运动的意念，即使肌力、肌张力、感觉、协同运动正常也不能产生运动称之为意念性失用。这种患者精细动作完成较为困难，各种基本动作的逻辑顺序混乱，可以完成一套动作中的一些分解动作，但是不能将各个组成部分合乎逻辑地连接成为一整套动作。例如，让患者点烟，患者把火柴当作烟叼在嘴里面，而用烟卷去划火柴盒。

检查方法：

给患者准备信封、信纸、邮票及糨糊，让患者封信封。如果患者操作程序混乱为阳性。

（3）结构失用（constructional apraxia）：结构失用是以空间失认为基础的，基本动作没有失用，但是，固定和视觉空间有关的正确位置尚有困难。患者不能描绘和搭拼简单的图形。病灶：常在非优势侧顶叶和枕叶交界处。

检查方法：

1）画空心十字试验；不能完成者为阳性。

2）火柴棒拼图试验：操作者用火柴棒拼成各种图形，让患者模仿。

3）拼积木：取 Wechsler 智力测试的积木四块，依次排成下列四种图形，再让患者复制。

4）几何图形临摹法

（4）穿衣失用症（dressing apraxia）：以视觉空间失认为基础的失用症。表现为对所穿衣服各部位辨认不清，因而不能穿衣服。可伴有身体失认症。病灶：常在右顶叶、枕后叶。

检查方法：让患者自己穿衣、穿鞋。如果对衣服部分反正、左右、手穿不进袖子、系扣、系鞋带有困难者为阳性，能在合理时间完成者为阴性。

（5）步行失用（walking apraxia）：患者不能发动迈步步行的动作，但能越过障碍和上楼梯。如果在前方放置一障碍物（例如砖头），他会迈出第一步，并且可以继续向前走，但是不容易拐弯。病灶：运动区皮质的下肢区。

检查方法：根据患者不能发起迈步动作，但是，遇到障碍物时能够自动越过，遇到楼梯能够上楼梯，走路时拐弯困难等一系列异常表现来确定。

（陈华先）

第五节　康复治疗程序及方法

一、康复治疗的范畴

在康复治疗中，应该了解或弄清解决问题的范畴，围绕其中开展有目的的治疗工作。

（一）促进自然恢复

有利于尽快改变循环代谢，促进脑循环自动调节和血－脑屏障功能的正常化。

（二）防止继发性功能障碍的发生

1. 预防肌萎缩、肌力低下、挛缩、骨质疏松等失用综合征。

2. 预防韧带弛缓、肩手综合征等误用综合征。

3. 如已经发生上述综合征，应及时矫治。

（三）强化残存的功能

在加强改善患侧肢体功能的康复训练过程中，对于健侧来说，其不一定是"健常"的，也应该对健侧上下肢进行功能强化性训练，有时此类训练可作为重点进行。如老年人在脑卒中发生之前，就可能存在肌力低下。

（四）改善瘫痪侧

瘫痪侧随意运动能力的改善与肌力的改善相比，应该放在首位。提高随意运动控制能力的神经肌肉易化技术［如 PNF 技术、Bobath 疗法、Brunnstrom 疗法、Rood 法等，统称为促通技术（neuro – muscular facilitation）］、运动再学习法、强制性使用运动疗法（CIMT）、想象性运动疗法、双侧运动疗法、重复训练疗法以及机器人训练等各有特点，结合病情评价，应进行科学选择运用。

（五）高级神经功能障碍（失语、失认、失用等）的评价

康复治疗中，要对高级神经功能障碍进行如实的评价，这不仅能够预测功能障碍，还能决定治疗方案。它在判断整体性预后上十分重要的，对确定最终康复目标有重大影响。

（六）排便排尿自立

发病早期就应开始排便排尿的训练，使患者自立，不仅能减轻护理工作量，也关系到开展其他项目训练，提高日常生活能力等，也可以减少或预防尿路感染或等其他并发症。

（七）代偿方案

为改善功能，有各种代偿的方法，不能千篇一律采用某种习惯的方式。要因人因症而异，如多数老年人的功能改善不如中青年人，在发病之后就可能马上出现肌力低下，为适应患者可使用必要的支具、自助具。

（八）简化日常生活动作（ADL）

脑卒中患者多伴有肌力低下，耐久性差的问题，可导致生活能力下降，应该协助患者想办法简化生活动作，使其容易掌握要领，多练习患者容易做的动作。

（九）危险因素及并发症的管理

重点管理好高血压、动脉硬化、糖尿病、冠心病等并发病。不能忽视上述疾病的各种症

状的观察，发现时要及时妥善处置。

（十）神经障碍的改善

许多神经障碍的改善机制并非十分清楚，如发病 1 年后的患者中仍可见到肌力迅速提高，上下肢瘫痪才进入完全恢复的高峰阶段。有时也可见到，尽管脑功能改善进入"无希望"时期，但有时失语症却明显改善。一般认为，这种现象起因于脑的可塑性，根据康复技术，如能控制可塑性朝向更加合理且具有功能性的方向进行的话，就更有意义了。这也是康复治疗研究的课题。因此摒弃不科学的，无意义的康复方法是十分重要的。

二、康复治疗程序及方法

脑卒中康复治疗主要是通过运动疗法为主的综合措施，促进运动功能恢复，减少后遗症和并发症，充分调动残余功能，调整心理状态，学会使用辅助器具，指导家庭生活，争取实现生活自理。功能训练不应理解为"治愈"功能障碍，主要是控制异常的，原始的反射活动，改善异常运动模式，防止其构筑化，重建正常运动模式，强化随意性控制动作的能力。其次，加强软弱肌肉力量的训练。脑卒中恢复各期表现不同，所采用方法要有所区别。

（一）早期康复护理内容

发病早期康复治疗的重点是护理，尤其重症者，其关节活动度的维持，体位变换，良性肢位的保持等都是不可缺少的。

在坐位和站立训练时，危险因素的管理非常重要。如脑卒中发病初血压自动调节功能低下，姿势的急速变化可引起体位性低血压，因此在血压略高点的条件下，训练反而安全些。在抗重力体位下训练，注意保持脑血液循环量问题。

（1）不能使血压过度下降，维持一定高度。可使用血压监护仪，每 2～5 分钟测量一次。血压低时，如与训练前相比较，收缩压下降 30mmHg 以下应停止训练，但要排除降压药物的作用。

（2）心率不能过快：一般在 100 次/分以下可以训练，有心房纤颤时在 140 次/分以下可以训练。

（3）注意观察临床症状：有颜面苍白、冷汗、发绀、呵欠、自觉疲劳等，应终止训练。

（二）康复程序

1. 超急性期（发病几日内）

（1）神经内外科性治疗：如生命指征、神经所见、头部 CT、MRI、血液、心电图等检查；清除血肿手术、脑水肿预防或减压、维持脑血流量、预防恶化和再发。

（2）康复治疗：主要目的是预防失用、维持健侧和躯干肌力、维持立位感觉、安定心理状态。意识障碍恢复时，施关节活动度训练、变换体位、保持良肢位。做好危险因素的管理，施短时间的坐位、立位训练等。

2. 急性期（约 1 周内）

（1）神经内外科性治疗：脑水肿的预防、减压，维持脑血流量；预防恶化和再发、营养管理、危险因素、全身性管理等。

（2）康复治疗：目的同上。提高功能，逐渐向实用步行努力。

3. 恢复期早期（约 2~4 周）

（1）神经内外科性治疗：预防恶化和再发、营养管理、全身及危险因素管理；预防并发症。

（2）康复治疗：功能恢复训练、日常生活动作训练、高级功能训练、心理治疗。

4. 恢复期中后期（约 2~6 个月）

（1）神经内外科性治疗：对痉挛增强的抑制、疼痛的对策（如丘脑痛）。

（2）康复治疗：主要目的是功能和能力障碍治疗、家庭和社会的适应、对障碍的接纳和克服的对策，包括功能恢复训练、日常生活训练、高级脑功能训练、ADL 关联训练、耐力和体力训练、就职前训练、住宅环境整修等。

5. 慢性期或后遗症期（7 个月至 1 年及以上）

（1）神经内外科性治疗：预防再发，维持健康水平、外科性功能再建术。

（2）康复治疗：主要目的是寻求社会性的适应。包括高级脑功能训练、职业环境调整、功能维持。一边维持功能一边生活。

（三）各阶段的康复治疗

1. 物理治疗

（1）床边训练

1）早期的体位：早期就保持良好的肢位，后期的肢体功能状况会更好。卧床姿势要点：保护肩部，（尤其肩在下方的侧卧姿势），取上肢良性功能肢位（肩前伸、肘轻度伸展位），预防髋关节外旋和外展，预防膝关节出现过伸展或屈曲挛缩，预防足内翻和跖屈。需要注意的是，传统的用手握毛巾卷来使手指伸展的方法可能会因抓握反射的作用而导致手指屈曲痉挛加重，因此不建议在患手中放置任何物品。抗痉挛体位摆放如下：

健侧卧位

头颈：中立、对称

受累侧上肢：下方垫枕头、前伸，腕关节中立位、手指伸展、拇指外展

躯干：对线良好

受累侧下肢：髋部前屈，用枕头支撑；膝部略屈曲。

患侧卧位

头颈：中立、对称

受累侧上肢：肩关节下方垫枕头前屈，伸直肘关节，前臂旋后、腕关节中立位、手指伸展、拇指外展

躯干：伸直，对线良好

受累侧下肢：屈膝

非受累侧下肢：屈膝，膝关节下方垫枕头。

仰卧位

头颈：中立、轻微前屈

受累侧上肢：前伸，轻度外展、外旋，腕关节中立位、手指伸展、拇指外展

躯干：伸直，对线良好

受累侧下肢：髋部下方垫枕前屈；足底无支撑物。

2）被动关节活动度训练：为预防关节挛缩，早期可施关节的被动训练。肩及踝关节最

易产生挛缩，应给予高度重视。关节训练的重点如下：

肩：外展、外旋、屈曲　　　　　髋：外展、伸展

肘：伸展　　　　　　　　　　　膝：伸展

手：背屈、伸展、尺屈　　　　　踝：背屈

3）助力运动和主动运动：如果全身状态稳定，可逐渐增加助力下的主动运动和独立的主动运动训练。如用健侧手与患侧手十指交叉，协助做伸展、上举运动，可以预防肩肘挛缩，也会有助于以后的坐位和起立时的姿势活动。

4）床上起坐训练：起坐时要注意自觉症状和血压变化，然后再进行坐位维持练习。

5）坐位平衡训练：首先可使用起坐床协助患者进入床上坐位训练。基本上达到此目的后，立即让患者垂双足坐在床边练习平衡。助力者可坐在患者一侧向左右前后轻轻摇晃患者身体，强化坐位平衡能力。

6）乘轮椅训练：此训练几乎与坐位训练同时开展，让患者坐在轮椅上，主要训练耐久力。

7）起立训练：随后开展由床向轮椅移动及向厕所移乘的训练，此时也要进行起立训练。

（2）训练室训练

1）基本动作训练：翻身、骨盆上举训练、起立、长坐位训练、膝跪位训练、三肢和四肢支持、爬行训练、臀部蹭行训练、坐位到站起训练等。

2）平行杠内训练：在平行杠内，先从轮椅坐位开始训练，逐渐转向立位平衡训练、平行杠内行走训练等。根据健足和患足的位置关系分为4种类型的步态：

a. 相反型：健足、患足交替落在前方。

b. 平齐型：摆动足落下与支撑足平齐。

c. 患足前型：患侧足总是落在健侧足的前方。

d. 健足前型：健侧足总是落在患侧足的前方。

各种类型可以互相变化，随功能改善，最后进入平齐型→相反型，步行速度和耐力也随之提高。

3）持杖步行训练：一般多使用T字手杖，有共济失调、重症麻痹、上肢肌力低下时，可选用稳定性好的肘杖、四点杖。在使用手杖和迈足的时间关系上，可分为3点步行和2点步行方法。三点步行顺序：手杖→患足→健足，再反复前述动作，总是保持三者分别运动；两点步行顺序：手杖和患足→健足，再反复前述动作，总是分成两个运动部分进行。

4）上下阶梯：学会平地步行后，施上下阶梯训练。先使用扶手上下阶梯，再试用手杖。上下阶梯的方法有2足1阶和1足1阶两种方法：2足1阶指双足在每个台阶上，落齐后再迈步；1足1阶指双足交替迈上迈下。最初训练时多采用2足1阶法，上时先迈健足，下时先迈患足，这样做稳定性较好。

5）实用性步行训练：主要进行室外训练，以适应生活环境。如练习上下火车站和商店的阶梯、坡道，学走凹凸不平的砂石路，跨越小沟，练习慢跑等。

6）驱动轮椅：适用重症老人或体力衰竭者。一般将患足放在轮椅踏板上，用健侧足向后蹬地，健侧手向前转动铁轮行走。对于步行缺乏实用化和远距离移动者，可以使用轮椅。

7）下肢支具的应用：下肢支具可作为提高步行能力的一种方法而使用。分为长短两种

支具，依症状而用。

小结：实现步行功能的物理治疗简述为如图 13 - 3 所示程序，对于伴有疼痛、肩手综合征、Pusher 征，半侧空间者等还可采用其他物理治疗手段，如光、电、热疗等方法。

2. 作业治疗　作业治疗主要是针对上肢及手功能进行的训练。

（1）床边训练：作业治疗应在早期床边开始进行，包括体位、关节活动度训练、助力下的主动运动、主动运动、抗阻运动等，各种注意事项与物理治疗相同。急性期的作业疗法目的：改善肢体功能障碍，预防失用征。促进就餐动作、排泄动作等日常生活动作的早期自立。

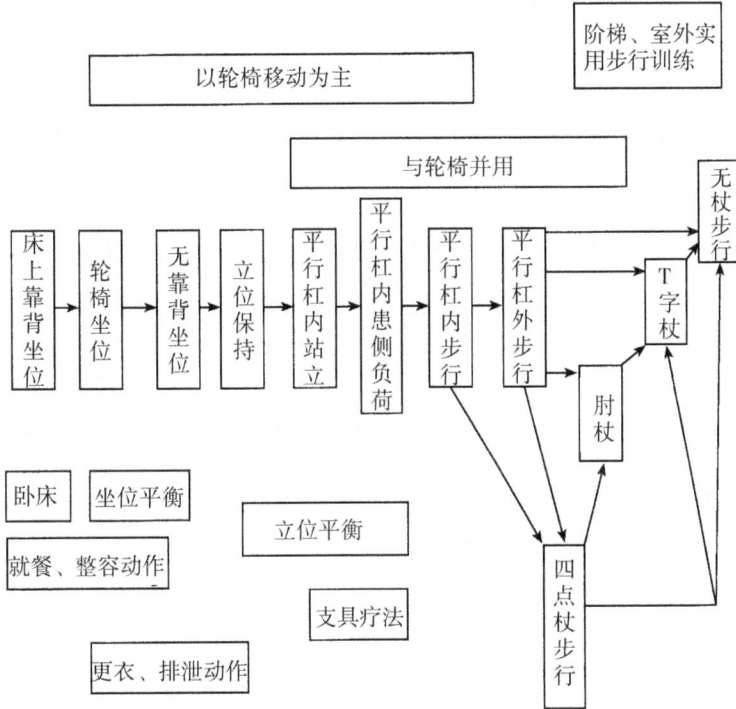

图 13 - 3　实现步行功能训练图

（2）训练室训练：患者的坐位可维持 30 分钟时，就可以实施训练室的作业治疗。依据病情选择如砂磨板、滑车、体操棒、套圈、拧螺杆、剪纸、编织、刺绣、书法、绘画、皮革工艺、陶艺等方法。通过这些方法，达到如下目的：

1）增大或维持关节活动度。

2）强化肌力（含健侧和患侧）。

3）耐久力训练。

4）提高协调性和精细性。

5）培养注意力、改善精神状态、预防或改善痴呆。

6）放松心情、娱乐调整心理。

7）日常生活动作训练、家务动作训练。

8）职业前训练。

9）失认、失用治疗。

10）支具使用。

（3）神经肌肉易化训练：患侧上肢的运动感觉再教育训练与提高健侧的代偿能力同时进行。利手侧重度瘫痪时，利手交换训练也应进行。卧位时训练上肢上举，促进肩胛骨周围肌群随意控制能力。坐位时把患肢放在身体的前方或后方，支撑身体重量，可以诱发肌收缩，促进肘伸展活动。在套圈和拧螺丝等训练中，应该注意抑制肌痉挛。神经肌肉易化技术较多，常用 Rood 法、Brunnstrom 法、Bobath 法、PNF 法等（详见有关资料）。

3. 日常生活动作训练　首先评价日常生活动作能力，尽量设定具体的目标，仔细观察运动功能的状态，制订合适的训练计划。训练中，应选择含有必要的坐位和起立动作内容的作业课题，在训练的场合下获得日常生活动作。

1）就餐动作：利手无障碍时就餐无困难。利手有障碍时，可以训练非利手，使用匙子、叉子就餐。伴有半侧空间忽略、失用症者还应该训练高级神经功能。

2）洗漱整容：洗脸、刷牙、梳头等动作，在恢复期轻症者可以使用自助具，基本可达到自理。如果在床上或椅子上进行这类动作，还应进行坐位或立位的平衡训练。

3）更衣动作：因单侧肢体瘫痪及关节挛缩，应修改衣服和更衣方法。如前开领衬衣，先穿患侧上肢袖子，随后到肩上，再向后伸健肢穿入袖口。脱衣动作顺序相反。穿裤子也是先穿患足，然后穿健足；如果躺着穿，可将臀部抬起。坐位时稍站立，将裤子拉到腰部。脱裤子时，先从健侧脱下，再坐到椅子上脱患侧。

4）排泄动作：如果基本动作、移动动作、更衣动作不能正确进行，则排泄动作也困难。对于站立平衡、移动能力低下的患者，可以手扶栏杆，改进移动方法，还可以使用携带式简易便器、尿壶。对居室改造，使之适合患者如厕。

5）生活关联动作与就职前训练：烹饪炊事、洗刷、扫除、外出、购物等家务活训练，可根据个人能力及以后的需求进行。

如果涉及再就职，作业治疗应以职业内容为标准，尽量选择与实际情况相适应的训练项目。

4. 脑高级功能障碍训练

（1）失认的康复治疗：失认症状在临床上很少单独出现，所以有时它与感觉障碍很难区别，例如，联合型视觉失认和失语。失认的症状并非固定不变，这里叙述的仅仅是临床症状，临床上要诊断失认还需要详细慎重的检查。

目前失认的康复治疗，多将知觉、认知、运动三者功能训练结合同时进行。常用方法有4种：

1）神经发育（NDT）或感觉运动法：主要用来提高患者的感知和控制自身的能力。如利用前庭感觉和触觉输入，训练患者控制姿势和平衡。鼓励应用两侧身体。

2）训练转移法（TTA）：假定重复练习一种训练知觉的作业，会影响人将来的类似行为。如在桌子上做形状匹配联系，将会转变为将衣物形状和身体部分匹配等需要知觉技能的行为。

3）功能治疗法（FRA）：反复练习与日常生活动作（ ADL）密切相关的活动，如在轮椅上转移身体、烹调食物等训练患者的知觉功能。

4）行为疗法（behaviour therapy）：脑血管病中常出现忧郁、疲劳、经受不了挫折环境、认识过程存在缺欠、持续动作、记忆力不清、缺乏洞察力等行为可以用条件反射的方法，将中性刺激与引起所需要的反应的刺激匹配起来。例如，当患者拒绝起床或去治疗室训练时可以出现焦虑，解决办法，只有去治疗室才提供饮食，几日后患者就会就范。

感知觉障碍方面包括实体感缺失、体像障碍、单侧忽略、同向偏盲、双侧空间认识不能（左右失认、手指失认、失读及失写的 Gerstmann 综合征，垂直感觉异常）、视觉失认（形状、面貌、空间关系）等均可以采用上述四种方法进行（详见康复医学有关资料），主要在作业疗法中实施。

（2）失用症的康复治疗：

1）意念性失用：因为患者完成动作逻辑混乱，那么可以将一个整套动作分解成为若干个小动作，按照顺序训练，每个动作完成后予以提示，反复训练逐渐掌握整个运动完成的程序。如果知觉技能不能改善，可以集中改善某个单项的技能。

2）意念运动性失用：由于患者不能按照医师的命令进行有意识的运动，但是过去曾经学习过的运动可能自发出现。因此，治疗时要设法触发其无意识的自发运动。例如让患者刷牙，命令不行，模仿医师刷牙也不行，但是将牙刷放在患者手中或许能够自动刷牙。这就是要常常启发患者无意识运动以达到改善功能的目的。但是没有学习过的动作，是无法启发的。

3）结构性失用：选用对患者有目的和意义的作业课题，治疗中多运用暗示和提醒。最初让患者复制事先的示范（平面图或者立体构造图），多给暗示，以后能力提高时逐渐减少提示次数，并增加构造图的复杂性。

4）穿衣失用：医师可以用暗示、提醒，甚至一步步地用语言指示，同时用手教患者进行，也可以给患者上下衣、左右部分作上明显记号，以引起注意，同时辅以结构失用的训练方法效果更好。

5）步行失用：由于患者不能发起步行的动作，可以在前方放置障碍物或者"L"型手杖，诱发迈步，还可在开始步行时用喊口令配合行走，加大上肢的摆动以帮助行走。

5. 言语矫治

（1）构音障碍：发音器官的训练主要有放松练习、腹式呼吸训练、构音器官运动（下颌运动、颊部、口唇及舌的运动等）、吞咽训练、发音训练等。重症者可并用手势或手指点字、笔谈等代偿手段，还可借助多媒体语音训练器、录音（像）机等进行。

（2）失语症：失语症类型较多，可根据症状程度进行听、说、读、写、计算能力的训练。

6. 室外、外出、外宿训练　室外、外出、外宿可作为专门能力来训练，才能让患者更好适应外界环境。根据门诊和通勤的手段，指导患者及家属使用室外支具的方法、移动轮椅方法、乘的士、上下公共场所的楼梯及电梯、购买车票等方法。另外出院前回家暂居的过渡计划和家室试住训练也应实施。通过这方面的训练，尽量解除患者及家属不安、恐惧、疲劳等感觉，使患者较快地重新适应家庭或社会生活，逐渐减少对医院的依赖性。

（陈华先）

第六节　脑卒中常见并发症的康复处置

一、肌痉挛

(一) 临床表现

肌痉挛有碍运动的正确执行，严重的可导致肌肉、肌腱及关节挛缩，影响生活质量。临床表现如下：

1. 患者在启动快速转换运动方面存在困难。
2. 姿势变化会引发痉挛增强或减弱。常见上肢屈肌和下肢伸肌痉挛模式。
3. 原动肌和拮抗肌的肌电图检查有异常兴奋波形。

(二) 综合处置

1. 预防各种影响痉挛的因素　如各种疼痛、感染、用力、压疮、排尿困难、结石、便秘、温度、衣服和鞋子不合适、骨质疏松、失眠、精神紧张、情绪激动不安等因素都可导致痉挛加重。

2. 正确地指导运动控制训练　Carr，Shepherd 等人认为：痉挛主要是肌肉长度相关性变化和运动控制障碍。如能维持软组织长度，运动训练消除不必要的肌活动，将训练协同收缩作为特定的目标，则痉挛不会发展到严重的程度。有人主张训练动作不应过度用力，即采用中度以下强度，缓慢持续牵伸软组织，会使肌张力明显下降，推测与牵张受体、疲劳或对新的伸屈姿势的适应有关。

Sahrman 研究肘屈伸动作，发现痉挛产生的主要原因不是拮抗肌的牵张反射，而是原动肌收缩募集受限和延迟，并且运动结束后原动肌收缩终止也发生延迟。因此建议治疗重点应强化有效的交替运动，而不应该直对痉挛治疗。上述研究提示正确实施牵张技术以牵引痉挛肌肉；注意作业活动中，避免反复使用代偿运动模式，减少不必要的肌肉参与；利用作业活动增加主动肌和拮抗肌的协调性。

3. 通过体位摆放或矫形器保持痉挛肌持续牵张，防止挛缩　体位包括在床上、轮椅或扶手椅子上的任何静态姿势，都应该强调体位摆放的重要性。合理的摆放主要是注意头和颈的对线，躯干对线，盂肱关节对线，肩胛骨对线，维持外展、外旋、肘伸展位和长屈肌的长度。(详见本章早期康复的"痉挛体位摆放"章节)。患者并非每天整日接受康复治疗，多数时间处于坐位和卧床休息中，即处于体位制动状态，容易引起痉挛和挛缩，因此也应该把体位摆放视为积极的康复治疗。

对于痉挛波动明显的患者，可采用矫形器，或者低温塑板、树脂板制作的肢体矫形器，均可抑制痉挛或防止挛缩。国外也有用石膏材料制作肢体管套 (型)，用在上下肢痉挛部位，进行持续固定牵张，具有较好的效果。

4. 物理因子治疗

(1) 冷疗：冰袋冷敷痉挛肢体，或把肢体浸入冷水中20分钟可缓解痉挛；也可用冰块按摩需治疗的部位。

(2) 热疗：红外线照射、湿热敷疗法、温水浴均有缓解痉挛，止痛作用。

（3）经皮电刺激疗法：据报道其可降低肌痉挛，每次治疗效果维持数 10 分钟到 24 小时。反复应用，可获得持续性效果。

5. 肌电生物反馈训练　研究表明可减少休息时的痉挛肌活动，可以用于控制拮抗肌活动训练。

6. 经颅电刺激疗法　重复经颅磁刺激（Repetitive transcranial magnetic stimulation，rT-MS）和经颅直流电刺激（transcranial direct current stimulation，tDCS）技术对抑制肢体痉挛，提高随意运动能力具有疗效。此技术也可用于认知障碍、失语症及脑卒中后抑郁症、焦虑症等的康复治疗。

7. 脊髓电极刺激疗法　将特制电极埋藏在体内，通过电刺激脊髓相应节段，改变突触前抑制、牵张反射，抑制痉挛状态。

8. 手术治疗　适用于综合疗法无效的严重痉挛患者。手术方法包括选择性背根切除术、脊髓切断术、脊髓切开术、矫形外科手术等。

9. 常用药物治疗

（1）巴氯芬（Baclofen，又名力奥来素，脊舒）：通过激活突触前抑制的神经递质 GABA 的 β 型受体，实现对痉挛的控制。用法：开始为每次 5mg，2～3 次/日，以后每 3 天或 5～7 天增加 5mg，直到出现理想效果后用维持量。每日最大剂量在 80mg，一般服药后 1 周起效。不能突然停药，应逐渐减量。除了口服之外，巴氯芬还可以经髓鞘内注射。尤其对口服巴氯芬效果不佳的重度痉挛患者，可早期鞘内注射。副作用：肌张力过低、疲劳、头晕、感觉异常，甚至诱发癫痫。另外此药与三环类抗抑郁药并用时，作用增强。

（2）妙纳主要是盐酸乙哌立松，在体内阻滞了肌梭传入神经纤维以及运动神经纤维发出冲动，达到了松弛骨骼肌的作用。用法：初次剂量成人每次 25mg，一日三次，3 天后每次 50mg，一日三次。每日最大剂量不超过 400mg。副作用：困倦、头痛、失眠、恶心、腹泻等。

（3）替扎尼定（diazepam）：主要作用于脊髓和脑干网状系统能拮抗中枢 α 肾上腺素的活性，使脊髓中间神经突触前末梢兴奋性氨基酸释放减少，或者抑制神经递质氨基乙酸的活性，改善肌肉痉挛。用法：初始剂量 2～4mg，夜间单次给药。4 天后增加到 4～6mg，达到效果且副作用小时用维持量。每日最大剂量 36mg。副作用：嗜睡，口干，乏力，低血压等。

（4）其他：如地西泮，可乐定，吗啡类等药物也具有缓解痉挛作用。

（三）神经化学阻滞疗法

1. 苯酚　苯酚又名石炭酸，用于临床治疗肌痉挛挛缩约 50 年历史。它是一种神经崩解剂，可使组织蛋白凝固。将其注射到周围神经附近，能减少神经到肌肉的冲动，维持疗效时间较长，一般通过针电极定位运动点之后，注射 2%～7% 石炭酸水溶液 1～20ml，注射无效时可重复注射。注射后如有疼痛感，可用非甾体类药物或三环类抗抑郁药物，缓解疼痛，也可用经皮电刺激方法止痛。

2. 无水乙醇　用于功能丧失、痉挛较严重的患者。无水乙醇可以使神经细胞脱水，变性，硬化，丧失传导功能，属于不可逆性阻滞，应慎用。

3. 神经肉毒素　作用于周围运动神经的末梢、神经肌肉接头处，抑制突触前膜对乙酰胆碱的释放，引起肌肉松弛麻痹。因其毒性作用较强，因此初始注射剂量必须严格掌握，应根据年龄，体重，肌肉部位确定剂量。一般注射后 1 周开始逐渐发生作用，疗效可持续 3

个月。

上述疗法使用时均应配合运动疗法进行。

二、失用综合征

脑卒中患者因长期卧床制动、运动不足，均可引起以生理功能衰退为主的失用综合征。在日常临床医护工作中，非常戒备长期卧床，尽量让患者早期离床活动，为回归日常生活而努力。那种不必要的安静卧床，使全身出现退行性变化，也可能导致原有疾病的恶化。当然，病变局限在身体某个部位时，为治愈局部病灶，不排除该部位的安静休息。如急性关节炎、骨折时，其患肢通常进行生理活动的力量都没有，肌肉的过度收缩必然有碍于原疾病的治愈，安静作为治愈疾病的体内环境稳定因素是不可缺少的。所谓安静一方面作为治疗手段利用，另一方面由于安静容易继发退行性病变，如何处理这种副作用，成为康复医学的重大课题。因长期卧床或安静引起的继发性障碍中，骨骼肌萎缩和肌力低下最明显，其次骨、关节系统、呼吸系统、循环系统，自主神经系统、皮肤组织，甚至中枢神经系统等均有不同的功能退化，这种变化包括组织学、生化学、生理学等方面变化。

（一）肌萎缩

长期卧床制动、运动不足时，一般组织学可见肌纤维直径缩小，横纹减少等退变，肌纤维绝对量比健侧减少 30%~40%，神经肌结合部和肌梭形态几乎无变化，肌肉内神经纤维多正常，肌肉内的结缔组织比肌纤维增加。

不活动的肌肉在相当短的时间内变细，其张力及耐久力也下降，这属于肌组织的失用性萎缩（disuse atrophy）。另外如将支配某肌肉的神经阻断，那么脱离了神经支配的肌肉也会快速陷入萎缩状态，肌肉变细小，张力下降。神经冲动不能到达，无相应的肌收缩运动，这就是肌组织的失神经萎缩（denervation atrophy），又称完全性失用性萎缩。失用性萎缩和失神经萎缩有着根本不同。肌肉一旦失去神经，会出现失神经现象，如对乙酰胆碱感受性升高等各种特异变化，萎缩继续发展，即肌组织不停地分解、吸收乃至消失。而失用性萎缩无此现象，肌纤维虽有减少，但不会消失，一般认为这与神经末梢分泌微量的激素样物质营养肌肉有关。为维持正常肌肉，其必要的肌活动是其最大限度的 20%~30% 的肌收缩，而正好相当日常生活中所需的肌收缩力。

对于失用性肌萎缩的康复防治上，首先是预防运动器官障碍。已经发生肌萎缩时，应强化随意性收缩活动，去除产生失用性萎缩的原因。了解失用性肌萎缩和失神经性萎缩的区别，可试用电刺激方法促进萎缩恢复及防止萎缩的恶化。

（二）关节挛缩

在关节的活动度限制上，一般被分为挛缩和强直。由于皮肤、肌肉、神经等构成关节体外部的软组织的变化，而引起的运动障碍，叫做挛缩。由于关节端、关节软骨、关节囊、韧带等构成关节体本身变化，而引起的运动障碍，叫做强直。痉挛性偏瘫中，一个极重要的且频发的并发症即肩关节挛缩。有人将其分类为肩胛上臂关节囊炎、肩胛关节周围炎、肩半脱位（亚脱臼）、肩手的综合征。肩胛上臂关节囊炎发生时，根据穿刺出来的渗出液便可证明，且疼痛明显，炎症消退后，多数有关节囊的粘连，广泛地出现肩关节的挛缩。肩胛关节周围炎发生时，关节的活动度受限。多数人同时发生从肩到上肢的肩手综合征。

组织学方面的研究较多，就其共性而言，首先对关节固定后，局部的循环障碍导致软组织的细胞浸润，纤维析出，结缔组织增殖，引起关节腔的狭小，关节软骨的变性坏死。关节腔内的纤维愈合，向骨性强直发展起来。

治疗方法主要是关节活动度的维持及增大的训练，为了预防康复治疗中意外事故的发生，应遵照以下原则或方法：

1. 关节活动度维持性训练　每日 3 次，每次要进行全方位的活动度训练。因肌力低下或疼痛自身无法训练时，可施助力运动。关节有炎症者在训练时，要防止疼痛产生，不适当地或过度的运动都是有害的。

2. 关节活动度增大性训练　对挛缩肌肉牵拉时，要稍稍超越疼痛的范围，并短时间维持该肢位。在骨萎缩、麻痹的某些部位，特别要注意避免因训练造成的组织损伤。关节运动时，要注意上下固定好，按着正确的方法进行，切勿急剧粗暴用力进行活动度增大训练。如以关节活动度增大、减轻疼痛为目的的"松动（mobilization）疗法"也可以采用。

（三）骨质疏松症

实践证明机械性刺激可引起骨量（bone mass）的变化，而长期卧床、关节固定，弛缓性麻痹等都可因减少对骨的机械性刺激，导致失用性骨萎缩，又称为骨质疏松症。这时尿钙量增加，平衡呈负值。骨量的下降几乎和负钙平衡成正比例，由于骨量的减少，骨的物理性质也发生了改变。当骨被吸收及骨量减少超过 25% 时，X 线检查可见骨小梁数目减少、变细，间隙增宽，骨密度降低，即一般所谓的"失矿物质"、"脱钙"、"脱石灰化"。在骨吸收过程中，不仅有无机物质失去，同时有机物质也失去。骨质疏松也可伴随年老而出现，一般视为正常生理现象。骨的发育生长过程中，即有骨组织形成（成骨细胞作用）过程，也有骨组织吸收（破骨细胞作用）过程，实际是反复不停地吸收和重建。生长期骨的增加量超过吸收量，成人期两者大体相等，进入老年期时骨的吸收量又超过了增加量，而表现骨质疏松。如有前述因素的影响，则骨质改变更加明显。

在缺少肌肉反复收缩的情况下，供给骨髓内的氧浓度下降，从而刺激了破骨细胞，促进了分解骨组织的溶酶体酶的分泌。Jee 和 Arnold（1959）实验发现：骨皮质血管减少时，出现血流量减少，骨形成和骨吸收速度（动态平衡）没有变慢，与其相反，而是骨被改建，也就是说，因为骨组织乏氧，成骨细胞的成骨能力没低下，而是破骨细胞的溶骨能力提高了。

失用性骨萎缩的康复：

1. 适当的运动　制定科学的运动处方。由于压电效应电流的变化可影响成骨细胞及破骨细胞的功能，在康复措施中，把能够产生出这种电刺激效果的机械因素作为重点来掌握。如为了产生出强度较大的电流量，应给予快速负重，急速的负重方法比缓慢地负重更有利于骨的形成。沿着骨轴的方向给予周期性压力、对治疗和预防骨质疏松很重要。骨承受肌肉和重力负荷，其负重能力与骨的横截面积承受的力有关。如果已出现骨萎缩，负荷过大就会引起骨折，产生疼痛，即使轻微的骨折也会出现疼痛，造成功能障碍。所以在康复训练中，主动运动、抗阻运动等负荷增大时，必须注意受力情况，防止发生骨折。

2. 脉冲电刺激　近年研究报告：脉冲电磁场（PEMFS）可能通过作用于破骨细胞、成骨细胞、软骨内成骨、骨局部调节因子、基因表达及骨代谢，实现防治失用性骨质疏松的目的。

3. 药物　适当补充含有维生素 D 的钙制剂。

（四）体位性低血压

长期卧床的重度脑卒中患者常常并发体位性低血压症，只要坐起或站立，则出现头晕，血压下降等循环器官症状，甚至引起意识障碍，无法实施康复训练。

1. 起立时的循环调节机制　正常人从卧位到坐位或立体的体位变换时，循环系统应按下列生理变化过程进行：

（1）从心脏以下的血管网扩张。

（2）返回右心房的静脉血流减少。

（3）心搏出量减少。

（4）总末梢阻力减少。

（5）动脉血压下降。

（6）脑血流量减少。

对于健康人来说，由于调节机制的健全，一般收缩压的下降达不到 20mmHg 以上，舒张期血压的变动也不大。最重要的是脑血流量保持恒定。一旦发生问题，就要引起体位性低血压症状。其发生机制是由于生理解剖学因素的调节机制的缺陷，会出现程度不一的以循环为主症的体位性低血压症状。这类因素最重要的表现是血管收缩的敏感性。起立时，末梢血管系统，尤其当静脉系统的反射机构发生障碍时，因重力作用导致下半身的血液潴留，即静脉血管网的扩张引起血液潴留。这样直接造成循环血量的减少，心排出量下降，收缩期血压下降，进一步引起脑血流量以及冠状血流量的减少。

对此，为维持心排出量的心脏搏动数增加，借助血管压力感受器引起反射性地小动脉收缩，使流入下半身的血液再返回右心房。但由于调节功能不能充分发挥，遂产生低血压症状。只要维持了脑循环血流量，就能避免发生症状，但是血压的下降程度与自觉症状并非有平行关系。

近年来，在儿茶酚胺、钠、钾、醛固酮、类固醇和游离脂肪酸等方面的研究较多。其中与儿茶酚胺相关的研究，如神经末梢处去甲肾上腺素分泌不足和游离脂肪酸（NEFA）、多巴胺 β 羟基化酶（DBH）活性等。有人测定了体位性低血压患者尿中的肾上腺素排泄量，24 小时测定开始变少，起立时也未发现尿中其含量增加。其他报告在立位时，多数未见血或尿中儿茶酚胺增加，考虑其与交感神经末梢分泌去甲肾上腺素的功能障碍有关。

2. 诊断　仅凭最初的一般问诊作出医学诊断，是不全面的。体位性低血压的确定及分类，它的病变程度，多半要靠起立试验和心电图起立试验。

Schellong（1954）把体位性低血压分成两种类型：

（1）低张力型：无反射性动脉收缩障碍，由于静脉收缩欠佳，静脉瓣功能低下，引起心脏以外静脉血流潴留。一般舒张期血压和心率无变化，偶尔可增加。主要特征：收缩期的血压、脉压及心搏量均减少。

（2）动力型：是因代偿性动脉收缩能力低下而引起的。收缩期和舒张期血压均下降，心率几乎不增加，偶尔减少。

Schellong 体位试验检查如下：

主要在卧位和起立位时进行测定血压和心搏动数。首先，测定安静卧床时血压和心搏数，然后让其起立，每隔 1 分钟测定一次，共测 10 分钟。10 分钟后，再让其回到卧位，进行同样的血压及心搏动数测定。

由此可进行上述分类为 hypotone 型和 hydrodyname 型。收缩期血压下降 16.19mmHg 为界限值，下降 20mmHg 以上的为病态改变，判断为阳性。此时血压下降的程度根据障碍的程度显示了多样性。如，起立后开始明显地血压下降，或者起立初期有稍微下降，经过一段时间变得愈加明显，再者在全部过程中一直表现为明显血压下降。

心电图的起立试验也被广泛采用，主要在进行 Schellong 试验时，进行心电图分析。

在康复治疗中，尤其在起立训练场合，经常发生体位性低血压。特别是瘫痪和循环系统存在障碍，长期被迫卧床者和偏瘫、截瘫者多半并发有体位性低血压症。如果最初注意到该症状的康复措施，那么，出现的问题可能会少些。另外，如发作时，迅速将头部放低，一旦卧位就可迅速恢复原状。这种教育也是必要的。

3. 康复治疗

（1）运动疗法：必须从急性期就进行有计划的治疗。尽可能早期开始体位变换，用半卧位床靠背椅等进行坐位训练，用电动起立床逐渐增加体位角度，来获得适应性训练，最终实现由卧位到站立的目的。

结合上述渐进性起立训练，以残存功能的强化，全身调整训练等为目标的运动疗法，对血液循环的改善，静脉的恢复有重要的作用，在这点上，不仅主动运动，即便是偏瘫的被动运动也是颇有效果的。

（2）物理机械方法：根据实际需要，为防止腹部、下肢血液潴留，可在身体外部使用辅助用具，一般常用腹带和有弹性的长筒袜等。

（3）药物疗法：主要使用升压药、激素、自主神经调节剂、β受体阻断剂等药物。除了颈髓损伤，上述药物一般都有效果。

三、肩手综合征

肩手综合征在偏瘫并发症中，常表现疼痛和挛缩变形，其成为妨碍康复实施的重要因素。该症可与许多疾病伴发，而且都表现着一定的临床症状和经过。从发生机制看，一般认为其属于反射性营养障碍的综合征，它同自主神经功能状态有关。约 50%～70% 的患肢经常出现水肿，水肿的原因有肌运动减少造成淋巴循环障碍，大脑对末梢循环反射性控制障碍、毛细血管通透性变化、血管壁弹力低下等。另外，一时性水肿，几乎出现在大多数病例中。

（一）临床表现

脑卒中的肩手综合征不同于一般性的肩痛性运动障碍，主要考虑为异常血管神经反射引起，临床上易误诊为肩周炎、颈椎病、风湿性关节炎等。由于发病机制不同，治疗和预后都不同，必须首先明确诊断。依据 Brunnstrom 运动功能检查法，上下肢在Ⅲ级以下的重症脑卒中瘫痪患者多并发肩手综合征；与下肢相比，上肢恢复不良者易并发本症。

肩手综合征诊断标准按 3 期进行。

第一期：肩痛限制运动及特发性手肿胀。皮肤温度略高，有末梢循环障碍，有时显苍白色。

第二期：肩和手的自发痛及手的肿胀消失，出现皮肤萎缩，小指肌萎缩，有时手掌肌膜肥厚，指关节活动受限。缺少恰当的治疗可进入第 3 期。

第三期：手的皮肤和肌肉明显萎缩，手指完全挛缩。X 线上可见广泛的骨质疏松表现。

脑卒中患者伴发本症约有 5%～27%，性别上差异不大。一般在 40～50 岁以上有增高趋势。偏瘫患者主要在患侧上肢出现。

（二）肩手综合征的机制

Steinbrocker（1947）把反射性营养障碍作为肩手综合征的机制提出来，引起人们关注，其理论建立在中介神经元构成的多数链和闭链两条传导通路的假定基础之上。

1. 从后根来的传入感觉冲动进入脊髓中间池，如果末梢的刺激状态在某种程度上继续存在，冲动就会在闭链中循环起来，成为反复强化自身的异常持续状态。

2. 上述冲动使通过前角和侧角的传出性交感神经活动性增强，结果使末梢损害部位的本来不良的刺激状态进一步恶化，反射性地引起恶性循环。

（三）治疗

主要是控制疼痛和预防继发性的关节挛缩和肌萎缩。由于疼痛，可能有的患者拒绝康复训练。虽然有些轻症病例可以自然治愈，但早期开始康复治疗，多可获得较好的临床效果。

1. 物理疗法　为了改善早期患肢循环，对肩和手并施温热疗法有一定效果，为了预防制动和关节僵直，可做轻柔的关节活动度训练和按摩，有利于肩关节活动度的作业课题也可选用。

2. 肢位处理　注意平时的良性肢位的保持。护理中对患肢尽量给予保护性处置，如应尽量减少在患肢注射，搬动患者时不要用力拉动患肢，另外还要给予必要的心理支持。为减轻症状，可使用吊带或在轮椅上安放小桌托着上肢，还可用低温热塑板支具来维持手的良性肢位。

3. 压力消肿　手有肿胀时，术者可用自己的双手，从患侧远端交替挤压皮肤，并向心性地往肩部移动。也可用气压泵式支具来减轻水肿。

4. 药物　肿胀疼痛和局部炎症表现相似，投用非甾体类药物和地塞米松均有一定效果。对于并发糖尿病或潜在性末梢神经障碍的患者应使用维生素 B_1 和维生素 B_{12} 等药物。

5. 交感神经阻滞方法　其机制主要是对交感神经反复阻滞，阻断了恶性循环通路，也有人认为是使交感神经过剩的冲动输出造成的血管挛缩出现缓解或消失，血流量增大，末梢部位淤积的疼痛物质被清除。

6. 手术　切除感觉神经或其神经根、交感神经节以及神经干，可改善末梢血流的异常现象，出现血管扩张和血流量增加。除此之外亦可使用血管扩张剂，但效果有时不理想。

四、肢体水肿

脑卒中患者经常发生上下肢水肿、疼痛，使康复训练受到影响。

（一）脑卒中肢体水肿原因

1. 体位变化压迫引起损伤　如长期卧床、卡压综合征等。

2. 血管肌肉的泵活动下降　由于运动不足，肌肉泵活动下降，导致肢体循环减慢，静脉压增多、渗出、水肿。

3. 交感神经营养障碍。

4. 患肢内血栓形成：与长期制动、动脉硬化、高脂血症等因素有关。

5. 心、肺、肝、肾等脏器功能衰竭。

（二）上肢水肿

1. 肩手综合征（见本节相关内容）。

2. 胸廓出口综合征（thoracic outlet syndrome）包括斜角肌综合征、颈肋综合征、肋锁压迫综合征、过外展综合征、锁骨下肌综合征、第一肋骨综合征等。尽管其致病机制不尽相同，但临床上所表现的症状却很类似，Peet 等在 1956 年将上述综合征统称为胸廓出口综合征。脑卒中后出现胸廓出口综合征主要因脑卒中后体位改变而引起，也可表现上肢水肿、疼痛，应同肩手综合征鉴别，针对病因治疗。

患者自述颈肩不适及手指刺痛，头部向侧屈、后仰，上肢肿胀等臂丛神经症状，或表现交感神经受压症状，患肢的血管功能舒张障碍，发绀或苍白、水肿无力。头旋转向健侧时，该肌受牵拉，疼痛加重，前斜角肌处加压试验呈阳性。由于脑卒中患者长期卧床，患侧肩部呈内旋位，头部前屈，颈髓过伸，导致神经，血管束在前斜角肌处受压。除了脑卒中体位改变因素外，也有的与斜角肌先天畸形、肥厚或外伤引起斜角肌痉挛等因素有关。

此症治疗主要是解除卡压因素，才能消肿止痛。通过运动疗法强化肩胛带肌力，防止肩胛带下垂；牵伸挛缩的肌肉等软组织，缓解神经，血管束压迫。治疗程序如下：

（1）调整卧床体位：枕头高度适宜，患肩部不能过度内旋，头不宜长时间屈曲；减少侧卧睡姿。提倡仰卧位，就寝时肩胛骨下置枕，保持肩胛骨内旋位等。

（2）休息：减少患肢活动，症状重者上肢可用吊带或三角巾暂时悬吊以缓解症状，不提重物。

（3）Britt 肩胛带肌力增强训练：包括深呼吸训练、前锯肌训练、背伸训练、斜方肌中部纤维训练、斜方肌下部纤维训练、耸肩．背伸训练等。

（4）理疗：超声波、中频疗法、温热敷法等。对前臂和手肿胀的患者可行温冷浴交替治疗，温浴约 40～42℃，冷浴在 15℃左右，交替治疗时，宜温浴始并温浴终。

（5）按摩：放松前斜角肌。

（6）药物：可选用塞米昔布、罗非昔布或尼美舒利等非甾体药物。

（7）局部注射疗法：用利多卡因、少量皮质激素做局部浸润或神经阻滞。

（8）手术：如前斜角肌切除术、第一肋骨切除术及锁骨切除术等。

（三）下肢深静脉血栓

下肢深静脉血栓又称为血栓性静脉炎，临床表现患肢肿胀，疼痛，局部体温升高，肢体皮肤红晕、发绀或苍白。超声波检查可发现下肢深部静脉血栓形成，血流速度改变，核素扫描、静脉造影可提示血管内腔狭窄改变。

其机制可能是血管内皮损伤，血流速度减慢或血液存在高凝倾向而引起。脑卒中患者长期卧床制动是导致上述机制恶化的最高危险因素。其他如高龄、高脂血症、心衰、肥胖等也是不可忽视的危险因素。

由于下肢深静脉血栓容易出现栓子脱落。导致肺栓塞，甚至心搏骤停。因此脑卒中后静脉血栓成为康复治疗中应密切关注的并发症。重点是做好康复预防。降低血栓发生几率。

（1）尽早实施肢体主动活动。

（2）功能性电刺激疗法：能引起中度血流速度增快，并且能提高纤维的溶酶的活性。

（3）卧床期利用气压循环加压装置，增加下肢血流速度和血流量，以减少血栓发生。

（4）卧床休息时，下肢抬高，平日可穿弹力袜。

（5）药物：试用小剂量肝素，尿激酶防止新血栓形成，但要注意预防出血并发症。

（6）手术治疗：早期对髂骨静脉手术取出新鲜血栓。

（四）其他疾病引起双下肢水肿

脑卒中患者出现双下肢水肿多见于充血性心力衰竭、肾衰竭、糖尿病相关的小血管疾病、淋巴循环障碍等因素有关。应查明原因，进行病因治疗，消除水肿。

五、肩关节半脱位

肩下垂明显者如不处置，易导致肩关节炎疼痛等。在弛缓性瘫痪时，可用三角巾或吊带包扎固定，每日用手掌轻叩三角肌、冈上肌处，提高其张力。还可令患者用健侧手协助上举患侧上肢。另外，如果长时间固定于内收内旋位置，容易引起肩关节强直，所以要定时松解固定，进行肩关节周围肌的促通练习。

六、吞咽障碍

吞咽困难（dysphagia）是一种临床症状，表现为食物从口腔输送到胃的过程发生障碍。脑卒中的急性期，吞咽困难发生率很高，约占40%～50%，随着疾病的自然恢复，多数患者的吞咽功能可逐渐恢复，但约有10%的患者，吞咽困难不能自行缓解，需要进行专门的康复治疗。

神经性吞咽困难就餐时，入食呛、咳嗽、咳吐（在吞咽之前、中、后，残留食物被吸入气管）；咽食后声音改变、有呼噜声音；咽食困难、口中有食物残渣；淌唾液；胃灼热、反酸；吃饭费时间；食欲差、疲倦、体重减轻、消瘦。

（一）吞咽困难的检查

询问病史，了解患者吞咽时发生呛咳或噎塞的频度、加重或缓解的因素、伴随症状，是否反复发作呼吸道感染等。检查患者的意识状态、是否气管切开、营养状况、言语功能、体重等。可根据 Leopold 分期，把摄食－吞咽过程分为认知期、准备期、口腔期、咽期和食管期 5 阶段，依次进行摄食－吞咽的临床检查。

1. 认知期障碍　常见于病变累及两侧大脑的假性延髓麻痹或非优势半球额叶损伤的患者。观察其摄食表现，评价患者的认知、注意力、情感控制等能力。严重的高级脑功能障碍，会制约康复训练的效果。

2. 准备期障碍　表现为口唇闭锁不全、流涎、食物容易从口中漏出；口腔内感觉障碍、咬肌与舌肌运动障碍；检查牙齿有无缺损、义齿是否适合等。

3. 口腔期障碍　由于舌肌僵缩、协调运动障碍，食团形成及输送困难，口腔期时间延长；吞咽后口腔内有食物残留；构音及发声障碍等。

4. 咽期障碍　该期的主要障碍是误咽或吸入，口腔控制能力低下、吞咽反射延迟或消失的患者，容易发生吞咽前吸入（aspiration before the swallowing）；喉头闭锁不全的患者，容易发生吞咽中吸入（aspiration during the swallowing）；喉头举上不全、咽蠕动低下、环咽括约肌不能适时松弛的患者，则常常发生吞咽后吸入（aspiration after the swallowing）。咽期障碍的临床评价，应注意检查Ⅴ、Ⅶ、Ⅸ、Ⅹ、Ⅻ对脑神经及吞咽反射、腭反射等。观察吞咽时有无食物经鼻反流（鼻咽腔闭锁障碍）及呛咳发生。一些高龄患者，由于感觉迟钝、支气管纤毛运动能力降低，吞咽中即使发生吸入，亦可能无呛咳发生，表现为隐性吸入（silent aspiration），引起吸入性肺炎，临床检查时应特别注意。另外，吞咽发生后，滞留在咽壁、会厌谷和梨状隐窝的食物残渣，可随时发生吸入，称为延迟吸入（delayed aspiration）。发声呈湿性嘶哑，系食物或液体侵入喉头前庭所致，提示患者潜在吸入的危险。

5. 食管期障碍　由于食管平滑肌蠕动障碍或痉挛，食物沿食管向下输送困难，可引起胸部堵塞感；由于环咽括约肌、食管或胃括约肌弛缓，咽下的食物会发生反流，导致误咽。

（二）吞咽功能评价

1. 反复唾液吞咽测试（repetitive saliva swallowing test，PSST）　决定吞咽功能的要素是吞咽反射的引发和吞咽运动的协调性，其中吞咽反射的引发，可凭借喉部的运动进行判断。才藤荣一（1996）提出反复唾液吞咽测试，它是一种观察引发随意性吞咽反射功能的简易评价方法。具体操作步骤如下：

（1）被检查者取坐位，卧床患者，宜取放松体位。

（2）检查者将示指横置于被检查者甲状软骨与舌骨间，嘱其做吞咽动作。当确认喉头随吞咽动作上举、越过示指后复位，即判定完成一次吞咽反射。当被检查者因口干难以吞咽时，可在其舌面上注入约1ml水，再行吞咽。

（3）嘱被检查者尽力反复吞咽，并记录完成吞咽次数。高龄者在30秒内能完成3次吞咽即可。对于有吞咽困难的患者，即使第1次吞咽动作能够顺利完成，但接下来的吞咽动作会变得困难，或者舌骨、喉头尚未充分向前上方移动就已下降。

2. 饮水试验　洼田俊夫等（1982）提出的灵敏度较高的吞咽功能检查方法，具体操作如下：

（1）测试过程：患者取坐位、颈部放松。用水杯盛温水30ml，让患者如平常一样喝下，注意观察患者饮水经过，并记录时间。饮水经过可分为五种情况：

1）一次喝完，无呛咳（根据计时又分为：①5秒钟之内喝完。②5秒钟以上喝完）。

2）两次以上喝完，无呛咳。

3）一次喝完，有呛咳。

4）两次以上喝完，有呛咳。

5）呛咳多次发生，不能将水喝完。

（2）吞咽功能判断：正常：1）①；可疑：1）②、2）；异常：3）、4）、5）。

3. 其他评定方法　吞咽造影录像检查（Video fluorography，VF）、吞咽视频内镜检查、超声波检查、表面肌电图检查均可以直观咽部肌运动状况。

（三）康复治疗

1. 间接训练　训练目的：从预防失用性功能低下、改善吞咽相关器官的运动及协调动作入手，为经口腔摄取营养做必要的功能性准备。

由于间接训练不使用食物，安全性好，因此适用于从轻度到重度的各类吞咽困难患者。间接训练一般先于直接训练进行，直接训练开始后仍可并用间接训练。常用的间接训练方法有：

（1）口唇闭锁练习：口唇运动训练可以改善食物或水从口中漏出。让患者面对镜子独立进行紧闭口唇的练习。对无法主动闭锁口唇的患者，可予以辅助。当患者可以主动闭拢口唇后，可让患者口内衔以系线的大纽扣，治疗师牵拉系线，患者紧闭口唇进行对抗，尽量不使纽扣脱出。其他练习包括口唇突出与旁拉、嘴角上翘（作微笑状）、抗阻鼓腮等。

（2）下颌运动训练：可促进咀嚼功能，做尽量张口，然后松弛及下颌向两侧运动练习。对张口困难患者，可对痉挛肌肉进行冷刺激或轻柔按摩，使咬肌放松；通过主动、被动运动让患者体会开合下颌的感觉。为强化咬肌肌力，可让患者做以臼齿咬紧压舌板的练习。

（3）舌的运动训练：可以促进对食物的控制及向咽部输送的能力。可让患者向前及两侧尽力伸舌，伸舌不充分时，可用吸舌器轻轻牵拉舌尖，然后让患者用力缩舌，促进舌的前后运动；通过以舌尖舔吮口唇周围，练习舌的灵活性；用压舌板抵抗舌根部，练习舌根抬高等。

（4）冷刺激（ice - massage）：冷刺激能有效地强化吞咽反射，反复训练，并可易于诱发吞咽反射且吞咽有力。用卵圆钳夹持冰块，轻轻刺激软腭、腭弓、舌根及咽后壁，然后嘱患者做吞咽动作。如出现呕吐反射即应终止刺激；如患者流涎过多，可对患侧颈部唾液腺行冷刺激，3次/日，10分钟/次，至皮肤稍发红。

（5）构音训练：吞咽困难患者常伴有构音障碍，通过构音训练可以改善吞咽有关器官的功能。

（6）声带内收训练：通过声带内收训练，改善声带闭锁功能，有助于预防食物进入气管。

（7）咳嗽训练：吞咽困难患者由于肌力和体力下降、声带麻痹，咳嗽会变得无力。强化咳嗽有利于排出吸入或误咽的食物，促进喉部闭锁。

（8）促进吞咽反射训练：用手指上下摩擦甲状软骨至下颌下方的皮肤，可引起下颌的上下运动和舌部的前后运动，继而引发吞咽动作。此方法可用于口中含有食物却不能产生吞咽运动的患者。

2. 直接训练　直接训练的适应证是：患者意识状态清醒、全身状态稳定、能产生吞咽反射、少量吸入或误咽能通过随意咳嗽咳出。

（1）体位：由于口腔期及咽期同时存在功能障碍的患者较多，因此开始训练时，应选择既有代偿作用且又安全的体位。开始可先尝试30°仰卧、颈部前倾的体位。该体位可利用重力使食物易于摄入和吞咽；颈部前倾可使颈前肌群放松，有利于吞咽。偏瘫患者应将患侧肩背部垫高，护理者于健侧喂食。

（2）食物的选择：一般容易吞咽的食物具有下述特征：①柔软、密度及性状均匀。②有适当的黏性、不易松散。③易于咀嚼，通过咽及食管时容易变形。④不易在黏膜上滞留等。应根据患者的具体情况及饮食习惯进行选择，兼顾食物的色、香、味等。

（3）一口量：即最适于患者吞咽的每次喂食量。一口量过多，食物易从口中漏出或引起咽部滞留，增加误咽的危险；一口量过少，则难以触发吞咽反射。应从小量（1～4ml）开始，逐步增加，掌握合适的一口量。

（4）调整进食速度：指导患者以较常人缓慢的速度进行摄食、咀嚼和吞咽。一般每餐进食的时间控制在45分钟左右为宜。

（5）咽部滞留食物的去除法：可训练患者通过以下方法去除滞留在咽部的食物残渣。

①空吞咽：每次吞咽食物后，再反复做几次空吞咽，使食物全部咽下，然后再进食。②交互吞咽：让患者交替吞咽固体食物和流食，或每次吞咽后饮少许水（1~2ml），这样既有利于激发吞咽反射，又能达到去除咽部滞留食物的目的。③点头样吞咽：颈部后仰时会厌谷变窄，可挤出滞留食物，随后低头并做吞咽动作，反复数次，可清除并咽下滞留的食物。④侧方吞咽：梨状隐窝是另一处吞咽后容易滞留食物的部位，通过颈部指向左、右侧的点头样吞咽动作，可去除并咽下滞留于两侧梨状隐窝的食物。

3. 物理因子治疗

（1）电刺激治疗：如低频电吞咽治疗仪，通过颈部电极，输出电流，对喉返神经、舌下神经、舌咽神经等与吞咽、言语功能相关的神经进行刺激，强化吞咽肌群和构音肌群的运动功能。当患者主动吞咽时，还可接受同步电刺激，帮助完成吞咽活动。

（2）肌电生物反馈治疗：可增强与吞咽相关肌肉的肌力，促进吞咽动作的协调性，达到改善吞咽功能的目的。

4. 针灸治疗　常用穴位有风池、翳风、廉泉、人迎、合谷、内关、金津、玉液等。

5. 替代进食

（1）鼻饲法：经鼻插入胃管摄食，方法简单，但会使口腔、咽喉部分泌物增加，并妨碍吞咽活动，不宜长时间使用。

（2）间歇性经口腔-食管插管摄食：仅摄食时插管，痛苦小，且可避免留置插管对患者造成的不良心理影响。便于保持鼻腔、口腔和咽部的卫生。因为食物经食管摄入，符合生理规律，有促进改善吞咽功能的效果。

6. 手术治疗　经康复治疗3个月以上，吞咽功能无改善的患者，应转耳鼻喉科或外科进行会诊，必要时手术治疗。如环状咽肌切断术、喉上抬术、咽瓣成形术、胃造瘘。

（四）误咽和窒息的处理

由于正常吞咽时的气道保护机制发生了障碍，食物误入气管。呛不等于误咽（silent as-piration），它是误咽的信号，因气道感觉障碍差异，即使有误咽，不一定有呛的表现。如不明显的误咽，本人不注意继续吃东西，误咽量增加结果引起肺炎。通常误咽引起咳反射，喉头感觉低下时，经常发生呛咳误咽。误咽时，保存冷静，目视下方，令患者弯腰，快速叩其背部催吐。如果发生窒息，立即用吸引器吸引或用手指抠出。

七、Pusher 综合征

Pusher 综合征是一种脑卒中后较为严重的体位控制障碍。由 Davies（1985）首先描述并提出，在国内被译为"倾斜综合征"、"中线偏移征"或者"身体不成直线"等，也有人将其归为"躯体平衡障碍"。Pusher 综合征患者在任何体位都强烈地由非瘫痪侧向瘫痪侧推离，并抵抗使体重向身体中线或过中线向非瘫痪侧移的被动校正。Pusher 综合征是康复训练中的重症，其病变机制较为复杂，如用常规的康复训练方法往往难以奏效，康复治疗难度较大。研究显示，在脑卒中所有可能的运动感觉后遗症中，对脑卒中后患者日常生活独立和步行影响最大的就是体位控制的障碍，因此可以认为体位的控制也是实现生活自理的最佳"预报器"。日本（1996）统计其发生率是25%，哥本哈根脑卒中研究（1996）报道其发生率5%~10%，国内刘世文等（1998）统计发生率为17%~23%。

（一）发病机制及病变定位

Davies 认为 Pusher 综合征与顶叶受损后严重的对侧空间忽略有关，并预示 Pusher 综合征趋向于起因右侧大脑病变，而且该病症严重度可以变化。

Kamath HO 等人研究认为：人体内存在有与垂直重心有关的主观姿势垂直和主观视觉垂直两条通路。患有 Pusher 综合征的患者，当其向非偏瘫侧倾斜 18°时，患者认为身体方向是垂直的，而其主观视觉垂直没有受到损伤。所以，人体内这两条通路是分离的。主观姿势垂直通路决定了人体对姿势的控制。由于脑卒中损伤了这一与姿势垂直相关的通路而出现了向瘫痪侧倾斜的 Pusher 综合征，即使主观视觉垂直（SVV）的感知不受干扰，直立状态仍然可能受到影响。即：当患者感觉自己的身体是端正的时候，正是从脑病变同侧（脑损伤侧）的推离（调整），导致身体向脑损伤对侧倾倒，实际上他们的身体向脑损伤侧倾斜了大约 20°角（偏离中心线约 18°）。另外，有研究发现 23 例严重对侧倾斜患者脑梗死 MRI 投影的重叠区以丘脑后外侧区域（是从脑干到前庭皮质的前庭途径的"中继结构"）为主。提示了这一区域的神经表达紊乱涉及对侧倾斜的问题，而病因学、血管分布及病变范围和其紊乱有密切的关系。目前其病变机制仍不清楚，有待深入研究。

（二）临床表现

左侧偏瘫患者的 Pusher 综合征的发生率比右侧偏瘫的略高。以左侧偏瘫患者为例，其临床表现形式如下：

1. 头转向右侧，同时向右侧移，即从右肩到颈的距离明显缩短。偏瘫数月后，颈部可能僵硬到几乎不能活动。

2. 患者从其左侧接受刺激的能力降低，如视觉、触觉、运动觉及听觉刺激的接受能力均明显降低，多伴有单侧空间忽略。

3. 躺在床上，患者用健手把住床边，担心掉下来。

4. 坐位时，左臀部负重，左侧躯干明显缩短。坐在轮椅上，身体靠向轮椅左侧坐。试图把重心向右转移会遇到阻力。床椅转移困难，把患者转移到放在其健侧的椅子上尤其困难，其右手和右腿有力地向运动的反方向（左侧）推。

5. 站立时，身体重心偏向左侧，姿势歪斜，甚至治疗师都难以保持患者直立。

6. 行走时，重心不易向右侧转移，左腿屈肌占优势，伸肌支持不充分，健腿迈步困难，一般日常生活活动都相当困难。

Pusher 综合征多在早期出现，在 6 周内缓解，也有少数的 Pusher 综合征患者症状可持续 3~10 个月。Pusher 患者和非 Pusher 患者两者的运动功能恢复，在超过 3 个月周期的研究报告都提示有显著改善。

多数 Pusher 综合征都伴有单侧空间忽略（约 88.2%）、失认、失用（约 41.2%）等高级神经认知功能障碍的问题。经严格实验提示 Pusher 综合征与单侧忽略症可能为两种独立存在的现象，只不过是有时交叉出现。

（三）康复治疗

由于 Pusher 综合征在一部分偏瘫患者中存在，其表现为姿势不平衡、向瘫痪侧倾倒、站位时瘫痪侧下肢的屈曲模式等特殊的征象以及伴发的单侧空间忽略、疾病失认等神经心理学症状，在治疗中需结合其特殊性，进行针对性的治疗，其最后各种能力的恢复与无 Pusher

综合征的偏瘫患者基本相同。但是由于存在有特殊征象与症状需要纠正，所以其康复治疗需要较长的时间，应早期进行。

1. 重心转移训练　由于重心偏向瘫痪侧，早期要训练重心移到非瘫痪侧，后期再训练其将重心向瘫痪侧移，纠正重心的不正常偏移。这里，对于躯干肌的协调性训练十分重要。

2. 伸肌张力强化　在训练站位中，一般瘫痪侧下肢屈肌占优势，患者难以维持站立，要强化训练其伸肌张力，必要时使用站立床、膝夹板、石膏或弹力绷带支持。

3. 平衡训练　双重作业任务的平衡训练和设计复杂的感知情况，以促进恢复日常生活中需要的多样的充分自动性和适应性的平衡技能的训练。当平衡恢复减慢时，如使用扶杖，在无干扰站立的时候可能改善双下肢负重和体位的稳定性。在我们临床的体会，仰卧位的倾斜姿势先消失，然后是坐位，最后是站位。尤其是站位平衡的训练需要较长的时间。

4. 神经心理学症状的治疗　对于伴有的神经心理学症状的，应用半侧空间遮盖眼镜纠正单侧空间忽略，不断地让患者集中注意其忽略的瘫痪侧肢体及应用口令、暗示及提醒的方法纠正其疾病失认。运用口头回忆法进行 ADL 能力的训练。随着神经心理学症状的改善，患者的倾斜症状也能够得到基本纠正。

八、异位性骨化

异位性骨化（ectopic ossification）又称为骨化性肌炎（myositis ossificans），是脑卒中的并发症之一，因其疼痛多数会妨碍康复治疗的进程。由于其发生机制有许多不明点，有时预防和治疗较难。Hoften 等报告小儿脑外伤的异位性骨化发生率约 5%；Mharton 等脑卒中调查有 0.5% 发生异位骨化，而日本西崛等报告为 20%。

（一）发病原因

本病为进行性骨质结构在肌肉结缔组织内沉积所引起的肌肉硬化的一种疾病。异位骨化不是脑卒中特有的并发症，病因不清。有学者报道产生骨化有四个因素：①刺激因素：其中挫伤占 60% ~ 70%，可导致血肿，这种损伤可很轻微，仅少量的骨骼肌或肌原纤维受损。②损伤信号：损伤组织或细胞分泌一种信号蛋白。③存在基因表达缺陷的间叶细胞，这些细胞接受适当的信号后可生成骨样或软骨样细胞。④存在连续发生骨化组织的环境，其中信号基因最为关键。

有人认为骨化性肌炎和异位骨化是两个不同的概念。骨化性肌炎是指肌肉组织由于损伤或者出血，导致组织机化，形成硬结和挛缩，应该有明确的局部损伤史，局部疼痛不一定很明显，但有一定程度的活动受限，骨化性肌炎未必在关节周围，而是比较集中在肌肉内。异位骨化的病因不很清楚，因此预防困难。目前比较强调避免损伤局部，但是有时没有任何损伤，也可以发生。目前一些书籍的定义不统一，骨科学常说的骨化性肌炎和神经科常说的异位骨化，两者描述的临床表现虽有差异，但是基本雷同。

（二）诊断

Kewaramam 等认为将异位性骨化发生分成阶段，对诊断有意义。Wharton 等（1970）将异位骨化的形成分为 3 个阶段表 13 - 3，最终性诊断主要根据 X 线所见的骨化像。发生初期不显示骨化征象。但是局部红肿痛，ALP（碱性磷酸酯酶）和 CPK（肌酸磷酸激酶）值上升，骨质扫描测定局部值增高等改变均有临床意义。

表 13 – 3　Wharton 异位骨化 3 阶段分类法

阶段	临床及化验所见	X 线所见
I 急性期	肿胀，皮肤红斑，局部发热，运动限制，血沉加快，血清 ALP 及 CPK 升高	初期 X 线正常，软组织上斑点分布、形成稀疏的骨小梁（无新生骨），骨扫描密度增加
II 亚急性期	多见持续性局部发热，皮肤红斑，肿胀消退。运动进一步受限，可触及不规则肿块，血沉值常常升高。血液 AIP 和 CPK 不上升或正常	斑点状的新生骨区域略减少，进一步出现有骨小梁性的新生骨。骨扫描值升高
III 慢性期	局部发热、红斑，肿胀多消失。运动进一步受限。可触及骨块。化验值多正常	在成熟的骨上，点状物消失。定期 X 线检查骨也无变化。骨密度定期检查相对减少

X 线确诊报告的发现时间多在 1~6 个月内。早期或更长时间后也有发现。一般为临床上在 X 线确认之前，发生局部肿胀、肿痛，要追究其产生的缘由。

脑卒中的易发部位为瘫痪肢体，下肢见髋、膝关节处，上肢多在肘和肩部大关节处。手足小关节处很少发生。

（三）异位性骨化治疗

1. 预防为主 Finkle 认为早期合理治疗可以减少异位性骨化的发生，早期康复治疗具有预防效果。但是过度的 ROM 训练可以导致肌肉内小出血，形成骨化，因此施行保护十分重要。体位变换时，瘫痪肢体的处理要十分谨慎主要用在预防。在预防和治疗方面，首先应加强对容易发生异位骨化的创伤患者护理，切忌对关节进行粗暴被动运动与锻炼活动。一旦怀疑有异位骨化则不能进行被动活动，即让患者的关节主动活动限制在无痛的幅度范围内。

2. 药物　羟乙膦酸钠（Etridronate Disodium）有一定效果。

3. 物理因子疗法　按照病变不同阶段采用各种疗法。

4. 中西医结合的分期治疗。

急性期（反应期）：局部软组织出现肿块，有时发热伴有局部疼痛，关节活动受限，X 线摄片示软组织内有不规则棉絮状模糊或关节周围云雾状的钙化阴影。以肘关节骨化性肌炎为例，在前臂伸屈肌、肱二头肌及肱三头肌近肘关节处采用轻柔适中的抚摸揉推弹拨等手法，以松解剥离肌腱腱膜及肌肉的粘连，其后术者一手持患肢腕部，一手持肘关节上中部，轻微持续牵引，再持患肢腕部轻柔地作肘关节无痛下的内收、外展和前后屈伸方向的抖动及环转手法。切忌手法粗暴及对局部肿块和关节囊行按摩刺激，更忌对肘关节用力拔伸牵引、硬性内翻、外翻及前后屈伸。手法治疗期间同时配合局部中药熏洗并指导患者行无痛或稍痛下肘关节主动活动功能锻炼。

中期（活跃期）：发热、局部皮温高、压痛、质硬肿块，局部肿块因逐渐骨化较前增大明显，肌肉僵硬萎缩，关节疼痛不明显；关节功能活动障碍；X 线摄片示肿物周围花边状新骨大量生成，界限清楚，经过一段时间后，肿物停止发展并有所缩小，而形成较为致密的骨化性团块。可给予患肢依照早期手法按摩，然后，术者一手持患肢肘关节近端，一手持患肢前臂中部，柔和稍用力逐渐被动屈伸肘关节。常常可听到骨化性肌炎断裂声及粘连撕裂声，此时肘关节的被动活动可达到基本正常范围。如遇骨性阻挡，切忌强行被动屈伸，以免再次发生骨折。应待骨化组织逐渐成熟及局限后，行手术治疗。手法治疗后，局部中药熏洗治疗，并指导患者在疼痛可耐受情况下，行肘关节以主动活动为主，被动活动为辅的功能锻炼。

晚期（骨化期）：局部无疼痛、肌肉僵硬萎缩严重、关节强直在某一体位或仅有轻微的活动度；X 线摄片示，出现壳状骨性软骨，骨化范围局限，骨化明显致密。行手术切除骨化组织及关节松解术，如肘外侧切口，在肱骨外髁嵴部分别向肘前及肘后剥离，显露骨化组织后将其切除并彻底松解粘连组织，闭合切口前应松止血带仔细止血，放置负压引流。术后经 3 周制动，进行关节主动活动以免再发生粘连，待刀口愈合拆线后，行中药熏洗治疗。异位性骨化有再发的可能。

中药熏洗方剂：

方药：土鳖虫、泽兰、木香、王不留行、海桐皮、土茯苓、鸡血藤、三棱、莪术各30g、生川乌、生草乌、木瓜各20g、穿山甲15g 放入专用盆中、加醋2000ml 浸泡30 分钟，再加水 2500ml 煎，离火去渣。将患部放于药液之上，外盖布罩。先以热气熏蒸，并用毛巾蘸药水热敷患处，待水温降至50～60℃时，将患部浸入盆内作浸洗，边洗边轻揉。每次熏洗约1 小时，每日2 次，每剂洗2 天，5 剂为1 个疗程。

九、脑卒中后焦虑和抑郁

脑卒中发生后心理反应历经的阶段大体有震惊期、否认期、抑郁或焦虑期、对抗或依赖期、承受（适应）期。故认为焦虑和抑郁是脑卒中后的一种正常心理反应过程。各阶段可持续几天、数周，甚至几个月；各阶段可全部表现，也有的仅出现几个阶段或交叉出现，表现也程度不一。因此康复治疗时，要根据患者心理变化规律特点，有针对性进行心理治疗，促使患者接受残存的功能障碍和重新获得满意的生活质量。

（一）脑卒中焦虑状态

1. 诊断　发作时，患者多自觉恐惧、紧张、忧虑、心悸、出冷汗、震颤及睡眠障碍等。无论是焦虑症或焦虑状态，临床多用抗焦虑药治疗。

（1）可疑诊断：焦虑自评量表（SAS）大于41 分，提示可能存在焦虑。

（2）严重程度：按照汉密尔顿焦虑量表（HAMD）评定。总分 <7 分为无焦虑、>7 分可能有焦虑、>14 分为中度焦虑、>24 分为重度焦虑的标准，评定焦虑症状的严重程度。

2. 心理治疗　家庭成员、心理医师、临床医师、责任护士都应分别对患者进行心理暗示，正面激励患者。针对患者不同情况，尽量消除存在的顾虑，增强其战胜疾病的信心。

3. 药物治疗　抗焦虑药其安定作用较弱，对精神患者无效，但可稳定情绪减轻焦虑及紧张状态，并能改善睡眠；尚有肌肉松弛作用。本类药不引起锥体外系症状。但长期应用可产生习惯性，亦可成瘾，突然停药可产生戒断症状。

目前常用的安全有效的抗焦虑药有氟西汀（百忧解）、氯氮平、地西泮（安定）、艾司唑仑（舒乐安定）、硝西泮及甲丙氨酯（眠尔通，安宁）等。

（二）脑卒中后抑郁状态

脑卒中后抑郁状态（post‐stroke depression，PSD）是脑卒中常见的并发症之一，为感觉"情绪低落"的忧伤或郁闷，是对丧失、失望或者失败所产生的一种正常或异常的负性情绪反应。其发生率占脑卒中患者的 30%～60%。它不仅可以使神经功能缺损恢复时间延长、生活质量下降，甚至可以使死亡率增加。由于临床医师重视不足，其漏诊率高达75%。早期诊断并给予PSD患者适当的抗抑郁治疗，是提高生存质量和医疗质量的有效途径。抑郁在最初3个月发病率为25%，对康复可能有明显的负面影响。

主半球前部包括额叶的外侧主要部分或左侧基底节病损可发生抑郁，认为与脑干蓝斑等处向左额叶和左丘脑投射NE和5－HT纤维受到损伤有关。

1. 诊断

（1）可疑诊断：抑郁自评量表（SDS）大于41分，提示可能存在抑郁。

（2）严重程度：汉密尔顿抑郁量表（HAMD）：总分＜8分为无抑郁、≥8分为轻度抑郁、≥17分为中度抑郁、≥24分为重度抑郁的标准，评定PSD抑郁症状的严重程度。

2. 心理治疗　在积极治疗原发病、康复和处理危险因素外，家庭成员、心理医师、临床医师、责任护士分别对患者进行心理治疗（解释、安慰、鼓励、保证），针对患者不同情况，尽量消除存在的顾虑，增强其战胜疾病的信心。继发性者除去原发致病因素外，对脑卒中抑郁症状群的处理原则上与原发性抑郁症相同。

3. 药物治疗　抗抑郁药的作用是从不同角度（酶或受体或摄取泵）提高NE（去甲肾上腺素）或5－HT（5－羟色胺）。

（1）三环类抗抑郁药（TCA）：常用阿米替林、多塞平，还有丙米嗪、氯米帕明等。三环类抗抑郁药的适应证为各种类型抑郁症，有效率约70%～80%，起效时间1～2周，剂量范围12.5～25mg/d，缓慢加量，分次服。因镇静作用较强，晚间剂量宜大。马普替林虽为四环结构，但药理作用与三环类抗抑郁药一致。

（2）5－羟色胺再摄取抑制剂（SSRI）：目前抗抑郁药以5－羟色胺再摄取抑制剂为首选。如氟西汀（百忧解）适应证除抑郁障碍外，也能治疗强迫症、神经性贪食症。尽管SS-RI比TCA的不良反应明显少而轻，且有每日1次服药的简便优点，但本身也有兴奋、激动、失眠、恶心、腹泻、性功能障碍的不良反应。氟西汀因其镇静作用小，可白天服用。为减轻胃肠道刺激作用，宜餐后服用。一般2～4周出现疗效。老年体弱者宜从半量开始。喜普妙（西酞普兰）是选择性最强的，安全性高，药物相互作用少，较适合老年和躯体障碍伴发的抑郁。西酞普兰每片20mg，成人常用剂量20～40mg/d。帕罗西汀（盐酸帕罗西汀片），一般剂量为每日20mg。早餐时顿服。与所有的抗抑郁药物的治疗应维持数月以巩固疗效。停药方法与其他精神药物相似，需逐渐减量。不宜骤停。

与此同时，近几年也发展了选择性NA再摄取抑制剂（NRI），5－HT和NA再摄取双重抑制剂（SNRI），NA能与特异性5－HT能抗抑郁剂（NaSSA）等一系列新型抗抑郁药，如万拉发新、米氮平、噻奈普丁、安非他酮。米氮平（瑞美隆）：成人和老人起使剂量应为15mg/d，临睡前服用1次或分次早晚各服1次。逐渐加大剂量至获最佳疗效，有效剂量通常为15～45mg。应连续服用，最好在症状完全消失4～6个月后再逐渐停药。

对抗抑郁药物副作用较重者，宜减量、停药或换用其他药。一般不主张两种以上抗抑郁药联用。

（陈华先）

第十四章 周围神经系统疾病的康复

第一节 概述

一、临床解剖及生理

周围神经的基本组成单位为神经纤维，许多神经纤维构成神经束，若干神经束组成神经干，神经干内有大量间质组织，如胶原纤维、脂肪组织以及营养血管、淋巴管等。神经纤维的中央是神经细胞的轴突，外周有鞘膜（髓鞘和神经膜）。施万细胞产生鞘膜，由于细胞的旋转，施万细胞膜相互贴合形成了围绕轴索的同心圆板层，即髓鞘。而在外面的施万细胞膜和胞质则成为神经膜。无髓鞘纤维为一个施万细胞包裹数条轴突，而每条轴突各有系膜，且不发生旋转，故不形成髓鞘，也无郎飞（Ranvier）结。有髓鞘纤维的髓鞘相隔一定的距离有郎飞结隔开，结间的距离与纤维的直径成正比，神经冲动的传导速度与有髓鞘纤维的外径成正比。神经冲动的传导在无髓鞘纤维是沿着神经纤维连续依次推进，而有髓鞘纤维是由一个郎飞结到另一个郎飞结跳跃式前进的。因此有髓鞘纤维发生脱髓鞘变性或恢复后，施万细胞增殖而郎飞细胞增多，都可使传导速度减慢。

周围神经干内有许多神经束，后者有众多的神经纤维组成。结缔组织膜位于神经干周围称为神经外膜，在神经束外的神经束膜，进入束内分布于神经纤维之间，成为神经内膜。周围神经的血液供应来自局部动脉，其血液供应丰富，有较多侧支循环，神经干有较粗大血管伴行，由 1 个动脉和 2 个静脉组成血管束，通过沿途分出的节段血管进入神经，节段血管进入神经外膜后即分为升支和降支，延续为神经外膜血管，互相吻合，神经外膜血管的分支延续形成神经束间血管网，束间血管网的分支斜行穿过束膜进入神经束内，形成纵行排列的以毛细血管为主的微血管网，由于以上的解剖特点，除非广泛的大动脉病变，很难引起周围神经的梗死。

二、基本病理改变

病理学上有几种独特的病变过程，但是他们并非疾病特异性的，在任何一个特定病人这些过程以不同的结合方式出现。主要有节段性脱髓鞘、华勒变性（Wallerian degeneration）及轴索变性。

髓鞘是神经纤维最易受损的成分，因为它可能作为 Schwann 细胞原发病变的一部分而崩解，或累及轴索的病变使其产生继发性改变。髓鞘局部变性而轴索无受累称为髓鞘轴索型（medullar－y－axonic），可发生在轴索断裂处的最近端（根性）或远端（华勒变性）或作为全身性代谢性多发性神经病（轴索变性）的逆返性死亡（dying－back）现象。轴突变性时，周围神经轴索远端受到累及。

节段性脱髓鞘时因轴索完好，所以裸露的轴索只需获得髓鞘，功能就会恢复很快。新形成的 Ranvier 结之间的节段较正常的薄而且长度不等。相反，华勒变性和轴索变性时恢复较慢，常需数月或 1 年甚至更长时间，因功能恢复之前轴索必须先再生，然后再与肌肉、感觉器官、血管等再连接。

华勒变性：见于各种创伤、牵拉、缺血、高低温、电击等，直接使神经纤维受损中断后发生的变性，称为华勒变性。病变发生后其断端远侧的轴索和髓鞘很快自近端向远端发生变性、碎裂，由施万细胞或巨噬细胞吞噬，断端近侧的轴突和髓鞘可有同样的变化，但一般只到最近的 1~2 个郎飞结而不再继续。若断端离细胞体太近，则细胞体也可以发生变性解体。

轴索变性：可源发于轴索或细胞体的损害，如维生素缺乏、代谢障碍、中毒、感染等因素，轴索首先发生变性，继发髓鞘崩溃，病变呈多灶性分布，多由末端向近端发展，可影响到胞体的代谢，但胞体多数完好。轴索变性后运动终板也会随之变性，所支配的肌纤维萎缩。

节段性脱髓鞘：特点是个别施万细胞变性使所需节段的髓鞘脱失。其原发的损害在髓鞘，沿神经纤维有长短不等的节段性脱髓鞘破坏，轴索正常，因此肌肉较少萎缩，但严重的节段性脱髓鞘，也可继发轴突变性而致肌萎缩。节段性脱髓鞘可见于 Guillain – Barre 综合征、白喉等某些炎症以及某些遗传性或后天代谢障碍性疾病。

三、周围神经冲动传导

神经纤维对生物信息的传递通过产生动作电位来完成。神经纤维内部含有大量钾离子和尚未明确的阴离子，而在细胞外液含有大量钠和氯离子，细胞内、外液间存在 60~90mV 的电位差，对细胞外液来说细胞内液相对为负电位，这个电位差称为膜电位或静息电位。静息膜对钾离子通透性高，而钠离子则难于通过。任何原因引起的动作电位的触发，可使钠离子由细胞外液向细胞内液移动，膜电位失去平衡，继之钾离子向细胞外液移动，钠、钾离子向细胞内外液的移动可致细胞膜的除极和复极，致使动作电位完成，钠、钾离子向膜内、外移动的过程由钠泵完成。

神经和肌肉均为不良导体，兴奋和静息的纤维段间存在电位差，有髓鞘的神经纤维并非每段均被兴奋，髓鞘使电阻明显增加，因此其兴奋传导为由一个 Ranvier 结节跳至另一个 Ranvier 结节，故其传导速度快。而无髓鞘纤维的兴奋传导需连续由兴奋段向静息段传导，因而传导速度慢。

四、周围神经纤维的变性与再生

神经纤维受到物理、化学、生物等各种因素的损害所出现的病变统称为变性。当轴突与神经元离断后数小时，即可出现轴突内结构的改变，轴浆分布不均，细胞器肿胀、溶解，最后导致整个轴突的破碎溶解。由于神经纤维的损伤，1d 后出现髓鞘板层结构的模糊以至消失，1 周后髓鞘物质中较为复杂的髓磷脂降解为简单的类脂，或中性脂肪，髓鞘的变性、崩解和消失过程，一般称为脱髓鞘（demyelination）。

在轴突与髓鞘变性的同时，施万细胞出现增殖，伤后 3d 至 3 周为增殖高峰，施万细胞可能利用退化的髓鞘物质来重建新的髓鞘。受伤后的胞体出现肿大，胞质尼氏体溶解或消失。

周围神经断伤后，远端的轴突与髓鞘崩解而施万细胞大量增殖，这种增殖为再生的轴突铺路，增生的施万细胞沿神经基膜整齐排列，形成一条实心的细胞带。此带可引导再生轴突支芽向一定的方向生长，直达相应的靶器官。再生髓鞘是由施万细胞逐渐围绕轴突形成的。损伤后2~3周出现髓鞘修复，再生髓鞘一般较原有髓鞘薄，郎飞结节间距缩短，传导速度慢于正常的神经纤维。受损纤维可以轴突再生，邻近未受损的纤维也可在郎飞结处长出侧芽向实心的细胞带生长，直达靶器官，这种现象称为侧支发芽。总之，再生神经纤维结构重建取决于近端支芽是否生长旺盛；施万细胞铺路是否完备；再生神经纤维与靶器官是否相适应。三者均不可缺少，否则再生不良。

五、周围神经损伤的分类与特征

1. 周围神经损伤的类型分类与特征　周围神经损伤根据 Seddon 于 1943 年提出的观点，按周围神经损伤的类型分为3类：神经失用（neura - praxia）、轴突断裂（axonotmesis）、神经断裂（neu - rotmesis）。三者的特征如表14 - 1 所示。

表14 - 1　3种周围神经损伤的特征

	神经断裂	轴突断裂	神经失用
原因	切伤和撕裂伤、枪弹伤、骨折、牵引、注射、手术、缺血等	同左，还有长期压迫、摩擦、冻伤等	枪弹伤、牵引、短暂的压迫、冻伤、手术、缺血等
主要损伤	完全解体	神经纤维断裂，施万鞘保持	较大纤维的选择性脱髓鞘，无轴突变性
解剖的连续性	可丧失	保持	保持
运动瘫痪	完全	完全	完全
肌萎缩	进行性	进行性	很少
感觉障碍	完全	完全	常无
自主神经障碍	完全	完全	常无
变性反应	有	有	无
病灶远端神经传导无	无	保存	
运动单位动作电位无	无	无	
纤颤电位	有	有	偶见
手术修复	主要	不需要	不需要
恢复速度	修补后每日1~2mm	每日1~2mm	迅速、数日或数星期
性质	不完全	完全	完全

（1）神经失用（neurapraxia）：为暂时的神经功能传导阻滞，通常多见于机械压迫、牵拉、电击伤、冻伤、缺血等，容易累及臂丛神经、桡神经、尺神经、腓神经等。神经失用不发生华勒变性，刺激阻滞点的近端可能出现波幅降低，刺激阻滞点的远端波幅正常。不出现失用和营养障碍，一般在6周内神经功能可以恢复，目前认为阻滞时间可能会长于6周，Wynn - Parry 等见到一例肘部的尺神经压迫，病程达18个月，并引起完全的感觉和运动麻痹，而当压迫解除，数日内其功能完全恢复。代谢障碍所致的尺神经阻滞可能有缺血因素

参与。

(2) 轴突断裂（axonotmesis）：轴突断裂较神经失用损伤更为严重，轴突在鞘内发生断裂，神经鞘膜保存完好，多见于严重的闭合神经挤压伤，如肱骨干骨折所致的桡神经损伤。轴突断裂时，损伤部位以神经支配的远端运动、感觉和自主神经功能全部丧失，并发生华勒变性。由于神经膜保持完好，轴突再生时一般不会发生迷路，其神经功能恢复接近正常，但在神经被牵拉的部位，尤其臂丛神经，可能由于扭转力的关系，被扭转的神经出现结构瓦解，再生时出现轴索迷路，因而交叉支配会不可避免地发生。轴索再生速度，成年人每天约 1mm，儿童为 2mm。其再生能力与损伤部位至效应器间的距离以及成人的年龄等有关。

(3) 神经断裂（neurotmesis）：神经断裂指神经束或神经干的断裂，即除了轴索、髓鞘外，包括神经膜完全横断，必须经过神经缝合或神经移植，否则功能不能恢复。

2. 周围神经损伤的程度分类与特征　周围神经损伤根据 Sunderland 于 1968 年提出的观点，按周围神经损伤程度分为 5 类。

(1) 一度损伤：主要表现在神经损伤处出现暂时性神经传导功能中断，而神经纤维在其胞体与末梢器官之间的连续性仍保持完整，神经损伤的远端不出现华勒变性，对电刺激的反应正常或稍减慢。其功能可于 3~4 周内很快地获得完全恢复。

(2) 二度损伤：主要表现为轴突中断，即轴突在损伤处发生坏死，但轴突周围的结构仍保持完整，损伤的轴突远端出现华勒变性，但不损伤神经内膜管的完整性。因此出现神经暂时性传导功能障碍，神经支配区感觉消失，运动肌麻痹、萎缩。二度损伤的神经可自行恢复，预后良好，恢复的时间取决于轴突从损伤处至支配区感觉和运动末梢器官的距离，即每日以 1~2mm 的再生速度向远端生长。

(3) 三度损伤：其病理特征不仅包括轴突断裂，损伤的神经纤维远端发生华勒变性，而且神经内膜管受到损伤、不完整；而神经束膜所受影响很少，所以神经束的连续性仍保持完整。由于神经束内损伤，神经束内部出血、水肿、血液微循环受损，缺血和神经束内的神经内膜管纤维性变，这些因素都可能成为神经再生的障碍。发生三度损伤的神经束，其损伤范围既可以是局限性的，也可以沿着神经束影响到相当长距离。三度损伤的神经退行性变化比二度损伤更为严重，特别是在神经损伤的近端，通常伴有一些神经轴突缺失，因而减少了有利于神经再生的轴突数量。同时发生于神经束内的轴突再生，可能出现与末梢器官错接现象。由于神经内膜发生不同程度的纤维化，影响神经的再生和恢复。因此，三度损伤的神经虽可自行恢复，但神经纤维数量有所减少，导致功能上并不能完全恢复。

(4) 四度损伤：神经束遭到严重破坏或发生广泛断裂，神经外膜亦受到破坏，神经束与神经外膜相嵌在一起，二者无明显分界，但神经干的连续性保持完整。神经损伤处变成以结缔组织替代纤维化条索，施万细胞和再生轴突可以扩展，与纤维组织交织在一起形成神经瘤。损伤神经远端仍发生华勒变性。四度损伤的神经束被破坏程度比三度损伤更为严重，再生轴突在数量上大为减少，再生轴突在神经束内可以自由进入束的间隙，以致许多再生轴突缺失或停止生长，同时也增加了再生轴突误入另一个神经内膜管的机会。由于神经广泛损伤，瘢痕化程度更为严重和广泛，导致更多再生轴突受阻，或走上"迷路"。结果只有很少的轴突能到达神经末梢区域，形成有用的连接。四度损伤的神经，因所有神经束广泛受累，其支配区的运动肌功能和感觉、交感神经功能基本丧失。该度损伤的神经需要进行手术，切除瘢痕段神经，进行神经修复。

（5）五度损伤：整个神经干完全断裂，断裂两端完全分离，或仅以细小的纤维化组织形成瘢痕索条相连。其结果是损伤神经所支配的运动肌、感觉神经和交感神经功能完全丧失。五度神经损伤需通过手术修复。

目前 Sunderland 分类法更能客观地反映出神经损伤各种程度的变化特点，所以逐渐被从事周围神经损伤治疗的医师所接受。同时也逐渐应用于周围神经病的康复之中。Sunderland 分类法与 Seddon 分类法的主要异同在于 Sunderland 分类法中的三、四、五度损伤与 Seddon 分类法中所描述的神经断裂相同，只是程度上的差异。这些差异在指导临床实践中非常重要，如 Sunder–land 三度损伤的治疗，在手术治疗时应以神经内松解为主，而四、五度损伤则以神经缝合或神经移植为主。

六、周围神经疾病的分类

周围神经分布于周身的各个不同的部位，其疾病分类较为复杂，从科研、临床等不同角度有不同的要求，从临床的角度来说，应从实用为原则。

1. 传统分类　传统上把周围神经疾病分为神经痛与神经炎 2 大类。

（1）神经痛（neuralgia）：受累的感觉神经分布区发生剧痛为主要特征，而神经的传导功能正常，没有感觉及运动障碍，例如原发性三叉神经痛、原发性坐骨神经痛等。

（2）神经炎（neuritis）：过去在临床上任何原因所引起的周围神经损害统称为神经炎，包括了感染、外伤、中毒、压迫、缺血和代谢障碍等，周围神经有变性的病理改变，但并非都是属于炎症性病理改变，所以神经炎已改称为神经病（neuropa–thy）。但习惯上仍沿用神经炎。

2. 功能分类

（1）感觉性周围神经病：单纯感觉神经受损所致的周围神经病。临床上主要以感觉神经所支配区的感觉系统障碍。

（2）运动性周围神经病：单纯运动神经受损所致的周围神经病。临床上主要以运动神经所支配区的运动功能障碍。

（3）自主神经性周围神经病：单纯自主神经受损所致的周围神经病。临床上主要以自主神经所支配的功能障碍。

（4）混合性周围神经病：单纯性周围神经损伤临床上较少见，混合性周围神经损伤较常见，临床上功能障碍表现多种多样。

3. 解剖学的分类

（1）轴索变性型周围神经病。

（2）脱髓鞘性周围神经病。

4. 受损神经数目的分类　按受损神经的多少分为 3 种。

（1）单神经炎（单神经病）：指任何单个神经的损害，临床症状和体征完全符合该神经支配的范围。多由局部原因引起。如①外伤、挫裂伤、牵引伤、不恰当部位注射引起；②压迫、肿瘤、椎间盘突出、颈肋或机械压迫如石膏固定等；③局部感染；④某些重金属中毒：虽不是局部原因，但也可以单神经损害突出。

（2）多发性神经病：指分布广泛的、双侧对称性四肢远端为主的神经病，表现为手套袜套型感觉障碍、下运动神经损害及自主神经功能障碍。病因通常都是全身性弥漫性作用于周围神经而引起，如中毒、营养缺乏、代谢障碍、感染、遗传等。

（3）多发性单神经炎（单神经病）：同时或先后2个或2个以上的，通常是单独的而非相邻的周围神经干的损害，病变的早期先从单神经病开始，其后数目逐渐增加，使其变为多数性单神经病的表现，如果周围神经广泛受累则与多发性周围神经病很难区分。病因多由全身性及疾病引起，如代谢障碍、营养缺乏、结缔组织疾病、全身的感染、中毒及免疫功能障碍，如慢性炎症性脱髓鞘性复发性神经根神经病等。从单神经病到多发性神经病的进程意示着病变的多灶性及不规则分布。

5. 损害部位分类　按神经受损部位分为5种。

（1）神经根炎：如 Guillain – Barre 综合征。

（2）神经节炎：如面神经膝状神经节病毒感染所引起的 Hunt 综合征。

（3）神经丛炎：如臂丛神经炎。

（4）神经干炎：如尺神经、正中神经、桡神经炎等。

（5）末梢神经炎：如多发性神经病。

6. 病因分类　病因明确且有特征的，就以病因命名（如神经纤维瘤、桡骨骨折并发桡神经损伤等）。

（1）遗传性周围神经病。

（2）外伤、嵌压性周围神经病。

（3）炎症性周围神经病。

（4）代谢性周围神经病（糖尿病、维生素缺乏等）。

（5）中毒性周围神经病。

（6）缺血性、血管炎性或周围血管阻塞性周围神经病。

（7）先天性周围神经病。

（8）风湿疾患性、结缔组织病性周围神经病。

（9）酒精中毒性周围神经病。

（10）恶性肿瘤性周围神经病。

（11）其他。

七、周围神经损伤的严重程度分级

根据周围神经损伤的严重程度分为5级。

Ⅰ级：受损局部出现暂时性传导阻滞，纤维完整性无损，无变性，常于3～4周内完全恢复。

Ⅱ级：轴突中断，但轴突周围结构完好，故轴突可以以1～2mm的速度再生。

Ⅲ级：轴突中断，神经内膜管损伤，但神经束膜改变极少，故神经束的连续性尚完整。伴有一些轴突缺失。由于神经内膜有不同程度的纤维化，影响再生和恢复，故虽可自行恢复，但恢复不完全。

Ⅳ级：比Ⅲ级更严重，轴突数量明显减少，所有神经束膜广泛受累，瘢痕化严重，不能自行恢复，需手术切除瘢痕后重新缝接吻合。

Ⅴ级：神经干完全断裂，两端完全分离，需手术才能恢复。

八、康复评定

由于周围神经于是由运动、感觉和自主性神经纤维组成的，因此周围神经损伤后将引起该支配区的运动、感觉和自主性神经功能障碍。周围神经损伤的康复首先是对于损伤状况的评定，正确了解周围神经损伤部位、程度以及一些自然状况。

1. 特殊畸形观察　当周围神经完全损伤时，所支配的肌肉主动功能消失，肌张力消失并呈松弛状态，肌肉逐渐发生萎缩。由于与麻痹肌肉相对的正常肌肉的牵拉作用，使肢体呈现特有畸形。如上臂部桡神经损伤后，因伸腕肌、伸指肌和伸拇肌发生麻痹，而手部受正常的屈腕肌、屈指肌和屈拇肌的牵拉，使手呈现典型的垂腕和垂指畸形。腕部尺神经损伤后，它所支配的小鱼际肌、第三与第四蚓状肌和所有骨间肌发生麻痹，由于手部正常的屈、伸指肌的牵拉，使环指和小指的掌指关节过伸、指间关节屈曲，呈现典型的爪形指畸形。尺神经损伤发生于肘部，因环指和小指的指深屈肌也发生麻痹，手部爪形改变较尺神经在腕部损伤者为轻。

2. 运动评定　神经完全损伤后，肌肉的肌力完全消失，但在运动神经不完全损伤的情况下，多表现为肌力减退。伤病后的神经恢复或手术修复后，肌力可能将逐渐恢复。首先应进行 MMT 检查，正确地评定肌力，目前临床上仍多采用 Lorett1912 年提出的 6 级评定标准。

0 级：肌肉无任何收缩。

Ⅰ级：有肌纤维收缩，但不能产生关节运动。

Ⅱ级：肌肉收缩可产生关节运动，但不能抵抗重力。

Ⅲ级：肌肉收缩可抵抗重力，但不能抵抗阻力。

Ⅳ级：肌肉能对抗部分阻力并带动关节运动，但肌力较正常差。

Ⅴ级：正常肌力。

有些病例可用关节活动度检查（ROM－T）评定关节、肌肉、软组织挛缩程度。肢体麻痹范围广的病例也可行日常生活活动作（ADL）测试，确定肢体运动能力。

3. 感觉评定　周围神经损伤后，其分布区的触觉、痛觉、温度觉、振动觉和两点辨别觉可完全丧失或减退。由于各皮肤感觉神经有重叠分布，所以其分布区的皮肤感觉并不是完全丧失，而是局限于某一特定部位，称为单一神经分布区（或称绝对区）。正中神经损伤，开始时为桡侧 3 个半手指，即拇指、示指、中指和环指桡侧有明显感觉障碍，后来仅有示指和中指末节的感觉完全丧失，即为正中神经单一神经分布区。尺神经损伤后，开始是小指和环指尺侧感觉发生障碍，后来只有小指远端两节感觉完全丧失的尺神经单一神经分布区感觉丧失。桡神经单一神经分布区是在第 1、2 掌骨间背侧的皮肤。

在神经不全损伤的情况下，神经支配区的感觉（触觉、痛觉、温度觉、振动觉和两点辨别觉）丧失的程度不同。在神经恢复过程中，上述感觉恢复的程度也有所不同。目前临床上测定感觉神经功能多采用英国医学研究会（BMRC）1954 年提出的评定标准。

S0：神经支配区感觉完全丧失。

S1：有深部痛觉存在。

S2：有一定的表浅痛觉和触觉。

S3：浅痛触觉存在，但有感觉过敏。

S4：浅痛触觉存在。

S5：除 S3 外，有两点辨别觉（7~11mm）。

S6：感觉正常，两点辨别觉≤6mm，实体觉存在。

感觉检查包括浅感觉（痛、温、触）、深感觉（关节位置、震动、压痛）和复合觉（数字识别、两点辨别、实体），还要根据病例特点询问有无主观感觉异常（异常感觉、感觉错觉等）。

4. 自主神经功能评定　神经损伤后，由交感神经纤维支配的血管舒缩功能、出汗功能和营养性功能发生障碍。开始时出现血管扩张，汗腺停止分泌，因而皮肤温度升高、潮红和干燥。2 周后，血管发生收缩，皮温降低，皮肤变得苍白。其他的营养性变化有皮肤变薄、皮纹变浅、光滑发亮，指甲增厚并出现纵形的嵴、弯曲和变脆，指（趾）腹变扁，由于皮脂分泌减少，皮肤干燥、粗糙，有时皮肤可出现水疱或溃疡。骨骼可发生骨质疏松，幼年患者神经损伤侧肢体可出现生长迟缓。

5. 神经干叩击试验（Tinel 征）　在神经损伤和神经再生的判断方面有一定的临床价值，此方法简单易行。在神经断裂后，其近侧断端出现再生的神经纤维，开始时无髓销，如神经未经修复，即使近端已形成假性神经瘤，叩击神经近侧断端，可出现其分布区放射性疼痛，称为 Tinel 征阳性。通过这一试验可以判定断裂神经近端所处的位置。断裂的神经在经过手术修复以后，神经的纤维生长会沿着神经内膜管向远端延伸，此时沿着神经干缝合处向远端叩击，到达神经轴突再生的前沿时，即出现放射性疼痛，通过这一试验，可以测定神经再生的进度。

对于有些闭合性伤病，特别是不伴有骨折的单纯性神经损伤，如牵拉伤、医源性注射损伤、神经摩擦伤等，在神经损伤的部位、程度和损伤神经修复后其恢复情况的准确判断上，神经电生理学如肌电图、神经传导速度检查等辅助检查手段，可以获得准确的客观依据。

6. 周围神经电生理学评定　对于周围神经损伤的诊断，通过详细的询问病史，准确的临床检查，作出正确的诊断并不困难。但对于神经损伤部位、程度和损伤神经修复后其恢复情况的准确判断，则需要周围神经电生理学检查作为辅助的检查手段，为评定提供更加准确的客观依据。低频电刺激使用电变性检查（RD）很方便。不过为了准确判定操作程度，最好使用 i/t 曲线、时值、肌电和神经传导速度测定等。

（1）古典电诊断：主要根据神经肌肉对直流电、感应电的反应来评定神经肌肉变性反应的程度，其情况如表 14 - 2 所示。

表 14 - 2　神经肌肉变性（直流电、感应电）反应的判断表

		部分变性反应	完全变性反应	绝对变性反应
感应电流	单极刺激运动点	反应弱	无反应	无反应
	双极刺激肌肉	反应弱	无反应	无反应
直流电流	单极刺激运动点	反应弱	无反应	无反应
	双极刺激肌肉	收缩迟缓，可能阳通 > 阴通	迟缓反应，可能阳通 > 阴通	无反应
预后	恢复所需时间	3~6 个月	1 年以上或不能恢复	不能恢复

注：阳通、阴通分别代表阳极通电时的收缩强度（ACC）和阴极通电时的收缩强度（CCC）

（2）肌电图检查：周围神经损伤时的肌电图表现大致如下。

1）部分失神经损害。a. 松弛时有纤颤电位、正锐波等失神经电位，或出现束颤电位，

插入电极可诱发失神经电位，插入电位延长，病变后期插入电位可减弱. b. 轻收缩时多相电位增加，超过总动作电位的 10%；c. 动作电位平均时限延长，＞15ms；d. 最大收缩时，不出现干扰型而仅出现混合型或单纯型。a～d 4 项中必须有 a、b2 项方可成立诊断。

2）完全失神经损害。a. 松弛时有纤颤电位、正旋波等失神经电位，插入电极时可诱发上述电位，病变后期插入电位可减弱或消失. b. 不能完成最大收缩，即使作意志收缩时也无任何动作电位。

（3）神经传导速度检查：神经传导速度是神经系统周围部分病变的敏感指标，使用得十分广泛。而且它不以受试者的意志为转移，因而较为客观、可靠。运动神经传导速度的检查，多采用两点刺激法，这样可以减少共同误差，提高准确性。　运动神经传导速度（m/s）＝两刺激点间的距离（mm）/两刺激点潜伏时之差（ms）

（4）诱发电位检查：周围神经病的常规电生理学检查法是感觉与运动传导速度测定和肌电图。在某些情况下 SEP 有所帮助。

1）周围神经：与感觉神经传导速度测定比较起来，SEP 的优点是能查出严重伤病后残存的感觉神经兴奋与传导功能。

2）神经丛：SEP 对神经丛损伤的诊断价值主要在于确定是否有神经撕脱，若有 SEP 则表示并无撕脱，不需手术缝合，但不排除神经松解的必要。至于损害的定位诊断，可根据神经根、神经干、神经束的支配范围，选择适当的刺激点以鉴别。有 P13 而无 P13～N20 者为神经根损害而非神经丛损害。

3）神经根：常规 SEP 对诊断椎间盘的神经根挤压征无益，因为传导径太长而病变仅数毫米。改进的办法是皮神经刺激、节段刺激和运动点刺激。皮神经刺激的距离太远、节段片区皮肤刺激的 SEP 太小，运动点刺激比较理想。SEP 检查不能代替常规的 EMG，只在感觉症状重而肌电图正常时，异常 SEP 有助于诊断，但正常 SEP 也不能完全排除神经根受压。

4）神经节病：其特点是 SEP 和 SCV 均不能测出。

（5）完全离断时神经吻合术后对神经再生的估计：一般于吻合后 4 周出现神经干动作电位，后者出现数周后才可查出诱发电位，诱发电位的出现又早于临床上的功能恢复。

神经吻合后 3 个月，如能测出体感诱发电位（somatosensory evoked potentials，SEP）多表示预后良好。如能测出感觉神经动作电位（sensorynerve active potentials，SNAP）则痛觉、触觉可以完全恢复，反应过渡现象消失。恢复效果良好者 SEP 波幅可恢复到健侧的 65% 左右；MCV 可恢复到健侧的 80% 左右，但术后十几年仍恢复不到 100%。

（6）上肢周围神经损伤后运动功能恢复的分级：英国医学研究委员会（British Medical　Re – search Council）曾将其分级标准化，具体内容如下。

M0：无肌肉收缩。

M1：在近端肌肉中恢复到有可觉察到的肌肉收缩。

M2：在近端与远端的肌肉中均恢复到有可觉察到的肌肉收缩。

M3：无论近端还是远端的肌肉，所有重要的肌肉都恢复到有足够的力量去对抗阻力的程度。

M4：功能恢复如 M3，除此以外，能够进行所有协同的和独立的运动。

M5：完全恢复。

（7）由于周围神经的损伤而造成的上肢损伤百分数的评定。

1）由于疼痛、感觉丧失引起的上肢损伤百分数的评定，如表14－3所示。

表14－3　周围神经的损伤引起痛觉丧失造成的上肢损伤百分数

分级	特征	相当于上肢损伤的百分数
Ⅰ	无感觉丧失、自发痛和异常感觉	0
Ⅱ	伴有或不伴痛觉减弱，活动时可忘却	1～25
Ⅲ	伴有或不伴痛觉减弱，干扰但不妨碍活动	26～60
Ⅳ	伴有或不伴痛觉减弱，妨碍了活动（轻神经痛）	61～80
Ⅴ	伴有严重痛觉障碍，可使患者喊叫，并妨碍了活动（重神经痛）	81～95
Ⅵ	伴有严重痛觉障碍，可使患者喊叫，妨碍了所有活动	96～100

②由于力量丧失和运动缺陷引起的上肢损伤　百分数的评定，如表14－4所示。

表14－4　周围神经的损伤引起力量丧失和运动缺陷造成的上肢损伤百分数

分级	特征	相当于上肢损伤的百分数
Ⅰ	无感觉丧失、自发痛和异常感觉	0
Ⅱ	伴有或不伴痛觉减弱，活动时可忘却	1～25
Ⅲ	伴有或不伴痛觉减弱，干扰但不妨碍活动	26～60
Ⅳ	伴有或不伴痛觉减弱，妨碍了活动（轻神经痛）	61～80
Ⅴ	伴有严重痛觉障碍，可使患者喊叫，并妨碍了活动（重神经痛）	81～95
Ⅵ	伴有严重痛觉障碍，可使患者喊叫，妨碍了所有活动	96～100

九、康复治疗

有可能自然恢复的周围神经损伤（Sundeland Ⅰ～Ⅲ度）的治疗

（1）药物：除可肌内注射或静脉滴注神经生长因子（NGF）制剂再生外，尚可应用维生素 B_1、维生素 B_{12}、烟酸、ATP、辅酶 A 等神经营养药物以促进再生。

（2）神经肌肉电刺激疗法：神经肌肉电刺激疗法（neuromuscular electrical stimulation，NES）是周围神经损伤后的主要康复治疗。

1）NES 的作用和优点。延迟病变肌肉的萎缩，在人和动物身上均证明，电刺激虽不能防止肌萎缩，但确可延迟肌萎缩的发展。其原理尚未彻底阐明，但可能与下列因素有关，即被动的节律性收缩，与正常体育锻炼相仿，可以改善肌肉的血液循环和营养，保留肌肉的正常代谢。有实验证明：电刺激能使正常肌动脉血流增加86％。保留肌中糖原含量，借此节省肌中蛋白质的消耗。蛋白质消耗少，肌的消瘦即可减轻。规律性的收缩和舒张所产生的"唧筒效应"（收缩时挤压其中的血管和淋巴管，促使其排空，舒张时又使其扩张，促进血和淋巴的流入，有如抽水唧筒一样），可促进静脉和淋巴回流，改善代谢和营养，延缓了萎缩。

防止肌肉大量失水和发生电解质、酶系统和收缩物质的破坏。保留肌中结缔组织的正常功能，防止其挛缩和束间凝集。

抑制肌肉的纤维化：失神经支配后，肌肉有纤维化及硬化的倾向，电刺激可以防止肌肉结缔组织的变厚、变短和硬化。

电刺激延迟肌萎缩的作用是肯定的，而且比按摩有一定的优点，如电刺激能使肌块较重和肌肉较强；另外，电刺激能改善动、静脉和淋巴循环，而按摩主要改善静脉和淋巴回流，另电刺激改善淋巴回流的作用也比按摩强；按摩可防止挛缩，但对延迟萎缩多无效。

由于电刺激有上述优点，而且应用上比按摩节省人力，故在失神经肌肉的治疗上，很有价值。

2）NES 的时机。失神经后 1 个月，肌萎缩最快，因此宜及早进行电刺激。当不能肯定但疑及肌肉有失神经支配的情况时，也应尽早进行这种治疗。

失神经后数月，仍有必要施用电刺激治疗，但效果已不肯定。此时虽不一定能延迟萎缩的进程，但对防止纤维化仍有效。

在进行电刺激之前，均应判明肌肉是否有恢复神经支配的可能。如根本不能恢复神经支配，则电刺激的作用就不明显，因一旦电刺激停止，肌肉仍然萎缩。因此，电刺激只是在肌肉仍有恢复神经支配的可能时才真正有用。

3）NES 中所用的电流波形。由于在活体上，任一肌肉的周围都可能有其他肌肉和感觉神经，因此电刺激不仅可以刺激病肌而且还可能刺激邻近的感觉神经和正常肌，刺激前者可以引起疼痛，刺激后者可使反应灵活的正常肌发生收缩，这就达不到单独刺激病肌的目的。为此人们力图寻找一种能够专门刺激病肌而不致刺激其周围正常肌和感觉神经的具有选择性刺激作用的电流。

理想的电流应具备的条件为能选择性地只刺激病肌而不波及其邻近的正常肌；能只刺激病肌而不引起或少引起感觉性反应。

4）电极技术。一般主张用双极法，因双极法能使电流集中于病肌，不致因邻近肌受刺激而影响电流。但当肌肉过小或需刺激整个肌群时，双极法就不够适宜，这时应采用单极法：用一小的主电极放于小肌运动点上，用另一较大的电极放在腰骶部或肩胛骨处。治疗时电极面积可大些，以免引起疼痛。双极法时可用 2 个 5cm×6cm 的电极，视肌肉大小而定。

5）电流极性的选择。单极法时一般选用阴极，如阳极通电收缩大于阴极通电收缩时，可改用阳极作为刺激电极。如用双极法，阴极多放于远处。

6）每次治疗时肌肉收缩的次数：起初进行治疗时，每次应使每条病肌收缩 10～15 次，休息 10min，如无条件可休息 3～5min 后再使之收缩相同的次数，如此反复 4 次。在整个治疗时间内每条病肌收缩 40～60 次是至少应有的数值。

随着病情的好转，以后每次每条病肌收缩 20～30 次，整个治疗时间总收缩 80～120 次。

7）每日治疗的次数。有实验证明，每日治疗 4～6 次比 1～3 次好。但在门诊条件下，很难达到多次的治疗。因此，如无条件，应每日至少治疗 1 次，病情好转，也应每星期治疗 3 次。

8）一些加强电刺激效果的方法。使肌肉抗阻力收缩。当肌肉对刺激反应良好时，可逐步给肌肉增加负荷，使它抗阻力收缩，以加强效果。抗阻力不外乎是对抗肢体本身重量、加负载或反向牵引等数种。

抗肢体本身重量：如刺激股四头肌时，让患者坐在床边或椅子上，足部离地，四头肌受刺激时，发生伸膝动作，肌肉需向前上方伸张下垂的小腿，此时小腿的重量就是股四头肌要对抗的阻力。

加负载：在足背加上沙袋，则股四头肌对抗的阻力除小腿重量外还有沙袋，故负荷较大。不加沙袋时，小腿本身的重量是股四头肌要对抗的阻力；加沙袋时，小腿本身的重量及沙袋重量，同为股四头肌要对抗的阻力。

使肌肉等长收缩：等长收缩法是使肌肉收缩时，长度不缩短的方法。此法能增加肌肉的张力。

值得注意的是，不论何种方法，电流引起收缩时，患者应同时尽力试图主动收缩该肌，这样电刺激引起的收缩加上患者主观意向的配合，功能的恢复将更好。

（3）短波或分米波透热：实验证明，分米波的凹槽型辐射器和短波的电缆电极对肌肉的加热最佳，因此可对患肢进行上述的透热，如在 NES 前进行，效果更好。治疗时以患者感到局部有微温的剂量即可。因患者经常伴有感觉迟钝或消失，因此应慎重地控制剂量，治疗每次 10～15min，每天 1～2 次。

（4）肢体涡流浴：肢体涡流浴（whirl poolbath）是将肢体放入特制的浴槽中，槽内有喷嘴或螺旋桨将水激起旋涡。由于此法综合了温度和机械刺激，对改善病肢血液循环有良好效果，每次治疗 5～20min，水温调节在 38℃ 左右。

（5）水中运动疗法：是让患者在水中行 PT，由于水有浮力，可以使患者利用浮力的作用，进行平时难以进行的活动训练；如肢体功能有所恢复，需肢体作抗阻力训练时，又可让肢体作与浮力方向相反的运动。治疗时温度 37.5～38.5℃，每次 10～20min 不等。

（6）肌电生物反馈治疗：此法是应用特制的肌电图生物反馈仪，通过皮肤电极从肌肉中引出肌电图，再将肌电图的变化变为声音、光亮度和仪表上刻度的变化。这样，在正常情况下患者意识不到的肌电活动就变为看得见和听得到的讯号，患者再设法通过主观意志加强这种讯号（即加强肌电活动），使之向理想方向发展。这种方法在肉眼难以看出肌肉收缩时最有用，因在这种情况下，患者以为自己无法引起随意收缩而常失去信心，其实不是不能引起肌肉收缩，而只不过是收缩太弱，此时虽肉眼看不到肌肉收缩但肌电仍然存在。因此，通过表面电极检出后，通过光、声或仪表指示告知患者，患者可明显地增加信心，而且可依据反馈讯号进行治疗。

（7）关节活动度训练、按摩：由于电刺激的时间不会持续很长，为避免因肌肉失去收缩而致关节僵直，需经常活动瘫痪肢体的关节。在电刺激时间以外，加上按摩可增强疗效。

（8）增强肌力和耐力的训练：增强肌力有 2 个目的：一是增强最大肌力的瞬间爆发力；二是增强肌力的耐久力。一般认为，训练增强最大肌力时用静态肌肉收缩的等长运动法较好，而增强肌肉的持久力用动态肌肉收缩的等张运动为佳。

1）等长运动。全力或接近全力使肌肉收缩，持续 3～10s，一般持续 6s。一次收缩时间并非越长越好，用比最大肌力稍弱的力量收缩肌肉时，可使时间稍长或增加收缩次数，每次中间可休息 2～3min，做 3 次则每日一遍即可。这是一种最简单而又有效的肌力增强法，特别适用于骨折、关节炎、疼痛等关节不能活动的情况下做肌力增强训练。

2）等张运动。可分为向心性等张运动和远心性等张运动。a. 向心性等张运动用最大肌力的 1/2 以上的阻力训练时即起增强肌力作用，2/3 以上的阻力效果最好。1/2 以下的阻力如增加运动次数，可培养肌肉的持久力。b. 远心性等张运动用比最大肌力稍重的重量使收缩中的肌肉一点一点伸展开。在肌力减弱期间徒手进行最适宜。远心性等张运动能增强预备肌力或持久力。c. 肌肉功能的再训练，在麻痹的急性期肌力在 0～2 级时进行肌肉功能再训练，与被动运动方法相似，但强调了下意识地传到中枢里的肌肉运动的感觉。d. 辅助的主动运动，当肌力恢复到除去肢体自身重量而关节能够活动时，即应开始在协助下行主动活动，要随着肌力恢复的程度不断改变协助锻炼的方法。

徒手辅助主动运动时，应随着肌力的细小变化而变化，所给予的协助力要降到最低限度，主动运动稍有恢复就应减去辅助力量；用悬吊协助的主动运动用悬吊装置、悬空架、顶棚上的绳索、悬吊绳等，将运动部位吊起，以减轻自身重力，然后在水平面上运动；滑面上辅助主动运动在光滑的板面上撒上滑石粉减少摩擦阻力，在上面滑动运动；用滑车、重锤协助的主动运动这种方法是在垂直面上的运动，是利用滑车和重锤减轻运动肢体自身重量。这种方法只适用于肩、膝关节等，不能用于指、手、肘、距小腿关节，如拮抗肌没有恢复到可以拉起重锤的肌力时则不能使用这种方法；利用浮力辅助的主动运动（水中运动疗法），利用水对肢体的浮力或加上漂浮物来减轻重力的影响进行辅助的自主运动，通常是在温水槽或水池内实施。

（9）主动运动：肌力恢复到 3 级时即应开始做抗自身重力的主动运动。肌力达到 4 级或 5 级能克服外加阻力的病人，与辅助主动运动相同，可利用徒手、滑车和重锤、弹簧、重物、摩擦力、浮力及流体阻力等进行锻炼。一旦肌肉已恢复到能随意收缩即应尽量多作主动收缩，一旦能抗阻力收缩即应进行增强肌力和耐力的训练。

（10）日常生活活动训练：比复合性基本动作稍晚些或同时开始。下肢用支具、手杖、拐杖、轮椅，上肢用夹板、自助具等防止畸形，充分补偿其失去的功能。上肢更应及早开始。在肌力增强训练期间禁止使用的代偿运动，此时应积极予以鼓励。

（11）作业治疗：无论选用哪种作业方法都会有某些抗阻力的作用，因此尽量应用健康情况下需两侧肢体参加的作业内容为好。随着肌力的恢复，根据恢复程度逐渐增加患侧肢体的操作。

运动疗法的原则是，先做被动运动，然后由自己活动患侧肢体，待肌力多少有些恢复后再一边做被动运动一边在别人的帮助下做自主运动，以后再进入完全的自主运动，最后做抗阻力运动。

在运动神经细胞修复的过程中，适当的治疗性作业不仅能维持和改善肌肉的功能，而且还能改善患肢的血供和增加关节的活动范围。

总的来说，在促进瘫痪恢复的治疗过程中应注意以下几点：①在等待肌肉功能恢复期间不要使用代偿性运动训练；②恢复肌肉功能无望时再发展代偿功能，不过一定要注意不能促成肢体畸形；③伴有感觉障碍时要努力防止皮肤损害；④任何情况下都禁忌做过伸展性动作；⑤如果挛缩的肌肉和短缩的韧带有固定关节作用时，以保持原状为好；⑥作业训练应适度，不可过分疲劳。

（李　猛）

第二节　急性炎性脱髓鞘性多发性神经根炎的康复

急性炎性脱髓鞘性多发性神经根炎（acuteinflamatory demyelinating polyradiculoneuropa‐thies，AIDP）又称急性感染性脱髓鞘性多神经根神经病，1916 年 Guillain、Barre 和 Strohl 相继报道神经根炎综合征的病例，本组病例脑脊液蛋白增高，缺少炎细胞反应，称之为 Guil‐lain‐Barre syndrorne（GBS），本病为病因不明的神经系统免疫介导性疾病，急性或亚急性发生的两侧对称性肢体的周围性瘫痪，广泛侵犯脊神经根、脊神经、脑神经，甚或累及脊髓和脑部，脑脊液蛋白细胞分离，病理表现为周围神经的血管周围淋巴细胞浸润以及炎性脱髓鞘。

一、流行病学

GBS 是非创伤性急性神经肌肉麻痹的最常见的疾病，我国尚无完整的发病率资料，1985年全国农村流行病学调查，GBS 的患病率为 16.2/10 万，美国为 10 ~ 20/10 万，死亡率为10%，重残者为 20%（严重运动功能障碍及需要人工呼吸机辅助呼吸 1 年以上者），每年新发病例约相当脊髓损伤发病的 1/2，发病男女性别之比为 2 : 1。发病年龄以青少年为多，赵葆洵（1978）报道北京地区 156 例，30 岁以下占 75.6%，在美国有两个高发年龄段，即16 ~ 25 岁和 45 ~ 60 岁（Hurwitz，1983），夏秋季为好发季节，赵葆洵报道 6 ~ 10 月份发病者占 75.7%。

二、病因

病因不十分明确，约 70% 患者发病前 2 ~ 4 周有病毒感染史，如上呼吸道、胃肠道等症状，少数患者病前有手术史或疫苗接种史。其他一些感染因子如单疱病毒、带状疱疹病毒、流感 A 及 B 病毒、腮腺炎病毒、麻疹病毒、人类免疫缺陷病毒、巨细胞病毒、肺炎支原体病毒及肠弯曲杆菌等。个别患者于患系统性红斑狼疮，霍奇金病及其他淋巴瘤后出现 GBS症状。多数学者认为 GBS 是一种由免疫介导的自身免疫性疾病。其一，疾病发生与感染或前驱症状没有直接关系，多为感染后 2 ~ 4 周发病；其二，用免疫方法注射 P2 碱性蛋白或半乳糖脑苷脂可造成实验性变态反应性神经炎，它具有与 GBS 相似的病理、生理、脑脊液改变。

三、病理

主要病理改变为运动、感觉神经根、后根神经节、周围神经、脑神经等单核细胞浸润和节段性脱髓鞘，炎细胞围绕神经内膜及神经外膜的血管周围，形成血管鞘，节段性脱髓鞘是GBS 的主要病理改变，早期郎飞结节凹陷，结节附近髓鞘开始破坏，电镜下可见巨噬细胞对髓鞘的吞噬过程，一般不伴轴索变性，重症患者或疾病晚期可并发轴索变性，肌肉出现失神经支配及萎缩。

四、临床表现

半数以上患者发病前 2 ~ 4 周有轻度发热、咽痛、鼻塞或腹泻等呼吸道及消化道症状。继之呈急性或亚急性起病，出现手指、足趾麻木、无力，1d 内迅速出现双下肢无力，为双侧对称性，3 ~ 4d 进展为站立及步行困难。不同程度的双上肢、颜面、咽部肌肉均可受累，肢体麻痹以肩带肌，骨盆带肌为重，10% ~ 30% 患者出现呼吸肌麻痹。疼痛常见，多累及双下肢近端姿势肌或背肌。

自主神经功能障碍常见，如心动过速、直立性低血压、高血压或低血压、括约肌功能障碍等。自主神经功能障碍多为非持久性，一般持续 1 ~ 2 周可缓解。

GBS 有多种变异类型，给诊断带来一定困难，如 Fisher 综合征，临床以眼肌麻痹，共济失调，腱反射消失为特点。复发性 GBS，可以复发 1 次至数次不等，复发间隔时间从数周至数年不等。其他如自主神经功能不全（pandysautonomia）等。

五、实验室检查

1. 脑脊液检查　绝大多数病人脑脊液蛋白含量增高而细胞数正常，脑脊液蛋白增高多于发病后 1 周出现至第 3 周最高，而后逐渐下降，一般为 $1 \sim 5g/L$，在后期可达 $28g/L$，鞘内 IgG 合成率增高，可发现单克隆球蛋白带，脑脊液细胞数大多正常，一般 $< 10 \times 10^6/L$，少有 $> 50 \times 10^6/L$ 者，轻度增高的细胞为 T 淋巴细胞。脑脊液的蛋白细胞分离现象对 GBS 的诊断有特定意义。

2. 肌电图检查　GBS 为神经根的节段性脱髓鞘病变，EMG 的检查早期可有 F 波或 H 反射反应延长，继之出现传导速度减慢，末端潜伏期延长及波幅降低等。As – bury（1990）提出诊断脱髓鞘病的 4 条标准，符合其中 3 条者考虑为髓鞘脱失。

（1）2 条以上运动神经的传导速度减慢：①如波幅高于正常下限的 80% 时，传导速度低于正常下限的 80%；②如波幅低于正常下限的 80% 时，传导速度低于正常下限的 70%。

（2）1 条或 2 条运动神经的传导阻滞或异常的一过性离散：腓骨头至踝间的腓神经、肘至腕间的正中神经或尺神经的任何一条均可。部分传导阻滞的标准是近端与远端的时限改变 $<15\%$ 及近端与远端的波幅差 $>20\%$。一过性离散和可能传导阻滞的标准是近端和远端的时限改变 $>15\%$ 及近端与远端的波幅差成负波峰值下降 $>20\%$。

（3）2 条以上神经的末端潜伏期延长：①如波幅高于正常下限的 80% 时，潜伏期延长需超过正常上限的 125%；②如波幅低于正常下限的 80% 时，潜伏期延长需超过正常上限的 150%。

（4）F 波消失或 2 条以上运动神经 F 波轻微的潜伏期延长：①如波幅高于正常下限的 80% 时，F 波潜伏期延长应高于正常上限的 120%；②如波幅低于正常下限的 80% 时，F 波潜伏期延长应高于正常上限的 150%。

六、诊断标准

As – bury（1990）关于 GBS 的诊断标准目前广为应用。

1. 肯定诊断

（1）双侧上肢和下肢进行性无力。

（2）腱反射消失。

2. 强力支持诊断

（1）数日至 4 周进行性的病程。

（2）力弱的相对对称性。

（3）轻度的感觉症状和体征。

（4）脑神经特别是双侧面神经的损害。

（5）病程停止进展后 2 ～ 4 周开始恢复。

（6）自主神经功能障碍。

（7）发病时不伴发热。

（8）脑脊液蛋白增高而细胞数 $< 10 \times 10^6/L$a

（9）典型的电生理改变。

3. 可疑诊断

（1）有可疑肉毒中毒、肌无力、脊髓灰质炎或其他中毒性神经病。

（2）卟啉代谢异常者。

（3）白喉近期感染者。

（4）不伴力弱的纯感觉综合征。

鉴别诊断主要应考虑疾病的临床过程和肌无力的类型。包括压迫性脊髓病、横贯性脊髓炎、重症肌无力、基底动脉闭塞、癌性脑膜炎、癌性神经病等。此外尚需与低磷酸盐血症、重金属中毒、含有神经毒素的鱼中毒、肉毒中毒、蜱麻痹等进行鉴别。

七、治疗

GBS 进行性发病的特点及其严重的临床表现（如呼吸麻痹）决定了早诊断、早治疗的重要性，因为发病原因不十分清楚，对某些治疗方法尚有不同意见。

1. 综合治疗　保持呼吸道通畅、注意排痰，必要时气管切开或人工呼吸机辅助呼吸。定时翻身防止压疮，关节被动活动防止关节挛缩，保证营养及液体入量。

2. 血浆交换和免疫球蛋白静脉注射　20 世纪 80 年代早期开始在美国和法国应用血浆交换治疗 GBS，认为该法可以缩短病程，改善患者的运动功能，增加患者在 6 个月内恢复的概率，近年来用免疫球蛋白静脉注射（IVIg），Dutch 对 100 例 GBS 用 IVIg 治疗并与血浆交换方法进行对照，认为 IVIg 效果更好，但有时容易复发。应用血浆交换和 IVIg 可以缩短呼吸机的使用时间，可使之减少 50% 的时间。

3. 皮质类固醇的应用　关于皮质类固醇的治疗尚有争议，对实验性动物模型的应用有良好效果，临床上用于早期重症患者也有一定益处，但对改善预后，缩短病程无任何帮助。鉴于血浆交换与 IVIg 治疗的条件所限与昂贵的价格，大量甲泼尼龙的冲击治疗尚不失为可以考虑的治疗方法。

4. 药物治疗　大量神经营养药物，能量合剂等应使用较长时间，如 B 族维生素类，ATP，辅酶 A 等。根据病情辨证施治中医中药治疗以及针灸治疗均可获良好效果。

八、病程

GBS 病程与年龄密切相关，成年人尤其老年人较儿童病程长。北美做过预后相关因素的研究，认为下列情况预后差。老龄、病程中需要呼吸机辅助呼吸、病情进展快、电生理指标异常、未进行血浆交换等。GBS 的恢复与性别、职业、有无糖尿病，以及既往是否用过皮质类固醇或其他免疫治疗尚不十分清楚。

GBS 发病至出现严重神经功能缺损的时间平均为 8d，若在此时间前进行血浆交换或 IVIg 治疗可以缩短病程，但不能改变疾病的预后，对于复发病例，做血浆交换或 IVIg 治疗，多可达到巩固病情减少复发的目的。

粗略统计，急性 GBS 大约 40% 患者需住院康复，在疾病的发展与恢复过程中出现的多种并发症、严重地影响病程和预后，以致导致重度神经功能缺失。

1. 辅助呼吸器的应用　重症病人由于呼吸肌受累，需使用呼吸机辅助呼吸，据流行病学研究，GBS 患者 10% ~ 30% 需呼吸机辅助呼吸，5% ~ 10% 遗留严重残疾，3% ~ 8% 死亡。当肺活量下降至＜18ml/kg需气管插管，呼吸机的使用延长了病人住院时间，其步行能力的恢复也相应延迟。

GBS病程的前12周，约30%患者可出现呼吸衰竭或肺部感染，但多数均可获得呼吸功能适当的恢复，25%可能发展为肺炎，由于肺炎后的瘢痕形成或由于长期气管插管呼吸功能不充分而导致限制性肺部疾患及气管炎。

2. 深静脉血栓（deep venous thrombosis，DVT） 深静脉血栓为GBS常见并发症，其发生率我国尚无详细资料，未曾有系统研究。国外一项早期研究指出，GBS并发的DVT其栓子大约1/3会走向肺部，使病情严重，与长期卧床等有关。虽然DVT发生的危险因素不十分清楚，但注意早期被动活动肢体，勤翻身不失为预防DVT的上策。

3. 自主神经功能障碍（dysau-tottomia） GBS的自主神经功能障碍常见有直立性低血压、血压不稳定或心律失常。近年来已将自主神经功能障碍的概念扩大为包括膀胱与直肠的功能障碍。不伴有膀胱与直肠障碍的自主神经功能障碍可能与呼吸器的使用有关，在过去的流行病学调查中发现急性期出现自主神经功能障碍预示心律失常的发生，膀胱障碍多在疾病的早期出现，但多可有较好恢复，少数男性病人可遗留排尿乏力，不同作者报道了关于自主神经功能障碍与心律失常、心血管功能障碍甚或死亡的关系，100例GBS患者中有11例涉及循环系统障碍，其中7例死亡，均为严重心律失常，关于自主神经功能障碍的发病率及病死率目前尚无详尽的研究。

4. 疼痛和感觉异常 多数学者认为疼痛为GBS诊断的主要临床指征，个别病人甚至是该病早期的惟一症状，疼痛类型包括：感觉异常、感觉迟钝、胸背痛、神经根痛、肌痛、关节痛、内脏不适以及虚性脑膜炎性头痛。一组临床病例报道指出，疾病早期甚至有55%的患者均有不同程度、不同性质的疼痛，甚至70%左右的病人疼痛症状可持续整个病程，影响预后。GBS发病后轻度的抑郁及对疾病恢复失去信心的精神衰竭，更加重了疼痛的持续。

5. 制动（immobilization） GBS患者早期表现为四肢肌张力低下或软瘫，由于肢体无随意运动如同被固定一样，长期制动容易并发压疮、肌腱短缩和关节挛缩、双足下垂的临床表现相似于腓神经麻痹。早期治疗方法与上运动神经元损伤而致的脊髓损伤、脑外伤相似。以上并发症对功能缺损的影响尚为未知数。

骨的钙代谢障碍和异位骨化均可发生，重症GBS由于制动引起的高钙血症已时有报道，尽管关于高钙血症与异位骨化在GBS的发生尚无满意的解释，但普遍认为与长期制动有关。

6. 贫血 在住院康复的GBS患者中贫血发生的概率较脊髓损伤为多，可能与制动有关，根据回顾性研究，急性GBS住院康复病人中，79%患者的血细胞比容和血红蛋白均低于正常平均值，若曾接受过血浆交换治疗，以上两项均值均可高于正常平均值。一项研究指出制动对于健康男人的影响。即被限制卧床休息时红细胞及网织红细胞均缓慢下降持续超过5周，血浆交换可以降低炎性免疫球蛋白对骨髓前体的影响，因此利于纠正贫血，对贫血的干预，利于纠正直立性低血压。贫血不影响GBS的预后。

7. 脑神经损害 脑神经的损害多见于急性重症病人或较长时间住院康复的病人，既往研究认为脑神经损害出现于GBS发展的高峰期，而脑神经损害与肢体的运动功能缺损无相关性，脑神经损害可引起一侧或双侧颜面麻痹，咽下困难，声音嘶哑，视神经炎及听力缺失。

九、康复治疗

据估计，GBS 住院治疗患者中，40% 需住院康复，其中需要呼吸机辅助呼吸者，住院康复时间会更长，如果伴发自主神经功能障碍，脑神经损害以及其他临床并发症均会影响康复进程和预后。因此 GBS 的康复过程是长期而艰巨的，其复杂和艰巨性相似于脊髓损伤和脊髓灰质炎。

一项研究指出，住院康复患者中有 54% 为持续性的一个肢体至四肢麻痹，但关于这些病人的康复预后尚缺乏系统的资料。

GBS 的复发推迟康复进程，深感觉尤其关节位置觉的障碍延长患者康复及住院时间。

评估内容包括：全身功能状态，即心肺功能状况，是否使用呼吸机，有无各种并发症，有无复发等。

ADL 用功能自立度（functional independ – ence measure，FIM）方法评估。

残疾评定用 6 分功能量表（6 – point function – al scale）。

0：健康。

1：有轻微症状和体征。

2：不需辅助可步行 5m。

3：需辅助步行 5m。

4：轮椅或卧床生活，需束缚保护。

5：白天或夜间部分时间需呼吸机辅助呼吸。

6：死亡。

此量表评估 GBS 6～12 个月病程的病人，但 GBS 的恢复至少可为 18 个月，故此量表有一定局限性。

GBS 的肌肉麻痹为一组肌群，很少为单个肌肉，故康复结局评定多用 ADL 及残疾评估的方法而不用 MMT 方法来评估某一块肌肉的力量恢复的程度。

康复程序

1. 维持和扩大关节活动范围　GBS 病人可能出现一侧上肢、下肢或四肢的力弱或完全麻痹，自急性期开始，由于关节的制动，使其周围皮肤、皮下组织、肌肉等的粘连极易导致关节的疼痛、肌肉短缩、关节挛缩，为了预防以上并发症的出现，被动运动具有重要作用，视患者肢体麻痹程度而决定做被动运动、辅助下的主动运动或主动运动。

2. 增强肌力的训练　根据瘫痪肌肉的肌力情况决定增强肌力训练的模式，如为了训练最大肌力需做等张收缩训练，而等长收缩可训练肌肉的耐久力。

3. 综合基本动作及 ADL 训练　在以上训练基础上，训练病人翻身、起坐、坐位平衡、爬行位保持平衡、扶棒站立、平行棒内步行、扶杖步行等。ADL 的训练应始于疾病之初，可以使用自助具或支具来补偿上下肢丧失的功能，除极重症 GBS 外，一般均可达到 ADL 自立。

4. 支具及夹板的应用　由于肢体长期的弛缓性瘫痪，早期若不置诸关节于功能位，极易发生关节挛缩变形，若将关节置于中间位，肌萎缩及关节囊的挛缩、粘连可降低至最小限度。应将关节取最利于日常生活的角度以夹板固定，以髋关节为例，应取屈曲 20°、外展 10°、外旋 10° 的功能位，即使发生关节僵直，也能步行或取坐位。若挛缩变形发生在比较重的外展或内收位，无论步行或坐位均有困难，夹板的应用，除在功能训练时脱下，原则上卧床或休息时均应使用。

5. 温热疗法及其他物理治疗　对于促进随意运动的恢复，缓解疼痛，防治关节挛缩等均有补益，适当时机择用生物反馈或肌电生物反馈亦为行之有效的方法。由于多数患者存在感觉障碍，治疗时应避免烫伤。

6. GBS 并发症及有关问题处理

（1）疼痛和感觉障碍：对 GBS 疼痛的处理近年来为大家重视，疼痛多为肢体或轴位（如脊柱、腰背等），已有作者报道因疼痛而致关节活动障碍，且认为此组病人可能为对于疼痛的耐受性低下。应用三环类抗抑郁药和辣椒碱可收到较好效果，某些抗抽搐药如卡马西平、加巴喷丁对神经源性疼痛也有效。对于严重持续性疼痛可应用反胺苯环醇以及某些麻醉药可收到有益效果。关于神经于阻滞法止痛尚无有关资料报道。经皮电刺激和脱敏治疗均有一定效果。

一些病人深感觉受累，表现音叉震动觉与关节位置觉减退或消失，临床表现为协调障碍和感觉性共济失调，对其治疗重点为反复的协调功能训练和感觉再整合功能（sensory reintegration）训练，负重训练和传统的 Frenkel 训练法为行之有效的方法，通过这些康复治疗技术的实施，可以发展运动印迹，从而改善感知觉。

（2）自主神经功能障碍：认为自主神经功能障碍不常见，因而在临床上无足轻重，这种看法是不全面的，尽管一些住院康复病人未曾出现心律失常，但可能有直立性低血压、高血压、交感神经功能亢进或膀胱、直肠障碍，重症 GBS 患者 19% ~ 50% 并发直立性低血压交感神经功能障碍者，对血管活性药物非常敏感，容易在吸气时出现低血压或高血压的发作，仰卧位时易发生心律失常，适当饮水，穿弹力袜，腹部绷带可预防发作。

膀胱与直肠功能障碍多在 GBS 的早期出现，膀胱障碍时其管理的主要原则为避免膀胱过度膨胀，必要时间歇导尿，给膀胱以充盈，排空机会可防止感染发生，大约30%的患者出现泌尿系感染。一般多数病人膀胱功能障碍可完全恢复。

（3）呼吸系统并发症：GBS 病程的前 12 周约 30% 患者可出现呼吸衰竭和肺部感染。由于呼吸肌受累或延髓麻痹而致吸入性感染。呼吸机停止使用后，限制性肺部功能障碍可能持续相当的时间，限制性肺在正常人睡眠时快动眼（REM）相也可出现，此时中枢神经系统对于高碳酸血症及低氧血症的反应降至最低点，氨茶碱用于限制性肺的治疗，可减轻夜间病人低碳酸血症及低氧血症，从而改善了呼吸中枢的控制且可调节血气的变化。减少分泌物及使呼吸道引流通畅对改善呼吸功能非常重要，应告之病人做阻抗吸气训练，对于已做气管切开的气管套管应视时机做定期定时的关闭，以训练其呼吸肌，但应注意勿引起呼吸肌过度疲劳，否则易诱发呼吸衰竭。

（4）失用综合征：已如前述，由于长期制动引起的深静脉血栓，高钙血症，贫血，血细胞比容降低以及体重减轻均可发生，应早期开始被动运动，早期下地负重，条件允许时及早做抗阻力运动。

（5）心理障碍：心理状态影响康复预后，GBS 可引起长时间中等程度的抑郁甚或精神衰竭，尤其常见于呼吸机辅助呼吸者，有作者报道长期使用呼吸机影响认知功能。GBS 的心理和社会问题相似于脊髓损伤，有条件的医疗机构、心理和社会工作者应尽早介入。

（李　猛）

第三节　缺血性周围神经病

缺血性周围神经病是多发性神经病中的常见类型，其病因以动脉硬化、血管炎等最为常见。糖尿病的细小血管病变伴有的缺血性多发性神经病是近年非常重视的疾病之一，早期发现、及时治疗，对减少致残率、恢复劳动至关重要。

一、缺血性周围神经病的常见类型

1. 糖尿病周围神经病　为远端对称性多发性神经病，糖尿病病程经过中出现四肢远端多发性神经病十分常见。其发病与代谢、血管障碍等多种因素有关。近来强调本病与神经束膜或神经内膜上的细小动脉、毛细血管、细小静脉的微血管病变有关，即基膜肥厚，内皮细胞增生，血管闭塞致周围神经氧分压低下，是糖尿病性多发性神经病的发病基础。然而，神经活检中所能看到的毛细血管闭塞和基膜肥厚程度，有时与临床症状轻重不完全成正相关。糖尿病性多发性神经病基本病理改变为原发性髓鞘脱失，细径有髓纤维与无髓纤维高度脱失，偶有洋葱球形成，血管炎改变并非必定发生。

2. 灶性多发性周围神经病　糖尿病病程中往往有脑神经麻痹，尤其是动眼神经麻痹。外展神经偶有损伤，也可以有躯干几个节段或肢体近位端运动性神经病等。糖尿病神经病常见类型有远端对称性原发性感觉性周围神经病；自主神经周围神经病；近端非对称性痛性原发性运动性周围神经病；脑神经周围神经病。

3. 不伴有糖尿病的动脉硬化性周围神经病　有人在间歇性跛行的病人中，发现有感觉性周围神经病。还有人在下肢有严重性溃疡的病人中，发现腓肠神经有轴索变性，提示周围神经缺血为动脉硬化引起。

4. 淀粉样变性周围神经病　不论是原发性淀粉样变性，还是家族性淀粉样变性病，均可在周围神经系统，特别是神经丛、神经干近位端、血管周围等部位，广泛存在着淀粉样物质沉着。周围神经损伤的机制：神经束膜大量淀粉样物质沉积，造成压迫性周围神经病，例如腕管综合征；神经内膜内弥漫性淀粉样物质沉积，直接引起周围神经病；血管壁淀粉样物质沉积，影响神经纤维的血液供应，产生缺血性周围神经病。

本病多发生于 20~40 岁，往往以下肢感觉异常和自主神经症状，如腹泻、便秘、阳萎等开始，病情缓慢进展。早期痛觉及温觉损害较重，而触觉及深感觉正常，即解离性感觉障碍，提示本病以细径有髓纤维和无髓纤维改变为主。目前对本病分子生物学研究十分活跃，由于无特异治疗方法，病人多于发病后 10 年左右死亡。

神经活检对本病的诊断具有决定意义。通过刚果红染色，可以在血管壁或神经外膜发现红色着染的淀粉样物质，此为特征性改变。以甲苯胺蓝染色也可在前述部位发现无结构的蓝色淡染物质。电镜下于神经内膜或神经外膜上发现长 8~15mm 无分支交互存在的淀粉样纤维。

二、缺血性周围神经病的基本病理改变

基本病理改变有两种，一种是神经外膜的血管炎，另一种是神经纤维的瓦勒变性，其根本的原因是神经血管狭窄或闭塞所致。

三、血管炎并发缺血性周围神经病的诊断与治疗

本症多急性发病，往往表现为肢体远端对称性或非对称性运动感觉障碍，部分病例也可以是纯感觉性多发性神经病。脑脊液无改变。神经传导速度正常或轻度障碍，偶可见波幅低下。由于该病以轴索改变为主，伴继发性脱髓鞘，故近年强调电生理检查时可出现一过性传导阻滞。准确诊断需依靠周围神经活检发现血管炎与瓦勒变性。

急性期应用免疫抑制药可使症状得到改善。而在慢性期和瘢痕期不要大量应用肾上腺皮质激素，应予血管扩张药和抗凝药。有全身性血管炎并发多发性神经病的预后较差，5～6年生存率为37%～70%，高龄、心、肾、肺功能不全者预后更差。

（李　猛）

第四节　外伤性周围神经病的康复

一、临床表现

1. **腋神经损伤**　多由于肩关节骨折脱位造成，肩后部的撞伤及腋拐使用不当也可以致腋神经损伤。主要表现为三角肌麻痹、萎缩，肩外展受限，三角肌皮肤中央部位可有直径2cm左右的感觉减退区。

2. **正中神经损伤**　多发生在前臂，以切割伤多见，肱骨下段骨折也为常见的正中神经损伤原因，损伤若发生在肘关节以上时出现桡侧屈腕肌、掌长肌、旋前圆肌、旋前方肌、拇长屈肌、指浅屈肌及指深屈肌的桡侧一半的麻痹，手掌部拇指对掌肌、拇短展肌、拇短屈肌及第1、2蚓状肌均可麻痹，并有以上肌萎缩。表现为桡侧屈腕受限，拇指外展及第1～3指远端指间关节屈曲不能。同时桡侧3个半手指掌面感觉减退或消失。

3. **尺神经损伤**　常见于前臂切割伤及肱骨内上髁骨折，引起尺侧腕屈肌、指深屈肌、小鱼际肌、拇短屈肌、骨间肌及第3、4蚓状肌麻痹。尺侧屈腕受限，骨间肌萎缩，第4、5指掌指关节，指间关节半屈曲状，第2、3指间关节不能完全伸展，拇指间关节半屈曲，呈"爪形手"，可能出现第4、5指感觉消失。

4. **桡神经损伤**　肱骨干骨折、肘关节附近骨折脱位以及切割伤可引起桡神经损伤。致肱三头肌、肱桡肌、桡侧腕长伸肌、指总伸肌、尺侧腕伸肌、拇长伸肌、示指伸肌、拇长展肌、拇短屈肌麻痹。主要为垂腕，感觉障碍不明显，可能有第1骨间肌背面皮肤感觉减退区。

5. **臂丛损伤**　臂丛由 $C_{5\sim8}$、T_1 组成，可由暴力、车祸、产伤各种原因外伤所致的臂丛受到牵拉而致损伤。上臂丛（$C_{5\sim7}$）损伤时三角肌、肱二头肌、肱肌、肩胛下肌、冈上下肌、大圆肌、肩胛提肌、大小菱形肌、桡侧腕屈肌、肱桡肌、旋前圆肌、旋后肌麻痹，表现为肩不能外展上举，肘关节不能屈曲而能伸展，上肢伸侧感觉大部分缺失。下臂丛（C_8、T_1）损伤时尺侧腕屈肌、指屈肌、大小鱼际肌、蚓状肌、骨间肌麻痹，手的功能几乎全部丧失，手小肌萎缩明显可呈爪形手或猿手，前臂及手的尺侧感觉缺失。

6. **下肢神经损伤**　坐骨神经、胫后神经、腓总神经的损伤常见于牵拉、压迫、切割及火器伤，肌内注射部位不当也常致坐骨神经损伤。坐骨神经支配股屈侧肌群、小腿前侧肌群

及外侧肌群以及足部肌肉，损伤时小腿不能屈曲，足与足趾运动丧失，足下垂，小腿外侧感觉缺失。胫神经支配小腿屈肌及足底肌，损伤时屈膝无力，足不能跖屈、内翻，小腿肌萎缩，小腿后侧及足外侧感觉障碍。腓总神经支配小腿伸肌，足背肌，损伤时足不能背屈及外翻，呈下垂内翻足。小腿前外侧及足背感觉缺失。

7. 面神经损伤　常见为 Bell 麻痹，多波及一侧颜面，为神经失用（neurapraxia），发病 5～10d 内 EMG 的检查多正常，18d 内也少有自发纤颤电位的出现，对于完全麻痹者由于阻滞不能引出运动单元电位。若变性反应不严重，在茎乳突外侧刺激面神经可获得正常的动作电位潜伏期。

Wynn Parry（1977）做了大量 Bell 麻痹病人观察，凡能获得正常神经传导者，5d 内均可完全恢复，部分病人 10d 后出现失神经支配，对这些病人至少做了 3 周的神经传导定性及定量的观察，确实显示了有变性反应。某些作者认为积极地做面神经减压术，在 4 周内多可有较好恢复，若继续保守治疗，预后很差，对于重症变性反应者，肌肉的电刺激于事无补。用支具将麻痹侧口角向上提起，为了美容可能有一定效果。

二、治疗原则

神经断伤后，病人情况允许，应争取一期手术，有神经缺损不能直接缝合时做神经移植术，神经远端缺损严重无法缝合可做神经植入术，非一期手术者必要时做神经松解术。手术时机及种类应由骨科或矫形外科医师决定。

支具是暂时或长期用于支持、矫正或辅助患肢以利于发挥功能，早期保持患肢功能位，防止关节挛缩或承担身体重量等作用，为周围神经损伤的重要治疗与康复原则。

三、电诊断方法

电诊断方法详见第一节。

四、康复治疗

1. 运动再学习　外伤后等待神经移植时期，应及早开始每日做关节的被动活动，如果没有疼痛，关节活动范围应在最大有效活动范围之内，休息时应辅以适当的生活支具，以保留其最大的功能。使用支具时要经常检查被支撑的关节的活动情况，避免使用支具不当造成新的麻烦。对于因神经变性所致的肌萎缩，即使每天做电刺激等也未见有何效果，可用肌容积描记的方法记录受伤当时的肌肉容积。某作者报道 800 例周围神经损伤，当神经移植术成功后，在病程中未曾经过电刺激，肌肉的力量和容积可以恢复至正常。当肌力开始恢复患者需做强化运动训练数月，肌力恢复至Ⅲ级时应尽快去除支具，选择适当作业恢复功能。如家务或患者有兴趣的作业，即编织、绘画、打字、缝纫、棋艺、手工艺等。游戏类作业更受欢迎，如肘球、体操活动、骑自行车、步行，甚或足球比赛，对下肢神经损伤者均为有效的运动功能再学习方法。

2. 感觉再训练　周围神经外伤后当即出现肌肉麻痹以及其支配区域内的麻木感，伤后邻近的正常神经组织向变性区域广泛生长，如当正中神经损伤时，拇指及示指桡侧的感觉由桡神经支配可见于临床。麻木区会出现神经营养障碍，尤其正中神经及坐骨神经损伤时为最，为了防止麻痹肢体被伤害应避免吸烟、使用炉灶时烫伤以及天冷外出、使用冰箱等时的冻伤，外出时戴手套或穿厚袜子。

从功能上讲正中神经是主要的感觉神经，它支配上肢的痛温觉、触觉、压觉等。Cnne（1962）提出以两点辨别觉恢复的情况为判断正中神经外伤后功能恢复的指标，称做感觉恢复指数。成年人正中神经断伤缝合后两点辨别觉可能极少＜20ram，而儿童两点辨别觉多可恢复正常（即＜20ram）；此点意味着正中神经损伤缝合后运动功能的恢复较好，而感觉恢复较差。对于一些从事技术性工作，尤其用手操作者应尽快开始对指端感觉的训练，用毛巾蒙住患者双眼，用薄布将具有不正常感觉的手指包起来，给患者出示各种形状的木块（如正方形、三角形、长方形等）令其触摸说明其形状，若不正确可睁眼观察其形状，而后再蒙上双眼反复训练直至能正确触摸。然后可对不同性质、不同形状的物体（木制、金属、橡胶、棉、丝等）混合放置反复进行触摸训练，均可取得良好效果，可每天训练数次，每次20min，一般3周可以完成作业，训练中应避免疲劳，触摸物体时由大到小。感觉过敏给实体觉恢复带来困难，对这些患者可以做支配神经近端的经皮电刺激，可达抑制感觉过敏从而利于实体觉的恢复。

3. 疼痛　周围神经损伤多有疼痛。包括神经瘤痛、灼性神经痛、残肢痛和神经丛性痛等。最佳的神经缝合技术也难以避免神经瘤的发生，瘤的早期症状可为沿缝合部位的疼痛或感觉过敏，压迫或触摸可使疼痛加重。对于轻症神经瘤痛，用腕部绷带将瘤的顶部包住可减轻症状，重症者自发性疼痛显著，可用受累神经近端经皮电刺激，自发痛多可抑制，可能阻断了后角的传入冲动。根据不同效果可调节电刺激面积的大小，电刺激每日2次，每次40min，但有少数患者终日需用刺激器维持使用数周。

据报道，65%病人有神经瘤性痛，痛性感觉异常为神经根的刺激症状，常见于坐骨神经损伤，疼痛分布范围与神经根功能支配相符合，疼痛给病人带来很大痛苦，经皮电刺激与神经传入阻滞可收到戏剧性效果。

灼性神经痛常见于正中神经与坐骨神经的部分性弹片伤，为手、足烧灼性疼痛，声音刺激、强光、震动、干燥均可使疼痛加重，病人多以湿毛巾包敷伤肢，步行时穿上厚靴减少外界刺激及震动。其发生机制为交感神经功能异常，伤后的侧支发芽对去甲肾上腺素敏感，发生伤害性冲动，这些冲动传入脊髓侧角细胞而产生各种交感神经症状。静脉注射胍乙啶及星状神经节封闭阻断交感神经，可收到满意效果，但容易复发。交感神经切断术可从根本上解除疼痛，但术前应反复多次做交感神经节阻断，观察效果能否持久而后再手术切断。此外经皮电刺激、针灸、强化康复训练均可收到一定效果。

神经根的撕脱通常引起疼痛，可立即发生，也可能在伤后2～3周，为烧灼痛、撕扯痛、紧缩痛，更常见者为皮肤的闪电样刺痛。可有2种以上形式的疼痛同时存在，少数为持续性，多数为发作性痛，每次数分钟或数秒钟，发作时由于灼痛必须中止活动或谈话而独处，甚者需用催眠术解除疼痛，一些患者用吗啡制剂缓解疼痛，多导致成瘾，不足为取。卡马西平（酰胺咪嗪）有临床应用价值，应从小剂量开始而逐渐加量。

鼓励患者参与社会，坚持工作，坚持交流，有业余爱好及参加体育活动多可减轻疼痛，对某些病人甚至是惟一的方法，反之完全休息或放松，会带来很多麻烦和心理问题。

经皮神经电刺激可使50%～52%根性痛患者减轻疼痛，因其调节了传入冲动，一位患者C_6～T_1完全性神经根撕脱，C_5经皮电刺激3个月后疼痛缓解并开始康复训练，一般治疗为每日2次，每次2小时，对缓解神经节后损害所致疼痛效果较佳。

完全性脊髓节段性传入阻滞可以缓解脊髓后角 I ～ V 层细胞的自发放电，适用于中枢性的疼痛。

经以上处理疼痛仍不能缓解，可考虑行后根进入脊髓水平的热凝固术（thermocoagulation），此手术在 1979 年经 Nashold 修改并推广普及。Thomas（1988）发现 2/3 患者术后可持续缓解疼痛，1/3 手术后 1 年疼痛复现，约 10% 患者可出现持久的不良反应。

（李 猛）

第十五章　脑外伤的康复

随着经济的不断发展，脑外伤患者愈来愈多。脑外伤不但具有高死亡率，而且还常常导致不同程度的残疾。所以，即使患者度过了急性期的抢救，他们的生活也将发生巨大的改变。脑外伤已经成为全世界的主要的健康和社会经济问题，更是经济发达国家引起年轻人死亡和致残的一个主要疾病。为了减少致残率、改善残存功能，康复治疗已成为脑外伤治疗中至关重要的一环，颅脑损伤康复也成为神经康复中仅次于脑血管病的康复对象。但脑外伤康复又有其特殊性，绝不能等同于脑血管病康复，其康复的复杂性、难度远远大于脑血管病，因为脑外伤损伤的部位常常是多发的，病理是复杂多样的，不仅仅是肢体功能的康复，还牵涉到中枢高级功能障碍的康复，且康复疗程长，费用多，所以脑外伤康复成为神经康复中难度最大的康复对象。正因为如此，脑外伤受到神经外科、内科，特别是康复医学界的高度重视，在国际上得到了迅速的发展，在国内近年来也得到广泛的重视和迅速的发展。

第一节　概述

创伤性颅脑损伤（traumatic brain injury，TBI）是指由于头部受到钝力或锐器作用力后出现脑部功能的改变，如思维混乱、意识水平的改变、癫痫发作、昏迷、局部感觉或运动神经功能的缺损。

颅脑损伤分为原发性损伤与继发性损伤，原发性损伤是由直接暴力所致的颅内局部损伤，或者打击部对侧的对冲伤。有一些则是由于切应力所致的弥漫性轴索损伤（diffuse axonal injury，DAI）。继发性损伤是指由于脑缺氧、代谢障碍、颅内血肿、颅内压增高等所致的脑损伤。

颅脑损伤的流行病学调查发现，无论是战时还是平时，颅脑损伤都是一种常见的多发病。据世界各国不同时期的统计显示，其发病率均居于创伤的首位，或仅次于四肢骨折，占全身各部位创伤的9%～21%，战时发生率更高。随着社会经济水平的不断提高，高速交通工具的应用，建筑业的发展，以及各种快速的、刺激性的体育运动的出现，使当今社会的颅脑损伤的发病率呈继续增高的趋势。美国于1966年、1976年及1988年报道颅脑损伤的年发病率分别为160/10万人口、190/10万人口和180/10万人口，每年新发病例150万～200万，其中15%需要紧急住院治疗，而20%的住院患者需要进一步康复治疗。1980—1988年新西兰报道颅脑损伤的年发病率分别为228/10万人口。1994年加拿大统计在15岁以上的成人中，颅脑损伤的年发病率分别为62.3/10万人口。

在患病率和死亡率方面，近年随着我国的车辆数明显增加，车祸更是层出不穷，年死亡率逐步增加。在所有外伤性死亡原因中，颅脑损伤占第1位，为1/3～1/2，而接近一半的颅脑损伤死亡发生在受伤现场、转运途中或者急诊室，总体的颅脑损伤死亡率为每年22～35/10万，该数字随地区、种族、性别、年龄组等不同有一定的差异，而近年的死亡率的发展趋势各个报道结果也不一。据报道美国 2003 年因车祸死亡的总人数约 1.7 万，而我国则达到 10 多万。

在性别方面，男性比女性的发病危险性更高，有研究报道男女总体比例达到 2.8 ~ 4 : 1，所有年龄组均是男性比女性更高。中国的研究报道男女比例为 1.7 ~ 2.5 : 1，在美国的急诊科颅脑损伤研究中，总体的男女比例为 1.5 ~ 1.7 : 1，该比值在青春或青年期更高（超过 2 : 1），而在老年组，女性的发病率更高。

在年龄方面，颅脑损伤呈现 3 个年龄高峰。发病的年龄段高峰出现在幼年、青春期的后期——成人早期即青壮年期、75 岁以上的老年期。中国有关的流行病学研究显示，发病最高峰出现在 40 ~ 49 岁（每年 97/10 万），这可能与中国经济生活水平有关。

在受伤原因方面，交通事故为首要原因，占到一半以上，其次为摔伤或高空坠落，娱乐活动、枪击伤等也是颅脑损伤的病因。

（李　珂）

第二节　颅脑损伤的分类

关于颅脑损伤严重程度的分类方法，文献中对颅脑损伤严重程度有多种分级方法。

1. 格拉斯哥昏迷量表（Glasgow coma scale，GCS）　是目前最广泛使用的。GCS 是根据病人对不同刺激的睁眼、口头表达以及运动反应能力来分级，13 ~ 15 分为轻度，9 ~ 12 分为中度，<9 分为重度。

但是，距离外伤的时间、血流动力学参数指标以及麻醉镇静或兴奋类药物常会影响 GCS 的得分。

为了弥补 GCS 缺少瞳孔变化和神经系统体征等重要内容，难以反映病人全面情况。Born 于 1985 年在 GCS 的基础上，增加了脑干反射计分法，称为格拉斯哥 – 莱吉昏迷量表（Glasgow – Liegecoma scale，GLCS），分为 5 种脑干反射，共 6 级计分（0 ~ 5 分），分数越少伤害程度越重，而且损伤平面不同，计分也不同，故可以根据计分结果来反映脑于损伤平面，其计分方法如下。

（1）额眼轮匝肌反射：反映间脑 – 中脑交接处功能，即将病人眉尖皮肤，用拇指向外上方牵拉，再用叩诊锤拇指，如引起该侧闭目反射时为 3 分，提示脑干上部损伤。

（2）垂直性眼前庭反射：反映间脑 – 中脑交界处功能，即将病人头作快速屈伸俯仰动作，如出现眼球上下垂直运动者评为 4 分。

（3）瞳孔对光反射：反映中脑功能，用光照射瞳孔可引起收缩瞳孔的反射时评为 3 分。

（4）水平性眼前庭反射：反映脑桥功熊，即将病人颈部快速左右转动，出现水平眼震或侧向凝视时评为 2 分。

（5）眼球心反射或称迷走反射：代表延髓功能，即用手压迫病人眼球，出现心率减慢者评为 1 分。

（6）无任何反射：反映脑功能已经完全丧失，评为 o 分提示脑干重度损伤。

2. 健忘持续时间与严重程度的关系　在奥姆斯特德研究中，结合意识丧失和颅内病变的情况来判定严重程度。

（1）意识丧失或记忆缺失时间少于 30min 为轻度。

（2）30min~24h 为中度。

（3）超过 24h 或出现颅内血肿、挫裂伤、死亡为重度。

3. 目前国内应用较多的是根据病情轻重进行分类，该分类是根据昏迷时间、阳性体征及生命体征将病情分为轻、中、重及特重型。

（1）轻型：伤后昏迷时间：0~30min，有轻微头痛、头晕等自觉症状，神经系统和 CSF 检查无明显改变。

（2）中型：伤后昏迷 12h 以内，有轻微的神经系统阳性体征，体温、呼吸、血压、脉搏有轻微改变。

（3）重型：伤后昏迷 12h 以上，意识障碍逐渐加重或再次出现昏迷，有明显神经系统阳性体征，体温、呼吸、血压、脉搏有明显改变。

（4）特重型：脑原发损伤重，伤后昏迷深，有去皮质强直或伴有其他部位的脏器伤、休克等。

（李　珂）

第三节　颅脑损伤的并发症

一、外伤后癫痫

外伤后癫痫（postraumatic epilepsy，PTE）是颅脑损伤的重要并发症之一。首先区分两个概念：外伤后癫痫与外伤后癫痫发作，前者是一个独立的诊断，后者仅是可能与外伤直接相关的一个症状。颅脑损伤后 2 次或 2 次以上的非诱发性的癫痫发作称之为外伤后癫痫。据统计有 86% 的颅脑损伤病人在 1 次癫痫发作后 2 年内出现第 2 次发作，该比率也会随着随访期限的延长而增加。颅脑损伤占癫痫病因的 5%，症状性癫痫的病因中颅脑损伤占 20%。由于各个研究选择的对象不同，所报道的发生率从 4%~53% 不等。

外伤后癫痫发作又通常分为 3 种类型：急性癫痫发作（immediate seizures）、早期癫痫发作（early seizures）和晚期癫痫发作（late seizures）。通常的研究不包括那些受伤后立刻或数分钟内就出现的癫痫发作，即急性癫痫发作（通常指伤后 24h 之内发作），其病理机制和临床特征尚不清楚，可能由外伤直接诱发所致。早期癫痫发作是指病人在颅脑损伤直接影响期间的发作，通常定为 1 周。晚期癫痫发作通常指外伤后超过 1 周的非诱发性癫痫发作。研究报道，在伤后 4 周内的癫痫发作，其中 90% 出现在第 1 周。而晚期发作主要出现在伤后 1 年内，虽然伤后数年以上也可能发作。

外伤后癫痫早期发作的独立危险因素有急性颅内血肿和急性硬膜下血肿（儿童）、严重的损伤（包括意识丧失或伤后记忆丧失 >30min）；晚期发作的危险因素有早期的外伤后癫痫发作和急性的颅内血肿尤其是硬膜下血肿、脑挫裂伤、严重的损伤（包括意识丧失或伤后记忆丧失 >24h）、受伤时年龄超过 65 岁。

抗癫痫药物曾被用于预防颅脑损伤后癫痫的发生，据统计在 20 世纪 70 年代有 60% 的神经外科医师对于颅脑损伤患者预防性使用抗癫痫药物。此后进行了大量的前瞻性的随机双盲对照研究，包括苯妥英、苯巴比妥、卡马西平等药物以及联合用药，考察这些药物能否预防颅脑损伤后早发或晚发的癫痫。虽然许多研究证实这些药物在治疗的第 1 周能抑制癫痫的发作，但是大多数研究并没有显示它们能降低晚发的外伤后癫痫的发生率。

对于外伤后癫痫则应根据情况应用抗癫痫药物予以治疗，以卡马西平、丙戊酸钠为宜，切忌用苯妥英钠，因为有研究表明，苯妥英钠可影响脑损伤的恢复。一旦所选药物有效，维持血药浓度直至完全不发作 2～3 年，再根据情况逐步减量，如停药后无发作则视为临床治愈。对难治性癫痫药物治疗无效时，可考虑手术治疗。

二、脑积水

重型颅脑损伤患者并发脑积水（hydroceph – alus）十分常见，CT 诊断的发生率为 1.3%～8%，尤其多见于外伤后蛛网膜下腔出血或出血破入脑室者。外伤性脑积水应尽早发现，并及时采取干预措施，否则可能对患者的病情、功能或预后产生重要的影响。

创伤后脑积水有急、慢性之分，伤后 2 周之内发生者为急性脑积水，伤后 3 周～1 年内发生者为慢性脑积水。但对急、慢性脑积水的发生率并无确切的报道。急性脑积水，尤其伤后 3d 之内发生者多为梗阻性脑积水或高颅压性脑积水，主要由于血凝块阻塞了中脑水管、第四脑室出口、基底池所致，或者红细胞阻塞了蛛网膜绒毛妨碍 CSF 吸收所致。慢性脑积水发生在伤后 3 周～1 年内，一般是交通性脑积水或正常压力性脑积水，主要由于重型颅脑损伤时 SAH 降解的红细胞阻塞蛛网膜绒毛导致蛛网膜纤维变性造成 CSF 吸收障碍所致。脑膜炎等颅内感染、小脑挫伤、第四脑室受压、幕上血肿伴对侧脑室扩大、颅内压增高与创伤后脑积水的发生有关。

高颅压性脑积水表现为脑外伤后持续昏迷或意识一度好转又转差，骨窗外膨、张力增高，病人出现头痛、喷射性呕吐、视物模糊等精神意识障碍症状。正常压力性脑积水表现为三联征，即认知障碍、步行困难及括约肌功能障碍，其中步态不稳较早出现，尿失禁较晚出现，精神障碍表现为近事遗忘，思维行动迟缓。这是由于额叶受到压迫的原因，这些症状起病隐袭，并渐进性加重。

外伤性脑积水为一逐渐进行性疾病，因此，CT 的动态观察尤为重要，包括测定 Evan's 指数、头围、蝶鞍等。CT 的主要表现为 Evan's 指数（CT 查脑室双侧额角最大宽度除以颅的最大宽度）≥0.3，头围扩大，蝶鞍破坏。具体表现为：对称性脑室扩大，以侧脑室周围特别是额角最为显著，额角部可见因脑脊液渗漏而出现间质性水肿，表现为低密度区、有时 CT 正常，仅在 MRI 的 Tz 出现前角侧脑室周围环状高信号带；有时仅表现为第三脑室扩大；脑室扩大重于脑池的扩大，不伴脑沟变宽、脑组织软化，需要与外伤性脑萎缩相鉴别。

预防外伤性脑积水可采取下列措施。

1. 尽量消除各种形成脑积水的因素，积极处理原发性损伤，清除血肿，解除压迫。

2. 降低颅内压，改善脑脊液循环。

3. 蛛网膜下腔出血患者可在无脑疝危险因素下腰穿放出血性脑脊液；出血多者可用腰大池置管持续外引流。

4. 脑室积血者行侧脑室穿刺外引流术，有血凝块时可注入尿激酶溶解血凝块和纤维蛋白，以避免血块堵塞室间孔和中脑水管；对有占位效应者可手术消除脑室内血肿，如出血仅局限在脑室内无占位效应者也可经腰大池引流。

5. 加强抗感染治疗，预防中枢神经系统感染。

6. 尽量减少不必要的大骨瓣减压；颅骨缺损者尽快行颅骨修补术，恢复颅腔容积的稳定性。

7. 脑室或蛛网膜下腔出血后要长期随访以期尽早发现可能出现的脑积水症状，及时处理，将有效降低重型脑外伤的死残率。

急性脑积水适时干预，部分轻症病人可不需任何治疗而采用一系列其他措施，如脑脊液充分引流，血肿腔及脑室尿激酶液化冲洗，腰椎穿刺或置管恒压引流等治疗，使脑室系统出血的病人，颅内压迅速降至正常，脑室系统内的血凝块较快液化，脑脊液颜色逐渐变澄清，脑脊液血红蛋白含量明显降低，经过治疗多可完全缓解，如效果不好，可转为脑室－腹腔分流术治疗。

对于明显影响患者功能和预后的慢性脑积水，应积极进行分流手术，一般预后较好。脑室－腹腔分流术（ventriculo - peritoneal shunt）具有简单、安全、术后缓解率高等优点，目前应用较广。但仍有感染和再梗阻的可能。按所测定患者脑脊液压力选择不同压力阀的分流管，ICP 高于 140mmH$_2$O 者用中压阀，ICP 低于 140mmH$_2$O 者用低压阀。损伤后 6 个月内行脑室分流术的疗效好，损伤 6 个月以上脑组织形成广泛软化灶，并出现胶质增生，因此术后改善差。腰椎穿刺放脑脊液试验阳性，及腰椎穿刺放液后症状改善的患者行脑室分流术的疗效好。脑室－腹腔分流术后 2 周复查头颅 CT 时可有明显的改善。步态障碍为主或步态障碍先于智力障碍出现者分流效果好，而以智力障碍为主要症状的患者术后效果不理想。

三、外伤性脑梗死

外伤性脑梗死（traumatic cerebral infarc - tion，TCI）是因损伤引起局部脑血液供应障碍，导致脑组织缺血损害及神经功能障碍的一种病理状况，是颅脑损伤的并发症之一，是脑梗死的一种特殊类型。动物研究发现，大鼠冲击伤后 12h 脑血管内即有大量微血栓形成，此后逐渐增多，伤后 7d 逐渐下降，此外在脑内血栓相对集中区域还发现大量的变性神经元。提示颅脑损伤引起脑内广泛血栓形成，可能是外伤后脑梗死的原因之一。

TCI 在临床上也并不少见，国内有陆续的研究报道，尤其多见儿童外伤性基底核腔隙性脑梗死。并发大面积脑梗死者少见，有报道在收治的 1496 例颅脑创伤患者中，并发大面积脑梗死 35 例，仅占 2.34%。有学者将 TCI 分为 5 型：Ⅰ 型，腔隙性梗死型；Ⅱ 型，单脑叶型；Ⅲ 型，多脑叶型；Ⅳ 型，挫伤出血型；Ⅴ 型，小脑与脑干型。其中 Ⅰ ~ Ⅱ 型疗效较好，Ⅲ ~ Ⅴ 型病情严重，病死率和致残率高。年龄、低血压或休克、蛛网膜下腔出血、脑挫裂伤、硬膜下血肿、并发脑疝、并发糖尿病等因素是颅脑损伤继发外伤后脑梗死的危险因素。

单纯灶状梗死内科综合治疗疗效可靠；单纯大面积脑梗死及并发颅脑损伤的灶状梗死积极手术减压，及时改善微循环，可取得良好的效果；并发重型颅脑损伤以及老年人的大面积脑梗死预后差。小儿外伤性脑梗死多有明确轻微头外伤史，多发生于一侧基底核区，诊断主要依据临床表现和影像学检查，以保守治疗为主，早期发现和治疗是成功的关键。

四、外伤性低颅压综合征

外伤性低颅压综合征（traumatic intracranialhypotension syndrome）是指病人侧卧腰椎穿刺压力在 7.84kPa（80cmH$_2$O）以下所产生的综合征。可能原发于伤后脑血管痉挛，使脉络丛分泌脑脊液的功能受到抑制，亦可能继发于脑脊液漏、休克、严重脱水、低钠血症、过度换气以及手术或腰椎穿刺放出过多的脑脊液等。

头痛为主要症状，多发生在伤后 1~2h 或 2~3d 后，位于前额及后枕部，随头位的升高而加剧，并可向全身放射。采取平卧位或头低位时头痛即减轻或消失。其次是眩晕和呕吐，每于头位变动时或剧烈头痛之后，即出现头昏、目眩、恶心、呕吐，病人常有脉搏细速、血压偏低、畏光、乏力、厌食、失水及颈僵等表现，严重时可出现意识障碍，轻者倦睡，重者昏迷。少数病人尚可出现自主神经症状，如生命体征显著波动，面部和颈部皮肤阵发性潮红，甚至个别患者因脑组织失去脑脊液的托浮和衬垫作用，使脑神经直接受到挤压或牵扯而出现瞳孔不等大和（或）外展肌麻痹等征象。外伤性低颅压综合征的诊断主要依靠临床特点和腰椎穿刺测压来确诊。

外伤后低颅压综合征的治疗，可因不同的病因而略有差异，但基本原则相同，常用的治疗方法如下。

1. 平卧休息、不睡枕头，必要时采取足高头低位。

2. 增加液体摄入量，每日经口服或静脉均匀滴注生理盐水 1000ml 及 5% 葡萄糖溶液 2500~3000ml。

3. 给予含 5% CO_2 的氧气吸入，每小时 5~10min，可使脑血管扩张、阻力减小促进脑脊液分泌。

4. 静脉注射蒸馏水 10~15ml/d，可以反射性刺激脑脊液的生成，但必须注意溶血反应。

5. 必要时可静脉滴注 0.5% 的低渗盐水（500~1000）ml/d，亦有增加脑脊液之功效。

6. 应用有利于改善颅内低压的药物，如麻黄碱、垂体后叶素、皮质类固醇等。对继发性颅内低压的病人，则应针对病因及时处理，如脑脊液漏修补术。如能及时诊断并治疗，一般预后较好。

五、脑外伤后综合征

脑外伤后综合征（post-traumatic syndrome）是颅脑损伤病人在恢复期以后，长期存在的一组自主神经功能失调或精神性症状。包括头痛、神经过敏、易怒、注意力不集中、记忆力障碍、头晕、失眠、疲劳等症状。而神经系统检查并无异常，神经放射学检查亦无阳性发现。如果这一组症状在颅脑损伤后 3 个月以上仍持续存在而无好转时，则为脑外伤后综合征。通常这类病人多为轻度或中度闭合性颅脑损伤，没有严重的神经系统损伤。

脑外伤后综合征的诊断需排除颅内器质性病变后方能确定。应行必要的检查，如腰椎穿刺、脑电图、CT、MRI 等，一些病例可在 MRI 上发现脑实质内散在的小软化灶。而多数病人神经系统检查正常，神经放射学检查亦正常。虽然很多脑外伤后综合征其致病原因是心理因素和社会因素，但并不能说所有的外伤后综合征都是个人心理问题。应该详细了解受伤情况、各项检查和化验结果、治疗过程和疗效。

对于没有器质性原因的脑外伤后综合征，治疗是十分困难的。有时症状可以是自限的，可以在更换环境或工作、得到安慰等情况下缓解。可适当地给予药物治疗头痛、头晕、焦虑、抑郁等症状，改善睡眠、生活规律，调节自主神经功能，并适当地参加工作和体育锻炼。

六、脑外伤后内分泌功能障碍

下丘脑和垂体是人体内分泌的调控中枢，而脑外伤时常常受累，容易导致各种内分泌功能障碍，临床主要表现为低钠血症、中枢性尿崩症和垂体功能低下。

1. 低钠血症（hyponatremia） 研究发现，在重型颅脑损伤患者中低钠血症的发生率为31.5%，平均发生在伤后 5 ~ 7d，持续时间平均 5d，平均血清钠浓度为（122.1 ± 9.7）mmol/L。抗利尿激素不适当分泌综合征（antidiuretic hor – mone secretion，ADH）或脑盐耗综合征（cerebralsalt wasting syndrome，CSWS）是造成低钠血症的主要原因，但同时要注意摄入不足的因素。抗利尿激素不适当分泌综合征以水潴留和导致的稀释性低钠为特点；而脑盐耗综合征则以原发性尿钠增多导致血容量不足和真性缺钠为特征。前者应该限水治疗，而后者则需要补液补盐治疗。补盐速率不当可导致严重的神经系统并发症，因此对急慢性低钠血症的补盐速率有一定的原则。也有研究使用碳酸锂治疗，取得一定的疗效。

脑盐耗综合征患者，在排钠的同时，也增加体内水分的排出。因此，脑耗盐综合征患者多有体液减少的表现，如中心静脉压降低等；而抗利尿激素分泌不当综合征时，患者往往表现为体内液体过多，如中心静脉压升高等。二者均有高尿钠、尿渗透压 > 血浆渗透压等特点，其主要鉴别点为细胞外液量的多少及钠代谢平衡的正负。如受条件所限，可采用补液或限液治疗鉴别，补充盐水后症状改善，限制液体入量症状加重者考虑为脑盐耗综合征；反之则属抗利尿激素分泌不当综合征。

脑耗盐综合征处理原则主要是积极补充血容量，纠正负钠平衡，以平衡液静脉滴注治疗为主，同时给储钠激素，当出现严重水中毒、脑水肿症状（如抽搐、昏迷等）时，必须应用大剂量快速利尿药排水，常用呋塞米，本组最大剂量为 800mg/d，同时静脉滴注 3% 或5% 的高渗氯化钠 200 ~ 300ml 及胶体溶液血浆或清蛋白，以便迅速纠正低血钠和提高血浆渗透压，控制神经系统症状。

抗利尿激素分泌不当综合征的治疗主要是限制液体入量，24h 入水量控制在 1000ml 之内，根据尿钠值确定补钠量，一般情况下补充生理盐水入量 < 250ml/ 24h，给予 ACTH 50U/24h 静脉滴注以调节 ADH/ACTH 平衡失调，地美环素 6g/24h 拮抗 ADH 对肾小管上皮细胞的作用，输注清蛋白以提高血浆胶体渗透压。

预后与病情轻重有密切关系，病情越重，低钠血症发生率越高，持续时间越长，病死率越高。因此早期发现并确定低钠血症的原因，及时而有针对性地治疗低钠血症对改善预后具有重要意义。

2. 中枢性尿崩症（central diabetes insipidus） 脑外伤后尿崩症是由于颅脑外伤造成下丘脑或垂体损伤，使抗利尿激素分泌与释放不足而导致部分或完全缺乏引起的一组临床综合征。多在伤后数天发生，发生的概率与脑外伤严重程度、是否并发颅底骨折高度相关。中枢性尿崩症的诊断如下。

（1）病史：有明确的颅脑疾病史，尤其见于颅底骨折及颅底脑挫裂伤。

（2）临床表现：典型表现为多尿、烦渴、多饮、尿量 > 4000ml/d。但若系意识障碍或昏迷患者，多尿为唯一表现，此时应进行尿比重测定。

（3）实验室指标：尿比重 ≤ 1.005，血钠、氯可轻度升高。

需要排除肾功能障碍及电解质紊乱所致的多尿，以及由于补液不当或过量补液及应用脱水或利尿药物而导致的"假性尿崩"。

治疗上主要针对所出现不同程度的水电解质紊乱的处理，对于昏迷患者及失水严重者，因可产生血钠增高而带来致命的后果，应密切观察生命体征的变化，注意记录尿量、血渗透压、血钠的变化，部分较重的病人可考虑使用垂体后叶素 5 ~ 10U，皮下或肌内注射，3 ~ 4/d。

脑外伤后尿崩一般是短暂性、部分性尿崩，永久性尿崩症是较少发生的，大部分病例经治疗后均可获得痊愈。

3. 垂体功能低下（hypopituitarism） 颅脑损伤的内分泌功能变化主要是由于下丘脑和垂体原发或继发性损伤所致。颅脑损伤常累及下丘脑，甚至直接损伤垂体及垂体柄。颅底骨折特别是通过蝶鞍的骨折，以及脑组织在颅腔内移动和伤后继发的脑、垂体肿胀，均可影响甚至破坏下丘脑的血供及垂体门脉循环，造成下丘脑和垂体前叶梗死。

在创伤性颅脑损伤发生的数小时或数天之内，均可出现下丘脑 - 垂体 - 肾上腺皮质轴、下丘脑 - 垂体 - 甲状腺轴和下丘脑 - 垂体 - 性腺轴功能紊乱。脑损伤后急性期的体内大多数激素水平的变化是暂时性的，也可能是可逆的。轻度脑损伤患者其垂体功能的障碍是暂时的应激性变化，这些激素水平在病程 1 周时最高，而 2 周后逐渐恢复；而部分重度脑损伤则可能继发垂体功能不足的表现。严重的颅脑损伤在恢复期可并发有垂体功能减退，可表现为垂体分泌的一种或多种激素的缺乏，主要表现为生长激素的缺乏，其次为性腺功能减退，再次为肾上腺皮质功能减退和甲状腺功能减退。

由于脑损伤急性期体内激素水平变化多数是暂时性的、可逆的，只需对原发病进行治疗。有少数的病例报道显示，激素缺乏的脑损伤病人使用激素替代治疗，可以导致神经行为功能和生活质量的明显改善，也有报道显示未成年脑外伤患者使用生长激素替代治疗可以显著提高认知功能。而促甲状腺激素释放激素不仅具有神经内分泌调节作用，对中枢神经系统还有广泛的生理活性作用，外源性的促甲状腺激素释放激素曾被用于促进神经系统功能的恢复。

（李　猛）

第四节　颅脑损伤后的康复治疗原则

一、急性期的康复治疗

颅脑损伤病人的生命体征稳定，特别是颅内压持续 24h 稳定 2.7kPa 以内即可进行康复治疗，主要包括以下内容。

1. 定时变换体位。
2. 保持良好肢位。
3. 关节被动活动。
4. 呼吸道的管理。
5. 并发症的治疗。

对于中、重度患者即使意识状态不清也要进行一定的床旁康复治疗，以预防压疮形成、防止关节挛缩、防止失用综合征。重症监护室的护士应了解一定的康复知识，如翻身时应注意防止牵拉瘫痪的上肢，以防止肩关节半脱位的形成，应了解对于偏瘫患者如何进行良好肢位摆放才能防止关节畸形的发生等。

要保持每天进行 1 ~ 2 次全身肢体每个关节 3 ~ 5 次的被动活动，活动时要注意手法要轻柔、缓慢，避免疼痛及以骨化的产生。

呼吸管理是脑外伤性损伤全身管理中重要的一环。除脑外伤的脑于损伤累及呼吸中枢产生呼吸障碍外，亦可因并发胸部损伤、腹腔出血、呼吸道阻塞产生呼吸障碍。呼吸障碍使呼吸道内的分泌物无法排出，易并发肺炎，肺不张又进一步加重呼吸障碍。因而这类病人常做气管插管及气管切开，施行人工呼吸或呼吸机呼吸。这要求对呼吸障碍进行严密管理，防止呼吸道阻塞及肺部感染。这些并发症使肺气体变换功能降低。肺部炎症引起的高热使脑细胞耗氧增加，二者均加重脑细胞缺氧使脑细胞进一步损伤，神经功能障碍更加严重，而且又是脑外伤病人死亡的重要原因之一。

保持呼吸道通畅，防止肺部感染。定时变换体位、体位引流、震动排痰、叩击背部等均是有效的保持呼吸道通畅、防止肺部感染的有效措施。

早期坐位训练是一个有争论的问题。持反对者认为在脑外伤时常伴有高颅内压存在，应保持绝对安静，过早坐起易发生脑疝的危险性。持赞同者认为脑外伤伴昏迷病人卧床时间长，易发生位置性低血压。作者认为是否早期坐位训练因病人病情而异，就是从病人的康复为出发点，根据病人病情障碍程度进行层次化康复。病情重、昏迷重、并发症多、持续颅内压高于25mmHg具发生脑疝的危险，严禁坐位。病情轻、昏迷浅、并发症少，颅内压稳定在20mmHg以内，在严密监视下逐步坐起。在进行中，一旦意识障碍加重、颅内压升高就应立即停止。

二、恢复期的康复治疗

1. 关于颅脑损伤患者的认知、语言、吞咽、运动感觉障碍、平衡障碍等的康复训练与脑卒中有很多相似之处，但颅脑损伤患者障碍的特点是：

（1）患者多较年轻、既往体健。

（2）认知和行为障碍突出。

（3）多个系统损伤并存。

（4）多有失用综合征。

（5）常并发骨折、其他脏器损伤等。

（6）有时影像学变化与临床体征不符。

（7）恢复期相对更长。

2. 恢复期的康复治疗强调综合、全面

（1）多有认知和行为障碍：对康复训练造成一定的困难。

（2）病情常较复杂：常为多系统病变同时存在，如既有锥体束损害又有锥体外系损害，还可同时并发共济失调，在训练中应准确找出问题点。

（3）患者常常因未进行早期康复而出现失用综合征：如关节挛缩畸形，异常姿势、异常步态等，须及时纠正，必要时需手术治疗，以利康复的进行。异位骨化的发生率也较脑血管病患者常见，应积极防治。

（4）气管套管的拔除：逐渐堵管，检测血氧含量，直至连续堵管48h而血氧含量仍在正常范围内时则可考虑拔除套管。

（5）胃管的问题：在吞咽功能有改善的情况下，应积极进行吞咽功能训练，及早拔除胃管；在短时间内无拔除胃管的情况下，应尽早做胃造瘘。

（6）尿管的问题：应做好膀胱的管理，一定要定时定量进水，夹闭尿管定时开放，保持膀胱功能。

（7）外伤后癫痫的处理：不主张预防性应用抗癫痫药物，对于确诊的外伤后癫痫患者，可根据发作类型合理使用抗癫痫药物。

（8）脑积水的处理：对于脑积水的高危病人，应定期监测 CT 或 MRI 以及临床症状变化，适时进行脑室—腹腔分流手术。

（9）颅骨修补问题：对于外伤或手术造成的颅骨缺损，应视病人一般情况以及缺损部位、大小、颅内压、感染等情况，并结合病程时间，考虑是否行修补手术。

（李　珂）

第五节　颅脑损伤后功能障碍的评定与治疗

一、意识障碍

脑外伤后意识障碍的患者经急性期治疗后，部分病人可完全恢复意识，但重度损伤者可持续昏迷或成为植物状态，或恢复部分意识转成为最小意识状态。处于持续性植物状态（persistentvegetable state，PVS）的病人，其脑病变已处于亚急性期或慢性期，此时神经元胞体和突触变性已不可逆。因此，到目前为止，对于 PVS 患者尚无任何有效的治疗方法。某些神经营养药物虽然在动物实验中对于神经再生有促进作用，但在临床应用中对于 PVS 患者无效。对脑组织进行电刺激虽然对某些患者有效，但目前仍有争议。对患者进行积极的营养支持和妥善的护理是非常重要的。

脑外伤急性期常用格拉斯哥昏迷量表评分来判定病人的意识状况，操作简单，临床应用较广。但研究发现格拉斯哥昏迷量表并不适用于恢复期患者，而常选用扩展的格拉斯哥昏迷量表或者残疾等级量表。多种神经电生理检查和神经影像学检查也用于意识障碍严重程度的判定和预后的预测，如脑电图、诱发电位、功能磁共振、单光子发射型计算机断层仪等。

恢复期的康复治疗措施主要有以下几方面。

1. 常规基本治疗

（1）继续针对病因及并发症的治疗：对于外伤性损伤患者应及时实施止血、脱水、抗感染等治疗，必要时行手术清除血肿、去骨瓣减压等处理，脑积水患者应及时行脑脊液分流术，预防和治疗呼吸道感染、尿路感染、压疮，防止关节挛缩、肌肉痉挛、肢体静脉血栓形成等。保证营养摄入，维持水电解质平衡。对并发有其他器官外伤或原发性高血压、糖尿病、冠心病者，需积极采取措施予以控制。

（2）药物治疗：伤后可予以增加脑血流量药物、促进中枢神经细胞代谢药物及神经功能恢复药物等。同时要慎用有碍于进行中的神经恢复的药物，如苯妥英钠。

（3）传统的康复治疗：包括运动治疗、职业治疗、日常生活活动等训练，可有效预防并发症，增加与环境的接触，促进意识的恢复。

（4）中医治疗：包括中药、针灸、按摩等治疗，可协助促醒、改善肢体运动、抑制痉挛等。

（5）康复护理：包括对病人皮肤、呼吸道、营养、大小便等全面管理，并提供感觉刺激，达到促进恢复的目的。康复护理是维持患者生存的关键。

2. 特殊的辅助治疗 刺激性治疗包括环境刺激法、操作刺激法、感觉刺激法、药物刺激法及神经电刺激法。

（1）环境刺激法尽管缺乏有效的报道，但仍然广泛应用于临床中。具体方法是让病人有计划地接受自然发生的环境刺激，如阳光、空气、湿度等，有助于促通皮质与皮质下的联系。

（2）操作刺激法是一种条件反射法，也是行为治疗的一种方法，即对患者的某一行为作出反应，使患者从中吸取教训，调节其行为。也就是说根据条件操作的原理对自发的或诱发出的反应给予系统性增强。

（3）感觉刺激法可让病人接受声、光、言语、面孔等刺激，改变大脑皮质的抑制状态，达到自身调节而加快意识恢复的目的。

（4）药物刺激法：一些特殊的药物对脑损伤可起到促进恢复的作用，如 TRH、苯丙胺等，但目前仍在广泛研究中。

（5）神经电刺激法包括背侧丘脑电刺激、脑干中脑电刺激、小脑电刺激、高颈髓后索电刺激及周围神经刺激等，但确切的疗效证据尚在研究中。

3. 高压氧治疗 高压氧使大脑内毛细血管血氧增加，改善缺血半暗区的缺氧状态，促进侧支循环的生成，使神经细胞功能得以恢复。高压氧治疗开始要早，疗程也可能需要较长时间，同时要注意高压氧的禁忌证和不良反应。

二、精神心理障碍

1. 脑外伤后的抑郁 脑外伤后的抑郁障碍的发生率早期研究报道从 6% ~ 77% 不等，差异如此之大可能与选择的病例、随诊时间、精神疾病的诊断标准缺少统一性有关。急性期发生的严重抑郁的平均持续时间为 4.7 个月（1.5 ~ 12 个月），少数病例在好转后又复发。而焦虑性抑郁的持续时间要明显长于非焦虑性抑郁（7.5 个月：1.5 个月）。1 个月后迟发的严重抑郁的平均持续时间为 4.0 个月。脑外伤后 1 年内的严重抑郁障碍发生率基本稳定在 25% 左右，其中有些病人好转而另一些病人又出现，轻度抑郁的发生率则上升至 12%。

脑外伤后严重抑郁患者较早期的症状表现为抑郁情绪、体重下降/食欲减退、精神运动性兴奋、无力、内疚感，而迟发（6 个月或 1 年后）出现的症状常为兴趣减退或快感缺乏、失眠、失去自我价值感、思考或集中能力下降、自杀倾向，而其他一些症状如体重增加和食欲增强、睡眠过度、精神运动性迟滞等，与非抑郁组无显著性差异。

一般认为，严重抑郁障碍持续时间较长（6 个月或以上）者才可能影响到脑外伤的长期预后，持续 3 个月以内对预后的影响很小。存在严重的抑郁与社会心理预后较差有明显的相关性。严重抑郁对日常生活能力的预后也有不利的影响，对病人的参与康复训练的主动性和早期的社会交往都有负面的影响。

2. 脑外伤后的焦虑 根据 DSM – Ⅳ 标准，脑损伤后的焦虑应诊断为脑外伤继发的焦虑障碍，并作出合适的分类，包括普通型焦虑障碍、惊恐发作、强制性强迫症和创伤后应激障碍。文献报道脑外伤后焦虑障碍的发生率为 11% ~ 70%。

3. 脑外伤后的躁狂 Shukla 等报道了 20 例闭合性脑外伤后出现躁狂综合征的患者，发现躁狂与创伤后癫痫尤其是复杂部分性（颞叶癫痫）有显著的相关性，但是与双相型障碍的家族史无相关性，与脑损伤的类型或严重程度、肢体或智力缺损、社会功能水平、精神心理障碍的个人史或家族史都没有明显的相关性。继发性躁狂一般在脑损伤后 3 个月左右发作，持续约 2 个月，而兴奋或开放的情绪平均持续 5~7 个月。

4. 脑外伤后精神障碍　精神障碍多见于重度颅脑损伤患者。急性期在意识恢复过程中，可出现谵妄、幻觉、兴奋、躁狂、易激惹、攻击行为等症状，但经过治疗后，随着病情好转可在短期内恢复。而恢复期的精神障碍则多为脑部有器质性损害所致，如瘢痕、囊肿、脑膜粘连、神经元退变、脑萎缩和脑室扩大，尤其是额叶、边缘系统损伤，表现为妄想、幻觉、癔症样发作、人格改变、行为异常等，常并发有认知功能和情绪心理障碍。器质性精神障碍恢复较为困难，并影响患者的预后，药物和心理治疗的效果相对较差。

5. 治疗

（1）药物治疗：在抗抑郁药物的选择上通常考虑到它们的不良反应，轻度的抗胆碱能活性、降低癫痫发作的阈值和轻度的镇静作用是 3 个最主要的考虑因素。研究发现舍曲林对于轻度脑外伤患者的心里烦闷、发怒、攻击性症状都有显著的改善作用，对于认知功能也有一定的改善作用。选择性五羟色胺再摄取抑制药（SSRls）作为抗抑郁药的不良反应相对更小。较常用的如西酞普兰、舍曲林、帕罗西汀。曲唑酮是一种选择性的抗抑郁药，也能抑制 5 羟色胺的再摄取。也有报道关于脑外伤后抑郁的兴奋性药物治疗，包括苯丙胺和哌甲酯。

丁螺环酮对 5 羟色胺 1A 受体有激动作用，而对多巴胺能 D2 受体有拮抗作用，已证明是一种安全有效的抗焦虑药，对认知功能的影响比安定或其他抗焦虑药要小，而且没有成瘾性。地西泮对于脑外伤后焦虑障碍也可能是有效的，但是其不利的作用如镇静、行为失去控制、记忆受损等都限制了它在这些人群中的使用，而且禁忌长时间使用。一般更推荐使用短效药物，如劳拉西泮或奥沙西泮，临床发现它们出现的认知和镇静的问题要少些。近几年，抗抑郁药也越来越多地被用于治疗焦虑障碍，FDA 也已经批准它们用于治疗普通型焦虑障碍、惊恐发作、社交恐怖症、创伤后应激障碍和强制性强迫症。SSRls 可考虑作为治疗脑外伤相关的焦虑障碍的一线用药，不良反应小，耐受性更好。对于继发性躁狂的治疗尚无系统性的研究，可乐定（600μg/d）对于逆转躁狂症状是有效的。锂剂、卡马西平和丙戊酸的疗效也有一些个例报道。

（2）其他治疗：电休克治疗在脑外伤患者并非禁忌，在其他治疗方法无效时可考虑使用。社会干预和合适的心理治疗对于脑外伤后抑郁也能发挥重要的作用。脑外伤后焦虑障碍的治疗还包括个体的心理治疗、行为疗法、社会心理治疗，当焦虑症状非常严重而且导致明显的损害时，应考虑使用抗精神病药物。

三、认知障碍

脑外伤后常见认知障碍表现为信息处理的速度和效率降低，注意力和专注力容易分散，学习和记忆障碍，知觉混乱和自我意识丧失，交流障碍，执行功能障碍等。

1. 注意力障碍　大脑额叶在有目的的主动注意和集中注意中起着重要作用，海马及与之联系的尾状核是实现选择注意的重要器官，中脑和上脑桥平面以上网状结构的上行激活系统被认为是保证觉醒和注意力的最泛化状态的脑机构。这些部位的任一部位损伤，都将导致注意力的下降，或者影响注意系统的某一特定方面。不同程度、不同年龄和性别的脑外伤患者均可出现注意力损害，儿童脑外伤患者的注意力更易受损，因为儿童的注意力正处在不断地发育过程中。临床上表现为患者注意力不集中，不能完成复杂的工作，难以同时执行 2 种以上的任务。

评价方法包括符号划消测验、同步听觉系列加法测验、Stroop 测验和儿童每天注意力测验法（test of everyday attention for children）.

注意障碍的康复包括唤起注意力训练（at – tention process training），自我管理策略和环境改进，外部辅助获取及组织信息，心理支持等。康复方法如使用电脑游戏，通过画面、声音、特制的键盘与鼠标等，吸引患者的注意；专门编制的软件，让患者操作完成，训练注意、警觉性、视觉等；虚拟的应用：借助于计算机技术及硬件设备，实现一种人们可以通过视、听、触、嗅等手段所感受到的虚拟环境，进行注意力、信息处理能力、学习及记忆能力的训练。

2. 记忆力障碍　记忆力是不同脑部位都参与的复杂联合活动（信息多数存储在大脑皮质，也有信息存储在边缘系统、丘脑、脑干网状结构等部位），不同脑部位存储信息的功能是不同的。脑外伤后会一段时间失去意识，同时伴有失定向、意识混乱，以及情节记忆受损等症状，称为创伤后遗忘（PTA），其特点为顺行性遗忘。PTA 可以持续几分钟或几个月不等，它对于判断脑外伤的轻重程度和预后有重要的参考价值。对 PTA 最简单的评价是询问病人在外伤后能够记起的第一件事以及病人能够记起的外伤前的最后一件事，以此判断 PTA 的持续时间。

记忆障碍是脑外伤患者最常见、最持久的认知缺陷，不同程度的脑外伤均可导致记忆力的损害。脑外伤记忆障碍的特征：遗忘速率加快，语义主动组织缺陷，信息主动提取困难。从内容上看，各种材料的记忆能力普遍下降；从性质上看，长时记忆、短时记忆及瞬时记忆均明显受损。

外显记忆（explicit memory）是指需要被试有意识回忆信息的一种记忆形式，它包括情节记忆和语义记忆等。内隐记忆（implicit memory）指未意识其存在能无意识提取的过程，即个体没意识到提取信息这个环节以及所提取的信息内容，只是通过完成某项任务才能证实其保持有某种信息，包括程序性记忆、知觉表征系统所中介的知觉启动效应、语义启动和联想启动等。脑外伤患者的外显记忆与内隐记忆呈分离现象，外显记忆受损而内隐记忆正常。

记忆障碍的评价方法包括韦氏记忆量表、日常记忆问卷、Rivermead 行为记忆测试（RBMT）、剑桥前瞻性记忆测试、Galveston 定向力及遗忘症测定（GOAT）等。

记忆障碍的常用康复方法如下。

（1）外部刺激法：临床上最常用的是补偿性策略，如写记事本、日记、策划等；对传统的外部辅助记忆工具的改进，如日记本结合自我指导训练；新的电子辅助记忆设备的应用，如电子辅助记忆器和声音组织器及虚拟现实技术对记忆的训练等。

（2）内部刺激法：口语记忆法（verbal mne – monics）适用于右半脑损伤或形象记忆差者，如首词记忆法、组块、联想、时空顺序、因果关系、自身对照、编故事法等；视形象技术（visual imagerytechniques）。

无错性学习是新近提的比较多的一种训练记忆障碍的技术，即在学习中消除错误，从易到难，不让其经历失败。Tailby 等研究认为无错性学习是内隐记忆和外显记忆联合作用的结果。

3. 知觉障碍　半侧空间忽略（unilateral spa – tial neglect，USN）是颅脑损伤后出现的较常见的障碍之一，这一现象主要是由于半球的病变导致空间感知能力的下降，是患者对来自大脑损伤半球对侧的刺激无反应。可表现为视觉、听觉、运动、躯体等方面的忽略。它不是单一的障碍，而是一组症候群的复合体。

视觉空间功能主要依赖右侧半球，右半球在注意、警觉、情感活动方面占优势。有研究表明，大脑左半球仅注意来自对侧的刺激，而右半球同时注意来自双侧的刺激，是注意控制的优势半球。因此左侧半球损伤时，右侧仍然能够通过继续注意来自同侧的刺激，来代偿左半球损伤。但右半球损伤时，对来自左侧的刺激表现出明显的忽略或不注意，故临床以右半球病变引起的左侧忽略最为常见。

在很长一段时间，对 USN 的康复治疗，没有引起治疗者足够重视，认为有大量颅脑损伤导致偏侧忽略的患者能自然恢复。但这个观点在近 10 年中发生了改变，通过大量的临床病例观察，在部分患者中忽略可以长期存在。如不及早发现及干预，会直接影响患者的康复疗效及预后，也可能导致跌倒、摔伤等意外发生。

评价方法包括桌上试验，如直线平分试验、线段删除试验、字母消去试验、图形删除试验、画钟试验、图形临摹、画图试验等，凯瑟林一波哥量表，轮椅碰撞试验等。知觉障碍的康复方法包括视觉扫描训练，忽略侧肢体的感觉输入训练，代偿及环境适应，其他方法如强制性运动疗法、心理想象训练、棱镜治疗、眼罩和半侧空间遮盖眼镜疗法、热刺激疗法、视动刺激疗法、颈部振动治疗、躯干转动治疗、重复经颅磁刺激技术等。

4. 执行功能障碍　执行功能包括对注意力的控制，特别是指导行动的传出和输入平衡。另一表现是控制人对人和事的反应，从而约束某些行为。执行障碍的患者可能表现为言语和行为紊乱、无目的的行为、异常的或不适当的人与人之间的关系或性行为，以及冲动和（或）持续性固执的想法和行动。

许多重型前额叶损伤患者有广泛的无组织行为，表现出不同的行为偏差。这些症状包括无抑制、冲动、精神错乱、呆板、固执、淡漠、缺少反应等。这些缺陷可在知觉分析、归类、记忆、简单的反应选择、空间或言语问题解决等许多方面表现出来，患者日常生活中的计划、自我控制和社会习俗的注意等方面存在着许多问题。

执行功能可通过综合评价量表进行全面评定，如简易智能状态量表（MMSE）、Loewenstein 认知评定量表（LOTCA）和日常生活活动能力（ADL）等。

执行功能障碍的康复常用目标管理训练（goal marlagement training，GMT），包括定向、对任务终止的留意状态、目标的制定及详细说明、步骤学习、按步骤检查是否按计划完成任务。GMT 对任务的计划、问题的解决、目标的制定及自我控制能力均有提高作用。

药物治疗对脑外伤后认知障碍的康复也具有重要意义。哌甲酯（利他林）曾作为注意精神兴奋药来提高注意力，Kaelin 总结了 10 项临床试验，对哌甲酯在儿童及成人脑外伤患者治疗的有效性和安全性做了评估，结果提示哌甲酯可提高记忆力、注意力、思维处理能力，但还需大量的双盲、安慰剂试验来决定口服剂量。Zhang 等研究了盐酸多奈哌齐（安理申）对脑外伤患者急性期后的短期记忆及持续注意力的疗效，发现多奈哌齐可以提高脑外伤患者急性期后短期记忆力及持续注意力的神经心理学评分。Khateb 对 10 例患者的研究发现，多奈哌齐可以提高患者普遍的认知功能，尤其是恢复期脑外伤患者的注意力情况。多巴胺药物如金刚烷胺和溴隐亭，可以改善注意力及减少躁动或减少半侧空间忽略。激素类如垂体后叶加压素、ACTH，神经递质类如胆碱能药物（中、小剂量）、GABA，营养神经类如神经生长因子，用于改善记忆功能，但需与康复训练联合使用才能收效。认知障碍的其他治疗包括高压氧治疗，重复经颅磁刺激，综合康复治疗（如 PT、OT、ST、ADL 训练），中药针灸治疗等。

脑外伤性认知和行为障碍的恢复次序大概如 RLA 认知功能水平（rancho los amigos，RLA）等级（表 15－1）所示。这等级不能表明特定的认知障碍，但常作为交流一般的认知及行为状态及制定治疗计划的信息。虽然这等级常用，但至今未公布数据表明其可信度的价值。

表 15－1　RLA 认知功能水平

1. 无反应

   病人处于深睡状态，对任何刺激均完全无反应。

2. 泛化的反应

   病人对刺激有非特异性的、不连续的、无目的的反应。反应方式局限，并对各种刺激做出相同的反应。多为机械的、粗大的动作和（或）发音。

3. 对刺激作出定位反应

   病人对刺激作出特异的，但不连续的反应。反应与刺激类型直接相关。可按简单指令动作，如闭眼，摆手等，但动作不连续，迟缓。

4. 混乱－躁动

   病人处于高度活跃状态。行为无目的性，与环境不协调。对人和物无辨别能力。对治疗不配合。语言常不连贯和（或）与环境不协调，可做简短交谈。对周围环境的注意力非常短暂，选择性注意不存在。长期记忆和短期记忆缺失。

5. 混乱－不恰当

   病人可对简单指令作出正确反应，但随着指令复杂程度的增加或外界提示，动作变得无目的，混乱，不连贯。对周围环境的注意力有很大提高，但仍不能把注意力集中到某件事物上。在提示下，可做短时间的交谈。常有用词不当。记忆力严重缺失，经常会表现出不正确的使用物品。可在提示下做以前会做的动作，但不能学习新的动作。

6. 混乱－恰当

   病人表现出有目的的行为，但仍须外界指导和提示。可遵从外界提示做连续动作，对以前学过的动作有印象，如生活自理。由于记忆力缺失反应酉能不正确，但与环境相符合。远期记忆比近期记忆好。

7. 自主－恰当

   病人在医院和家中表现出恰当和定向的反应。病人表现出很少或几乎没有混乱，并且可回忆起某些活动。对新学的事物有印象，但学习较慢。在借助下可参加社会活动和再创作活动。判断力仍缺失。

8. 有目的－恰当

   病人能回忆及综和过去和最近的事，对周围环境有正确认识并能作出正确反应。对新学的事物有印象，活动时不再需要监护。可能仍持续存在功能不全，这与得病前的状态，抽象推理能力，承受压力能力和紧急或特殊情况下的判断力等有关

四、言语及吞咽功能障碍

吞咽障碍多见于脑损伤患者，临床表现为液体或固体食物进入口腔，吞下过程发生障碍或吞下时发生呛咳、哽噎，可引起营养不良、脱水、心理障碍、吸入性肺炎、窒息等并发症，是导致脑损害患者生存质量下降、病死率升高的重要因素。

吞咽功能是多个层次和水平相互调节的一种复杂的生理活动，任何一个层次或者水平的损伤都可能造成整个调节网络的破坏，从而造成吞咽困难。

临床常用的评价方法包括床旁评估（洼田饮水试验、修订饮水试验、反复唾液吞咽试验等）和功能检查（VF 检查、吞咽光纤内镜检查、脉冲血氧定量法等），研究表明单纯应

用床旁评估法检测患者有无吞咽障碍漏诊率极高，临床工作中要根据患者的具体情况选择相应的评价和检查方法，已有研究显示几种临床评价与功能检查结合运用，能更好地反映吞咽时的病理生理学和机械学变化，指导临床康复和治疗。

吞咽障碍治疗时首先要明确患者自身的意识状态，有无口腔、面部的感觉障碍，腭部的控制情况，舌的运动以及有无反射等一般情况，从这些结果综合考虑决定必要的训练和食块的形态。

1. 基础训练　包括舌肌、唇等吞咽肌的功能训练。如吹气、鼓腮、缩唇、微笑、吸吮等动作。

2. 摄食训练　躯干上抬30°仰卧位，头部前屈，给予患者易于吞咽的食物，如菜泥、果冻和蛋羹等，每次摄入量以1/2汤匙（1~4ml）开始，然后酌情增加到1汤匙，进食速度以30min内摄入70%的食物量（首次食物量为50~100ml，随着吞咽功能的改善可逐渐增加）。

3. 理疗刺激　包括咽部冷刺激法、针刺疗法，低频脉冲电治疗等，这些刺激疗法能重新建立吞咽反射的皮质控制功能；可促进组织血液循环，改善咽部肌肉的灵活性和协调性，防止咽部肌萎缩，改善吞咽功能，另外心理支持、营养支持也很重要。

脑外伤后吞咽障碍的预后和损伤部位、昏迷时间、气管插管史、精神状态、鼻饲管留置时间等因素有关，据长期临床观察结果报道，大部分脑外伤患者的吞咽障碍1年后可基本恢复正常。

五、运动功能障碍

脑外伤患者由于受伤原因、部位、病情严重程度等不同，遗留的运动功能障碍也复杂多样，可因锥体束损害表现为偏瘫、单肢瘫、双侧瘫，也可出现帕金森综合征、共济失调、舞蹈样动作等锥体外系表现。不仅如此，这些病人还常并发复合伤，如周围神经损伤、脊髓损伤、骨折、关节损伤等，对患者的运动功能也常常造成影响。部分脑外伤病人可同时存在以上多种运动功能障碍。

1. 偏瘫　这是脑外伤直接累及单侧皮质的结果，但也可因出血、缺氧或其他继发损伤产生。这运动障碍类似脑血管偏瘫，常常更为复杂，多并发其他严重的障碍。特别是与学习能力有关。

2. 双侧偏瘫　累及躯干及所有四肢、双侧脑外伤的结果。其程度可轻度到重度，且常不对称，随意运动可以全部消失，且可表现反射活动占优势。

3. 平衡障碍　几乎所有中度到重度脑外伤均存在平衡障碍，有些病人似乎没发觉感觉运动障碍。平衡障碍只有在做体育、娱乐等运动中，需要高水平平衡运动时表现出来。

4. 共济失调及不协调　这是由于小脑及基底核受损，部分是由于深感觉系统受损，病人可表现单侧或双侧共济失调，影响运动流畅。有的也可出现意向性震颤，亦可不出现。

针对脑外伤患者运动功能障碍的特点，康复评定和治疗常需要个体化。

（李　珂）

第三篇

神经科中医治疗及护理

第十六章 临床常用针法和灸法

第一节 毫针疗法

一、毫针的构造、规格、检查

（一）毫针的构造

毫针分为针尖、针身、针根、针柄、针尾五个部分（图 16 - 1）。

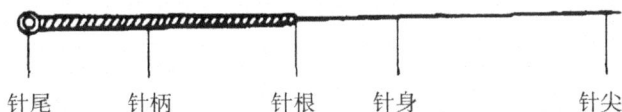

针尾　　　　针柄　　　　针根　　　　针身　　　　针尖

图 16 - 1　毫针的构造

针尖亦称针芒，是针身的尖端锋锐部分；针身亦称针体，是针尖至针柄间的主体部分；针根是针身与针柄连接的部分；针柄是针根至针尾的部分；针尾亦称针顶，是针柄的末端部分。

（二）毫针的规格

毫针的规格，是以针身的直径和长度区分的（表 16 - 1、表 16 - 2）。

表 16 - 1　毫针的长度规格表

规格（寸）		0.3	1	1.5	2	2.5	3	4	4.5	5	6
针身长度（mm）		15	25	40	50	65	75	100	115	125	150
针柄长	长柄（mm）	25	35	40	40	40	40	55	55	55	56
	中柄（mm）	—	30	35	35	–	–	–	–	–	–
	短柄（mm）	20	25	25	30	30	30	40	40	40	40

表 16 - 2　毫针的粗细规格表

号数	26	27	28	29	30	31	32	33	34	35
直径（mm）	0.45	0.42	0.38	0.34	0.32	0.30	0.28	0.26	0.24	0.22

一般临床以粗细为 28 ~ 32 号（0.38 ~ 0.28mm），长短为 1 ~ 3 寸（25 ~ 75mm）的毫针最为常用。

（三）毫针的检查

1. 检查针尖　主要检查针尖有无卷毛或钩曲现象。

2. 检查针身　主要检查针身有无弯曲或斑剥现象。

二、针刺法的练习

针刺法的练习，主要包括指力练习、手法练习和实体练习。

（一）指力练习

用松软的纸张，折叠成长约 8cm、宽约 5cm、厚 2 ~ 3cm 的纸块，用线如"井"字形扎紧，做成纸垫。练针时，左手平执纸垫，右手拇、示、中三指持针柄，如持笔状地持 1 ~ 1.5 寸毫针，使针尖垂直地抵在纸块上，然后右手拇指与示、中指交替捻动针柄，并渐加一定的压力，待针穿透纸垫后另换一处，反复练习。纸垫练习主要是锻炼指力和捻转的基本手法（图 16 - 2）。

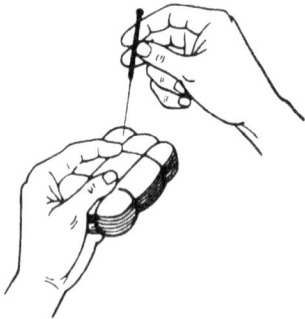

图 16 - 2　纸垫练习法　　　　　图 16 - 3　棉团练习法

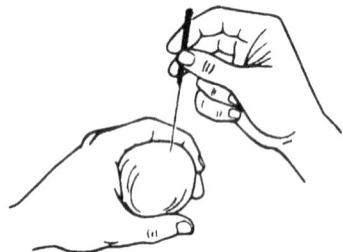

（二）手法练习

手法的练习主要在棉团上进行。

取棉团，用棉线缠绕，外紧内松，做成直径为 6 ~ 7cm 的圆球，外包白布一层缝制即可练针。可练习提插、捻转、进针、出针等各种毫针操作手法。做提插练针时，以执笔式持针，将针刺入棉球，在原处作上提下插的动作，要求深浅适宜，幅度均匀，针身垂直。在此基础上，可将提插与捻转动作配合练习，要求提插幅度上下一致，捻转角度来回一致，操作频率快慢一致，达到动作协调、得心应手、运用自如、手法熟练的程度（图 16 - 3）。

（三）实体练习

通过纸垫、棉团练针掌握了一定的指力和手法后，可以在自己身上进行试针练习，亲身体会指力的强弱、针刺的感觉、行针的手法等。自身练针时，要求能逐渐做到进针无痛或微痛，针身挺直不弯，刺入顺利，提插、捻转自如，指力均匀，手法熟练。同时仔细体会指力与进针、手法与得气的关系以及持针手指的感觉和受刺部位的感觉。

三、针刺前的准备

（一）针具选择

选择针具时，应根据患者的性别、年龄、形体的肥瘦、体质的强弱、病情的虚实、病变部位的表里深浅和腧穴所在的部位，选择长短、粗细适宜的针具。《灵枢·官针》曰："九针之宜，各有所为，长短大小，各有所施也。"

（二）体位选择

针刺时，患者体位的选择原则是要有利于腧穴的正确定位，便于针灸的施术操作和较长时间的留针而不致疲劳。临床常用体位主要有以下几种。

1. 仰卧位　指患者身体平卧于床，头面、胸腹朝上的体位。适宜于取头、面、胸、腹部腧穴和上、下肢部腧穴（图 16-4）。

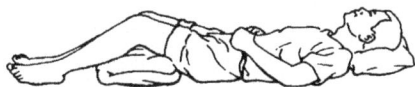

图 16-4　仰卧位

2. 侧卧位　指患者身体一侧着床，头面、胸腹朝向一侧的体位。适宜于取身体侧面少阳经腧穴和上、下肢部分腧穴（图 16-5）。

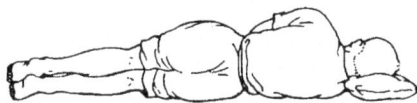

图 16-5　侧卧位

3. 俯卧位　指患者身体俯伏于床，头面、胸腹朝下的体位。适宜于取头、项、脊背、腰骶部腧穴和下肢背侧及上肢部分腧穴（图 16-6）。

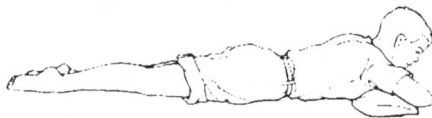

图 16-6　俯卧位

4. 仰靠坐位　指患者身体正坐，背靠于椅，头后仰，面朝上的体位。适宜于取前头、颜面和颈前等部位的腧穴（图 16-7）。

5. 俯伏坐位　指患者身体正坐，两臂屈伏于案上，头前倾或伏于臂上，面部朝下的体位。适宜于取后头和项、背部的腧穴（图 16-8）。

6. 侧伏坐位　指患者身体正坐，两臂侧屈伏于案上，头侧伏于臂，面部朝向一侧的体位。适宜于取头部的一侧、面颊及耳前后部位的腧穴（图 16-9）。

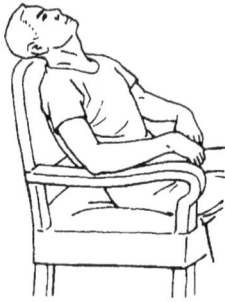

图 16 - 7　仰靠坐位

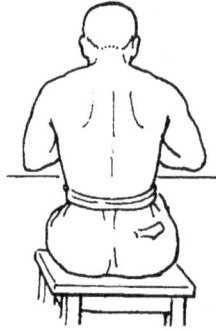

图 16 - 8　俯伏坐位

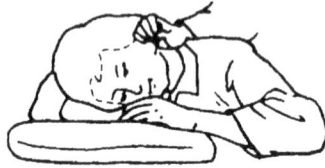

图 16 - 9　侧伏坐位

在临床上除上述常用体位外，对某些腧穴则应根据腧穴的具体不同要求采取不同的体位。同时也应注意根据处方所取腧穴的位置，尽可能用同一种体位针刺取穴。如因治疗要求和某些腧穴定位的特点而必须采用两种不同体位时，应根据患者的体质、病情等具体情况灵活掌握。对初诊、精神紧张或年老、体弱、病重的患者，有条件时应尽量采取卧位，以防患者感到疲劳或晕针等。

（三）消毒

针刺治病要有严格的无菌观念，切实做好消毒工作。针刺前的消毒范围包括：针具器械、医者的双手、患者的施术部位、治疗室用具等。

1. 针具器械消毒　目前国内外在有条件的地区提倡使用一次性针具，对于普通针具、器械的消毒以高压蒸汽灭菌法较常用。

（1）高压蒸汽灭菌法：将毫针等针具用布包好，放在密闭的高压蒸汽锅内灭菌。一般在 $1 \sim 1.4 \ kg/cm^2$ 的压力，$115 \sim 123 \ ℃$ 的高温下，保持 30min 以上，可达到消毒灭菌的要求。

（2）药液浸泡消毒法：将针具放入 75% 乙醇内浸泡 $30 \sim 60min$，取出用消毒巾或消毒棉球擦干后使用。也可置于器械消毒液内浸泡，如"84"消毒液，可按规定浓度和时间进行浸泡消毒。直接和毫针接触的针盘、针管、针盒、镊子等，可用 2% 戊二醛溶液浸泡 $15 \sim 20min$ 后，达到消毒目的时才能使用。经过消毒的毫针，必须放在消毒过的针盘内，并用消毒巾或消毒纱布遮盖好。

（3）环氧乙烷气体消毒法：根据国际 ISO 标准，提倡使用环氧乙烷气体消毒。一般多采用小型环氧乙烷灭菌器。灭菌条件为：温度 $55 \sim 60 \ ℃$，相对湿度 $60\% \sim 80\%$，浓度 800mg/L，时间 6h。

已消毒的毫针，应用时只能一针一穴，不能重复使用。

2. 医者手指消毒　针刺前，医者应先用肥皂水将手洗刷干净，待干，再用 75% 乙醇棉球擦拭后，方可持针操作。持针施术时，医者应尽量避免手指直接接触针身，如某些刺法需要触及针身时，必须用消毒干棉球作隔物，以确保针身无菌。

3. 针刺部位消毒　在患者需要针刺的穴位皮肤上用75%乙醇棉球擦拭消毒，或先用2%碘酊涂擦，稍干后，再用75%乙醇棉球擦拭脱碘。擦拭时应从腧穴部位的中心点向外绕圈消毒。当穴位皮肤消毒后，切忌接触污物，保持洁净，防止重新污染。

4. 治疗室内的消毒　针灸治疗室内的消毒，包括治疗台上的床垫、枕巾、毛毯、垫席等物品，要按时换洗晾晒，如采用一人一用的消毒垫布、垫纸、枕巾则更好。治疗室也应定期消毒净化，保持空气流通，环境卫生洁净。

四、进针法

针刺操作时，一般应双手协同操作，紧密配合。《难经·七十八难》说："知为针者信其左，不知为针信其右。"《标幽赋》更进一步阐述其义："左手重而多按，欲令气散；右手轻而徐入，不痛之因。"临床上一般用右手持针操作，主要是拇、示、中指夹持针柄，其状如持笔（图16-10），故右手称为"刺手"。左手爪切按压所刺部位或辅助针身，故称左手为"押手"。

1. 刺手的作用　刺手的作用主要是掌握针具，施行手法操作；进针时，运指力于针尖，而使针刺入皮肤，行针时便于左右捻转、上下提插和弹震刮搓以及出针时的手法操作等。

2. 押手的作用　主要是固定腧穴的位置，夹持针身协助刺手进针，使针身有所依附，保持针垂直，力达针尖，以利于进针、减少疼痛和协助调节、控制针感。

临床常用进针方法有以下几种。

（一）单手进针法

多用于较短的毫针。右手拇、示指持针，中指端紧靠穴位，指腹抵住针体中部，当拇、示指向下用力时，中指也随之屈曲，将针刺入，直至所需的深度（图16-11）。此法三指并用，尤适宜于双穴同时进针。此外，还有用拇、示指夹持针体，中指尖抵触穴位，拇、示指所夹持的针沿中指尖端迅速刺入，不施捻转。针入穴位后，中指即离开应针之穴，此时拇、示、中指可随意配合，施行补泻。

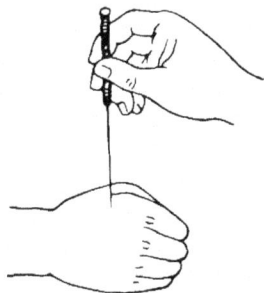

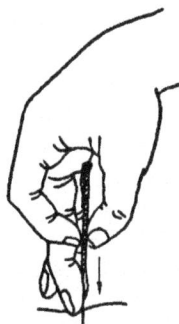

图16-10　持针姿势　　　　　图16-11　基本单手进针法

（二）双手进针法

1. 指切进针法　又称爪切进针法，用左手拇指或示指端切按在腧穴位置的旁边，右手持针，紧靠左手指甲面将针刺入腧穴（图16-12）。此法适用于短针的进针。

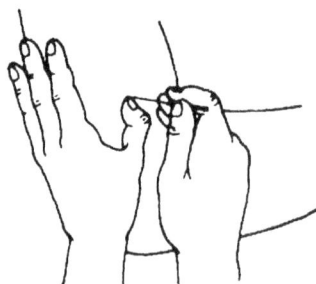

图 16－12　指切进针法

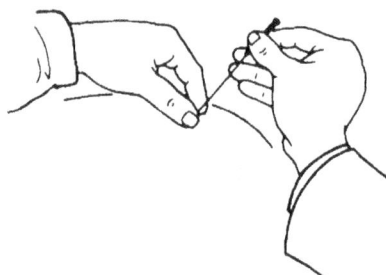

图 16－13　夹持进针法

2. 夹持进针法　或称骈指进针法，即用左手拇、示二指持捏消毒干棉球，夹住针身下端，将针尖固定在所刺腧穴的皮肤表面，右手捻动针柄，将针刺入腧穴（图 16－13）。此法适用于长针的进针。

临床上也有采用插刺进针的，即单用右手拇、示二指夹持消毒干棉球，夹住针身下端，使针尖露出 2～3 分，对准腧穴的位置，将针迅速刺入腧穴，然后将针捻转刺入一定深度，并根据需要适当配合押手行针。

3. 舒张进针法　用左手拇、示二指将针刺入腧穴部位的皮肤向两侧撑开，使皮肤绷紧，右手持针，使针从左手拇、示二指的中间刺入。此法主要用于皮肤松弛部位的腧穴（图 16－14）。

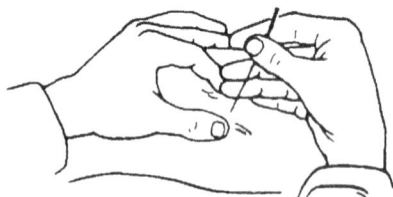

图 16－14　舒张进针法

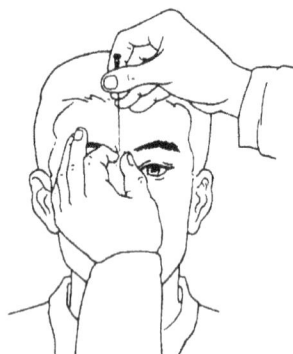

图 16－15　提捏进针法

4. 提捏进针法　用左手拇、示二指将针刺入腧穴部位的皮肤提起，右手持针，从捏起的上端将针刺入，此法主要用于皮肉浅薄部位的腧穴，如印堂穴等（图 16－15）。

（三）针管进针法

即备好塑料、玻璃或金属制成的针管，针管长度比毫针短 2～3 分，以便露出针柄。针管的直径，以能顺利通过针尾为宜。进针时左手持针管，将针装入管内，针尖与针管下端平齐，置于应刺的腧穴上，针管上端露出针柄 2～3 分，用右手示指叩打针尾或用中指弹击针尾，即可使针刺入，然后退出针管，再运用行针手法（图 16－16）。

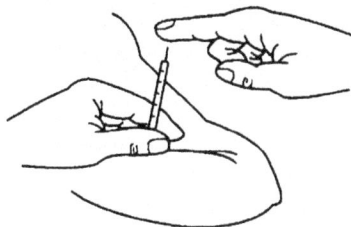

图 16 – 16　针管进针法

五、针刺的方向、角度和深度

(一) 针刺的方向

是指进针时针尖对准的某一方向或部位，一般依经脉循行的方向、腧穴的部位特点和治疗的需要而定。

1. 依循行定方向　即根据针刺补泻的需要，为达到"迎随补泻"的目的，在针刺时结合经脉循行的方向，或顺经而刺，或逆经而刺。一般认为，当行补法时，针尖与经脉循行的方向一致；行泻法时，针尖与经脉循行的方向相反。

2. 依腧穴定方向　为保证针刺安全。根据腧穴所在部位的特点。某些部位必须朝向某一特定方向或部位。如针刺哑门穴时，针尖应朝向下颌方向缓慢刺入；针刺廉泉穴时，针尖应朝向舌根方向缓慢刺入；针刺背部的某些腧穴，针尖要朝向脊柱等。

3. 依病情方向　即根据病情的治疗需要，为使针刺的感应到达病变所在的部位，针刺时针尖应朝向病所，以使"气至病所"。

(二) 针刺的角度

是指进针时针身与皮肤表面所形成的夹角（图 16 – 17），一般分为以下三种。

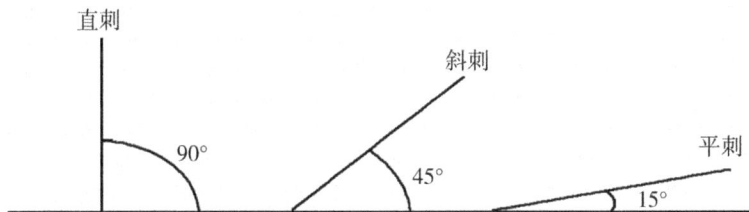

图 16 – 17　针刺的角度

1. 直刺　针身与皮肤表面呈 90°左右垂直刺入。此法适用于人体大部分腧穴。

2. 斜刺　针身与皮肤表面呈 45°左右倾斜刺。此法适用于肌肉浅薄处或内有重要脏器，或不宜直刺、深刺的腧穴。

3. 平刺　针身与皮肤表面呈 15°左右沿皮刺入，又称横刺、沿皮刺。此法适用于皮薄肉少部位的腧穴，如头部腧穴等。

(三) 针刺的深度

临床常根据患者的体质、年龄、病情、部位等方面确定进针的深度。

(1) 年龄：年老体弱，气血衰退；小儿娇嫩，稚阴稚阳，均不宜深刺。中青年身强体壮者，可适当深刺。

（2）体质：形瘦体弱者宜浅刺；形盛体强者宜深刺。

（3）病情：阳证、新病宜浅刺；阴证、久病宜深刺。

（4）部位：头面、胸腹及皮薄肉少处的腧穴宜浅刺；四肢、臀、腹及肌肉丰满处的腧穴宜深刺。

六、行针与得气

毫针进针后，为使患者产生针刺感应，或进一步调整针感的强弱以及使针感向某一方向扩散、传导而采取的操作方法，称为"行针"，亦称"运针"。行针手法包括基本手法和辅助手法两类。

（一）基本手法

行针的基本手法是毫针刺法的基本动作，古今临床常用的主要有提插法和捻转法两种。两种基本手法临床施术时既可单独应用，又可配合应用。

1. 提插法　将针刺入腧穴一定深度后，施以上提下插的操作手法。针由浅层向下刺入深层的操作谓之插，从深层向上引退至浅层的操作谓之提，如此反复地上下纵向运动的行针手法，称为提插法（图16-18）。提插幅度的大小、层次的变化、频率的快慢和操作时间的长短，应根据患者的体质、病情、腧穴部位和针刺目的等不同灵活掌握。使用提插法时，指力一定要均匀一致，幅度不宜过大，一般以3~5分为宜；频率不宜过快，每分钟60次左右，保持针身垂直，不改变针刺角度、方向和深度。一般认为行针时提插的幅度大，频率快，刺激量就大；反之，提插的幅度小，频率慢，刺激量就小。

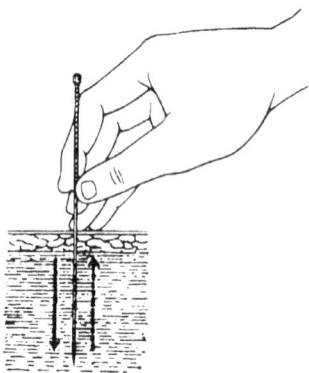

图16-18　提插法

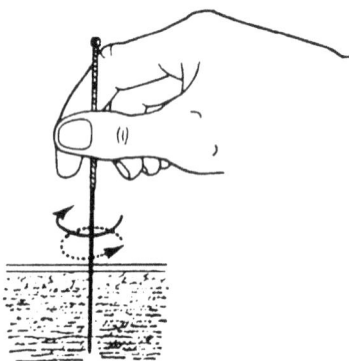

图16-19　捻转法

2. 捻转法　将针刺入腧穴一定深度后，施以向前向后捻转动作的操作手法。这种使针在腧穴内反复前后来回旋转的行针手法，称为捻转法（图16-19）。捻转角度的大小、频率的快慢、时间的长短等，需根据患者的体质、病情、腧穴的部位、针刺目的等具体情况而定。使用捻转法时，指力要均匀，角度要适当，一般应掌握在180°左右，不能单向捻针，否则针身易被肌纤维等缠绕，引起局部疼痛和导致滞针而出针困难。一般认为捻转角度大，频率快，刺激量大；捻转角度小，频率慢，刺激量小。

（二）辅助手法

行针的辅助手法，是行针基本手法的补充，是为了促使得气和加强针刺感应的操作手法。临床常用的行针辅助手法有以下几种。

1. 循法　针刺不得气时，可以用循法催气。其法是医者用顺着经脉的循行径路，在腧穴的上下部轻柔地按揉或叩打（图16-20）。《针灸大成·三衢杨氏补泻》指出："凡下针，若气不至，用指于所属部分经络之路，上下左右循之，使气血往来，上下均匀，针下自然气至沉紧。"说明此法能推动气血，激发经气，促使针后易于得气。

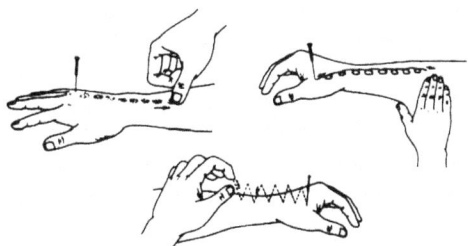

图16-20　循法

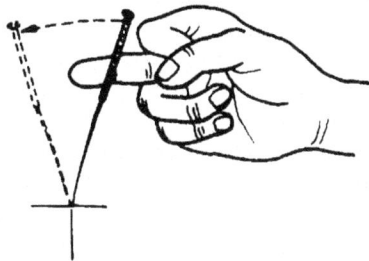

图16-21　弹法

2. 弹法　是指在留针过程中，以手指轻弹针尾或针柄，使针体微微振动，以加强针感，助气运行的方法（图16-21）。《针灸问对》曰："如气不行，将针轻弹之，使气速行。"本法有催气、行气的作用。

3. 刮法　是指毫针刺入一定深度后，经气未至，以拇指或示指的指腹抵住针尾，用拇指或示指或中指指甲，由下而上或由上而下频频刮动针柄，促使得气的方法。本法在针刺不得气时用之可激发经气，如已得气者可以加强针刺感应的传导和扩散（图16-22）。

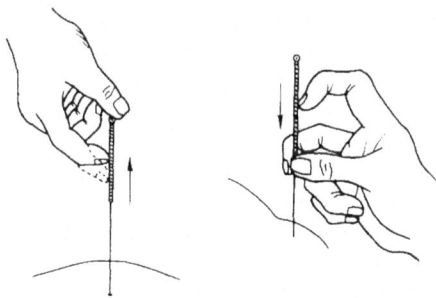

图16-22　刮法

4. 摇法　是指毫针刺入一定深度后，手持针柄，将针轻轻摇动，以行经气的方法。《针灸问对》有"摇以行气"的记载。其法有二：一是直立针身而摇，以加强得气的感应；二是卧倒针身而摇，使经气向一定方向传导（图16-23）。

5. 飞法　针后不得气者，用右手拇、示指执持针柄，细细捻搓数次，然后张开两指，一搓一放，反复数次，状如飞鸟展翅，故称飞法（图16-24）。《医学入门·杂病穴法》载："以大指次指捻针，连搓三下，如手颤之状，谓之飞。"本法的作用在于催气、行气，并使针刺感应增强。

6. 震颤法　是指针刺入一定深度后，右手持针柄，用小幅度、快频率的提插手法，使针身轻微震颤的方法。本法可促使针下得气，增强针刺感应（图16-25）。

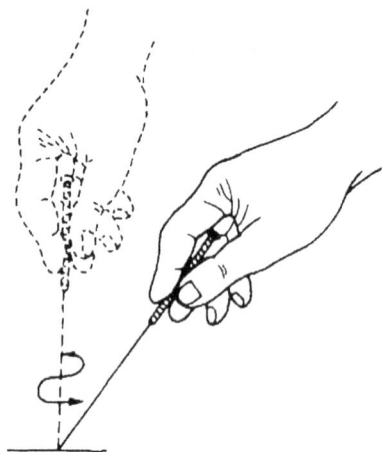

图 16-23 摇法

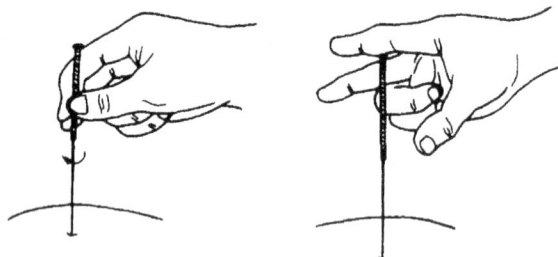

图 16-24 飞法

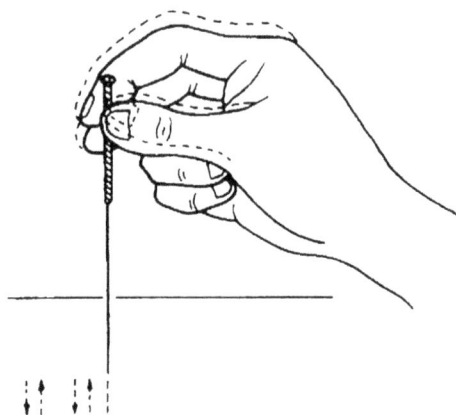

图 16-25 震颤法

（三）得气

古称"气至"，近称"针感"，是指毫针刺入腧穴一定深度后，施以提插或捻转等行针手法，使针刺部位获得"经气"感应，谓之得气。

针下是否得气，可以从两个方面分析判断。一是患者对针刺的感觉和反应，另一是医者对刺手指下的感觉。针刺腧穴得气时，患者的针刺部位有酸胀、麻重等自觉反应，有时出现热、凉、痒、痛、抽搐、蚁行等感觉，或呈现沿着一定的方向和部位传导、扩散现象。少数患者还会出现循经性肌肤震颤等反应，有的还可见到针刺腧穴部位的循经性皮疹带或红、白线等现象。当患者有自觉反应的同时，医者的刺手亦能体会到针下沉紧、涩滞或针体颤动等反应。若针刺后未得气，患者无任何特殊感觉或反应，医者刺手亦感觉针下空松、虚滑。正如窦汉卿《标幽赋》所说："轻滑慢而未来，沉涩紧而已至……气之至也，如鱼吞钩饵之浮沉；气未至也，如闲处幽堂之深邃。"这是对得气与否所做的最形象的描述。

得气与否以及气至的迟速，不仅直接关系针刺的治疗效果，而且可以借此推测疾病的预后。《灵枢·九针十二原》说："刺之要，气至而有效。"临床上一般是得气迅速时疗效较好，得气较慢时效果就差，若不得气时就可能无治疗效果。《金针赋》也说："气速效速，气迟效迟。"在临床上若刺之而不得气时，要分析经气不至的原因。或因取穴定位不准确，手法运用不当，或为针刺角度有误，深浅失度，对此就应重新调整腧穴的针刺部位、角度、深度，运用必要的针刺手法，以促使得气。如患者病久体虚，正气虚惫，以致经气不足；或因其他病理因素，感觉迟钝、丧失而不易得气时，可采用行针催气，或留针候气，或用温针，或加艾灸，以助经气的来复，而促使得气。若用上法而仍不得气者，多属正气衰竭，当考虑配合或改用其他治疗方法。临床上常可见到，初诊时针刺得气较迟或不得气者，经过针灸等方法治疗后，逐渐出现得气较速或有气至现象，说明机体正气渐复，疾病向愈。

七、针刺补泻

《灵枢·九针十二原》说："虚实之要，九针最妙，补泻之时，以针为之。"《备急千金要方·用针略例》指出："凡用针之法，以补泻为先。"可见针刺补泻是针刺治病的一个重要环节，也是毫针刺法的核心内容。

补法，泛指能鼓舞正气，使低下的功能恢复正常的针刺方法；泻法，泛指能疏泄邪气，使亢进的功能恢复正常的针刺方法。针刺补泻是通过针刺腧穴，采用适当的手法激发经气以补益正气、疏泄邪气，调节人体的脏腑经络功能，促使阴阳平衡而恢复健康的方法。古代医家在长期的医疗实践中，创造和总结出不少针刺补泻手法，现择要简述如下。

（一）单式补泻手法

1. 捻转补泻　针下得气后，捻转角度小，用力轻，频率慢，操作时间短者为补法；捻转角度大，用力重，频率快，操作时间长者为泻法。也有以左转时角度大，用力重者为补；右转时角度大，用力重者为泻。

2. 提插补泻　针下得气后，先浅后深，重插轻提，提插幅度小，频率慢，操作时间短者为补法；先深后浅，轻插重提，提插幅度大，频率快，操作时间长者为泻法。

3. 疾徐补泻　进针时徐徐刺入，少捻转，疾速出针者为补法；进针时疾速刺入，多捻转，徐徐出针者为泻法。

4. 迎随补泻　进针时针尖随着经脉循行去的方向刺入为补法；针尖迎着经脉循行来的方向刺入为泻法。

5. 呼吸补泻　患者呼气时进针，吸气时出针为补法；吸气时进针，呼气时出针为泻法。

6. 开阖补泻　出针后迅速揉按针孔为补法；出针时摇大针孔而不揉按为泻法。

7. 平补平泻　进针得气后，施以均匀的提插、捻转手法，适用于虚实不明显或虚实夹杂的病证。

（二）复式补泻手法

1. 烧山火法　将针刺入腧穴应刺深度的上 1/3（天部），得气后行捻转补法或紧按慢提九数；再将针刺入中 1/3（人部），如上施术；然后将针刺入下 1/3（地部），如上施术；继之退至浅层，称为一度。如此反复操作数度，使针下产生热感。在操作过程中，可配合呼吸补法（图 16-26）。多用于治疗冷痹顽麻、虚寒性疾病等。

2. 透天凉法　先将针刺入腧穴应刺深度的下 1/3（地部），得气后行捻转泻法或紧提慢按六数；再将针紧提至中 1/3（人部），如上施术；然后将针紧提至上 1/3（天部），如上施术，称为一度。如此反复操作数度，使针下产生凉感。在操作过程中，可配合呼吸泻法

（图 16 - 27）。多用于治疗热痹、急性痈肿等实热性疾病。

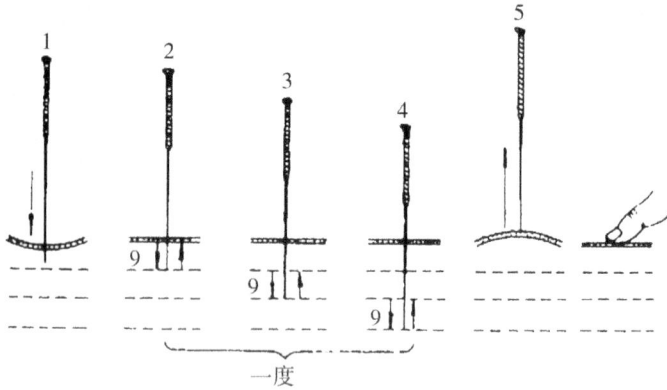

图 16 - 26　烧山火法

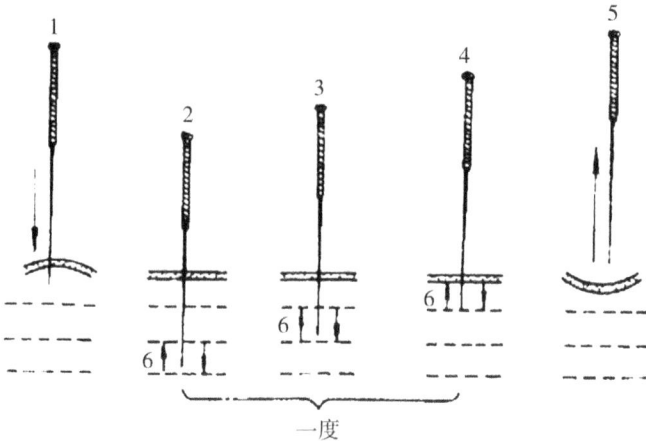

图 16 - 27　透天凉法

（三）影响针刺补泻效应的因素

1. 机体所处的功能状态　在不同的病理状态下，针刺可以产生不同的调整作用（即补泻效果）。当机体处于虚怠状态而呈虚证时，针刺可以起到扶正补虚的作用。若机体处于虚脱状态时，针刺还可以起到回阳固脱的作用；当机体处于邪盛状态而呈实热、邪闭的实证时，针刺可以起到清热启闭、祛邪泻实的作用。例如，胃肠功能亢进而痉挛疼痛时，针刺可解痉止痛；胃肠功能抑制而蠕动缓慢、腹胀纳呆时，针刺可加强胃肠蠕动，提高消化功能，消除腹胀、增进食欲。大量的临床实践和实验研究表明，针刺当时的机体功能状态，是产生针刺补泻效果的主要因素。

2. 腧穴作用的相对特异性　腧穴的主治功用不仅具有普遍性，而且具有相对特异性。人体不少腧穴，如关元、气海、命门、膏肓、背俞穴等，都能鼓舞人体正气，促使功能旺盛，具有强壮作用，适宜于补虚益损。此外，很多腧穴，如水沟、委中、十二井、十宣等穴，都能疏泄病邪，抑制人体功能亢进，具有祛邪作用，适宜于祛邪泻实。当施行针刺补泻时，必须结合腧穴作用的相对特异性，才能产生针刺补泻的效果。

3. 针具及手法轻重因素 影响针刺补泻因素与使用的针具粗细、长短，刺入的角度、深度，行针时的幅度、频率等有直接关系。一般来说，粗毫针的指力要重，刺激量大；细毫针用的指力较轻，刺激量就小。毫针刺入腧穴的角度、深度不同，其刺激的轻重程度也不同，一般直刺、深刺的刺激量要大些，平刺、浅刺的刺激量要小些。行针时的幅度、频率不同，与针刺手法轻重密切相关。提插幅度大、捻转角度大、频率快者，其刺激量就大。反之，其刺激量就小。

八、留针与出针

（一）留针法

留针指将针刺入腧穴施术后，使针留置穴内。留针的目的是为了加强针刺的作用和便于继续行针施术。留针的方法有静留针和动留针两种。静留针法指在留针过程中不再行针；动留针法指在留针过程中作间歇性行针。一般病证只要针下得气而施以适当的补泻手法后，即可出针或留针 10～20min。但对一些特殊病证，如急性腹痛、破伤风、角弓反张，寒性、顽固性疼痛或痉挛性病证，需适当延长留针时间，有时留针可达数小时，以便在留针过程中作间歇性行针，以增强、巩固疗效。在临床上留针与否或留针时间的长短，不可一概而论，应根据患者具体病情而定。

（二）出针法

出针又称起针、退针，指将针拔出的方法。在施行针刺手法或留针达到预定针刺目的和治疗要求后，即可出针。

出针的方法，一般以左手拇、示二指持消毒干棉球轻轻按压于针刺部位，右手持针作轻微地小幅度捻转，并将针缓慢提至皮下（不可单手用力过猛），静留片刻，然后出针。出针时，依补泻的不同要求，分别采取"疾出"或"徐出"以及"疾按针孔"或"摇大针孔"的方法出针。出针后，除特殊需要外，都要用消毒棉球轻压针孔片刻，以防出血或针孔疼痛。

当针退出后，要仔细查看针孔是否出血，询问针刺部位有无不适感，检查核对针数有否遗漏，还应注意有无晕针延迟反应现象。

（郑新杰）

第二节 三棱针疗法

三棱针疗法是用三棱针点刺穴位或浅表血络，放出少量血液，以防治疾病的方法，亦称"刺络法"。

三棱针古称"锋针"，用于"泻热出血"。《灵枢经·九针论》曰："故为之治针，必筩其身而锋其末，令可以泻热出血，而痼病竭。"《灵枢经·九针十二原》曰："宛陈则除之"，以及《灵枢经·官针》提出的"络刺"、"赞刺"、"豹文刺"等，都是刺络放血的方法，说明古人对刺络放血十分重视，积累了丰富的经验。

一、针具

三棱针一般用不锈钢制成，外长约 6cm，针柄呈圆柱形，针身呈三棱状，尖端三面有刃，针尖锋利。针具使用前须经高压消毒，或用 70% ~ 75% 酒精浸泡 20 ~ 30min，用一次性无菌针具更佳。

二、操作方法

1. 点刺法　针刺前先推按被刺穴位部，使血液积聚于针刺部位，经常规消毒后，左手拇、示、中三指夹紧被刺部位或穴位，右手持针，对准穴位迅速刺入 0.1 ~ 0.2 寸深，随即将针退出，轻轻挤压针孔周围，使出血数滴，然后用消毒棉球或棉签按压针孔。此法多用于手指或足趾末端穴位，如十宣、十二井，或头面部的太阳、印堂、攒竹、上星等。

2. 散刺法　此法是对病变局部周围进行点刺的一种方法，根据病变部位大小的不同，可刺 10 ~ 20 针，甚至更多。由病变外缘呈环形向中心点刺，以消除瘀血或水肿，达到活血祛瘀、通经活络的作用。针刺深浅根据局部肌肉厚薄、血管深浅而定。

3. 挑刺法　此法是以三棱针挑断皮下白色纤维组织，用以治疗某些疾病的方法。操作时先常规消毒，将针横向刺入穴位皮肤，挑破皮肤约 0.2 ~ 0.3cm，然后再深入皮下，挑断皮下白色纤维组织，以挑尽为止。术后碘酒消毒，敷上无菌纱布，胶布固定。对一些惧怕疼痛患者，可先用 0.5% 普鲁卡因少许打一皮丘，再行挑刺。

挑刺的部位，先找反应点。反应点类似丘疹，一般似针帽大小，多呈褐色，或粉红、灰白、棕褐色，要注意与疔、毛囊炎、色素斑相鉴别。反应点如果不明显，可用干毛巾或拇指掌面在皮肤上来回擦几下，一般即可显示。例如：痔疾，在腰骶部或"八髎"常有反应点；麦粒肿，在"耳尖"、"大椎"、肩部有反应点；瘰疬（颈部），在两肩胛内区脊柱两侧有反应点等。

挑刺一般 3 ~ 7d 1 次，3 ~ 5 次为 1 个疗程。10 ~ 14d 后，可进行第 2 疗程。

4. 泻血法　常规消毒，左手拇指压在被刺部位下端，上端用橡皮管结扎，右手持三棱针对准被刺部位静脉，迅速刺入脉中 0.5 ~ 1 分深，然后出针，使其流出少量血液。出血停止后，以消毒棉球按压针孔。当出血时，也可轻按静脉上端，以助瘀血排出，毒邪得泄。此法常用于肘窝、腘窝及太阳穴等处的浅表静脉。

三、适用范围

三棱针针法具有开窍泄热、活血消肿止痛、通经活络的作用，适用于各种热证、实证。点刺法常用于高热、中暑、喉蛾、惊厥、中风闭证；散刺法适用于丹毒、痈疮、外伤性瘀血疼痛；挑刺法治疗痔疮、丹毒、麦粒肿、目赤肿痛；泻血法用于急性吐泻、急性腰扭伤、急性淋巴管炎等疾病。

四、注意事项

（1）三棱针刺激颇强，治疗时须注意患者体位舒适与否，并须与医生配合，还须注意预防晕针。

（2）必须无菌操作，以防感染。

（3）点刺、散刺时手法宜轻宜快，出血不宜过多，以数滴为宜。注意勿刺伤深部动脉。

（4）病后体弱、明显贫血、孕妇和有自发性出血倾向者不宜使用。

（郑新杰）

第三节 皮肤针疗法

皮肤针疗法属丛针刺法，是由多支不锈钢短针集成一束，叩刺人体体表一定部位，以防治疾病的一种方法。皮肤针疗法是在古代"半刺"、"浮刺"、"毛刺"的基础上发展而来的。《素问·皮部论》曰："凡十二经络脉者，皮之部也。是故百病之始生也，必先舍于皮毛。"十二皮部与人体经络、脏腑联系密切，运用皮肤针叩刺皮部，可以调节脏腑经络功能，促进机体恢复正常。

一、针具

皮肤针外形似小锤状，针柄有硬柄和软柄两种规格，软柄有弹性，一般用牛角做成，长度约 15～19cm，一端附有莲蓬状的针盘，下边散嵌着不锈钢短针。根据针的数目多少不同，分别称为梅花针（五支针）、七星针（七支针）、罗汉针（十八支针）。针尖要求不可太锐，应呈松针形。全束针尖要平齐，防止偏斜、钩曲、锈蚀和缺损。检查针具时，可用针尖轻叩干脱脂棉，如针尖有钩曲或有缺损，则棉絮易被带动。针具在使用前应消毒，一般可用75% 酒精浸泡 30min。

二、操作方法

（一）叩刺方法

1. 持针式　硬柄和软柄两种皮肤针持针方式略有不同。硬柄皮肤针的持针式是用右手握住针柄，以拇指、中指夹持针柄，示指置于针柄中段上面，无名指和小指将针柄固定在小鱼际处；软柄皮肤针的持针式是将针柄末端固定在掌心，拇指在上，示指在下，其余手指呈握拳状握住针柄。

2. 叩刺法　皮肤常规消毒，针尖对准叩刺部位，使用手腕之力，将针尖垂直叩打在皮肤上，并立即提起，反复进行。

3. 刺激强度　根据患者体质、病情、年龄、叩打部位的不同，分为弱、中、强三种强度施用。

弱刺激：用较轻腕力进行叩刺，针尖接触皮肤时间较短，局部皮肤略见潮红，患者无疼痛为度。适于老年人、久病体弱、孕妇、儿童，以及头面五官肌肉浅薄处。

强刺激：用较重腕力进行叩刺，针尖接触皮肤时间稍长，局部皮肤可见隐隐出血，患者有疼痛感。适用于年壮体强，以及肩、背、腰、臀、四肢等肌肉丰厚处。

中等刺激：叩刺的腕力介于弱、强刺激之间，局部皮肤潮红，但无渗血，患者稍觉疼痛。适宜于多数患者，除头面五官等肌肉浅薄处外，其余部位均可用此法。

（二）叩刺部位

皮肤针叩刺部位一般可分为循经、穴位、局部叩刺三种。

1. 循经叩刺　指沿着经脉循行路线进行叩刺，常用于颈项、背腰骶部的督脉、膀胱经为主，其次是四肢肘、膝以下的三阴、三阳经，可以治疗相应的脏腑经络的病变。

2. 穴位叩刺　指选取与所治病症相关的穴位叩刺，主要指某些特定穴、华佗夹脊穴和阳性反应点。

3. 局部叩刺　指在病变局部进行叩刺，如头面五官疾病、关节病变、局部扭伤、顽癣等病症。

三、适用范围

皮肤针疗法具有疏通经络、调节脏腑的作用。适用范围较广，用于头痛、胁痛、背腰痛、皮肤麻木、斑秃、顽癣、胃肠病、失眠、痛经、遗尿、阳痿、遗精等病症，亦可用治近视、高血压、神经性皮炎等病症。

四、注意事项

（1）施术前检查针具，如有钩曲、不齐、缺损等，应及时修理或更换，方可使用。

（2）针刺前针具及叩刺局部皮肤必须消毒。叩刺后皮肤如有出血，须用消毒干棉球擦拭干净，保持清洁，以防感染。

（3）操作时针尖须垂直上下，用力均匀，避免斜刺或钩挑，以减轻疼痛。

（4）局部皮肤如有创伤、溃疡、瘢痕形成等，不宜用本法治疗。

（郑新杰）

第四节　皮内针疗法

皮内针疗法是将特制的小型针具固定于腧穴部位的应内作较妊时间留针的一种方法，又称"埋针法"。斜刺入皮肤后，固定留置一定的时间，给腧穴以长时间的刺激，可调整经络脏腑功能，达到防治疾病的目的。

一、针具

皮内针是以不锈钢丝制成的小针，有颗粒型（或称麦粒型）和揿钉型（或称图钉型）两种（图16-28）。颗粒型针身长约1cm，针柄形似麦粒或呈环形，针身与针柄成一直线。揿钉型针身长0.2~0.3cm，针柄呈环形，针身与针柄垂直。

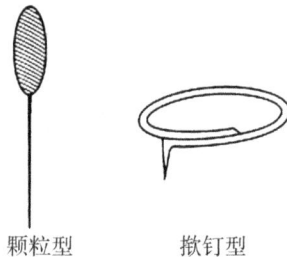

颗粒型　　　揿钉型

图16-28　皮内针

二、操作方法

1. 颗粒型应内针　常规皮肤消毒，以左手拇、示指按压腧穴上下皮肤，稍用力将针刺

部位皮肤撑开固定，右手用小镊子夹住针柄，沿皮下将针横向刺入真皮内，针身可埋入
0.5～1cm。针刺方向一般与经脉循行方向呈十字形交叉，针刺入皮内后，露在外面的针身
和针柄下的皮肤表面之间粘贴小块胶布，再用较大的胶布覆盖在针上，以保护针身固定在皮
内，以免因活动而致针具移动或丢失。

2. 揿钉型皮内针　常规皮肤消毒，用小镊子或持针钳夹住针柄，针尖对准腧穴轻轻刺
入，用小方块胶布粘贴固定，此外，也可以将针柄放在预先剪好的小方块胶布上粘住，使用
时手执胶布，针尖对准腧穴，直压针柄刺入。此法多用于面部、耳部腧穴。

三、适应证

常用于慢性顽固性疾病及经常发作的疼痛性疾病，如高血压、神经衰弱、支气管哮喘、
胃脘痛、胆绞痛、三叉神经痛、偏头痛、面肌痉挛、眼睑瞤动、关节痛、扭挫伤、月经不
调、痛经、遗尿。

四、注意事项

（1）埋针要选择容易固定和不妨碍肢体活动的腧穴。
（2）埋针期间针处不要着水，以免感染。
（3）皮肤针埋藏的时间一般为1～2d，多者6～7d。暑热天出汗较多，埋针时间不宜超
过2d。
（4）注意检查，发现针处感染应及时处理。

（郑新杰）

第五节　指针疗法

指针疗法是以手指代替针具，在选定的腧穴上，运用一定的手法治疗疾病的一种力法，
又称指压疗法。本法在民间流传很久，晋代《肘后备急方》中有"令爪患者人中，取醒"
的救厥方法。明代《针灸大成》提出"指针术"，即"性畏针，遂以手指……行补泻方
法"。清代对指针术已有较具体的论述。本法具有疏通经络、行气活血、燮理阴阳、调和脏
腑、开窍醒神、祛瘀止痛等功效，从而消除病理因素，达到治疗的目的。

一、针具

即术者的手指。

二、操作方法

指针的基本手法可分为揉、扪、切、捏四种。
1. 揉法　是用于指尖轻接在腧穴上，做环形平揉的一种手法（图16-29）。操作时指
尖不能离开所接触的皮肤，手指须带动皮下组织，以腧穴为中心，做环形转动，指尖与皮肤
之间不能产生相对位移。每揉一周为1次，每穴可施术2～3min，频率一般为120～180次/
min。施术时，需要根据患者体质强弱和病情轻重施以轻重不同的指力。常用拇指和中指。
本法在指针中应用较广，可与扪法配合应用。

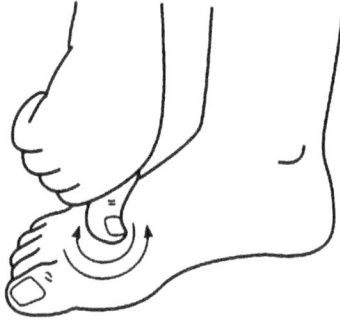

图 16-29 揉法

2. 扣法 是用手指扣按腧穴或身体一定部位的手法。操作时用手指端深深按压皮肤及皮下组织深部，根据患者体质强弱，施以轻重不同的指力，当指端按入，使患者产生酸、麻、胀、痛的感觉时，逐渐减轻指力，最后停止。每穴一般扣按 3min 左右。扣法又分为单指法和双指法两种。

（1）单指法：一般用拇指或中指指端按压在腧穴上。此法常用于胸腹部和四肢部的腧穴，如气海、中脘、曲池、足三里等（图 16-30）。

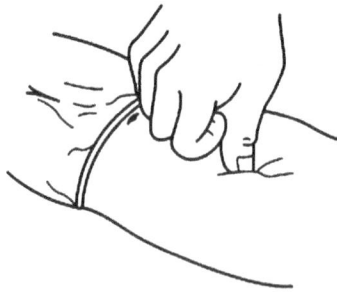

图 16-30 扣中脘穴

（2）双指法：即用两手指同时分别扣按两个腧穴。此法常用于头面、颈项、腹部、背腰部的腧穴如风池、阳白、天枢等（图 16-31、图 16-32）。

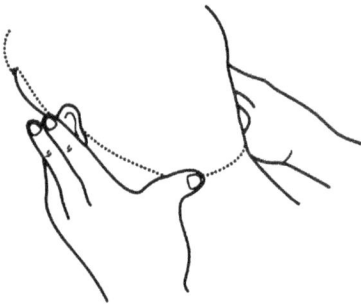

图 16-31 扣风池穴

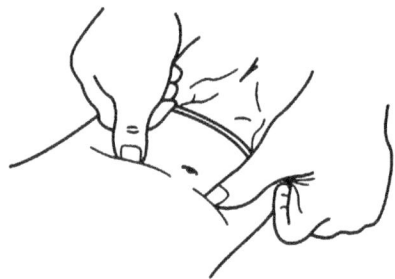

图 16-32 扣天枢穴

3. 切法 是用拇指指甲切按腧穴的一种手法。操作时用力需要轻而缓慢，防止切伤皮肤。特别是压痛处更应注意，尽量避免切处剧烈疼痛。本法多用于狭窄部位的腧穴，如水沟、迎香、少商等（图 16 – 33、图 16 – 34、图 16 – 35）。

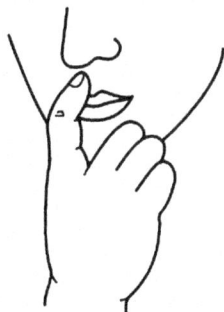

图 16 – 33 切水沟穴   图 16 – 34 切迎香穴   图 16 – 35 切少商穴

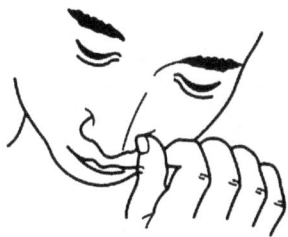

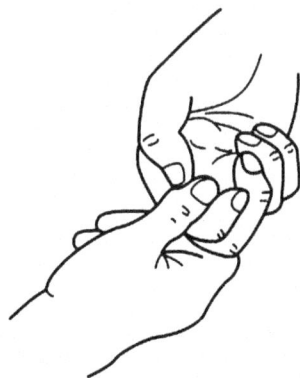

4. 捏法 是用两个手指对称捏压腧穴的手法，可用拇、示二指，也可用拇、中二指或拇指与其他各指，在上下方或左右方对称相向用力。可捏压一个或两个腧穴。如果捏压一个腧穴，拇指在这个腧穴上，另一指或其他各指则在对称位置。此法常用于四肢、肩颈等部位的腧穴，如合谷（图 16 – 36）、曲池（图 16 – 37）、足三里、三阴交等。

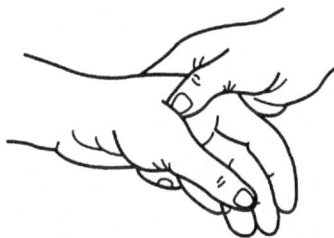

图 16 – 36 捏合谷穴   图 16 – 37 捏曲池穴

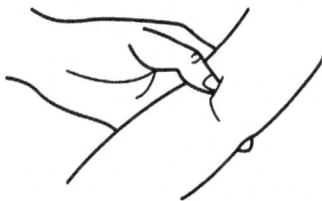

三、适应证

由于本法不需要任何操作器械及消毒，可以随时随地应用，因此可用于多种急症的处理，如昏厥、剧烈疼痛等。又因本法具有疼痛轻的特点，因此广泛适用于年老体弱者、儿童、惧怕针刺者及孕妇等，也可作为患者自我治疗及预防疾病的一种方法。

四、注意事项

（1）施术者应注意手的消毒，以免交叉感染；指甲宜常剪，以免切伤患者皮肤。

（2）指力的轻重应患者能耐受为宜，以免患者产生不适或晕针；对年老体弱者和儿童施术时指力不可过重。

（3）施术时间以 1～3min 为宜，亦可根据病情增减。

（4）急性传染病、皮肤病、肿瘤及腹痛拒按的患者，不宜使用本法。

（5）小儿头部的囟门区和孕妇的合谷、三阴交及腹部腧穴等，不宜用本法。

（6）过饥、过饱、酒醉、劳累过度时，不宜用本法。

（郑新杰）

第六节　艾炷灸法

一、直接灸

直接灸又称明灸、着肤灸，即将艾炷直接置放在皮肤上施灸的一种方法（图16-38）。根据灸后对皮肤刺激的程度不同，直接灸法又分为无瘢痕灸、发泡灸和瘢痕灸三种。

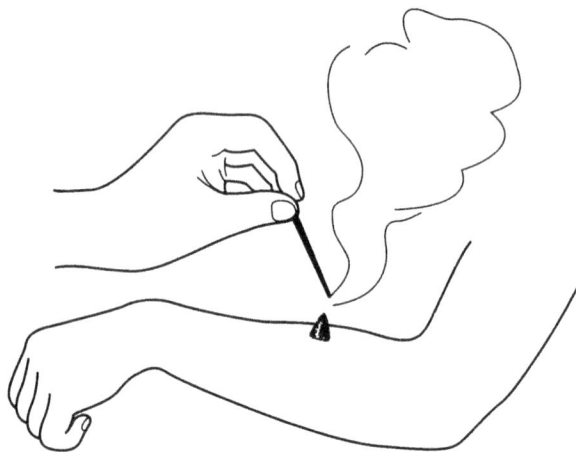

图16-38　直接灸

（一）无瘢痕灸

无瘢痕灸又称非化脓灸，施灸时以温熨为度，不致起泡，不遗留瘢痕。施灸时不等艾火烧到皮肤（当艾炷燃烧1/3~1/2时），患者稍有烫感时，立即用镊子将艾炷取下，另换新炷。本灸法一般可连续灸3~7壮，以局部皮肤产生红晕为止，并可选取多穴先后或同时灸。因此灸法操作简便，且不留瘢痕，故临床应用较多且最易为患者所接受，尤适用于虚寒病的轻症。但对昏厥、小儿及感觉麻痹的患者应小心，防止发泡或灼伤皮肤。

（二）发泡灸

发泡灸施灸时以致皮肤发泡为度，对皮肤的灼烫程度较无瘢痕灸深。临床上发泡灸也多用小艾炷，当患者感到皮肤发烫并感觉疼痛后再继续灸3~5min，此时施灸部位皮肤可出现黄斑，且有汗出，隔1~2h后就会发泡。此法要求施术者熟练掌握分寸，可轻轻拍打施灸腧穴周围皮肤或分散患者注意力以帮助此法获得成功。发泡后，切勿挑破，任其自然吸收。一般短期内留有色素沉着，但对皮下组织及毛囊等结构均无影响，愈后不遗留瘢痕。此灸法临床时有应用。发泡灸适用于一般慢性虚寒性疾病，如哮喘、眩晕、慢性腹泻、发肤疣等。

（三）瘢痕灸

瘢痕灸又称化脓灸。将黄豆大或枣核大艾炷直接置于腧穴上施灸，直至艾炷燃尽，局部组织产生三度烧伤，若干天后化脓、结痂，痂脱落后留有永久性瘢痕，故名瘢痕灸。此灸法最早记载于《针灸甲乙经》，而后唐宋时期非常盛行。古人强调要"发灸疮"。《针灸集成》

称作"灸花"。古人认为，灸疮的发与不发是瘢痕灸成败的标志。《小品方》说："灸得脓坏，风寒乃出；不坏，则病不除也。"《太平圣惠方》亦说："灸炷虽然数足，得疮发脓坏，所患即差，如不得疮发脓坏，其疾不愈。"李守先的《针灸易学》更加强调："灸疮必发，去病如把抓。"此灸法适用于哮喘、瘰疬、肺痨、痞块、癫痫、溃疡病、慢性胃肠病和发育障碍等症，对高血压患者，有预防中风的作用。常人施此灸法，能改善体质，增强机体的抗病力，从而起到防病健身的作用。其操作方法如下。

1. 体位和腧穴的选择　患者的体位对取穴和施灸至关重要，因灸治要安放艾炷且治疗时间较长，故特别要注意体位的平正和舒适。一般灸治四肢及胸腹部取仰卧位，灸治背部取坐位或俯卧位，体位放妥后再在腧穴上点上标记（可用棉棒蘸甲基紫或墨笔作标记）。正如《备急千金要方》所说："凡点灸法，皆须平直，四肢无使倾倒，灸时孔穴不正，无益于事，徒破皮肉耳。若坐点则坐灸之，卧点则卧灸之。"

2. 操作方法　首先向患者说明操作的目的和方法，以取得患者的配合。施灸部位皮肤常规消毒后，在选好的腧穴上涂敷蒜汁或凡士林，以增加黏附作用和刺激作用。随即将艾炷粘上，用线香点燃施灸，待艾炷全部燃尽，除去艾灰。每灸完 1 壮，用纱布蘸冷开水擦净所灸腧穴，再涂蒜汁或凡士林一次，按所需壮数，重新点燃艾炷。一般可灸 7～9 壮。在施灸过程中，当艾炷烧近皮肤时，患者会感到灼痛，施术者可在腧穴四周用手轻轻拍打，借以缓解疼痛。灸毕，在施灸腧穴上贴敷消炎膏药，可每日换药一次，并嘱患者多吃羊肉、豆腐等营养丰富的食物，促使灸疮正常透发，有利于提高疗效。施灸腧穴一般约 1 周化脓（正常的无菌性化脓，脓色较淡，多为白色），化脓后局部注意清洁，避免感染。灸疮 30～40d 愈合，留有永久性瘢痕。施灸时须防晕灸，施灸后如有继发感染（脓色多呈黄绿色），应给予积极治疗。

3. 辅助方法　瘢痕灸最大的问题在于烧灼疼痛，患者往往惧怕于此，难以接受治疗，因此影响了其使用范围。正如《千金翼方》卷十七所说："生平风发，强忍怕痛不灸，忽然卒死。"为防止和减轻施灸时的烧灼痛，历代医家提出了许多辅助方法。如《寿世保元》提出的指压麻醉法："着艾火痛不可忍，预先以手指紧罩其穴处，更以铁物压之即止。"《扁鹊心书》提出了内服睡圣散全身麻醉法："如癫狂人不可灸，及膏粱人怕痛者，先服睡圣散，然后灸之。一服止可灸五十壮，醒后再服，再灸。"《古今医鉴》在"挑筋灸癖法"中，还提出了"用药制过纸擦之，使皮肉麻木"的局部麻醉法，"制纸法，用花椒树上马蜂窝为末，用黄蜡蘸末并香油，频擦纸。将此纸擦患处皮，即麻木不知痛"。

为了顺利实施瘢痕灸，现代大多采用中、西药麻醉的方法。中药外涂法为：将川乌、细辛、花椒各 30g，蟾酥 1.8g，以 75% 乙醇 300ml 浸泡 24h 后，取棕红色上清液，用无菌棉签蘸涂于施灸腧穴上，1～5min 即可施灸。西药是用 0.2% 盐酸普鲁卡因注射液 1～2ml，注入施灸腧穴皮内或皮下。此法不但能产生局部麻醉，且因普鲁卡因可阻断恶性刺激且产生良性刺激，对发灸疮和化脓状态的向愈也有帮助。

附【骑竹马灸】

骑竹马灸穴法，最早见于宋代东轩居士的《卫济宝书》，闻人耆年编《备急灸法》时附收此法，属艾炷直接灸中化脓灸法的一种。用此法治疗外科痈疽急症，素为历代针灸医生所重视，并有较好疗效。骑竹马为奇穴名，以患者手中指尖（不计爪甲）至肘横纹中点为长度，自尾骶尖向上直量，其尽端两旁各一中指同身寸处即为此穴。按照《备急灸法》等书记载，施骑竹马灸时，"令患者脱去衣服，以大杠一条跨定，两人随徐杠起，足离地三寸，两旁两人扶定"。取艾炷灸其左右两穴，各 5~7 壮。亦可用艾条回旋灸或雀啄灸。这种操作方法太不方便，后有人将其改为竹凳式样（图 16-39）。本法主治无名肿毒、发背、脑疽、肠痈、牙痛、恶核瘰疬、风瘫肿山、四肢下部痈毒疔疮，以及颈腰椎骨质增生、椎间盘突出及顽固性坐骨神经痛等证。年老体弱者及孕妇忌用。

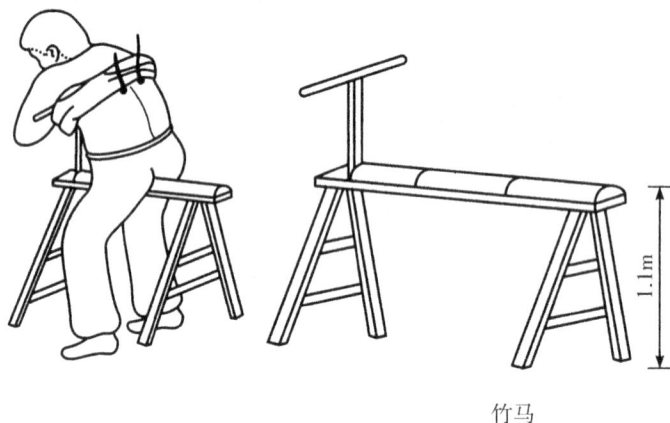

图 16-39 骑竹马灸

二、间接灸

间接灸又称隔物灸、间隔灸，是利用其他物品将艾炷与皮肤隔开施灸的一种方法。这样可以避免灸伤皮肤而致化脓，且火力温和，患者易于接受，临床上较直接灸为常用。古代的间接灸法种类繁多，广泛应用于内科、外科、妇科、儿科、五官科等各科疾病。衬隔物品多属中药，既有植物，也有动物、矿物，因证、因病而定，有单方也有复方。施灸时既发挥艾灸的作用，又发挥药物的功能，二者相得益彰，疗效显著。间接灸根据其所隔物品的不同，分为多种灸法，兹分述如下。

（一）隔姜灸

隔姜灸是用姜片做隔垫物而施灸的一种灸法（图 16-40）。生姜，辛温无毒，升发宣散，调和营卫，祛寒发表，通经活络。将新鲜姜和艾结合起来施灸，既能避免直接灸分寸掌握不好容易起泡、遗留瘢痕的缺点，又能和生姜发挥协同作用，古往今来，应用颇广。如《针灸大成》灸聚泉穴以治咳嗽："灸法用生姜，切片如钱厚，搭于舌上穴中，然后灸之。"清代吴尚先的《理瀹骈文》指出："头：阳，烧艾一炷法。"

操作方法：将鲜生姜切成厚约 0.3cm 的片，太厚热力不易穿透，太薄容易灼伤皮肤。在姜片中心处用针穿刺数个小孔，置施灸腧穴上，上以适量大小的艾炷点燃施灸。有些患者因鲜姜刺激，刚灸即感觉灼痛，这时候可将姜片略提起，待灼痛感消失重新放下再灸。若施灸一段时间后，患者诉灼热难耐，可将姜片向上提起，下衬一些干棉花或软纸，放下再灸，以灸至肌肉内感觉温热，局部皮肤潮红湿润为度。医者应常掀起姜片查看，以防因患者感觉迟钝造成起泡。一般每次施灸 5~10 壮。可一姜一炷，也可一姜多炷。此灸法简便易行，临床常用，适用于一切虚寒病证，尤其对呕吐、腹痛、泄泻、遗精、阳痿、早泄、不孕、痛经、面瘫、麻木、痿证及风寒湿痹等，疗效可靠。

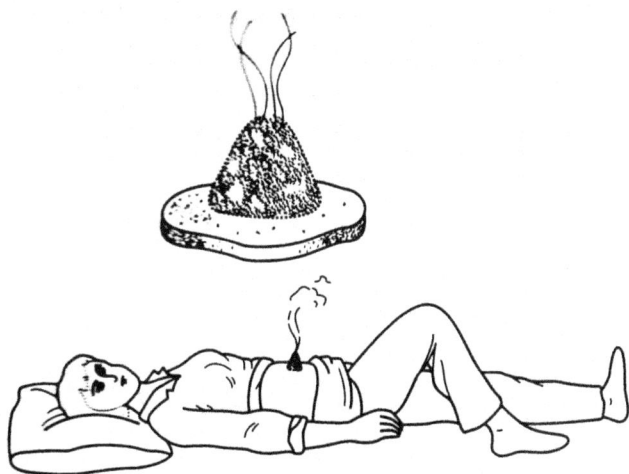

图 16 - 40　隔姜灸

（二）隔蒜灸

隔蒜灸是用蒜作间隔物而施灸的一种灸法：大蒜，辛温喜散，有消肿化结，拔毒止痛之功。隔蒜灸最早见于《肘后备急方》："灸肿令消法，取独颗蒜，横截，厚一分，安肿头上。炷如梧桐子大，灸蒜上百壮。不觉消，数数灸，唯多为善。勿大热，但觉痛即擎起蒜，蒜焦更换用新者，不用灸损皮肉。"紫极观发掘的石碑载有葛仙翁隔蒜灸法："凡人初觉发背，欲结未结，赤热肿痛，先以湿纸伏其上，立视候之，其纸先干处则是结痈头也。取最大蒜切成片，如三钱厚薄，安其头上，用大艾炷灸之，三壮即换一片蒜。痛者灸至不痛，不痛者灸至痛时方住。最要早觉早灸为上。一日二日十灸十活；三日四日六七活；五六日三四活；过七日不可灸矣。若有十数头作一处生者即用大蒜研成膏，作薄饼铺头上，聚艾于蒜饼上烧之，亦能活也；若背上初发赤肿一片，中间有粟米大头子，使用独蒜头，切去两头，取中间半寸厚薄，正安于疮上。却用艾于蒜上灸三七壮，多至四十九壮。"现在隔蒜片灸与隔蒜泥灸依然被使用。

1. 隔蒜片灸　将独头紫皮大蒜切成 0.1 ~ 0.3cm 的薄片，用针在薄蒜片中间穿刺数孔，放在患处或腧穴上，置中、小艾炷在上面点燃施灸，每灸 4 ~ 5 壮更换新蒜片，每穴一次须灸 5 ~ 7 壮。

2. 隔蒜泥灸　取独头蒜，捣成泥状，置于腧穴或肿块上（如未溃破化脓脓头处），在蒜泥上点燃艾炷施灸，每穴一次宜灸足 7 壮，以灸处泛红为度。

因大蒜液对皮肤有刺激性，灸后容易起泡，故可用敷料覆盖，防止衣物摩擦。如被灸处已化脓，用此灸法可加速脓疮成熟，减轻患者痛苦，促进疮口早日愈合。《备急千金要方》用治瘰疬，《医学入门》用治痈疽肿毒，《医宗金鉴·外科心法要诀》用治疮毒。因此，灸法有清肿、拔毒、发散、止痛的作用，故临床上适用于治疗痈、疽、未溃疮疖、无名肿毒、肺痨、腹中积块、蛇蝎毒虫所伤。

附【长蛇灸】

因在施灸时需沿脊椎铺敷药物，形状似长蛇，故名长蛇灸，也有人称其为铺灸。操作方法：取大蒜 500g 左右，去皮捣如泥膏状，患者取平卧位，将蒜泥平铺于大椎穴至腰俞穴之间的脊柱上，宽2cm、厚0.5cm，周围用绵纸封固，不使蒜泥漫流。然后用中艾炷在大椎穴及腰俞穴点火施灸，不计壮数，灸至患者口鼻内觉有蒜味为度。也有人在大椎穴至腰俞穴之间的每一脊柱凹陷处，以黄豆大的艾炷施灸数十壮，同样灸至患者口鼻内觉有蒜味为度。灸毕，用温水渗湿绵纸周围，除去蒜泥。由于蒜泥和火热的共同刺激，脊柱往往出现水泡，灸后宜休息一段时间。此法多用以治疗虚劳顽痹等证。

（三）隔盐灸

隔盐灸是用食盐作隔垫物而施灸的一种灸法。只用于脐窝，他处禁用，故又称神阙灸。食盐，咸寒，入胃、肾、大小肠经，有涌吐、清火、凉血、解毒之功。此法古代应用很广。《肘后备急方》治卒霍乱诸急方："以盐纳脐中，上灸二七壮。"《备急千金要方》卷十七治少年房事多短气："盐灸脐孔中二七壮。"《备急千金要方》卷二十八治淋病："着盐脐中灸三壮。"

操作方法：将纯净干燥的食盐填平脐孔，再放上姜片和艾炷施灸。将艾炷放在姜片上施灸可防止食盐受热后爆起，烫伤患者。也有盐上置大艾炷直接施灸的，不过，此盐应是炒过之盐。《类经图翼》说："纳炒干净盐满脐上，以施灸。"意在避免盐粒受热爆炸引起烫伤。如患者脐部凸出，可用湿面条围住肚脐周围，再将食盐填于其中施灸。患者稍感灼痛，即应更换艾炷。一般可灸3~9壮，急病可根据病情多灸，不拘壮数。此法有回阳、救逆、固脱的作用，适用于急性腹痛、吐泻、痢疾、四肢厥冷、淋证、脱证等。

（四）附子灸

附子灸是用附子作间隔物施灸的一种灸法。附子，辛热有毒，可回阳救逆、补火助阳、散寒止痛。《备急千金要方》有治痈肉中如眼，诸药所不效者，"取附子，削令如棋子，安肿上，以唾帖之，乃灸之。令附子欲焦，复唾湿之，乃重灸之。如是三度，令附子热气彻内，即差"。明代薛己《外科发挥》卷三的臀痈附方，治疮口不收敛者"用炮附子去皮脐，研末，以唾液和为饼，置疮口上处，将艾炷于饼子上灸之，每日灸数次，但令微热，勿令痛"。清代陈学敏《串雅外编》把此法称为"附子灸"，并记载："痈疽久漏，疮口冷，脓水不绝，内有恶肉，以大附子水浸透，切大片，厚一分，安疮口隔艾灸，数日一灸，至五、六、七次，服内耗药自然长满。"

操作方法：分为附子片灸和附子饼灸两种。①附子片灸：将熟附子用水浸透后，切成厚0.3~0.5cm的薄片，用粗针在中间扎几个小孔，放在施灸部位上，上面点燃艾炷施灸，使热力穿透皮肤。②附子饼灸：取生附子研成细末，用黄酒调和做成饼状（如伍分硬币大），厚约0.4cm，中间用粗针扎孔，置腧穴或疮口上，再上置艾炷点燃施灸，施灸时可在药饼下衬垫纱布，以防止烫伤皮肤。附饼若干焦可再换新饼，灸至肌肤内感觉温热，局部肌肤红晕为度。每日灸1次，病愈为止。亦有用生附子3份、肉桂2份、丁香1份共研细末，炼蜜调和制成0.5cm厚的药饼，用针扎数孔，上用艾炷施灸。近人也有用白芷、藁本、丁香等芳香药品与附子共捣成粉，制成药饼作间隔物施灸的。附子与艾火并用，适宜治疗各种阳虚病证，如阳痿、早泄、遗精、疮疡久溃不敛、肾虚牙痛、脱骨疽等。外科中的疮毒窦道盲管，久不收口，或既不化脓又不消散的阴性虚性外证，用此灸法灸至皮肤发红，有利于疮毒发散。

（五）葱灸

葱灸是用葱作间隔物而施灸的一种灸法。葱白，辛温，入肺、胃经，有发汗解表、散寒通阳之功。明代《玉机微义》治诸疝："用葱白泥一握，置脐中，上用熨斗熨之，或上置艾灼之，妙。"

操作方法：分为隔葱片灸和隔葱泥灸两种方法。①隔葱片灸：是将葱白切成数片，选取汁多厚片3~4片，紧贴于所灸腧穴处，选取汁多厚片是为了增加黏附性、稳定性和刺激性。葱片上放置大艾炷一个或中艾炷数个施灸。一般灸治5~10壮，以内部感到温热，皮肤泛红不灼痛为度。②隔葱泥灸：是把葱白捣烂如泥，平敷于脐中（神阙）及四周，或敷于所灸腧穴处，余同隔葱片灸。隔葱灸适用于虚脱、腹痛、尿闭、疝气及乳痈等。

（六）胡椒灸

胡椒灸是用胡椒作间隔物而施灸的一种灸法。胡椒，辛热，入胃、大肠经，有温中散寒之功。

操作方法：将白胡椒研成细末，加入适量白面，用水调和制成硬币状圆饼，厚约0.3cm。中央按成凹陷，再取丁香、肉桂、麝香等药等份研成细末，放于胡椒饼中央凹陷处，将之填平，然后将圆饼放在施灸腧穴上，上置艾炷施灸。换艾炷不换胡椒饼，每次每穴灸5~7壮，以内部感觉温热舒适为度：此法适用于风寒湿痹痛、局部麻木不仁、胃寒呕吐及腹痛等，有温经散寒、通经止痛的作用。

（七）黄土灸

黄土灸是用黄土作间隔物施灸的一种灸法。此法最早见于《备急千金要方》卷二十二"发背"条说："小觉背上痒痛有异，即火急取净土，水和为泥捻作饼子，厚二分，阔一寸半。以粗艾作大炷，灸泥上，贴着疮上灸之，一炷一易饼子。若粟米大时，可灸七饼子，即差（瘥）；如榆荚大，灸七七饼炷，即差（瘥）；如钱大，可日夜灸之，不限炷数。"

操作方法：以纯净黄土加水制成泥饼，厚约0.6cm，直径约5cm，用粗针扎孔数个，放置患处，上面以大、中艾炷施灸。灸1壮换1个泥饼，可连续灸5~7壮。施灸壮数不限，以患者自觉温热感透过皮肤，局部舒适为度。此灸法适用于背部疔疮外证的初起，灸之可使毒邪消散。对局限性湿疹、白癣及因湿毒而致的其他皮肤病，均有一定效果，这是因为土能燥湿、胜水之故。

（八）巴豆灸

巴豆灸是用巴豆作间隔物而施灸的一种灸法。巴豆，辛热，有大毒，归胃、大肠、肺经，可泻下冷积、逐水退肿。《寿世保元》卷十治"腹中有积及大便闭结，心腹诸痛，或肠鸣泄泻，以巴豆肉捣为饼，填脐中，灸三壮，可至百壮，以效为度"。《普济本事方》卷九云："治结胸法，巴豆十四枚，黄连七寸，和皮用。右捣细，用津唾和成膏，填入脐心，以艾灸其上，腹中有声，其病去矣。不拘壮数，病去为度。才灸了，便以温汤浸手帕拭之，恐生疮也。"《针灸资生经》主张："巴豆七粒和皮肥黄连七寸，去须，同捣烂作一团，安在脐心上，以手按下稍实紧，捻艾皂子大，于药上灸。"《针灸集成》用此法治小儿小便不通获效。《理瀹骈文》也有治伤寒食积冷热不调者"用巴豆、大黄唾和饼贴脐，艾烧数炷，热气入肚即住"。

操作方法：①单用一味巴豆，即将不去油的巴豆10粒，捣碎研细，加入3g白面，用水调成膏状，捏成饼状，置于脐中（神阙），上用艾炷施灸。以有效为度，不拘壮数，少则3壮，多则上百壮。灸完，用温的湿毛巾擦净皮肤，防止药物刺激局部皮肤发泡生疮。②用巴豆和其他药物混合，如用不去油的巴豆 10 粒，黄连末适量，二药混合加水制成膏状，填入脐中，或做成药饼放于脐部，上置艾炷施灸。余同单用巴豆操作方法。巴豆灸适用于冷积腹中、食积、腹痛、泄泻、胸痛、二便不通诸证，可起到祛寒破结、通利二便的作用。

（九）结胸灸

结胸灸是用连豆散作间隔物而施灸以治疗结胸证的一种灸法。结胸为病症名，出于《伤寒论·辨太阳病脉证并治》，指邪气结于胸中，而出现心下痛，按之硬满的病证。此灸法始见于《丹溪怔法附余》。

操作方法：取小川连 3g，巴豆霜 0.3g，共研细末，制成连豆散，再加酒适量调和，做成饼状，填入神阙穴中，上以艾炷施灸，不拘壮数，候腹中有声为度。灸毕，用无菌棉球拭净，避免生疮。此法适用于各种结胸证。

（十）韭菜灸

韭菜灸是用韭菜作间隔物而施灸的一种灸法。《疡医大全》卷八说："疮毒溃后，风寒侵袭，作肿痛者，用韭菜杵烂，炙热，敷患上，冷则易之。或捣成饼，放患上，艾炷灸之，使热气入内。"

操作方法：取整棵韭菜（连根）适量，洗净晾干，捣烂如泥，制成币状圆饼，放在疮面上，用大艾炷点燃施灸，每次灸 1~3 壮，换炷不换韭菜饼，使热气入内。此法适用于疮疡等。

（十一）豆豉饼灸

豆豉饼灸是用淡豆豉饼作间隔物而施灸的一种灸法。淡豆豉，苦寒，入肺、胃经，有解毒、除烦、宣郁的功效。此法最早见于晋代《范汪方》（据《医心方》卷十五载）。《备急千金要方》卷二十二详细记载："治发背及痈肿已溃未溃方，香豉三升，少与水和，熟捣成强泥。可用作饼子，厚三分以上，有孔勿覆孔上。布豉饼，以艾列其上灸之，使温温而热，勿令破肉。如热痛，即急易之，患当减，快得安稳，一日二度灸之。如先有疮孔，孔中得汁出，即差（瘥）。"《备急千金要方》卷六用此法治耳聋，"捣豉作饼填耳内，以地黄长五六分，削一头令尖，纳耳中，与豉饼底齐。饼上着楸叶益之，剜一孔如箸头透饼，于上灸三壮"。

操作方法：将淡豆豉适量压为末，用水或黄酒调和，做成疮口大的饼，厚 0.4~0.6cm，以粗针扎数孔，放于疮面上，使患者有温热舒适感为度。如疮已破溃，可置疮口周围，上置艾炷点燃，日灸 1 次，以愈为度。此法适用于痈疽发背、顽疮、恶疮肿硬不溃或溃后久不收口、疮面黑黯等症，有散泄毒邪的作用。

（十二）豉药饼灸

豉药饼灸是用淡豆豉混合其他药物作间隔物的一种灸法。用淡豆豉、花椒、生姜、青盐、葱白等份，共捣成泥状，捏成厚 1cm、直径为 1.5~2cm 的药饼，在上面刺数个小孔即成。施灸时将豉药饼置于应灸部位上，选用中艾炷点燃施灸。一般可灸 3~5 壮。此法适用于疮疡、痈肿。

（十三）蛴螬灸

蛴螬灸是用蛴螬作间隔物而施灸的一种方法。蛴螬（别名老母虫、土蚕），咸温有毒，入肝经，可活血、行瘀、解毒。《外科精义》指出："疳瘘恶疮，谓医不验者，取蛴螬，剪去两头，安疮口上，以艾灸之，七壮一易，不过七枚，无不效者。"《医宗金鉴·外科心法要诀》说"蛴螬灸法"可治痈疽，颇有效验。

操作方法：取蛴螬1只，剪去头尾，贴于疮口上，以中、大艾炷灸之。每只蛴螬灸7壮，每灸7只蛴螬，即49壮为一疗程。此法适用于破伤风、疮疡诸证。

（十四）商陆灸

商陆灸是用商陆根作间隔物而施灸的一种灸法。商陆，苦寒有毒，归肺、肾、大肠经，有泻下利水、消肿散结之功。《备急千金要方·灸瘰方》说："捣商陆根，捻作饼子如钱大，厚三分，安瘰上，以艾灸上，饼干易之。灸三四升艾，差（瘥）"。

操作方法：取商陆根适量，捣烂如泥，制成圆饼，厚约0.6cm，放于患处，上用中艾炷施灸，灸至温热，以患者舒适为度。此灸法适用于瘰疬、瘘管久治不愈等。

（十五）隔面饼灸

隔面饼灸是用面粉饼作间隔物而施灸的一种灸法。《备急千金要方》卷二十二治恶疮方："面一升作饼，大小覆疮，灸上令热，汁出尽，差（瘥）。"

操作方法：取面粉适量，用水调和制成面饼，厚约0.5cm，直径为1～1.5cm，用粗针在中央扎数孔，放于患处或脐部（神阙），上以大、中艾炷施灸，换炷不换饼，一般灸3～5壮，使患者有热感即可。此法适用于治疗恶疮与腹中冷痛等。

（十六）甘遂灸

甘遂灸是用甘遂作间隔物而施灸的一种灸法。甘遂，苦甘寒有毒，归肺、肾、大肠经，有泻水逐饮、消肿散结之功。《本草纲目》卷十七"甘遂"条附方说："二便不通，甘遂末以生面糊调敷脐中及丹田内，仍艾灸三壮。"《普济方》卷四百二十三说："尝记一人小便闭不通者三日，小腹胀几死，百药不效。余用甘遂末、大蒜，捣细和成剂，安脐中，令资以艾灸二七壮。随后应用此方，无不效。"

操作方法：取甘遂适量压末，加入面粉，用水调成膏状，敷于神阙穴中，上以中、小艾炷灸之，换炷不换甘遂膏，一般可灸3～5壮。此法适用于小便不通等。

（十七）葶苈饼灸

葶苈饼灸是用葶苈饼作间隔物而施灸的一种灸法。葶苈子，苦辛大寒，归肺、膀胱经，有泻肺平喘、利水消肿之功。《备急千金要方》卷二十三灸漏方说："葶苈子二合，豉一升。右二味和捣，令极熟，作饼如大钱，厚二分许。取一枚当疮孔上；作大艾炷如小指大，灸饼上，三炷一易，三饼九炷，隔三日后一灸之。"《外台秘要》也载有此法，并且引《古今录验》云："不可灸头疮，葶苈气入脑杀人。"又《普济方》卷四百二十三用此法治疗痔疮。

操作方法：将适量葶苈子、淡豆豉捣烂如泥，制饼如伍分硬币大，厚约0.6cm，中央用粗针穿刺数孔，放于疮口，上置中艾炷施灸。每灸3壮换1枚葶苈饼，灸3枚饼，即9壮为一疗程，每3天灸一次。此法适用于痔疮、瘰疬等。

（十八）皂角灸

皂角灸是用皂角作间隔物而施灸的一种灸法：皂角，辛咸温，有小毒，归肺、大肠经，有祛痰、开窍之功。《丹溪心法·救急诸方·第九十六》说："解九里蜂，用皂角钻孔，贴在蜂叮处，就皂荚孔上用灸三五壮，即安。"该书同篇疗蜈蚣、蝎子伤人，亦用此法。

操作方法：将皂角切成片状，放在患处，上用艾糊灸。一般可灸 3 ~ 7 壮。此法适用于蜂蜇、蚊叮、虫咬等。

（十九）隔蟾灸

隔蟾灸是用蟾蜍作间隔物而施灸的一种灸法。蟾蜍，性凉，有毒，有解毒消肿、止痛利尿之功。蟾皮，甘辛温，有毒，入心、胃经，可解毒消肿、强心止痛。《类经图翼》卷十一说"用癞虾蟆一个，破去肠，覆病上。外以真蕲艾照疡本为炷，于虾蟆皮上当病灸七壮或十四壮，以热气透内方住"，《寿世保元》卷十则主张"用癞虾蟆一个剥取皮"施灸。

操作方法：取活蟾蜍 1 只，破腹去肠或仅剥取皮于敷患处，上置中、小艾炷施灸。一般可每次灸 7 ~ 14 壮，以热气透内即可。此法适用于瘰疬、疖肿等。

（二十）蚯蚓灸

蚯蚓灸是用蚯蚓作间隔物而施灸的一种灸法。蚯蚓，又名地龙，咸寒，归肝、肺、膀胱经，有清热熄风、平喘、通络、透脓之功。

操作方法：取活蚯蚓数条，放入水中吐泥后备用，灸时将蚯蚓捣烂，捏成饼状，置于患处，上以小艾炷点燃灸之，每次 3 ~ 5 壮。此法适用于治疗疮疡等。

（二十一）蚯蚓泥灸

蚯蚓泥灸是用蚯蚓排泄的粪便作间隔物而施灸的一种灸法。《普济方》卷四百二十三治瘰疬说："用韭菜畦中蚯蚓粪和水作饼子，量疮大小用之，过疮二三钱地位，贴疮上，外以艾圆灸之。或痛或痒即可。"

操作方法：将韭菜地中蚯蚓粪制成饼，厚约 0.3cm，在患处，上用中、小艾炷施灸。一般可灸 3 ~ 10 壮，灸至患处发热或痒或痛即可。此灸法适用于瘰疬、便毒、脏毒等。

（二十二）苍术灸

苍术灸是用苍术作间隔物而施灸的一种灸法。苍术，辛苦温，归脾、胃经，有燥湿健脾、祛风湿之功。《医学纲目》说："灸耳暴聋，苍术长七分，一头切平，一头削尖，将尖头插耳中，于平头上灸七壮，重者二七壮，觉耳内热即效。"《理瀹骈文》治突发性聋（暴聋）："苍术削下尖上平式，插耳内，艾烧之，耳有微热为度。"

操作方法：将苍术切成圆锥形，底面要平，用粗针穿刺数孔，然后将尖端插进外耳道，于底面上放艾炷施灸。一般每次可灸 5 ~ 14 壮，主治耳聋、耳鸣等。此法孕妇不宜使用。

（二十三）蒸脐灸

蒸脐灸又名熏脐灸、炼脐灸，是将药末填满脐中，上置艾炷施灸的一种方法。所用药物处方，因病而异，《针灸大成》卷九用于预防疾病方："五灵脂八钱生用，青盐五钱生用，乳香一钱，没药一钱，夜明砂二钱微炒，地鼠粪三钱微炒，葱头干者一钱，木通三钱，麝香少许。右为细末，水和荞面作圆圈，置脐上，将前药末以二钱放于脐内，用槐皮剪钱，放于药上，以艾灸之，每岁一壮"。《医学入门》治疗劳疾方："麝香五钱，丁香三钱，青盐四钱，夜明砂五钱，乳香、木香各三钱，小茴四钱、药、虎骨、蛇骨、龙骨、朱砂各五钱，雄黄三钱，白附子五钱，人参、附子、胡椒各七钱，五灵脂五钱，共为末。另用白面作条，圈于脐上。将前药一料，分为三份，内取一份。先填麝香五分人脐眼内，又将前药一份入面圈内，按药令紧，中插数孔，外用槐皮一片盖于药上，艾火灸之。灸至遍身大汗为度。"蒸脐灸既用于健身防病，又适用于劳伤、失血、气虚体倦、阳痿、遗精、阴虚、痰火、妇人赤白带下、虚寒积滞等。

（二十四）温脐种子灸

温脐种子灸法基本同蒸脐灸，不用槐皮。《医学入门》方："五灵脂、白芷、青盐各五钱，麝香三厘，共研细末，用荞麦粉和水制成条卷，围于脐上，将以上药末放于脐中，用艾炷灸之。灸至脐中温暖停火。数日后再灸。"此法用于脐腹结冷、下元虚冷、宫寒不孕、气虚崩漏、血寒经闭等。

（二十五）隔薤灸

隔薤灸是用薤叶作间隔物而施灸的一种灸法。《备急千金要方》卷二十二治恶露疮方："捣薤叶敷疮口，以大艾炷灸药上，令热入内即差（瘥）。"

操作方法：将适量薤叶捣如膏状，敷于患处，上用中、小艾炷施灸，使热入内即可。此法适用于恶露疮。

（二十六）香附灸

香附灸是用香附作间隔物而施灸的一种灸法。香附，味辛、微苦、微甘，性平，归肝、三焦经，有疏肝理气、调经止痛之功。《外科证治全书》卷五隔香附饼灸治瘰疬痰毒或风寒袭于经络红肿方："生香附为末，生姜自然汁和，量患大小作饼，覆患处，以艾灸之。"

操作方法：将适量生香附研末，加入生姜汁调和，捏成圆饼，厚约0.5cm，放于患处，上用中艾炷施灸。一般可灸至温热舒适为度。此法适用于痰核、瘰疬、痹证等。

（二十七）陈皮灸

陈皮灸是用陈皮作间隔物而施灸的一种灸法。陈皮，辛苦温，归脾、肺经，有理气调中、燥湿化痰之功。

操作方法：取陈皮适量，研为细末，用生姜汁调成膏状，患者取仰卧位，敷贴于中脘、神阙穴上，上以中、小艾炷施灸。一般可灸3~5壮。此法适用于胃腹胀满、饮食不振、呕吐、呃逆等。

（二十八）厚朴灸

厚朴灸是用厚朴作间隔物而施灸的一种灸法。厚朴，辛苦温，归脾、胃、肺、大肠经，有行气、燥湿、平喘之功。此灸法施灸部位多选用背部和胸腹部腧穴。

操作方法：将适量厚朴研成细末，加入生姜汁调和膏状，捏成厚约0.3cm的圆饼，放于施灸腧穴上，用中、小艾炷施灸。一般每穴可灸3~5壮。此法适用于胸腹胀满、脘腹疼痛、咳喘与咳痰不利等。

（二十九）木香灸

木香灸是用木香药饼作间隔物而施灸的一种灸法。木香，辛苦温，归脾、胃、大肠经，有行气、调中、止痛之功。《外科证治全书》说："以木香五钱为末，生地黄一两杵膏，和匀，量患处大小作饼，置肿上，以艾灸之。"

操作方法：将木香末15g、生地黄30g，捣成膏状，制成厚约0.6cm的药饼，放于患处，上用中、小艾炷施灸，一般可灸3~5壮，以灸至患处温热舒适为度。此法适用于闪挫仆损、气滞血瘀等。

（三十）桃树皮灸

桃树皮灸是用桃树皮作间隔物而施灸的一种灸法。《普济方》卷四百二十三说："治卒患瘰疬子不痛方，取桃树皮贴上，灸二七壮。"

操作方法：将鲜桃树皮一块，用粗针穿刺数孔，贴于患处，上用中艾炷灸之，一般每次可灸5~10壮。此法适用于瘰疬等。

（三十一）桃叶灸

桃叶灸是用桃叶作间隔物而施灸的一种灸法。《医心方》卷十四引《集验方》治疗疟疾说："桃叶二七枚安心上，艾灸上十四壮。"

操作方法：将新鲜桃叶数枚，置上脘处，上用中艾柱灸。一般可灸5~10壮。此法适用于治疗疟疾。

（三十二）莨菪根灸

莨菪根灸是用莨菪根作间隔物而施灸的一种灸法。《普济方》卷四百二十三说："治瘰疬结核，宜灸莨菪根法。用莨菪根一两粗者，切，厚约三四分，安疬子上，紧作艾炷灸之，热彻则易。五六炷，频频灸，当即退矣。"

操作方法：将粗大鲜莨菪根一块，切成厚约0.6cm的片，以粗针在中间穿刺数孔，把莨菪根片放于患处，上用中艾炷点燃施灸。一般可灸3~7壮。如患者感到局部灼热，立即更换新炷再灸。此法适用于治疗瘰疬。

（三十三）麻黄灸

麻黄灸是用麻黄作间隔物而施灸的一种灸法。麻黄，辛微苦、温，归肺、膀胱经，有发汗解表、平喘、利水消肿的功效。

操作方法：取麻黄适量，粉碎为细末，用生姜汁调和如膏状，做成币状饼，厚约0.3cm，上以中艾炷施灸。每穴可灸5~10壮。此法适用于风寒感冒、鼻渊与哮喘等。

（三十四）川椒灸

川椒灸是用川椒作间隔物而施灸的一种灸法。川椒，辛温，有小毒，归脾、胃、肾经，有温中、止痛、杀虫、燥湿的作用。《肘后备急方》卷五疗一切肿毒疼痛不可忍者，"搜面团肿头如钱大满中安椒，以面饼子安头上，灸令彻，痛即立止"。《古今医鉴》卷十治一切心腹胸腰背苦痛如锥刺方："花椒为细末，醋和为饼，贴痛处，上用艾捣烂铺上，发火烧艾，痛即止。"《理瀹骈文》治气病、痞气用"花椒末调饼贴，烧艾一炷"。

操作方法：将适量川椒研为细末，用陈醋调和成糊膏状，制成药饼，厚约0.3cm，放于患处，上以中、小艾炷施灸。若患者感觉施灸处灼痛，应除去艾火，更换新炷再灸。一般可灸5~7壮。此法适用于一切肿毒疼痛、跌仆扭伤所致的伤筋积血、腹胀痞满等。

（三十五）隔纸灸

隔纸灸是用白纸作间隔物而施灸的一种灸法。《普济方》卷四百二十二说："治久喘咳、咯脓血、有痰不愈者，右用白表纸数重折之，于冷水内浸湿了，然后燃艾炷，仍蘸些许雄黄末同燃，或艾炷子安在纸上，用火点着，随即放在舌头上正中为妙。下手灸人拿着一个铜匙头，于患者口内上腭隔住艾烟，呼吸令患人如常。"

操作方法：取白纸数张，折叠，在冷水中浸湿。取坐位，施灸时，把艾炷放在湿纸上，用蘸有雄黄末的线香点燃，立即将之放于舌正中，旁边一人用钢勺抵住上腭，遮挡艾烟，灸至温热即可。此法适用于治疗痰喘、咳嗽、咯吐脓血等。

（三十六）蓖麻仁灸

蓖麻仁灸是用蓖麻仁作间隔物而施灸的一种灸法。蓖麻仁，甘辛平，有毒，归大肠、肺经，可消肿、拔毒、润肠通便。

操作方法：将去壳的蓖麻仁适量捣烂，成泥膏状然后制成贰分硬币大、0.3cm 厚的圆饼，敷在施灸腧穴处，用小艾炷施灸。一般可灸 5~7 壮，7d 为一疗程，休息 2d，再行第二疗程。此法适用于治疗胃缓、阴挺、脱肛、面瘫等。

（三十七）隔酱灸

隔酱灸是用干面酱作间隔物而施灸的一种灸法。《疮疡经验全书》卷七说："取顶上施毛中百会穴，以酱一匕搽上，艾灸三壮。

操作方法：令患者端坐，将其百会穴处头发从根部剪去中指甲大一片，取干面酱约 5g，敷于百会穴处，置小艾炷灸之。一般每次灸 3~5 壮，每日 1 次。此法适用于脱肛。

（三十八）白附子灸

白附子灸是用白附子作间隔物而施灸的一种灸法。白附子，辛甘温，有毒，归脾、胃经，有燥湿化痰、祛风止惊、解毒散结之功。《本草纲目》卷十七"白附子"条引《杨起简便方》说："偏坠疝气，白附子一个为末，津调填脐上，以艾灸三壮或五壮，即愈。"

操作方法：将白附子末适量，用温水调和如糊膏状，捏成厚约 0.5cm 的圆饼，敷于脐部（神阙），上用大、中艾炷施灸。一般每次灸 5~10 壮。施灸过程中，如患者感觉局部灼痛，应立即更换艾炷，以免烫伤。此法适用于疝气等。

（三十九）徐长卿灸

徐长卿灸是用徐长卿作间隔物而施灸的一种灸法。徐长卿，辛温，归肝、胃经，有祛风止痛、活血利尿、解毒消肿之功。

操作方法：将适量徐长卿鲜根捣烂如糊状，做饼，厚约 0.5cm，敷贴在腧穴上或患处，上用中、小艾炷施灸。一般每穴每次施灸 5~10 壮。施灸过程中，如患者感觉局部灼痛，应立即更换艾炷，以免烫伤。此法适用于风湿痹证、跌打损伤、荨麻疹与过敏性鼻炎等。

（四十）鸡子灸

鸡子灸是用鸡蛋作间隔物而施灸的一种灸法。《串雅外编》卷二"鸡子灸"说："凡毒初起红肿无头，鸡子煮熟，对劈去黄，用半个合毒上，以艾灸三壮，即散。"并且指出："若红肿根盘大，以鸭蛋如法灸亦可。"《寿世保元》卷十载："发背痈疽初走未破，用鸡蛋半截盖疮上，四围用面饼敷住，上用艾灸卵壳尖上，以患者觉痒或泡为度，臭汗出即愈。"

操作方法：取鸡蛋 1 个，煮熟，对半切开，取半个，除去蛋黄，盖于患处，于蛋壳上用中艾炷施灸，以患者感觉局部热痒为度，不限壮数。此法适用于发背、痈疽初起等。

（四十一）隔碗灸

隔碗灸是用碗作间隔物而施灸的一种灸法。《串雅外编》卷二说："治乳肿，碗一个，用灯草四根，十排碗内，头各露寸许。再用纸条一寸五分阔，用水湿了，盖碗内灯草下，纸与碗口齐。将碗复患处，留灯草头在外，艾一大团放碗底，火灸之。艾尽再添，至碗内流水气，内觉痛止方住。甚者，次日再灸一次，必消。"

操作方法：将4根灯芯草十字形放在碗口上，两头露出半寸许，把湿过的白纸盖在碗上，将碗扣在患处，碗底放上大艾炷灸，艾炷烧完即换，直至碗内流水气，痛止即可。重者次日再灸1次，红肿即消。此法主治乳痈。

（四十二）隔矾灸

隔矾灸是用皂矾等药物作间隔物而施灸的一种灸法。矾，酸涩寒，入肝、脾经，有燥湿、杀虫、补血之功。《神灸经纶》卷四说："秘传痔漏隔矾灸法，皂矾一斤，用新瓦一片，两头用泥作一坝，先以香油刷瓦上，焙干，却以皂矾置瓦上，煅枯为末；穿山甲一钱，入紫罐内煅存性为末；木鳖子亦如前法煅过，取末二钱五分；乳香、没药各一钱五分，另研。右（上）药和匀，冷水调，量大小作饼子，贴疮上，用艾炷灸三四壮。"

操作方法：将皂矾500g（煅），炮山甲3g（煅存性），木鳖子8g（煅存性），乳香、没药各5g，上药共研为细末，储瓶备用；施灸时将上药末适量，用凉水调和制成饼状贴于患处，上置艾炷施灸，灸3~4壮。此法适用于外痔和瘘管。

（四十三）土瓜根灸

土瓜根灸是用土瓜根块作间隔物而施灸的一种灸法。《串雅外编》卷二说："灸耳聋，湿土瓜根，削半寸，塞耳内，以艾灸七壮，每旬一壮，乃愈。"

操作方法：将鲜土瓜根（葫芦科植物土瓜的根块）一块，用刀削成圆柱状（粗细以能插入外耳道为度），长约1.5cm，插入外耳道内，患者取卧位，上用小艾炷施灸。一般每次灸3~7壮，每10天灸1次。此法适用于耳聋、耳鸣等。

（四十四）槟榔灸

槟榔灸是用槟榔作间隔物而施灸的一种灸法。槟榔，辛苦温，归胃、大肠经，有杀虫、消积行气、利水之功。《理瀹骈文》治耳聋方说："用槟榔削尖，挖孔纳麝少许，插耳内，艾烧同。"

操作方法：患者取卧位，将槟榔削成圆锥形，底面挖一孔，纳入少许麝香，然后将尖头插进外耳道，于底面放小艾炷灸之，以灸至外耳道内有微热为度。此法适用于耳聋。

（四十五）苦瓠灸

苦瓠灸是用苦瓠（秋葫芦、苦葫芦）作间隔物而施灸的一种灸法。《普济方》卷四百二十三说："早空心，先用井花水调百药煎末一碗，服之，微利。却须得秋葫芦，亦名苦不老，生在架上而苦者，切皮片置疮上，灸二七壮。"

操作方法：将新鲜苦瓠1个，切成厚0.5cm的片，贴于疮口上，用中艾炷施灸。一般每次可灸3~7壮，以患者感觉温热舒适为度。此法适用于痈疽。

（四十六）隔藕节灸

隔藕节灸是用藕节作间隔物而施灸的一种灸法。藕节，甘涩平，入肝、肺、胃经，可止血、化瘀。

操作方法：将藕节一块浸泡于水醋液（温水20ml，米醋20ml）内，15min后取出，切成直径约2.5cm、厚约0.2cm的片，上以中艾炷施灸。每穴每次可灸5~7壮。此法适用于高血压、脑出血、鼻衄、肺炎及急性支气管炎等证，临床效果良好。

禁忌证：虚寒证及低血压。

（四十七）隔芒硝灸

隔芒硝灸是用芒硝作间隔物而施灸的一种灸法。芒硝，咸苦寒，归胃、大肠经，有泻下、软坚、青热之功。

操作方法：取芒硝20g，与醋和成糊状，倒入缝制好的双层纱布袋内，用线扎口，再将糊按压成讲，直径约2.5cm、厚约0.3cm，上以中艾炷施灸。每穴每次灸7～9壮，病情急重者，每日可增至2次。此法适用于慢性阑尾炎、肠胀气、肠梗阻、急性胃扭转及术后腹胀等。

禁忌证：脾胃虚寒及慢性肠炎。

（四十八）隔赤小豆灸

隔赤小豆灸是用赤小豆作间隔物而施灸的一种灸法。赤小豆，甘酸平，归心、小肠经，有利水消肿、清热解毒之功。

操作方法：取赤小豆捣成细末，用淡盐水调成膏状，做成饼，直径约2.5cm、厚约0.2cm，上以中、小艾炷施灸。每穴每次可灸6～8壮。此法适用于风寒湿痹及各种病因引起的下肢水肿，亦可用于尿闭等。

（四十九）隔核桃灸

隔核桃灸是用核桃壳作间隔物而施灸的一种灸法。《理瀹骈文》载："凡肩背、腰肋、手臂、环跳贴骨等处疼痛，用沉香、木香、丁香、乳香、麝香、山甲末，裹核桃壳，覆患处，飞面做圈护住，上用荷叶遮盖，以防火落，烧艾一二炷，觉热气入内即散。"此法适用于治疗风湿骨痛等。

（五十）隔黄豆灸

隔黄豆灸是用黄豆饼作间隔物而施灸的一种灸法。

操作方法：将黄豆研成豆粉，用温开水调成糊状，做成饼，直径约2.5cm、厚约0.2cm，上以中艾炷及小艾炷交替施灸。每穴每次可灸3～5壮。此法适用于口腔炎、牙龈炎、脓疱病及下肢溃疡等。

（五十一）隔山药灸

隔山药灸是用山药片作间隔物而施灸的一种灸法。山药，甘平，归脾、肺、肾经，有益气养阴、补脾肺肾之功效。

操作方法：取生山药，洗净去须，用淡盐水浸泡10min，取出切片，厚约0.2cm，上以中小艾炷交替施灸。每穴每次可灸4～8壮。此法适用于泌尿系统感染、急慢性肾盂肾炎、肾小球肾炎、老年性腰椎骨质增生及进行性肌萎缩。

（五十二）隔牛奶灸

隔牛奶灸是用牛奶浸纸作间隔物而施灸的一种灸法。牛奶外敷，为古今中外传统美容方法。

操作方法：取鲜牛奶一小杯，将宣纸一张浸泡于牛奶中，吸足牛奶，将纸取出，折成数层，直径约2.5cm、厚约0.2cm，置于患处，上以中、小艾炷施灸，纸垫干后可换新垫，每穴每次可灸3～5壮。此法适用于面部痤疮、头面部疖肿、脱发及全身瘙痒等。

（五十三）隔王不留行灸

隔王不留行灸是用王不留行饼作间隔物而施灸的一种灸法。王不留行，苦平，归肝、胃经，有活血化瘀、下乳利尿功效。

操作方法：将王不留行焙干成黄褐色，以不焦为度，研为细末，用青皮浸泡液调成膏状，做成饼，直径约 2.1cm、厚约 0.2cm，上以中、小艾炷交替施灸。每穴每次可灸 7～9 壮，隔日灸 1 次。此法适用于胆结石、泌尿系统结石、乳腺炎、肋间神经痛等证，止痛效果肯定。

（郑新杰）

第七节　艾条灸法

艾条灸又称艾卷灸，是将艾条点燃后在施灸部位（腧穴）进行熏灸的方法。艾条灸法最早见于明代朱权著《寿域神方》卷三灸阴证："用纸窦卷艾，以纸隔之点穴，于隔纸上用力实按之，待腹内觉热，汗出即差（瘥）。"此为实按灸的前身。后来在艾绒内加入药物，衍变为"雷火神针"、"太乙神针"等。艾条灸操作简便，疗效显著，易为患者所接受，故为近代临床常用的一种灸治疗法。现代临床上艾条灸可分为纯艾条灸和加药艾条灸两种。

一、纯艾条灸

（一）手持艾条灸

手持艾条灸是指医者或嘱患者自己用手直接拿艾条对准所灸部位施灸的一种方法。艾条悬于施负部位之上，距皮肤约 3cm，灸 5～10min，可使皮肤有温热感而又不至于烧伤皮肤。手持灸的临床操作方法又分为温和灸、回旋灸和雀啄灸三种。

1. 温和灸　施灸者右手将艾条燃着的一端，对准施灸部位，直接照射，以患者觉得温热舒服，以至微有热痛感觉为度（图 16－41）。施灸者左手中、示二指放于被灸腧穴两侧，以感知患者皮肤受热程度。万一落火，便于随时扑救。施灸者左手可轻轻按摩施灸腧穴四周皮肤，以利于热力持久渗透。对于昏厥、局部知觉迟钝的患者，施灸者可靠自己左手中、示二指感觉患者局部的受热程度，以便随时调节施灸距离、掌握施灸时间和防止灼伤。此法能温通经脉、散寒祛邪，多用于灸治慢性病，临床运用最为广泛。

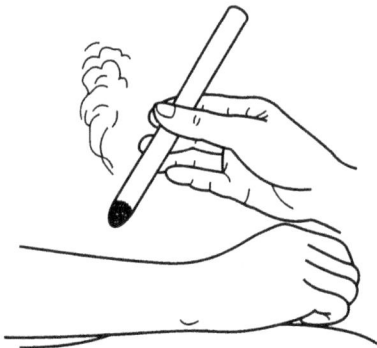

图 16－41　温和灸　　　　　图 16－42　回旋灸

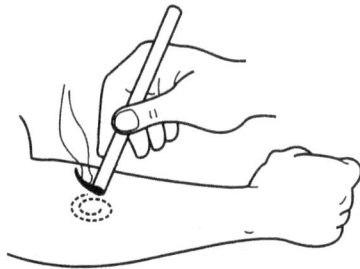

2. 回旋灸　又称熨热灸。将点燃的艾条悬于施灸部位上，距离皮肤3cm，平行往复向左右方向移动或反复旋转施灸，使皮肤有温热感而不至于灼痛（图16－42）。一般可灸20～30min。此法适用于风湿痹证、神经性麻痹及广泛性皮肤病等。

3. 雀啄灸　艾条燃着的一端，与施灸部位并不固定在一定距离，而是对准腧穴，上下移动，使之像鸟雀啄米样，一起一落，忽近忽远地施灸（图16－43）。一般可灸5min左右。此法多用于灸治急性病、昏厥急救、儿童疾患、胎位不正、无乳等。此法因热力较强，应注意避免烫伤皮肤。

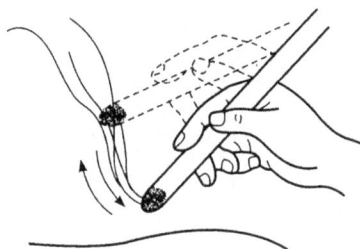

图16－43　雀啄灸

（二）隔物艾条灸

隔物艾条灸，是在点燃的艾条和所灸部位之间间隔某种物品而施灸的一种灸法，随间隔物的不同，分为不同的方法，临床常用的有胡桃壳灸、胡桃壳眼镜灸和温针灸。

1. 胡桃壳灸　是用胡桃壳作间隔物而施灸的一种灸法。取胡桃1个从中线劈开，去仁，取壳（壳有裂缝者不可用）备用。施灸时在壳上钻3～5个小孔，内储鸡粪，扣在患病部位上，用点燃的艾条一端，于胡桃壳的小孔上熏灸。此法有解毒、消肿、止痛之功，适用于各种肿毒。

2. 胡桃壳眼镜灸　也是用胡桃壳作间隔物且内纳菊花等药物制成眼镜而施灸于眼部的一种灸法。胡核桃为补肾之品，菊花有清头明目之功，再以艾条隔着熏灸，能起到补肾养肝、清头明目的效果，故此法适用于某些目疾。此法是在清代顾世澄《疡医大全》用核桃皮灸治外科疮疡的基础上，经过临床实践改制而成的。

操作方法：①取胡桃1个从中线处劈开，去仁，取壳（壳有裂纹及漏孔者不可用）备用。准备无镜片空眼镜框架1副（如无，可用细铁丝弯制），外用医用胶布缠紧，便于隔热，以防烫伤皮肤。镜框的外方用钢丝向内弯一个钩形（长、高各2cm），以备插艾条用（图16－44）。②配制胡桃壳浸泡液，取菊花10g、蝉蜕10g、薄荷10g、石斛10g，上药用纱布包好，放于大口玻璃瓶内，倒入250ml温水，浸泡15min，再将胡桃壳放入药液内，用药包将壳压住，再浸泡15min。取出胡桃壳，套在患侧的镜架上，凹面向眼。取3cm长的纯艾条1节点燃，插于镜架的钩上，然后将镜架戴于患者眼上施灸。每次灸1～3壮，须以患者耐受度为限，视情况而定。每日灸1～2次，10次为一疗程，间隔3～5d再灸。双眼有病灸双侧，单眼有病灸单侧。施灸时眼睛宜闭上，以便使艾灸后壳内的蒸汽直达病所，患者自觉整个眼区出现潮湿温热感。此法适用于老年性白内障、青光眼、急慢性结膜炎、近视、斜视、视神经萎缩及眼肌麻痹等。注意事项：施灸期禁食辛辣之物，勿看电视，以免影响疗效。

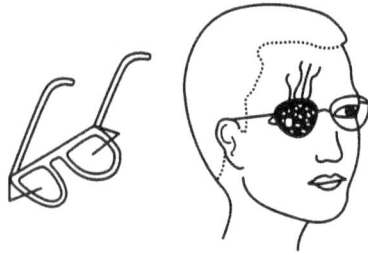

图 16 - 44　胡桃壳眼镜灸

3. 温针灸　又名针上加灸、针柄灸、传热灸、烧针尾，是指将毫针刺入腧穴以后，在针柄上插艾条，或在针柄上先套上姜、蒜等物后，再插艾条施灸的一种疗法。此法的目的是使燃烧艾条所产生的热力通过针柄或透过药物作用到皮肤上。此法适用于既需要留针，又需要施灸的疾病。此法早在殷商时代就有应用，后来，在张仲景《伤寒论》中又有烧针的记载。明代高武《针灸聚英》卷三"温针"条载："王节斋曰，有为针者，乃楚人之法。其法针于穴，以香白芷做圆饼，套针上，以艾蒸温之，多以取效。"

操作方法：将毫针刺入腧穴，得气后，做适当补泻手法，保留一定深度留针，取 2cm 长艾条 1 段，套在针柄上端，艾条距皮肤 3cm 高，点燃艾条下端施灸，热力通过针体传入腧穴，以加强治疗作用（图 16 - 45）。如果患者感到灼痛，可在贴皮肤处用一厚纸片相隔，减轻火力。如选用针柄上插艾条隔物灸时，将姜或蒜切成 0.3cm 厚的片，然后做一半径切口，套盖在已针刺腧穴上，再插上点燃的艾条进行施灸。待艾条燃尽，除去残灰，此时须注意避免余火脱落烫伤皮肤或引着隔纸。稍停片刻将针取出。此法是一种简而易行的针灸并用方法，临床常用，适用于灸治常见病，如风寒湿痹、闭经、腰痛、阳痿、脱肛、面瘫等，也适于灸法保健。温针灸也可使用艾绒，但操作起来不如艾条方便。

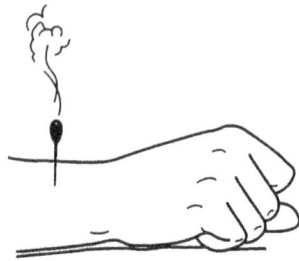

图 16 - 45　温针灸

二、加药艾条灸

加药艾条灸是用加药艾条施灸的一种方法。其操作方法是将药物艾条点燃后，垫上纸或布，趁热按到腧穴上，使热气透达深部。因临床需要不同，艾绒里掺进的药物处方各异，又分雷火神针、太乙神针、百发神针、消癖神火针、阴证散毒针、艾火针衬垫灸等。

（一）雷火神针

雷火神针是用艾绒和多味药物混合特制的长条形加药艾卷，点燃后在人体一定腧穴上熏烫、按灸，是古代诸灸法之一。因其操作时，将药条实按在腧穴上，很像针故名。雷火神针首见于《本草纲目》卷六，附载于"神针火"条之末。雷火神针是太乙神针的前身，其药条用药处方有多种，临床上多使用《针灸大成》一书中的处方：艾绒60g，沉香、木香、乳香、茵陈、羌活、干姜、穿山甲各9g，麝香少许。上药研成细末，筛过和匀，加入麝香少许。取绵纸2张，约30cm²，一张平置桌上，取艾绒24g，均匀铺在纸上，拿木尺等轻轻叩打使其均匀紧密；再取药末6g，均匀铺在艾绒上，卷成爆竹状，外以鸡蛋清涂抹，再糊上另一张绵纸，两头空余3cm许，外用6～7层桑皮纸厚糊捻紧，阴干勿令泄气。

施灸时，先选定腧穴，将上述药条的一端点燃，在施灸的腧穴上，覆盖10层绵纸或5～7层棉布，再将艾火隔着纸或布，紧按在腧穴上，稍留1～2s即可（图16－46）。若艾火熄灭，可再点燃，如此反复施灸。每穴按灸10次左右。另一种方法是，将药条点燃的一端，用7层棉布包裹，紧按在腧穴上，如患者感觉太烫，可将艾条稍提起，等热减再灸，如此反复。正如《针灸大成》卷九所说："治闪挫诸骨间痛，及寒湿气而畏刺者。"如有条件，可以同时制备2根，当一根熨灸时，点燃另一根，如前根熄灭，立即更换，这样使药力随热力不断渗入肌肤，加强治疗作用。

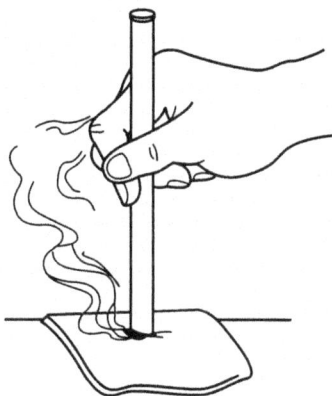

图16－46　雷火神针

（二）太乙神针

太乙神针是雷火神针的进一步发展，是在雷火针的基础上改变药物处方而成，适应证更加广泛，尤其治疗风寒湿痹、顽麻、痿弱无力、半身不遂等均有效。"太乙"，通"大一"，神名。太乙神针者，意为天神或最尊贵的神所施之针，含有神灵、效验和尊贵之义。韩贻丰的《太乙神针心法》是最早问世的太乙神针专著。范毓䄡《太乙神针·序》云，治病诸法，"虽有急救之功而焦头烂额，伤其肌肤……唯有雷火针一法，针既非铁，且不着肉，最为善治。但考其药品，多用蜈蚣、全蝎、乌头、巴豆等毒物，率皆猛烈劫制，倘遇孱弱羸怯之躯，贻害不免……太乙神针制同雷火法，而药皆纯正"。

见于文献记载的太乙神针药条处方有多种，现介绍两种常用方。①用范毓䄡《太乙神针》一书中所载处方加减变化而成的"通用方"，组成是：艾绒90g，硫黄6g，麝香、乳香、没药、松香、桂枝、杜仲、枳壳、皂角刺、细辛、川芎、独活、穿山甲、雄黄、白芷、全蝎各3g。②以《本草拾遗》方为代表，选用人参200g，参三七400g，山羊血100g，千年健、钻地风、肉桂、川椒、乳香、没药、苍术、小茴香各500g，穿山甲400g，甘草1000g，防风2000g，麝香少许。此方多用于虚实并兼之证。太乙神针艾条制法、施灸操作方法及适应证与雷火神针大同，操作总以患者感温热舒适为度。

（三）百发神针

《串雅外编》卷二曾有百发神针的记载，其药物处方是：乳香、没药、生川附子、血竭、川乌、草乌、檀香末、降香末、大贝母、麝香各9g，母丁香49粒，艾绒30g或60g。其药条制法及施灸操作方法与雷火神针大同。此法适用于偏正头风、漏肩风、鹤膝风、半身不遂、痞块、腰痛、小肠疝气及痈疽等。

（四）消癖神火针

消癖神火针也见于《串雅外编》卷二，其加药处方是：蜈蚣1条，五灵脂、雄黄、乳香、没药、阿魏、三棱、木鳖、蓬莪术、甘草、皮硝各3g，闹羊花、硫黄、穿山甲、牙皂各6g，麝香9g，甘遂1.5g，艾绒60g。其药条制法及施灸操作方法同雷火神针。此法主治偏食消瘦及积聚痞块等。

（五）阴证散毒针

阴证散毒针也见于《串雅外编》卷二，其加药处方是：乳香、没药、羌活、独活、川乌、草乌、白芷、细辛、牙皂、硫黄、穿山甲、大贝、灵脂，肉桂、雄黄各3g，蟾酥、麝香各1g，艾绒30g。其药条制法及施灸操作方法同雷火神针。此法主治痈疽阴证。

（六）艾火针衬垫灸

艾火针衬垫灸简称衬垫灸，是近人综合雷火神针、太乙神针及隔姜灸而成的一种灸法。操作方法：取干姜片15g煎汁300ml，与面粉调成稀糨糊，涂在5~6层干净白棉布上，制成硬衬，晒干后剪成10cm见方的衬垫。施灸时，将衬垫放在腧穴上，再将加药艾条点燃的一端按在衬垫上约5s，待局部感到灼热即提起艾条，如此反复5~6次，以局部皮肤红晕为度。此法主治痹证、遗尿、阳痿、哮喘、慢性胃肠病等。

（郑新杰）

第八节　保健灸法

一、概述

保健灸法在我国有悠久的历史。早在晋代葛洪《肘后备急方》卷二，治瘴气疫疠温毒诸方第十五就有"断温病令不相染……密以艾灸患者床四角，各一壮，不得令知之，佳也"的记载，指出以艾叶熏灸住室，可以防止传染病的蔓延。隋代巢元方《诸病源候论》卷四十五曾载："河洛间土地多寒，儿喜病痉，其俗生儿三日，喜逆灸以防之；又灸颊以防噤。"《医心方》中把这种无病先施灸的方法，名之为"逆灸"，也就是现代常说的保健灸法。唐代孙思邈在《备急千金要方》卷二十九也有"凡人吴蜀地游宦，体上常须三两处灸之，勿令疮暂瘥，则瘴疠、温疟、毒气不能着人也"的记载；卷三十也载"膏肓俞无所不治"，"此灸讫，令人阳气康盛"。宋代窦材在《扁鹊心书》更是大力提倡保健灸法，指出"人于无病时，常灸关元、气海、命门、中脘……虽未得长生，亦可保百余年寿矣"。《医说》还有"若要安，丹田、三里常不干"的说法。在用灸法预防中风时《针灸大成》则主张"便宜急灸三里、绝骨四处，各三壮"，"如春交夏时，夏交秋时，俱宜灸，常令二足有灸疮为妙"。《外台秘要》卷三十九甚至提到"凡人年三十以上，若不灸三里，令人气上眼暗"。在取神阙穴用艾熏脐法防病时，《医学入门》认为"凡一年四季各熏一次，元气坚固，百病不生"。历代医学名著，记载了许多养生健身的实例，如《扁鹊心书》在"住世之法"中载有："保命之法，灼艾第一，丹药第二，附子第三。人至三十，可三年一灸脐下三百壮；五十，可二年一灸脐下三百壮；六十，可一年一灸脐下三百壮，令人长生不老。余五十时，常灸关元五百壮……渐至身体轻健，羡进饮食。六十三时，因忧怒，忽见死脉于左手寸部，十九动而一止，乃灸关元、命门各五百壮。五十日后，死脉不复见矣。每年常如此灸，遂得老年康健。乃为歌曰：一年辛苦唯三百，灸取关元功力多，健体轻身无病患，彭籛寿算更如何。"《针灸资生经》第三"虚损"中也说："旧传有人年老而颜如童子者，盖每岁以鼠粪灸脐中一壮故也。"又载："……予旧多病，常苦气短，医者教灸气海，气遂不促，自是每岁须一两次灸之。"《旧唐书》记载的养生之术说："……吾初无术，但未尝以元气佐喜怒，气海常温耳。"故柳公度年八十余，步履轻便。《医学汇言》还曾载有："本朝韩雍侍郎，讨大藤峡获一贼年逾百岁，而甚壮健，问其由，曰：少时多病，遇一异人教令每岁灸脐中，自后健康云。"以上的例子足以说明古人是非常重视养生之道的，往往把灸疗当成生平大事，定期施灸，终生不渝。

近人承淡安也很注重保健灸法，在其所编《针灸杂志》第四卷第 7 期"仙传寿灸法"中记载了以取涌泉穴"每月初一日起灸到初七日止，每日卯时灸到辰时。每逢艾灸时，艾团如小莲子大，如痛则除之。姜片用与不用，随人自便，均至知痛则止而已。每逢初一日，每足灸二十六壮，初二日灸七壮，初三至初七日均同初二日之法行之"。如能坚持施灸，于益寿延年必有好处。

灸法的保健作用，已为大量的临床观察和实验研究所证明，具有调整和提高机体免疫功能、增强机体抗病能力的作用。由于保健灸法操作简便，如晋代名医陈延之所说："夫针术须师乃行，其灸则凡人便施。"并且其老少适宜，无副作用，效果又好，已逐渐被人们所重视和采用。我们应进一步地研究、提倡和推广保健灸法，使其对人民的保健事业发挥更大的作用。

二、常用腧穴及方法

（一）神阙

神阙又名脐中，属任脉，有温补元阳、健运脾胃、复苏固脱之效。在此穴施灸可益气延年，一向受到古今中外养生家的重视。由于所用的药物不同，神阙灸分为神阙隔姜灸、神阙隔盐灸和神阙炼脐法等。

1. 神阙隔姜灸　取 0.2~0.4cm 厚的鲜姜一块，用针穿刺数孔，盖于脐上，然后置小艾炷或中艾炷于姜片上点燃施灸。每次 3~5 壮，隔日 1 次，每月灸 10 次，最好每晚 9 时灸之。每次以灸至局部温热舒适，灸处稍红晕为度。

2. 神阙隔盐灸　《类经图翼》卷八曾载有在神阙穴行隔盐灸："若灸至三五百壮，不唯愈疾，亦且延年。"如用于保健，可取干净食盐适量，研细填满脐窝，上置小艾炷或中艾炷施灸。所灸壮数、时间及感觉与神阙隔姜灸相同。两法亦可配合使用。谨防烫伤。

3. 神阙炼脐法　药物处方：生五灵脂24g、生青盐15g、乳香3g、没药3g、夜明砂6g（微炒）、地鼠粪9g（微炒）、木通9g、干葱头6g、麝香少许。上药共研细末备用。施灸时，取面粉适量，用水调和做圆圈置于脐上，再将药末6g，放在脐内，另用槐树皮剪成一个圆币形，将脐上的药末盖好，1岁1壮，灸治一次换一次药末，每月可灸1次。此法多用于身体虚弱者，并可强健脾胃功能，预防疾病。

（二）足三里

足三里为足阳明胃经之合穴，有补益脾胃、调和气血、扶正培元、祛邪防病之功效，是成年人保健灸的要穴，在此穴施灸能预防中风，祛病延年。古人把足三里灸又称为长寿之灸，由于施灸方法不同，又分为足三里温和灸和足三里瘢痕灸。

1. 足三里温和灸　将艾卷点燃后，靠近足三里穴熏烤，艾卷距离腧穴约3cm，如局部有温热舒适感觉，就固定不动，每次灸10~15min，以灸至局部稍红晕为度，隔日施灸一次，每月灸10次。

2. 足三里瘢痕灸　《针灸大成·千金灸法》中载有："若要安，三里常不干。"在足三里穴行瘢痕灸（化脓灸），是古人常用保健之法。于此穴施艾炷瘢痕灸，可3年一次，每次各灸3~5壮，艾炷如麦粒、黄豆或半个枣核大。其具体操作方法可见艾炷"瘢痕灸"。

（三）气海

气海又名丹田、下肓，属任脉。《铜人腧穴针灸图经》载："气海者，是男子生气之海也。"《针灸资生经》也说："……以为元气之海，则气海者，盖人元气所生也。"常灸此穴有培补元气、益肾固精之作用。气海是保健灸的要穴。常用的有气海温和灸、气海隔姜灸和气海附子灸。

1. 气海温和灸　参照"足三里温和灸"的操作。

2. 气海隔姜灸　取仰卧位。将鲜生姜一块，切片如0.3~0.5cm厚，用细针穿刺数孔，放于气海穴处，上置艾炷点燃灸之。每次施灸3~10壮，艾炷如黄豆或枣核大，每日、隔日或3天施灸1次，10~15次为一疗程。

3. 气海附子灸　取附子切片0.4cm厚，水浸透后中间针数孔，放在气海穴上，于附片上置黄豆大或枣核大艾炷施灸，以局部有温热舒适感或潮红为度。每次3~5壮，隔日1次，10次为一疗程。

（四）关元

关元亦称丹田，是足三阴经、任脉之会，小肠之募穴，有温肾固精、补气回阳、通调冲任、理气和血之功效。关元为老年保健灸的要穴，孕妇不宜采用。常用的有关元温和灸、关元隔姜灸和关元附子灸。具体操作分别同"气海温和灸、气海隔姜灸、气海附子灸"。

（五）大椎

大椎又名百劳，手足三阳、督脉之会，有总督诸阳的作用，又称为阳脉之海，能主宰全身，有解表通阳、疏风散寒、清脑宁神之功效。大椎为保健灸要穴。常用的有大椎温和灸（操作同"足三里温和灸"）。

（六）风门

风门亦称热府，是督脉、足太阳之会穴。《类经图翼》曾载："此穴能泻一身热气，常灸之永无痈疽疮疥等患。"风门主一切风证，有宣肺解表、通络祛风、调理气机的作用。对预防感冒、高血压引起的中风和痈疽等有较好的效果。预防高血压引起的中风多采用风门温和灸（操作同"足三里温和灸"），预防流感和感冒多采用风门隔姜灸。

风门隔姜灸：在流感流行地区可于风门穴施隔姜灸，每次用黄豆大艾炷灸 10～20 壮，以灸至局部温热舒适、皮肤潮红为度。每日灸 1 次即可。

（七）身柱

身柱穴属督脉，名为身柱，含有全身之柱之义。其有通阳理气、祛风退热、清心宁志、降逆止嗽之功效。对小儿有强身保健作用，为小儿保健灸要穴。常用的为小儿身柱温和灸。

小儿身柱温和灸：取艾绒适量卷成香烟大小之艾卷，用温和灸法灸 5～10cm 即可，隔日 1 次，每月最多灸 10 次。

（八）膏肓

膏肓穴属足太阳膀胱经。《备急千金要方》曾指出："此灸讫，令人阳气康盛。"《针灸问对》也载有民间谚语云："若要安，膏肓、三里不要干。"此穴有通宣理肺，益气补虚的作用，为保健灸要穴。常用的有膏肓瘢痕灸（操作同"足三里瘢痕灸"）和膏肓隔姜灸（操作同"气海隔姜灸"）。

（九）涌泉

涌泉又名地冲，为足少阴肾经的井穴，有宁神开窍、补肾益精、疏调肝气之作用。常灸之有保健益寿之功，是老年保健灸之要穴。常用的有涌泉隔姜灸和涌泉无瘢痕灸（着肤灸）。

1. 涌泉隔姜灸　取俯卧位。用鲜生姜片厚约 0.4cm，放于涌泉穴处，上置艾炷灸之。每次施灸 5～10 壮，艾炷如黄豆或小莲子大，隔日施灸 1 次，10 次为一疗程。

2. 涌泉无瘢痕灸　取俯卧位。按艾炷"无瘢痕灸"法操作。每穴每次施灸 3～5 壮，艾炷如麦粒或小莲子大，以灸至灼痛则迅速更换艾炷，谨防起泡，防止感染。

除以上介绍的保健灸法外，还有中脘灸、三阴交灸、肾俞灸、命门灸、曲池灸、阳陵泉灸及专在夏天伏天施灸的"伏天灸"等，多为人们所采用。

用灸法健身防病，男女老幼皆可应用。没有什么诀窍，贵在"坚持"二字，坚持数年必有好处，俗语说"功到自然成"。在开展应用保健灸的过程中，有些人往往开始有好奇心，时间久了怕麻烦，或者急于在短期内求得效果，就往往容易半途而废。只有把保健灸作为日常生活中不可缺少的一件事，养成习惯，才能获得良好的效果。

（郑新杰）

第十七章　神经系统及精神疾病针灸治疗

第一节　三叉神经痛

在三叉神经分布区内反复发作的阵发性、短暂性的剧烈疼痛，称为三叉神经痛。本病多发于面部一侧的额部、上颌部或下颌部。本病常反复发作，表现为慢性疾病，常于 40 岁后起病，女性多见。本病有原发性与继发性之别。原发性三叉神经痛的病因与发病机制尚未完全明确，多数人认为三叉神经根受到机械性牵拉和压迫是原发性三叉神经痛最可能的发病原因。继发性三叉神经痛常由颅内疾病和神经系统损害引起。本病属于中医学"头风"、"面痛"范畴。

本病多与外感风邪、情志不调、外伤等因素有关。风寒之邪侵袭面部阳明、太阳经脉，寒性收引，经脉凝滞，气血痹阻；或因风热毒邪侵袭面部，经脉气血壅滞，运行不畅；外伤或情志不调，或久病入络，使气血瘀滞。面部经络气血痹阻，经脉不通，产生面痛。眼部痛主要属足太阳经病证；上下颌部痛主要属手、足阳明和手太阳经病证。

一、临床表现

一侧面部三叉神经一支或几支分布区内突然发生剧烈疼痛，疼痛呈电击、刀割、撕裂或烧灼样，可伴有反射性面肌抽搐。每次发作历时数秒至 2min 骤然停止，间歇期正常，无任何不适。一天可发作数次。发作常呈周期性，持续数天至数周，可自行缓解数月或更长时间，称为静止期。病程初期发作较少，静止期较长，随病情进展，发作加频，缓解期缩短。

疼痛常因说话、呵欠等张口动作，刷牙、洗脸等面部刺激，以及进食等诱发。通常疼痛发作自一侧的上颌支或下颌支开始，随病情发展而影响到同侧的其他分支。

二、诊断要点

（1）以三叉神经分布区反复发作性短暂的剧烈疼痛为主症。

（2）间歇期触压"扳机点"，如上下唇、鼻翼外侧、舌侧缘、颊黏膜、眼眶上缘等诱发区，常可引起疼痛发作。

（3）排除颅内占位性病变。

三、辨证施治

1. 辨证分型

（1）风寒证：有感受风寒史，面痛遇寒则甚，得热则轻，鼻流清涕。舌苔白，脉浮紧。

（2）风热证：痛处有灼热感，流涎，目赤流泪。舌苔薄黄，脉浮数。

（3）气血瘀滞：多有外伤史，或病程日久，痛点多固定不移。舌质暗或有瘀斑，脉涩。

2. 针灸治疗

治法：疏通经络、祛风止痛，以针刺为主，用泻法。以足太阳及手足阳明经穴为主。

主穴：攒竹、四白、下关、合谷、地仓、内庭、太冲。

方义：攒竹、四白、地仓、下关均为局部取穴，旨在疏通局部经络气血；合谷为手阳明经原穴，"面口合谷收"，与太冲相配可祛风定痉、通经止痛；内庭可清泄阳明风热。

加减：眼支痛者，加丝竹空、阳白；上颌支痛者，加颧髎、迎香；下颌支痛者，加承浆、颊车、翳风；风寒者，加列缺，风热者，加曲池、外关；气血瘀滞者，加内关、三阴交。

操作：针刺时宜先取远端穴。面部诸穴均宜深刺透刺，但刺激强度不宜过大。风寒证酌情加用灸法，每日 1 次，10 次为一疗程。

四、其他疗法

1. 耳针疗法

处方：额、颌、面颊、神门、交感。

操作：每次选 3～5 穴，毫针强刺激，留针 30min，约隔 5min 捻针 1 次。缓解期用弱刺激或压丸法，隔日 1 次，10 次为一疗程。

2. 腧穴注射疗法

处方：眼支痛，取攒竹；上颌支痛，取四白；下颌支痛，取下关。

药物：2% 盐酸普鲁卡因注射液或维生素 B_{12} 注射液。

操作：选上述任一种药液，按发病部位注入上述患侧腧穴，每隔 2～3d 注射一次。

3. 皮内针疗法

操作：在面部寻找"扳机点"，将撤针刺入，以胶布固定。2～3d 更换一次。

4. 刺络拔罐疗法

处方：颊车、地仓、颧髎。

操作：三棱针点刺，然后闪罐，拔出血液约 10ml，隔日 1 次，5 次为一疗程。

五、文献摘要

《针灸大全》：两眉角痛不已，后溪、攒竹、阳白、印堂、合谷、头维。

《针灸甲乙经》：颔痛，刺足阳明曲周动脉见血，立已；不已，按经刺人迎，立已。

《备急千金要方》：攒竹、龈交、玉枕，主面赤、颊肿痛。

六、名家医案

温某，女，43 岁。1987 年 6 月 12 日就诊。右面部疼痛 4 个月。近 2 周发作频繁，疼痛难忍。4 个月来，患者右侧面部从下唇到鼻旁、目内眦，呈发作性放射样剧烈疼痛，持续 0.5～1min 左右。经住院治疗症状改善。2 周前因感冒、发热致面痛复发，疼痛部位向前额窦痛、灼痛，发作频繁。可因风吹、说话、漱口、轻微碰触而诱发。经住院综合治疗不效。患者精神萎靡，面容痛苦，少华。其疼痛部位为右侧三支混合作痛，鼻旁"扳机点"明显。舌质红、苔薄黄、脉弦数。问有尿黄、便秘。诊断：面痛（胃热型）。治则：清泻肝胃肠火，通经止痛。疼痛发作时，针丰隆（双）、迎香（右）、禾髎、承泣。间歇期时，毫针刺四关（合谷、太冲），粗毫针（26号），行针得气后，皆用泻法，强刺留针30min，留针期间运针3次，两组腧穴操作相同。共10次获愈。（王雪苔，刘冠军. 中国当代针灸名家医案［M］. 长春：吉林科学技术出版社，1991：260.）

七、小结

针灸治疗本病有较好的疗效，尤其是对原发性三叉神经痛有较好的止痛效果。对于继发性三叉神经痛，如颅内疾病及神经系统损害引起者，疼痛多呈持续性而阵发性加剧，则应治疗其原发病。应注意排除脑部占位性病变。

（郑新杰）

第二节　特发性面神经麻痹

特发性面神经麻痹是指茎乳孔内面神经非特异性炎症所导致的周围性面瘫，又称贝尔麻痹或面神经炎。目前本病的病因尚不明了。近年对本病患者进行检查，发现其中1/3以上患者有一项或多项病毒抗体效价明显增高，提示与病毒感染有关。一般认为茎乳孔内的病毒感染，引起组织水肿或骨膜炎以压迫面神经，或因局部营养血管痉挛，导致神经组织缺血、水肿、受压而麻痹；亦有人认为局部组织水肿可能是免疫反应所致。本病可发于任何年龄，20~50岁最多，男性略多于女性，常为单侧，起病急。本病属于中医学"口僻"、"口眼㖞斜"范畴。

本病多由劳累过度，正气不足，脉络空虚，卫外不固，风寒或风热之邪乘虚入中面部经络，以致气血阻滞，经筋受病，筋肉失于约束，而致口眼㖞斜。由于足太阳经筋为"目上冈"，足阳明经筋为"目下冈"，故眼睑不能闭合属于足太阳和足阳明经筋功能失调所致；口颊部主要为手太阳、手阳明、足阳明经筋所主，因此，口眼㖞斜主要系该三条经筋功能失调所致。

一、临床表现

起病迅速，常在1~3d内达到高峰。患者常于晨起刷牙、洗脸时发现口角流涎和㖞斜。部分患者病初可伴有患侧耳后乳突区、耳内或下颌角的疼痛。患者患侧面部表情肌动作完全丧失，不能皱额、蹙眉、闭眼、鼓腮、示齿和吹哨等；额纹消失，眼裂增大，鼻唇沟变浅，口角下垂、口歪向健侧。由于健侧面肌收缩，使患侧症状更为显著。患侧眼睑闭合不全，流泪，流涎。因上下睑不能闭合，形成所谓"兔眼"。鼓气和吹哨时，因口唇不能闭合而漏气。少数患者经久不愈，可后遗患侧面肌痉挛。患者症状迁延不愈，后期可出现口角偏向患侧，患侧的鼻唇沟反而加深，眼睑缩小，称为"倒错"现象。部分患者患侧舌前2/3味觉减退，听觉过敏，唾液分泌减少，角膜反射减退或消失。

本病与中枢性面神经麻痹的主要鉴别要点在于：中枢性面神经麻痹患侧下面部表情肌运动障碍，上面部表情肌运动基本正常，且多伴有偏瘫。

二、诊断要点

（1）多有受风寒病史，部分患者发病前3d有耳后疼痛先兆。

（2）以突然发生的一侧面部瘫痪、口眼㖞斜为主症。

（3）排除中枢性面神经麻痹。

三、辨证施治

1. 辨证分型

（1）风寒证：见于发病初期，多由面部受凉引起，起病急，常于晨起刷牙、洗脸时发现口角流涎和㖞斜，患侧眼睑闭合不全，额纹消失，眼裂增大，鼻唇沟变浅，口角下垂，口歪向健侧。舌质淡红、苔薄白，脉浮紧。

（2）风热证：见于发病初期，多继发于感冒发热，兼见舌质红、苔薄黄，脉浮数。

（3）气血不足：多见于恢复期或病程较长的患者，兼见肢体困倦无力，面色淡白，头晕等症。

2. 针灸治疗

治法：活血通络、疏调经筋，针灸并用，用平补平泻法。以手足阳明、手足少阳经穴为主。

主穴：阳白、地仓、颊车、四白、翳风、颧髎、合谷。

方义：阳白为足少阳、手足阳明、阳维脉之会，可疏调额部经气。地仓为足阳明、任脉、阳跷脉之会，颊车为足阳明脉气所发，针刺时相互透刺，配合手太阳、手足少阳之会的颧髎穴以疏导面颊部经气。局部腧穴配以翳风，以及手阳明经原穴合谷，可祛风散寒、舒筋活络。

加减：风寒证者，加风池，以祛风散寒；风热证者，加曲池，以疏风泻热；抬眉困难者，加攒竹；鼻唇沟变浅者，加迎香；鼻唇沟㖞斜者，加水沟；颏唇沟歪斜者，加承浆；恢复期加足三里、气海。

操作：诸穴常规针刺。针刺得气后，面部腧穴平补平泻，恢复期可用灸法。急性期，面部腧穴手法不宜过重，肢体远端腧穴行泻法且手法宜重；恢复期，合谷行平补平泻法，足三里、气海用补法。

四、其他疗法

1. 皮肤针疗法

处方：阳白、太阳、地仓、颊车、合谷。

操作：用皮肤针叩刺上述腧穴，以局部微红为度，每日或隔日 1 次，10 次为一疗程。本法适用于恢复期及后遗症期。

2. 腧穴注射疗法

处方：①太阳、翳风、温溜。②地仓、合谷、迎香。

药物：维生素 B_1 注射液。

操作：每次选取 1 组腧穴，每穴注入 1ml，每日 1 次。

3. 刺络拔罐疗法

处方：阳白、颧髎、地仓、颊车。

操作：先用三棱针点刺，然后拔罐。每周 2 次，适用于恢复期。

4. 电针疗法

处方：颊车、阳白、太阳、地仓。

操作：针刺得气后，接通电针治疗仪，以连续波刺激 10～20min，强度以患者感觉适度、面部肌肉跳动为宜。此法不适用于急性期。

五、文献摘要

《针灸甲乙经》：口僻不正，翳风主之。

《铜人腧穴针灸图经》：客主人，治偏风口喎斜。

《玉龙歌》：口眼喎斜最可嗟，地仓妙穴连颊车。

《普济方》：口喎，温溜、偏历、二间、内庭。

《针灸大成》：口眼喎斜，先刺地仓、颊车、水沟、合谷。如愈后隔一月或半月复发，可针听会、承浆、翳风。

《神应经》：口眼喎斜，颊车、水沟、太渊、合谷、二间、地仓、丝竹空。

六、名家医案

王某，男，61 岁。1987 年 4 月 25 日初诊。自诉双侧面瘫 2 周。2 年前因事外出乘车，自觉面颊部受冷风吹袭，到家即觉右侧脸凉而发麻，晨起右眼闭合不方便，漱口时则口角流水，翌日左眼闭合不全，于某医院治疗，诊断为周围性面神经麻痹。曾用大量 B 族维生素和中药治疗无效。患者神情淡漠，面无表情，不会笑，面色黄，语言尚可，瞳孔等大同圆，光反应（＋），双眼睑下垂，眼裂 0.3～0.4cm，额纹消失，不能皱眉，不会鼓腮，不能吹气，鼻唇沟浅平，上唇下垂，两口角低下，舌质紫红，苔薄白，脉缓。诊断为风寒侵袭型面瘫。治则：益气和营，通经活络。选取印堂、攒竹、风池、地仓、颊车、合谷、足三里、气海。每日 1 次，7 次为 1 疗程。针治 13 次完全恢复正常。（王雪苔，刘冠军．中国当代针灸名家医案［M］．长春：吉林科学技术出版社，1991：13．）

七、小结

针灸治疗本病具有良好效果，是目前治疗本病安全有效的首选方法。患者应注意避免局部受寒吹风，必要时可戴口罩、眼罩防护。因眼睑闭合不全，灰尘容易侵入，每日滴眼药水 2～3 次，以防感染。

（郑新杰）

第三节　面肌痉挛

面肌痉挛为半侧面肌的阵发性不自主不规则抽动，通常情况下，仅限于一侧面部，因而又称半面痉挛。多在中年起病，以往认为女性多发，近几年统计表明，发病与性别无关。少数病例发展到最后可出现轻度的面瘫。本病属于中医学"筋惕肉瞤"范畴。

本病外因为风寒之邪客于经脉，经气运行不畅，筋脉收引而致面部肌肉拘紧瞤动；内因与气血亏虚、脾虚湿阻、肝肾阴亏使筋脉失养有关。或气血亏虚，面部肌肉失养，血虚生风而致肌肉瞤动；或素体脾胃虚弱，或因病致虚，脾胃受纳运化功能失常，津液气血生化之源不足，长期导致湿从内生，阻滞经脉气血运行而致面肌瞤动；或年老体弱，肾精不足，阴液亏耗，水不涵木，阴虚阳亢，而致风阳上扰使面肌阵发抽搐。

一、临床表现

病程初期多为一侧眼轮匝肌阵发性不自主的抽搐，此后，逐渐缓慢地向面颊乃至整个半侧面部发展，逆向发展者极为罕见。抽搐的程度轻重不等，可因疲劳、激动、精神紧张、自主运动而加剧，但不能自行模仿或控制，严重时甚至可呈痉挛状态。神经系统检查无阳性体征。少数患者抽搐发作时可伴有轻度面部疼痛。

二、诊断要点

（1）以一侧面部不自主抽动为主症。

（2）排除乳突及颅骨疾患。

三、辨证施治

1. 辨证分型

（1）风寒阻络：患侧面肌拘紧，眼睑瞤动，常因阴雨天气症状加重。舌质淡红、苔薄白，脉缓或弦紧。

（2）气血亏虚：患侧眼睑瞤动，面肌抽搐，伴有心悸眩晕，乏力自汗，面色无华，纳呆，便溏。舌质淡，脉细弱。

（3）脾虚湿盛：患侧眼睑瞤动，面肌抽搐，气短乏力，纳呆神疲，面色不华，伴有胸脘痞闷，食欲不振，头晕目眩。舌质淡、苔白腻，脉弦滑。

（4）肝肾阴亏：患侧眼睑瞤动，面肌抽搐，时发时止，伴有耳鸣健忘，失眠多梦，腰膝酸软。舌质红、少苔，脉细数。

2. 针灸治疗

治法：风寒阻络者，治宜祛风通络，针灸并用，用泻法；气血亏虚者，治宜补气养血，针灸并用，用补法；脾虚湿盛者，治宜健脾化痰，针灸并用，用平补平泻法；肝肾阴亏者，治宜滋肾柔肝，针灸并用，用补法。以手足阳明、足厥阴、足太阳及足少阳经穴为主。

主穴：合谷、太冲、血海、风池、四白、攒竹、地仓。

方义：合谷为手阳明大肠经之原穴，具有疏风解表、调理脏腑气血、活血镇痛的作用。太冲为足厥阴肝经原穴，可平肝熄风、清理头目、理气通络、镇痛止痉，合谷配太冲，有镇痛止痉等作用。血海能够调理血分，进而制止躁动之内风，气血充盈，经脉得以荣养，故内不生风。风池为手足少阳、阳维之会，可疏散风邪；四白、攒竹，可疏通局部经气；地仓，可调理阳明，以推动经气运行，以上各穴相配，起到疏通经络、平肝熄风、理气活血等作用。

加减：风寒阻络者，加外关、列缺、内庭、后溪，以祛风通络；气血亏虚者，加百会、足三里、气海、关元，以补气养血；脾虚湿盛者，加气海、足三里、三阴交、阴陵泉、丰隆、中脘，以健脾化痰；肝肾阴亏者，加太溪、三阴交，以滋肾柔肝。

操作：诸穴常规刺法。四肢部腧穴进针得气后，施以捻转提插补泻手法，促使经气感传，面部穴沿皮浅刺，施以补法或平补平泻法，不可过度提插捻转。留针 20～30 min。每日或隔日 1 次，10 次为一疗程。

四、其他疗法

1. 腧穴注射疗法

处方：翳风、颊车、四白、太阳、地仓、风池。

药物：地西泮注射液、维生素 B_1 注射液或维生素 B_{12} 注射液。

操作：每次选 2～3 穴，取上述任一种药液，每穴注入 0.2～0.5ml，每日或隔日 1 次，10 次为一疗程。

2. 耳针疗法

处方：面颊、肝、神门、皮质下。

操作：毫针强刺激，留针 1h，每日 1 次，10 次为一疗程。

3. 皮肤针疗法

处方：主穴取风池、合谷、太冲、阿是穴（抽动点）。病位在眼支分布区配阳白、鱼腰、太阳，病位在上颌支分布区配颧髎、迎香，病位在下颌支分布区配地仓、颊车、承浆。

操作：腧穴常规消毒，先用轻度叩刺法，待患者适应后予以中度叩刺。注意叩刺眼部区域时，嘱患者闭眼，不要转动眼珠。叩刺以面部潮红，患者感受轻度的热、胀痛，表皮少许渗血为度。每次叩刺 5～10min，隔日 1 次，10 次为一疗程。

五、文献摘要

《针灸大成》：风动如虫行，迎香。眼睑瞤动，头维、攒竹。

《针灸聚英》：杂病歌，假如唇动如虫行，水沟一穴治之宁。

六、名家医案

王某，女，43 岁，于 1979 年 2 月 7 日初诊。自诉：右侧面肌痉挛 4 个月余。患者于 10 个月前患口眼㖞斜。在本地医院经针灸及维生素 B_1 注射液、维生素 B_{12} 注射液腧穴注射，口服维生素 B_1、维生素 B_6，口眼㖞斜好转。4 个月前右侧下眼睑、面肌、口角抽动，次数频繁，尤以吃饭、说话、阴雨天明显。自觉右侧面肌拘紧，无疼痛，纳可，眠差梦多，心搏、二便正常。体格检查：额纹存在，闭目、皱眉、耸鼻力弱，口角向右拘紧。不能鼓腮，右侧面肌萎缩，示齿时口角向右歪，鼻唇沟存在。脉沉细无力，苔薄白，舌质红。证属风寒滞留、筋脉收引所致。治则：温散寒邪，舒筋缓痉。针取完骨同侧，行烧山火；外关双侧，同侧行气法；足三里双侧。每隔 10d 火针点刺四白、颧髎一次。治疗 4 次后，痉挛次数明显减少，由发作频繁变成 1d 跳动 10 次左右，每次持续 1～2min，但跳动力量加强。治疗 10 次后，眼睑、口角还抽动，但自己无感觉。治疗 28 次后，痉挛基本缓解，面部拘紧减轻。治疗 30 次后，阴雨天未出现痉挛。治疗 34 次后，停针观察。1980 年 1 月随访：停针 8 个月，病情仍稳定。（刘冠军. 现代针灸医案选［M］. 北京：人民卫生出版社，1985：30－31.）。

七、小结

本病是一种比较顽固的疾病。针灸治疗面肌痉挛有一定疗效，但目前仍缺少对此病的规律性把握，且临床疗效有差异，须进一步研究探寻。现代医学对于面肌痉挛的病因尚无明确定论，主要有外周和中枢两大类病因学说。外周因素最常见的是血管压迫学说。其一，长期血管压迫使面神经髓鞘受损，神经纤维暴露，神经冲动短路，产生面肌痉挛；其二，血管搏动直接刺激面神经产生有节律的面肌痉挛。中枢性因素是脑桥的面神经运动核由于炎症等因素的影响，使神经节细胞出现异常的突触联系，产生局灶性癫痫样放电。在治疗方面，尚无更好的方法。

（郑新杰）

第四节　内耳眩晕症

内耳眩晕症又称梅尼埃病，是指以内耳膜迷路积水为主要病理学特征的一种内耳疾病。本病多见于中年人，常单耳发病，偶可见于双侧。本病属于中医学"眩晕"范畴。

本病病变部位主要在肝，与心、脾、肾有关。多因脏腑虚损，兼夹风、火、痰、湿等实邪而发病。

一、临床表现

典型症状为发作性眩晕，波动性、渐进性耳聋，耳鸣，以及耳胀满感。患者突然发生眩晕，自觉头晕眼花，视物旋转动摇，轻者平卧闭目片刻即安，重者如坐舟车、旋转起伏不定，以致站立不稳，呈间歇性、不规则发作，伴有恶心、呕吐、面色苍白、冷汗、耳鸣、耳聋、暂时性眼球震颤等。每次眩晕发作均使听力进一步减退，发作过后可有部分恢复。眩晕症状可持续数分钟至数小时，若反复发作，间歇期可有数日至数年不等。

二、诊断要点

（1）以反复发作的剧烈眩晕、耳鸣重听、恶心呕吐为主要表现。
（2）可引出规律性水平性眼球震颤。
（3）前庭功能减弱或迟钝，电测听有重震现象。
（4）排除其他疾病或原因引起的眩晕。

三、辨证施治

1. 辨证分型

（1）肝阳上亢：眩晕耳鸣，头痛且胀，每因烦劳或恼怒使头晕、头痛加剧，面红目赤，烦躁易怒，少寐多梦，口干口苦。舌质红、苔黄，脉弦数。

（2）痰浊上扰：眩晕，头重如裹，肢体困重，胸膈满闷，呕吐痰涎，嗜睡倦怠，食少多寐。舌胖、苔白滑或腻，脉濡滑。

（3）气血亏虚：头目眩晕，每于劳倦时发作或加重，神疲懒言，倦怠乏力，面色少华，唇甲色淡，心悸失眠，纳呆食少。舌质淡嫩、苔薄，脉细弱。

（4）肾精不足：眩晕耳鸣，精神萎靡，形体消瘦，腰膝酸软，少寐多梦，健忘，男子兼见遗精阳痿，妇女兼见带下。

2. 针灸治疗

治法：发作期以平肝潜阳、化痰降浊为主，间歇期以调补气血、补肾填精为主。肝阳上亢者，治宜滋阴清热、平肝潜阳，只针不灸，用泻法；痰浊上扰者，治宜健脾燥湿、化痰降浊，多针少灸，用泻法；气血亏虚者，治宜健脾益气、补血养心，针灸并用，用补法；肾精不足者，治宜补肾填精益髓，针灸并用，用补法。以足少阳经及手足厥阴经穴为主。

主穴：风池、内关、太冲、丰隆、三阴交。

方义：风池为足少阳胆经与阳维之会，具潜阳熄风止痉之功；内关可宽中豁痰、和胃降逆止呕；太冲为足厥阴肝经原穴，可平肝潜阳，降逆止眩；丰隆为足阳明胃经络穴，兼通脾胃，又可涤痰降浊；三阴交为足三阴经之交会穴，可调补三阴。诸穴共用，可平肝潜阳，涤痰止眩。

加减：肝阳上亢者，加百会、太冲；痰浊上扰者，加内关、中脘；气血亏虚者，加心俞、脾俞、膈俞、足三里、百会；肾精不足者，加肾俞、太溪、行间；耳鸣、耳聋者，加翳风、听会；呕吐者，加中脘。

操作：诸穴常规针刺。针刺得气后行补泻手法，留针 20～30min，发作期每日 1 次，间歇期隔日 1 次。10 次为一疗程。

四、其他疗法

1. 艾灸疗法

处方：百会。

操作：悬灸或将艾柱置于百会穴上灸，每次 20～30 壮，至患者百会穴局部有麻木感或烧灼感为止，每日 1 次，10 次为一疗程。

2. 耳针疗法

处方：肾上腺、内耳、神门、皮质下、肝、肾。

操作：毫针中度刺激，留针 30min，每日或隔日 1 次。缓解期可用压丸法并结合体针治疗，10 次为一疗程。

3. 头针疗法

处方：晕听区。

操作：针与头皮呈 30°，斜刺进针 1.5～2 寸，捻转补法，留针 40～60min，每日或隔日 1 次，10 次为一疗程。

五、文献摘要

《针灸聚英》：头晕，挟痰气，虚火妄动其痰，针上星、风池、天柱。

《针灸大全》：寒厥头晕及头目昏沉，大敦、肝俞、百会。

《针灸大成》：风眩，临泣、阳谷、腕骨、申脉。

六、名家医案

杨某，男，38 岁。1984 年 5 月 11 日初诊。主诉：头晕耳鸣 2 个月，加重 3d。病史：患者 2 个月前突然出现眩晕，自觉天旋地转，不敢睁眼，右耳耳鸣，到某医院诊断为梅尼埃病，服用茶苯海明、地西泮、天麻丸等中、西药 20 余日，稍有好转。3d 前又出现头晕、耳鸣、目眩、心烦、胸脘满闷、恶心呕吐，服药无效而来针灸治疗。体格检查：右耳轻度听力减退。一般状态良好，面色苍白，无眼球震颤。舌质淡红、少苔，脉弦数。诊断：眩晕（内耳性眩晕），痰浊中阻型。治则：健脾和胃，涤痰燥湿。取穴：印堂、内关、风池、听宫、足三里。操作：用平补平泻手法，中强刺激，得气后，留针30min。每日1次，针6次后，头晕、目眩明显减轻。针12次后，头晕、目眩已基本消失，仅时有耳鸣。又针5次诸症消失，临床痊愈。（王雪苔，刘冠军．中国当代针灸名家医案［M］．长春：吉林科学技术出版社，1991：641.）

七、小结

针灸治疗本病疗效显著，本症亦为世界卫生组织推荐的针灸适应证之一。在本病发作时用针灸治疗，可使眩晕、恶心、呕吐等立即缓解，故在用针灸治疗时，发作期应先治其标，缓解期以治本为主，标本兼顾。眩晕发作时应先让患者平卧休息，若伴有呕吐，应防止呕吐物误入气管。患者日常应注意加强体育锻炼，饮食忌肥甘厚味、辛辣之品。

（郑新杰）

第五节　坐骨神经痛

坐骨神经痛是指在坐骨神经通路及其分布区内发生的疼痛。根据发病原因，本病可分为原发性坐骨神经痛和继发性坐骨神经痛，原发性坐骨神经痛（坐骨神经炎）与感染、受寒、损伤等有关；继发性坐骨神经痛为神经通路的临近组织病变产生机械性压迫或粘连所引起的脊髓蛛网膜病变、腰及臀部肌肉筋膜病变。按其受损部位，继发性坐骨神经痛又可分为根性坐骨神经痛和干性坐骨神经痛。本病是极为常见的周围神经病，男性青壮年较多，多单侧发病。本病属于中医学"痹症"范畴，《灵枢》称之为"周痹"。

本病由于腠理空虚，营卫不固，感受寒湿之邪，其邪凝滞，经脉受阻，气血运行不畅而为寒湿痹症；如素为阳盛之体，内有蕴热，感受风寒湿邪，易于化热，形成湿热痹证；或因腰部用力不当，如弯腰负重，或提举重物，或肩荷重担，挫闪损腰，均可导致局部损伤，以致气滞血瘀，经脉不通，不通则痛，而为瘀血阻络之证。如本病迁延日久，病邪固着，病势缠绵难愈，久病则气血不足，筋脉失养，以致出现臀肌或腓肠肌萎缩，则符合肌痹的临床特征。

一、临床表现

一侧腰部、臀部、大腿后侧、小腿后侧和外侧及足部发生烧灼样、放射样或针刺样阵发性或持续性疼痛。原发性坐骨神经痛发病突然，无腰部外伤史，无明显腰背痛，感觉障碍不显著；继发性坐骨神经痛，有原发病可查，常伴腰背痛、咳嗽、喷嚏，排便可使疼痛加重，腰椎旁有压痛及叩击痛，腰部活动受限，下肢有放射痛，感觉障碍明显，肌萎缩明显。

二、诊断要点

（1）沿坐骨神经分布区域内有传导性、放射性疼痛。
（2）常见压痛点有坐骨切迹、臀中点、腘窝点、腓点、踝点。
（3）拉赛格（Laseg）征阳性，跟腱反射减弱或消失。

三、辨证施治

治法：疏通经络，行气止痛。针灸并用，用泻法。以足太阳、足少阳经穴为主。

主穴：①足太阳经型：环跳、阳陵泉、秩边、承扶、殷门、委中、承山、昆仑。②足少阳经型：环跳、阳陵泉、风市、膝阳关、阳辅、悬钟、足临泣。

方义：由于坐骨神经痛有沿足太阳、足少阳经放射疼痛两种情况，故循经取足太阳和足少阳经穴以疏导两经闭阻不通之气血，达到"通则不痛"的治疗目的。环跳为两经交会穴，一穴通两经；阳陵泉乃筋之会穴，可舒筋通络止痛，故可通用。

加减：有腰骶部疼痛者，加肾俞、大肠俞、腰阳关、腰夹脊、阿是穴，以疏调腰部经络之气；与天气变化有关者，加灸大椎、阿是穴，以温经止痛；气滞血瘀者，加膈俞、合谷、太冲，以化瘀止痛。

操作：诸穴常规针刺，用提插捻转泻法，以出现针感沿腰腿部足太阳经、足少阳经向下放射为佳。急性期每日 2 次，15d 为一疗程；缓解期每日 1 次，15 次为一疗程。

四、其他疗法

1. 电针疗法

处方：根性坐骨神经痛取腰 4~5 夹脊、大肠俞、关元俞、阳陵泉、委中，干性坐骨神经痛取环跳、秩边、阳陵泉、委中、足三里、昆仑、侠溪。

操作：进针得气后，将每对导线上下连接，用脉冲电针治疗仪，采用密波，电流量由小至大，每日 1 次，每次 10~15min，10 次为一疗程，休息 3d。

2. 腧穴注射疗法

处方：腰 4~5 夹脊、秩边、环跳。

药物：维生素 B_1 注射液、维生素 B_{12} 注射液或 1%~2% 盐酸普鲁卡因注射液。

操作：以上腧穴任选其一，维生素 B_1 注射液或维生素 B_{12} 注射液，每穴注入 0.5~1ml，每次 2~3 穴。疼痛剧烈者用 1%~2% 盐酸普鲁卡因注射液 5~10ml 注入相应腧穴。

五、文献摘要

《针灸甲乙经》：腰以下至足，清不仁，不可以坐起，尻不举，腰俞主之。髀痹引膝股外廉痛，不仁，筋急，阳陵泉主之。

《神应经》：腰脚痛，环跳、风市、阴市、委中、承山、昆仑、申脉。

《针灸大成》：腰脚疼痛，委中、水沟。

《普济方》：腰不遂，上髎、环跳、巨虚下廉。

六、名家医案

关某，男，50 岁。因左腿疼痛半月余，于 2003 年 1 月 9 日入院。患者腰痛史 10 余年，每因劳累后可诱发加重，休息后可自行缓解，半月前出差，途中感受风寒，后出现腰臀部疼痛，向左下肢放射，活动受限，影响睡眠，单诊为坐骨神经痛，口服维生素 B_{12} 及止痛片等药，左下肢疼痛更剧，痛如刀割，遂入院治疗。患者痛苦面容，强迫体位，喜卧健侧，左臀外侧及腘中均有压痛，左下肢直腿抬高试验（+），左侧屈踝试验（+），左侧分髋试验（+），病理反射未引出，血压 130/80mmHg，脉率 80 次/min，腰椎 X 线片示腰椎退行性骨关节病。舌暗红，苔白，脉弦。中医诊断：痹证。西医诊断：腰椎增生性关节炎，继发性坐骨神经痛。辨证：患者腰痛经久不愈，复感风寒之邪，邪侵肌表，太阳受之，故足太阳脉阻，气血痹阻，不通则痛，故见"胭如结"、"腰似折"等经脉病候。治则：祛风散寒，活血通络。取穴：大肠俞、秩边、环跳、委中、阳陵泉。治疗经过：每日针 2 次，经治疗 3d 患者左下肢疼痛减轻，可以下床站立。1 周后可以行走，左下肢直腿抬高试验（-），2 周后腰及左腿疼痛消失，活动自如，痊愈出院。（石学敏．石学敏针灸全集［M］．2 版，北京：科学出版社，2006：613-614．）

七、小结

本病如由肿瘤、结核等原因所引起者，应治其原发病；由腰椎间盘突出引起者，可配合牵引或推拿治疗。急性期应卧床休息 2~3 周，腰腿部注意保暖，睡硬板床。

（郑新杰）

第六节 外伤性截瘫

外伤性截瘫是指脊椎在外界暴力作用下，发生脊椎骨折或脱位导致脊髓损伤、神经功能障碍而引起的肢体瘫痪。本病属于中医学"痿证"范畴。

脊柱突然受外力所伤，致使脊柱骨折受损，由于督脉"贯脊络肾"，所以督脉受损后肾气损伤，瘀血阻滞不通，经络痹阻，督统失职，不能濡养而致瘫痪不仁。

一、临床表现

根据脊髓损伤部位的不同，出现损伤水平面以下的瘫痪。胸段损伤可引起双下肢痉挛性瘫痪；腰段以下损伤可出现下肢弛缓性瘫痪。同时伴有损伤水平面以下各种感觉缺失及尿潴留或尿失禁，大便秘结或失禁，患肢皮肤干燥、脱屑，汗腺分泌功能异常等。颈脊髓前方受压严重者，可引起前侧脊髓综合征，有时可出现四肢瘫痪，但下肢和会阴部仍有位置觉和深感觉。脊髓半横切损伤，损伤平面以下同侧肢体运动及深感觉消失，对侧肢体痛觉和温度觉消失。

二、诊断要点

（1）脊髓受损平面以下肢体瘫痪，多呈上运动神经元性损害，二便失禁。

（2）X 线、CT 检查明确病变部位，并排除其他原因（如脊椎结核、肿瘤等）引起的截瘫。

三、辨证施治

1. 辨证分型

（1）经脉瘀阻：损伤肢体肌肉松弛，痿废不用，麻木不仁，二便不通。舌苔黄腻，脉弦细涩。

（2）肝肾亏虚：损伤肢体肌肉萎缩，拘挛僵硬，麻木不仁，头晕耳鸣，腰膝酸软，二便失禁。舌红少苔，脉弦细。

2. 针灸治疗

治法：疏通督脉、调和气血。以针刺为主，用平补平泻法。以督脉和足三阳经穴为主。

主穴：损伤脊髓节段的上、下相应的 1 ~ 2 个棘突的督脉穴及其夹脊穴、环跳、委中、阳陵泉、足三里、悬钟、三阴交。

方义：本病多系督脉受损，督脉"并于脊里"，取损伤脊柱上、下 1 或 2 个棘突的督脉穴及其夹脊穴可激发受损部位的经气，调和气血，可促进神经功能的恢复。夹脊穴夹督脉、循膀胱，有通调十二经脉、疏通诸经的作用，故取之有收行气血、营阴阳、濡筋骨之功。环跳、委中、阳陵泉、足三里，可调理经气、舒筋活络，对肢体运动功能的恢复有较好的作用。悬钟是髓会，是治疗下肢痿痹的常用穴。三阴交是足三阴经之交会穴，针灸可补肝肾、养气血、通经脉、强筋骨。

加减：经脉瘀阻者，加合谷、太冲、膈俞，以强化活血通络之力；肝肾亏虚者，加肝俞、肾俞、关元俞，以补益肝肾；上肢瘫痪者，加肩髃、曲池、手三里、合谷、外关，以疏通上肢经络之气；下肢瘫痪者，加秩边、风市、丰隆、太冲，以疏通下肢经络之气；大便失禁者，加长强、大肠俞，以调理肠道；小便失禁者，加中极、关元、肾俞、膀胱俞，以补肾固涩；小便不通者，加气海、关元、阴陵泉，以调理膀胱、利尿通便。

操作：以针刺为主，用平补平泻法。督脉穴用 28 号 2 寸毫针，向下斜刺 1.5 寸左右，如进针有阻力突然消失的感觉或出现触电感向二阴及下肢放射，当终止进针，以免造成脊髓新的损伤；夹脊穴可刺向椎间孔，使针感向脊柱两侧或相应肢体放射，或使相应部位的体腔出现紧束感；关元、中极须在排空膀胱后针刺。

四、其他疗法

1. 电针疗法

处方：先选用同侧损伤节段上、下的常用穴 1 对，也可以取病损节段上左、右各 1 穴，以后按瘫痪神经及肌群选用局部穴。

操作：弛缓性瘫痪者，宜用疏波、中度刺激，以肌肉轻轻收缩为度；痉挛性瘫痪者，宜用密波、强刺激。

2. 腧穴注射疗法

处方：同"针灸治疗"。

药物：维生素 B_1 注射液或维生素 B_{12} 注射液。

操作：每次选 2 ~ 3 对腧穴，每日或隔日 1 次，取维生素 B_1 注射液或维生素 B_{12} 注射液，每穴注入 0.5 ~ 1ml。

五、名家医案

王某，女，28 岁，工人。因双下肢瘫痪伴二便障碍 16 个月于 2001 年 10 月 22 日入院。患者于 2000 年 6 月 14 日晚不慎被汽车撞伤，伤后觉腹部及左脑部疼痛，双下肢无知觉，急送某医院。CT 示第 12 胸椎、第 1 ~ 2 腰椎椎体爆裂性骨折，多处软组织挫伤。于 6 月 19 日行椎体骨折内固定术，术后予抗炎、止血、脱水治疗，病情稳定，仍遗留双下肢瘫痪，二便障碍，为进一步康复入院治疗。患者神志清醒，一般情况良好，双下肢瘫痪，浅感觉自胸 11 以下消失，深感觉自髋关节以下消失，右下肢缓慢抬离床面 20°，左下肢微可内收，肌张力偏高，诸肌群肌肉萎缩，下腹壁反射及肛门反射消失，下肢腱反射减弱，病理反射未引出，尾骶部可见 3cm×4cm 压疮，二便失禁。舌红、苔薄白、脉沉细。中医诊断：痿证。西医诊断：第 12 胸椎、第 1~2 腰椎爆裂性骨折，伴双下肢瘫痪。辨证：患者腰部外伤，督脉受损。督脉为阳经之海，而络阴阳诸经，故不能"行气血，营阴阳，濡筋骨，利关节"，遂下肢筋骨失养，痿废弛软，麻痹不仁。治则：疏通督脉，强健腰膝。主穴：夹脊穴。配穴：阳明经排刺（自髀关至解溪）。二便功能障碍配关元、中极。操作：夹脊直刺 1.5 寸，刺至脊柱横突，施小幅度捻转，从上至下共 3 次；阳明经排刺，每穴间隔 1 寸，刺 0.5~0.8 寸，用捻转补法，从上至下反复 3 次，关元、中极针前排空尿液，直刺 1~1.5 寸，用提插之补法 1~3min。治疗经过：患者经 1 个月治疗，左下肢可被动屈腿立于床上，右下肢直腿抬高 40°，不能伸展，肌张力显减低，3 个月后肌肉萎缩好转，有排尿感，搀扶下可站立，继续治疗 1 年，双侧大腿外侧痛、温觉恢复，拄拐可短距离行走，显效出院。（石学敏. 石学敏针灸全集［M］. 北京：科学出版社，2006：740－741.）

六、小结

本病目前尚无满意的治疗方法，针灸对其中部分病例有一定的疗效。其恢复的程度视损伤的程度、年龄、体质、病程、治疗方法等多方面的因素而定。完全性截瘫患者应以针灸结合自主锻炼及被动锻炼。

（郑新杰）

第七节　神经性头痛

神经性头痛又称紧张性头痛、肌肉收缩性头痛。多由精神紧张、焦虑等因素，而导致颈项部、头部肌肉的持久收缩和相应动脉的扩张而引起。由于头痛的病因甚多，有时作为一个常见症状发生在多种急慢性疾病中，有时亦是某些相关疾病加重或恶化的先兆，所以诊治头痛应详细询问病史，仔细检查，探求病因。本病属于中医学"头痛"、"脑风"、"头风"范畴。

本病外感多因起居不慎，坐卧当风，其感受外邪，以风为主，多夹寒、热、湿邪。内伤可因情志、饮食、体虚久病所致。

一、临床表现

发病部位一般位于枕部或枕下部，但也可在颞部、前额部、顶部，甚至整个头部。头痛可为单侧，也可为双侧。多数患者感到紧箍样、压迫性钝痛，但也可不感觉疼痛，而仅有一种紧束感或压迫感。情绪不佳、紧张、失眠可使头痛加重。其持续时间多为 2~3h，但也有达数日、数月甚至数年之久的。除头痛外，常伴有疲倦、不愉快等感觉。

二、诊断要点

（1）头部有持续性紧箍样、压迫性钝痛或有紧束感、压迫感。
（2）排除后颈凹肿瘤、小脑出血、脑桥出血、蛛网膜下腔出血、脑膜炎、颈椎病等疾病。

三、辨证施治

1. 外感头痛　一般发病较急，头痛连及项背。如风寒重兼见恶风畏寒，口不渴，舌苔薄白，脉浮紧；风热重则头痛而胀，发热，口渴欲饮，便秘溲黄，苔黄，脉浮数；若风湿重则头痛如裹，痛有定处，肢体困倦，舌苔白腻，脉濡。

治法：祛风散寒，化湿通络。以督脉及手阳明、足少阳经穴为主。

主穴：百会、太阳、风池、合谷。

方义：风为百病之长，外感头痛多以风邪为主。百会位于巅顶，太阳散风通络，两穴相配，通络止痛；风池为足少阳与阳维脉交会穴，可祛风止痛；合谷通经止痛。

加减：前头痛者，加印堂；偏头痛者，加外关；后头痛者，加天柱；头顶痛者，加四神聪；风热者，加曲池；风寒者，加风门，拔火罐；风湿者，加头维、阴陵泉。

操作：常规针刺，用泻法，风寒可配合灸法，每日1次，每次留针20~30min，10次为一疗程。

2. 内伤头痛　头痛发病较缓，多伴头晕，痛势绵绵，时止时休，遇劳或情志刺激发作、加重。兼见头胀痛，目眩，心烦易怒，面赤口苦，舌质红、苔黄，脉弦数，为肝阳上亢头痛；头痛兼头晕耳鸣，腰膝酸软，神疲乏力，遗精，舌质红、苔少，脉细无力，为肾虚头痛；头部空痛兼头晕，神疲无力，面色不华，劳则加重，舌淡，脉细弱，为血虚头痛；头痛昏蒙，脘腹痞满，呕吐痰涎，舌苔白腻，脉滑，为痰浊头痛；头痛迁延日久，或头部有外伤史，痛处固定不移，痛如锥刺，舌质暗，脉细涩，为瘀血头痛。

（1）实证：

治法：疏通经络，清利头窍。以督脉及足阳明、足少阳经穴为主。

主穴：百会、头维、风池。

方义：百会、头维疏通头部经络气血；风池活血通经，清利头目，调和气血。

加减：肝阳上亢者，加太冲、太溪、侠溪；痰浊头痛者，加太阳、丰隆、阳陵泉；瘀血头痛者，加血海、膈俞、内关、阿是穴。

操作：毫针刺，用泻法。

（2）虚证：

治法：疏通经络，滋养脑髓。以督脉及足阳明、足少阳经穴为主。

主穴：百会、风池、足三里。

方义：百会疏调气血以养脑髓；风池活血通经，调和气血；足三里补益气血，滋养脑髓。

加减：血虚头痛者，加三阴交、肝俞、脾俞；肾虚头痛者，加太溪、肾俞、悬钟。

操作：毫针刺，风池用平补平泻法，余穴均用补法。

四、其他疗法

1. 耳针疗法

处方：皮质下、额、枕、肾、胰胆。

操作：在上述区域找敏感点，间歇运针。如头痛顽固者，用强刺激，捻转5min左右，也可在找到敏感点后埋针1~7d。

2. 刺络拔罐疗法

处方：腰1~骶4夹脊，结合叩刺患病局部，如头颠、两手掌及指端。头痛较重者，可选风池、太阳、阳白。

操作：叩刺至少量出血，后加拔火罐。

3. 腧穴注射疗法

处方：患侧风池、天柱、阳白、攒竹。

用药：维生素 B_1 注射液、维生素 B_{12} 注射液或 10% 葡萄糖注射液。

操作：取上述任一种药液，每穴注入 0.5ml，隔日 1 次，10 次为一疗程。

4. 头针疗法

处方：前头痛取对侧或双侧面部感觉区，后头痛取对侧或双侧下肢躯干头部感觉区。

操作：进针后快速捻转，留针 15 ~ 20min，每日 1 次，10 次为一疗程。

五、文献摘要

《神应经》：头风，上星、前顶、百会、阳谷、合谷、关冲、昆仑、侠溪。

《针灸大成》：头风顶痛，百会、后顶、合谷。

《神灸经纶》：偏正头痛，脑空、风池、列缺、太渊、合谷、解溪，上穴均用灸法。

《针灸大全》：偏正头痛且两额角痛，后溪、头临泣、丝竹空、太阳、列缺、合谷。

《普济方》：风头眩主痛，天牖、风门、昆仑、关元、关冲。

六、名家医案

王某，女，34 岁。1986 年 7 月 12 日就诊。主诉右侧头痛 5 年。患者 1982 年始右侧头痛、时轻时重，原因不明，每日昏昏沉沉，影响生活、工作。曾做脑血流图，报告神经紧张度增高，饮食尚可，便秘，经用中西药、针灸治疗无效来诊。体格检查：面色潮红，语言爽朗。舌质红、苔腻，脉弦细。血压 120/90mmHg。手足阳明经合谷、内庭压痛反应（ + ），肝经太冲压痛反应（ + ），胆经足临泣过敏压痛反应（ + ）。诊断为头痛（神经性头痛）。取穴：合谷、太冲、外庭、足临泣。采用毫针泻法，右侧点刺，左侧留针 15min。每 5min 一进三退捻转 1 次。患者在二诊后头痛头晕减轻，昏沉消失。三诊后头不觉痛。四诊便秘解。五诊全身松快，压痛反应减轻。继针 5 次反应消失而愈。随访数月，头痛未作。（王雪苔，刘冠军. 中国当代针灸名家医案［M］. 长春：吉林科学技术出版社，1991：40.）

七、小结

针灸治疗本病疗效较好。如治疗效果不显著，应进一步明确诊断，防止误诊。伴有发热的急性头痛、伴有意识障碍的头痛均应按急症全面检查，综合治疗。针刺治疗神经性头痛有立竿见影之效，中药治疗则有治本之功，尤其慢性头痛应以针灸结合中药进行治疗。

（郑新杰）

第八节　癫痫

癫痫是一组由不同病因所引起的脑部神经元高度同步化异常放电所致，以发作性、短暂性、重复性及通常为刻板性的中枢神经系统功能失调为特征的综合征。根据所侵犯神经元的部位和发放扩散的范围，脑功能失常可表现为运动、感觉、意识、行为、自主神经功能等不同障碍，或兼而有之，常反复发作。癫痫是常见的神经系统疾病，其患病率为 0.5% ~1%。

本病病因分先天因素和后天因素两种。本病病机复杂，大体概括为痰、热、惊、风、虚、瘀等致病因素，造成人体脏腑功能失调，痰浊阻滞，气机逆乱，痰凝气滞血瘀，肝风内动，风热痰瘀互结，闭阻窍络。心、肝、脾、肾损伤是癫痫的发病基础；痰浊蒙蔽清窍，壅塞经络为发病的直接原因。

一、临床表现

大多为间歇性、短时性和刻板性发作。患者多有家族史，每因惊恐、劳累、情志过激等诱发。临床常见发作类型有癫痫大发作、小发作、局限性发作、精神运动性发作。

1. 大发作　约半数患者有先兆症状：肢体麻木、疼痛、手指抽动、突感恐惧，历时数秒，继之发出尖叫，神志丧失而跌倒于地，肢体强直，两眼上翻或偏向一侧。经 30s 左右，则四肢及面部肌肉强烈抽动，口吐白沫，1～2min 停止之后渐渐进入深睡；2h 后，意识清醒，则头昏、疲乏。癫痫大发作短期内呈持续性，患者始终处于昏迷状态，称为癫痫持续状态。常伴有体温升高，若不及时抢救，终止发作，患者将因衰竭而死亡。

2. 小发作　多见于儿童，有短暂的意识丧失，1～2s 即过，长者可达数十秒。临床上常表现为面色苍白、动作中断、直视呆立不动、呼之不应、手持物落地。发作过后，可继续原来的活动。

3. 局限性发作　多为继发性癫痫。抽搐常限于一个肢体或一侧肢体，发作由手指、面部（尤其是口角）或足趾开始，逐渐向远端蔓延。

4. 精神运动性发作　常见于成年人，其特点为发作性精神活动障碍，持续数分钟至数小时不等，有时可长达数日后症状突然消失，过后患者对发作情况一无所知。

二、诊断要点

（1）有反复发作的癫痫症状。

（2）脑电图检查有癫痫波。

（3）排除癔症性抽搐与昏厥、低钙血症抽搐、破伤风抽搐等病症。

三、辨证施治

1. 发作期　对处于发作期的患者，首先应区分阳痫和阴痫。阳痫偏于实热，阴痫偏于虚寒。

（1）辨证分型：

1）阳痫：猝然仆倒嚎叫，声尖而高，瞬息不省人事，项背强直，手足抽掣有力。面色初为潮红或紫红，继之转为青紫或苍白，口唇暗青，两目上视，牙关紧闭，口中溢出大量白色涎沫，甚则二便自遗。移时苏醒，亦有醒后嗜睡或躁动不安、神志错乱。舌质红、苔白腻或黄腻，脉弦数或弦滑。

2）阴痫：发痫时面色晦暗青灰而黄，手足清冷，双目半开半合，或抽搐时作，或失神呆滞，不动不语，两眼发直或上视，手中物件掉落，也可伴有眼睑、颜面或肢体的颤动和抽动，发作后对上述症状全然不知，多一日频作十数次或数十次，舌质淡、苔白腻，脉沉细而迟。

（2）针灸治疗：

治法：发作期治疗以醒神开窍、止痉定痫为主，阳痫辅以清热化痰、熄风定痫，用泻法；阴痫辅以温阳除痰、顺气定痫，用补法，并可施灸。以督脉穴为主。

主穴：百会、大椎。

方义：癫痫发作期以神志不清、肢体抽搐为主，针刺选穴多以督脉穴为主，因督脉"入络脑"，"总督一身之阳气"，如督脉经气阻滞，则可发生项背强直、癫痫发作。百会是足太阳膀胱经与督脉交汇点，膀胱经与督脉交汇于百会后络于脑，循脊柱两侧下行，故取百会穴具有清脑醒神、熄风止痉的作用。大椎是手、足二阳经与督脉之会穴，能通调诸阳经之气，可清泄风阳、宁神醒脑、熄风安神、通督醒志而止抽搐。

加减：阳痫者，加合谷、印堂、风池以助清热之效，加阳陵泉、太冲以泻肝胆经气、制肝气横逆达熄风定痫之用。痰盛者，加丰隆以涤痰。阴痫者，加气海、足三里、中脘、鸠尾艾灸，以温阳除痰、顺气定痫。

操作：诸穴常规针刺。进针后行捻转或提插补泻手法，阳痫行泻法，阴痫行补法。须灸治者行艾条熏灸，以皮肤红晕为度。复苏之后转入休止期治疗。

2. 休止期

（1）脾虚痰盛：痫止后食欲不振，腹部胀满，大便溏薄，精神疲惫，神疲乏力，形体瘦弱，咳痰或痰多，或恶心泛呕，或胸胁痞闷。舌质淡、苔白腻，脉濡滑或细弦。

治法：健脾化痰。以督脉、任脉、足阳明经及相应背俞穴为主。

主穴：脾俞、肾俞、关元、足三里、百会、中脘、丰隆。

方义：本证之本在于脾虚失运，故取脾俞、肾俞培补元气。足三里可运化水谷、生精化血，对真元亦有裨益；百会、关元属任督二脉，能壮气以运血，使气血充盈、生化有源；取中脘、丰隆以涤痰浊。诸穴共伍，以奏健脾化痰之功。

加减：恶心泛呕者，配上脘；胸闷者，配内关；乏力、神疲者，配百会，加灸。

操作：百会沿皮刺。进针得气后行捻转补泻手法。百会加灸时，可用艾条熏灸。余穴常规针刺。每日1次，7~10次为一疗程；疗程间隔3~5d。

（2）肝火痰热：素日心烦急躁，每因焦急郁怒诱发本病，痫止后，仍然烦躁不安，胸胁乳房胀痛，口苦而干，失眠，便秘溲赤，或咳痰胶稠。舌质偏红、苔黄，脉弦数。

治法：清肝泻火，化痰开窍。以手足厥阴、足少阳、足阳明及相应背俞穴为主。

主穴：风池、肝俞、肾俞、行间、侠溪、丰隆、内关。

方义：风池能疏泄浮阳，配行间、侠溪，泻肝胆上亢之虚阳，是治标之法，更取背俞调补肝肾，而治其本。取丰隆以化痰浊，取内关以清心火。诸穴共伍，以达清肝泻火、化痰开窍之功。

加减：口苦者，配胆俞、日月；失眠者，配心俞；大便秘结者，配支沟。

操作：日月、风池斜刺，行间、侠溪、丰隆、内关、支沟直刺。进针得气后行提插捻转补泻手法，留针30min。每日1次，7~10次为一疗程，疗程间隔3~5d。

（3）肝肾阴虚：痫病频发之后，神志恍惚，面色晦暗，头晕目眩，两目干涩，耳轮焦枯不泽，健忘失眠，腰膝酸软，大便干燥。舌质红、苔薄黄，脉沉细而数。

治法：滋养肝肾。以足少阴、足厥阴、足太阴及相应背俞穴为主。

主穴：太溪、太冲、肝俞、肾俞、三阴交、膈俞。

方义：久病不愈，肝肾阴虚，"五脏有疾也，当取之十二原"，肾为一身阴液之本，受五脏六腑之精而藏之，取肾经原穴太溪，补肾填精；肝藏血，主枢机，取肝经原穴太冲，养血柔肝，平肝熄风，配合肾俞、肝俞以滋肾益精血，平熄内风。三阴交为脾、肝、肾三经交会穴，能补助阴血，阴不足而阳偏亢之证皆可取本穴，配血会膈俞，则阴血可补，虚火可收。

加减：头晕，配百会；健忘失眠，配神门；大便干燥，配巨虚。

操作：太溪、太冲、三阴交、神门、上巨虚直刺；百会沿皮刺。进针得气后行提插补泻手法，太冲、风池、上巨虚平补平泻，余穴行补法，留针 30min。每日 1 次，7 ~ 10 次为一疗程，疗程间隔 3 ~ 5d。

四、其他疗法

1. 针挑疗法

处方：长强上 0.5 寸、1 寸、1.5 寸 3 处作挑点。

操作：以三棱针挑断腧穴皮下纤维，每次挑 3 穴，10d 一次，3 次为一疗程。每次挑点必须与前次的挑痕错开 1 ~ 2cm。

2. 腧穴注射疗法

处方一：心俞、意舍、志室。

药物：2% 盐酸普鲁卡因注射液、50% 医用乙醇或 5% γ - 酪氨酸。

操作：取 2% 盐酸普鲁卡因注射液或 50% 医用乙醇，每穴注射 0.5 ~ 0.7ml，内斜进针，得气后注入药液。隔日 1 次，双侧交替使用。注意：①大发作时用。②先做盐酸普鲁卡因皮肤试验，过敏者，改用盐酸利多卡因。③每穴斜刺针向督脉，不可过深，防止气胸。此外，对小发作患者，也可酌情选用 5% γ - 酪氨酸，取穴同上，每穴注射 0.5ml。

处方二：大椎、心俞、意舍、腰奇。

药物：当归注射液。

操作：每穴注射药液 0.5 ~ 0.7ml，隔日 1 次，5 ~ 7 次为一疗程。

3. 腧穴埋线疗法

处方：大椎、哑门、翳明、神门。

操作：局部麻醉后，用三角缝合针，将 2 ~ 3cm 0 号羊肠线埋于穴下肌肉层，10 ~ 15d 一次。

4. 耳针疗法

处方：神门、心、胃、皮质下。

操作：毫针强刺激，留针 30min。发作期 1 ~ 2 次/d。休止期用揿针埋贴或王不留行贴压，春夏 3d 换针一次，秋冬 7d 换针一次，10 次为一疗程。

5. 头针疗法

处方：运动区、感觉区、足运感区、晕听区。

操作：平刺入针，快速捻转，每 3min 捻转 1 次，捻 3 次后起针。隔日 1 次，5 次为一疗程。

6. 皮肤针疗法

处方：督脉大椎至长强段。

操作：用皮肤针轻叩，每个腧穴各叩击 15min，循序叩刺，以皮肤潮红或微渗血为度。本法适用于休止期。

五、文献摘要

《古今医鉴》：痫者有五等，而类五畜，以应五脏。发则卒然倒仆，口眼相引，手足搐搦，背脊强直，口吐涎沫，声类畜叫，食倾乃苏，原其所由，或因七情之气郁结，或为六淫之邪所干，或因受大惊恐，神气不舍，或自幼受惊，感触而成，皆是痰迷神窍，如痴如愚。治之不须分五，俱宜豁痰顺气，清火平肝。

《杂病广要》：凡癫痫……皆由邪气逆阳分，而乱于头中也……其病在头癫。

《寿世保元》：盖痫疾之原，得之惊，或在母腹之时，或在有生之后，必因惊恐而致疾。盖恐则气下，惊则气乱，恐气归肾，惊气归心。并于心肾，则肝脾独虚，肝虚则生风，脾虚则生痰。蓄极而通，其发也暴，故令风痰上涌而痫作矣。

《针灸大成》：癫痫，攒竹、天井、小海、神门、金门、商丘、行间、通谷、心俞（百壮）、后溪、鬼眼。

《针灸聚英》：风痫常发，神道须还心俞宁。

《针灸大全》：鸠尾能治五般痫，鸠尾针癫痫已发。

《类经图翼》：风痫，百会、上星、身柱、心俞、筋缩、章门、天井、阳溪、合谷、足三里、太冲。

六、名家医案

季某，男，6岁。患癫痫已3年，有跌仆史和高热抽搐史，曾确诊为继发性癫痫，左颞中央癫痫波偏胜。初诊前半年期间每日早晨均有发作，药物不能控制。患儿形体肥胖，平时喜食厚味，舌苔白滑，脉弦滑。此痰浊内聚、脏腑失调、厥气挟风、卒逆窍络、蒙昧清神而致是证。针灸治疗宜醒脑宣络、豁痰开窍。取百会、神庭、四神聪、风府、天柱；风池、丰隆。针刺得气后留针15min。辅以中药豁痰开窍之剂。经70余次治疗而愈，随访1年未发。（陆焱垚，王佐良，吴绍德．陆瘦燕朱汝功针灸学术经验选［M］．上海：上海中医药大学出版社，1994：264．）

七、小结

本病在发作期和休止期均是针灸疗法的适应证。治疗时，急则开窍醒神以治其标、控制其发作，缓则祛邪补虚以治其本，多以调气豁痰、平肝熄风、通络解痉、清肝泻火、补益心脾肝肾等法治之。突然发作以针刺等外治法开窍醒神以促进苏醒。其机制主要在于调达气机、制止逆乱。适当配服药物是必要的，例如，镇静药可协助针灸控制发作以治标，固本用滋补药可协助针灸促正气充沛，以防内风妄动，达到预防发作的目的。对于继发性癫痫，还应力争诊治原发病，以消除病因，求得根治。对于大发作而昏迷者，应采取抢救措施，以防意外。体质较弱，气不足，痰浊沉痼者，往往迁延日久，缠绵难愈，预后较差。若反复频繁发作，少数年幼患者智力发育则受到影响，出现智力减退，甚至成为痴呆。

（郑新杰）

第九节　脑血管意外

脑血管意外又称急性脑血管病、脑卒中，为脑血管的急性血液循环障碍而导致偏瘫、失语、昏迷等急性或亚急性脑损伤症状的疾病。以中年以上发病者，尤其是高血压型患者为多见。按疾病的性质，可将本病分为缺血性和出血性两大类。前者包括脑血栓形成和脑栓塞，后者包括脑出血和蛛网膜下腔出血。本病发病率、致残率、死亡率高，在世界上是造成死亡的第二位因素，在我国部分地区甚至是首位因素。本病相当于中医学的"中风"，中医文献记载的病名有"偏枯"、"偏风"、"风痱"、"半身不遂"、"仆击"、"薄厥"、"喑痱"、"卒中"、"类中"等。

本病的病机比较复杂，概而论之不外虚（阴虚、气虚）、火（肝火、心火）、风（肝风、外风）、痰（风痰、湿痰）、气（气逆）、血（血瘀）六端，此六端多在一定条件下相互影响，相互作用。病性多为本虚标实，上盛下虚。本虚为肝肾阴亏，气血衰少，在标为风火相煽，痰湿壅盛，瘀血阻滞，气血逆乱。而其基本病机为气血逆乱，上犯清窍引起昏仆不遂，发为中风。其病位在脑，与心、肾、肝、脾密切相关。本病常因气候骤变、烦劳过度、情绪激动、跌仆等诱发。

一、临床表现

1. 缺血性脑血管意外

（1）脑血栓形成：可能有前驱的短暂脑缺血发作史，常于安静状态下发病。发病可较缓慢，多逐渐进展或呈阶段性进行，症状常在几小时或较长时间内逐渐加重，呈恶化型卒中。一般发病后 1～2d 内意识清楚或轻度障碍，而偏瘫、失语等局灶性神经功能缺失则比较明显，表现为颈内动脉系统和（或）椎 - 基底动脉系统症状和体征。发病年龄较高，常伴有高血压、糖尿病等。腰椎穿刺脑脊液清晰，压力不高。CT 或 MRI 检查可明确诊断。

（2）脑栓塞：多为急骤发病，多数无前驱症状，一般意识清楚或有短暂性意识障碍。有颈内动脉系统和（或）椎 - 基底动脉系统的症状和体征。腰椎穿刺脑脊液一般不含血，若有红细胞可考虑出血性脑血管意外。栓子的来源可为心源性或非心源性，也可同时伴有其他脏器、皮肤、黏膜等栓塞症状。

2. 出血性脑血管意外

（1）脑出血：常于体力活动或情绪激动时发病。发作时常有反复呕吐、高血压性脑出血头痛和血压升高。病情进展迅速，常出现意识障碍、偏瘫或其他神经系统局灶症状。多有高血压病史。CT 应作为首选检查，可发现出血性病灶。腰椎穿刺脑脊液多含血且压力增高。

（2）蛛网膜下腔出血：发病急骤，常伴剧烈头痛、呕吐。一般意识清楚或有意识障碍，可伴有精神症状。多有脑膜刺激征，少数可伴有脑神经及轻偏瘫等局灶体征。腰椎穿刺脑脊液呈血性。CT 应作为首选检查，可见蛛网膜下隙、脑沟及脑池呈高密度"铸型"。全脑血管造影可帮助明确病因。

二、诊断要点

（1）以突然昏仆、不省人事、半身不遂、口舌㖞斜、言语謇涩或失语、偏身麻木，或不经昏仆而仅以㖞僻不遂为主要表现。

（2）病发多有情绪激动、过劳等诱因，病前常有头晕、头痛、一侧肢体麻木、语言欠流利、口角流涎、力弱等先兆症状（中风先兆）。

（3）患侧病理反射存在（巴宾斯基征、霍夫曼征等阳性），肌力下降。

（4）颅脑 CT 及 MRI 等检查可明确病因。

三、辨证施治

首先辨病位浅深和病情轻重。根据有无意识障碍分为中经络和中脏腑。中经络主要表现为半身不遂，病位浅，病情轻；中脏腑主要表现为昏迷等神志障碍，病位深，病情重。中脏腑又须辨闭证与脱证。闭证为邪闭于内，多属实证；脱证为阳脱于外，是五脏之气衰弱欲绝的表现，多属虚证。

1. 中经络

（1）辨证分型：

1）肝阳暴亢：半身不遂，偏身麻木，舌强言謇或失语，口舌㖞斜，眩晕头痛，面红目赤，口苦咽干，心烦易怒，便秘溲赤。舌质红或绛、苔黄或燥，脉弦有力。

2）风痰阻络：半身不遂，口舌㖞斜，舌强言謇或不语，肢体麻木或手足拘急，头晕目眩。舌质暗淡、苔白腻或黄腻，脉弦滑。

3）痰热腑实：半身不遂，口舌㖞斜，舌强言謇或不语，偏身麻木，口黏痰多，腹胀便秘，午后面红烦热，头晕目眩。舌质红或暗红或暗淡、苔黄腻或灰黑，脉弦滑。

4）气虚血瘀：半身不遂，舌㖞语謇，偏身麻木，肢体软弱，手足肿胀，面色淡白，气短乏力，心悸自汗。舌质暗淡、苔薄白或白腻，脉细缓或细涩。

5）阴虚风动：半身不遂，肢体麻木，舌强言謇，心烦失眠，眩晕耳鸣，手足拘挛或蠕动。舌质红或暗淡、苔少或光剥，脉细弦或数。

（2）针灸治疗：

治法：调和气血，疏通经络。肝阳暴亢者，清肝泻火、潜阳通络，用泻法；风痰阻络者，疏风化痰、通经活络，用平补平泻法；痰热腑实者，化痰通腑、通经活络，用泻法；气虚血瘀者，益气活血、疏通经络，补泻兼施；阴虚风动者，滋水涵木、潜阳熄风，补泻兼施。以手足阳明经穴为主。

主穴：半身不遂者取曲池、合谷、阳陵泉、足三里、肩髃、外关、解溪、昆仑、环跳，口角㖞斜者取颊车、地仓、下关、合谷、攒竹、巨髎、内庭，语言謇涩者取哑门、廉泉、金津、玉液、列缺、通里、照海。

方义：半身不遂者取手足三阳经腧穴，尤以阳明经穴为主，阳明经为多气多血之经，阳明经气血通畅，经气旺盛，则运动功能易于恢复。故据上下肢经脉循行路线，分别选取手足三阳经之要穴，以疏通经脉、调和气血。口角㖞斜者重点在近部取穴，配合远部取穴。近取地仓、颊车、下关、攒竹、巨髎，针感直达病所，疏调局部经气；远取合谷、内庭以疏导阳明经气，使气血调和，筋肉得以濡养。语言謇涩者取金津、玉液，位于舌下，可治舌强；配廉泉、哑门可开关利咽；照海为八脉交会穴，合于喉咙，针之可疏经利咽；通里为手少阴心经之络穴，舌为心之苗，针之可治舌强不语；列缺为手太阴、手阳明、任脉之会，针之可通经活络。

加减：肝阳暴亢者，加太冲、涌泉；风痰阻络者，加风池、阳陵泉、丰隆；痰热腑实者，加上巨虚、照海、内庭；气虚血瘀者，加气海、阴陵泉、肩井；阴虚风动者，加太溪、三阴交、内关。

操作：金津、玉液以三棱针点刺；哑门注意针刺的方向和深度，防止伤及大脑；肩井可直刺，但不可过深，防止伤及肺脏；余穴以毫针直刺或斜刺。初病实证宜泻法，可单刺患侧；久病虚证宜补法，可刺灸双侧。诸穴均以得气为度，病程迁延日久者，可适当加大刺激量。留针30min，每日1次，10次为一疗程，疗程间隔3～5d。

2. 中脏腑

（1）辨证分型：

1）阳闭：突然昏仆，不省人事，鼻鼾痰鸣，半身不遂，口㖞，面红目赤，肢体强直，口噤项强，两手握固，二便不通。舌质红绛、苔黄腻，脉弦滑数。

2）阴闭：神志昏蒙，半身不遂，肢体松懈，瘫软不温，甚则四肢逆冷，面白唇暗，痰涎壅盛。舌质暗淡、苔白腻，脉沉滑或沉缓。

3）脱证（元气败脱，神明散乱）：突然昏倒，不省人事，手撒肢逆，目合口张，面色苍白，瞳神散大，二便失禁，气息短促，汗出如油。舌质紫或萎缩、苔白腻，脉散或微。

（2）针灸治疗：

1）阳闭：

治法：清热豁痰，开窍启闭。以手足厥阴、足少阴经及督脉穴为主。

主穴：水沟、十宣、涌泉、内关、太冲、丰隆。

方义：督脉"入于脑"，水沟属督脉，刺之可开窍醒神；十宣放血泄热，为急救常用之法，并可通调十二经脉气血以开关通窍；涌泉为肾之井穴，有引火归元之效，使虚阳下降，得归水位；内关为心包经之络穴，心包为心之外卫，既可代心受邪，又可代君行令，心主神明，故针内关可调神开窍，使心神复明；太冲可清肝熄风；丰隆豁痰。

加减：身热甚者，加风府、大椎。

操作：针用泻法。十宣、大椎用三棱针点刺出血，只针不灸；风府穴针尖向下颌方向缓慢刺入0.5～1寸，防止伤及大脑；余穴常规针刺。留针30min。每日一次，7～10次为一疗程，疗程间隔3～5d。

2）阴闭：

治法：温阳化痰，醒神开窍。以督脉、任脉及足阳明、足厥阴经穴为主。

主穴：水沟、百会、大椎、足三里、太冲、膻中。

方义：水沟为开窍醒神急救效穴；百会为三阳五会，大椎为诸阳之会，合之可温阳散寒、扫除阴霾；太冲疏理气机，条达脾土，使水归正化，配以膻中理气宽胸、潜降逆气。

加减：痰涎壅盛者，加丰隆、阴陵泉。

操作：针用泻法。百会、膻中平刺，余穴常规针刺。留针30min。每日1次，7～10次为一疗程，疗程间隔3～5d。

3）脱证：

治法：益气回阳固脱。以督脉、任脉及足阳明、手厥阴经穴为主。

主穴：关元、神阙、足三里、水沟、内关。

方义：关元为任脉与足三阴经的交会穴，且又联系命门之真阳，故为阴中有阳之穴；神阙位于脐中，脐为生命之根蒂、真气所系，故取任脉的关元、神阙两穴重灸，以回阳救逆；阳明为多气多血之经，足三里为胃之合穴，能益气养血；水沟、内关开窍醒神。

操作：以大艾柱隔盐或隔附子饼灸关元、神阙，无问壮数，以神清、肢温、汗止为度；足三里可针灸并施；水沟、内关施平补平泻法。留针30min。每日1次，7~10次为一疗程，疗程间隔3~5d。

四、其他疗法

1. 头针疗法

处方：运动区、足运感区、语言区、感觉区。

操作：沿皮下刺入0.5~1寸，频频捻针，同时宜做患肢主被动运动。本法多用于中风后遗症半身不遂的患者，一般每1~2d一次。

2. 耳针疗法

处方：肾上腺、神门、肾、脾、心、肝、眼、耳尖、三焦、皮质下、瘫痪相应部位。

操作：每次取3~5穴，双侧用毫针中度刺激，闭证可耳尖放血。急性期每日可针数次。后遗症期隔日1次，10次为一疗程。

3. 腧穴注射疗法

处方：肩髃、曲池、合谷、阳陵泉、足三里、悬钟。

药物：当归注射液、黄芪注射液、红花注射液、维生素 B_{12} 注射液或维生素 B_1 注射液。

操作：每次选2~3个穴，取上述任一种药液，每穴注入0.3~0.5ml。隔日1次，10次为一疗程。本法适用于恢复期及后遗症期。

4. 皮肤针疗法

处方：选穴参见体针。

操作：用皮肤针叩刺至皮肤出现细小出血点，隔日1次。本法适用于恢复期及后遗症期。

5. 火针疗法

处方：百会、尺泽、委中。

操作：点刺委中处浮络出血，每日1次，10次为一疗程。本法适用于辨证为风痰上扰型的实证患者。

6. 巨针巨刺疗法

处方：肩髃透曲池、足三里透悬钟。

操作：用1尺长巨针，健侧取穴，腧穴常规消毒后，先直刺于皮下2mm许，卧倒针身沿皮下刺，直达透穴部位。行针用刮法50次，同时嘱患者活动患肢，留针30min，行针3次，每日1次。本法取穴少，操作简单，刺激量大，见效快，可用于缺血性卒中患者。

7. 眼针疗法

处方：上焦区、下焦区、肝区、肾区。

操作：用32号0.5寸毫针，平刺或斜刺，得气后留针15min。本法适用于中经络或后遗半身不遂初期的患者。

五、文献摘要

《灵枢·刺节真邪》：虚邪偏客于身半，其入深，内居营卫，营卫稍衰，则真气去，邪气独留，发为偏枯。

《金匮要略》：邪在于络，肌肤不仁；邪在于经，即重不胜；邪入于腑，即不识人；邪入于脏，舌即难言，口吐涎。

《景岳全书》：非风一证，即时人所谓中风证也。此证多见卒倒，卒倒多由昏聩，本皆内伤积损颓败而然，原非外感风寒所致。非卒厥危急等，用盐炒干，纳于脐中令满，加上厚姜一片盖定，灸百壮至五百壮，愈多愈妙。

《针灸大成》：中风手足瘈疭，不能握物，取申脉、臑会、合谷、行间、风市、阳陵泉。

《证治准绳》：卒中暴脱，若口开手撒，遗尿者，虚极而暴脱也，脐下大艾灸之。

《针经摘英集》：中风口噤，牙关不开，刺水沟、颊车。

六、名家医案

徐某，男，50岁。形体肥胖，血压高，忽然左侧肢痿软，头昏而晕，两目模糊，言语略有不清，舌苔光剥，脉弦虚。乃肾阴久虚，肝阳亢盛所致，治拟抑肝阳、固肾元，水足火自灭也。处方：阴包（补法，右侧）、曲泉（补法，右侧）、中封（补法，右侧）、行间（泻法，双侧）、肾俞（补法，双侧）、关元俞（补法，双侧）、命门（补法，双侧）、关元（补法，双侧）。手法：捻转提插。针治二月而愈。（吴绍德，王佐良，徐玉声，等. 陆瘦燕针灸论著医案选［M］. 北京：人民卫生出版社，1984：209.）

七、小结

针灸疗法可用于本病急救，更是恢复期及后遗症期的主要治法之一，疗效确切。急性期以及早明确诊断、积极抢救生命为主，以康复治疗为辅。当病情稳定时，可开始积极系统的针灸治疗及康复治疗。应及时治疗，取穴少而精，针刺应在得气的基础上施以一定的补泻手法。双侧同时针刺，病至后期以透穴为主，针刺同时要配合肢体功能锻炼。应仔细观察患者的针刺反应与病情变化，及时调整治疗方案，多途径选择治疗方法，以提高临床疗效。

（郑新杰）

第十节　重症肌无力

重症肌无力是以神经－肌肉联结点传递障碍为主的自身免疫性疾病。本病自新生儿至老年均可发病，但多在20~40岁，40岁以前发病者女性明显多于男性，中年以后发病者以男性为多。本病发病率在1/10 000~1/40 000，部分患者兼有胸腺肿瘤或跟骨增生，采用免疫抑制剂治疗或胸腺切除后，部分可得到好转，故有人推测重症肌无力是一种机体免疫功能异常而产生的疾病。本病属于中医学"痿证"范畴。

本病因气血阴阳俱不足，兼挟湿邪为患，本虚标实，虚多实少，病变脏腑主要在脾、肾，尤以脾为重点。脾胃为后天之本，素体脾胃虚弱，或久病成虚，中气受损，则受纳、运化、输布的功能失常，气血津液生化之源不足，无以濡养五脏，运行血气，以致筋骨失养，关节不利，肌肉瘦削，肢体痿弱不用。患病日久，脾病及肝肾，脾运失司则无以输布津液，肾阳不足则无以温煦蒸腾，津液不能滋养肌肉筋骨，致肌肉痿软无力。

一、临床表现

受累骨骼肌（如眼肌、咀嚼肌、咽喉肌、肋间肌、四肢肌等）活动后极易疲劳，且朝轻暮重，经服用抗胆碱酯酶药物治疗或经休息后有一定程度的恢复。可以突然发生或起病隐渐，几乎所有的横纹肌均可受累，而心肌和平滑肌不受损害。根据受累肌肉的分布，可分为四个主要的临床类型。

1. 眼肌型　通常表现为一侧上睑下垂，若令患者向上凝视，上睑下垂更为明显。以眼睑下垂、眼球固定、复视或斜视等为主要临床表现。

2. 延髓型　也称球型，临床表现以吞咽困难，咀嚼无力为主，伴有饮水呛咳，声音嘶哑，吐字不清等症。

3. 躯干型　颈部伸肌受累，患者头向前倾，若胸锁乳突肌受累重于斜方肌，头可保持伸位。肋间肌和膈肌受累，可导致患者呼吸困难，如有喉肌麻痹，则呼吸困难更为明显，若不积极治疗，可导致患者死亡。

4. 全身型　开始即累及全身肌群，但发生和进行都很缓慢。在其病程中易发生肌无力危象。

二、诊断要点

（1）受累肌肉活动后极易疲劳，晨轻暮重，劳累则甚，休息后可减轻。

（2）对症状不典型者可做疲劳试验、新斯的明试验等帮助确诊。

（3）肌电图可见有不同程度去神经支配，出现复相棘波或干扰相。

三、辨证施治

1. 辨证分型

（1）脾气虚弱：眼睑下垂，四肢乏力，面色萎黄，形体消瘦，语声低微，食少纳呆，腹胀喜按，大便溏薄。舌质淡或淡胖、苔薄白，脉弱无力。

（2）气血两虚：神疲乏力，四肢软弱，行动困难，呼吸气短，头晕眼花，心悸失眠，面色苍白无华，手足麻木，指甲色淡。舌淡白而嫩，脉细无力。

（3）脾肾阳虚：四肢倦怠乏力，抬头困难，形寒肢冷，面色㿠白，颜面虚浮，腰膝酸软，少腹冷痛，下利清谷，小便清长。舌淡胖、边有齿痕，脉沉迟无力。

（4）肝肾不足：眼睑下垂，吞咽困难，咀嚼无力，头晕耳鸣，腰膝酸软。舌质红、苔薄白，脉沉细。

2. 针灸治疗

治法：脾气虚弱者，治宜健脾益气，针灸并用，用补法；气血两虚者，治宜补气益血，针灸并用，用补法；脾肾阳虚者，治宜温脾阳、益肾气，针灸并用，可重灸，用补法；肝肾不足者，治宜滋水涵木，濡养筋脉，针灸并用，补泻兼施。以任脉、足太阴经、足阳明经及背俞穴为主。

主穴：脾俞、膈俞、中脘、血海、三阴交、足三里、气海、太溪。

方义：因本病可累及全身肌肉，除按辨证选穴外，可根据出现症状的部位不同，采用对症局部取穴配合治疗。脾俞为脾经经气转输之处，补之以健脾益气；对胃募中脘与胃经合穴足三里施以针补或艾灸，可使脾阳得伸，运化有权；气海可益气升阳；三阴交可健脾助运；膈俞、血海补气活血；太溪为足少阴肾经原穴，可益肾养阴。

加减：眼肌型加攒竹、鱼腰、太阳、四白，单纯上睑下垂加阳辅、申脉；吞咽困难加风池、哑门、天突、廉泉；咀嚼肌无力加下关、合谷；发音不清加哑门、廉泉；躯体型加肩髃、曲池、外关、合谷、环跳、风市、阳陵泉、太冲；抬头无力加风池、天柱、列缺。

操作：廉泉针刺得气后即起针；余穴常规针刺。留针30min。每日1次，7~10次为一疗程，疗程间隔3~5d。

四、其他疗法

1. 头针疗法

处方：双下肢无力为主者取双运动区上1/5，加足运感区；双上肢无力为主者取双运动区中2/5；吞咽困难、喑哑者取双运动区中2/5。

操作：用26号不锈钢针斜刺于头皮下达所需深度，然后以200次/min左右频率持续捻转2~3min，重复1~2次后出针。留针30min。每日1次，7~10次为一疗程，疗程间隔3~5d。

2. 耳针疗法

处方：脾、肾、交感、神门、缘中、内分泌。

操作：每次选2~3穴，毫针强刺激，留针20min，每日1次。或采用压丸法。

3. 皮肤针疗法

处方：脾俞、胃俞、肺俞、肾俞、手足阳明经。

操作：叩刺，轻度刺激，隔日1次。

五、文献摘要

《素问·太阳阳明论》：今脾病不能为胃行其津液，四肢不得禀水谷气，气日以衰，脉道不利，筋骨肌肉，皆无气以生，故不用焉。

《素问·逆调论》：营气虚则不仁，卫气虚则不用，营卫俱虚，则不仁且不用，肉如苛也，人身与志不相有也，三十日死。

《儒门事亲》：大抵痿之为病，皆因客热而成。……总因肺受火热叶焦之故，相传于四脏，痿病成矣；痿病无寒；若痿作寒治，是不刃而杀之。

《罗氏会约医镜》：火邪伏于胃中，但能杀谷，而不能长养气血；治者，使阳明火邪毋干于气血之中，则湿热清而筋骨自强，此经不言补而言取者，取去阳明之热邪耳。

《眼科锦囊》：上睑低垂轻证者，灸三阴交。

六、名家医案

王某，女，50岁。4年前，因患感冒发热，热退后继之食欲不振，神疲乏力，在不知不觉中两眼上睑下垂，遮盖瞳孔，不能睁眼视物，早轻晚重，纳呆，乏力，舌嫩无苔，脉虚无力。属眼肌型重症肌无力，为脾肾两虚，以脾虚为主。治则：以补脾通经络、宣调气血为主，兼补肾。取穴：风池、头临泣、阳白、太阳、攒竹、合谷、脾俞、肾俞、三阴交、足三里。用提插捻转手法，留针30min，每10分钟行针1次，连续治疗20次，上眼睑功能恢复正常。（刘福，金安德．张涛清针灸治验选［M］．兰州：甘肃科学技术出版社，1987：218.）

七、小结

本病是一种较为常见而难治的疾病，现代医学对其病因尚未完全阐明，目前多认为与自身免疫有关，迄今为止，既无特效的疗法，也无理想的药物，以致临床处理上颇为棘手。多采用抗胆碱酯酶药物治疗，对部分病例有效，但维持时间短暂，且有一定的不良反应。免疫抑制剂不仅不良反应大，效果也不满意。胸腺切除适应范围窄，疗效尚不能肯定。针灸治疗本病，不仅近期有疗效，且维持作用时间较长，显示了一定的优越性。本病主要责之于脾，但亦常累及肝肾，故治疗中在健脾益气养血的同时，应注意调理肝肾，以图根治。因本病临床过程缓慢，可有自然缓解期，虽然临床症状消失，亦不能肯定治愈，故应长期观察，根据不同情况，予以巩固治疗。

（郑新杰）

第十一节　精神分裂症

精神分裂症是一种常见病因尚未完全阐明的精神病。一般认为是以一定遗传因素为基础，在机体内、外环境影响下，体内酶系统发生缺陷，导致生化代谢异常的一种疾病。发病以 16～35 岁的青壮年居多，男女间无明显差别，一般占精神病住院患者的 60%～70%。病程迁延，进展缓慢。本病在我国古代文献中称"呆痴"、"花盘"、"花痴"、"心风"等，属中医学"癫狂"范畴。

癫证多静，属阴，包括思维紊乱、妄想幻觉、情感及行为障碍等，常以沉默痴呆、语无伦次、静而多喜为主要特征；狂证多动，属阳，主要表现为兴奋、狂躁、动作言语增多，以喧扰不宁、躁动打骂、动而多怒为主要特征。因二者症状难以截然分开，又可相互转化或夹杂出现，故常以"癫狂"并称。

本病发病的主要因素是阴阳平衡失调，不能相互维系，以致阴虚于下、阳亢于上、心神被扰、神明逆乱。

一、临床表现

本病的症状极其复杂多样，一般精神症状特征为思维联想散漫、分裂，感情迟钝、淡漠，意志活动低下，幻觉和感知综合障碍，妄想，以及紧张性木僵等。

早期症状以性格改变和类神经症症状最为常见：精神活动迟钝、冷淡，与人疏远，或寡言呆坐、漫游懒散、违拗；或性格反常，无故发怒、不能自制，敏感多疑，或幻想、自语、自笑、无端恐惧等。

本病临床可分为以下类型。

1. 单纯型　多数为孤僻、被动、活动减少，生活懒散，感情淡漠，行为退缩等。

2. 青春型　言语增多，内容离奇，思维零乱甚至破裂，情感喜怒无常，表情做作，行为幼稚、奇特，时有兴奋冲动，活动亢进，意向倒错，幻觉生动，妄想片段。

3. 紧张型　分兴奋和木僵两类，临床上后者居多。木僵多见动作缓慢，少语少动，或终日卧床，不食不动，缄默不语，对言语、冷热、疼痛等无反应。兴奋，以突然发生运动性兴奋为特点。行为冲动，伤人毁物，詈骂高喊，内容单调。

4. 妄想型 初起敏感多疑，渐为妄想，迫害自责，中伤他人和嫉妒，或出现幻觉。

二、诊断要点

（1）以基本个性改变，感知觉、思维、情感、行为障碍，精神活动与环境的不协调为主要表现。

（2）丧失自知力，或丧失工作和学习能力，或生活不能自理。

（3）症状至少持续 3 个月。

三、辨证施治

1. 辨证分型

（1）癫证：精神抑郁，表情淡漠，寡言呆滞，或多疑思虑、语无伦次，或喃喃自语、喜怒无常，意志消沉，纳呆，舌苔白腻，脉弦滑；或呆若木鸡，目瞪如愚，傻笑自语，生活被动，甚则目妄见，耳妄闻，自责自罪，面色萎黄，便溏溲清。舌质淡胖、苔白腻，脉滑或弱。

（2）狂证：烦躁易怒，自尊自大，狂言骂詈，不避亲疏，哭笑无常，登高而歌，弃衣而走，甚则终日不眠，面红唇焦，目有凶光，口渴冷饮，便秘，舌质红、苔黄腻，脉弦滑数。阴虚火旺者，兼见形瘦面红，双目失神，情绪焦虑，多言不眠，舌质红、苔光，脉细数。

2. 针灸治疗

（1）癫证：

治法：疏郁安神，豁痰开窍。以督脉、手厥阴、手少阴经穴为主。

主穴：百会、四神聪、印堂透面针心区、内关、通里、神门。

加减：相火旺者，加太冲、蠡沟；头痛者，加合谷；肝脾不和，加足三里、三阴交；痰多者，加丰隆；幻听者，加听宫、翳风。

方义：百会为诸阳之会，四神聪为经外奇穴，二穴皆位于巅顶，有醒脑开窍镇惊之效。印堂透面针心区，是取心脑相应之意，有清利脑窍之功。内关、神门、通里可调畅心气、宁心安神；泻太冲、蠡沟，清泄相火；足三里、三阴交调和肝脾；合谷、丰隆清阳明、豁痰浊；听宫、翳风疏导少阳。诸穴共奏醒神定志、豁痰通窍之效。

操作：进针得气后，采用提插捻转补法。癫证多虚，针刺宜浅，患者若配合，可留针30min。隔日 1 次，15 次为一疗程。

（2）狂证：

治法：清心泻火，豁痰宁神。以督脉、任脉及手少阳经穴为主。

主穴：水沟透龈交、大椎、鸠尾透上脘、间使透支沟。

加减：酌情选配风府、哑门、丰隆。

方义：泻督脉之水沟，透龈交以交通阴阳；鸠尾透上脘，豁痰镇静；大椎为诸阳之会，泻之可泄热定狂；间使透支沟，可清心除烦，配风府、哑门泻督脉之阳，可醒脑安神；泻胃经络穴丰隆，以和胃豁痰降浊。

操作：进针得气后用提插捻转泻法，针法宜深，宜重，不留针。每日 1 次，待狂躁稳定后可隔日 1 次，15 次为一疗程。

四、其他疗法

1. 耳针疗法

处方：神门、心、脑干、皮质下、交感、肝、内分泌、胃、枕。

操作：每次选 3～5 穴，毫针强刺激，留针 30min，隔 5min 捻针一次，隔日 1 次，10 次为一疗程。

2. 电针疗法

处方：①水沟、百会。②大椎、太冲。

操作：每日针刺 1～2 次，每次取 1 组。针后接脉冲电治疗仪，电压 6V，用较高频率间断通电，患者局部肌肉抽搐，麻胀感应很强。施术时，应严密观察，根据患者情况，调节电量和通电时间。本法适用于表现高度兴奋躁动的狂证。一般在 2～3d 内可控制症状，然后减少电针治疗次数。

3. 腧穴注射疗法

处方：心俞、巨阙、膈俞、间使、足三里、神门。

药物：氯丙嗪注射液。

操作：每次选用 1～2 穴，每日注射 1 次，每日用 25～50mg，各穴可交替使用。本法适用于狂证。

五、文献摘要

《神应经》：发狂，少海、间使、神门、合谷、后溪、复溜、丝竹空。如痴呆取神门、少商、涌泉、心俞。

《备急千金要方》：狂十三穴，水沟、少商、隐白、大陵、申脉（用火针）、风府、颊车（温针）、承浆、劳宫、上星、男取会阴女取玉门头（穴在阴道口端）、曲池（用火针）、海泉（出血）。以上十三穴依次针刺。发狂，曲池、绝骨、百劳、涌泉。

《扁鹊心书》：风狂（言语无伦、持刀上屋），巨阙灸二三十壮，心俞两侧各五壮。

六、名家医案

金某，男，55 岁。初诊日期：1964 年 4 月。家属代诉：5d 前与家人发生口角，自己生闷气，晚餐未进，彻夜不眠，自言自语，喋喋不休。次日突然发狂，急躁，悲哀，奔走，登高，不避亲疏，不知痛痒。家属将其锁在屋内，患者毁物砸窗。遂将其手足绑起悬梁，临诊探望时，仍被绑缚，双目直视，骂人，屎尿不避，净洁污秽不知，见人即挣扎欲打，喃喃自语，无法制止，昼夜不眠，3d 未进食，面红目赤。舌苔黄燥，脉洪大。辨证：五志过极，火郁痰凝，蒙蔽心窍。治则：醒神开窍，泄热镇静。处方：水沟重刺；合谷透劳宫，太冲透涌泉，重刺捻转不留针；十宣放血；百会、大椎、长强、委中重刺。手法：泻法。治疗经过：针后患者躁动缓和，遂松绑安卧，即刻入睡。次日晨起吃半碗粥，另加安眠药 2 片，很快入睡。下午复诊，取穴：水沟、合谷透劳宫、太冲透涌泉、内关、中脘、气海点刺不留针。按上法每日 1 次，针刺 2 次，患者能礼貌接待、让座，说话已有伦次，未再打人骂人。

但双目时有发直发呆，尚能配合治疗。留针 30min。按此方治疗，隔日 1 次，连续 4 次。5 月上旬复诊时，症状大减，问答贴切，饮食正常，每日可以入睡 4～5h。改用五脏俞加膈俞方，隔日 1 次，继针 6 次，诸症消失，精神恢复正常，追访数月，一切正常。（北京中医医院．金针王乐亭［M］．北京：北京出版社，1984：179－180.）

七、小结

《难经》最早以阴阳为纲，提出"重阳者狂，重阴者癫"。故癫证属阴，多虚，狂证属阳，多实。在治疗上应以调整阴阳为施治大法。治癫取督脉，从阳引阴，治狂取任脉，从阴引阳，并随症选穴。由于本病病程迁延，时有反复，故辨证既明，须有方有守，才可取效。针刺对本病有一定疗效，但因症状复杂多变，故可配合中药治疗。癫证多因痰气互结为患，忧郁惶恐、持久未解时，采用甘麦大枣合温胆汤加减。血虚，加当归、白芍；气虚，加党参、白术；气郁，加柴胡、郁金；惊悸、少寐，加远志、夜交藤、珍珠母；烦心，加黄连；阴虚，去半夏，加生地、麦冬等。狂证多由痰火扰心所致，症见狂乱不休、便秘等，可配大承气合导痰汤加减。大便尚调者，以生铁落饮与导痰汤加减；癫狂互为转化者，运用龙胆泻肝汤化裁；妇女经闭发狂配当归桃仁承气汤；相火妄动加黄柏、知母等。本病治疗，无论在发作时或症状减轻、痊愈后，均应注意精神调养，避免情志刺激，防止复发。

（郑新杰）

第十二节　神经衰弱

神经衰弱是一种常见的神经症，患者常感体力和脑力不足，易疲劳，工作效率低下，常有头痛等躯体不适感和睡眠障碍，但无器质性病变存在。本病多见于青壮年，以脑力劳动者居多。精神因素是诱发神经衰弱最重要的因素。与本病发病有关的精神因素包括工作和学习过度紧张、忙乱，休息和睡眠长期无规律等。躯体有消耗性疾患时也可助长神经衰弱的发生。本病属于中医学"不寐"、"心悸"等范畴。

肾气肾精亏虚是本病的基本病机。

一、临床表现

（1）基本特点是常感脑力和体力不足，工作效率低下，诉多种躯体不适和睡眠障碍，但无器质性病变存在，常诉说头晕、胸闷、心慌、腹胀、关节酸痛等，但检查无阻性体征。

（2）容易疲劳，精神活动能力减弱十分突出。患者常精神不足，容易疲劳，注意力不集中，记忆力下降，用脑稍久即感头痛、眼花，肢体乏力，不愿多活动。

（3）睡眠障碍：不易入睡，多噩梦，易惊醒，醒后难再入睡。有的睡眠时间充足，但仍不能解除疲乏，有的夜间不眠，白天嗜睡，一旦上床，又无法入眠。

（4）自主神经功能紊乱：可有心动过速、血压不稳定、多汗、肢冷、厌食、便秘或腹泻、尿频、月经不调、遗精、早泄、阳痿等症。

二、诊断要点

（1）以容易疲劳、睡眠障碍及自主神经功能紊乱为主要表现。

（2）病程有反复波动和迁延的倾向，波动常与精神因素包括心理反应有关。

（3）无器质性病变。

三、辨证施治

1. 辨证分型

（1）肝郁化火：心烦不能入睡，烦躁易怒，头痛面红，胸闷胁痛。舌质红、苔黄，脉弦数。

（2）痰热内扰：睡眠不安，心烦懊恼，胸闷脘痞，口苦痰多，头晕目眩。舌质红、苔黄腻，脉滑或滑数。

（3）阴虚火旺：心烦不寐，或时寐时醒，手足心热，头晕耳鸣，心悸健忘，颧红潮热，口干少津。舌质红、苔少，脉细数。

（4）心脾两虚：多梦易醒，或蒙眬不实，心悸健忘，头晕目眩，神疲乏力，面色少华。舌质淡、苔薄，脉细弱。

（5）心虚胆怯：夜寐多梦易惊，心悸胆怯。舌质淡、苔薄，脉弦细。

2. 针灸治疗

治法：调理跷脉，安神利眠。以相应八脉交会穴、手少阴经及督脉穴为主。

主穴：神门、照海、申脉、印堂、四神聪。

方义：心藏神，神门为手少阴心经输、原穴；脑为元神之府，印堂可调理脑神，两穴相配可安神利眠；四神聪穴镇静安神；照海、申脉为八脉交会穴，分别与阴跷脉、阳跷脉相通，阴阳跷脉主睡眠，若阳跷脉功能亢盛则失眠，故补阴泻阳使阴、阳跷脉功能协调，不眠自愈。

加减：肝火扰心者，加行间、侠溪；痰热内扰者，加丰隆、内庭、曲池；心脾两虚者，加心俞、脾俞、足三里；心肾不交者，加太溪、水泉、心俞、脾俞；心胆气虚者，加丘墟、心俞、内关；脾胃不和者，加太白、公孙、内关、足三里。

操作：诸穴常规针刺。神门、印堂、四神聪，用平补平泻法；对于症状较重的患者，四神聪可留针过夜；照海用补法，申脉用泻法；配穴按虚补实泻法操作。

四、其他疗法

1. 耳针疗法

处方：皮质下、神门、交感、心、脾、肾。

操作：多用埋针法或压丸法，嘱患者每日压 3 次，每次每穴按压 1min 左右，尤其是午睡或夜间睡眠前按压 1 次，使耳部稍有胀感即可。

2. 腧穴注射疗法

处方：心俞、厥阴俞、脾俞、肾俞、足三里。

药物：10% 的葡萄糖注射液、维生素 B_1 注射液、维生素 B_{12} 注射液、胎盘注射液。当归枣仁等中药注射液。

操作：每次选用 1 ~ 2 穴，取上述任一种药液，每穴注入 2ml。隔日 1 次，10 次为一疗程。

3. 皮肤针疗法

处方：背部夹脊穴、头颈项、头颞部、手厥阴、手少阴、足少阴、四肢相应穴区。

操作：以轻度手法叩刺，使局部有红晕为度。隔日 1 次，10 次为一疗程。

五、文献摘要

《扁鹊神应针灸玉龙经》：头眩风池吾语汝。

《针灸聚英》：目昏血溢，肝俞辨其实虚。

六、名家医案

韩某，女，40 岁。初诊日期：1979 年 4 月 10 日。主诉：胸胁胀闷已半年，去年 10 月份，因与同事发生口角，开始觉得胸中堵塞，服舒肝丸未见好转，日趋加重，胃脘及两胁发胀，背部酸沉，饥不欲食，不易入睡，不能仰卧，久立则心烦意乱、周身无力，头晕，大便干燥，小便正常。下肢有轻度水肿，体胖，舌质绛，苔白腻、中心稍黄，脉沉滑。辨证：肝失调达，木郁土壅。治则：疏肝健脾，宽胸理气。处方：上脘、中脘、下脘、气海、天枢、内关、足三里，隔日针治 1 次。手法：泻法。治疗 3 次，胸部堵闷减轻，胸胁仍胀，睡眠尚差。拟方如下：①"五脏俞加膈俞"方。②"老十针"方，即上脘、中脘、下脘、气海、天枢、内关、足三里。两组配方交替使用，每组方连刺 2 次，针治 1 个月，胸中堵闷已除，胁胀消失，睡眠纳食均好，劳累时头晕心烦。再以前方加百会、膻中、风池，继续治疗 6 次，诸症均除。（北京中医医院．金针王乐亭［M］．北京：北京出版社，1984：172.）

七、小结

本病症状较广泛，涉及心、肾、脾、胃、肝、胆等经，临床常见心脾气血不足，或阴虚火旺、心肾不交，也有肝郁气滞、痰浊内阻，甚至病久瘀血阻络者。治当辨别虚实，辨明病位。

（郑新杰）

第十三节　老年痴呆

老年痴呆是由弥散性脑萎缩、脑功能失调引起的进行性智能衰退疾病。本病发病多在 65 岁以后，患病率随年龄的增长而增高。本病属于中医学"痴呆"、"文痴"、"善忘"、"郁证"、"癫狂"等范畴。

本病病位涉及五脏，尤其与肾、脾、心、肝有关，病变为虚实夹杂。

一、临床表现

起病缓慢，病情呈现进行性发展，主要表现包括精神变化、个性改变和行动异常。精神变化表现在记忆、理解、判断、计算、识别、语言等智能全面减退，认识能力障碍早于其他神经系统征象。患者有时不能正确回答自己和亲人的姓名及年龄，饮食不知饥饱，外出找不到家；缺乏学习能力和思维能力，对环境适应能力差，不能正确判断事物等。个性改变表现在丧失感情，有时以个人为中心，对周围事物逐渐淡漠，表现出自私、主观、急躁、固执、易激动或忧郁、意志薄弱。平时多疑，常有睡眠节律改变、白天卧床、夜出活动等。行动异常表现在病至后期呈现严重衰退，如弯腰俯身的体位、缓慢犹豫的动作、易摔跤与精神性行走不能等，甚至终日卧床不起，生活不能自理。本病患者外貌苍老，皮肤干燥多皱，色素沉着，发白齿落，肌肉萎缩，痛觉反应消失。神经系统检查无明显的阳性体征。

二、诊断要点

（1）以记忆减退、理解和判断力障碍、性格改变、晚期步态不稳为主要表现。

（2）病程至少 6 个月以上。

（3）排除其他疾病导致的痴呆，如假性痴呆（抑郁性痴呆）、精神发育迟滞、归因于教育受限的认知功能低下及药源性智能损害等。

三、辨证施治

1. 辨证分型

（1）痰浊阻窍：精神抑郁，表情呆钝，默默无言，或喃喃独语，闭户独居，不欲见人，脘腹胀满，口多痰涎。舌苔白腻，脉沉滑。

（2）肾精亏虚：目光晦暗，言语迟钝，四肢麻木，举动不灵，头晕目眩，耳鸣耳聋，颧红，盗汗。舌质红、无苔，脉细数。

2. 针灸治疗

治法：补益肝肾，化痰通络。以督脉及足少阳、足少阴经穴为主。

主穴：四神聪透百会、神庭透上星、本神、风池、太溪、悬钟、丰隆、合谷、太冲。

加减：肝肾不足者，加肝俞、肾俞；痰浊上扰者，加中脘、内关；脾胃亏虚者，加足三里、三阴交；瘀血阻络者，加内关、膈俞，或用大椎点刺出血。

操作：每次选用 3~5 穴，常规针刺，根据虚实施行补泻手法，头部腧穴间歇捻转行针，或加用电针。留针 30~50min。每日或隔日 1 次，30 次为一疗程。

四、其他疗法

1. 腧穴注射疗法

处方：风府、风池、肾俞、足三里、三阴交。

药物：复方当归注射液、丹参注射液、胞磷胆碱注射液或乙酰谷酰胺注射液。

操作：取上述任一种药液，每穴注入 0.5~1ml。隔日 1 次。

2. 头针疗法

处方：顶中线、顶颞前斜线、顶颞后斜线。

操作：将 2 寸长毫针刺入帽状腱膜下，快速行针，使局部有热感，或用电针刺激，留针 50min。隔日 1 次，30 次为一疗程。

3. 耳针疗法

处方：皮质下、枕、颞、心、肝、肾、内分泌、神门。

操作：每次选用 2~4 穴，毫针轻刺激，留针 30~50min。隔日 1 次，10 次为一疗程。

五、文献摘要

《医学入门》：神门专治心痴呆，水沟间使祛颠妖。

《扁鹊神应针灸玉龙经》：大钟一穴疗心痴。

《针经指南》：神门去心性之呆病。

六、名家医案

常某，男，66 岁。2004 年 6 月 22 日初诊。嗜睡、呆滞、记忆力差 1 个月。患者 4 月 23 日因感冒发热到附近医院静脉滴注氧氟沙星 2d、穿琥宁 3d 后，发现右手指不能持物，神志不清，持续 4～5min 后恢复正常，呈阵发性发作，持续时间最长 10min，共发作 4 次。经 CT、MRI 诊断为多发性梗死、血管性痴呆、短暂性脑缺血发作。予脑复素静脉滴注，注射盐酸罂粟碱，口服异山梨酯、长春西丁等，当时血压为（100～110）/（60～65）mmHg，右半身不遂逐渐加重，经治疗好转，但仍答非所问。既往有眼前发黑数分钟，呈阵发性，已有 1 年余。现症：精神差，答非所问，性格改变，记忆力差，语言差，大便常干，小便及饮食可，可以辨认方向，口臭；血压 115/70mmHg，心律 80 次/min；舌苔厚腻、有剥脱，脉弦滑。诊断：肝肾阴虚郁证（血管性痴呆）。治则：醒脑开窍，滋补肝肾，填精补髓，化瘀祛痰。处方：水沟、内关、三阴交、风池、百会、四神聪、丰隆、足三里。操作：水沟，向鼻中隔方向斜刺，0.5 寸，施用雀啄泻法，以眼球湿润为度；内关，丰隆，太冲直刺 1～1.5 寸，施用提插泻法 1min；风池直刺 1 寸，百会、四神聪，向后平刺 1 寸，均用小幅度高频率（小于 90°，120 转/min 以上）捻转补法；三阴交，1 寸，施用提插补法 1min；足三里，1 寸，施用捻转补法 1min。复诊：针刺治疗 7 次后，患者精神状态好转，嗜睡减轻，可以计算十位数以上加减法。经过 15 次治疗，患者精神状态好转，对答正确。继续巩固治疗 5 次，患者基本恢复正常。（贺兴东，翁维良，姚乃礼，等．当代名老中医典型医案集：针灸推拿分册［M］．北京：人民卫生出版社，2009：21．）

七、小结

针灸治疗本病近年来有较多的实践，表明针灸对本症有一定效果，可以减轻症状，减少西药用量，增强体质，减慢病程。实验表明，针灸有激发中枢 5 - HT 能神经元功能，改善大脑皮层功能，通过改善血液循环，增强神经元能量代谢，增加乙酰胆碱酯酶活性等作用。针灸多用头针，与四肢腧穴相配，除手法行针外，头部还常用电针。本病较为顽固，疗程较长。本症的预防应重视治疗中年患有的高血压、高脂血症及脑动脉硬化，患者应坚持体育锻炼，保持良好的情绪，多参加集体活动，饮食忌油腻肥厚，戒烟酒，保持大便通畅。

（郑新杰）

第十四节　癔症

癔症又称歇斯底里，是神经症中较常见的一种病症。好发于青年人，以女性居多。在发病时，常可发现有明显的精神创伤为诱因，诸如自尊心受到损伤、人格受到侮辱或与他人发生争吵等所致的气愤、忧伤等心情。中医学无"癔症"名称，但在古代医籍中早有类似本病的记载，由于临床表现多变，故一般可纳入"脏躁"、"奔豚气"、"梅核气"、"郁证"和"厥证"等病证范畴。

本病多由情志所伤、肝郁气滞而使脏腑阴阳气血失调所致。

一、临床表现

表现复杂，包括精神症状、运动症状和感觉症状三个方面。精神症状表现为在兴奋时常哭笑无常，大吵大闹，手舞足蹈，甚至作戏剧样表演。在抑制时往往出现昏睡状态，也有突然出现木僵情况，但时间短，常可恢复正常。运动症状常见的有语言抑制、失音和肢体瘫痪，或见到肢体震颤和痉挛等，有的还可以出现眨眼、摇头等奇异动作。感觉症状，如突然失明耳聋、喉头有异物梗阻及自主神经紊乱的呕吐、呃逆等，但患者经详细的体格检查不能发现与症状相符的阳性体征。

二、诊断要点

（1）性格特殊，发病与精神因素密切相关。

（2）夸张，做作，易受暗示，喜欢博得别人的注意和同情，暗示可使症状减轻、缓解或发作加重。

（3）排除相类似的神经系统疾病、内脏器质性疾病、五官科疾病、低血糖昏迷、低血钙抽搐、散发性脑炎、反应性精神病及其他精神病。

三、辨证施治

1. 辨证分型

（1）肝郁气滞：精神抑郁，情绪不宁，多疑虑，善太息，胸肋胀痛或咽中梗阻，咯之不出，咽之不下，但吞咽饮食并不困难。舌苔白腻，脉弦滑。

（2）忧郁伤神：精神恍惚，心神不宁，悲忧喜哭，时时欠伸，舌质淡、苔白，脉弦细。或兼见脘痞食少，心悸不寐，神倦，面色无华，舌质淡，脉细弦为心脾两虚。或兼见眩晕耳鸣，面色泛红，手足心热，多汗，腰酸，健忘，难寐，舌质红、少苔，脉细数，为心肾阴虚。

2. 针灸治疗

（1）肝郁气滞：

治法：疏肝解郁，化痰宁心。以手足厥阴及手少阳经穴为主。

主穴：内关、神门、太冲。

加减：酌情选配天突、丰隆、照海。

方义：内关、神门宽胸理气、宁心安神，太冲疏泄肝气，丰隆和胃化痰，天突、照海调气利咽。诸穴配合共奏疏郁宁神之效。

操作：诸穴常规针刺。进针得气后，用提插捻转泻法。隔日1次，15次为一疗程。

（2）忧郁伤神：

治法：滋阴益气，养心安神。以督脉、手厥阴、足太阳及相应背俞穴为主。

主穴：心俞、肾俞、水沟、内关、三阴交。

加减：酌情选配间使、后溪、身柱，滑肉门、通里、照海、中渚、听会、合谷、颊车、中脘、足三里、太冲、阳陵泉、水沟、中冲、百会、大陵、劳宫、涌泉。

方义：本证临床表现多种多样，除取心俞、肾俞滋肾阴、益心气，水沟醒脑，内关、三阴交理气健脾外，尚应随证选穴。哭笑无常者，加间使、后溪；多语妄言者，加身柱、滑肉门；失语者，加通里、照海；耳聋者，加中渚、听会；口噤者，加合谷、颊车；呃逆者，加中脘、足三里；四肢震颤者，加太冲、阳陵泉；神志蒙眬者，加水沟、中冲；木僵者，加百会、大陵；昏倒不省人事者，加劳宫、涌泉。

操作：诸穴常规针刺。进针得气后行提插捻转泻法，留针 20 ~ 30min。隔日 1 次，15 次为一疗程。

四、其他疗法

1. 腧穴注射疗法

处方：内关、膻中、足三里、曲池、阳陵泉。

药物：维生素 B_1 注射液或维生素 B_{12} 注射液。

操作：每次选 1 穴，取上述任一种药液注入 1ml。隔日 1 次，10 次为一疗程。

2. 耳针疗法

处方：主穴取心、皮质下、枕、缘中、肝、内分泌、神门，配穴取胃、交感、咽喉、食道。

操作：每次选取 2 ~ 3 穴。主配穴交替使用，用强刺激手法，每次留针 20min。10 次为一疗程，恢复期可用埋针法。

五、文献摘要

《扁鹊心书》：厥证，形无所知、其状若尸，由忧思惊恐，此证妇人多有之。灸中脘穴五十壮。

《普济方》：嗜卧，五里、太溪、大钟、照海、二间。

《神应经》：喜哭，百会、水沟。

《针灸大成》：咽中如梗，间使、三阴交。

六、名家医案

钱某，女，27 岁。初诊日期：1967 年 9 月。家属代诉：3d 前与其兄发生口角，当晚回宿舍，烦闷不语，欲哭，夜卧中哭醒，次日给予镇静剂，药后昏睡半日，醒后双手不时捻搓，喃喃自语，双目发呆，亲人问话也不理睬，拒绝服药。2d 来也不得眠，强迫进流食，大便 3d 未解，尿黄、量少。月经昨日来潮，色正常。面色黄，默默发呆，脉沉弦。辨证：肝郁气结，痰扰神明。治则：疏肝解郁，清心安神。处方：合谷透劳宫、太冲透涌泉、水沟。留针 30min，起针后点刺环跳。手法：泻法。治疗经过：起针后约 40min，患者闭目不语，似醒非醒，约 2h 进入熟睡。次日上午复诊时称，凌晨 3 点以后睡眠较好，晨起仍不答话，仍是哭泣，两目发直。改刺中脘、气海、内关、足三里、膻中，治疗 3 次，患者能自行回答问题，答话切题，但语言较少，前 1d 约进食 100g 面条。继用上穴治疗，治疗 5 次，精神好转，表情如常，目呆消失，自觉有胸闷。继用以上方再针 3 次痊愈。（北京中医医院. 金针王乐亭 [M]. 北京：北京出版社，1984：178 - 179.）

七、小结

本病的临床表现多样复杂，除梅核气和脏躁症以外，还可出现类似厥证、奔豚气、暴病等病的症状。往往以痉挛发作为主症者居多，其次为意识障碍或功能障碍，故针刺手法采用多捻转、强刺激、久留针、长疗程，直至痉挛停止发作、主症改善。本病兼症较多，临床上要随症而施，灵活选穴。针灸对本病有独特的疗效，尤其是毫针和电针疗法更为突出。对癔症中多发症状，如肢体痉挛、不语、癔症大发作、抽搐等，每可针到病除。如癔症性截瘫，无论疗程长短，绝大多数经治疗后均能奏效。故针刺可作为鉴别诊断的手段。针刺时，周围人的影响很重要，治疗环境应尽可能安静，患者身边人员尽量要少。施术者必须做到首次治疗即产生效果，否则将影响其后疗效。针灸治疗本病的同时，还可配合理疗及中西药物治疗。患者应适当参加体力活动，保持身心愉快。

（郑新杰）

第十八章　中医常用康复方法

第一节　拔罐法

拔罐法是以罐或筒为工具，排除罐内空气，形成负压，使罐或筒吸附于穴位或应拔部位的体表上，使被拔部位的皮肤充血、瘀血，通过拔罐的刺激，作用于穴位和经络，产生舒筋活络、消肿止痛、祛湿散寒等作用，从而调节机体功能，达到防治疾病的目的。

一、罐的种类（图 18-1）

（1）竹罐：用竹子一端留节做底，另一端做罐口。此种罐取材容易，经济轻巧，不易破碎。

（2）瓷罐、陶罐：罐口光滑平正，口小肚圆而大，吸附力强，但易破碎。

（3）玻璃罐：用玻璃制成，由于质地透明，可以观察局部皮肤充血、瘀血程度，便于随时观察情况，但容易打碎或过热碎裂。

（4）负压吸附罐：用玻璃罐、塑料罐与气囊连接，用气囊挤压排出罐内空气，产生负压吸附在皮肤上。或用橡胶制成微型胶罐，利用负压直接吸附在皮肤上。

（5）代用罐：用杯子、小口碗以及罐头瓶，只要瓶口光滑，无破损，均可使用。

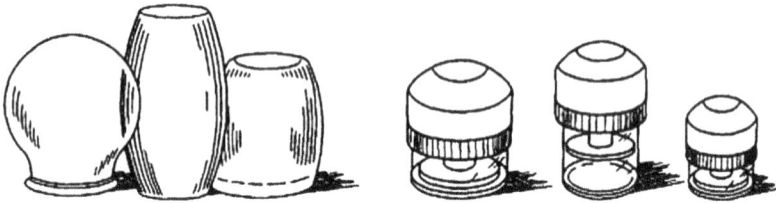

图 18-1　各种罐

二、适应范围

拔罐法的临床适应范围广泛，多用于痛证、寒证。对不同的病证，可拔患处或选用相应的穴位。

（1）多种痛症：胃痛、腹痛、头痛、胸痛、风湿痛、腰背痛、肌肉劳损、扭伤、挫伤、痛经等可选痛处及相关穴位。

（2）皮肤病：痤疮、带状疱疹、荨麻疹等。

（3）消化系统疾病：消化不良、腹泻、呕吐、便秘等。

（4）外感疾病：感冒、咳嗽、哮喘等。

（5）疮肿初期：毒蛇、毒虫咬伤患处。

（6）其他：失眠、高血压、更年期综合征等。

三、拔火罐的禁忌证

（1）严重的心血管疾病、出血性疾病等。

（2）皮肤有过敏、溃疡、水肿、大血管部位。

（3）高热抽搐、失血。

（4）孕妇的腹部、腰骶部。

（5）过饥、过劳、过饱、过渴等。

四、操作方法

（一）用物准备

治疗盘内放罐，依据所拔部位准备大、中、小号罐及95％酒精、棉球、酒精灯、火柴、镊子或止血钳。

（二）拔罐方法

1. 点火方式

（1）闪火法：用镊子或止血钳夹住棉球，点燃后在罐内中心绕一圈后退出，迅速将罐扣放在所拔部位。

（2）投火法：将酒精棉球或纸片点燃，投入罐内，迅速将罐扣在所拔部位。

（3）贴棉法：将酒精棉球贴在罐壁内中部，点燃后迅速扣在所拔部位皮肤上。

2. 闪罐法　用闪火法反复拔罐，不留罐，直至局部皮肤潮红、充血、瘀血。适用于肺炎后期、肌肤麻木、体质虚弱者。

3. 走罐法　又称推罐法。在所拔部位的皮肤上或罐口上涂一层凡士林或其他润滑剂，将罐吸附住皮肤后，用手握罐，上下或左右往返推移，直到局部皮肤潮红、充血，或出现瘀血，再将罐起下。走罐适用于脊背、腰部、四肢等肌肉丰厚面积较大的部位，适用于肢体麻木、腰背疼痛等症。

4. 留罐法　将罐吸附后留置，直至出现皮下瘀血，此法镇痛效果较好。拔罐后一般留罐10～15分钟，起罐时一手持罐拔起，另一手以指按压皮肤，待空气进入罐内，即可取下。

5. 刺血拔罐法　在患处常规消毒后，用三棱针浅刺或梅花针叩打出血后再行拔罐。此法适用于急慢性扭伤、皮肤瘙痒、腰腿疼痛、疮疡初期，毒蛇咬伤等。

6. 留针拔罐法　在针刺得气后将罐拔在针的中心部位上，留罐于针5～10分钟，将罐与针同时起出。此法常用于治疗风湿痹证。

（梁　行）

第二节　刮痧法

刮痧法是用边缘光滑锐利的器具如铜钱、瓷匙、硬币、有机玻璃扣、小陶瓷酒盅或用牛角特制的刮痧板等物，在人体一定部位的皮肤上刮动，使局部皮肤出现痧斑或痧痕，使得脏腑秽浊之气经腠理通达于外，从而使周身气血迅速得到畅通，达到治疗目的。

一、适用范围

主要适用于夏秋之季的各种急性疾病。如中暑、霍乱、痢疾、感冒、胸闷、头痛等病证。

二、禁忌证

患者体形过于消瘦；有皮肤病变处，如溃烂、损伤、炎症；有出血倾向者均不宜使用此法。妇女月经期下腹部慎刮，妊娠期下腹部禁刮。

三、用物准备

治疗盘、刮痧板、润滑剂（麻油、红花油、清水、药油）和毛巾。

四、操作方法

（1）刮痧部位：①头部：眉心、太阳穴。②颈项部：颈部喉头左右两侧和颈部。③胸部：沿肋间隙方向及胸骨中线。④肩背部：两肩部、背部脊柱旁两侧。⑤上下肢：上臂肘内侧和下肢委中穴上下、大腿内侧，足跟后跟腱处。

（2）备齐用物，至病床边，向患者做好解释工作，说明操作中的反应，取得合作。

（3）根据病证准备舒适体位，协助患者暴露刮痧部位。

（4）用刮痧用具蘸清水、麻油或其他润滑剂，在刮痧部位 45°斜面角度由内向外，从上向下，以单一方向刮动，不宜来回刮动，每一部位刮 20 下左右。用力要均匀、适中，当刮痧具干涩时，再蘸再刮，直至皮肤显现红色或紫色充血瘀点即刮痕为止。

（5）刮痧结束，协助患者穿好衣裤，整理床单，安置舒适卧位，休息 20~30 分钟，刮痧部位恢复正常再进行第二次。

五、注意事项

（1）室内空气新鲜、流通，避免直接吹风，以免复感风寒，使病情加重。

（2）刮痧操作时，患者体位要保持舒适，如刮背部时可俯卧位或反骑坐椅位；刮胸部时可取仰卧位，为避免患者疲劳，操作过程中适当更换体位。

（3）刮痧时用力要均匀、适中，不可来回刮动，以患者能耐受为度。

（4）在刮痧过程中患者如果冷汗不止、脉沉伏、吐泻加重时，应停止操作，报告医生进行处理。

（5）刮痧后饮热水一杯，卧床静养，不可动怒急躁，或忧思郁结。禁食生冷、油腻之品。一般 3 小时左右可洗浴。

（梁　行）

第三节　推拿

推拿手法，是操作者用手或肢体其他部分刺激治疗部位和活动患者肢体的规范化技巧动作。由于刺激方式、强度、时间和活动肢体方式的不同，形成了许多不同的基本手法，并在此基础上由两个以上基本手法组合成复合手法（如按揉法、推摩法等），或由一连串动作组合而成、有其操作常规（或程序）的复式操作法，等等。推拿治疗是以手法操作为主的一种特殊疗法，推拿手法的技术要求是"持久、有力、均匀、柔和"，在此基础上达到"深透"。"持久"是指手法操作在一定时间内要按照规定保持动作和力量持续性、连贯性；"有力"是指手法运用必须具有一定力量，并能根据患者体质、病情及施术部位的不同而加以调整；"均匀"是要求操作手法力度、幅度、速度均衡，并保持一定的节奏；"柔和"是要求动作柔缓稳健，不可生硬粗暴。"深透"是要使劲力透过皮肤深入到体内，作用到一定范围，不浮泛于体表。因此，应用推拿手法者应该经常练习手法技巧和锻炼指、腕、臂力，才能熟而生巧，应用自如。

推拿的常用基本手法大致可分为按压类、摆动类、摩擦类、捏拿类、捶振类和活动关节类等六大类。

一、按压类手法

按压类手法是以按压的方式作用于机体的一类手法。操作时由体表垂直用力，使刺激缓缓透达体内发挥作用，按压类手法能应用于全身各个部位。

（一）按法

术者将手指或掌面置于体表，逐渐用力下压的手法，称按法。用拇指或示指、中指、环指指端或指腹面按压，称为"指按法"，其中又以拇指按法较为常用；用掌根、鱼际或全掌按压，称为"掌按法"，作用面较大，但局部刺激强度则弱于指按法。

（二）点法

术者用手指的指峰或屈曲的近端指关节按压治疗部位，称点法。点法接触面较小，刺激强度大，多用于穴位及压痛点上，止痛效果较好。

二、摆动类手法

摆动类手法是通过腕部有节奏的摆动，使压力轻重交替地呈脉冲式持续作用于机体治疗部位的一类手法。

（一）一指禅推法

术者将拇指的指端、指腹或桡侧偏峰置于体表，运用腕部的来回摆动带动拇指指间关节的屈伸，使压力轻重交替，持续不断地作用于治疗部位。每分钟摆动一般为 120～160 次。本法接触面小，渗透力强，可广泛应用于全身各部穴位上。动作要求"沉肩、垂肘、悬腕、指实、掌虚"。

（二）㨰法

将手部各掌指关节略为屈曲，以手背近小指侧部贴于治疗部位上，然后有节奏地作腕关节屈伸和前臂旋转的协同动作，使贴于治疗部位上的掌背部分作来回滚动。每分钟摆动一般为 120～160 次。本法多用于颈项、腰背及四肢部。

三、摩擦类手法

摩擦类手法是以手掌或指面、肘部在体表做直线或环旋移动进行治疗的一类手法。

（一）擦法

术者将手掌紧贴于皮肤表面，稍用力作来回直线摩擦，使其局部发热。用全掌着力摩擦的，称为"掌擦法"，适用于胸胁及腹部；用大鱼际着力摩擦的，称为"鱼际擦法"，适用于四肢部；用小鱼际着力摩擦时，称为"侧擦法"，适用于肩背、腰臀及下肢部。

（二）摩法

术者以手掌面或手指指腹置于体表上，作轻缓的盘旋摩动。用手掌面摩动的，称为"掌摩法"；用手指指腹摩动的，称为"指摩法"。摩法主要适用于胸胁及腹部。施行摩法时根据病情涂抹各种药膏，称为"膏摩"法。

（三）推法

用手掌或手指指腹置于治疗部位上，向前作单方向移动。推法类似擦法，但擦法是用力来回摩擦，要求达到局发热；推法则是轻快柔和地单向推动，操作时虽连续不断，但在手返回推出起点时，不能在体表上摩擦，其意是推动气血行进，不要求局部发热。作直线推动的称"直推法""平推法"，作回旋推动的称"旋推法"。

（四）搓法

用两手掌面挟住肢体，轻轻地作快速来回搓揉。适用于四肢及胁肋部。

四、捏拿类手法

捏拿类手法是以挤压提捏肌肤的方法作用于机体的一类手法。

（一）拿法

术者用拇指和示指、中指的指腹，或用拇指和其余四指的指腹，对合紧挟治疗部位并将其肌肤提起。捏法、拧法、扭法、提法是与拿法动作相似的手法。"捏法"是用拇指与示指或拇指与示指、中指挤捏肌肤。"拧法"、"扭法"，是用拇指末节指面和示指中节的桡侧面，或将示指、中指略屈曲，用其中节挟住肌肤，提起扭转。"提法"是在拿法、捏法、拧法、扭法的操作过程中，把挟住的肌肤再用力往上牵拉。主要适用于肩背及四肢部。

（二）捻法

术者用拇指的指腹及示指桡侧面挟住治疗部位，如捻线状来回捻揉。多施用于指、趾处。

（三）抓法

术者五指分开，满掌拿捏治疗部位，着力点在五指之端。常用于头顶部及肌肉丰厚处。以掌统握者，称为"撷法"。

五、捶振类手法

捶振类手法是以拍击的方式作用于机体，或使机体产生振动感应的一类手法。

（一）拍法

术者手握空拳，以虚掌有节奏地拍打治疗部位。如用掌根或拳背部击打治疗部位，称"击法"；用桑枝棒进行击打，又称"棒击法"；用空拳有节奏地击打治疗部位，称"捶法"；用手掌尺侧部击打，称"劈法"；用合拢的五指指端敲击治疗部位，称为"啄法"；用屈曲的示指或中指的近侧指间关节的背面进行叩击，称为"捣法"。主要适用于肩背及四肢部。

（二）振法

术者用指端或手掌置于治疗部位上，使手臂发出的震颤波传递到机体。指振法，常用于头面及胸腹。掌振法主要用于胸腹。也可用一手手掌按在治疗部位上，另一手握空拳有节奏地叩击按在治疗部位上的手背，使其局部深层有振动感觉，称为"振动法"，常用于胸背部。

（三）抖法

术者用手握住患肢远端，用力作上下抖动，使患者肢体呈波浪式抖动，可放松肌肉关节。

六、活动关节类手法

活动关节类手法是对患者的肢体关节进行屈伸、内收、外展、旋转、牵拉的一类手法，也称为被动运动。其形式可根据关节的结构特点和病症治疗的需要选用。操作时患者肌肉要尽量放松，活动关节的幅度、力量要恰当。不可突然强力牵拉，以免加重肌痉挛和引起损伤。

（一）摇法

术者一手固定关节的一端，一手在关节的另一端对可动关节作顺时针或逆时针方向的摇动，亦称"运法"。应用于颈、腰及四肢关节部。

（二）拉法

术者固定肢体一端，并持续用力牵拉肢体的另一端。适用于四肢关节及颈、腰部。使用这类手法，应缓慢、持续地牵引，切忌用爆发力。

（三）背法

术者与患者背靠背站立，用双肘挽住患者的肘弯部，然后弯腰、屈膝、挺臀，将患者背起，使其双脚离地。同时，术者以臀部用力颠动，牵伸患者的脊柱腰段。背法的作用与拉法相同，使关节的间隙拉开，适用于腰部。

（梁　行）

第四节　推拿疗法异常情况的防治

推拿是一种安全、有效、一般无不良反应的医疗方法，但是如果手法运用不当，患者体位不适或者精神过分紧张，也可出现一些异常情况。

一、晕厥

晕厥是在推拿治疗过程中，患者发生晕倒、昏厥的现象。

1. 临床表现　患者在接受推拿治疗过程中，突然出现头晕、目眩、心慌气短、胸闷泛恶。严重者，发生四肢厥冷，出冷汗，甚至出现惊厥、昏倒等症状。

2. 发生原因

（1）患者精神过度紧张，或者体质特别虚弱。

（2）患者正当饥饿状态，或过度劳累，大汗出后。

（3）治疗时患者体位不当。

（4）医者操作时手法刺激过重、过强。

3. 处理方法

（1）立即停止手法治疗。

（2）将患者平卧于空气流通处，采取头稍低位。轻者静卧片刻，给饮温开水或糖茶后即可恢复。

（3）重者，在上述处理基础上可配合掐水沟、老龙、十宣，拿肩井、合谷等，即可恢复。

（4）必要时应配合其他急救措施。

4. 预防措施

（1）首先应该注意患者的体质情况、精神状态以及对手法治疗的耐受性。

（2）选择正确、舒适，且能持久进行推拿手法治疗的体位，一般以卧位为好。

（3）治疗时，手法刺激不宜过强，治疗时间也不宜过长。

（4）饥饿状态、过度疲劳的患者，应待其进食、恢复体力后，再进行推拿手法治疗。

（5）初次接受推拿治疗和精神紧张的患者，应做好解释工作，消除患者的思想顾虑。

（6）注意保持诊疗室内的空气流通新鲜，防止晕厥现象的发生。

二、瘀斑

瘀斑是推拿治疗中和治疗后皮下出血的现象。

1. 临床表现　患者在接受推拿手法治疗中以及治疗后，治疗部位的皮下出血，局部皮肤肿起，并出现青紫、紫癜及瘀斑现象。

2. 发生原因

（1）初次治疗时手法刺激过重，时间过长。

（2）患者患有血小板减少症。

（3）老年性毛细血管脆性增加。

3. 处理方法

（1）局部小块瘀斑，一般不必处理。

（2）局部青紫严重，可先止动、冷敷，待出血停止后，再在局部使用轻柔的按揉、摩、擦等手法治疗。同时加湿热敷，以消肿、止痛，促进局部瘀血消散、吸收。

4. 预防措施

（1）若非必要，治疗不宜选用过强刺激的手法。

（2）老年人使用手法必须轻柔，特别是在骨骼突起的部位，手法刺激更不宜太强。

（3）急性软组织损伤患者，不要急于手法治疗和使用湿热敷，一般在皮下出血停止后1~2小时，方可配合使用。

三、疼痛

疼痛是指患者推拿治疗后局部皮肤产生疼痛的现象。

1. 临床表现　患者经推拿手法治疗后，特别是初次接受推拿手法治疗的患者，局部皮肤出现疼痛、肿胀、麻木等不适的感觉，夜间尤甚，用力按压，疼痛加重。

2. 发生原因

（1）医者手法操作时，技术不熟练。

（2）局部施术的时间过长，手法刺激量过重。

3. 处理方法

（1）一般不需要作特别处理，1~2天内此种症状即可自行消失。

（2）若疼痛较为剧烈的，可在局部施行轻柔的按法、揉法、摩法、擦法等，并配合湿热敷。

4. 预防措施　对初次接受推拿手法治疗的患者，应选用轻柔的手法治之，同时手法的刺激不宜过强，局部施术的时间亦不宜过长。

四、骨折

骨折是指在推拿治疗过程中，因手法不当引起骨折的现象。

1. 临床表现　患者在接受推拿手法治疗时，特别是在做被动运动或较强刺激的按压手法后，突然出现"喀喀"之声，并出现局部疼痛、运动障碍（如肋骨骨折、腰椎压缩性骨折、股骨颈骨折等）等症状。

2. 发生原因

（1）患者年老骨质疏松，或患者骨质病变以及骨折假性愈合。

（2）患者接受手法治疗时，体位选择不当。

（3）施术时手法使用不当，压力过重，刺激过强，运动幅度过大以及手法生硬粗暴。

3. 处理方法

（1）立即停止手法操作。

（2）止动、包扎、固定，并作X线检查以明确诊断。

（3）作必要的针对性处理，及时进行整复和固定。

4. 预防措施

（1）手法治疗前，特别是被动运动类手法操作，先作必要的X线检查，排除骨折及骨质病变。

（2）被动类手法操作必须在正常生理许可范围内进行，幅度由小到大，逐渐增大，不可粗暴。

（3）老年人患者手法压力不宜过重。

（4）体位的选择必须舒适、正确，有利于手法操作。

五、破皮

破皮是指手法操作时出现皮肤破损的现象。

1. 临床表现　患者在手法治疗时出现局部皮肤发红、疼痛、起泡等皮肤表面擦伤、出血、破损的现象。

2. 发生原因　手法使用不当，如按揉法操作时，用力过重，幅度过大，或捻动皮肤；拍法、擦法运动时没有紧贴皮肤，向下用力太强产生冲击力所致；一指禅推法、㨰法操作时没有吸定，产生异常的摩擦运动等所致。

3. 处理方法

（1）损伤处立即停止手法治疗。

（2）做好局部皮肤的清创，防止感染（局部涂上红药水、紫药水等）。

4. 预防措施

（1）加强手法训练，熟练地掌握各手法的动作要领、要求。

（2）在使用擦法与按揉法时，可配合使用介质，防止破皮。

六、疲乏

疲乏是指在手法治疗后产生疲倦的现象。

1. 临床表现　有些患者在接受手法治疗时，或在手法治疗后，感到气短、疲乏、乏力，甚则昏沉欲睡。

2. 发生原因

（1）因患者体质虚弱，过度劳累。

（2）治疗时患者体位不适。

（3）手法刺激过强。

3. 处理方法　一般不需处理，患者休息片刻后即可恢复。亦可配合头面部手法操作，如推抹前额，抹眼眶，按揉太阳、风池，拿肩井等。

4. 预防措施

（1）患者在治疗时，采用较为舒适的体位，并能保持较长时间的治疗。

（2）对年老、体弱或者精神较紧张的患者，尽可能采用卧位，同时手法的刺激亦不宜过强。

七、烫伤

烫伤是指湿热敷不当出现的烫伤。

1. 临床表现　患者在使用湿热敷的过程中和热敷后，局部出现水泡，而发生皮肤烫伤。

2. 发生原因

（1）医者技术操作不熟练。

（2）患者皮肤过敏。

（3）患者感觉迟钝，局部麻木不仁。

（4）湿热敷时毛巾太湿。

3. 处理方法

（1）立即停止治疗。

（2）轻者局部涂抹些针对性油类、制剂，能自愈。

（3）出现水泡后，可用生理盐水冲洗患处，而后用消毒注射器抽出水泡内的液体，不必剪去表皮，以免感染，再涂以甲紫或蓝油烃等，并加压包扎。

4. 预防措施

（1）须熟练掌握湿热敷使用方法，并注意观察，及时调整。

（2）湿热敷毛巾要厚实柔软，热敷时要平放整齐。

（3）湿热敷毛巾不宜太湿，越干越好。

（4）湿热敷后可涂抹少量药物，不可使用其他手法。

（梁　行）

第十九章　神经系统疾病中医治疗

第一节　面神经炎

一、概述

面神经炎是单神经炎之一种。面神经炎即指茎乳突孔内面神经的急性非化脓性炎症，以周围神经麻痹为特征，故又称周围性面瘫，或称贝尔（Bell）麻痹。病因尚未明确，病毒感染可能性最大，或可能是局部营养神经的血管因受冷而发生痉挛，导致神经缺血、水肿、压迫而致病。可见于任何年龄，但以20～40岁的青壮年为多见，男性多于女性。任何季节皆可发病，起病急骤，以一侧面部口眼歪斜为主要临床特征。

本病属于中医的"歪僻"、"卒口僻"、"口歪"、"口僻"等范畴。

二、病因病理

本病多由风寒之邪，乘虚入侵手足阳明之经，导致风痰夹瘀，流窜经脉，阳明络道壅塞不利，气血痹阻，筋脉失养，则口眼歪斜。病因病理多责之于虚、风、寒、痰、瘀。

（一）虚

虚为本虚。由于正气不足，脉络空虚，风寒之邪乘虚而入中经络，以致气血不行，筋脉失养，则口眼歪斜，此为病之本。

（二）风

风分内风与外风。外风为六淫之风邪客于面部脉络，使脉络失去濡养，风善行数变，故瞬间出现口眼歪斜。内风指肝风内动，风阳上扰，损伤太阳、少阳、阳明三脉，则筋惕肉瞤，肌肉抽动而现口眼歪斜。本病以外风入中为主。

（三）寒

寒分内寒与外寒。外寒为六淫之寒邪客于面部脉络，寒则收引，经脉拘急，气血凝涩，而致面部筋脉失养而发病。内寒为阳虚内寒之证，常内外合邪为病，即阳衰寒盛，外寒入侵，凝滞脉络而发病。

（四）痰

痰之为病，变化莫测。风邪入侵与痰搏结，痰动生风或风袭痰动，风痰互结，流窜脉络，上扰面部，则气血不利，面部脉络失养而发病。

（五）瘀

风寒痰浊之邪，入浸脉络，气机不畅，气滞则血瘀，血瘀脉络，气血运行受阻，痰瘀交结为患而发病。

五者可以单独为患，或互为因果，本虚致风寒之邪外袭，风寒与痰瘀胶结，流窜脉道，致气血瘀阻。故常数者同病，相互为患，其中痰瘀两者常胶结致病，成为痰瘀同病之证，因气滞或气虚，受寒、受风，导致气血留滞，津液壅滞，留于经脉，血滞为瘀，津不归正，化为痰浊，而成痰瘀互结之证，所以痰瘀同病是面神经炎中不可忽视的病理变化。

三、诊断

（一）症状

急性起病，病前多有受风寒或上呼吸道感染的病史，或患侧耳内、乳突部位疼痛。常于晨起发现面部僵硬感，面颊动作不灵，口角歪斜，唾液自口角外流，食物存积于齿颊间，舌前部味觉减退，或听觉过敏。

（二）体征

患侧额纹消失，眼裂扩大，眼睑闭合不全，鼻唇沟平坦。皱额、蹙眉、鼓腮、示齿及吹口哨均受限制，面部歪向健侧。乳突常有压痛。

（三）发病

在起病前 1～3 天，部分患者有同侧乳突耳区疼痛，起病后 10～30 天开始自行恢复，大约 75% 患者可基本恢复正常，部分面部瘫痪者，早期开始恢复，以后进展慢。面神经麻痹恢复不完全者，可发生瘫痪肌肉挛缩，面肌抽搐或联带运动。

四、鉴别诊断

（一）急性感染性神经根神经炎（吉兰－巴雷综合征）

其面瘫常为双侧，典型的临床表现有前驱感染病史，对称性的肢体运动和感觉障碍，四肢下运动神经原性瘫痪及脑脊液中有蛋白细胞分离现象。

（二）腮腺炎或腮腺肿瘤

颌后的化脓性淋巴结炎，可累及面神经，因有腮腺及面部体征，故不难鉴别。

（三）后颅窝病变

例如桥小脑角肿瘤、颅底脑膜炎及鼻咽癌颅内转移等原因所致的面瘫，多伴有听觉障碍及原发病的特殊表现。其所致的面神经麻痹，起病慢，有其他多个脑神经损害和原发病表现。

（四）中枢性面瘫

由大脑半球肿瘤、脑血管意外等导致，多伴有肢体的瘫痪或感觉障碍。

五、并发症

面神经麻痹多数于 1～3 个月恢复正常，如不恢复或不完全恢复时，常可产生瘫痪肌的痉挛或联带运动，闭目时口角上提，上唇颤动，露齿则闭眼，同时面肌痉挛性抽动。

六、辨证施治

（一）风寒阻络

主症：触冒风寒，突然口眼歪斜，伴见恶寒发热，头痛无汗，肌肉酸痛。舌淡，苔薄白，脉弦紧。

治法：祛风散寒，化痰通络。

处方：牵正散合葛根汤加减。

全蝎 5g，僵蚕 10g，白附子 10～15g，葛根 30g，炙麻黄 10g，桂枝 5g，生姜 3 片，白芍 10g，大枣 7 枚，炙甘草 10g，荆芥 5g，防风 10g。

风寒侵袭，面部经络受邪，阻塞不通而致面瘫，治当疏散风寒。葛根汤由桂枝汤加葛根、麻黄组成，方中桂枝汤解表和营，麻黄祛风散寒，葛根解肌升津。本方具有解肌除风寒，缓肌肉挛急的作用。其中葛根专走颈项，上达头面，舒缓经络，对于驱散头面之风寒，有引经报使之功效。

牵正散功擅祛风化痰，为治面瘫之主方。白附子用量可自 15g 逐渐增加到 30g，为本方主药，临床并未发现不良反应。

若风寒移时化热，或伴风热兼证者，用牵正散合柴葛解肌汤，以疏风散热；若风夹湿，用牵正散合羌活胜湿汤，以祛风胜湿。

（二）风痰夹瘀

主症：口眼歪斜，面肌麻木，语言不清，面色晦滞，眼周黑滞，喉间痰鸣。舌体僵木，有瘀斑或瘀点，苔白腻或白滑，脉弦滑或弦涩。

治法：祛风化痰，活血通络。

处方：牵正散合通窍活血汤加减。

白附子 10～15g，僵蚕 10g，全蝎 5g，川芎 10g，赤芍 10g，桃仁 10g，红花 5g，生姜 3 片，老葱 3 枚，水蛭 2～6g（研吞），鬼箭羽 10g，胆星 10g，黄酒 30ml（同煎）。

本证证治重点在"风"、"痰"、"瘀"。故在祛风的同时，用川芎、赤芍、水蛭、桃仁、红花、鬼箭羽活血祛瘀；全蝎、胆星、僵蚕、白附子祛风化痰；黄酒、老葱引药上达头面。

其中白附子为甘热有毒之品，祛风寒，逐寒温。历代以祛风著称的两张名方，均将其用为主药，一为牵正散，另一方为《外科正宗》的玉真散。《本草经疏》谓"风性升腾，辛温善散，故能主面上反病而引药势也。"然因其甘热有毒，对于阴虚火旺，体弱者需慎用。

（三）气虚风袭

主症：面肌松弛，口眼歪斜，眼睑无力，少气懒言。舌淡嫩，苔白薄，脉沉细。

治法：补气升阳，祛风化痰。

处方：牵正散加黄芪。

白附子 15g，僵蚕 10g，全蝎 5g，黄芪 60～90g，防风 10g，炙甘草 10g。

正气亏于内，外风夹痰互滞于颜面。以牵正散驱风祛痰，重用黄芪，以黄芪、炙甘草益气健脾，升达以助驱邪，再加防风祛风上达，以引药上升至面部。

本证在恢复期或后期，日久不愈者多见，多属治之不当所致，病至中期，当积极配合针灸、理疗等，多管齐下，提高疗效，以防终身面瘫。

（四）气血两虚

主症：病久不愈，口眼歪斜，面肌松弛，面色无华，少气倦怠。舌淡，苔白薄，脉细弱无力。

治法：养气养血，祛风活血。

处方：补阳还五汤合牵正散。

炙黄芪30~60g，当归15g，赤芍10g，川芎10g，桃仁10g，红花5g，地龙10g，白附子10g，僵蚕10g，全蝎5g。

补阳还五汤，王清任用其专治内风后半身不遂、口眼歪斜之症。现代常用于卒中后遗症中的半身不遂之症，外风久稽不愈，机理相同，亦可借用。本方旨在补气活血，佐以通络、化痰、祛风之品，则扶正祛邪，标本兼治。在应用本方时，可视具体情况增入丹参、鸡血藤、白芍、木瓜等养血和血，舒筋活络之品。

七、西医治疗

（一）一般护理

（1）用眼罩保护病侧的角膜，以免受损害和感染。防止瘫痪肌被健侧面肌过度牵引。

（2）注意保暖，尤其面部要戴上口罩和帽子，在冬季更要注意，在室内要保持一定的气温，一般在18℃以上。

（3）要适当休息，除不上班外，要少外出，防止恶劣气候的影响，并在饮食困难的情况下，由护理人员或家人帮助喂食。

（二）药物治疗

（1）给予维生素C、B族维生素口服，或维生素B_{12}肌注；地巴唑10mg，每日3次。

（2）短期激素治疗：泼尼松10mg，每日3次，连用5~7天；或泼尼松每日20~50mg，口服，7~10天为1个疗程。

（3）阿昔洛韦0.2g，每日4~5次口服，急性期也可静脉滴注。

（三）理疗

（1）面瘫部位及乳突部以红外线照射或超短波透热，局部热敷。自行按摩瘫痪面肌，作随意运动训练。

（2）按摩治疗：对瘫痪部位作轻柔的按摩，动作不能太重，要使患者有舒适、微热感，可请按摩师或护理人员，或家人及自己操作。

（3）角膜外露可用眼罩覆遮，点眼膏，或眼药水以防角膜、巩膜损伤感染。

（四）手术治疗

神经功能恢复无能者，可行面神经修复术，如面神经-副神经，面神经-膈神经吻合术，或面神经管减压术等。

八、饮食调护

给予营养丰富、容易消化食物，不宜吃生冷、辛辣、刺激性及寒性食物。

（梁　行）

第二节　神经衰弱

神经衰弱，由于某些长期存在的精神因素引起脑功能活动过度紧张，导致大脑兴奋与抑制功能失调所致。主要特点是过度兴奋，记忆力减退，精神疲乏。患者常表现为难以坚持学习和工作，或对光敏感，控制力减弱。由于注意力分散，不能集中，从而产生了精神活动能力的减弱。本病属于中医"不寐"的范畴。

一、病因病理

自主神经功能失调的病因病理目前仍未完全清楚。有人认为，由于神经功能过于紧张而导致本病的发生，这涉及社会环境、家庭环境、心理因素、性格等内容。

1. 社会因素　随着现代生活节奏的加快，竞争激烈，失业、下岗，精神心理创伤（如家庭纠纷、婚姻不幸、失恋、邻里关系紧张），工作压力大，会使人们的精神过于紧张，神经细胞能量耗损，心理负荷过重，进而出现神经衰弱、自主神经功能失调。脑力劳动时间过长，学习负担过重，如重大考试受挫时常常会造成神经负担过重，这也是导致学生神经衰弱的原因。精神刺激、压力过大，可造成内分泌和自主神经功能的紊乱。

2. 个性因素　性格内向、情绪不稳定者，多表现为多愁善感，焦虑不安保守，不善与人沟通，脾气暴躁，心胸狭窄。凡事以自我为中心的人最容易患自主神经功能紊乱。

本病的主要病理变化是大脑皮质内抑制过程。当内抑制过程被削弱时，神经细胞的兴奋性便相对地增高，增加了神经细胞能量的大量消耗。由于抑制过程减弱，使神经细胞的恢复能力降低，造成了神经细胞能量的减少和衰竭性的增高，表现为容易兴奋，也容易衰竭。由于大脑皮质功能弱化，影响到对皮质下自主神经中枢的控制减弱，则出现自主神经功能亢进，或因为皮质抑制过程扩散到皮质下，则出现自主神经功能减弱。

中医认为，神经衰弱导致的失眠可由素体虚弱、思虑太过、惊恐郁怒、劳逸失调或病后体虚等原因引起。

二、诊断要点

（1）疾病早期，患者控制感情的能力减弱，常因小事而激动，易伤感、烦躁不安，甚至易哭易笑。

（2）注意力涣散，思想不集中，记忆力明显减退，学习和工作效率明显降低。

（3）自主神经功能障碍：表现为心悸，面赤，皮肤潮热，血压升高，食欲不振，消化不良，腹部胀满，便秘或腹泻，尿频，遗精，早泄，阳痿等。

（4）躯体、神经系统检查和实验室检查，未发现相应的病理改变或其他精神疾病。体格检查和实验室检查阴性的患者常踌躇不定，唯恐叙述不祥。

三、治疗

（一）针刺疗法

（1）方法1：主穴：安眠、百会、神门、内关、足三里、三阴交。

配穴：心脾两虚，加神门、心俞、脾俞、气海；心肾阴虚，加神门、太溪、命门；肝阳上亢，加神门、风池、太冲；肝阴虚弱，加阳陵泉、蠡沟、足三里、肝俞；气郁痰结，加气海、阴陵泉、足三里、丰隆。

操作：心脾两虚，施捻转之补法；肾精亏损，施提插捻转之补法；气郁痰结，或肝阳上亢，施捻转之泻法。每日 1 次，10 天为 1 疗程，休息 2 天再做下一疗程。

（2）方法 2：主穴：百会、风池、印堂、大椎、肾俞、关元、内关、足三里、三阴交。

配穴：烦躁、失眠，加行间、太冲、神门；头痛，加太阳透率谷；不寐，加三阴交；头晕，加四神聪、天柱；烦闷、多疑，加支沟、期门、丰隆；腹满，加天枢、丰隆；梅核气，加天突、太冲；精神不振、思虑，加风池、内关、神庭；纳差，加中脘、合谷、气海；心悸，加心俞、内关；烦躁易怒、惊恐、悲泣者，加肾俞、肝俞、太溪；梦遗，加神门、心俞；耳鸣，加听会、太溪、关元；精神萎靡、倦怠少动，加肾俞、气海、命门；阳痿，加腰阳关、命门、关元，并加艾灸；胆怯，加心俞、胆俞。

操作：心脾两虚，施捻转之补法；心肾亏损，施提插捻转之补法；肝阳上亢，施捻转之泻法；其余穴位平补平泻。每日 1 次，10 天为 1 疗程，休息 2 天再做下一疗程。

（3）方法 3：主穴：安眠、神门。

配穴：心脾两虚，加脾俞、心俞、三阴交；阴虚火旺，加大陵、太溪、心俞、足三里；痰热内扰，加内庭、公孙、丰隆；肝郁化火，加行间、足窍阴、风池；多梦，加魄户；健忘，灸志室、百会；耳鸣，加听宫、翳风；遗精，加志室；懊憹呕恶，加内关、丰隆；头晕，加印堂、合谷；目赤，加太阳、太冲。

操作：心脾两虚，则补益心脾；阴虚火旺，则育阴潜阳，只针不灸，平补平泻；痰热内扰，则清热化痰，只针不灸，泻法；肝郁化火，则平肝降火，只针不灸，泻法。隔日 1 次，7 次为 1 个疗程。

（二）艾灸疗法

（1）方法 1：主穴：百会、神门、足三里、三阴交、涌泉。

操作：临睡前用艾灸温和灸双侧涌泉，或灸百会，有良好的安眠作用。

（2）方法 2：主穴：胸 4 ~ 胸 7 夹脊穴。

配穴：肝郁化火，加肝俞、大陵、行间；痰火内扰，加足三里、中脘、丰隆；阴虚火旺，加心俞、肾俞、照海；心脾两虚，加神门、心俞、脾俞；心胆气虚，加心俞、胆俞、阳陵泉。

操作：采用艾灸法，即用麦粒灸，每穴 3 ~ 5 壮，2 天 1 次，5 天为 1 疗程。

（三）药浴疗法

吴茱萸 10g，桂枝 6g，当归 10g，丹参 12g。将上药粉末放入盛有 40℃ 水的木盆中，加水适量，将双脚放入盆内，药浴 30 分钟。

（四）按摩疗法

（1）方法 1：先以轻手法刺激肾、输尿管、膀胱、胃、肝、肺，然后采用重手法刺激大脑、小脑、脑干、脑垂体、三叉神经、心。每天按摩 3 次，7 次为 1 个疗程。

（2）方法 2：两手握热后，用右手擦左侧涌泉穴，然后用左手擦右侧涌泉穴，至穴位发热为止。每天按摩 3 次，10 次为 1 个疗程。

（3）方法 3：头痛者，可擦颜面，摩太阳；头晕者，加"鸣天鼓"手法；失眠、心悸者，擦涌泉。临睡前做 1 次，10 次为 1 个疗程。

（4）方法 4：每晚临睡前半小时先擦热双掌，两手中指起于迎香，向上推睛明、攒竹，点耳门、安眠、神门。心脾两虚，加脾俞、心俞、三阴交；阴虚火旺，加大陵、太溪、心俞、太冲；痰热内扰，加内庭、公孙、丰隆；肝郁化火，加行间、足窍阴。多梦，加魄户；健忘，加志室、百会；耳鸣，加听官、翳风；遗精，加志室；呕恶，加内关；头晕，加印堂、合谷；目赤，加太阳、阳溪。如此反复按摩 30～40 次，隔日 1 次，7 次为 1 个疗程。

（五）耳穴疗法

（1）方法 1：主穴：神门、心、肾、肝、脑、皮质下、内分泌、交感。

操作：每次取 2～3 穴，每日或隔日 1 次，用王不留行籽贴压穴位。

（2）方法 2：主穴：心、肾、神门、枕、皮质下。

配穴：胃、肝、脾。

操作：严格消毒耳穴后，将揿钉形皮内针埋入，以胶布固定，令患者每日自行按压 3～4 次，以感到轻微疼痛、胀、发热为佳。每次一侧耳，双耳交替。5～7 天换埋针 1 次，2 次为 1 疗程。

（六）刺血疗法

（1）主穴：阿是穴（多位于两耳根的上半部）。

（2）配穴：内中魁（手中指掌侧正中线，近指侧节横纹中点为 1 穴，前后 1 分各 1 穴）。

（3）操作：常规消毒后，用消毒弹簧刺针或三棱针迅速点刺，出血如绿豆大。每次只刺一侧，每日或隔日 1 次，两耳交替，5～7 次为 1 疗程。

8. 穴位注射：取安眠、心俞、中脘、内关、三阴交、足三里、肝俞、脾俞、肾俞、厥阴俞。根据症状，每次选 2～3 个穴位，取当归注射液、维生素 B1 与维生素 B12 进行穴位注射。如失眠症状较重，可选用镇静药进行穴位注射。

（八）心理疗法

在社会生活中，有很多失意之事，如失恋、夫妻关系不合、上下级及同事间关系不好、意外打击、高考落榜等，如不能正确对待，均可引起本病的发生。心理疗法是治疗神经衰弱最主要、最基本的方法之一，其特点是调动患者治疗疾病的主观能动性，而这种主观能动性的作用是在医生的指导下，与其他治疗方法配合而发挥的。治疗神经衰弱常用的心理疗法包括疏导心理治疗、森田疗法、催眠疗法、自我心理保健疗法以及音乐疗法。

（1）散步和旅行：根据实验研究，神经衰弱患者做较长距离的散步（如穿布底鞋每天走 2～3km），有助于调整大脑皮层的兴奋和抑制过程，促进血液循环。日常生活中也有这样的经验，散步后精神较振奋，心情较舒畅，可以消除疲劳，提高睡眠质量。

（2）宁神静志疗法：即通过静坐、静卧或静立以及自我控制调节等，达到"内无思想之患，外不劳形于事"，抛弃一切恩怨慕恋，以一念代万念。它在医疗实践中有两种作用，一是强壮正气，防病保健；二是增强抗病能力，祛病除疾。南北朝医家陶弘景指出，静志安神必须提倡十二少，戒除十二多，即"少思，少念，少欲，少事，少语，少笑，少愁，少乐，少喜，少怒，少好，少恶。行此十二少，养生之都契也"。

（3）音乐疗法：欣赏音乐也是调养性情的重要手段。荀子说："乐也者，乐也，人性之所不能免也，且足以感人之善心。"近人更有言曰，音乐能疏恼怒、解忧郁，恢复高尚感情，唤醒优美之觉，实为最安全的消遣法。所谓"静则神藏，躁则消亡"，意思是说，一个人的神志保持安宁，就能少生疾病，健康长寿；即使患病，亦易治疗，恢复健康也比较容易，这是神能收藏的缘故。

四、临床病例

张某，男，45 岁。不寐已久，乱梦纷纭，睡后易惊，每晚服安眠药才能入睡，精神不振，易于烦躁，纳食乏味，食后则脘腹胀满不适，口干不欲饮水，舌苔黄厚，脉滑。

辨证：心胆气虚。

治法：清胆豁痰安神。

取穴：肝俞、行间、心俞、胆俞、阳陵泉、关元、气海、足三里。

操作：肝俞、行间、心俞、胆俞、阳陵泉，平补平泻；关元、气海、足三里，用补法。每日 1 次。

治疗 1 周后，患者不服安眠药即可入睡 3 ~ 5 小时，烦躁亦减，腹仍胀满不舒，舌脉如故。上方去黄连，加莲子、鸡内金、夜交藤、合欢皮，服几剂之药收效告愈。

（梁 行）

第三节 神经症

神经症是大脑功能活动轻度暂时性失调的一组神经 – 精神疾病的总称。就其内部构成分析，它包括了一组病因、发病原理、临床表现、病程和预后颇不一致的疾病。它们的起病常与精神因素有关，症状多种多样，但缺乏相应的阳性体征。大部分患者意识清楚，有自知力，能主动求医；部分患者有性格缺陷。本病的诊断主要根据病史和临床检查，实验室检查主要用于鉴别诊断。一般可分为神经衰弱、焦虑症、癔症、强迫症、恐惧症、疑病症、抑郁症等类型。以前 3 种较为多见，尤以神经衰弱为最多见。

本病可分属于中医的"郁病"、"心悸"、"不寐"、"健忘"、"头痛"、"厥证"、"脏躁"、"百合病"、"梅核气"等病证范畴。

一、病因病理

本病的发生与患者的个性及情志变化关系极大。多愁善感、孤僻、沉默抑郁者居多，若又遇情志过激等情志因素则极易发病。元神受损，必致人体脏腑功能失调。心神受损，心气虚则不能敛神，心血亏则无以制火。肝气郁则肝失条达，或成肝郁化火之候；气郁阴津失布则成痰，痰气交阻。忧思烦恼伤心脾，导致心脾不足。精神过度紧张，或"恐伤肾"，导致肾气亏虚，由于心、肝、脾、肾诸脏功能失调和亏虚，以及它们之间的相互影响，故表现为全身不适症状多种多样。

二、诊断

（一）临床表现

1. 头痛 除头痛外，尚有头部"紧压"、"跳动"、"膨胀"、"难受"等感觉，患者在表述这些症状时，他们的情绪感染力往往比"疼痛"本身更易引起医生的注意。女性发生头痛的比例明显比男性高。

2. 睡眠障碍　常见的有失眠、睡眠过度、觉醒不充分综合征、睡眠窒息综合征、多梦等。

3. 情感障碍　最常见的有焦虑、恐怖、抑郁或情绪不稳。

4. 疑病观念　患者常以某种不安全感为其思维的基础，以找出躯体的某种不适为其思维目的，从而证明躯体存在某种疾病或危险。他不但要求进行多种检查，而且十分重视这些检查的细微差异。其对反复检查的阴性结果感到不满，对"偶尔"出现的"阳性"结果有时也感到怀疑。

5. 强迫观念　以强迫怀疑较常见，即患者对已完成的某件事的完整性、满意性表现出不安的怀疑。

（二）诊断依据

诊断神经症应符合以下 4 条标准。

（1）患者有精神、神经或躯体症状，但无相应的体征。

（2）患者对所患疾病具有良好的自知力，强烈要求治疗。

（3）起病时常有强烈的精神因素。

（4）通常能适应社会生活，与外界保持良好的接触。

三、鉴别诊断

（一）神经系统器质性疾病

有提示神经损害的症状和体征，以及实验室证据。

（二）躯体疾病

能询及有关病史，通过系统检查，可发现相应的躯体疾病的证据。

（三）精神分裂症

早期可出现类似神经症症状，但患者情感较迟钝，与外界接触不够主动，对自身疾病不关心，对治疗要求不迫切。偶可发现思维联想松弛或逻辑障碍，如幻觉、妄想，这时鉴别已无困难。

四、临证要点

本病涉及症状不少，因而给辨证施治带来一些困难。临床要抓主症和脏腑辨证侧重点，抓病机。脏腑多涉及心、肝、胆、脾、肾，同时须分清标本、虚实和脏腑与脏腑之间的相互关系。一般多从虚的方面考虑。

本病虚多实少，养心安神是本病治疗的不可或缺的措施。

本病治疗宜采取综合治疗，如心理治疗、药物治疗、针灸治疗、音乐治疗等。尤其心理疗法，应充分重视。

本病病程迁延，初时病情不重，但早期治疗显得重要。医患需共同配合，要有耐心加信心，方可取得满意的治疗效果。

五、西医治疗

（一）治疗原则

（1）医生对患者的态度应该热情、认真、负责，切不可轻视或忽视患者的疾苦，治疗过程中应始终重视精神治疗。

（2）治疗前要首先弄清病情，包括收集可靠的病史及必要的检验资料，明确诊断。

（3）安排治疗要有计划。不能不加分析地一律给安眠药、镇静剂，应注意去除病因的影响。

（4）正确、合理用药。防止药物反应和药物之间的不良影响，药物依赖等。

（二）精神治疗

可采取集体精神治疗与个别精神治疗相结合的方式进行。具体方法，可依患者病情不同而选用：解释性心理治疗、催眠暗示治疗、行为疗法或生物反馈疗法、生理 – 心理疗法、社会 – 心理疗法等。

（三）药物治疗

药物治疗是本病的辅助治疗。根据患者的症状特点酌情选择药物对症处理。常用有抗抑郁药、抗焦虑药、精神兴奋药、镇静安眠药、镇痛药及脑代谢改善药。

（四）特殊治疗

1. 睡眠疗法　用催眠药以引起睡眠，可以增强中枢神经系统的内抑制过程，减弱或中止症状的兴奋干扰，打破病理的恶性循环，以增强患者机体的代偿和恢复能力。

2. 快速综合治疗　可在患者比较多的单位内开展。以神经衰弱和焦虑性神经症疗效较好。治疗办法：上午进行药物治疗，常用药物有弱安定剂、各种溴合剂等；下午进行集体精神治疗，方法有讲座、小组讨论、经验交流。另可配合个别精神治疗、打太极拳、气功、心理咨询。治疗时间 7 ~ 14 天。

3. 其他　体育锻炼、工娱疗法、旅游疗养有一定帮助。

六、中医治疗

（一）肝气郁结

主症：情感脆弱，时作叹息，胸闷不舒，或失眠，纳呆，便秘。舌薄腻，脉弦。

治法：疏肝理气。

处方：逍遥散合越鞠丸加减。

柴胡6g，枳壳10g，香附10g，川芎 6 ~ 10g，茯苓10g，神曲 10 ~ 12g，栀子 3 ~ 4.5g，合欢花 6 ~ 10g。

气郁者，古代六郁之一也。情志不遂，肝气郁结，气机升降失司，则诸症因此而生。治疗总以疏理气机，疏肝解郁为要。

理气方药多辛香之品，易于耗损阴液和元气，因此在治疗好转以后，要注意适当加入养阴益气之品。另外对阴虚、气虚患者，剂量宜少，以防克伐太过。

（二）阴虚火旺

主症：头痛，眩晕，易怒，五心烦热，咽干少津，腰酸梦遗。舌质红，脉细数。

治法：滋阴降火，养心安神。

处方：天王补心丹加减。

生地黄 18~24g，人参 5g，丹参 10~15g，玄参 10g，茯苓 10~15g，五味子 3~6g，远志 6g，当归 10g，天门冬 10g，麦冬 10g，柏子仁 10g，酸枣仁 9~15g。

本证型的治疗，在于掌握滋阴与降火的比例。天王补心丹重在滋阴养血，对阴虚甚而火不旺的神经症患者最为适宜。若心火亢盛而阴虚不显者，可配服成药朱砂安神丸。

（三）心肾亏虚

主症：梦中遗精，头昏目晕，体倦乏力，腰脊酸软，精神不振，虚烦失眠，多梦健忘。舌质嫩红，脉细数或虚细无力。

治法：补益心肾，交通上下。

处方：养心益肾汤。

熟地 12~15g，山茱萸 9~12g，枸杞子 9~12g，何首乌 9~12g，炒枣仁 12~15g，五味子 1.5~3g，山药 15~18g，黄连 39，肉桂 1.5~3g。

心肾亏虚或肾虚心火偏亢，心肾不交，故以六味地黄、枸杞、山药辈补肾，以酸枣仁、五味子养心安神，以黄连、肉桂，即交泰丸交通心肾。

临证若见滑精、阳痿、肢冷、舌白、脉沉，则可去炒枣仁，加鹿角片、仙灵脾、巴戟天；若盗汗多者，加浮小麦、生牡蛎；心悸怔忡者，加龙齿、柏子仁；遗精频繁者，加金樱子、紫河车。

（四）心脾两虚

主症：多思善虑，心悸胆怯，健忘失眠，面色无华，倦怠乏力，食欲不振，或有便溏。舌苔薄白，脉虚细。

治法：健脾养心，益气补血。

处方：归脾汤加减。

党参 9~12g，黄芪 12~15g，炒白术 10g，朱茯苓 12~15g，当归 9~12g，远志 6g，丹参 12~15g，炒枣仁 12~15g，木香 3~6g，炙甘草 4.5~69，龙眼肉 6~10g。

劳思无度，思虑伤脾，劳伤心神，并暗耗心血，血虚气弱，脾虚生化无源，心神失养。气血耗损日久，补益之法唯求后天，以归脾主治，临床见失眠较重者，加五味子、夜交藤、合欢花；惊悸不安者，加珍珠母、牡蛎；胸脘闷滞，舌苔腻者，可加二陈汤。

（五）脾肾阳虚

主症：情绪低沉，嗜寐少动，心烦惊恐，心悸，面色㿠白。舌质胖淡或有齿痕，苔白，脉沉细。

治法：温补脾肾。

处方：理中汤加味。

人参 6g（或以党参 12~15g 代），干姜 6~9g，白术 9g，甘草 6~9g，白茯苓 6~9g，附子 3~4.5g。

本证临床较少见，一般见于素体气虚阳虚。又久患此病者，治疗除益气外，尚须少佐温振阳气之品，阳气振有利于气增血生。但由于温阳药有兴奋作用，故常需龙牡等重镇和枣仁、丹参等养心之品以配伍之。

七、饮食调护

本病主要是心、肝、脾、肾四脏的病变，所以在饮食方面应根据疾病所属脏腑不同，结合属虚属实，进行安排。由于本病虚证偏多，故食物可用偏滋补性的。

食疗方：

（1）核桃仁50g，捣碎，拌大米熬粥，供佐食用。适用于肾虚型患者。

（2）茯苓细粉、米粉、白糖各等分，加水适量，调成糊，以微火在平锅里堆烙成极薄煎饼。供心神不宁者经常食用。

（3）瘦猪肉250g，莲子30g，百合30g。共放砂锅中加水煮熟，调味后供一般神经症患者服用。

（梁　行）

第四节　脑卒中

脑卒中（stroke），或脑血管意外（cerebrovascular accident），是一组突然起病，以局灶性神经功能缺失为共同特征的急性脑血管疾病。脑血管疾病是由各种血管性病因引起的脑部疾病的总称，过去因认为是心血管系统或整体性疾病的脑局部表现，而被归类为心血管疾病之中。近年来，由于对脑血管疾病病因及危险因素的研究日趋深入和神经科学（neurosciences）的发展，脑部血管疾患区别于身体其他部位血管疾患（如冠状动脉疾患）的特点日益被人们所认识。因此，在世界卫生组织（WHO）编制的国际疾病分类（ICD）中，在分科较细的临床医疗机构中，脑血管病现均被列为神经系统疾病，是最常见的神经科疾患。

脑卒中是在世界范围内多发、常见的疾病之一，也是"古已有之"达数千年之久的"大病"，是由各种原因引起的脑血管（包括动脉和静脉系统）发生病理性改变，并引起多种临床症状的疾病。1986年中华医学会曾将脑血管病分为十二大类，每一类中又包括若干种病，但就其本质而言，不外乎缺血性脑血管病（如短暂性脑缺血发作、脑血栓、脑栓塞等）和出血性脑血管病（如脑出血、蛛网膜下腔出血等）两大类。从病理上讲，前者是由于血管狭窄或闭塞导致脑细胞受损；后者则是由于血管破裂出血后血肿及水肿挤压脑组织而引起的一系列临床症状。脑卒中具有高发病率、高死亡率、高致残率、高复发率和多并发症（"四高一多"）特征，是世界性重大健康问题之一，也是医学界研究和关注的热点之一。在世界范围内，患病人数每年都以惊人的速度递增，且向低龄化发展。

1966年世界卫生组织曾对57个国家进行调查，因中风而死亡人数是这些国家人口总死亡数的11.3%，仅次于心肌梗死和癌肿。很多国家将中风列为前三种高病死率、高发病率、高致残率的疾病。在我国很多地区，中风发病率比冠心病和肿瘤高，是我国人口死亡的第一大疾病。

一、临床表现

中风因病位有浅深；病情有轻重；标本虚实也有先后缓急之差异，所以临床常将中风分为中风先兆、中经络、中脏腑及卒中后遗症。

1. 中风先兆　眩晕，半身或一侧手、足麻木无力。

2. 中经络　突发口眼歪斜、语言謇涩、半身不遂。

3. 中脏腑

（1）闭证：突然昏仆、不省人事、牙关紧闭、两手握固、二便闭结、舌卷囊缩、兼见颜面潮红、呼吸气粗、喉中痰鸣、口臭身热、躁动不安。

（2）脱证：突然昏仆、不省人事、目合口开、鼻鼾息微、手撒肢冷、汗多不止、二便自遗、肢体软瘫、舌痿。

4. 卒中后遗症　口眼㖞斜、失语、失明、上肢拘挛或软而无力、手指握固或不能伸屈、肩关节疼痛不能上举、下肢拘挛强直或痿软无力、足内翻或下垂、便秘、小便癃闭或淋漓。

二、鉴别诊断

脑卒中的主要临床表现是突然起病，全脑症状以及神经系统定位体征。有很多疾病均可以体现出脑血管意外的基本症状、体征。因此，接受脑血管意外患者治疗，应认真进行鉴别诊断。

1. 感染性脑炎、脑膜炎、脑膜脑炎　呈急性和亚急性起病，以脑炎为主者意识障碍、常伴有癫痫发作，可查见多灶性脑损害体征。以上症状及体征与脑血管意外相近似。其鉴别点为本类疾病多有发病头痛、全身不适等前驱症状，病程中有全身性感染中毒症状，以脑炎为主者头痛突出，脑膜刺激征明显，脑脊液与颅脑 CT 检查为鉴别诊断的重要依据。

2. 脑肿瘤　转移癌多来自肺部，有时以神经系统症状和较迅速进展的昏迷为首发症状。发病前虽然表现头痛、癫痫发作等症状。但本病以缓慢起病，眼底视盘水肿、视网膜火焰状出血等提示慢性颅内压增高的征象，颅脑 CT 及肺部 X 线片以资鉴别。

3. 脑外伤和外伤性颅内血肿　脑外伤有明确外伤史，伤后立即昏迷，并有局灶性神经体征。颅脑 CT 检查可确诊并以资鉴别。

4. 脑脓肿　虽有颅内压增高症状及神经系统局灶损害症状，重者并发脑疝形成或脑脓肿破裂并发化脓性脑室管炎或脑膜炎时则引起昏迷。但本病多见于青壮年，以中耳、乳突炎为最常见的感染源，起病缓慢，表现有全身感染中毒症状及化验室的血液检查可作为鉴别诊断。

5. 中毒性疾病　毒物主要经消化道、呼吸道、皮肤黏膜进入体内，可引起中毒性脑病，表现为局灶性神经系统体征。肢体瘫痪可为单瘫或轻瘫，还可有癫痫发作、锥体外系症状、小脑症状、脑神经麻痹等表现。但因有上述毒物的急、慢性中毒病史，而瘫痪仅为中毒症状之一，以此作为鉴别诊断。

6. 急性播散性脑脊髓炎　本病发病急，病变弥漫，累及脑、脊髓和周围神经，表现为偏瘫或截瘫，严重的脑部损害，严重的脑部损害可引起昏迷和癫痫发作。脑膜刺激征也可出现。本病与脑血管意外鉴别为：发病多累及儿童及青少年，起病多有发病前有接种疫苗或某些传染病病史。

三、治疗

1. 治则　根据中风的不同病机，采用不同的治则和配方。

（1）中风先兆：醒脑开窍，熄风防闭。

（2）中经络：醒脑开窍，疏通经络。

（3）中脏腑（闭证）：开窍启闭。

（4）中脏腑（脱证）：回阳固脱，醒神开窍。

（5）卒中后遗症：醒脑开窍，矫偏和络。

2. 配方

（1）中风先兆：上星、百会、印堂、肩髃、曲池、足三里、阳陵泉、完骨、天柱。

加减：眩晕加头维、风池；夜眠不安者，加四神聪、神门；烦躁者加合谷、太冲。

（2）中经络：内关、人中、三阴交、极泉、尺泽、委中、风池、完骨、天柱。

加减：手指握固，加合谷、八邪；上肢不能伸者，加曲池。

（3）中脏腑（闭证）：内关、人中、十宣、风府。

（4）中脏腑（脱证）：内关、人中、气海、关元、神阙、太冲、内庭、气舍。

（5）卒中后遗症

口眼㖞斜：风池、太阳、颊车、迎香、地仓、下关、合谷。刺络拔罐选下关、颊车、四白。

失语：风池、上星、百会、金津、玉液、廉泉、通里。

上肢不遂：风池、肩髃、极泉、尺泽、曲池、合谷、八邪、外关。

肩关节痛：天鼎、肩髃、肩内陵、肩外陵、肩贞、肩中俞、肩外俞、阿是穴。

下肢不遂：环跳、委中、三阴交、阳陵泉、昆仑。

足内翻：解溪、丘墟、照海、筑宾、昆仑。

失明：风池、天柱。

便秘：丰隆、左水道、左归来、左外水道、左外归来。

癃闭：中极、秩边、水道。

小便淋漓：关元、气海、太溪。

3. 操作

（1）中风先兆：上星平刺0.5～1寸，施平补平泻手法1分钟；百会斜刺0.3～0.5寸，施平补平泻手法1分钟；印堂横刺0.3寸，施雀啄手法1分钟；肩髃直刺1～1.5寸，施提插泻法，以麻胀感达肘关节为度；曲池屈肘取穴，直刺1～1.5寸，施提插泻法，以麻胀感到达食指为度；足三里直刺1～1.5寸，施提插泻法，令麻胀感达足踝部；阳陵泉直刺1～1.5寸，施提插泻法，令麻胀感沿小腿外侧至足外踝；风池直刺0.5～1寸，施捻转补法1分钟；四神聪、神门直刺0.3～0.5寸，施捻转补法0.5分钟；合谷、太冲直刺0.5～1寸，施呼吸泻法1分钟。天柱、完骨直刺1～1.5寸，施捻转补法1分钟。

（2）中经络：先刺双侧内关，直刺0.5～1寸，施捻转提插的复式手法，施术1分钟；人中向鼻中隔下斜刺0.3寸，施雀啄手法，以眼球湿润或充满泪水为度；三阴交沿胫骨后缘进针1～1.5寸，针尖向后斜刺与皮肤呈45度角，施提插泻法，至患侧下肢抽动3次为度；极泉在原穴下1寸处，直刺0.5～1寸，施提插泻法，以患侧上肢抽动3次为度；尺泽直刺0.5～1寸，施提插泻法，以患侧前臂及食指抽动3次为度；委中仰卧位直腿抬高取穴，直刺0.5～1.5寸，施提插泻法，以患侧下肢抽动3次为度；合谷直刺1～1.5寸，刺向三间处，施提插泻法，以患侧食指伸直为度；八邪直刺0.5～1寸，施提插泻法，以患侧手指抽动为度；曲池刺法同前，完骨、天柱直刺1～1.5寸，施捻转补法1分钟。

（3）中脏腑（闭证）：内关、人中刺法同前；十宣以三棱针点刺，挤压出血，每穴出血量 1~2ml；风府低头取穴，直刺 1.5~2.5 寸，施提插泻法，令麻电感到达全头。

（4）中脏腑（脱证）：内关、人中刺法同前；气海、关元、神阙用雷火针或隔盐灸、隔姜灸、隔附子饼灸法，持续时间 4~8 小时，不以壮数为限；太冲、内庭直刺 0.5~1 寸，施捻转提插相结合的补法，施术 1 分钟；气舍直刺 1~1.5 寸，施捻转补法，连续运针持续 1~3 分钟，待其恢复自主呼吸，而呼吸较弱，且有间歇时，继续运针，直至呼吸均匀。

（5）后遗症：口眼【㖞】斜：风池针尖刺向结喉，进针 1.5~2 寸，施捻转补法 1 分钟；太阳沿颧骨弓内缘进针 3~3.5 寸，透向颊车；迎香或地仓横刺或斜刺 0.5~1.5 寸，施捻转泻法；下关进针 1.5 寸，捻转泻法；地仓横刺 3~3.5 寸；透向颊车，地仓至颊车部 1 寸 1 针，深度 0.3~0.5 寸，施提插泻法；合谷捻转泻法。刺络拔罐，是在常规消毒后用三棱针点刺 3~5 点，用闪火法加罐，出血量 5~10ml，隔日 1 次。

失语：风池、上星、百会刺法如前述，金津、玉液用三棱针点刺放血；舌面用 2 寸毫针点刺出血，廉泉直刺 1~1.5 寸，施合谷刺法，以胀感到达舌根及喉咽部；通里直刺 0.5 寸，施捻转泻法。

上肢不遂：风池、极泉、尺泽刺法同前；合谷针刺方向先透向大指，继透向三间处，施提插泻法，以患侧大指、次指抽动 3 次为度；八邪、曲池、肩髃刺法同前；外关直刺 1~1.5 寸，施提插泻法。

肩关节痛：天鼎，直刺 1~1.5 寸，施提插泻法，令触电感直达肩肘或手指；肩髃、肩内陵、肩外陵、肩贞直刺 1~1.5 寸，施捻转提插泻法；肩中俞、肩外俞均横刺 1~1.5 寸，施捻转泻法；痛点刺络拔罐方法同前。

下肢不遂：委中、三阴交针刺方法同前；环跳直刺 2~3 寸，以触电感传至足趾为度；阳陵泉直刺 1~1.5 寸，施提插泻法，令触电感传至足趾为度，昆仑直刺 0.5 寸，捻转泻法。

足内翻：解溪直刺 0.5 寸，施捻转泻法；丘墟透照海；直刺 2.5~3 寸，施捻转泻法；筑宾、昆仑，直刺 0.5~1.5 寸，施提插泻法。

失明：风池直刺针尖方向与双目系对角相交，直刺 1~1.5 寸，施捻转补法；天柱直刺 1~1.5 寸，施捻转补法。

便秘：先取双侧丰隆穴，直刺 1~1.5 寸，施捻转泻法；左水道、左归来、左外水道（左水道外开 1.5 寸）、左外归来（左归来外开 1.5 寸）均直刺 1.5~3 寸，施捻转泻法 1 分钟，留针 20 分钟，在留针期间，每隔 5 分钟运针 1 次。

癃闭：中极直刺 1.5~2 寸，施提插泻法，令胀感传至会阴；秩边直刺 2.5~3 寸，针尖方向透向水道，施提插泻法，令胀感达前阴。

小便淋漓：关元、气海直刺 1~1.5 寸，施呼吸之补法，而后置 1 寸艾炷于针柄上，施温针灸，每次 2~3 炷；太溪直刺 0.5 寸，施捻转补法 1 分钟。

4. 疗程

（1）急性期（发病 7 天之内）每日针刺 2 次，10 天为 1 个疗程，持续治疗 3 个疗程。

（2）稳定期（发病 1 周至 3 个月）每日针刺 2 次，10 天为 1 疗程，持续治疗 3~9 个疗程。

（3）后遗症期（发病 3 个月以上）每日针刺 2 次，10 天为 1 疗程，持续治疗 6~12 个月。

四、方解

脑卒中，中医称之为中风。始见于《内经》所言的仆击、大厥、薄厥、偏枯、偏风、身偏不用、痱风等，描述了中风的病因与不同阶段的主要临床表现。尽管如此，《内经》还没有形成完整的中风病的证治理论，对其病因、病机及症状尚无系统的论述。唐宋以后立论"内虚邪中"。晚清及近代医家，结合西医知识，进一步认识到中风病的发生主要在于年老体衰，阴阳逆乱，直冲犯脑，中风病的致病机制、证治规律日臻完善。中风乃"上实"，即脑窍闭塞，其因皆为肝肾的亏虚，即"下虚"。脑为神府，神伤不能使气，加之风标夹痰火气血诸本逆乱，引发了"窍闭神匿"的病理机转，窍闭神匿，神不导气，中风乃发。故在治疗上，以开窍启闭，改善元神之府—大脑的生理功能为主；在取穴上，以阴经腧穴为主，重在手法操作上。近年来经大量基础实验研究，证实针刺治疗中风病具有下述作用：①改善患者及实验性高黏滞血症动物的血液流变学，增加局部脑组织血流；②改善患者脑动脉血流动力学及微循环；③抑制脑缺血及再灌注造成的自由基损伤；④增加实验性小鼠脑组织血流，改善脑组织超微结构，减轻脑水肿等。

五、转归及预后

本病是急骤起病，变化复杂，病死率高的常见病，多发病。其转归取决于其体质的强弱，正气的盛衰，病情的轻重，以及诊疗的正确及时与否，调养得当与否等。临床上一般抓住患者的神志、瞳神、二便、舌脉、肢体瘫痪等症候的动态变化，预测病情的浅深轻重与预后。

（1）中经络病发虽急，但患者神志清楚，瞳神正常肢瘫不全，二便调和，说明病浅邪轻，正气尚盛，若治疗及时，方法正确，调养适宜，患者可快速进入恢复期，预后多良。

若因情志激惹，或饱食饮酒，致风邪内盛，上扰窍络，神明受累，则由中经络转为中脏腑，病势逆转，病情恶化，预后不良。

（2）中脏腑起病急暴，病邪盛，病位深，病情重，若病发即现神志恍惚或迷蒙，半身不遂，二便闭阻，脉大舌红者，属中腑证。调治及时，辨证准确，治法得宜，可使邪去窍开神醒，转为中经络证，即可进入恢复期，预后较好，个别遗有后遗症；若调治不当，正虚邪入，即现重症神昏或昏聩不语，属中脏证，治疗即应予多种方法，多种途径，予以综合救治，尚可挽救患者生命，若病见呃逆频作，肢强搐逆，戴阳反折，呕血便血，胸腹灼热者，属中脏变证，示病情笃重，邪气充斥，若不及时驱逐邪气阻闭，阴阳格绝，精气乃绝，预后不良，若见昏聩不语，四肢厥冷，目合口开，二便自遗属中脏脱证，元气脱散，首当回阳固脱，否则气绝身亡，此均属中风危笃，临终前表现。

六、预防与调护

中风的病因与起居、饮食、房事、情志、劳倦有密切关系。因此，在我们的生活工作中，应注意起居有严格规律，饮食有节制，房事应适度，防止情绪的剧烈波动，注意情志调节，不可劳倦过度，以上几点是预防中风发作的关键，也是已患此病患者的调护重点。同时还应注意保护皮肤、呼吸道、口腔，通畅二便，适时配合功能锻炼，有利于丧失功能的重建。

（梁　行）

第五节　中风病急性期的中医康复治疗

一、病因病机

中风的发生，唐宋以前多以内虚邪中立论，唐宋以后多以内风立论；今认为大多是由于正气虚弱，肝风内动，与心肝脾肾脏腑阴阳失调有关。加以忧思恼怒，或嗜酒饱食，或房事劳累，或外邪侵袭等诱因下，致气血运行受阻，肌肤筋脉夫于濡养；或致阴亏于下，阳浮于上，肝阳暴张，阳化风动，血随气逆，挟痰挟火，横窜经隧，上冲于脑，蒙蔽清窍而卒然昏仆、半身不遂诸症而发病。本病的病因病机颇为复杂，从临床观察分析来看，常与以下情况有关。①积损正衰："年四十而阴气自半，起居衰矣"。年老体弱，或久病气血亏损，元气耗伤，脑脉失养。气虚则运血无力，血流不畅，而致脑脉瘀滞不通；阴血亏虚则阴不制阳，内风动越，挟痰浊、瘀血上扰清窍，突发本病。正如《景岳全书·非风》说："卒倒多由昏愦，本皆内伤积损颓败而然。"②劳倦内伤："阳气者，烦劳则张"。烦劳过度，易使阳气升张，引动风阳，内风旋动，则气火俱浮，或兼挟痰浊、瘀血上壅清窍。因肝阳暴张，血气上涌骤然而中风者，病情多重。③脾失健运，痰浊内生：过食肥甘醇酒，致使脾胃受伤，脾失运化，痰浊内生，郁久化热，痰热互结，壅滞经脉，上蒙清窍；或素体肝旺，气机郁结，克伐脾土，痰浊内生；或肝郁化火，烁津成痰，痰郁互结，挟风阳之邪，窜扰经脉，发为本病。此即《丹溪心法·中风》所谓"湿土生痰，痰生热，热生风也"。④五志所伤，情志过极：七情失调，肝失条达，气机郁滞，血行不畅，瘀结脑脉；暴怒伤肝则肝阳暴张，或心火暴盛，风火相煽，血随气逆，上冲犯脑。凡此种种，均易引起气血逆乱，上扰脑窍而发为中风。

另外，部分学者认为中风病有因外邪侵袭而引发者，如风邪乘虚入中经络，气血痹阻，肌肉筋脉失于濡养；或外因引动痰湿，痹阻经络，而致半身不遂，此即古人所谓"真中"。近年痰瘀为患、痰瘀互结，内生邪毒的机制引起医家重视。

本病常见的诱因为：气候骤变，烦劳过度，情志相激，跌仆努力等。

综观本病，由于患者脏腑功能失调，或气血素虚，加之劳倦内伤，忧思恼怒，饮酒饱食、用力过度，而致瘀血阻滞、痰热内蕴，或阳化风动，血随气逆，导致脑脉痹阻或血溢脑脉之外，引起昏仆不遂，发为中风。其病位在脑，与心、肾、肝、脾密切相关。其病机概而论之有虚（阴虚、气虚）、火（肝火、心火）、风（肝风、外风）、痰（风痰、湿痰）、气（气逆）、血（血瘀）六端，此六端多在一定条件下相互影响，相互作用。病变多为本虚标实，上盛下虚；在本为肝肾阴虚，气血衰少，在标为风火相煽，痰湿壅盛，瘀血阻滞，气血逆乱；而其基本病机为气血逆乱，上犯于脑。

二、治疗

中风病急性期标实症状突出，急则治其标，中医药治疗当以祛邪为主，常用平肝熄风、清化痰热、化痰通腑、活血通络、醒神开窍等治疗方法。闭脱二证当分别治以祛邪开窍醒神和扶正固脱、救阴固阳。若出现格拒，即所谓"内闭外脱"，醒神开窍与扶正固本可以兼用。

（一）中医辨证治疗

辨治原则：中风急性期又分中经络、中脏腑不同，中经络（神志清醒者）以驱邪为先，常以平肝熄风、化痰活血通络为主；中脏腑（神志障碍）者，闭证当以豁痰通腑、醒神开窍为主；脱证宜救阴回阳固脱。若闭证开始转为脱证之时，可闭、脱治疗互相参用。如昏迷渐醒，闭、脱症状缓解，可根据病情，标本同治，如平肝熄风、清热化痰，同时滋养肝肾或补气养血。

1. 风痰瘀血，痹阻脉络

证候特点：半身不遂，口舌歪斜，舌强言謇或不语，偏身麻木，头晕目眩。舌质暗淡，舌苔薄白或白腻，脉弦滑。

治法：熄风涤痰，活血通络。

代表方剂：半夏白术天麻汤加减。

常用药物：熄风涤痰选用天麻、全蝎、蜈蚣、刺蒺藜、胆南星、法半夏等；健脾可用白术、茯苓；活血通络选用丹参、当归尾、川芎、川红花、鸡血藤等。

基本处方：法半夏12g，茯苓15g，白术12g，胆南星9g，天竺黄12g，天麻12g，香附12g，丹参15g，大黄6g（后下）。每日1剂，水煎服。

加减法：瘀血重，舌质紫暗或有瘀斑者，加桃仁、红花、赤芍以活血化瘀；舌苔黄腻、烦躁不安等有热象者，加黄芩、栀子以清热泻火；头晕、头痛，加菊花、夏枯草以平肝熄风；风痰互结，瘀血阻滞，日久易从阳化热，故临床上用药不宜过于温燥，以免助热生火。

2. 肝阳暴亢，风火上扰

证候特点：半身不遂，偏身麻木，舌强言謇或不语，或口舌歪斜，眩晕头痛，面红目赤，口苦咽干，心烦易怒，尿赤便干。舌红或红绛，舌苔薄黄，脉弦有力。

治法：平肝泻火通络。

代表方剂：天麻钩藤饮加减。

常用药物：平肝泻火选用石决明、白芍、天麻、钩藤、羚羊角骨、夏枯草、黄芩、栀子、龙胆草、虎杖等；活血通络选用地龙、毛冬青、益母草、丹参、川牛膝等。

基本处方：天麻15g，钩藤15g，生石决明30g（先煎），川牛膝18g，黄芩12g，山栀12g，夏枯草12g，益母草15g，海藻15g，全蝎6g。每日1剂，水煎服。

加减法：伴头晕头痛者，加菊花、桑叶以清利头目；心烦易怒，加牡丹皮、赤芍加强清泻肝火之力；便干便秘，加生大黄以清热通腑；若症见神识恍惚、迷蒙者，为风火上扰清窍，由中经络向中脏腑转化，配合灌服牛黄清心丸或安宫牛黄丸以开窍醒神；若风火之邪挟血上逆，加用凉血降逆之品以引血下行。

3. 痰热腑实，风痰上扰

证候特点：半身不遂，口舌歪斜，言语謇涩或不语，偏身麻木，腹胀便干便秘，头晕目眩，咯痰或痰多。舌质暗红或暗淡，苔黄或黄腻，脉弦滑或偏瘫侧脉弦滑而大。

治法：清热涤痰，通腑泄热。

代表方剂：星蒌承气汤加减。

常用药物：清热通腑选用大黄、虎杖、人工牛黄粉、枳实、羚羊角骨、厚朴、枳实等；涤痰选用瓜蒌、胆南星、天竺黄、竹茹等。

基本处方：大黄10~15g（后下），芒硝10g（分冲），全瓜蒌15~30g，胆南星6~10g。

每日 1 剂，水煎服。

加减法：热象明显者，加山栀子、黄芩清热泄火；加强清热之力；年老体弱津亏者，加生地黄、麦门冬、玄参以增液行舟。

4. 气虚血瘀

证候特点：半身不遂，口舌歪斜，言语謇涩或不语，偏身麻木，面色㿠白，气短乏力，口角流涎，自汗出，心悸便溏，手足肿胀。舌质暗淡，舌苔薄白或白腻，脉沉细、细缓或弦细。

治法：益气活血，扶正祛邪。

代表方剂：补阳还五汤加减。

常用药物：益气选用黄芪、人参、西洋参、五爪龙、党参、太子参等，活血祛瘀选用川芎、丹参、川红花、当归、鸡血藤、三七、赤芍等。

基本处方：黄芪 30 ~ 120g，当归 12g，赤芍 15g，川芎 15g，桃仁 12g，红花 9g，地龙 12g。每日 1 剂，水煎服。

加减法：气虚明显者，加党参、太子参以益气通络；言语不利，加远志、石菖蒲、郁金以祛痰利窍；心悸、喘息，加桂枝、炙甘草以温经通阳；肢体麻木者，加木瓜、伸筋草、防己以舒筋活络；上肢偏废者，加桂枝以通络；下肢瘫软乏力者，加续断、桑寄生、杜仲、牛膝以强壮筋骨；小便失禁者，加桑螵蛸、益智仁以温肾固涩；血瘀重者，加莪术、水蛭、鬼箭羽、鸡血藤等破血通络之品；若急性期气虚伴血瘀，有主张不宜过早重用黄芪者，以免助热生火，加重病情。

5. 阴虚风动

证候特点：半身不遂，口舌歪斜，舌强言謇或不语，偏身麻木，烦躁失眠，眩晕耳鸣，手足心热。舌质红绛或暗红，少苔或无苔，脉细弦或细弦数。

治法：滋养肝肾，潜阳熄风。

代表方剂：镇肝熄风汤加减。

常用药物：滋养肝肾选用龟板、鳖甲、熟地黄、女贞子、桑椹子、何首乌等；潜阳熄风选用龟板、鳖甲、白芍、龙骨、牡蛎、代赭石、龙齿、天麻、钩藤等。

基本处方：川牛膝 30g，代赭石 30g（先煎），龙骨 30g（先煎），牡蛎 30g（先煎），龟甲 20g（先煎），白芍 15g，玄参 15g，天门冬 12g，川楝子 12g，茵陈 18g，麦芽 15g，钩藤 15g，菊花 12g。每日 1 剂，水煎服。

加减法：挟有痰热者，加天竺黄、竹沥、川贝母以清化痰热；心烦失眠者，加栀子以清心除烦，加珍珠母以镇心安神；头痛重者，加夏枯草以清肝熄风，加川芎、白芷、全虫等以祛风活血止痛。

6. 络脉空虚，风邪入中

证候特点：手足麻木，肌肤不仁，或突然口眼歪斜，语言不利，口角流涎，甚则半身不遂；或兼见恶寒发热，肢体拘急，关节酸痛等症。舌苔薄白，脉浮弦或弦细。

治法：祛风通络，养血和营。

代表方剂：大秦艽汤。

常用药物：祛风通络选用秦艽、羌活、白僵蚕、白附子、白芷、川芎等，养血和营选用熟地黄、白芍、生地黄、制首乌、当归等。

　　基本处方：秦艽 12g，当归 12g，细辛 3g，羌活 6g，防风 6g，白芷 6g，川芎 9g，白芍 12g，独活 9g，生地黄 12g，甘草 6g。日 1 剂，水煎服。

　　加减法：可加入白附子、全蝎祛风痰、通经络；兼内热者，可加黄芩、生石膏等清除内热，并可制诸风药之燥热；如有风热表证者，可去羌活、防风、当归等药，加桑叶、薄荷、菊花以疏风清热；若仅见口眼歪斜而无半身不遂等症者，可用牵正散加荆芥、防风、白芷以散风祛邪；兼表热者加金银花、连翘、薄荷以疏散风热；必要时加红花以活血化瘀。

（二）中成药治疗

1. 静脉给药

　　（1）清开灵注射液：40～60ml 加入 5%～10% 葡萄糖 500ml 静脉滴注，每日 1～2 次。适用于肝阳暴亢，痰热腑实证。

　　（2）醒脑静注射液：10～20ml 加入 5% 葡萄糖 250～500ml 静脉滴注，每日 1～2 次。适用于肝阳暴亢，痰热腑实证；或中脏腑实证。

　　（3）血塞通注射剂：200～400mg 加入 25%～50% 葡萄糖 40～60ml 静脉注射或加入 5%～10% 葡萄糖 250～500ml 静脉滴注，每日 1 次。适用于各种证型。

　　（4）丹参注射液或复方丹参注射液：20～40ml 加入 5%～10% 葡萄糖 250ml 中静脉滴注，每日 1～2 次。适用于各种证型。

　　（5）脉络宁注射液：10～20ml 加入 5%～10% 葡萄糖 250～500ml 中静脉滴注，每日 2 次。适用于肝阳暴亢、痰热腑实、风痰瘀血痹阻脉络之证。

　　（6）通脉舒络液：250ml 静脉滴注，每日 1～2 次。适用于气虚血瘀证、痰湿蒙塞心神证。

　　（7）盐酸川芎嗪注射液：80～120mg 加入 5%～10% 葡萄糖 250～500nl 中静脉滴注，每日 1 次。适用于瘀血阻络证。

　　（8）血栓通注射液：4～6ml 加入 5%～10% 葡萄糖 250～500ml 静脉滴注，每日 1～2 次。适用于各种证型。

　　（9）心脉灵注射液：20～40ml 加入 5%～10% 葡萄糖 250～500ml 静脉滴注，每日 1～2 次。适用于元气败脱、心神散乱之危证。

　　（10）参麦注射液：20ml 加入 50% 葡萄糖 40ml 中静脉注射，或 40～60ml 加入 10% 葡萄糖 250ml 静脉滴注，每日 2 次。适用于中风之脱证，或由闭而脱，气阴俱伤的危急证。

　　（11）参附注射液：5～20ml 加入 50% 葡萄糖 40ml 静脉注射，或 20～100ml 加入 5%～10% 葡萄糖 500ml 静脉滴注，每日 1～2 次。适于用脱证或由闭而脱，阳气暴脱之危急证。

　　（12）50% 红花注射液：5～20ml 加入 10% 葡萄糖 250ml 静滴，每日 1 次。用于缺血性中风。

　　（13）蝮蛇抗栓酶：0.5U 加入 10% 葡萄糖 250ml 静滴，注射前必须做皮试。每日 1 次，用于缺血性中风急性期或恢复期。

　　（14）灯盏花素注射液 8～16ml，或灯盏细辛注射液，20～40ml，加入 5% 葡萄糖 250～500ml 静滴，用于各期各型中风。

　　（15）刺五加注射液，20ml/支，2～4 支加入 5% 葡萄糖 250～500ml 静滴，适用于气虚、血瘀证。

　　（以上静脉用药，糖尿病患者可以 0.9% 生理盐水代替葡萄糖）

2. 口服制剂

（1）急性期随证选用安宫牛黄丸、苏合香丸、紫雪丹、新雪丹、至宝丹。

（2）清开灵口服液，10ml，每日 3～4 次口服。适用于肝阳暴亢、痰热腑实证。

（3）脑血康口服液，10ml，每日 3～4 次口服。适用于各种证型。

（4）西黄丸，3g，每日 2 次口服。适用于痰瘀闭阻清窍脉络之实证。

（5）复方丹参片，每次 3 片，每天 3 次。用于气虚血瘀或痰瘀阻络之中风偏瘫。

（6）华佗再造丸，每次 8g，每天 2 次。用于气虚血瘀或痰瘀阻络之中风偏瘫、失语、口眼歪斜、肢体拘挛麻木。

（7）川芎嗪片，每次 2 片，每天 3 次。用于气虚血瘀或痰瘀阻络之中风偏瘫。

（8）中风回春丸，每次 3 片，每天 3 次。用于气虚血瘀或痰瘀阻络之中风偏瘫、口歪、失语。

（9）大活络丸，每次 1 丸，每天 2 次。用于气虚血瘀或痰瘀阻络之中风后遗症、偏瘫、麻木、肢体拘挛。

（10）乙氧黄酮胶囊，每次 2 粒，每天 3 次。用于气虚血瘀或痰瘀阻络之中风偏瘫、口喝、失语。

（11）人参再造丸，每次 1 丸，每天 1～2 次。用于气血亏损，肢体麻痹，中风瘫痪等。

（三）推拿疗法

在中风病早期的半身不遂，其手法可用推、拿、滚、接、擦、捻、搓。取穴有风池、肩井、肩禺、天井、手三里、合谷、环跳、阳陵泉、委中、承山。部位：面部、背部及四肢，以患侧为重点。可按以下分型进行推拿治疗：

1. 中经络

基本操作：推拿肩井，点按风池、风府、肩贞、天宗，点按足三里、髀关、梁丘。

辨证加减：经脉空虚，风邪入中者，加用揉拿手三阳，提拿足三阳，点按曲池、合谷、环跳、委中、承山；肝肾阴虚、风阳上扰者，加用搓、运夹脊，推、运印堂，点按肝俞、肾俞、云门、承扶、丰隆。

2. 中脏腑

基本操作：掐点人中、十宣，揉拿手三阴。

辨证加减：闭证者，加揉拿手三阳，提拿手三阴，点按劳宫、太冲、丰隆、涌泉；脱证者，加提拿足三阳，补泻神阙，点按内关、足三里。

如患者兼有面色萎黄无华，气短乏力，声低息微，食少便溏，舌紫黯，脉细涩，属气虚血瘀，治宜补气养血，疏通经络，按摩取穴以任脉和足太阴脾经穴位为主，辅以患肢穴位，以疏通患肢气血。如患者兼有肢体僵硬拘紧，面红耳赤，口干口苦，舌红苔黄，脉弦有力者，属肝阳上亢，治宜平肝潜阳，熄风通络，按摩取穴以足厥阴肝经为主，辅以患肢穴位，重点手法放在腕关节及掌指部分，可用拇指捻掌指关节和指关节，以改善屈伸功能。如患者纳呆脘闷，喉间痰鸣，口角流涎，舌紫黯，苔白滑腻，脉弦滑，属痰瘀阻络，治宜除湿化痰，化瘀通络，按摩取穴以足阳明胃经、足太阴脾经为主。

推拿治疗注意事项：

在康复学科手法治疗的对象是以伤、残及疼痛患者为主。此类伤病有一些不同其他疾病的特点，因此除一般手法治疗需注意的事项以外，还应注意以下几点：

（1）肢体不能自主活动，长期卧床从未做过手法治疗的患者，易形成深静脉血栓。手法治疗要慎重，已经形成者禁用手法治疗。

（2）久病弱者手法治疗时，随时注意调整手法强度。

（3）肢体肌力减退或丧失的患者手法治疗时，要有保护措施，以防手法造成软组织损伤或骨折。

（4）对疼痛经多次手法治疗不能缓解者，应明确诊断后再酌情处理。

（四）针灸治疗（体针）

1. 中经络

治法：醒脑开窍，疏通经脉。

取穴：内关、人中、三阴交、极泉、尺泽、委中

加减：手指握固者加合谷、八邪，上肢不能伸者加曲池。

操作：内关，施捻转提插泻法；继刺人中，用雀啄手法；三阴交，施提插泻法；极泉，施提插泻法；尺泽，提插泻法；委中，提插泻法。

方义：内关为心包络之络穴，人中属督脉，相配以通窍醒神；三阴交，育阴潜阳；极泉、尺泽、委中三穴配伍，疏通上下肢经脉。

2. 中脏腑（闭证）

治法：启闭开窍。

取穴：

（1）内关、人中；

（2）十宣放血。

（3）风府、气舍。

操作：内关、人中刺法同前，十宣以三棱针点刺，挤压出血。每穴出血达 1～2ml。风府直刺 2～2.5 寸，施提插泻法。

方义：方（1）取内关调神开窍，使心神复明。人中调节督脉。方（2）十宣处放血，为通调十二经脉以开关通闭。方（3）取风府通调督脉，振奋阳气，转复神机。取太冲与内庭相配可达调气血，疏理气机，以恢复自主呼吸。

（五）头针疗法

（1）治疗中风选体征对侧运动区，感觉区，足运感区，进针后捻转3min。

（2）偏侧运动障碍，取对侧运动区；下肢瘫，取对侧运动区上 1/5，对侧足运区；下肢瘫，取对侧运动区是2/5；头面部瘫痪，流涎，舌斜，运动性失语，取对侧运动区下2/5；偏身感觉障碍，取对侧感觉区；下肢感觉障碍，取对侧感觉区上 1/5，对侧足感区；上肢感觉障碍，取对侧感觉区中2/5；头面部感觉障碍，取对侧感觉区下2/5；失语，选瘫痪对侧运动区下2/5；精神障碍，强哭强笑，刺正中线两侧胸腔以上，横刺；肢体浮肿，取对侧血管舒缩区。

（六）眼针疗法

治中风偏瘫取上、下焦区穴，可使患侧肢体逐渐恢复自主运动。

（七）刺血疗法

对脑出血偏瘫患者，太阳、曲泽刺出血；脑栓塞刺太阳、曲泽、解溪出血；以上诸穴每个穴位出血量 5～15ml，多者可达 30ml。

（八）穴位注射疗法

（1）偏瘫初期，用5%γ-氨基酸1.5ml或三磷酸腺苷10～20mg，后期用维生素B₁ 100mg，注入病侧风池穴，每日1次。

（2）治瘫痪取夹脊穴5、7、9、11、14，配足三里、阳陵泉、悬钟、治瘫1～7，承山、风市、解溪。方法：每次选1～3穴，用5%防风注射液，每穴注入0.3～0.5ml，或5%人参注射液、654-2，每穴注入0.3～0.5ml，并用三磷酸腺苷10～20ml注入患侧风池，隔日治疗1次，15次为1疗程。

（九）耳针

多选肾上腺、心、肝、脑干、皮质下、神门等部位。虚证多埋针，实证则强刺激。

（十）灌肠疗法

通腑灌肠液（验方）：大黄15g（后下），枳实15g，虎杖30g，益母草30g，煎水150～200ml，保留灌肠，每日1～2次，适用于中风急性期之各种实证。亦可用安宫牛黄丸或承气汤类，亦可用栓剂。或以辨证方制成药液，每次100～150ml，于直肠内给药，每日1～2次，治疗中风之吞咽困难及闭证患者。

（十一）刮痧疗法

对中经络的患者，可取夹脊穴、膀胱经及四肢诸阳经所过之外进行刮痧治疗。以疏畅气血，对血压偏高者可加取桥弓穴及足底（以涌泉为主）。

（十二）点舌疗法

主要用于中风昏迷患者的救治。将紫雪丹、至宝丹或安宫牛黄丸，苏合香丸等药物用水化后，用消毒棉签蘸药液不停地点舌，以达到药物从舌下吸收目的。

（十三）药枕疗法

如石膏枕（生石膏适量，打碎后装入枕芯，令患者枕之，用于脑出血急性期）、菊丹芎芷枕（菊花、牡丹皮、川芎、白芷共研末，装入枕芯，令患者枕之，用于脑梗死患者急性期热象明显）等。

（十四）敷贴疗法

包括穴位敷贴疗法、脐疗法等，可用辨证选方药或单验方敷贴。

（十五）药氧疗法

用辨证方制成药液，用医用纯氧在雾化器中充分混合后，以一定的流速将药液随氧气雾化吸入，治疗中风闭证或吞咽困难者。

（梁　行）

第六节　脑动脉硬化症

一、概述

脑动脉硬化症是指脑动脉粥样硬化、小动脉硬化、玻璃样变等动脉管壁变性所引起的非急性、弥漫性脑组织改变和神经功能障碍。临床表现为神经衰弱征群（见有头昏、头痛、疲乏、嗜睡、注意力不集中、记忆减退、情绪不稳定、四肢发麻、失眠等）、动脉硬化性痴呆、假性延髓麻痹等慢性脑病表现。本病常发生于中老年人，起病缓慢。男性多于女性，比例约为 2 ：1。

根据本病的发病特点和临床表现，主要与中医的"健忘"、"眩晕"、"失眠"、"多寐"、"呆病"等相关。

二、发病机制

脑动脉硬化症是发生于中老年阶段的疾病。人到中年以后，体力渐衰，肝肾亏损，气血虚弱，精血不足，脑髓空虚，脑络失养，加上将息失宜，烦劳过度，房事不节，耗气伤精，伤及肝肾，或因忧思恼怒，饮酒饱食，嗜啖肥甘厚味，伤及肝脾。肝郁失疏，郁久化火，炼液成痰，痰火内结；或脾失健运，聚湿为痰；或忧思郁结日久不解，气滞不畅，气血瘀阻；或因元气虚弱，气虚运血无力，而致气虚血瘀等。这些病理因素的综合作用，必然导致人体阴阳失调，肾精亏损，阴亏于下，阳亢于上，肝阳化风，上扰清空；或痰浊（火）蒙心犯脑；或痰瘀壅塞机窍；或气虚血瘀，脑络不通；或元气不足，清阳不升，脑络失养，神明失用，遂作眩晕、健忘、不寐、多寐，直至痴呆等证。

三、诊断

（一）诊断标准 1981 年全国第三届神经精神科学术会议修订（试行草案）

1. 轻度脑动脉硬化病

（1）年龄在 45 岁以上。

（2）初发高级神经活动不稳定的症状及或脑弥漫性损害的症状。

（3）眼底动脉硬化 Ⅱ 级以上。

（4）主动脉增宽。

（5）动脉或动脉较硬等周围动脉硬化症，或有冠心病。

（6）神经系统阳性特征：如深反射不对称，掌颏反射阳性及（或）吸吮反射阳性。

（7）血清胆固醇增高。

（8）排除其他疾病。

诊断判断：具备上述 8 项中的 5 项或 5 项以上。

2. 中度脑动脉硬化慢性型者应具备以下两项条件：

（1）轻度脑动脉硬化病的诊断标准。

（2）由本病引起的下列症状（综合征）之一：痴呆、假性延髓麻痹、帕金森综合征、癫痫等。

3. 弥漫性脑动脉硬化病　为慢性重症脑动脉硬化病。应具有中等度脑动脉硬化病条件（也可伴小卒中），病情反复加重，病变广泛，生活难以自理。

（二）鉴别诊断

由于诊断标准和对本病认识的不一致，以临床特点作为诊断依据颇感困难，所以在考虑脑动脉硬化诊断时，应除外是否长期服用某些药物的副作用所致（如各种安定药、镇静药、溴剂、巴比妥类药、降压药如利舍平和治疗震颤麻痹的各种药物）、酒精中毒、进展缓慢的颅内占位病变和颅内压增高（如颅内肿瘤、慢性硬膜下血肿、继发性脑积水等）、维生素 B 族缺乏、严重贫血、甲状腺功能低下、垂体功能低下、肾上腺功能减退、心肺功能障碍所致的慢性缺氧状态，尿毒症、低血糖和原发病灶未明的癌肿以及其神经系统并发症、忧郁症、焦虑症、老年痴呆等。

四、辨证论治

本病辨治应以虚实为纲。虚证以肝肾阴精不足为基础，兼有气虚，或阳虚，治疗分别以滋肾、养肝为主，兼以补气、温阳。实证以痰浊、瘀血阻窍为主，治疗分别予以化痰开窍、活血化瘀。因虚实每每互见，常需补虚与祛邪同用，但总以扶正补虚为主要治疗方法。

（一）阴虚阳亢证

（1）症状：头晕目眩，视物不清，健忘失眠，腰酸膝软，咽干口苦，肢体震颤或伴麻木。舌体歪斜，舌质红瘦，苔少而干，脉细或数。

（2）证候分析：腰为肾之府，肾阴不足，则腰酸膝软；肝开窍于目，肝阴不足，目睛失养，则视物不明；肝肾阴虚，肝阳上亢，则头晕目眩，咽干口苦；心神失养，则健忘失眠；肝阴不足，筋脉失濡，肝风内动，则见肢体震颤、麻木。舌红而瘦，苔少而干，脉细、数均为肝肾阴虚，肝阳上亢之征。

（3）治法：滋阴潜阳，平肝熄风。

（4）方药：镇肝熄风汤加减。药用怀牛膝 10g，生赭石 30g（先煎），生龟甲 10g（先煎），生白芍 20g，天冬 10g，川楝子 10g，生麦芽 15g，甘草 3g。

（5）方解：牛膝补肾强腰，引血下行，折其亢盛之风阳；天冬补养肾阴；白芍、甘草酸甘化阴，柔肝缓急熄风；龟甲滋填真阴，加强白芍养阴熄风之力；赭石重镇平肝熄风；川楝子引肝气下达，并抑肝阳上亢之性；生麦芽健脾疏肝，并防龟甲、天冬滋腻碍脾。

（6）加减：阳亢明显，症见眩晕重者加生牡蛎 30g（先煎），天麻 10g；肝阴不足，症见视物昏花明显，加杞子 10g，石斛 10g；伴心火内扰，症见心中烦热等，加黄连 3g，竹叶 10g；脑络不和，症见头胀头痛，加白蒺藜 10g，川芎 10g；夹有痰热，症见黄痰量多，加天竺黄 10g，胆星 10g；兼腑失濡润，见大便干结，加决明子 10g。

（二）肾精亏乏证

（1）症状：多见高龄久病患者，头目眩晕，脑转耳鸣，健忘，视物昏花，语言謇涩，语声低微，表情呆板，走路不稳，行动缓慢，甚至筋脉拘急，四肢搐搦，聂聂而动，神倦痴呆，气短无力，或言语增多（欣快），夜寐不安。或有癫痫，二便失控。舌淡，苔薄白，脉沉细迟弱。

（2）证候分析：人届老年，下元空虚，或病久及肾，肾精亏虚，髓海不足，则有头目眩晕，脑转耳鸣、健忘，神色呆钝；肾精亏虚，肝木失濡，目睛失养，则视物昏花；精亏则宗气不足，见精神疲倦，筋骨失养；肺气虚弱，见语声低微，气短无力，行动缓慢，走路不稳；心神失养，则夜寐不安；肝肾不足，筋脉失养，虚风内动，则筋脉拘急，四肢搐搦；髓海失充，灵机失运，久则痴呆；肾司二便，肾亏则失于固摄，故二便失控。舌淡，苔薄，脉沉细迟弱，则为肾精亏乏之象。

（3）治法：益肾培元，填精补髓。

（4）方药：左归丸加减。药用熟地15g，枸杞子10g，山茱萸10g，山药15g，怀牛膝10g，菟丝子10g，鹿角胶10g（烊化），龟甲胶10g（烊化）。

（5）方解：方中熟地重用以填人身阴精之源，辅以杞子、山茱萸增强滋肾填精之力；龟鹿二胶，为血肉有情之品，龟甲胶滋阴，鹿角胶补阳，共奏填精补髓充脑之功；菟丝子、牛膝强腰壮骨；山药健脾益胃。

（6）加减：灵机失运明显，症见神呆、健忘显著者，加益智仁10g，九节菖蒲10g；头晕目花，脑转耳鸣显著者，加菊花10g，磁石30g（先煎）；肾虚心神失养明显，夜寐不安较甚者，加夜交藤15g，炒枣仁10g；虚风内动，筋脉拘急，搐搦明显者，加白芍15g，钩藤15g（后下）；若见癫痫发作者，加全蝎3g，蜈蚣2条；痰浊阻窍，症见言语謇涩，痰多，苔白腻而厚者加法半夏10g，炙远志6g；痰浊中阻，症见腹胀纳呆者，加陈皮9g，焦神曲15g，熟地黄改为10g；兼有瘀血，舌质暗紫，加丹参15g，红花10g；痰浊蕴久化火上扰，症见舌苔黄腻，舌红，脉数心烦，言语增多者，加黄连3g，胆星10g。

（三）气虚痰瘀证

（1）症状：表情淡漠，性情孤僻，沉默寡言，或喃喃自语，神识呆滞，反应迟钝，多疑固执，健忘失眠，或嗜睡，头晕耳鸣，面色无华，体倦乏力，纳谷不香，四肢发麻。舌体胖，舌淡暗，有紫气，或有瘀点瘀斑，苔薄白或腻，脉细弱或细涩。

（2）证候分析：中年以后，元气渐虚，清阳不升，故头晕耳鸣，表情淡漠，反应迟钝，沉默寡言，嗜睡；气虚血行无力以致瘀血内生，血瘀阻碍气机运行则气滞，气滞又可加重血瘀，气行则水行，气虚则津液气化失司，失于布施，或气滞则血瘀，瘀从水化为湿，水停则湿聚为痰，痰湿、瘀血之间又互为因果，加重病情；痰浊困脾，健运不及，则神思困顿，纳谷不香；痰瘀闭阻脑窍，故神识呆滞，喃喃自语，性情孤僻，多疑固执，健忘；痰蒙心神，则失眠多梦；舌淡胖，苔薄白，脉细弱，是元气不足之象，舌有瘀斑瘀点、紫气、苔腻、脉涩乃痰瘀痹阻之征。

（3）治法：益气活血，化痰开窍。

（4）方药：补阳还五汤合白金丸加减。药用黄芪10~60g，川芎10g，当归10g，地龙10g，桃仁10g，红花10g，矾郁金10g。

（5）方解：方中黄芪补气复元；川芎、当归、桃仁、红花活血化瘀；地龙化痰通络；矾郁金化痰开窍。

（6）加减：气虚明显者，加党参15g，白术10g；痰浊阻窍明显者，加九节菖蒲6~10g，炙远志10g；痰浊内蕴，症见失眠、纳差者，加茯苓10g，法半夏10g；肾精不足，症见腰酸者，加桑寄生15g，川牛膝10g；肾虚肠失濡润，症见大便秘结者，加肉苁蓉10g，火麻仁10g；肝郁化火，症见心烦焦虑者，加醋柴胡6g，丹参15g；痰浊日久化火，症见苔黄腻者，加胆星10g，天竺黄10g。

（四）中成药

（1）绞股蓝总贰片：适应证：各型脑动脉硬化症。

用法：每次40~60mg，口服，每日3次。

（2）月见草油胶丸：适应证：脑动脉硬化症血脂增高者。

用法：每次 1.5～2.0g，口服，每日 2 次。

（3）藻酸双酯钠：适应证：脑动脉硬化症见瘀血明显者。

用法：每次 50～100mg，口服，每日 3 次。或以 1～3mg/kg 体重计算其总量，加入生理盐水或 5% 葡萄糖注射液 500～1000ml，缓慢静脉滴注，每日 1 次，10 天为 1 疗程。

（4）川芎嗪：适应证：脑动脉硬化症见有瘀血兼气滞表现者。

用法：每次 100mg，每日 3 次，饭后服用，1 个月为 1 疗程；或以其针剂 80～160mg，加入生理盐水或 5% 葡萄糖注射液 250～500ml 中静脉滴注，每日 1 次，14 天为 1 疗程。

（5）安宫牛黄丸：适应证：脑动脉硬化症见心肝火旺，神窍闭塞者。

用法：每次 1 粒，每日 1～2 次，口服。只可暂用，不宜久服。

（6）杜仲天麻丸：适应证：用于脑动脉硬化症见肝肾不足症、血压偏高者。

用法：每次 6g，每日 2～3 次，口服。

（7）银杏叶片：适应证：用于脑动脉硬化症见瘀血证者。

用法：每次 1～2 粒，每日 3 次，口服。

（8）枕中健脑液：适应证：用于早期脑动脉硬化呈气血两虚型及肝肾不足型。

用法：每次 10ml，早晚各 1 次，口服。

（9）精乌胶囊：适应证：用于脑动脉硬化症见肝肾不足证者。

用法：每次 2 粒，每日 2～3 次，口服，2 周为 1 疗程，每疗程间隔 3～5 天。

（10）心脑健胶囊：适应证：具有清利头目，醒神健脑，化浊降脂功能，可用于本病各型。

用法：每次 2 粒，每日 3 次，口服。

（11）还精煎口服液：适应证：用于脑动脉硬化症见肾虚精亏，髓海不足之眩晕。

用法：每次 10ml，每日 2 次，口服。

（12）脂必妥：适应证：用于脑动脉硬化症见眩晕头痛，胸闷胸痛，肢体麻木，舌质紫暗或有瘀斑等。

用法：每次 3 片（每片含量 0.35g），每日 3 次，口服。

（五）专病方

（1）降脂通脉丸：人参 10g，黄芪 30g，黄精 20g，当归 15g，何首乌 30g，茯苓 15g，竹茹 10g，泽泻 15g，姜黄 15g，郁金 30g，生山楂 20g，草决明 20g，大黄 10g。上药共研，和为蜜丸（糖尿病患者用水丸），每丸 6g，每服 2 丸，口服 3 次，3 个月为一疗程。结果：显效 44 例，占 67%；有效 19 例，占 29%；无效 3 例，占 4%。本方功效：益气活血、健脾祛痰。适用于气虚脾伤、痰瘀内阻证。

（2）活血通脉汤：桃仁 6g，红花 6g，半夏 6g，陈皮 6g，川芎 9g，石菖蒲 9g，丹参 12g，赤芍 12g，川牛膝 12g，干地龙 12g，炒白术 12g，鸡血藤 20g，水煎服，每日 1 剂，2 周为一疗程。治疗 32 例，结果：显效 15 例，占 46.88%；有效 14 例，占 43.75%；无效 3 例，占 9.38%。总有效率 90.63%。适用于脑动脉硬化性眩晕。

（3）银杏舒通口服液：由银杏叶、制首乌、生白芍等组成，制成口服液，每支 10ml，每次 1 支，每日 2 次，1 个月为 1 疗程。治疗 60 例，结果：显效 13 例，占 21.7%；有效 32 例，占 53.3%；无效 15 例，占 25.0%。总有效率 75.0%。本方具有舒肝通脉作用。

（4）脑脉舒颗粒剂：由银杏叶干浸膏、制首乌、杜仲、川芎、丹参、地龙、建菖蒲等组成，采用现代制剂工艺精制而成，每次 1 包（15g），每天 3 次，冲服。治疗 32 例，结果：基本恢复 5 例，占 15.6%；显效 12 例，占 37.5%；有效 9 例，占 28.1%；无效 6 例，占 18.7%。总有效率 81.2%。本方具有补肾填精，活血通窍之效。

（5）固本通脉复方：主要以首乌为君，佐以苍术、白术等组成，制成合剂，每日 2 次，每次 30ml 连服 3 个月。适用于肾精亏虚，痰浊内阻证。

（6）脑络通胶囊：由制首乌、桑寄生、海藻、水蛭等制成胶囊，每粒重 0.35g，每日 2 次，每服 3 粒，4 个月为 1 疗程，治疗 27 例，结果：颈内动脉斑块消失 4 例，减退 16 例，无变化 5 例，加重 2 例。本方适用于肝肾阴亏，痰瘀痹阻证。

（7）脑脉康胶囊：由人参、三七、丹参、何首乌、葛根、川芎、红花、仙灵脾、桑寄生、石菖蒲、人参叶、山楂、水牛角、冰片等 14 味中药组成，每天 3 次，每次口服 2 ~ 4 粒。治疗 50 例，结果患者治疗先后比较，自觉症状改善的占 88%，精神症状改善的占 87.7%。本方具有益气活血，化瘀通络，醒脑开窍，安神益智，滋养肝肾，调理肝肾功效。

（8）复方山草根口服液：由葛根、山楂、决明子、锌、硒、维生素 B 等组成，每次口服 40ml，每日 2 次。结果：痊愈 20 例，好转 13 例，无效 1 例，总有效率 97.1%。本方用于脑动脉硬化性情感障碍。

（9）固本丸：首乌、地黄、枸杞、肉苁蓉、巴戟天等，制成水泛丸，每服 6g，每天 2 次。结果患者在指向、联想、图像、图像再认等方面测试成绩明显提高。本方适用于脑动脉硬化智力减退者。

（10）加减益气聪明汤：由生黄芪、党参、白菊花、川芎、杜仲、葛根、蒲黄、炙甘草等组成，制成颗粒冲剂，每包 7g，每次 1 包，每日 3 次。治疗 32 例，结果：头晕 28 例，有效 23 例，占 82.14%；头痛 16 例，有效 13 例，占 81.25%；头胀 21 例，有效 19 例，占 90.48%；早醒 10 例，有效 8 例，占 80.0%；易疲劳 22 例，有效 17 例，占 77.27%。本方适用于脑动脉硬化病清阳不升型。

（六）针灸

（1）体针：主穴取百会、人中、间使、丰隆、合谷、太冲、涌泉、内关、足三里等，每次选 4 ~ 5 个穴位，根据病情分别采用平补平泻法，或用补法，或加温灸。有幻听、幻觉加翳风、听宫、听会；拒食加素髎、滑肉门；抑郁自悲，加临泣、大敦；情绪激动，加行间、合谷；头昏痛，加太阳、攒竹、印堂、风池；健忘，加心俞、肾俞、天府、太溪、照海；不寐，加神门、三阴交、心俞；眩晕，加肝俞、太溪、脾俞、肾俞。每次留针 20 分钟，10 天为 1 疗程。

（2）耳针：取内分泌、皮质下、神门、交感、心、肝、肾、脑、枕、内耳等。每次任选 2 ~ 3 穴，捻转中、强刺激，留针 15 ~ 30 分钟，每天 1 次，或埋针 5 ~ 10 天为 1 疗程。

五、西医治疗

1. 维生素类

（1）维生素 C：每次 0.1g，每日 3 次，口服。或静脉注射，每次 1g，加入葡萄糖溶液中，每日 1 次，15 天为 1 疗程。

（2）维生素 B_6：每次 10mg，每日 3 次，口服。或肌内注射，每次 50 ~ 100mg，每日 1 次，20 天为 1 疗程。

（3）维生素 B$_{12}$：肌内注射，每次 200～500μg，每日 1 次，20 天为 1 疗程。

（4）维生素 E：每次 100mg，每日 3 次，口服。

（5）谷维素：每次 10～20mg，每日 3 次，口服。

（6）烟酸：每次 50mg，每日 3 次，口服

2. 脑血管扩张剂

（1）芦丁，每次 20mg，每日 3 次，口服。或复方芦丁 1 片，每日 3 次，口服。

（2）己酮可可碱：每次 0.1～0.2g，每日 3 次，口服；或 0.1～0.4g 加入 5％葡萄糖或生理盐水 250～500ml 中，静脉滴注，每日 1 次。

（3）脑活素：5～20ml，加生理盐水 250ml 中缓慢静脉滴注，每日 1 次，10～15 天为 1 疗程。或 1～2ml，肌内注射，每日 1 次，20～30 天为 1 疗程。

（4）盐酸培他啶：每次 4～8mg，每日 3 次，口服；或每次 4mg，肌注，每日 2～3 次。

（5）环扁桃酯：每次 100～200mg，每日 4～5 次。症状改善后，减至每日 300～400mg。

（6）脉栓通：口服 150～450mg，每日 3 次；或肌注，300～900mg，每日 3 次；或静滴：3000～6000mg 加入 5％葡萄糖注射液或生理盐水 500ml，于 1～3 小时滴完。

（7）长春胺：口服，5～20mg，每日 2～3 次；或肌注，5～15mg，每日 2～3 次。

（8）脑复新：每次 0.1～0.2g，每日 3 次，口服。

3. 钙离子拮抗剂

（1）脑益嗪：每次 500mg，每日 3 次，口服。

（2）西比灵：每次 5mg，每晚 1 次，口服。

（3）尼莫地平：每次 20mg，每日 4 次，口服。

4. 降脂药

（1）多烯康：每次 0.9～1.8g，每日 3 次，口服。

（2）烟酸肌醇酯：每次 0.2g，每日 3 次，口服。

（3）舒降之：每次 20mg，每晚 1 次，口服。

（4）力平脂：每次 200mg，每日 1 次，口服。3 个月～4 个月为 1 个疗程。

（5）来适可：每次 20mg，每日 3 次，口服。

5. 抗血小板聚集剂

（1）肠溶阿司匹林：每晚 50～75mg，口服。

（2）潘生丁：每次 25～50mg，每日 3 次，口服。

（3）活脑灵：每次 150mg，每日 2～3 次，口服；或 200mg 加入 5％葡萄糖注射液 250ml 滴注，每日 1～2 次。

（4）胰激肽释放酶：每片含量 120U，每次 1～2 片，每日 3 次，饭前服。

6. 脑细胞活化剂

（1）卡兰：口服，5～10mg，每日 3 次；静滴或静注，10mg，每日 3 次，同时以等渗盐水稀释到 5 倍体积。

（2）雅伴片：每次 30mg，每日 3 次，饭后服。

（3）都可喜：每次 1 片，每日 1～2 次，口服。维持量：每日 1 片。

（4）思尔明：口服，每次 10～20mg，每日 3 次；或肌注，2～4mg，每日 2 次；或静滴，4～8mg 加入生理盐水或 5％葡萄糖注射液 100ml，缓慢滴注。

（5）喜德镇：口服，1~2mg，每日3次，3个月为1疗程；或肌注，皮下注射，0.3~0.6mg，每日或隔日1次。

（6）脑复康：每次0.4~0.8g，每日3次，口服。或静脉滴注，每日4~8g，10~14天为1疗程。

（7）胞二磷胆碱：每次250mg，肌内注射，每日1~2次。或500~1000mg加入5%或10%葡萄糖500ml中静脉滴注，每日1次。

六、预防与康复

1. 积极治疗原发病　一般说来，脑动脉硬化症多有基础病，如高血压病、糖尿病、高脂血症等，这些疾病的存在会加重、加快脑动脉硬化病变的进展，因此，必须积极治疗，打断恶性循环的锁链。

2. 饮食宜清淡　以素食为主，多食黑木耳、香菇等具有软化血管的食物，不食或少食辛辣刺激、肥甘炙煿之品。

3. 保持心情舒畅　注意体育锻炼，适当参加体力活动。

4. 患病后及时诊治　谨遵医嘱，配合治疗，早日康复。

（梁　行）

第七节　脑萎缩

脑萎缩是以病理改变命名的一种脑病，是一种慢性进行性疾病，主要表现为记忆力减退，情绪不稳，思维能力减退，注意力不集中，严重时发展为痴呆。本病多发于50岁以上的患者，病程可逾数年，女性多于男性。可分为脑动脉硬化性脑萎缩、老年痴呆性脑萎缩、中风后脑萎缩、颈椎病及脑外伤后导致脑动脉供血不足性脑萎缩、小儿缺氧性脑萎缩等。本病属于中医"痴呆"、"健忘"、"脑髓消"、"脑萎小"、"痿证"的范畴。

一、病因病理

脑萎缩的原因是多方面的。血脂、血压、血糖、血液黏稠度增高，使血流缓慢、血流量减少；血流微循环不畅，记忆力降低；老年人动脉血含氧量降低，可引起脑细胞合成各种酶和神经传导递质的量减少，均可导致脑萎缩。近年来，神经化学研究提示，本病的中枢胆碱能系统功能普遍低下。有研究报道，弥漫性大脑萎缩患者的胆碱乙酰转移酶及乙酰胆碱酯酶浓度下降，提示与记忆有关的胆碱能神经元选择性丧失。乙酰胆碱转移酶浓度降低，老年斑增多，大脑皮质萎缩，脑重量减轻，脑回变平，脑沟增宽。

中医认为，本病的形成与脏腑功能失调相关，受气、血、痰、郁、瘀、火等影响，以髓海空虚，脏腑虚损，气血失衡，痰浊阻窍为基本病机。

二、诊断要点

脑萎缩起病较为缓慢，大脑功能衰减，表现为头晕、头痛、失眠、记忆力差、手足发麻、情绪抑郁等；智能减退表现为认知及社会适应能力的障碍，如记忆力、理解力、判断力、计算能力的减退，进而发生痴呆。

1. 性格行为的改变　性格改变常为本病的早期症状，患者变得落落寡合，不喜与人交往，生活习惯刻板怪异，性情急躁，言语多重复；或多疑自私，常因一些微小的不适而纠缠不清。

2. 记忆力障碍　经常失落物品、遗忘事情等。随着病情的发展，渐至记忆力完全丧失。

3. 智能减退、痴呆　常表现为理解、判断、计算能力等智力活动全面下降，不能适应社会生活，进食不知饥饱，出门后不识归途。病至后期，终日卧床，生活不能自理，不别亲疏，小便失禁，发言含糊，口齿不清，言语杂乱无章，终至完全痴呆。

4. 全身症状　患者早期出现头晕头痛，失眠多梦，腰膝酸软，手足发麻，耳鸣耳聋，渐至反应迟钝，动作迟缓，语无伦次，甚或可见偏瘫、癫痫，或共济失调、震颤等。

三、辅助检查

1. 脑电图检查　呈 a 节律减慢。
2. CT 扫描　显示"大脑皮质萎缩和脑室扩大"。

四、鉴别诊断

（1）抑郁症若初次发病于老年期，病前智能和人格完好，临床症状以情绪忧郁为主，应注意与脑萎缩相鉴别。

（2）老年期还可能发生中毒性、症状性或反应性精神病，如甲状腺功能减退、恶性贫血、神经梅毒、额叶肿瘤等，有些疾病如能早期诊断和治疗是可以恢复的，需根据病史、体检和精神检查加以鉴别。

五、治疗

（一）针刺疗法

（1）主穴：曲池、肩髃、合谷、外关、后溪、环跳、阳陵泉、足三里、绝骨、解溪、太冲、太溪、关元、上廉。

（2）配穴：肾精不足，髓海空虚者，补肾俞、风池、三阴交、太溪、命门、肝俞、足三里；肝肾阴虚者，补肾俞、太溪，泻肝俞、太冲；痰浊阻窍者，补中脘、内关、脾俞、公孙、足三里，泻丰隆、头维；瘀血阻络者，加头维、上星、膈俞、血海；语言不清者，加哑门、廉泉、通里；认知障碍者，加四神针、智三针；共济失调者，加脑三针、神柱；因颈椎病引起脑供血不足者，加风池、颈 2 ~ 颈 7 夹脊穴、长强、百会。

（3）操作：风池、曲池、合谷、太冲，用平补平泻法；足三里、太溪，用补法。留针30 分钟，每天治疗 1 次。

（二）艾灸疗法

取神阙、关元、血海、足三里、颈 2 ~ 颈 7 夹脊穴，用艾条温和灸 30 分钟，每日 1 次，10 天为 1 疗程。

（三）耳穴疗法

取心、脑、肝、肾、脾、皮质下，用王不留行籽贴压穴位，2 ~ 3 天治疗 1 次，10 天为1 疗程。

（四）按摩疗法

取百会、太阳、睛明、四白、印堂、脑户、风池，用拇指指腹点按穴位，每天治疗 1 次，10 天为 1 疗程。

（五）单方验方

（1）制首乌 6g，黑芝麻 30g，研成细末，每次取 10g 泡水喝，每日 3 次。

（2）核桃仁 30g，枸杞子 10g，煮红皮鸡蛋 1 个，每日早上服。

（3）霜桑叶 10g，桑椹 10g，水煎服，每日 1 剂。

（六）康复治疗

（1）对脑萎缩患者，要通过宣传教育来预防各种危险因素（如高血压、动脉硬化、高血脂、糖尿病、心脏病、吸烟等），采用尽可能多的刺激方式（如视觉、听觉、皮肤浅 - 深感觉，甚至嗅觉、味觉等），调动患者的主观积极性（即兴趣、爱好、集体活动等），利用一切可以利用的形式（如音乐、舞蹈、书法、绘画、体育活动、庆祝活动、户外活动、旅游等），使患者的身体和大脑都活动起来，从而达到预防和减少高级心理功能减退的目的，可经常把患者组织起来进行集体活动。

（2）康复训练对于有记忆、情感和行为障碍者非常重要。应有物理治疗师、作业治疗师、文体治疗师等治疗人员专门从事脑萎缩患者的康复训练。对于有严重记忆障碍的老人，可运用环境影响其行为。如保持恒定的常规环境，多次的重复性刺激，采用背诵、帮助分析、联系概念、联系自身、听说读写并用、记日记、看图片、看电视等方法训练记忆力。

（3）康复护理（即将脑萎缩患者安置在良好的生活环境和保护环境中）不论是在养老机构或社区家庭中，都起着重要的作用。最好常有康复治疗师的介入，使康复服务保持连续的过程。康复护理是患者改善功能状态，维持良好的日常生活活动必不可少的。例如，在洗澡时，监视重症患者的安全非常重要。又如，饮食和营养的合理安排对所有脑萎缩患者来说都是需要仔细考虑的，若患者常有便秘，应适当安排富含纤维素的食品和蔬菜水果，以防止便秘的发生。

六、临床病例

齐某，男，75 岁。主诉：渐进性健忘 1 年。现症：3 个月来健忘明显加重，1 个月来肢体麻木，步态不稳，如踩棉花，头昏，严重失眠，出门不识归路。平时沉默少语，反应迟钝，表情淡漠，纳少腹胀，大便隔日 1 次，伴有头晕。舌淡红偏暗，苔薄腻，脉沉细。血压 100/60mmHg。CT 示脑萎缩，伴脑白质病。既往无糖尿病、高血压病史。医院诊断为"认知功能障碍老年性痴呆"。

辨证：肾精不足，脑窍失荣。

治法：补肾健脑，化瘀宁神。

取穴：曲池、肩髃、环跳、肾俞、风池、三阴交、太溪、命门、肝俞、足三里、合谷、外关、后溪、阳陵泉、绝骨、解溪、太冲、关元。

治疗 20 天后，患者记忆力增强，失眠消失，肢体麻木消失。连续治疗 3 个月，同时嘱患者与人加强交流。半年后随访，患者记忆力恢复，定向正确，问答切题，可独立生活。

（梁 行）

第二十章 神经系统疾病护理常规

第一节 神经系统常见症状护理

一、头痛

头痛（headache）指额部、顶部、枕部和颞部的疼痛。颅内的血管、神经和脑膜以及颅外的骨膜、血管、头皮、颈肌、韧带等均为疼痛的敏感结构，凡这些敏感结构受挤压、牵拉、移位、炎症、血管的扩张或痉挛、肌肉的紧张性收缩等均可引起头痛。头痛大多无特异性，但反复发作或持续的头痛可能是某些器质性疾病的信号，应认真检查，及时治疗。

头痛的病因包括：①颅脑病变：如脑肿瘤、脑出血、脑水肿、脑脓肿、脑囊肿、脑膜炎等。②颅外病变：如颅骨疾病（颅骨骨折）、颈部疾部（颈椎病）、神经痛等。③全身性疾病：如急性感染、心血管疾病、中毒等。④神经症：如神经衰弱及癔症性头痛。

（一）护理评估

1. 病史　了解患者有无高血压、头部外伤、发热及家族史等，询问患者的睡眠情况及职业状况。详细询问患者头痛起病急缓、持续时间、部位、频率、严重程度与性质、加重、缓解或激发头痛的因素等。重点评估头痛性质，如突发剧烈头痛可能为蛛网膜下腔出血；进行性加重的头痛可能为颅内进行性加重的疾病如颅内高压症等；如发热伴剧烈头痛，可能为颅内炎症；女性在月经前期或经期、情绪紧张、饥饿、睡眠不足、噪音、强光、气候变化等情况下也可诱发头痛。

2. 身体评估　观察头部是否有外伤，测生命体征，观察瞳孔的变化，重点检查有无神经系统阳性体征，如有无颈项强直、克尼格（Kernig）征等。

3. 心理－社会资料　患者是否由于长期反复发作性头痛而出现紧张、恐惧、忧郁或焦虑心理，有无活动程度减少、工作能力下降、精神状态不佳，是否非常在意疼痛的症状；心理上是否潜在地依赖止痛剂；家属及周围的人是否理解和支持患者。

4. 辅助检查　头颅 CT 或 MRI 检查有无颅内病灶；脑脊液检查有无压力增高，是否为血性。

（二）常见护理诊断及医护合作性问题

疼痛：头痛　与颅内外血管收缩或舒张功能障碍或颅内占位性病变等因素有关

（三）护理目标

患者疼痛减轻或消失，能说出诱发或加重头痛的因素，并能运用有效的方法缓解疼痛。

（四）护理措施

1. 避免诱发因素　告知患者可能诱发或加重头痛的因素，如情绪紧张、进食某些食物、饮酒、月经来潮等；充分休息，保持环境安静、舒适、光线柔和。

2. 病情观察　观察患者头痛性质、部位、持续时间、频率及程度，了解患者头痛的原因，以及是否伴有其他症状或体征，老年人注意观察血压变化。如头痛伴有呕吐、视力降低、神志变化、肢体抽搐或瘫痪等多为器质性头痛，应及时与医师联系，针对病因进行处理。

3. 减轻头痛　环境宜安静、避光；指导患者缓慢深呼吸、听轻音乐、行气功、引导式想象、冷敷或热敷、理疗、按摩及指压止痛等方法减轻头痛。对器质性病变，应积极检查，尽早治疗。

4. 用药护理　指导患者按医嘱服药，告知药物作用、用药方法，让患者了解药物的依赖性及成瘾性的特点及长期用药的副作用，如大量长期使用止痛剂等可致药物依赖。

5. 心理护理　对于出现焦虑、紧张心理的患者，医护人员应及时向患者解释头痛的原因及治疗护理措施，寻找并减少诱因，消除紧张情绪，理解、同情患者的痛苦，教会患者保持身心放松的方法，鼓励患者树立信心，积极配合治疗。

（五）护理评价

患者能正确地说出诱发头痛的因素，并能有效地运用减轻头痛的方法，头痛减轻或消失。

二、意识障碍

意识障碍（disorders of consciousness）是指人对周围环境及自身状态的识别和觉察能力出现障碍。任何病因引起的大脑皮质、皮质下结构、脑干网状上行激活系统等部位的损害或功能抑制，均可出现意识障碍。意识障碍按其程度可表现为：嗜睡、昏睡和昏迷，昏迷又可分为浅昏迷、中昏迷和深昏迷。

引起意识障碍的常见原因有：①颅内疾病：主要包括中枢神经系统炎症如脑炎、脑膜炎等，脑血管性疾病如脑出血、脑梗死等，颅内占位性病变如脑肿瘤等。②全身感染性疾病：如败血症、中毒性肺炎等。③心血管疾病：如高血压脑病、肺性脑病等。④代谢性疾病：如糖尿病酮症酸中毒、肝昏迷、尿毒症等。⑤中毒性疾病：安眠药中毒、CO 中毒等。

（一）护理评估

1. 病史　详细了解患者的发病经过，评估意识障碍程度，判断病情。如昏迷发生急骤且为疾病首发症状并伴有偏瘫，可能是颅脑损伤、脑血管意外等；如昏迷前有头痛或伴呕吐，可能是颅内占位性病变。

2. 身体评估　作言语、疼痛的刺激、瞳孔对光反射、角膜反射、病理反射等的检查来判断意识障碍程度。

3. 心理 - 社会资料　意识障碍常给家属带来不安及恐惧，且由于患者行为、意识紊乱，给家属增添精神和生活负担，可能产生厌烦心态和不耐心的言行。评估时注意患者的家庭背景，经济状况，家属的心理状态及对患者的关注程度等。

4. 辅助检查　血液生化检查如：血糖、血脂、电解质及血常规是否正常；头颅 CT 或MRI 检查有无异常发现；脑电图是否提示脑功能受损等。

（二）常见护理诊断及医护合作性问题

意识障碍与脑部病变、受损有关

（三）护理目标

患者意识障碍减轻或神志清醒，不发生长期卧床引起的各种并发症。

（四）护理措施

1. 一般护理　患者取平卧头侧位或侧卧位，以免呕吐物误入气管，痰液较多者及时吸痰，保持呼吸道通畅并给予氧气吸入；保持床单及皮肤清洁干燥，每2~3小时翻身一次，防止压疮的发生；保证营养的供给，给予高维生素、高热量饮食，补充足够的水分，必要时给予鼻饲流质饮食；同时做好口腔护理及泌尿系统护理，防止呼吸道及尿路感染；保持大便通畅，便秘3日以上应及时处理，以防用力排便时颅内压增高；谵妄躁动者加床栏，防止坠床，必要时作适当的约束。

2. 密切观察病情变化　严密观察生命体征、瞳孔的变化、角膜反射等，判断意识障碍程度，有无瘫痪、颈项强直，随时分析病情进展，以便及时与医师协作进行处理。

（五）护理评价

患者意识障碍减轻、消失，未发生压疮、感染、便秘、坠床等。

三、言语障碍

言语障碍（disorders of language）分为失语症和构音障碍。失语症是脑损害导致的语言交流能力障碍，包括语言表达或理解能力受损或丧失。构音障碍是纯口语语音障碍，患者具有语言交流必备的语言形成及接受能力，听、理解、阅读和书写正常，只是由于发音器官神经肌肉病变导致运动不能或不协调，使言语形成障碍，表现为发音困难、语音不清、音调及语速异常等。见于上、下运动神经元病变所致的球麻痹、小脑病变、Parkinson病以及肌肉疾病如肌营养不良症、重症肌无力等。

（一）护理评估

1. 病史　了解患者的文化水平与语言背景，如出生地、生长地及方言等；注意有无言语交流方面的困难，了解患者言语障碍的类型、程度；能否进行自发性谈话、命名及复述，有无语音含混不清，发音不准，或语音流利、发音清晰，但错语较多、答非所问；能否理解他人的语言，并能与人对话；能否看明白一个物体，并能将其正确的表达。

2. 身体评估　注意有无音调、语速及韵律的改变。评估意识水平、精神状态及行为表现，检查有无定向力、注意力、记忆力和计算力的异常；观察患者有无面部表情改变、流涎或口腔滞留食物等。

大脑病变导致的失语症可表现为自发谈话、听理解、复述、命名、阅读、书写等六个基本方面的障碍。由于病因及病变部位不同，所出现的失语症类型则不同，常以一种语言障碍为主，同时伴有不同程度的其他语言功能受损，亦可表现为全部语言功能均受损，还可伴有失用、失认或肢体瘫痪等。根据语言损害的临床特点和病变部位将失语症分为：

（1）Broca失语：又称运动性失语或表达性失语。口语表达障碍为其突出的临床特点，呈非流利型口语。患者能理解别人语言的意义，但缺乏完整表达语言的能力。表现为讲话不流畅，只能讲一两个字。常用错词，能自我察觉，因语量少仅限于实质词且缺乏语法结构而呈电报式语言。

（2）Wernicke失语：又称感觉性失语或听觉性失语。口语理解严重障碍为其突出特点，呈流利型口语。患者自己发音虽然流利，但内容不正常，对别人和自己讲的话均不理解或仅理解个别词或短语。在发音用词方面有较多的错语，严重时别人完全听不懂。

（3）传导性失语：突出特点是复述不成比例受损，表现口语清晰，能自发讲出语义完整、语法结构正常的句子，听理解正常，但却不能复述自发讲话时轻易说出的词或句，或以错语复述（如将"铅笔"说成"先北"）；自发谈话常因找词困难有较多的语音错语出现忧郁、中断，伴不同程度的书写障碍。

（4）经皮质性失语：分为经皮质运动性失语、经皮质感觉性失语和经皮质混合性失语。共同特点是复述较其他语言功能不成比例地好。经皮质运动性失语为非流利型口语，理解相对好；经皮质感觉性失语为流利型，有错语及模仿型言语，理解严重障碍；经皮质混合性失语为非流利型，有模仿型言语，理解严重障碍。

（5）命名性失语：又称遗忘性失语。以命名不能为突出特点，患者不能说出物件的名称及人名，但能说出该物件是如何使用的，别人提示名称时，能辨别是否正确。

（6）完全性失语：又称混合性失语。特点是所有语言功能均严重障碍，口语表达障碍可表现哑和刻板性语言（只能发出无意义的吗、吧、哒等声音），预后差。

3. 心理－社会资料　评估患者的心理状态，观察有无因无法进行正常语言交流而感到孤独、烦恼甚至悲观失望；是否能够得到家属、朋友体贴、关心、尊重和鼓励，并能够与之交谈；患者是否处于一种和谐的亲情氛围和语言学习环境之中。

4. 辅助检查　头颅 CT 或 MRI 检查有无异常等。

（二）常见护理诊断及医护合作性问题

语言沟通障碍与发音困难、失语有关

（三）护理目标

患者能说简单的词和句子，言语障碍有所减轻；能有效地进行交流，自信心增强。

（四）护理措施

1. 语言康复训练　语言训练是一个漫长而艰苦的过程，需要患者及家属积极配合。

（1）鼓励患者大声说话：选择感兴趣的话题，激发患者进行语言交流的欲望，患者进行尝试和获取成功时给予鼓励。

（2）选择适当时机和训练方法：可以在散步时、做家务时或休闲娱乐时进行，以实物为教具，寓教于乐。对不能很好地理解语言的患者，配以手势或实物一起交谈，通过语言与逻辑性的结合，训练患者理解语言的能力；对说话有困难的患者可以借书写方式来表达；对失去阅读能力的患者应将日常用语、短语、短句写在卡片上，由简到繁、由易到难、由短到长教其朗读。

（3）要持之以恒：告知家属在对患者进行语言训练时要耐心，由浅入深，循序渐进，切不可急于求成，应逐渐丰富其内容，增加刺激量，才能达到语言逐渐恢复的目的。

2. 心理护理　患有失语症的患者容易丧失对生活的勇气，可能表现为抑郁或躁狂易怒，此时患者心理异常脆弱与敏感，也最需要护理人员及家属充满爱心的帮助。应多与患者交谈，能正确理解患者的问题并及时、耐心的解释，直至患者理解为止；护理过程中给患者列举治疗效果好的病例，使患者树立战胜疾病的信心，避免出现悲观、失望的情绪；针对患者的积极态度，如一声最简单的语言"是"或"不是"，只要患者有进步就要给予及时的肯定和表扬，患者会从赞扬的表情和语言中得到安慰和自信，从而增强语言训练的勇气和信心。

（五）护理评价

患者自我感觉言语障碍减轻，听、说、写及表达能力增强；得到有效的语言沟通，情绪好转，自信心增强。

四、感觉障碍

感觉障碍（disorders of sensation）是指机体对各种形式（痛、温度、触、压、位置、震动等）刺激的无感知、感知减退或异常的综合征。感觉障碍常见于脑血管病，如脑出血，脑梗死等，还可见于脑外伤、脑实质感染和脑肿瘤等。

（一）护理评估

1. 病史　询问患者引起感觉障碍的病因，注意感觉障碍的部位、类型、范围、性质及程度；是立即出现还是缓慢出现并逐渐加重，如外伤、感染、血管病变所引起者立即出现；肿瘤、药物及毒物中毒等引起者出现较缓。在没有任何外界刺激下，患者是否有麻木感、冷热感、潮湿感、震动感或出现自发痛；有无其他伴随症状，如瘫痪、不同程度的意识障碍、肌营养障碍等。

2. 身体评估　患者在意识清楚的情况下是否对刺激不能感知，或感受力低下，对非常弱的刺激是否出现强烈反应，或对刺激产生错误反应，在刺激一侧肢体时，对侧肢体是否发生强烈反应。注意评估患者感觉障碍是刺激性症状或抑制性症状，同时区分其临床表现类型。

（1）感觉障碍的分类

1）刺激性症状：感觉传导通路受刺激或兴奋性增高时出现刺激性症状。可有以下几种表现：

A. 感觉过敏：是指轻微刺激引起强烈感觉，如一个轻的疼痛刺激引起较强的疼痛感。

B. 感觉倒错：指非疼痛性刺激引发疼痛。

C. 感觉过度：感觉刺激阈增高，不立即产生疼痛，达到阈值时可产生一种定位不明确的、强烈的不适感，持续一段时间才消失。

D. 感觉异常：在无外界刺激情况下出现异常自发性感觉，如麻木感、肿胀感、沉重感、痒感、蚁走感、电击感、针刺感或灼热感等。

E. 疼痛：依病变部位及疼痛特点分为：a. 局部性疼痛：指病变部位的局限性疼痛。b. 放射性疼痛：如神经干、神经根及中枢神经系统受病变刺激时，疼痛不仅发生于刺激局部，而且可扩展到受累感觉神经支配区，如椎间盘突出压迫脊神经根，脊髓空洞症引起痛性麻木等。c. 扩散性疼痛：疼痛由一个神经分支扩散到另一分支，如手指远端挫伤可扩散至整个上肢疼痛。d. 牵涉性疼痛：由于内脏与皮肤传入纤维都汇聚到脊髓后角神经元，内脏病变疼痛可扩散到相应体表节段，如心绞痛引起左侧胸及上肢内侧痛。

2）抑制性症状：感觉传导径路被破坏或功能受抑制时引起感觉减退或缺失。包括完全性感觉缺失（同一部位各种感觉均缺失）和分离性感觉障碍（同一部位痛温觉缺失、触觉存在）。

（2）感觉障碍的类型及临床特点：因病变部位不同，感觉障碍临床表现多样（图20-1）。

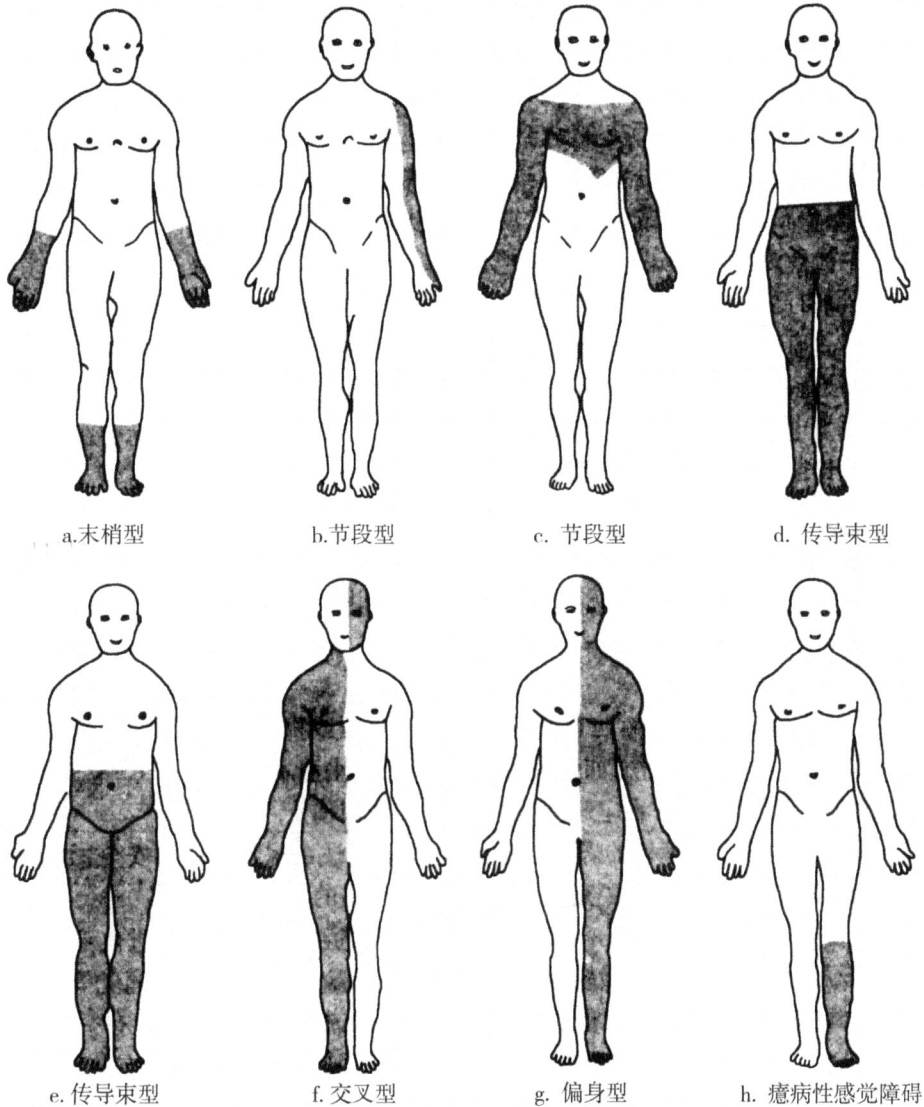

图 20 - 1 各种类型感觉障碍分布图

a. 多发性神经病（手套袜子形感觉障碍）b. 后根病变（单侧节段性完全性感觉障碍）c. 髓内病变（节段性分离性感觉障碍）d. 脊髓半切综合征（右侧痛温觉障碍，左侧深感觉障碍）e. 脊髓横贯性损害（病变水平以下完全性感觉障碍）f. 左侧延髓背外侧综合征（交叉性感觉障碍）g. 内囊病变（偏身感觉障碍）h. 癔病性感觉障碍

1）末梢型：肢体远端对称性完全性感觉缺失，呈手套、袜套型痛，如多发性神经病。

2）周围神经型：可表现某一周围神经支配区感觉障碍，如尺神经损伤累及前臂尺侧及第4、5指。

3）节段型：①后根型：表现为单侧阶段性完全性感觉障碍，如髓外肿瘤压迫脊神经根。②后角型：表现为单侧阶段性分离性感觉障碍，如脊髓空洞症。③前连合型：双侧对称性阶段性分离性感觉障碍，如脊髓空洞症。

4）传导束型：①脊髓半切综合征：病变平面以下对侧痛、温觉缺失，同侧深感觉缺失，如髓外肿瘤早期、脊髓外伤。②脊髓横贯性损害：病变平面以下完全性传导束性感觉障碍，如急性脊髓炎、脊髓压迫症后期。

5）交叉型：延髓外侧和脑桥病变时，致病侧面部和对侧躯体痛温觉减退或缺失。

6）偏身型：丘脑及内囊等处病变时，致对侧偏身（包括面部）感觉减退或缺失。

7）单肢型：病损对侧上肢或下肢感觉缺失，可伴复合感觉障碍。

3. 心理－社会资料 患者是否因自己的感觉异常而感到烦闷、忧虑，甚至悲观厌世。有无认知、情感或意识行为方面的异常；是否有疲劳感或注意力不集中；家属是否能给予极大的呵护与关爱。

4. 辅助检查 肌电图、诱发电位及 MRI 检查，可帮助诊断。

（二）常见护理诊断及医护合作性问题

感知改变与脑部病变、受损有关

（三）护理目标

患者感觉障碍减轻或逐渐消失；情绪稳定，学会使用其他方法感知事物；感觉障碍部位未发生损伤。

（四）护理措施

1. 生活护理 保持床单整洁，防止感觉障碍部位受压或机械性刺激；肢体可加盖毛毯等保暖，慎用热水袋或冰袋，防烫、冻伤，如保暖需用热水袋时，水温不宜超过 50℃；感觉过敏者，尽量减少不必要的刺激；对感觉异常者应避免搔抓，以防皮肤损伤。

2. 保证安全 对深感觉障碍的患者，在活动过程中应注意保证患者的安全，如病床要低，室内、走廊、卫生间都要有扶手，光线要充足，预防跌倒及外伤的发生。

3. 知觉训练每日用温水（40～50℃）擦洗感觉障碍的身体部位，以促进血液循环和感觉恢复；对无感知患者，用砂纸、毛线刺激触觉；冷水、温水刺激温觉；用针尖刺激痛觉等。

4. 全身或局部按摩 按摩可以促进血液和淋巴液回流，对患侧肢体又有一种感觉刺激作用，还能防止或减少局部浮肿，有利于机体的康复。按摩动作要轻柔、缓慢、有节律，切不可用粗暴的手法；按摩的顺序应该从肢体的远端到近端，以利于血液循环。在按摩的同时可配合穴位按压以增加疗效。

5. 心理护理 针对患者感觉障碍的程度、类型，详细讲述其病情变化，安慰患者，同时让家属了解护理中的注意事项。

（五）护理评价

患者感觉障碍减轻或消失，情绪稳定，未发生冻伤、烫伤、抓伤、碰伤、压伤。

五、瘫痪

瘫痪（paralysis）指肢体因肌力下降而出现的运动障碍，是随意运动功能的减低或丧失，因上、下运动神经元病变所致，是神经系统常见的症状。

（一）护理评估

1. 病史 了解患者瘫痪起病的缓急，瘫痪的性质、程度、类型、病变部位及伴发症状；

注意有无损伤、发热、抽搐或疼痛；过去有无类似病史。

2. 身体评估　评估四肢的营养、肌力、肌张力情况，了解有无肌萎缩及关节活动受限；注意腱反射是否亢进、减退或消失，有无病理反射；了解患者能否在床上向两侧翻身或坐起；观察患者步行的姿势、速度、节律和步幅，步行时身体各部位的运动及重心移动情况，步行时是否需要支持，有无病理步态；观察有无进食、构音、呼吸的异常以及抽搐和不自主运动等。其中，肌力的评估按 0～5 级肌力记录法判断肌力：

0 级　完全瘫痪。

1 级　肌肉可收缩，但不能产生动作。

2 级　肢体能在床面上移动，但不能抵抗自身重力，即不能抬起。

3 级　肢体能抵抗重力离开床面，但不能抵抗阻力。

4 级　肢体能作抗阻力动作，但不完全。

5 级　正常肌力。

注意评估患者瘫痪的分类及区分临床表现类型。

（1）瘫痪的分类：可分为痉挛性瘫痪和弛缓性瘫痪。患肢肌张力增高者称痉挛性瘫痪，又称为上运动神经元瘫、中枢性瘫痪、硬瘫；患肢肌张力降低者称弛缓性瘫痪，又称下运动神经元瘫、周围性瘫痪、软瘫。两者的鉴别见表 20 - 1。

表 20 - 1　痉挛性瘫痪与弛缓性瘫痪的鉴别

临床特点	痉挛性瘫痪	弛缓性瘫痪
瘫痪分布范围	较广，偏瘫、单瘫、截瘫和四肢瘫	多局限（肌群为主），或为四肢瘫
肌张力	增高	减低
腱反射	亢进	减弱或消失
病理反射	（+）	（-）
肌萎缩	无或轻度废用性萎缩	显著
肌束震颤	无	可有
肌电图		
神经传导速度	正常	减低
失神经电位	无	有

（2）瘫痪的类型及病变部位（图 20 - 2）

1）单瘫：单个肢体的运动不能或运动无力，可表现为一个上肢或一个下肢。病变部位为大脑半球、脊髓前角细胞、周围神经和肌肉等。

2）偏瘫：一侧面部和肢体瘫痪，常伴瘫痪侧肌张力增高、腱反射亢进和病理征阳性等体征。常见于一侧大脑半球病变，如内囊出血、脑梗死等。

3）交叉性瘫痪：为病变侧脑神经所支配的肌肉瘫痪和对侧上下肢瘫痪。常见于一侧脑干肿瘤、炎症和血管性病变。

4）四肢瘫痪：四肢不能运动或肌力减退。见于高颈段脊髓病变和周围神经病变等。

5）截瘫：双下肢瘫痪称为截瘫。常见于脊髓胸腰段的炎症、外伤、肿瘤等引起的脊髓横贯性损害。

6）局限性瘫痪：指某一神经根支配区或某些肌群的无力。如单神经病变、局限性肌病、肌炎等所致的肌肉无力。

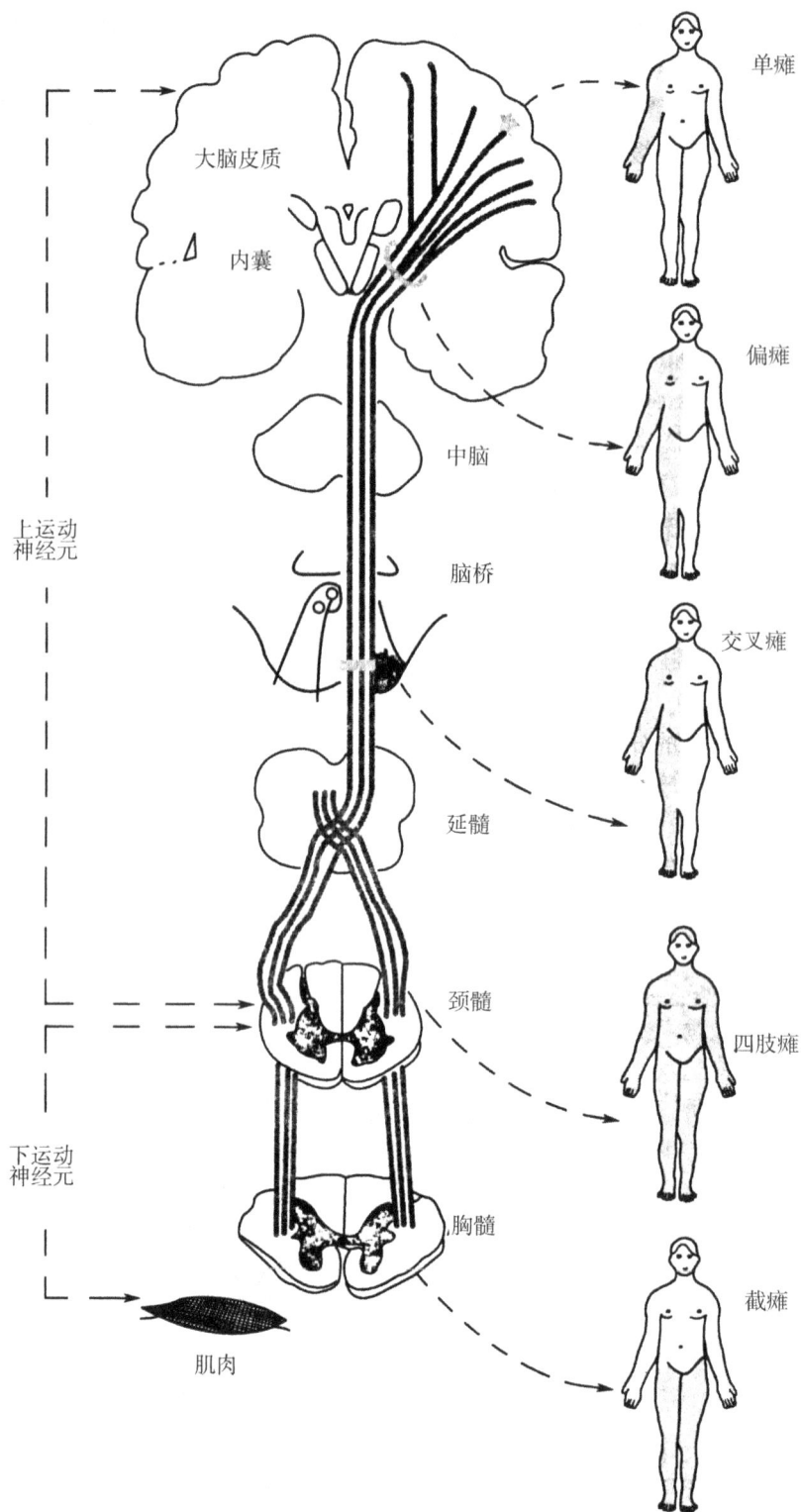

图 20 - 2　锥体束不同水平病损的瘫痪分布

3. 心理 – 社会资料　患者是否因运动障碍而产生无能感、焦虑情绪及悲观、抑郁心理；患者是否对他人有依赖心理；康复训练过程中患者是否出现注意力不集中、缺乏主动性、情感活动难以自制等现象；患者有无克服困难，增强自我照顾能力的自信心；家属在患者的康复中是否能给予支持和帮助。

4. 辅助检查　CT、MRI 可了解中枢神经系统有无病灶；必要时可作肌电图检查及神经肌肉活检等。

（二）常见护理诊断及医护合作性问题

1. 躯体移动障碍　与中枢神经系统病变及神经肌肉受损、肢体瘫痪或协调能力异常有关

2. 有废用综合征的危险　与肢体运动障碍、长期卧床有关

（三）护理目标

患者掌握各种运动锻炼方法，肌力逐渐增强或恢复正常；生活自理能力增强或完全自理；不发生各种并发症。

（四）护理措施

1. 躯体移动障碍

（1）生活护理：指导或帮助患者完成进食、洗漱、大小便、穿脱衣服及个人卫生等日常生活，帮助患者翻身和保持床单位整洁，满足患者基本生活需要。

（2）保护性措施：患者床周应有护栏，防止坠床；走廊、厕所要装扶手；地面要保持平整干燥，防湿、防滑；恢复期患者练习行走时，应搀扶患者，并清除活动范围内的障碍物。

（3）康复训练：告知患者及家属早期康复训练的重要性，指导急性期患者床上的患肢体位摆放以保持关节功能位置，防止关节变形而失去正常功能；协助和督促患者进行早期床上桥式主动运动（训练用患腿负重，抬高和放下臀部，为患者行走做准备，以防止患者在行走中的膝关节锁住）、Bobath 握手（十字交叉握手，避免手的僵硬收缩）；如一侧肢体有自主运动，可以健肢带动患肢在床上练习坐起、翻身及患肢运动。开始时运动的强度不宜过大，以免患者痛苦而拒绝训练，应合理、适度、循序渐进。锻炼时主动与被动相结合，积极练习仰卧起坐，仰卧伸手，抬腿及大小关节屈伸转动，逐渐实现站立、行走、下蹲，并配合拉绳，提物等，逐步提高肌力。注意训练手的精细动作，手腕的屈伸、手的抓握、捻动、捏持、扣纽扣、用勺筷、翻书报等以提高生活技能。肢体功能锻炼因有患肢肌张力过高、平衡失调等因素而较困难，故还要加强患者锻炼的意志，要顽强坚持、持之以恒。还要加强主观性训练，即让大脑发出令患肢进行各种活动的指令，进行神经冲动训练。

（4）心理护理鼓励患者正确对待疾病，消除忧郁、恐惧心理或悲观情绪，摆脱对他人的依赖心理；关心患者，避免任何刺激和伤害患者自尊的言行，尤其在帮助患者进食、洗漱和处理大小便时不要流露出厌烦情绪；多与患者交谈，鼓励患者正确对待疾病，克服困难，增强自我照顾能力与自信心，保持自强、自尊的良好心态。

2. 有废用综合征的危险

（1）分期护理原则

1）意识障碍期（卧床期）的护理原则：注意保持瘫痪肢体的功能位：手握布卷；腕关

节背屈 20°~25°，肘关节稍屈曲，臂外展位，稍高于肩部；下肢用夹板将足底垫起，使踝关节呈直角，膝下垫一小垫。此种体位可防止肘、腕关节屈曲痉挛，肩关节内收，下肢外旋和足下垂。同时应及早进行关节的被动运动及预防并发症。

2）疾病恢复期的护理原则：关节运动由被动运动→主动运动，包括床上动作训练；坐位训练；也可以同时做日常生活动作训练。

运动动作训练可按照患者的病情和动作恢复进展的顺序及不同姿势的反射水平进行循序渐进、切实可行的训练。例如，翻身→坐起→坐位平衡→从坐位到站立→站立平衡→移动→步行（借助辅助用具步行）等。一般可以根据患者的病情决定开始训练的阶段。

3）康复期的护理原则：康复期功能训练包括站立训练；移动训练；步行训练；日常生活动作训练（饮食动作训练、排泄动作训练、清洁动作训练、更衣动作训练）等。

（2）综合康复治疗：加强瘫痪肢体功能训练并配合针灸、理疗、推拿按摩等辅助治疗，以防肌萎缩和关节畸形。

（五）护理评价

患者积极配合和坚持肢体功能康复训练，恢复或逐渐恢复活动能力；无肢体挛缩、屈曲发生；未发生压疮和（或）受伤等并发症。

（李　晶）

第二节　脑血栓形成

脑血栓形成（cerebral thrombosis，CT）是脑梗死最常见的类型，是脑动脉主干或皮质支动脉粥样硬化导致血管壁增厚、管腔狭窄闭塞和血栓形成，引起脑局部血流减少或供血中断，脑组织缺血缺氧，出现局灶性神经系统症状和体征。CT 又称动脉粥样硬化性脑梗死。

一、病因与发病机制

（一）病因

1. 血管病变　最重要和最常见的血管病变是动脉粥样硬化，其次是高血压病伴发的脑小动脉硬化。其他还有血管发育异常，如先天性动脉瘤和脑血管畸形；脉管炎，如感染性风湿热、结核病、钩端螺旋体病、梅毒等所致的动脉内膜炎；一些非感染性的脉管炎，如血栓闭塞性脉管炎、结节性多动脉炎，动脉壁创伤如损伤、手术、导管、穿刺等；少见的主动脉、颈动脉的夹层动脉瘤等。

2. 血液成分的改变　血管病变处的内膜粗糙，使血液中的血小板易于附着、积聚以及释放更多的 5 - 羟色胺等化学物质。血液成分中脂蛋白、胆固醇、凝血因子Ⅰ含量的增加，可使血液黏度增加，致使血流速度减慢。此外还有血液病，如白血病、红细胞增多症和各种影响血液凝固性增高的因素，均易使脑血栓形成发生。

3. 血流动力学改变　脑血流量的调节，受到多种因素的影响。血压的改变是影响脑局部血量的重要因素，当平均动脉压低于 9.5kPa（71mmHg）和高于 24kPa（180mmHg）时，由于血管本身存在的病变，管腔狭窄，自动调节功能失效，局部脑组织的供血即可发生障碍。

4. 高血压病史　收缩压升高、体重指数增加和高密度脂蛋白减少，是影响脑血栓形成的主要因素。

（二）发病机制

动脉硬化性脑梗死一般为血供不足引起的白色梗死。但由于栓塞、抗凝治疗或低血压而形成的梗死时，血压回升后，梗死区重新获得血液的灌流可成为出血性梗死，也称红色梗死。

发生脑梗死处的脑组织软化、坏死，并可发生脑水肿和毛细血管周围点状渗血。脑梗死患者，脑组织缺血、缺氧性损害时可出现神经细胞坏死和凋亡两种方式。病理分期为：超早期（1~6h），病变组织变化不明显；急性期（6~24h），脑组织出现明显的缺血表现；坏死期（24~48h），出现明显脑水肿；软化期（3d~3周），病变区液化变软；恢复期（3~4周后），病变组织萎缩，坏死组织由格子细胞清除，留下有空腔的瘢痕组织，空腔内可充满浆液。研究证实，脑缺血超早期治疗时间窗为6h之内，原因是脑梗死区血流再通超过再灌注时间窗，脑损伤可继续加剧，产生再灌注损伤。抢救缺血半暗带的关键是超早期溶栓治疗，减轻再灌注损伤的核心是积极采取脑保护措施。

二、临床表现和诊断

（一）临床表现

脑血栓形成多发生于中老年人，多有高血压、动脑粥样硬化史。突然起病，不少患者在睡眠时发病，在清晨醒来时发现偏瘫或单瘫、失语等。常在数分钟至数小时，甚至1~2d达高峰，亦有白天工作时发病。部分患者病前有短暂性脑缺血发作的病史。起病时可有缺血侧头部轻度疼痛，多数患者意识清醒。脑血栓引起的症状体征取决于受累的血管。

1. 颈内动脉系统

（1）颈内动脉：一般多出现眼交叉性偏瘫，于病灶侧出现一过性或永久性单眼视力减退或失明，对侧偏瘫，病灶同侧可有 Horner 征，部分患者颈部可听到杂音，颈动脉搏动减弱或消失。

（2）大脑前动脉：瘫痪的下肢较上肢为重，有时可有排尿障碍或精神障碍。

（3）大脑中动脉：最常见，如起源于主干完全闭塞时，出现病变对侧偏瘫、偏身感觉障碍及对侧同向偏盲，优势半球病变时尚有失语。非优势半球病变可见偏瘫失认症。

2. 椎－基动脉系统　其共同特点是脑干和小脑受累，出现交叉性瘫痪，交叉性感觉障碍，多发性脑神经麻痹和共济失调等症状。

（1）椎－基动脑系统供血不足：最常见的为眩晕，可见肢体轻瘫、感觉异常、吞咽困难、猝倒。

（2）延髓背外侧综合征：又称小脑后下动脉血栓形成（Wallenberg 综合征）。延髓背外侧部梗死，出现眩晕、恶心、呕吐及眼球震颤，病侧小脑共济失调及 Horner 征；病侧面部和对侧肢体痛觉减退或消失。

3. 辅助检查　CSF 多数正常，可有少量红细胞；CT：阻塞血管分布区低密度病变区，通常在发病后的24~48h出现；TCD 可发现脑各部血流改变；MRI：对小的梗死灶，尤其是脑干的梗死灶，往往在 CT 片上不能发现，但 DSA 磁共振图像上可清晰地见到：T_1 加权上低信号改变，T_2 加权上呈高信号变化。MRA 显示病变的血管，明确闭塞血管、侧支供血情况。区域性脑血流量（rCBF）发现在相应的梗死区脑血流减低。

（二）诊断要点

动脉硬化性脑梗死的诊断要点：

（1）可能有前驱的短暂脑缺血发作史。

（2）安静休息时发病较多，常在晨间睡醒后发现症状。

（3）症状常在几小时或较长时间内逐渐加重，呈恶化型卒中。

（4）意识常保持清晰，而偏瘫、失语等局灶性神经功能缺失比较明显。

（5）发病年龄较高，常有脑动脉粥样硬化和其他器官的动脉硬化。

（6）常伴有高血压、高血脂、糖尿病等。

（7）脑脊液清晰，压力不高，CT 或 MRI 示脑梗死病灶。

三、治疗原则

（一）急性期治疗

1. 治疗原则

（1）超早期治疗：首先提高公民脑卒中的急症和急救意识，了解超早期治疗的重要性和必要性，发病后立即就诊，力争在 3～6h 治疗时间窗内溶栓治疗，以降低脑代谢、控制脑水肿及保护脑细胞，挽救缺血半暗带。

（2）个体化治疗：根据患者年龄、缺血性卒中类型、病情程度和基础疾病等情况，采取最适当的治疗。

（3）防治并发症：如感染、脑心综合征、下丘脑损伤、卒中后焦虑或抑郁症、血管升压素分泌异常综合征和多器官衰竭等。

（4）整体化治疗：采取支持疗法、对症治疗和早期康复治疗；对卒中危险因素如高血压、糖尿病和心脏病等及时采取干预，降低复发率和病残率。

2. 超早期治疗

（1）维持生命功能和处理并发症：①缺血性卒中后血压升高，通常不需紧急处理，病后 24～48h 收缩压 > 220mmHg、舒张压 > 120mmHg 或平均动脉压 > 130mmHg 时可用降压药，切忌过度降压使脑灌注压降低，导致脑缺血加剧。②保持呼吸道的通畅、吸氧和防治肺炎，加强皮肤、泌尿系管理，预防尿路感染和压疮等。③预防肺栓塞和深静脉血栓形成。④发病 3d 内进行心电监护，预防致死性心律失常和猝死，必要时可给予钙拮抗药、β－受体阻滞药治疗。⑤血糖水平宜控制在 6～9mmol/L，过高或过低均会加重缺血性脑损伤，并注意维持水电解质平衡。⑥及时控制癫痫发作，处理患者卒中后抑郁或焦虑。

（2）急性期多伴有缺氧，故在起病或最初几天内，患者应卧床休息，床头抬高 15°～30°，肢体放于功能位。意识不清患者，在 24～48h 内禁食，静脉补液，输液量应根据具体情况而定。病情稳定后给予适当活动。

3. 溶栓、抗凝和降纤治疗

（1）溶栓、抗凝和降纤治疗见规范化治疗：在脑缺血组织出现不可逆损害前，溶解血栓使动脉再通，可能减轻缺血损害。静脉溶栓与动脉溶栓，应严格掌握溶栓标准。

（2）抗血小板治疗：最常见的为阿司匹林和盐酸噻氯匹定类。阿司匹林以小剂量为宜，一般 50 ~ 100mg/d 为宜。因阿司匹林起效快，用于急性卒中可能有效。

4. 减轻脑水肿　患者有脑水肿时，应首先降低颅内压，暂不用血管扩张药。有脑水肿的患者表现为嗜睡、精神萎靡、呃逆、头痛等。经脱水治疗后症状明显好转。用 20% 甘露醇 125 ~ 250ml 静脉滴注，每隔 8 ~ 12h 1 次；地塞米松 10mg 加入 5% 葡萄糖液 250ml 静脉滴注，每天 1 次。抗脑水肿治疗应从发病后 24h 开始，连续 5 ~ 7d。应用脱水药时注意患者的心功能和肾功能、血压、血钾情况。一般来说，伴有糖尿病的患者不适合脱水治疗，有出血倾向者禁用糖皮质激素。

5. 改善微循环

（1）低分子右旋糖酐：有改善微循环、增加血容量、降低血液黏滞度和防止红细胞聚集的作用，对治疗中、后期脑血栓形成以及预防脑血栓的发展有较好的效果。心、肾功能不全者慎用，个别可见变态反应，可用 500ml 静脉滴注，每日 1 次，10 ~ 20 次为 1 个疗程。

（2）川芎嗪注射液：川芎有改善脑和外周微循环，减轻脑水肿，使聚集的血小板、红细胞解聚，促使神经细胞功能恢复等作用。使用方法：20% 川芎嗪注射液，4ml 肌内注射，每日 2 次。对高血压患者可 6h 1 次，15d 为 1 个疗程，根据病情可重复使用。或用 10% 川芎嗪注射液 30ml 加入 5% 葡萄糖 250ml 中静脉滴注，每日 1 次，15d 为 1 个疗程。

（3）冠心舒：20 ~ 30mg 每日 3 次，应连服 3 ~ 6 个月。

6. 扩血管药物　脑梗死发生时，在脑水肿形成前应用扩血管药物，能立即改善局部缺血，有利于侧支循环的建立，效果好。因此，凡在发病 24h 内者，均可应用扩血管药物。48h 后，若梗死血管较大，脑组织可因缺血、缺氧、水肿、坏死，最容易引起过度灌注综合征，原则上不用血管扩张药而应考虑用脱水药，发病 2 周后脑水肿已退，用扩血管药物比较安全，血压偏低时亦应慎重。

（1）氟桂利嗪：是一种钙通道阻滞药，能拮抗各种缩血管物质，阻止钙离子内流，抑制血管收缩和增加脑血流量。常用量为 25mg，每日 3 次。大剂量时可引起头晕、嗜睡，偶见皮疹及胃肠道反应。

（2）环扁桃酯（又名抗栓丸）：对血管平滑肌有较温和的直接持久的扩张作用，常用量 0.2g 口服，每日 3 次。

（3）尼莫地平：是一种不引起收缩压降低、易通过血脑屏障、强烈扩张血管的药物。该药物为钙通道阻滞药，能有效地阻止钙离子从细胞外过多地流入细胞内，特别是强有力地抑制脑血管痉挛，增加红细胞的变形性，抑制血小板的聚集，提高抽搐阈和改善胆碱能系统的活动。常用量 20 ~ 40mg，口服，每日 3 次。或氟桂利嗪 5 ~ 20mg/d，一般维持量为 5 ~ 10mg/d。

7. 抗自由基治疗　脑缺血后造成的神经细胞损害，目前临床上行之有效的抗自由基药物有如下几种：

（1）地塞米松：地塞米松 10mg 加 5% 葡萄糖液 500ml 静脉滴注，每天 1 次，用 5 ~ 7d。血压超过 24/15kPa（180/110mmHg）停用。有出血倾向者禁用。应随时检测血清钾，以便随时纠正。

（2）维生素 E：有竞争性的抗自由基作用。一般用量为 200 ~ 2000mg/d，初期 300 ~ 600mg/d，取得疗效后逐减，并维持一定时间。长期大量应用，可有恶心、呕吐、疲劳、视物模糊、性腺功能紊乱－男性乳房发育、妇女月经过多或闭经，停药后逐渐恢复正常。

8. 手术治疗

（1）颅外血管：如颈总动脉、颈内动脉狭窄、血栓形成，经造影确诊后，可行动脉内膜剥脱术、血栓切除术、人造血管手术，以免进一步缺血缺氧及新栓子落入脑血管造成脑梗死。

（2）广泛脑软化、脑疝形成的患者，可考虑做大骨瓣减压及清除坏死组织，以抢救患者的生命。

9. 有条件的医院，应组建卒中单元（stroke unit，SU）SU 由多科医师、护士和治疗师参与，经过专业培训，将卒中的急救、治疗、护理及康复等有机地融为一体，使患者得到及时、规范的诊断和治疗，有效降低病死率和致残率，改进患者预后，提高生活质量，缩短住院时间和减少花费，有利于出院后管理和社区治疗，中、重度脑卒中，如大面积脑梗死、小脑梗死、椎－基底动脉主干梗死及病情不稳定脑梗死患者均应进入 SU 治疗。

（二）恢复期治疗

1. 康复治疗　多数脑血栓形成的患者都遗留不同程度的后遗症，其主要症状有偏瘫、失语、吞咽困难、痴呆等。为促进神经功能的恢复，急性期的口服药物还要继续应用，并且选用体针、高压氧治疗，同时要进行语言训练、肢体主动与被动活动，按摩、理疗、体疗等。

2. 病因治疗　对查明原因者，如糖尿病、红细胞增多症、原发性血小板增多症或颈动脉、椎动脉狭窄、高脂血症等，应针对原因治疗。有效的控制诱因，防止复发。

（李　晶）

第三节　脑栓塞

脑栓塞（cerebral embolism）指脑血管被血流带进颅内的固体、液体或气体栓子阻塞，引起相应供血区域脑组织缺血、坏死与脑功能障碍。脑栓塞占全部缺血性脑卒中的 15%～20%，但 45 岁以下者的发病率更高。只要产生栓子的病因不消除，脑栓塞就有反复发病的可能。有 2/3 的复发患者，均发生在第 1 次发病后的 1 年之内。临床上最常见的为心脏并发症。

一、病因与发病机制

（一）病因

1. 心源性　占脑栓塞的 60%～75%，常见为非瓣膜性房颤（45%）和急性心肌梗死（15%）。

2. 非心源性　气栓、附壁血栓、脂肪栓、癌栓、羊水栓塞等。

3. 来源不明性　30% 的患者不能明确原因。

（二）发病机制

病理改变与脑血栓形成基本相同。由于栓子常多发、易破碎，有移动性或可能带菌，故栓塞性脑梗死多灶性，可伴有脑炎、脑脓肿、局限性动脉炎和细菌性动脉瘤等。脑栓塞并发出血性梗死（点片状渗血）发率约30%，可能由于栓塞血管内栓子破碎向远端前移，恢复血流后栓塞区缺血坏死的血管壁在血压作用下生出血。

二、临床表现和诊断

（一）临床表现

脑栓塞80%以上发生在颈内动脉系统，大脑前动脉占7%，出现偏瘫、偏身感觉障碍、失语或局灶性癫痫作。椎 - 基底动脉占10%，表现眩晕、复视、交叉性瘫或四肢瘫痪，共济失调，饮水呛咳、吞咽困难及构音障等。对以下卒中表现者，应高度警惕栓塞性卒中。

（1）任何年龄，但以青壮年多。活动中突然发病，常无前驱症状，瞬间即达高峰，多呈完全性卒中。

（2）大多数患者意识清楚或仅有轻度意识模糊，主干的大面积脑栓塞病情危重，可发生严重的脑水肿，颅压增高，甚至脑疝和昏迷。椎 - 基底动脉系统，常发生昏迷。

（3）有全身系统栓塞表现；大多数患者有栓子来源的原发疾病；部分病例有脑外多处栓塞证据。

（4）病史或检查中发现1条以上的血管供血区受累。局限性神经缺失症状与栓塞动脉供血区的功能相对。

（二）诊断

（1）骤然起病，数秒至数分钟内出现偏瘫、失语、一过性意识障碍、抽搐等局灶性症状。

（2）有心脏病史或发现栓子来源。

（3）同时发生其他脏器栓塞。

（4）心电图可见原发心脏病变；脑 CT 可见低密度病变区；MRI 缺血病灶较早出现低信号；TCD 可发现脑部血流改变。

（三）预后

（1）脑栓塞急性期病死率为 5% ~ 15%，心肌梗死所致脑栓塞预后较差。

（2）心源性脑栓塞容易复发，10% ~ 20% 在 10d 内复发，很少 3d 复发，短期内再发病死率高。

（3）如脑栓塞病情已趋稳定，突然意识障碍加重，肢体瘫痪加重，常提示出血性脑梗死的可能。

三、治疗原则

（一）一般治疗

与同脑血栓形成治疗相同。

（二）病因治疗

1. 心源性栓塞　进行心脏病的治疗：抗心律失常，血管扩张药的运用。

2. 针对栓子的处理　①气栓处理时患者应取头低、左侧卧位，如为减压病，应尽快行高压氧治疗，减少栓，增加脑含氧量，气栓常引起癫痫发作，应严密观察，并抗癫痫治疗。②脂肪栓处理可用扩容药、血管扩药静脉滴注。③感染性栓塞需选用足量有效的抗生素治疗。

（李　晶）

第四节　脑出血

脑出血（cerebral hemorrhage）为非创伤性脑实质内出血，占全部脑卒中的 10% ~ 30%。脑出血可来源于脑内动脉、静脉或毛细血管的坏死、破裂，但以动脉出血最为多见。脑出血患者中 80% 发生于大脑半球，其余 20% 发生于脑干和小脑。患病率 112/10万，年发病率 81/10 万。主要病因为高血压和动脉硬化，是死亡率和致残率极高的一种常见病。

一、病因与发病机制

（一）病因

1. 高血压性脑出血　常见部位是豆状核、背侧丘脑、小脑和脑桥；急性期极为短暂，出血持续数分钟；常有高血压病病史；外伤、淀粉样血管病等其他出血证据。

2. 脑淀粉样血管病　老年患者或家族性脑出血的年轻患者；出血局限于脑叶；无高血压病病史；有反复发作的脑出血病史；确诊靠组织学检查。

3. 抗凝药导致的脑出血　长期或大量使用抗凝药；出血持续数小时；脑叶出血。

4. 溶栓药导致的出血　使用溶栓药史；出血位于脑叶或原有的脑梗死病灶附近。

5. 脑肿瘤出血　肿瘤或全身肿瘤病史；出血前有较长时间的神经系统局灶症状；出血位于高血压脑出血的非典型部位；多发病灶；影像学上早期出现周围水肿和异常增强。

6. 毒品或药物滥用导致的脑出血　毒品滥用史；血管造影，血管呈串珠样改变；脑膜活检的组织学证据；免疫抑制药有效。

7. 动静脉畸形出血　发病年龄早，常有遗传性的血管畸形史；影像学检查发现血管异常影像；确诊依据脑血管造影。

（二）发病机制

1. 原发性损害　脑损伤引起的脑组织受压导致神经功能障碍。血肿压迫产生的占位效应使颅内压（intracranialpressure，ICP）增高，然后出现脑血流（cerebral bloodflow，CBF）减少，脑灌注压（cerebral perfusion pres sure，CPP）下降，脑水肿加重。严重者还可造成脑组织移位和脑疝形成。

2. 继发性损害　脑出血后可促发凝血级联反应，产生大量凝血酶。研究表明，凝血酶不但可通过细胞毒素作用，直接损害神经细胞，还能破坏血－脑屏障，是形成脑水肿的主要原因。已证实给予凝血酶抑制剂或有凝血功能障碍的患者，脑出血后血肿周围水肿较轻，血肿分解造成红细胞破坏，后者产生的血红蛋白可分解为血红素和 Mg^{2+}，它们都具有神经毒性作用；同时，血肿分解还可引起炎症细胞浸润，导致白细胞活化。脑出血后，血肿周围组织 CBF 明显下降，易诱发神经细胞缺血性损伤和（细胞）凋亡。

二、临床表现和诊断

（一）临床表现

50 岁以上中老年人，男性略多，冬春季易发病，常在活动、用力、激动时突然起病。50% 的患者出现剧烈头痛、呕吐物可呈咖啡样，血压升高，数分钟或数小时达高峰，严重者出现意识障碍、昏迷、脑疝、脑膜刺激征。临床症状体征，因出血部位及出血量不同而异。

1. 基底核区出血 壳核和背侧丘脑出血为最常见的两个部位，它们被内囊后支分为外侧（壳核）和内侧（背侧丘脑）。主要症状有对侧三偏综合征（偏瘫、偏身感觉障碍和同向偏盲），病灶在优势半球者有失语，双眼凝视病灶侧。其临床特点为：发病急，突然感到头痛，随即频繁呕吐，可吐出咖啡样胃内容物。

（1）壳核出血：是最常见的脑出血，占 50%~60%，主要是豆纹动脉外侧支破裂所致。通常引起较严重运动功能缺损，对侧三偏综合征（突发的病灶对侧偏瘫、偏身感觉障碍和同向偏盲），病灶在优势半球者有失语，双眼球向病灶侧凝视。出血量大时可有意识障碍；出血量较小可仅表现纯运动、纯感觉障碍，不伴头痛、呕吐，与腔隙性梗死不易区分。

（2）背侧丘脑出血：丘脑膝状动脉和背侧丘脑穿通动脉破裂，该部位出血往往偏身深浅感觉障碍，瘫痪轻，双眼球向下凝视，意识障碍多见且较重，可有特征性眼征，如上视障碍或凝视鼻尖、眼球偏斜或分离性斜视、眼球汇聚障碍和无反应性小瞳孔、去皮层强直等中线症状。

（3）尾状核头出血：临床表现与蛛网膜下腔出血颇相似，头痛、呕吐及轻度脑膜刺激征，无明显瘫痪，轻度颈强、Kernig 征，可有对侧中枢性面、舌瘫；或仅有头痛而在 CT 检查时偶然发现，临床上往往容易被忽略。

2. 脑桥出血 约占脑出血的 10%，多由基底动脉脑桥支破裂所致，出血灶位于脑桥基底与被盖部之间。临床上轻者，可无意识障碍，出现交叉性瘫痪，出血侧脑神经、对侧上下肢瘫痪。重者，迅即深昏迷，眼球浮动、针尖样瞳孔、四肢瘫、中枢性呼吸困难、中枢性高热、呕吐咖啡样胃内容物、去皮质强直等，多在 48h 内死亡。

3. 小脑出血 约占脑出血的 10%，大多由小脑齿状核动脉破裂所致。出现严重眩晕和频繁呕吐、瞳孔常缩小、枕部剧烈头痛、颈项强直、眼球震颤、共济失调等无明显瘫痪。出血量大者，病情迅速进展，12~24h 出现昏迷及脑干受压征象，两眼凝视病灶对侧，肢体瘫痪及出现病理反射，最终因发生脑疝而死亡。

4. 脑室出血 占脑出血的 3%~5%，由脑室内脉络丛动脉或室管膜下动脉破裂出血所致。多数病例是小量脑室出血，常有头痛、呕吐、脑膜刺激征，一般无意识障碍及局灶性神经缺损症状，可有血性 CSF，酷似蛛网膜下腔出血，小量脑室出血可完全恢复，预后良好。大量脑室出血，常起病急骤，迅速出现昏迷、频繁呕吐、针尖样瞳孔、眼球分离斜视或浮动、四肢弛缓性瘫痪及去皮质强直发作等，病情危急，多在短时间内死亡。

5. 脑叶出血 又称脑白质或皮质下出血，占高血压脑出血的 1/10 左右。常有脑动静脉畸形、烟雾病（Moyamoya 病）、血管淀粉样变和肿瘤等所致。出血以顶叶最常见，其次为颞叶、枕叶、额叶，也可有多发脑叶出血。临床表现多种多样，程度轻重不等，主要取决于出血的部位和血肿的大小。部分患者表现酷似蛛网膜下腔出血，可仅有头痛、呕吐、颈项强直及克氏征阳性，脑脊液呈血性。

（二）诊断

（1）中老年突然起病，体力活动或情绪激动时发病。

（2）有高血压病病史。

（3）颅内高压症，反复呕吐、头痛和血压升高，局灶性神经体征：意识障碍、偏瘫、大小便失禁等神经系统症状和体征。

（4）CT示边界清楚，圆形、卵圆形、菱形或不规则的均匀高密度区。MRI急性期扫描呈低信号。腰穿脑脊液呈血性和CSF压力增高。

三、治疗原则

（一）脑出血急性期的治疗

尽快减轻并控制脑水肿，消除血肿，减少对周围组织的压迫，避免继发脑干损伤、脑室出血、背侧丘脑下部损伤及脑疝的形成，维持生命体征，从而降低死亡率；保护出血周围的脑组织，减轻脑水肿及缺血性损伤。

1. 外科治疗　手术宜在超早期（发病后6～24h内）进行。

（1）手术适应证：①颅内压增高伴脑干受压体征，意识水平F降，GCS评分≥5分，呈浅昏迷至中度昏迷，脑疝早期。②小脑出血≥10ml（血肿直径≥3cm），小脑半球血肿>15ml、蚓部血肿>6ml。③脑室出血致梗阻性脑积水，幕上出血≥30ml，出血部位表浅。④因血管畸形或动脉瘤所致的脑内出血，年轻患者脑叶出血，壳核中至大量出血（>40～50ml）。

（2）手术禁忌证：①出血后病情进展迅猛，短时间内陷入深度昏迷者。②发病后血压持续升高≥200/120mmHg。③伴有严重的心、肝、肺、肾疾病及凝血功能障碍者。

（3）常用手术方法：小脑减压术、开颅血肿消除术、钻孔扩大骨窗血肿消除术、钻孔微创颅内血肿消除术和脑室出血脑室引流术。

2. 内科治疗

（1）安静卧床：严密观察体温、呼吸、脉搏、血压、意识、瞳孔，保持呼吸道通畅，及时清理呼吸道分泌物，根据病情给予吸氧，保持肢体功能位。有意识障碍、消化道出血者，宜禁食24～48h。

（2）降低颅内压和控制脑水肿：颅内压增高和脑水肿是高血压脑出血急性期患者的死亡原因，主要是脑水肿引起脑疝所致。一般ICH发病6h可发生脑水肿，24h开始明显，24h～5d为水肿高峰期，完全消失需4～6周。气管插管、过度换气和渗透疗法是降低ICP和逆转即将发生脑疝的最快方法。日前，甘露醇仍是渗透疗法中最为常用的药物，急救时可短期应用，每次剂量为0.2～0.5g/kg，应用时间不超过5d。适当延长甘露醇的治疗时间，可提高脑出血的治疗效果，疗程以1个月左右为宜，个别病例可能更长，但必须密切观察肾功能。复方甘油注射液作用较甘露醇弱，但反跳较轻，不增加肾脏负担，且可进入三羧酸循环代谢而提供能量，不升高血糖，与甘露醇合用可以维持恒定的降颅压作用和减少甘露醇的用量。但其进入体内过快可引起溶血，产生血红蛋白尿。

（3）控制血压：脑出血后的血压升高是一种保护性反应，通常在几天内会降至平时的水平。急性ICH的治疗原则仍应遵循降低幅度不超过20%，尼卡地平、拉贝洛尔静脉制剂或血管紧张素转换酶抑制剂是目前可供选择的药物：目前认为收缩压（SBP） < 180mmHg 和舒张压（DBP） < 105mmHg 不必降压，而拉贝洛尔对 ICP 或局部脑血流量（rCBF）的自动调节机制几乎无影响，它是治疗中等血压升高的首选药。

（4）钙通道阻滞药治疗：脑血周围同样存在缺血半暗带，由其神经细胞内钙离子的聚集而引起的脑损害，是引起血肿周围水肿的原因之一，研究证实，钙离子通道阻滞药可减轻实验性脑缺血及继发性脑损害。如尼莫地平治疗高血压脑出血可显著改善脑出血的预后，一般在出血后 10 ~ 15d 使用。氟桂利嗪可改善微循环，促进血液的吸收，预防脑水肿。

（5）胰岛素的使用：胰岛素可与血小板上的胰岛素受体相结合，兴奋后可降低局部血栓烷 A_2 浓度，调节血小板的凝聚性，改善血液淤滞，从而改变半暗带区的供血状态，增加脑出血后周围水肿带的有效供血，造成低血糖高灌流状态，减少脑组织的软化坏死、缩小水肿范围、缓解血管痉挛、降低脑出血的病死率，促进患者康复。胰岛素能改善重型脑出血患者预后，而对极重型或轻型脑出血患者无明显效果。

（6）保证营养和维持水电解质平衡：每日液体输入量按尿量 + 500ml 计算，高热、多汗、呕吐或腹泻的患者还需适当增加液体输入量。注意防止低钠血症，以免加重脑水肿。

（7）脑出血多是由于高血压导致血管破坏所致，而不是凝血机制障碍。目前多不主张用止血药，但对并发应激性溃疡和蛛网膜下腔出血（SAH）者仍主张用止血药（氨基己酸、酚磺乙胺等）。脑温的高低直接影响高血压性脑出血（HIH）患者预后。早期（6h 内）实施亚低温治疗，可使高血压脑出血患者病死率明显减低。

（8）对症治疗，防治并发症：①肺部、尿路感染。②应激性溃疡。③血管升压素分泌异常综合征（又称稀释性低钠血症），应限水补钠。④痫性发作。⑤中枢性高热。⑥下肢深静脉血栓形成等。

（二）恢复期治疗

康复治疗最佳介入时机为 0.5 ~ 1 个月，既能取得满意疗效，同时又不增加再出血危险性，一般按照脑梗死进行治疗。严格控制血压与患者的预后关系密切。康复训练、及早使用神经保护药、营养药、中药活血化瘀药和针刺，可促进神经功能的恢复和肢体功能的改善。早期大剂量应用纳洛酮能有效保护脑神经功能，同时降低颅内压、减轻脑水肿、促进意识恢复。

（李　晶）

第五节　脑梗死

脑梗死又称缺血性脑卒中，是指脑部血液供应障碍，缺血、缺氧引起的局限性脑组织的缺血性坏死或脑软化。引起脑梗死的主要原因是供应脑部血液的颅内或颅外动脉中发生闭塞性病变而未能建立及时、充分的侧支循环，使局部脑组织的代谢需要与可能得到的血液供应之间发生超过一定限量的供不应求现象。临床上常见类型有脑血栓形成、脑栓塞和腔隙性梗死。脑血栓形成是脑血管疾病中最常见的一种，其最常见的病因是脑动脉粥样硬化，好发于老年人，常在安静休息时发生，临床分为可逆性缺血性神经功能缺失、完全型、进展型、缓慢进展型 4 种类型。

一、常见病因及发病机制

1. 常见病因

（1）心源性脑栓塞：栓子在心内膜和瓣膜产生，并脱落造成的脑栓塞。心源性脑栓塞占所有脑栓塞的 60%～80%。常见于风湿性心脏病、心肌梗死、亚急性细菌性心内膜炎、非细菌性血栓性心内膜炎等。

（2）非心源性脑栓塞：是指心脏以外血管来源的栓子造成的脑栓塞。常见于动脉粥样硬化斑块性栓塞、脂肪栓塞、空气栓塞、癌栓塞、医源性栓塞等。

（3）不明原因性脑栓塞。有部分脑栓塞患者未发现栓子的来源。

2. 发病机制　栓子进入脑动脉后，随血流向远端移行至比栓子细小的动脉时，发生阻塞现象导致脑组织缺血、缺氧、坏死；栓子刺激动脉及周围小动脉造成痉挛，缺血进一步扩大。

二、临床表现

（1）有原发病史：以风湿性心脏病、冠心病和动脉粥样硬化病史为多见，部分患者发生于心脏手术后、长骨骨折、大血管穿刺术后等。

（2）突然发病，常在数秒或数十秒内症状达高峰。

（3）患者在发病时有短暂意识障碍、头痛、头晕及抽搐；因 80% 的栓塞发生在颈内动脉系统，其临床表现为失语、眼球凝视麻痹、面瘫、肢体瘫痪、感觉障碍。

（4）椎基底动脉系统发生者，表现为复视、口舌麻木、眩晕、共济失调、交叉性瘫痪、意识障碍等。

（5）较大动脉被栓塞致大块脑梗死，或多发栓塞者，发病后 3～5d 病情加重，甚至因高颅压引起脑疝致死。

（6）少量的空气栓塞，症状在短期内可完全消失；大量空气栓塞者病情严重，甚至在短期内死亡。

三、辅助检查

1. 脑 CT　可见低密度影，MRI 病灶区呈长 T_1 和长 T_2 信号。

2. 腰椎穿刺检查　有助于了解颅内压、炎性栓塞及出血性梗死。

3. 心电图　可有心律失常、心肌损害，胸部 X 线片可见心脏扩大。

四、治疗原则

调整血压、改善侧支循环、减轻脑水肿和治疗原发病。

（1）溶栓治疗：适用于超早期患者及进展性卒中。应在发病 3～12h 给药。

（2）抗凝治疗：主要适用于进展型脑梗死、心源性脑梗死等，常用药物有肝素、低分子肝素、华法林等。

（3）抗血小板聚集治疗：主要应于预防脑梗死复发和治疗轻度脑血管狭窄 <70%，常用药物有阿司匹林等药物。

（4）改善脑代谢和脑功能。

（5）改善微循环。

（6）预防和治疗脑水肿。

（7）急性期卧床休息，调整血压，血压调整在稍高于平时血压。

五、护理评估

（1）起病的时间、方式，有无前驱症状和伴发症状。

（2）了解患者的既往史，服药史，自理能力，生活方式。

（3）评估有无卒中高危因素。糖尿病、高血脂、TIA 反复发作、吸烟、饮酒、心脏疾病、已有的脑梗死史等。

（4）生命体征、意识状态、瞳孔变化。

（5）偏瘫的部位和程度，吞咽、感知障碍，认知、语言能力。大小便情况。

（6）各项检查及化验结果。颅脑 CT、MRI、经颅多普勒超声检查，凝血功能等。

（7）抗凝、溶栓治疗效果及副作用。

（8）心理及社会支持系统。

六、护理措施

（一）一般护理

（1）急性期患者应绝对卧床休息，协助患者翻身，做好大、小便护理，预防压疮。

（2）保持室内空气清新，避免受凉。

（3）提供低脂、易消化软食，可少量多餐。如有吞咽困难、呛咳者给予糊状流质或半流质饮食，必要时鼻饲进食。卧床期间定时按摩腹部，养成良好的排便习惯。

（4）多与患者沟通，了解患者心理变化，指导家属关心患者，使患者克服急躁心理和悲观情绪。

（二）症状护理

（1）急性期卧床休息期间应平卧或低枕卧位，头部禁止使用冰袋。

（2）保持呼吸道通畅，清除呼吸道分泌物，防止窒息、呛咳、误吸或呕吐。遵医嘱给予氧气吸入。

（3）应用溶栓药物治疗者，须监测出、凝血时间，严格掌握用药剂量及时间，注意观察有无口腔黏膜、皮肤、脑实质出血倾向。

（4）静脉应用血管扩张药者，应监测血压并根据血压变化调整输液滴速，血压保持在稍高于患者基础血压的水平上。

（5）指导患者进行早期肢体被动和主动运动，卧床期间保持肢体功能位。病情稳定后鼓励患者进行主动锻炼，并逐渐加大活动量。失语患者应加强语言康复锻炼。

七、健康教育

（1）积极治疗原发病，如高血压、高血脂病、糖尿病等。指导患者正确服药。

（2）以低脂、低胆固醇、富含维生素饮食为宜，忌烟、酒。多进食粗纤维食物，保持大便通畅。

（3）老年人晨间睡醒后不要急于起床，最好静卧 10min 后再缓缓起床，以防体位突然改变致血栓脱落。

（4）鼓励患者进行力所能及的劳动，平时参加一些适度体育活动，以促进血液循环。

（5）语言、感知、运动障碍的患者应坚持进行康复训练，家属应鼓励患者并为其提供良好的休养环境。

（李　晶）

第六节　蛛网膜下腔出血

蛛网膜下腔出血（subarachnoid hemorrhage，SAH）是各种原因引起出血、血液直接流入蛛网膜下腔的总称，分原发性或自发性 SAH、继发性 SAH。原发性 SAH 是指脑底部或脑及脊髓表面血管破裂流入蛛网膜下腔；继发性 SAH 是脑实质、脑室出血和硬膜下血管破裂，血液穿破脑组织和蛛网膜流入蛛网膜下腔；还有外伤性 SAH。SAH 约占急性脑卒中 10%，占出血性脑卒中 20%，年发病率 5～20/10 万。

一、病因及发病机制

蛛网膜下腔出血最常见的病因为颅内动脉瘤（占 50%～80%）破裂，其中先天性粟粒样动脉瘤约占 75%，还见高血压、动脉粥样硬化所致梭形动脉瘤及感染所致真菌性动脉瘤。其次是血管畸形（约占 10%），其中动静脉畸形占血管畸形 80%。其他如颅内肿瘤、垂体卒中、血液病、各种感染所致的脑动脉炎、脑基底异常血管网病、颅内静脉系统血栓和抗凝治疗的并发症等。另约 10% 患者病因不明。

粟粒样动脉瘤可能与遗传和先天发育缺陷有关。炎症动脉瘤是由动脉炎或颅内炎症引起的血管壁病变。脑动静脉畸形是发育异常形成的畸形血管团。其他：如肿瘤或转移癌侵蚀血管，引起血管壁病变。当重体力劳动、情绪变化、血压突然升高、饮酒或酗酒时，瘤壁或管壁破裂，血液进入蛛网膜下腔，可引起颅内压增高，甚至因脑推移压迫脑干而骤死；血液的刺激也可发生无菌性脑膜炎，因蛛网膜粘连，阻碍脑脊液循环和吸收，出现不同程度的脑积水；流入蛛网膜下腔的血液直接刺激血管或血细胞，破坏产生多种血管收缩物质刺激血管，使部分患者发生血管痉挛，患者出现剧烈的头痛。

二、临床表现

SAH 临床表现差异大，轻者可无明显临床症状和体征，重者可突发昏迷甚至死亡。先天性动脉瘤破裂多见于中青年患者，老年患者以动脉硬化多见。常由于突然用力或情绪兴奋等诱因，数分钟内患者出现剧烈头痛，呕吐、面色苍白、全身冷汗，半数患者可伴不同程度的意识障碍，部分患者可出现精神症状，如欣快、谵妄和幻觉等，或有痫性发作、失语、轻偏瘫、视野缺损等，部分患者可见眼底出血。

最具特征性的体征为颈项强直、Kerning（＋）等脑膜刺激征。后交通动脉的动脉瘤破裂可出现一侧动眼神经麻痹，个别重症患者可很快进入深昏迷，出现去大脑强直。因脑疝形成而迅速死亡。

再出血是 SAH 主要急性并发症，在病情稳定后再次出现临床症状加重，使病情恶化，死亡率增加一倍。脑血管痉挛是另一并发症，其严重程度与出血量相关，常表现为波动性轻偏瘫或失语，是死亡和致残的重要原因。SAH 患者有不同程度脑积水并发症，急性脑积水轻者表现嗜睡、短时记忆受损、下肢腱反射亢进等体征，严重者引起颅内高压，甚至脑疝。亚急性脑积水表现隐匿出现痴呆、步态异常和尿失禁。

三、实验室及其他检查

1. 头颅 CT、MRI　是诊断 SAH 首选方法，CT、MRI 显示蛛网膜下腔内高密度影可确诊。

2. 腰椎穿刺脑脊液（CSF）检查　若 CT 扫描不能确诊，可行 CSF 检查（12h 后），注意与穿刺误伤鉴别。若脑脊液压力增高，肉眼观察为均匀一致血性，镜检可见大量红细胞，可提供 SAH 诊断重要依据。若无再出血，1 周后脑脊液内的红细胞大部分溶解，2~3 周后可找到较多的含铁血黄素吞噬细胞。

3. 病因检查　有血常规、凝血功能、肝功能等血液检查；TCD；确定蛛网膜下腔出血病因诊断的最有意义的辅助检查是脑血管造影。目前常用的磁共振血管显像（MRA）和数字减影全脑血管造影。

四、治疗要点

蛛网膜下腔出血的治疗原则：制止再出血，降低颅内压、防止血管痉挛，减少并发症，查找出血原因、治疗原发病和预防复发。

1. 内科治疗

（1）一般治疗：监护生命体征、降低颅内压，维持水、电解质酸碱平衡，维持呼吸循环功能，加强营养支持、预防感染、防止并发症。

（2）SAH 引起的颅内压增高：临床常用 20% 甘露醇、呋塞米、白蛋白等脱水降颅压，颅内高压征象明显有脑疝趋势者，可行脑室引流。

（3）预防再出血：6-氨基己酸（EACA）；立止血；酚磺乙胺等。

（4）预防血管痉挛：临床常用钙通道拮抗药，如急性期尼莫同静脉泵入，恢复期尼莫地平口服。

（5）放脑脊液疗法：腰椎穿刺放出少量脑脊液（10~20ml），以缓解头痛，减少出血引起的脑膜刺激症状。为防止脑疝，此法需慎重。

2. 手术治疗

（1）动脉瘤：常采用瘤颈夹闭术、瘤切除术、瘤体栓塞术。

（2）动静脉畸形：可采用整块切除术、供血动脉结扎术、血管内介入栓塞或 γ 刀治疗。

五、护理措施

（一）基础护理

1. 休息与体位　急性期绝对卧床休息 4~6 周，复发者延长 8 周，床头抬高 15°~30°。禁止起坐、沐浴、洗头、下床等活动。

2. 环境与安全　提供舒适休养环境，保持病室安静，减少探视；治疗护理活动集中进行，避免打扰患者。

3. 生活护理　按 Orem 自理模式，提供全部生活补偿系统，如压疮护理、口腔护理、排便护理等。

4. 饮食护理　急性期禁食72h，意识清楚后患者逐步改为流食、半流食、软食；昏迷及吞咽功能障碍者给予留置胃管。

5. 心理护理　安慰患者，提供疾病相关知识，列举治疗成功范例，避免紧张、焦虑、恐惧情绪。尽量避免一切可能增加患者的血压和颅内压的诱因。

（二）疾病护理

1. 对症护理

（1）病情监测：首次蛛网膜下腔出血后1个月内再出血的危险性最大，2周内再发率最高，应严密观察生命体征、瞳孔、意识及与出血部位相对应的神经系统症状体征，如语言、吞咽、肢体活动情况。对病情稳定后再次出现的剧烈头痛、呕吐、抽搐发作、脑膜刺激征等应引起重视。

（2）头痛护理：①观察头痛部位、性质、持续时间，是否伴随呕吐，如出现头痛剧烈、呕吐频繁、烦躁不安和意识迟钝、嗜睡、两侧瞳孔不等大、血压急骤升高、脉搏由弱转慢，即为脑疝前驱症状，应及时通知医师。②遵医嘱给予止痛药对症处理。③指导患者采用轻音乐、缓慢深呼吸及引导式想象等方法减轻疼痛。

2. 专科护理

（1）腰穿护理：腰穿术后去枕平卧6~8h。观察腰穿后可能发生的并发症，如脑疝、头痛、局部感染等。

（2）使用钙通道阻滞药者，遵医嘱严格控制输液速度，观察血压变化和肢体活动。

（3）预防并发症：①控制补液量和速度，避免补液过多过快或因脱水造成低钾、血液浓缩加重心脏负担。②观察胃管所抽出的胃液颜色，留取大便标本做隐血试验，以了解胃内有无出血。③定时监测生化指标，防止水、电解质、酸碱平衡失调。④预防压疮、挛缩、坠积性肺炎及泌尿道感染等。

（三）健康教育

1. 合理饮食　宜低盐、低脂、充足蛋白质、丰富维生素饮食，限制钠盐（<6g/d）和动物脂肪的摄入；戒烟、忌酒；控制食物热量，维持理想体重；忌辛辣、咖啡、浓茶等刺激性食物。

2. 避免诱因　避免使血压升高的各种因素，如用力屏气、排便、剧烈咳嗽、打喷嚏等诱发因素；平日注重保持情绪稳定、心态平和，戒骄戒躁；避免外界环境不良刺激；建立良好生活方式，保证充足睡眠，适度运动和锻炼，保持大便通畅；避免过度劳累、突然发力和过重的体力劳动等。

3. 控制高血压　遵医嘱正确使用降压药，避免血压波动对血管的损害。

4. 检查指导　SAH患者常规首次出血3周病情稳定后行DSA检查，做好围术期护理，指导患者积极配合，尽早查明病因，采取进一步治疗。

5. 照护者指导　创造良好休养环境；关心、体贴患者，安抚其情绪，给予其心理支持；督促其早检查、早确诊、早手术；了解再出血征象及时就诊。

6. 女性育龄患者应告知1~2年避免怀孕。

（李　晶）

参考文献

[1] 董为伟．神经系统与全身性疾病．北京：科学出版社，2015.

[2] 韩济生．神经病学．北京：北京大学医学出版社，2009.

[3] 黄如训．神经病学．北京：高等教育出版社，2010.

[4] 赵超英，姜允申．神经系统病理学．北京：人民卫生出版社，2009.

[5] 陈灏珠，林果为，王吉耀．实用内科学．北京：人民卫生出版社，2014.

[6] 张通．神经康复治疗学．北京：人民卫生出版社，2011.

[7] 吴江．神经病学（八年制）．北京：人民卫生出版社，2010.

[8] 刘鸣，谢鹏．神经内科学．北京：人民卫生出版社，2008.

[9] 曾进胜．神经内科疾病临床诊断与治疗方案．北京：科学技术文献出版社，2010.

[10] 刘合玉．神经康复科常见病诊疗方法．郑州：郑州大学出版社，2009.

[11] 朱镛连，张皓，何静杰．神经康复学．北京：人民军医出版社，2010.

[12] 高濰滨，高金立，吕芳，等．神经疾病现代中西医治疗．北京：人民军医出版社，2011.

[13] 史福平，邱卫英，邸鸿雁，等．神经内科疾病诊断与治疗．上海：第二军医大学出版社，2010.

[14] 刘云林，王凤霞，张庆春，等．神经内科诊疗技术及典型病例分析．天津：天津科学技术出版社，2010.

[15] 张玉莲，崔元武，王颖．脑卒中平衡功能测评方法述评．河南中医学院学报，2008，23（137）：99 – 101.

[16] 张文武．急诊内科学．北京：人民卫生出版社，2012.

[17] 樊新生．实用内科学．北京：科学出版社，2015.

[18] 王学红，卢雪峰．诊断学．第 8 版．北京：人民卫生出版社，2013：483.

[19] 刘大为．实用重症医学．第 1 版．人民卫生出版社，2010.

[20] 王吉耀主编．内科学．第二版．北京：人民卫生出版社，2012：43 – 49.

[21] 徐连英，钱晓芳．神经内科护理基本知识与技能．北京：科学出版社，2010.

[22] 皮红英，朱秀勤．内科疾病护理指南．北京：人民军医出版社，2013.

[23] 程方，王人成，贾晓红，等．减重步行康复训练机器人研究进展．中国康复医学杂志，2008，23（4）：366 – 368.

[24] 李倩．重复经颅磁刺激在癫痫治疗中的研究进展．神经损伤与功能重建，2007，2（5）：302.

[25] 宋景贵，吴家幂，马存根，等．神经病学（第 3 版）．北京：人民军医出版社，2009.

[26] 王拥军．神经内科学．人民军医出版社，2014.

［27］王伟，杨明山．神经科急诊医学．北京：人民卫生出版社，2014.

［28］张润宁．常见脑血管疾病临床诊治．石家庄：河北科学技术出版社，2013.

［29］李云庆．神经科学基础．北京：高等教育出版社，2010.

［30］张通．神经康复治疗学．北京：人民卫生出版社，2011.

［31］万琪．神经内科疾病诊断流程与治疗策略．北京：科学出版社，2007.

［32］梁庆成，易芳，李进．神经内科检查．北京：人民军医出版社，2009.

［33］宋为群，李永忠，杜博琪，等．低频重复经颅磁刺激治疗视觉空间忽略的临床研究．中国康复医学杂志，2007，22（6）：483.

［34］崔利华．脑卒中病人日常生活能力评定．脑卒中的功能障碍与康复．北京：科学技术文献出版社，2006：155－167.

［35］蒋国卿，麻继红，景利娟，等．神经内科疾病诊疗手册．上海：第二军医大学出版社，2009.

［36］胡号应．苗国栋，唐牟尼，等．老年性痴呆生活质量量表修订版的信度和效度的分析．中国临床心理学杂志，2005，13（4）：402－404.

［37］贾建平．神经病学．北京：人民卫生出版社，2009.

［38］张葆樽，安得仲．神经系统疾病定位诊断．北京：人民卫生出版社，2006.

［39］王任直．尤曼斯神经外科学．北京：人民卫生出版社，2009.

［40］罗杰，何国厚．实用外科诊疗常规．武汉：湖北科学技术出版社，2011.